U0189173

CEREBRO-SPINAL VASCULAR SURGERY

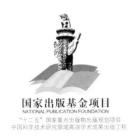

国家出版基金项目
NATIONAL PUBLICATION FOUNDATION
"十二五"国家重点出版物出版规划项目
中国科学技术研究领域高端学术成果出版工程

脑脊髓血管外科学

CEREBRO-SPINAL VASCULAR SURGERY

刘承基　凌　锋　主编

中国科学技术出版社

北　京

图书在版编目（CIP）数据

脑脊髓血管外科学 / 刘承基, 凌锋主编. -- 北京：中国科学技术出版社，
2013.1
　ISBN 978-7-5046-6219-4

　Ⅰ.①脑… Ⅱ.①刘… ②凌… Ⅲ.①脑血管疾病—血管外科学②脊髓疾
病—血管外科学 Ⅳ.①R651

中国版本图书馆CIP数据核字(2012)第212382号

出 版 人　苏　青
策划编辑　张　楠
责任编辑　张　楠　杨　丽
责任校对　孟华英　赵丽英　凌红霞
责任印刷　张建农
装帧设计　付红霞　吴俊清

出　　版　中国科学技术出版社
发　　行　科学普及出版社发行部
地　　址　北京市海淀区中关村南大街16号
邮政编码　100081
发行电话　010-62173865
传　　真　010-62179148
投稿电话　010-62176522
网　　址　http://www.cspbooks.com.cn

开　　本　889mm × 1194mm　1/16
字　　数　1302千字
印　　张　43.25
版　　次　2013年5月第1版
印　　次　2013年5月第1次印刷
印　　刷　北京华联印刷有限公司
书　　号　ISBN 978-7-5046-6219-4/R·1623
定　　价　350.00元

编委会

主　　编　刘承基　凌　锋
主编助理　成惠林　史　元
编　　者（以姓氏笔画为序）

王永光　南京军区南京总医院
王茂斌　首都医科大学宣武医院
卜留贯　上海交通大学医学院附属瑞金医院
史继新　南京军区南京总医院
成惠林　南京军区南京总医院
华　扬　首都医科大学宣武医院
刘承基　南京军区南京总医院
李　萌　首都医科大学宣武医院
沈建康　上海交通大学医学院附属瑞金医院
张　鹏　首都医科大学宣武医院
张鸿祺　首都医科大学宣武医院
陈光辉　南京军区南京总医院
林　东　上海交通大学医学院附属瑞金医院
杭春华　南京军区南京总医院
周定标　中国人民解放军第三〇一医院
赵卫国　上海交通大学医学院附属瑞金医院
胡锦清　上海交通大学医学院附属瑞金医院
高勇安　首都医科大学宣武医院
凌　锋　首都医科大学宣武医院
漆松涛　南方医科大学附属南方医院
缪中荣　首都医科大学宣武医院

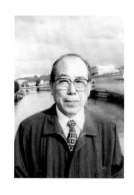

刘承基，教授，主任医师，曾任江苏省医学会副会长、江苏省医学会神经外科分会主任委员、南京市医学会神经外科学会主任委员、南京军区南京总医院神经外科主任，享受国家"有突出贡献科技工作者津贴"。1984 年创建南京军区总医院神经外科并任科主任，是我国脑血管外科的开拓者。

1981 年世界上首次开展颞浅动脉-胃网膜动脉-大脑前动脉吻合术，获全军医学科技大会一等奖。1988 年世界首次人垂体移植治疗席汉氏病成功，被科技日报评为1990 年"十大科技新闻"，获军队科技进步二等奖。1993 年报告国内首次经股动脉插管行椎动脉血管造影术，"脑血管病的治疗"获军队科技进步二等奖。1995 年首先在国内引入"微侵袭神经外科"概念，并首先翻译出此概念的中文名称。1996 年创办《微侵袭神经外科杂志》并任主编。2006年创办《中国脑血管病杂志》并任主编至今。

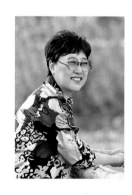

凌锋，刘承基教授的学生，首都医科大学宣武医院神经外科主任和介入中心主任，首都医科大学脑血管病研究所所长，中国国际神经科学研究所（CHINA-INI）执行所长，中国医师协会副会长、神经外科医师分会会长。亚太地区介入神经放射与治疗联合会（AAFITN）终身名誉主席，世界女神经外科医师协会主席，国际微侵袭神经外科学会（ISMINS）副主席。

凌锋教授的主要专业特色是将手术和介入手段综合应用在脑与脊髓血管病的治疗上，尤其在脊柱脊髓血管畸形的诊断治疗领域做出了系统性、创造性贡献，至今累积治疗 1500 余例，为世界最大病例组，使该疾病的治愈好转率从原来的46%～63% 提高到82.2%；在国内率先全面开展手术和介入治疗缺血性脑血管病，建立了颈动脉支架成形术、颈动脉内膜剥脱术、脑动脉支架成形术、颅内外动脉搭桥术的综合团队。

主编《介入神经放射学》和《介入神经放射影像学》，主译 Yaşargil 教授主编的《显微神经外科学》（四卷六册）。

序　一

勤于笔耕的楷模

当刘承基教授将新编的《脑脊髓血管外科学》书稿放到我的书桌上时，尽管是一张光盘，但其中洋洋百余万字和上百幅插图的内容让我心生感慨：我们都已是耄耋之年，刘教授仍有如此旺盛的精力笔耕不辍，写此巨著，惠泽杏林；更加令我感动的是，此书的主要部分都由刘教授亲自主笔，其他章节也都经过他逐字逐句的润色和修改。

我与刘承基教授共事多年，深知刘教授勤奋好学，治学严谨，学贯中西，是我国神经外科的开创者之一。新中国成立前他就是大学的中共地下党领导的新民主主义青年社员，从事革命工作。曾经在广东省东江纵队驰骋疆场，为中国人民的解放事业贡献过青春和热血。1951年他毕业于中央大学医学院，在南京军区南京总医院创立神经外科，培养了一大批神经外科人才，帮助江南一带许多地区和医院建立了神经外科专科。特别是在显微神经外科技术、脑血管病的诊治方面，更是甘为人先。

我记得刘承基教授写的第一本《脑血管病的外科治疗》，是由江苏科学技术出版社于1987年出版，虽然当时的纸张质量尚不甚好，但极受欢迎，很快售罄，并多次重印。2000年刘教授在77岁高龄又重新编写了《脑血管外科学》，书中旁征博引，引用了大量文献和资料，内容翔实，插图生动，汇集脑血管病诊治的最新进展，我的许多研究生都以此为教科书。

原以为刘承基教授退休后可以功成名就，颐享天伦之乐了，孰料第三本更厚的巨著又诞生了！此版本囊括脑血管的外科解剖学、脑血管的病理生理学、出血性脑血管病、缺血性脑血管病的最新进展，并首次将脊髓血管病的定义、自然史、血管构筑、症状、鉴别诊断、影像学技术、治疗、预后等脊髓血管外科学的全貌呈现给读者。我不禁诧异：刘教授难道真有返老还童之术不成？我著书立说也近30部，深知其中的艰辛。不要说整理浩瀚的病历资料，查阅浩如烟海的参考文献，就是校对文稿，字斟句酌，也颇费眼神和精力。他居然在88岁的高龄时完成了！

脑血管病是我国的高发疾病，每年200万新发患者的数字和位居第一的致死病因，使每位从事脑血管疾病防治工作的医师如同背上沉重的十字架，深感责任重大。刘承基教授虽已近米寿，但历史和社会的责任感使他仍不减当年的雄风，在脑血管病外科治疗方面，刘教授当之无愧堪称开拓者。

翻阅书稿的字里行间，无处不闪耀着刘教授的智慧之光。例如"蛛网膜下腔出血"一节，无论是立论、历史、现状，还是症状、治疗、并发症的处理，每一项都写得淋漓尽致，简直就是这个专题的百科全书！"脑血管的外科解剖学"也写得非常实用、清晰，不仅把各种解剖学说叙述清楚，更把各学说的优点、缺点及其沿革也娓娓道来。全书一幅幅精美的插图，使读者不但一目了然，而且知其所以然。

我们都已超过八十高龄，对神经外科的热爱已融化在我们的血液中。我完全理解刘教授为什么会有如此巨大的热忱和干劲去完成这样一部巨著。"春蚕到死丝方尽，蜡炬成灰泪始干。"他是为了中国的神经外科事业殚精竭虑、鞠躬尽瘁，为了培养中国年轻的神经外科医师循循善诱、诲人不倦，为了神经外科学术的纯洁和健康发展，为了患者倾其所见、赤诚相待！

我热情地向神经外科医生推荐这部巨著，这不仅是一本极富参考价值的图书，还代表着我们老一辈医师对科学的追求和信仰，对神经外科的执着和热爱，对年轻医师的期望和信任，对患者的感激和关怀。

孟子云："其为气也，至大至刚，以直养而无害，则塞于天地之间"，为浩然之气也！老一辈神经外科医师所代表的这种精神，这种文化传承，正如这浩然之气，至大至刚，回荡在天地之间！

壮哉！老骥伏枥！

伟哉！神经外科！

中国工程院院士

北京市神经外科研究所所长

首都医科大学北京天坛医院名誉院长

2011年10月

序 二

应当重视脑与脊髓血管病的防治

脑脊髓血管疾病是神经系统疾病中的常见病。不同年龄段的人群都可有不同类型的神经血管性疾病发生。这种疾病的最突出的共性是病变的隐蔽性。患者都不知道自己患有此病，一旦发病常以急症的形式出现，使人措手不及而导致悲剧。即使有的患者经抢救及时而得以生存下来，但病变所引起的后遗症使病人的生活质量大受影响。因此，这类疾病一直受到各国医界的最大关注。

自 20 世纪 30 年代 Egas Moniz 发明了脑血管造影技术，使脑脊髓血管疾病的诊断获得突破性进展以来，世界各国医界对此类疾病的诊断治疗研究取得了重大的进展。脑卒中、脑动脉瘤、脑动静脉血管畸形、海绵窦–颈动静脉瘘等多种疾病都能进行外科手术治疗而得以治愈。对于脑缺血性疾病如脑梗死等，也能做颅内外动脉搭桥手术（EIAB）而得以改善。

1987 年，本书主编刘承基教授曾总结了当时我国神经外科对脑血管疾病的治疗情况，并编著出版了《脑血管病的外科治疗》一书，全面介绍了当时国内常见的各种脑血管性疾病的无创诊断技术、EIAB、显微神经外科技术的应用、脑栓塞治疗的理念与方法等，引起了国内外神经外科同道们的广泛关注。那时正值中国开始实行改革开放，国内外的学术交流日趋频繁，新技术新器械大量引进，出国考察的人员日益增多，加速了我国脑血管疾病外科治疗的步伐。特别是当时掀起的血管介入疗法，在国内外形成了一股巨大的热潮。微型导管类型、栓塞物品种、抗凝技术、各种支架、解脱方法等的改进等，简直是日新月异，让人目不暇接。为了提高大家的认识，便于投入此类疾病的防治工作，刘承基教授于 2000 年编著并出版了《脑血管外科学》，将当时有关脑血管病的最新进展作了介绍。

现在离此书的出版又有 12 年了，在这 12 年间脑血管病的医疗技术又有了很大的进展，其中比较突出的是脊髓血管病的外科治疗技术。脊髓与脑是同属于中枢神经系统的组成部分。脊髓血管病的发病率虽较脑血管病为低，但其危害性不可低估。随着人们对脑血管病防治的重视，脊髓血管病的危害逐渐凸现，采用脑血管病的治疗路径不难开展对脊髓血管病的治疗。本书的编者刘承基教授和凌锋教授在本书中加入了脊髓血管病的外科学是有远见的。我深信本书的出版必将促使我国的神经外科在治疗脑脊髓血管病方面取得更大的进步。

复旦大学附属华山医院神经外科终身教授

2011年3月12日

序 三

我心目中的刘承基教授

人们常用"高山仰止，德厚流长"来形容我们最尊敬的人。刘承基教授正是这样一位受人敬重的长者。他不仅具有科学家的睿智和渊博，更有举贤纳士、提携后学的大家风范。最难能可贵的是，他以自己正直的道德品性、和善的处世哲学、严谨的工作风格、潇洒的人生态度，在我们心目中竖起一座人生的坐标，学术的丰碑。

刘承基教授年轻时积极投身于中国人民的解放事业，是原中央大学的地下党领导的新民主主义青年社员，参加过东江粤赣湘纵队的革命战争。戎马生涯炼就了他刚直不阿的一身正气和淡泊名利、潜心学问的品质。他从不趋炎附势，却也并不清高孤傲。在做了8年普通外科医师后，他改学神经外科，师从上海华山医院的史玉泉教授。史教授与刘教授的学问及人品相得益彰，两人互尊互敬、志同道合，在神经外科界传为佳话。

刘教授博览群书，始终瞄准世界神经外科的发展前沿。他结合我国的实际情况，在国内第一个开展经股动脉插管选择性椎动脉造影技术，他也是最早开展显微神经外科手术和小血管架桥术的前辈之一。他在我国第一个完整提出脑血管病外科学的一系列基础理论及学术观点，出版了第一部脑血管病学外科的专著——《脑血管病的外科治疗》。这本书已两次再版并多次重印，是神经外科界最受欢迎的著作之一。他第一个在我国提出"微侵袭神经外科"的概念，创办了《中国微侵袭神经外科杂志》。他心灵手巧，经常自己修理或制作一些外科手术器械，如动脉瘤夹、颅骨骨洞纽扣、金链脑室造影器械等，都是经他揣摩和研制出来的。在没有CT、MRI等检查手段及物质十分匮乏的20世纪70年代，这些器械极大地提高了医生的诊治水平。记得当时进口动脉瘤夹极为昂贵，国产动脉瘤夹尚未研制成功，刘教授就用丝线结扎动脉瘤颈的方法治疗颅内动脉瘤。在显微镜下，刘教授娴熟地分离动脉瘤，绕过丝线结扎瘤颈，每次都让我们看得惊心动魄，抚掌叫绝！如今他已近九十高龄，雄风仍不减当年，依然活跃在医学前沿，思路仍是那样敏捷，动作仍是那样矫健，像一坛陈年的美酒散发着幽香，让人回味无穷。他用自己丰富的经验和驾轻就熟的手术技巧，表达出对神经外科的无限挚爱。

刘教授有一个幸福美满的家庭，他与夫人苏延华教授既是伉俪又是战友，举案齐眉，相敬如宾。苏教授是妇产科专家，他们在学术上经常切磋，相互支持。在刘教授主持的胎脑垂体移植的研究中，苏教授一直担任内分泌学方面的监测和指导，刘教授则在细胞培养和移植技术方面大显身手。如今他们均已两鬓斑白，儿孙绕膝，但仍老骥伏枥，壮心不已。闲暇之时，或携手散步，或含饴弄孙，那情那景绘成了一幅"夕阳无限好"的画面，着实羡煞旁人！神经外科是个高风险和高劳动强度的学科，家庭的和谐和稳定，是事业坚如磐石的基础，它不仅保证神经外科医生有充沛的精力去创造，更有愉快的心情去享受每一天的快乐。在这方面，刘教授无疑又是我们的楷模。

　　1973年我大学毕业，被分配到南京军区总医院骨科，1年后开始了为期3年的外科大轮转，神经外科是我轮转的最后一个科。进科不久，刘教授推荐我读的第一本英文杂志就是《神经外科五十年》。他用自己对神经外科的热爱及深刻理解，深入浅出地向我描绘神经外科的发展前景。他说："大脑是人体最复杂而又最奥妙无穷的器官，有许多未解之谜有待我们去探索和发掘，就像公园里一块荒芜的角落，可以有无限的空间去创造发展。"他从听神经瘤的定位诊断到脑动脉瘤的手术演示，真的把我带入了一个奥妙无穷的世界。对学生，他倾其所有，诲人不倦。他认为，神经外科医生必须具备三个条件：一，能吃苦，要学习一辈子，艰苦工作一辈子；二，要有牺牲精神，这是因为当时神经外科的检查都靠造影，医生要接受大量X射线；三，手要好，可能是心灵手巧的意思吧。他觉得我是可造之材，故力荐我改行做神经外科医生。在短短的6个月神经外科轮转中，刘承基教授渊博的知识、漂亮的手术、精辟的病例分析以及儒雅的艺术修养，都深深地影响着我，我决定做一名神经外科医生，跟随刘教授的足迹，在这条路上执着地走下去。

　　回顾我从事介入神经放射学的过程，冥冥之中也感觉似乎是刘教授与上苍珠联璧合地导演。在我轮转期间，他手把手地教我Seldinger插管技术，这是我第一次接触到导管。1977年当我调离南京军区总医院去301医院时，他送我的礼物竟然也是一根导管！应用这根导管，我到301医院后首次开展了这项技术。1980年改革开放的春天刚开始，由邓小平任名誉主席的中法医学交流启动，法国代表团团长、巴黎第七大学医学院院长乌达尔教授到301医院来讲学。时任神经外科主任的段国升教授组织了大型的讲学及查房活动，当查到我管的病床时，我介绍的是一位脊髓血管畸形的病人。乌达尔教授是这方面的专家及先驱，他饶有兴趣地问了许多问题。当问到用什么做血管造影诊断时，我拿给他看我们要做脊髓选择性造影的导管，正是刘教授送的那根，我已反复用了多次，弯弯曲曲的导管真像一个蛇杖。以后的事情则更是戏剧化，乌达尔教授不仅很快寄来了几根导管，更寄来了邀请我去法国学习的正式信函。1982 年，我踏上了去法兰西留学的飞机。自此，开始了介入神经放射学的新征程。每当我面临新的挑战或问题，都会不由自主地去请教刘教授。他是长辈，更像挚友。他深刻细致地分析指导，总能让我茅塞顿开，每次谈话都让我有一种大彻大悟、痛快淋漓的感觉，真是"听君一席话，胜读十年书"。在赴法国之前，我特地去南京拜访刘教授，再次聆听他的教诲。他告诉我法国是神经科学特别是介入神经放射学的发源地，要像一块干透的海绵尽量去吸收更多的知识，要学好语言才能学到其真谛。这次出国前的谈话，我铭记于心直至现在。"像一块干透的海绵去吸收更多的知识"这一至理名言，始终都在鼓励我和我的学生们。

如今我已在这个领域奋斗了三十多年，备尝艰辛，也享受到了无限的快乐。闲暇之时，我常常自忖，是上帝早已安排好了这一切，还是幸运女神对我格外的青睐？我实在感谢上苍，让我遇见了刘教授这样一位恩师。

刘教授在学术上严谨治学、精益求精、一丝不苟，这在中国神经外科界是有口皆碑。他经常教导我们，医生要天天看书学习。他常常向我们引用临床医学之父奥斯勒（Osler）的话："身为一个医师，不读书居然能够悬壶，的确令人惊讶。但因此而表现拙劣，绝不令人意外"。"对执业医师来说，世界上所有相关的知识，他们都必须知道，而且都必须尽快地知道。"他对国内外文献博闻强记，烂熟于心，我们一起到巴黎开国际会议时他都能随口说出发言者在何时何本杂志上发表过何种见解或文章。他的著作和文章发表前都要反复核对，要求自己不能出一个错字。对每一个字的翻译都要求准确无误。"正常脑灌注压突破"、"微侵袭神经外科"这些词的中文翻译均源自刘教授之手。记得他第一次提出"微侵袭神经外科"这一词时，对"minimally invasive"这个原文反复斟酌，并发出几十封信征求全国各位专家的意见，最后定夺。此事不禁让人想起王勃的诗句："鸟宿池边树，僧敲月下门"的"推敲"故事。刘教授主编《脑血管外科学》时，曾邀我写几章有关介入的内容。对刘教授交办的事，我从不敢怠慢，认真核对了数遍自认为不错才寄出。不久，刘教授改好后又寄回征求我的意见，手捧这份修改稿，看到改后的文稿焕然一新，文笔流畅似水，插图栩栩如生，顿觉自己浅薄太多，羞愧汗颜！

刘教授的严谨不仅出自他的治学态度，还来自他深厚的文化底蕴及艺术修养。我刚开始学习翻译英文文献时，几乎每篇都请刘教授改过，满篇生涩的语句，经刘教授的妙笔一改，顿时生辉。从那时起，对翻译中要"信、达、雅"，我才有了十分透彻的领悟。

刘教授的文化底蕴还体现在传统文化的造诣上。他写诗作赋、舞文弄墨都达到一定意境，他的书法无论是篆隶楷草，都是信手拈来，挥毫而就。他给Yaşargil教授写的"德艺双馨，世纪良医"的条幅，一直悬挂在Yaşargil教授的家中。他为宣武医院神经外科题写的科训"如履薄冰，如临深渊，全力以赴，尽善尽美"十六个字，高悬在我们的办公室内，与对面墙上历任科主任赵以成、王忠诚、丁育基教授的大幅照片相映生辉。科训是以隶书写成，其蚕头雁尾之豪放，中宫方整之朴茂，显得端庄典雅，飘逸秀隽，实有汉隶浑厚雄奇之势。这条科训不仅天天在激励我们，更作为墨宝制品馈赠给每位进修生和研究生珍藏。这些艺术的修养与严谨科学的治学态度融为一体时，则将手术操作、著书立说都升华到了艺术的境界。看刘承基教授做手术、读刘教授的文章实在是一种享受。

艺术和科学都在延伸其边界，寻找和发现我们不知道的东西。从无穷大到无穷小，我们一步步地征服越来越多的空间，在实现自己梦想的过程中，增加对世界的认识。在这个世界的每一天，我们都希望认识得更多。

几千年来，对于人类大脑的功能，从中国古代医学《黄帝内经》中的认识，到亚里士多德提出的"脑室灵气"理论，从宏观到微观，从大体到分子，各种研究和发现可以说是细微全面似乎已达极致。但我们对它的认识已经穷尽了吗？没有，也许永不能穷尽。因为人类用自己的大脑去研究大脑，岂不是"不识庐山真面目，只缘身在此山中"？这种探索的奥妙对我们有着巨大的诱惑！

呵！妙不可言的大脑！我们毕其一生，可能也仅是取得沧海之一粟。科学和艺术的互相渗透，哲学和科学的相互融合……每个人的理解都会赋予大脑无穷的生命力和魅力，我们情不自禁地要将毕生的精力投入其中，哪怕在攀登科学高峰的途中被碰得遍体鳞伤，也在所不惜！这就是刘承基教授对我们的教育和激发出的无尽动力。

中国国际神经科学研究所（CHINA-INI）

首都医科大学宣武医院神经外科

2012年8月于北京

前　言

　　脑血管病是人类生存和健康的大敌，是导致人类死亡的第二位病因，特别对中老年人的健康和生命构成严重的威胁，因此受到全世界医学界的重视。

　　21世纪的第一个十年，是脑血管病飞速发展的十年。各国的医疗机构为脑血管病的预防和治疗投入了巨大的人力和财力，开展了防治脑血管病的科学研究。世界上具有影响力的科研机构和著名学者对脑血管病开展了跨国界的多中心的前瞻性和回顾性研究，目的是更全面、更广泛和更深入地探求脑血管病的危险因素，然后从多方面予以干预，以降低脑血管病对人类的危害。对脑血管病基础研究的成果，更加丰富了对脑血管病的认识。CT及MRI血管成像技术的发展，大大提高了脑血管病的诊断效率。手术设备和介入治疗材料的进步，明显改善了脑血管病的治疗效果。我国的神经外科医师队伍不断壮大，在大型医院的神经外科有专门的脑血管病治疗组，有利于脑血管病的规范化治疗；在一些乡镇医院也有了专业的医生开展神经外科工作，对脑血管病的急救尤为重要。

　　要不断提高诊断和治疗脑血管疾病的水平，就需要跟上时代的步伐，不断更新自己的理论知识水平。本书就是为了这个目的，邀请多位脑血管病的专家，贡献自己的知识，为我国脑血管病的防治尽一份力量。书中内容包括脑血管解剖、病理生理、诊断方法和治疗选择等方面，力求详尽地介绍脑血管外科方面的基础理论和进展。

　　本书特别纳入脊髓血管的外科解剖学和治疗学。由于一般神经外科医生较少关注脊髓血管病的诊断和治疗，影响了脊髓血管病的诊断和治疗效果。由于脊髓和脑在解剖和功能上是不可分割的，而且在治疗方法和技术操作上更接近于神经外科，因此应得到神经外科医师的重视。

　　在本书的脑血管外科解剖学章节中，采用了多幅 Albert L. Rhoton Jr. 所著的 *Cranial Anatomy and Surgical Approaches* 一书中精美的图片，并征得他的慨允，特此表示感谢。

刘承基

2011年10月

目　录

脑脊髓血管外科学

第一部　脑血管外科学

第二部　脊髓血管外科学

SUMMARY

Written by experts at the forefront of neurosurgery in china, the book contains cutting-edge surgical theories and techniques of all areas of cerebral and spinal vascular surgery. The first section, titled cerebral vascular surgery, covers a wide range of topics from anatomy to treatment of major cerebral vascular diseases. The second section focuses on the discussion of spinal vascular surgery, which is a promising rising field in neurosurgery.

In ten chapters, packed with detailed color diagrams, illustrations and radiological images, the book guides readers going through every procedure of brain and spinal vascular surgery. Starting from surgical anatomy of brain and spinal vessels, the chapter 1-3 demonstrate the fundamental knowledge of cerebral vascular surgery, which consists of cerebral vascular anatomy, major diagnostic techniques, and the general pathophysiology of cerebral vascular diseases. The chapter 4-8 are the essence of the book, providing a thorough and extensive review on the topic of intracranial aneurysms, intracranial vascular malformations, cerebral ischemia, hypertensive cerebral hemorrhage and carotid-cavernous fistulas. The last two chapters outline the basics of spinal vascular surgery.

The book is the most comprehensive and current reference in Neurosurgery to date. It also provides the most exciting developments in this ever-changing field. Contributed by excellent scholars, this book will remain as a helpful clinical neurosurgery reference you need to manage complications, overcome challenges, and maximize patient outcomes.

CONTENTS

Cerebro-Spinal Vascular Surgery

PART I   Cerebral Vascular Surgery

PART II Spinal Vascular Surgery

脑血管外科学

CEREBRAL VASCULAR SURGERY

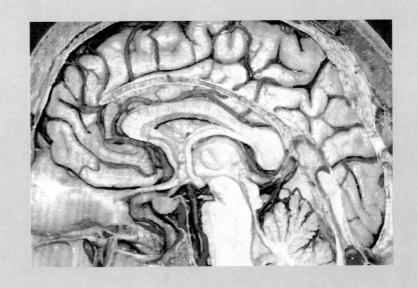

第一章
脑血管的外科解剖学
Surgical Anatomy of Brain Vessels

第一节　脑动脉的外科解剖

一、颈内动脉

颈内动脉（internal carotid artery，ICA）从颈总动脉分出后向上行，经颅底的颈动脉管（carotid canal）和破裂孔（formen lacerum）进入颅内，在硬脑膜外沿海绵窦的内侧壁向前走行，在视神经下面，前床突的内侧弯曲向上，穿过硬脑膜环（远侧环）进入硬脑膜内，先后分出眼动脉、垂体上动脉、后交通动脉和脉络膜前动脉等主要分支和细小的穿动脉（perforating artery）后，分成大脑前动脉和大脑中动脉而终止。对于颈内动脉的分段方法和命名甚为混乱，以致在描述各段的病变中发生困难。

1938 年 Fischer 首次将颈内动脉（C）、大脑中

动脉（M）和大脑前动脉（A）分为若干段，并分别用数字标出，例如：颈内动脉分为 $C_1 \sim C_5$ 段，大脑中动脉分为 $M_1 \sim M_5$，大脑前动脉分为 $A_1 \sim A_5$（图 1-1）。其中大脑中动脉和大脑前动脉是顺血流方向排列次序的，而颈内动脉则是逆血流方向排列顺序，故有人认为不合理。

1981 年 Gibo 等将颈内动脉从颈内动脉起始部到分叉部分为 4 段，以 $C_1 \sim C_4$ 按顺血流方向命名（图 1-2）。又把 C_4 段按眼动脉、后交通动脉和脉络膜前动脉发出点分为 C_4-Op（C_4 – 眼动脉段）C_4-Co（C_4 – 后交通动脉段）和 C_4-Ch（C_4 – 脉络膜前动脉段）3 段，总共为 7 段。这种分段法是按顺血流方向排序的，但却略去了结构复杂而颇具外科重要性的床突段（clinoid segment）。

1987 年 Lasjaunias 等按整段颈内动脉的胚胎期所属的腮弓来源并依血流方向分为 $C_1 \sim C_6$ 段。1996 年 Bouthillier 等认为这种分段法虽然说明各段的胚胎来源却不能表明各段动脉相关的解剖关系。1996 年 Bouthillier 又提出一种分段和命名方案，将整段颈内动脉分为 7 段，顺血流方向排序（图 1-3）：

（1）C_1 段（颈段）　从颈总动脉分出后上行至颅底的颈动脉管口进入颅骨，其周围的颈动脉鞘在管口处分为两层，内层随颈动脉进入管内，外层与颅骨外面的骨膜相融合。

（2）C_2 段（岩骨段）　在岩骨的颈动脉管内走行，外面为岩骨管内的骨膜包裹，并有静脉丛和交感神经的节后纤维。

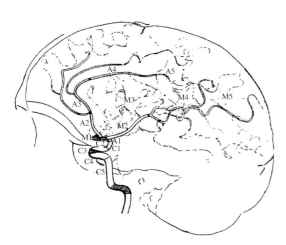

图 1-1　Fischer 颈内动脉分段法

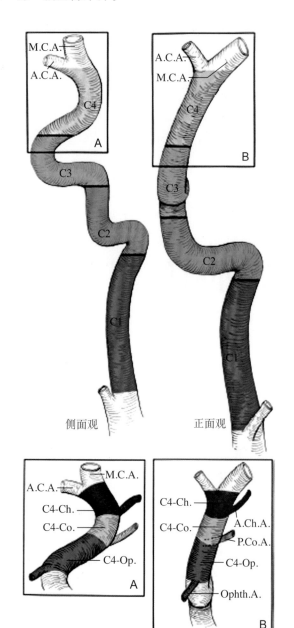

侧面观　　　　　正面观

图 1-2　Gibo 颈内动脉分段法
(Rhoton AL. Neurosurgery, 2002)

A.C.A.：大脑前动脉	M.C.A.：大脑中动脉
A.Ch.A.：脉络膜前动脉	P.Co.A.：后交通动脉
Ophth.A.：眼动脉	C4-Ch.：C4- 脉络膜前动脉段
C4-Co.：C4- 后交通动脉段	C4-Op.：C4- 眼动脉段

（3）C₃ 段（破裂孔段）　此段从岩骨段终端起至破裂孔口的岩舌韧带。动脉周围有骨外膜包裹，部分管壁为纤维软骨组织构成。动脉周围也有静脉丛和交感神经纤维。

（4）C₄ 段（海绵窦段）　此段在岩舌韧带处与破裂孔段相续，先是垂直向上，然后经后曲向前，

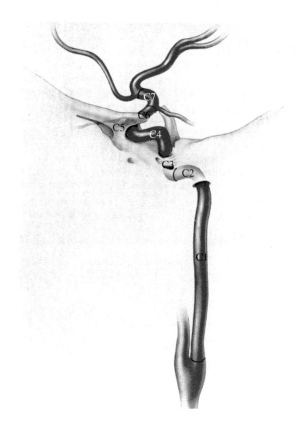

图 1-3　Bouthillier 颈内动脉分段法
(Bouthillier A. Neurosurgery, 1996)

再经前曲向上，终于近侧环（proximal ring）。近侧环是由前床突内侧和下方的骨膜所形成的不完全环形组织，故又称颈动脉动眼膜（carotid oculomotor membrane）。

（5）C₅ 段（床突段）　此段颈内动脉介于近侧环和远侧硬脑膜环（distal dural ring）之间，远侧环是一个完整的围绕颈内动脉的硬脑膜环。床突段颈内动脉很短，被近、远侧环围成楔形。有 11% 的眼动脉从此段发出。

（6）C₆ 段（眼动脉段）　此段颈内动脉起自远侧环而终于后交通动脉发出点的近侧。有两条重要动脉从此段发出，即眼动脉和垂体上动脉。89% 的眼动脉从此段发出。在颈内动脉进入硬脑膜后，其内侧有时存在一个小的空隙，Kobayashi 称之为 "颈动脉穴"（carotid cave），发生于此处的动脉瘤称之为颈动脉穴动脉瘤。

（7）C₇ 段（交通动脉段）　起自后交通动脉发出点之前终于颈内动脉分叉部，此段有 2 个重要分支，即后交通动脉和脉络膜前动脉。

上述各种分段和命名方法较为混乱，给神经放

射学和神经外科学在描述病变时造成困难。而在神经外科书籍中描述颈内动脉瘤时所用的分段方法和命名又不尽相同。

1997年，Renfro在描述颈内动脉瘤时将颈内动脉进入岩骨管至后交通动脉发出点之前的一段分为4段：岩骨段、海绵窦段、床突段和眼动脉段（图1-4）。

1997年Dolenc在描述海绵窦颈内动脉瘤时将颈内动脉分为3段：在岩骨管内的一段称为A段；从岩骨管内口穿出在鞍旁海绵窦内侧走行至近侧环的一段称为B段（游离段）；在近、远侧环之间的一段称为C段。又根据动脉弯曲的方向将颈内动脉分成4个襻（loop）。C段称为前襻（anterior loop），B段称为内侧襻（medial loop），A段分为外侧襻（lateral loop）和后襻（posterior loop）。这4个襻不在一个平面上，前襻和后襻几乎互相垂直（图1-5）。

分段和命名的混乱还不止如此，过多的叙述反而使读者无所适从。由于用数字标志易导致错乱，例如Fischer分段法的C$_3$段却相当于Bouthillier分段法中为C$_5$段，所以叙述时必先说明作者，否则不知何所指。在此，笔者建议按各段动脉与周围的解剖关系和所发出的重要分支来命名，例如，颈段、岩骨段、海绵窦段、床突段、眼动脉段、后交通动脉段和脉络膜前动脉段。

（一）眼动脉

绝大多数眼动脉（ophthalmic artery，89%～92%）从颈内动脉穿过海绵窦的硬脑膜顶（远侧环）之后发出，在视神经下向前外侧走行，穿过视神经管进入眶内。少数（8%～11%）从远侧环近侧的床突段发出，床突段虽然在近、远侧环之间，但近侧环并非完整的环，仍有海绵窦的静脉丛穿过，围绕在颈内动脉床突段的周围。所以在显露眼动脉的起点时可能进入海绵窦。眼动脉通常（78%）从颈内动脉背面的内侧1/3发出，少数（22%）从颈内动脉背面的中1/3发出，几乎没有从外侧1/3发出者。其起点处的管径为0.4～2.0mm（平均1.4mm）。眼动脉的颅内段很短，有的（14%）从颈内动脉发出后立即进入视神经管，大多数（86%）在进入视神经管前的一段平均长度为3mm。手术中如需显露眼动脉需切除前床突和视神经管的顶和覆盖其上的软组织。只有很少数的眼动脉向颅内发出穿支，这些穿支向后方走行，分布于视神经、视交叉的腹侧面以及垂体柄，这些血管曾被Dawson称为"视交叉前支"（图1-6）。

（二）垂体上动脉和垂体柄动脉

垂体上动脉（superior hypophyseal artery）是一组1～5支小动脉的总称，但通常只有2支。从颈内动脉的眼动脉段发出，其中最大的一支即垂体上动脉。分布于垂体柄和垂体，还发出穿支供应视神经、视交叉和第三脑室底部。垂体柄动脉（infundibular artery）是从后交通动脉发出的一组小动脉，其数目较垂体上动脉少，在1/4的脑标本中只有1～2支，其余的甚至缺如。

垂体上动脉与垂体柄动脉在视交叉下面到达灰结节，并相互吻合，在垂体柄处形成一个血管丛（图1-6～图1-8）。

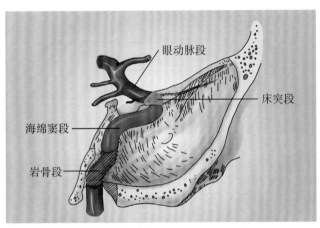

图1-4 右颈内动脉海绵窦段的解剖（侧面观）
（Renfro分段法，1997）

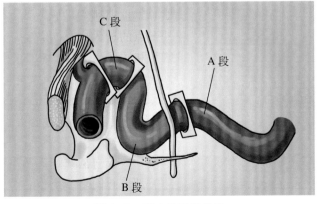

图1-5 颈内动脉的分段
（Dolenc VV. Cerebrovascular Discase，1997）

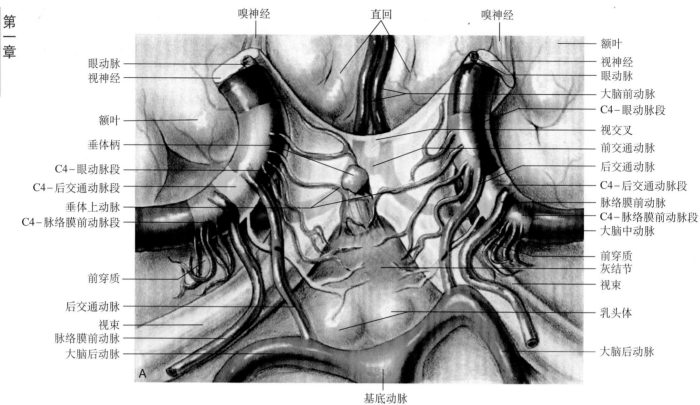

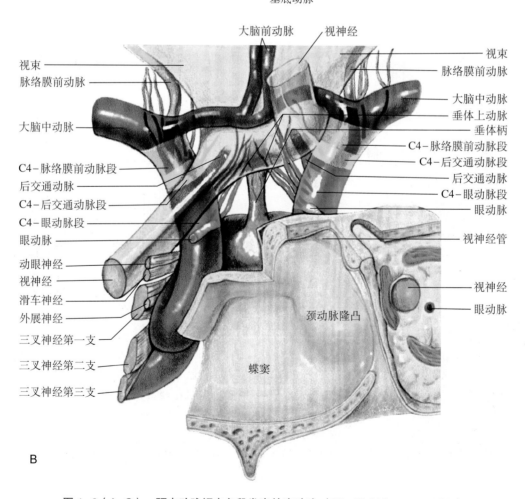

图 1-6（A-C）　颈内动脉颅内各段发出的穿动脉（Gibo H. J Neurosurg, 1981）

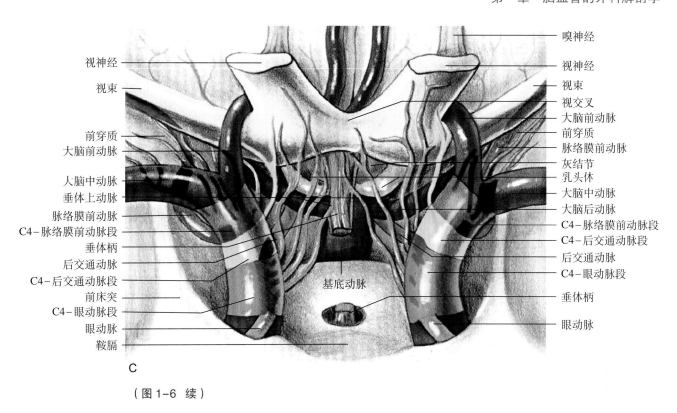

视神经
视束
前穿质
大脑前动脉
人脑中动脉
垂体上动脉
脉络膜前动脉
C4-脉络膜前动脉段
垂体柄
后交通动脉
C4-后交通动脉段
前床突
C4-眼动脉段
眼动脉
鞍膈

嗅神经
视神经
视束
视交叉
大脑前动脉
前穿质
脉络膜前动脉
灰结节
乳头体
大脑中动脉
大脑后动脉
C4-脉络膜前动脉段
C4-后交通动脉段
后交通动脉
C4-眼动脉段
垂体柄
眼动脉

基底动脉

C

（图1-6　续）

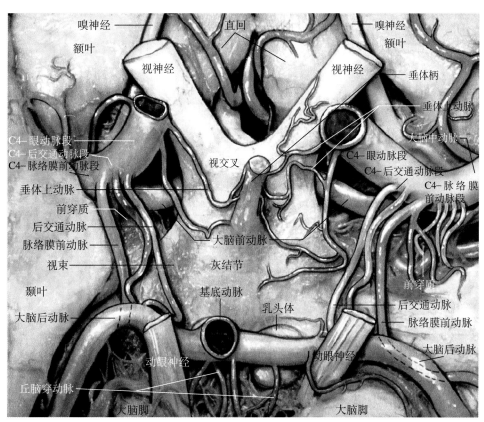

嗅神经
额叶
视神经
C4-眼动脉段
C4-后交通动脉段
C4-脉络膜前动脉段
垂体上动脉
前穿质
后交通动脉
脉络膜前动脉
视束
颞叶
大脑后动脉
动眼神经
丘脑穿动脉
大脑脚

直回
视交叉
大脑前动脉
灰结节
基底动脉
乳头体

嗅神经
额叶
垂体柄
垂体上动脉
大脑中动脉
C4-眼动脉段
C4-后交通动脉段
C4-脉络膜前动脉段
前穿质
后交通动脉
脉络膜前动脉
大脑后动脉
动眼神经
大脑脚

图1-7　颈内动脉床突上各段的分支和穿支（底面观）
（Rhoton AL. Neurosurgery, Suppl, 2002）

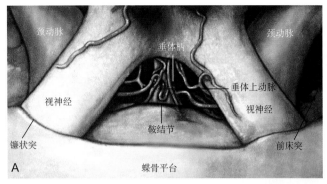

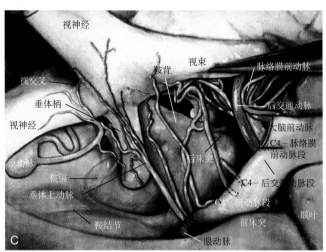

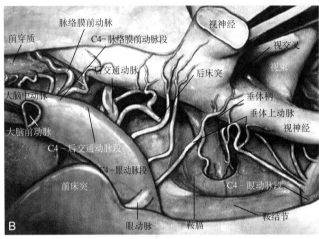

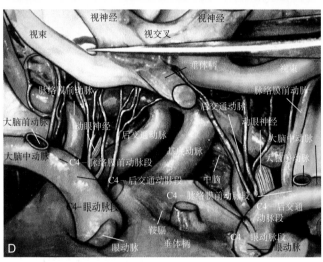

图 1-8　颈内动脉床突上各段的分支和穿支
（Rhoton AL. Neurosurgery, Suppl, 2002）
A. 前面观。**B.** 右侧视神经在视神经孔处切断抬起显示颈动脉床突上段发出的穿支。**C.** 左侧视神经切断抬起显示颈动脉发出的穿支。**D.** 双侧视神经、垂体柄和大脑前动脉切断抬起显示各动脉的关系。

（三）后交通动脉

后交通动脉（posterior communicating artery, PComA）从 Gibo 分段法的 C_4-Co 段，也就是颈内动脉的后交通动脉段的后、内侧壁发出，约在眼动脉发出点至颈内动脉分叉部的中点处（图 1-6～图 1-8）。在灰结节下方，蝶鞍的上面，向后、内侧走行，与大脑后动脉相通，并构成 Willis 环的外侧边界。在胚胎时期，后交通动脉与大脑后动脉连续，即大脑后动脉主要由颈内动脉系统通过后交通动脉供血。但在发育后期，大脑后动脉与基底动脉的沟通发展，逐步代替颈内动脉成为大脑后动脉的主要供血来源，使大脑后动脉成为基底动脉的主要分支。如果这一发育过程发生障碍，使后交通动脉持续成为大脑后动脉的主要供血来源，这种现象称为"胎儿型"。在正常情况下，后交通动脉从颈内动脉发出处的管径超过与大脑后动脉相接处的管径，但通常相差不超过 1 mm。约有 6% 的大脑半球中，后交通动脉起始处呈漏斗形扩大，有时与动脉瘤难以区分，有的作者认为这种"漏斗"（infundibulum）就是早期的动脉瘤，因为其组织结构与动脉瘤相似。但也有人持否定态度，认为这种"漏斗"既非动脉瘤也不是动脉瘤的前期。

从后交通动脉发出 4～14 支（平均 8 支）穿动脉，朝向上方以下列顺序减少地穿入，即：灰结节、乳头体前部的第三脑室底、后穿质和脚间窝、视束、垂体柄、视交叉，最后到达丘脑、丘脑下部、丘脑底核（subthalamus）和内囊。其中最大的一支称乳头体前动脉（premamillary artery），此动脉多从后交通动脉的中 1/3 发出，在视束之后和乳头体之前穿入第三脑室底，向丘脑下部后方、丘脑前部、内囊后肢和丘脑底核供血。此动脉也称"丘脑前穿动脉"。

后交通动脉的前组穿支供应丘脑下部、丘脑腹侧、视束的前 1/3 和内囊的后肢。后组穿支供应后穿质和丘脑底核，阻断供应丘脑底核的穿支将导致对侧的"偏身颤搐"（hemiballism）。

（四）脉络膜前动脉

脉络膜前动脉（anterior choroidal artery, AChA）从 Gibo 分段法的 C_4-Ch 段，也就是颈内动脉的脉络膜前动脉段发出（图 1-6～图 1-8）。其发出点距后交通动脉发出点较近，而距颈内动脉分叉部较远。脉络膜前动脉通常为单支，有时有 2 支分别从颈内动脉发出。在 47% 的半球，动脉发出时为单支，发出后分为两主干。在极少见的情况下（＜1%），脉络膜前动脉从后交通动脉或大脑中动脉发出。脉络膜前动脉从颈内动脉发出时其管径与眼动脉相仿，但通常比后交通动脉小，除非后交通动脉发育不良。"胎儿型"的后交通动脉，其管径可超过脉络膜前动脉的 1 倍以上。

脉络膜前动脉发出后在颈内动脉后面向后、内侧走行，经过脉络膜裂进入侧脑室颞角中的脉络丛，沿脉络丛内行，与从大脑后动脉发出的脉络膜后动脉相伴。在有些脑标本中，脉络膜前动脉沿脉络丛的内侧面向上达到室间孔。

脉络膜前动脉可分为池段和丛段，从这两段上发出 4～18（平均 9 支）个分支。

（1）池段　从发出点至脉络膜裂，行走于脑池之中，平均长度为 2.4 cm（2.0～3.4 cm）。池段发出的分支进入视束、海马钩回、大脑脚、颞角、外侧膝状体、海马、齿状回和穹窿以及前穿质。这些分支分别供应视束、膝状体的外侧部、内囊后肢的后 2/3、苍白球的大部、视放射的起始部和大脑脚的中 1/3 部。在较少的情况下还供应尾状核头部、杏仁核、黑质、红核、丘脑底核等。这些供应区常有变异，并且与相邻的发自颈内动脉、大脑后动脉、后交通动脉和大脑中动脉发出的分支的供应区相互变化。

（2）丛段　包括 1 个以上的分支，通过脉络膜裂到颞角的脉络丛。丛段多为单支从脉络膜前动脉发出，进入侧脑室颞角的脉络丛，有的分支向后、向上并折向前至丘脑上面供应脉络丛直到室间孔，与大脑后动脉发出的脉络膜后动脉有丰富的吻合。

阻断脉络膜前动脉可能导致对侧肢体偏瘫、偏身感觉缺失和偏盲。偏瘫和偏身感觉缺失是由于内囊后肢的后 2/3 处和大脑脚中 1/3 处发生梗死，不

同程度的同向偏盲则由于视放射的起始部、视束或外侧膝状体缺血所致。苍白球的梗死似乎不引起明显症状。但也有不同的结果，1952 年 Cooper 在行大脑脚切开术（pedunculotomy）治疗帕金森病时撕破脉络膜前动脉并将其夹闭，手术中未切开大脑脚而被迫中止，结果肢体强直和震颤消失而随意运动功能则保留，推想是由于苍白球缺血坏死所致。运动功能的保全可能得益于外侧膝状体和脉络膜处的动脉吻合提供的侧支循环供血。以后 Cooper 等用脉络膜前动脉夹闭术治疗 50 例帕金森病人，缓解震颤和强直的效果较好，但有 6% 的死亡率和 20% 的致残率。这一手术现已少用。

二、大脑中动脉

大脑中动脉（middle cerebral artery, MCA）是 3 条脑动脉中最大也是最复杂的一条动脉，在很多小脑幕上的手术中需要显露它的一些分支，甚至显露它本身。例如，大脑表面手术、颅底手术、翼点入路手术等。过去对 MCA 的兴趣只在于手术操作中尽量避免伤及这条重要动脉及其分支。自从显微技术发展后，首次颅外－颅内动脉吻合术就是从颞浅动脉－大脑中动脉吻合术开始的。

MCA 是颈内动脉分叉部两个分支中较大的一支，其起始处的管径为 2.4～4.6 mm（平均 3.9 mm），比另一分支大脑前动脉约粗 1 倍。颈内动脉的分叉部位于大脑外侧裂的内端，视交叉的外侧，前穿质的下面和嗅束分为内、外侧嗅纹的后方。MCA 分出后在前穿质的下面，距离蝶骨嵴后约 1 cm 并与之平行地向外侧走行。在经过前穿质下面时发出一系列穿动脉，即为豆纹动脉。进入外侧裂后即分支，然后急转向后上方至岛叶的表面。在岛叶的远侧，其分支在额叶、颞叶和岛盖的内侧经过，然后绕出岛盖到达皮层的表面供应大脑的外侧面的大部分和大脑底面的一部分。

（一）大脑中动脉的分段

按大脑中动脉的走行可将其分为 4 段（图 1-9）：

（1）M_1 段（蝶段）　此段始于颈内动脉的分叉部，在侧裂的间隙内向外侧走行，距蝶骨嵴约 1 cm（4.3～19.5 mm）。此段终于 M_1 段以 90°向上、后弯

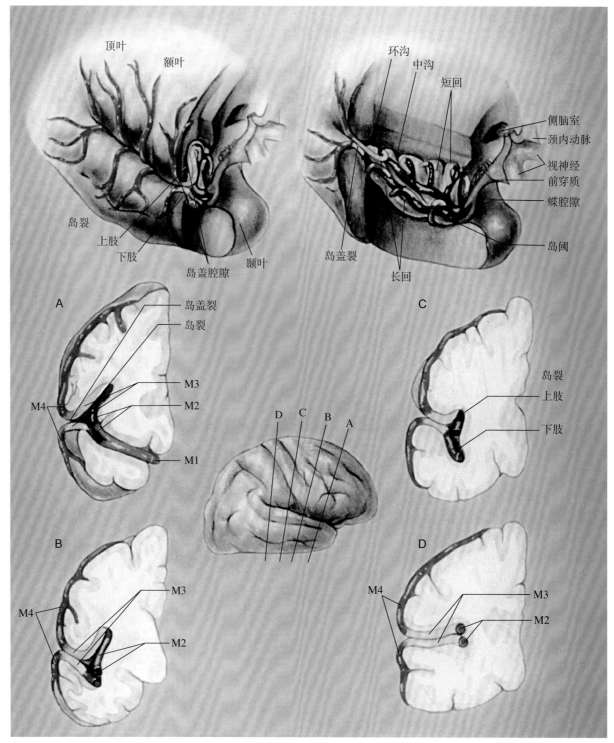

图 1-9　大脑中动脉的走行和分段（Gibo H. J Neurosurgery, 1981）

曲的膝部（genu）。此处位于侧裂的蝶嵴间隙与岛盖间隙的交界处。M_1 段在此处分为"分叉前"和"分叉后"两部分。分叉前部的 M_1 段仍是单条的 MCA 主干，分叉后的 MCA 分为 2 个主支（88%）或 3 个主支（12%）。M_1 段的长度为 15～17 mm，M_1 段的

分叉伊始尚且近于平行，只是到达膝部之前相互分开。在 86% 的脑标本中 M_1 段分叉于膝部的近侧，所以 M_1 的终点并不以分叉为界。

（2）M_2 段（岛段）　M_2 段是 MCA 在脑岛上经过并供应脑岛的一段。始于 MCA 主干经过岛阈处的

膝部，终于脑岛的环状沟。MCA 的最大分支位于膝部的远侧，供应额叶、颞叶前部、顶叶和角回、中央沟等区域。

（3）M₃ 段（岛盖段）　M₃ 段起自脑岛的环状沟，终于外侧裂的表面，其分支紧贴额、顶叶和颞叶岛盖的表面到达外侧裂的表面。

（4）M₄ 段（皮层段）　起于外侧裂的表面，分布于大脑半球的皮层。

（二）大脑中动脉的穿支

MCA 发出的进入前穿质的穿支称为豆纹动脉（lenticulostriate artery），每侧半球有 1～21 个（平均 9 个）穿支，其中 80% 是由尚未分叉前的 M₁ 段发出，其余从分叉以后发出，有少数从靠近膝部的 M₂ 段发出。豆纹动脉分为内侧组、中间组和外侧组，每组的组成、形态和分布特点均不相同。

（1）内侧组　在三组中最不恒定，只在半数的大脑半球中存在，如果存在，多为 1～5 支。从 M₁ 段内侧发出，直接进入前穿质。90% 穿支进入前穿质外侧区，其余进入内侧区。

（2）中间组　在 90% 以上的半球中存在，其特点是至少有一支主要动脉，然后分成多达 30 个分支进入前穿质，介于内、外侧组之间。

（3）外侧组　几乎存在于所有的大脑半球中，

从 M₁ 段的外侧部发出，进入前穿质的后外侧部分。平均约有 5 支，分成多达 20 多个分支进入前穿质。有的外侧组穿支从 M₂ 段的起始处发出。

中间组和外侧组穿动脉进入前穿质后穿过壳核，然后向后、内侧弯曲供应内囊的上部和尾状核的头部和体部。内侧组穿支供应苍白球的外侧部、内囊前肢的上部和尾状核头部的前上部分。从 M₁ 段分叉部发出的外侧组很具外科重要性，因为该处是大脑中动脉瘤的好发部位。近 30% 的豆纹动脉外侧组是从 M₁ 段分叉部的近、远侧各 2 mm 距离之内的 MCA 发出的；而 70% 从分叉部近、远侧各 5 mm 之内发出的，有的则直接从分叉处发出。在处理动脉瘤的手术中应注意加以保全。

（三）大脑中动脉皮层支的分布

MCA 的供血范围包括大脑半球外侧面的大部、脑岛和岛盖的全部、额叶眶面的外侧部以及颞极和颞叶下面的外侧部分。MCA 的供血范围达不到枕叶和额极和半球的上缘，但可达到大脑半球的下缘，以及额叶和颞叶的下面。大脑半球外侧面的周边部分则分别由大脑前动脉（anterior cerebral artery, ACA）和大脑后动脉（posterior cerebral artery, PCA）所供应。

MCA 的皮层供应区可分为 12 个区域（图 1-10）：①眶额区；②额前区；③中央前区；④中央

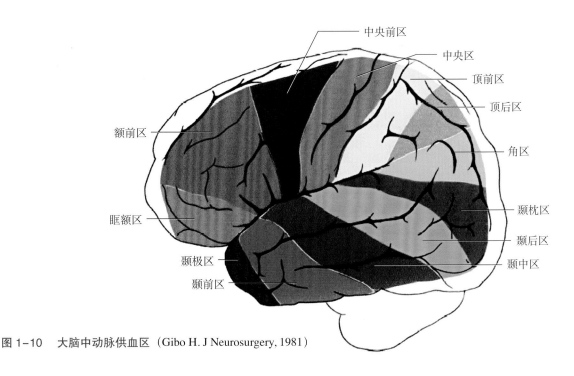

图 1-10　大脑中动脉供血区（Gibo H. J Neurosurgery, 1981）

区；⑤顶前区；⑥顶后区；⑦角区；⑧颞枕区；⑨颞后区；⑩颞中区；⑪颞前区；⑫颞极区。

（四）大脑中动脉的分支形式

大脑中动脉主干的分支有3种形式（图1-11，图1-12）：1.78%的MCA分为上主干和下主干两支；2.12%的MCA分为上、中、下3个主干；3.1%的MCA分为多个主干。各主干的管径与分布区的大小相关。其中最多见的是分为上下两个主干，两个主干的大小也有多种不同。有的两主干大小相等，有的上主干粗下主干细，有的则相反。在18%

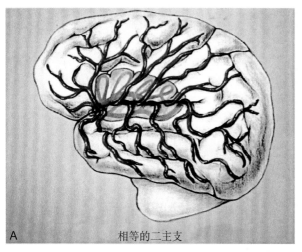
A 相等的二主支

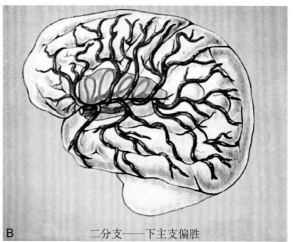
B 二分支——下主支偏胜

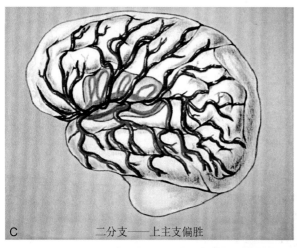
C 二分支——上主支偏胜

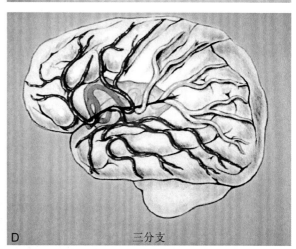
D 三分支

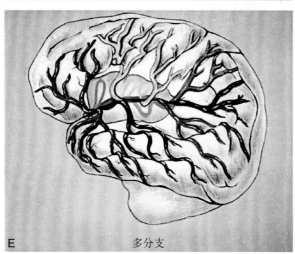
E 多分支

图1-11 大脑中动脉分支模式
（Gibo H. J Neurosurgery, 1981）
A. MCA分为上（红色）、下（蓝色）两主支，两支的管径和分布区大小相近，上主支供应额区、顶区、眶额区和顶后区，下主支供应颞区、颞枕区、角区和颞极区（占18%）。**B.** 二分支，下主支为主，其管径和供应区大于上主支，下主支供应颞、枕、顶区，上主支供应额区（32%）。**C.** 二分支，上主支为主，其管径和供应区大于下主支，供应额、顶、颞枕和顶后各区，下主支供应颞极和颞中区（28%）。**D.** MCA分为三主支，上主支（红色）供应额区，中主支（黄色）供应外侧裂后部周围区，下主支供应颞区（12%）。**E.** MCA分为多个分支，其中两支供应额区（红色和黄色），两支供应顶区（浅绿和深绿），三支供应颞区和枕区。

的半球中两主干大小相等。下主干供应颞叶、颞枕部和角回区；上主干供应额叶和顶叶。在 32% 的半球下主干较大，28% 的半球上主干较大，其供应范围也相应地扩大和缩小。

MCA 的主干再分成皮层支，供应上述的 12 个区，通常下主干分出颞极动脉、颞枕动脉、角回动脉和前、中、后颞动脉。上主干分出眶额动脉、额前动脉、前中央动脉和中央动脉，而前、后顶动脉可分别由上、下主干发出，但多从较大的主干上发出。

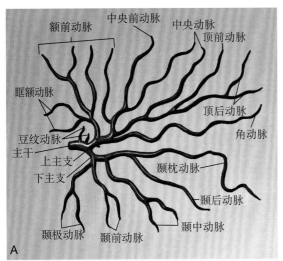

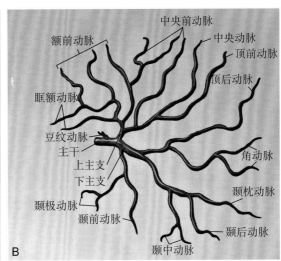

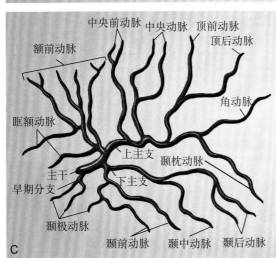

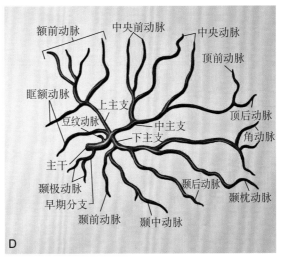

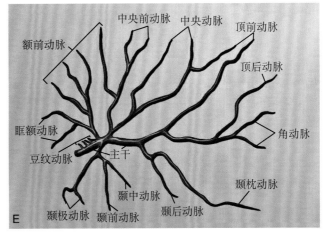

图 1-12　大脑中动脉分支的类型（Gibo H.
　　　　J Neurosurgery, 1981）
A. 二分支，分为相等的两主支。**B.** 二分支，下主支为主。**C.** 二分支，上主支为主。**D.** 三分支。**E.** 多分支。

（五）大脑中动脉的早期分支

从 MCA 主干分叉之前发出的皮层支称为早期分支。早期分支分布于额叶或颞叶。约有半数的 MCA 发出早期分支供应颞叶，但只有 10% 的 MCA 发出分支供应额叶。颞叶的分支供应颞极和颞前区，额叶的分支供应额叶的眶面和额前区。有时早期分支既供应颞叶也供应额叶（图 1-13）。

（六）大脑中动脉的发育异常

MCA 的发育异常包括重复畸形（duplication of MCA）和副大脑中动脉（accessory MCA）。重复畸形是颈内动脉多发出一支 MCA。副大脑中动脉则是由大脑前动脉靠近前交通动脉处发出。二者所供应的范围在正常情况下大脑中动脉所供应的范围之内。虽然副大脑中动脉与 Heubner 回返动脉都从大脑前动脉发出，而且起点靠近，但二者的分布不同。回返动脉进入前穿质而副大脑中动脉则分布于 MCA 所应分布的区域内。在极少的情况下既有 MCA 重复畸形又有副大脑中动脉。

MCA 发育畸形的发生率约为 3%，Crompton 在 347 个大脑半球中发现 10 例重复畸形和 1 例其他异常。Jain 在 300 个大脑半球中发现 10 例 MCA 发育异常，2 例重复畸形和 8 例其他异常。

（七）颅外－颅内动脉吻合术对 MCA 皮层支的选择

1967 年 Yaşargil 和 Donaghy 在世界两地同时成功地进行了颞浅动脉－大脑中动脉吻合术，开辟了颅外－颅内动脉吻合术（extracranial-intracranial arterial bypass, EIAB）的新纪元。随后，各种吻合方式纷纷涌现，蔚为一时之盛。虽然 1985 年"EIAB 国际性随机研究"认为"颅外－颅内动脉吻合术在减少缺血性脑卒中的危险方面不比最好的内科治疗更好"，但这项手术的开展推动了全世界小血管吻合技术的普及和发展，其功不可没。而且至今仍在治疗颅内动脉瘤、某些累及大动脉的脑肿瘤以及某些"最好的"内科治疗仍无效的脑缺血病人中应用。

MCA 的皮层支是 EIAB 手术中最常选用的受血动脉。受血动脉的重要条件是动脉的管径和在皮层表面的长度。最大的皮层动脉是颞顶动脉，约有 2/3 的颞顶动脉其管径在 1.5mm 以上，90% 在 1mm 以上。最小的皮层动脉是眶额动脉，1/4 的眶额动脉管径在 1mm 以上。中央动脉是供应额叶的最大分支，角动脉（angular artery）是供应顶叶最大的动脉。颞枕动脉和颞后动脉是供应颞叶的最大分支。在进行吻合术时需要受血动脉在皮层表面的长度至少为 4mm。MCA 的皮层支在脑表面的平均长度均在 11.8mm 以上，其中以角动脉、顶后动脉和颞枕动脉最长，而眶额动脉和颞极动脉最短。

1976 年 Chater 等通过对脑皮层血管的分析，在脑表面上画出 3 个直径为 4cm 的圆圈，这 3 个圆圈的中心分别位于额叶的凸面、颞叶的前端和角回区。在这 3 个区域内的皮层表面动脉的管径较大，可作为选择受血动脉进行 EIAB 的区域而不需进行大骨瓣开颅来寻找。并认为外径在 1mm 以上的动脉是保证吻合口通畅的最低需要。Chater 等还发现 100% 的大脑角回区的皮层动脉其管径都超过 1.4mm。其他两个区域的皮层动脉管径较小，70% 的大脑半球颞区皮层动脉管径超过 1.0mm，而只有 52% 的额区皮层动脉管径超过 1.0mm。角回区的动脉不仅适宜与颞浅动脉吻合，还适合于与枕动脉吻合。并建议在外耳道上方 6cm 处为中心开颅，直径为 4cm 的骨窗即足以显露适合的皮层动脉。

选择 MCA 的分支作为受血动脉时，在手术前应仔细研究脑血管造影片，否则如果选择分布于颞叶的早期分支作为受血动脉，而 MCA 的狭窄或闭塞部位靠近 M_1 的分叉部，则吻合后从供血动脉来的血会流入阻塞部位的近侧而不会流入缺血区。

三、大脑前动脉

大脑前动脉（anterior cerebral artery, ACA）是颈内动脉终端分叉部两个动脉中较小的一个。在外侧裂的内侧端、视交叉的外侧、前穿质的下面从颈内动脉发出。发出后在视神经和视交叉的上面向前、内侧走行，进入两侧大脑半球间裂，在该处借前交通动脉（anterior communicating artery, AComA）与对侧大脑前动脉相通，然后在终板前面进入纵裂，向上绕过胼胝体膝在胼胝体池中向后走行于胼胝体上面，分出皮层支后成为细支到达胼胝体压部，终于第三脑室顶部的脉络丛。

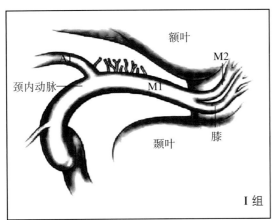

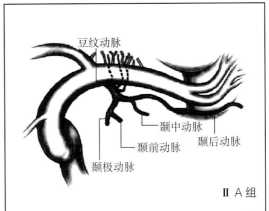

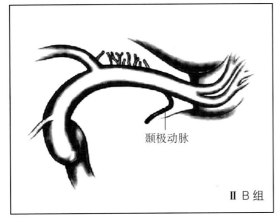

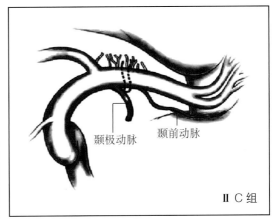

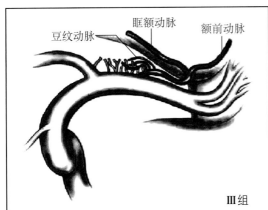

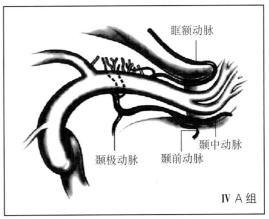

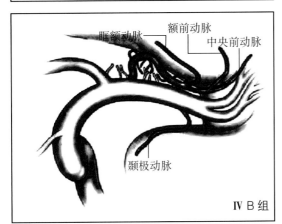

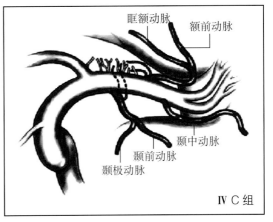

图 1-13　大脑中动脉的早期分支（Tanriover N. J Neurosurg, 2003）

（一）大脑前动脉的分段

ACA 以 AComA 为界分为前段（A_1 段）和后段。后段从 AComA 到胼胝体下缘为胼胝体下段（A_2 段），向上围绕胼胝体的一段为胼胝体前段（A_3 段），在胼胝体上面的近侧段为胼胝体上段（A_4 段），远侧的一段为胼胝体后段（A_5 段）（图 1-14）。

A_1 段从颈内动脉分出后向内侧跨过视神经或视交叉与前交通动脉会合。在 70% 的脑中 A_1 段从视交叉上跨过，在 30% 的脑中从视神经上面跨过。A_1 段的平均长度为 12.7mm（7.2～18.0mm）。前交通动脉的长度只有 2～3mm（0.3～7.0mm）。大脑前动脉 - 前交通动脉复合体（ACA-AComA complex）包括前交通动脉和相连的两侧管径相似的 A_1 段的复合体。AComA 的平均管径约比 A_1 的管径小 1mm，但两侧 A_1 的管径常不相等，在 10% 的脑中一侧 A_1 的管径在 1mm 以下，1/4 的脑中 AComA 的管径与较细一侧的 A_1 相等或稍粗。在 44% 的脑中 AComA 的管径 ≤1.5mm，16% 的脑中 AComA 的管径 ≤1.0mm。AComA 和 A_1 段复合体构成 Willis 环的前部。

（二）大脑前动脉的发育异常

在 Willis 环的组成动脉中，A_1 段是最常有发育不良的组成部分，并与动脉瘤的发生相关。85% 的 AComA 动脉瘤病例有一侧 A_1 发育不良。两侧 A_1 段粗细不等与 AComA 的管径大小直接相关，两侧 A_1 相差愈大，AComA 愈粗大。因为一侧 A_1 发育不良需要通过 AComA 获取对侧血流以供应同侧 ACA 远

侧段。在半数的脑中两侧 A_1 的管径相差 ≥0.5mm，在 12% 的脑中相差 ≥1mm。当两侧 A_1 管径相差 ≤0.5mm 时，AComA 的平均管径为 1.2mm，两侧 A_1 相差 ≥0.5mm 时，AComA 的平均管径为 2.5mm。由于 AComA 是 Willis 环的组成动脉中最难被脑血管造影所显示的，故可根据两侧 A_1 相差的程度，粗略地估计出 AComA 管径的大小。

AComA 的发育异常很常见（图 1-15）。在 60% 的脑中 AComA 只有 1 条，30% 的脑中有 2 条，10% 的脑中有 3 条（图 1-16）。有 2 条以上者其管径有

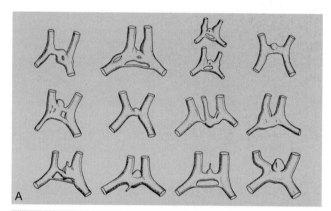

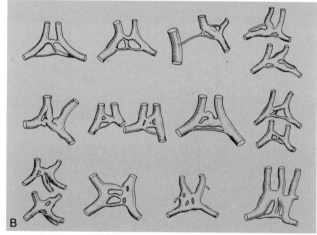

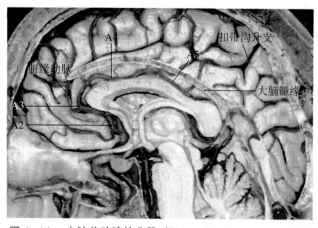

图 1-14　大脑前动脉的分段（Rhoton AL. Neurosurgery, 2002）

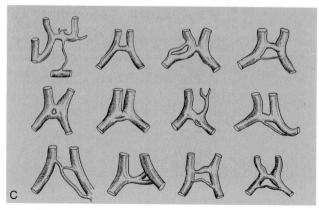

图 1-15　Busse（1921）描述的前交通动脉变异

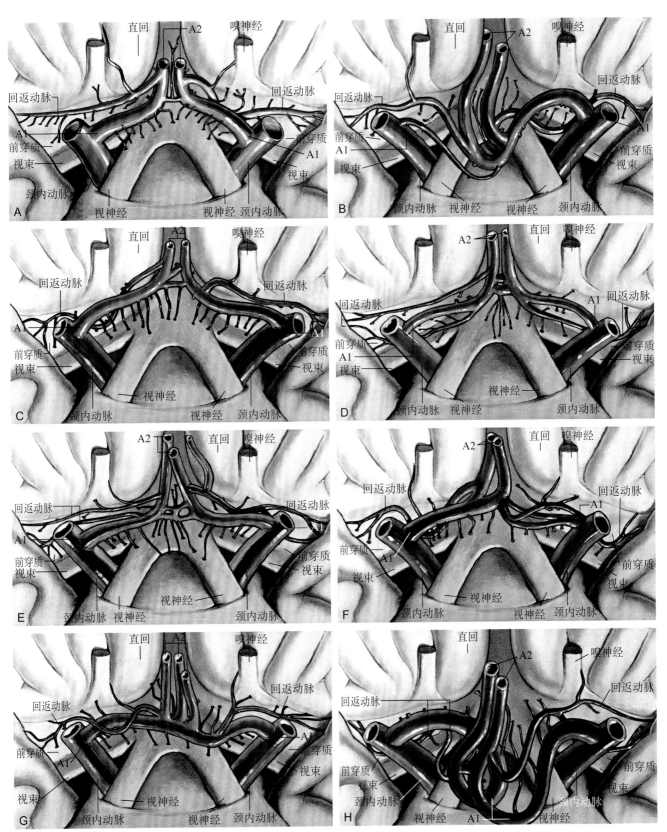

图 1-16　前交通动脉区的各种解剖变异（Perlmutter D. J Neurosurg, 1976）

的相似，有的则相差很大，一般是1条较大而其他则较小。AComA 完全缺如者很罕见，但有时可以细到只有0.2mm。

大脑前动脉的 A₁ 段也可有重复畸形。有时在 AComA 上发出1条中间动脉（median artery），与两侧的 A₂、A₃ 伴行于胼胝体的上面，分支供应双侧旁中央小叶，在这种情况下大脑前动脉常很细。

（三）大脑前动脉的分支

1. Heubner 回返动脉

1874年 Heubner 首次对此动脉进行了经典的描述，1909年 Aitken 首次用"Heubner 动脉"命名此动脉。1920年 Shellshear 加上"回返"（recurrent）一词，构成目前的命名"Heubner 回返动脉"。此动脉多数（78%）从 A₂ 段的近侧部或 A₁ 段的远侧部（14%）发出，少数（8%）从 A₁ 与 A₂ 的交界部发出，与 AComA 很靠近。在52%的脑中距 AComA 不到2mm，80%的脑中不到3mm，95%的脑中不到4mm。动脉发出后与 A₁ 段血流成相反方向，越过颈内动脉分叉部进入前穿质，故名为"回返"动脉。有时一侧缺如或分散为数支发出。在28%的大脑半球中回返动脉为单支，48%为双支，24%为3～4支。其管径通常不及 A₁ 的一半，但 A₁ 段如有发育不良，其管径可超过 A₁ 段。回返动脉位于 A₁ 段的前面，当抬起额叶时常先看到回返动脉然后才看到 A₁ 段。其远侧段位于颈内动脉分叉和 MCA 近侧段的上面，最后成单支或多支（平均4支）进入前穿质，供应尾状核的前部，壳核的前1/3，苍白球的前、外侧部，内囊前肢的前、下部和钩状束，在少数情况中还供应下丘脑的前部。在处理前交通动脉动脉瘤时应尽量避免扰动或阻断回返动脉，否则会造成内囊前肢的缺血而导致以面部和上肢为特别严重的偏瘫。如果累及左侧半球还会造成失语。

2. 脑底部的穿动脉

A₁、A₂ 和 AComA 都发出很多脑底部的穿动脉（图1-16）。每侧半球的 A₁ 段除了回返动脉以外还发出2～15个穿支（平均8支）。从 A₁ 外侧半发出的穿支多于内侧半。这些穿支依其频率分布于前穿质、视交叉的背面或丘脑下部的视交叉上部分、视束、视神经背侧面、外侧裂和额叶的底面。

从回返动脉发出的穿支不供应视神经和视交叉

的上面和丘脑下部，而是多进入外侧裂。A₁ 和回返动脉都各有40%的穿支进入前穿质。A₁ 的穿支较为恒定地供应视交叉、第三脑室前部和丘脑下部而不经常供应尾状核和苍白球，而回返动脉则相反，发出丰富的分支供应尾状核和邻近的内囊而很少供应丘脑下部。A₁ 段供应丘脑下部的穿支受损可引起情绪改变、性格异常、智力障碍、恐惧、焦虑、眩晕、激动和运动迟缓等症状。如果回返动脉也被累及则会有偏身轻瘫。

前交通动脉也常发出1～2个（最多4个）穿支供应视交叉和在其上面的丘脑下部（图1-16）。依其频率分布于视交叉背面和视交叉上区域、前穿质、额叶、穹窿、胼胝体、透明隔和扣带回的前部。

（四）大脑前动脉的远侧段

大脑前动脉的远侧段可分为4段（A₂～A₅），A₂ 段（胼胝体下段）从 AComA 起，经过终板的前面到胼胝体膝部，A₃ 段（胼胝体前段）绕过胼胝体膝部急转向后，A₄ 段（胼胝体上段）和 A₅ 段（胼胝体后段）的分界点是侧位颅骨的冠状缝。

大脑前动脉的远侧段从 AComA 处起绕过胼胝体膝部行走于胼胝体的上面。有的作者将大脑前动脉在胼胝体膝部分出胼缘动脉之后的一段称为胼周动脉。Rhoton 等则将 AComA 以后的一段大脑前动脉都称为胼周动脉，因为胼缘动脉的起点变异很多，而且在20%的大脑半球中胼缘动脉缺如。

胼缘动脉是胼周动脉最大的分支，存在于80%的大脑半球中，在胼周动脉的膝段（A₃ 段）发出，也可从 A₂ 或 A₄ 段发出。在扣带沟中或其附近走行，其分支在大脑半球的内侧面上行，可达到半球外侧面约2cm的区域，供应大脑半球的运动区、运动前区和部分感觉区。

分出胼缘动脉后的胼周动脉的管径与胼缘动脉互为消长。在20%的大脑半球中二者管径相等，50%的半球中胼周动脉大于胼缘动脉，30%的半球中小于胼缘动脉。在脑血管造影的侧位片上勿将胼缘动脉误认为是胼周动脉，因为其弯度较大而误认为有脑积水。

大脑镰前狭后宽，故其游离缘的前部距胼胝体较远而后部则紧贴胼胝体压部，当脑发生向一侧移位时，胼周动脉的前部移位较多，只有后部移位受限。而胼缘动脉只有其最前部分在大脑镰的游离缘之下，其余部分在坚硬的游离缘之上，故在脑移位超过中线时其移位受限（图 1-16）。了解其解剖关系，有助于阅读脑血管造影片。大脑前动脉的远侧段发出两类分支，具体介绍如下。

1. 脑底部的穿支

这些穿支多从 A_2 段发出，供应视交叉、终板、丘脑下部和胼胝体嘴部等结构，有时回返动脉也从 A_2 段发出。

2. 皮层支

一般情况下有 8 个皮层支，即：眶额动脉、额极动脉、额内（前、中、后）动脉、旁中央动脉和顶（上、下）动脉（图 1-17）。这些分支供应其邻近的皮质和白质，其中最小的分支是眶额动脉，最大的是额内后动脉。额极动脉和眶额动脉几乎存在于所有的大脑半球，而顶下动脉只在 2/3 的半球中存在。皮层支大多从胼周动脉发出，少数情况下从胼缘动脉发出，最常从胼缘动脉发出者为额内中动脉。

（1）**眶额动脉**　是 ACA 远侧段发出的第一个皮层支，几乎存在于所有的大脑半球中，通常从 A_2 段发出，也可与额极动脉合成一支从 A_2 段发出，但也有的从 A_1 段发出。沿前颅窝底向前走行，供应额叶的直回、嗅球、嗅束和额叶眶面的内侧部分。

（2）**额极动脉**　90% 的额极动脉从胼周动脉的 A_2 段发出，10% 从胼缘动脉发出。发出后沿大脑半球的内侧面向前行走到达额极，跨过额下沟供应额叶内侧和外侧面的一部分。

（3）**额内动脉**　最常起于胼周动脉的 A_3 段或胼缘动脉。有前、中、后三支，前支从 A_2 或 A_3 发出，供应额上回；中支供应额上回的内、外侧面；后支从 A_3 或 A_4 段发出，供应额上回的后 1/3 和扣带回的一部分，其分支还可到达旁中央小叶，供应额上回的内、外侧面，向后至旁中央小叶。

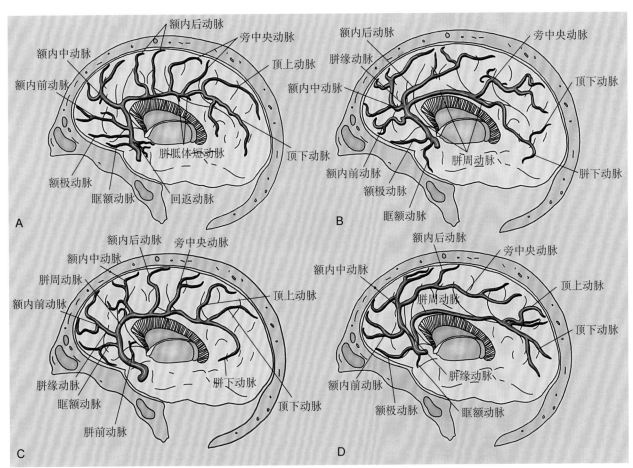

图 1-17　大脑前动脉分支的解剖类型（Perlmutter D. J Neurosurg, 1978）

A. 所有分支都直接由胼周动脉发出。**B.** 胼缘动脉发出两个皮层支，其他都从胼周动脉发出。**C.** 胼缘动脉粗大，发出更多皮层支。**D.** 胼缘动脉成为大脑前动脉的主要分支。

（4）**旁中央动脉** 起于胼周动脉的 A_4 段或胼缘切迹，供应运动前区、运动区和感觉区。

（5）**顶动脉** 可分为顶上动脉和顶下动脉。顶上动脉从胼周动脉的 A_4 段或 A_5 段发出，供应楔前叶的上部。顶下动脉起于 A_5 段，供应楔前叶的后、

下部及其邻近的结构，只在 64% 的大脑半球中存在这个分支。

上述这些皮层支的供血区并不严格固定，随着各个分支的发育变异，其供血区也有很多变化（图 1-18）。

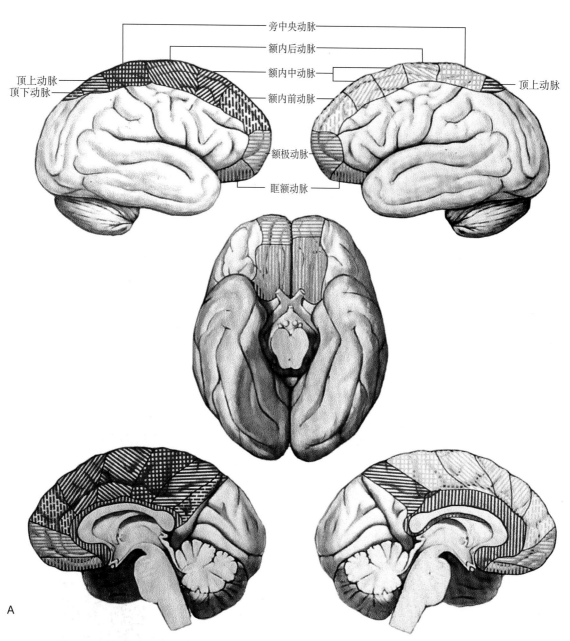

图 1-18（A-C） 大脑前动脉远侧段分支的供血区 (Permutter D. J Neurosurg, 1978)

A-C. 绿、蓝、红色区由胼周动脉的直接分支供血；黄色区由胼周动脉分支供血；眶额动脉和额极动脉供血区分别为蓝色和绿色；竖断线区由额内前动脉供血；右上斜线区由额内中动脉供血；右下斜线区由额内后动脉供血；交叉线区由旁中央动脉供血；水平线区由顶上动脉供血；水平断线区由下顶动脉供血；环胼胝体区由环胼胝体动脉供血；所有大脑前动脉的皮质动脉均直接从胼周动脉直接发出（蓝、绿、红色）。

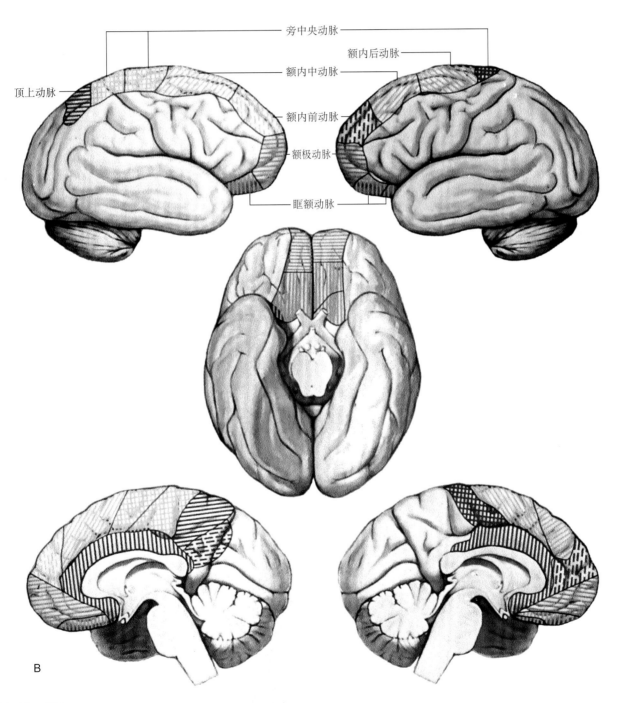

旁中央动脉

额内后动脉

额内中动脉

顶上动脉

额内前动脉

额极动脉

眶额动脉

B

（图 1-18 续）
右侧大脑半球（左上、左下和底面左半）的大脑前动脉供血区较大，跨过顶枕裂直到楔叶。胼缘动脉发出的额动脉和旁中央动脉供血区（黄色区），左侧大脑半球（右上、右下和底面右半）的大脑前动脉的供血区较小，只到达旁中央区。蓝色区为眶额区，由胼周动脉的分支供血。

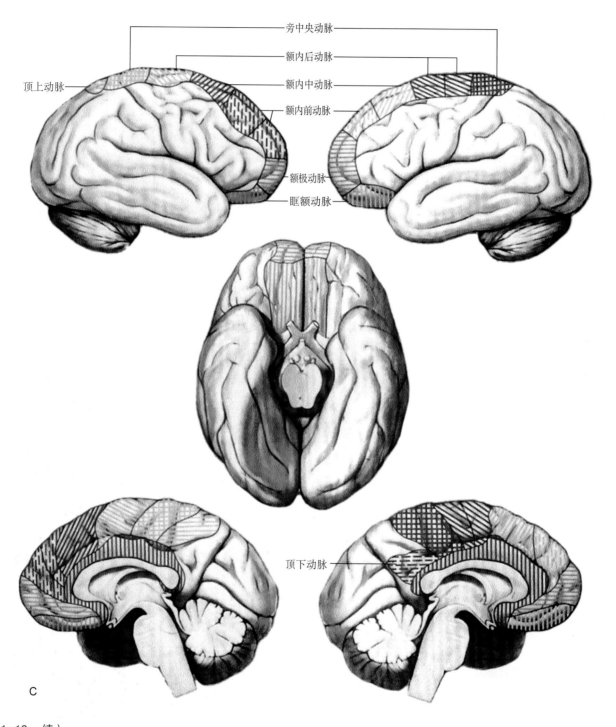

旁中央动脉

额内后动脉

额内中动脉

顶上动脉

额内前动脉

额极动脉

眶额动脉

顶下动脉

C

（图 1-18 续）
右侧大脑半球显示眶额动脉和额极动脉从同一主干发出（绿色），其后面的区域由胼缘动脉发出的分支供血（黄色）。左侧大脑半球由胼缘动脉发出的皮层支供血（黄色区），只有顶下动脉而无顶上动脉供血。

四、前穿动脉

前穿动脉（anterior perforating arteries）是一组经前穿质进入脑中的动脉。这组动脉发自不同的动脉，进入脑后供应脑中央部的神经束和神经核。1874 年 Duret 在仔细研究脑血管解剖时首先注意到这组穿动脉。自显微手术发展后，要求更详细地了解这些血管，因为这些血管与颈内动脉、大脑中动脉和大脑前动脉的动脉瘤，以及脑底深部肿瘤的手术密切相关。

前穿质是深埋于大脑外侧裂下面的一个菱形区，其前界是外侧和内侧嗅纹，后界是视束和颞叶，外侧为岛阈（limen insula），内侧为半球间裂。在前穿质下面经过并发出穿支进入前穿质的动脉有：颈内动脉、大脑中动脉、大脑前动脉和脉络膜前动脉等。从各条动脉发出的穿支进入前穿质中各自的领域。为了叙述的方便，顺着嗅束的方向画一条前后方向的线，将前穿质分为外侧区和内侧区。从半球间裂到岛阈画两条横线将前穿质分为前、中、后三带（图 1–19）。

前穿动脉主要源自颈内动脉、脉络膜前动脉、大脑中动脉和大脑前动脉，分述如下：

（1）颈内动脉的穿支 在 100% 的大脑半球中，颈内动脉的脉络膜前动脉段（C_4 段）都发出穿支进入前穿质，而靠近颈内动脉分叉部发出的穿支更多。这些穿支进入前穿质的后部，其中半数进入内侧区，半数进入外侧区。多数进入前穿质的后带或中带，

只有少数进入前带（图 1–20，A–B）。

（2）脉络膜前动脉的穿支 90% 的大脑半球中脉络膜前动脉都发出穿支进入前穿质（图 1–20，C–F）。穿支在靠近视束处进入前穿质的后、内侧区。2/3 的穿支进入内侧区，1/3 进入外侧区。大多进入后带或中带。

（3）大脑中动脉的穿支 从 M_1、M_2 段发出，偶尔也从其早期动脉上发出。其进入前穿质的穿支称为豆纹动脉（lenticulostriate arteries）。在所有的大脑半球中 M_1 段在分叉前都发出穿支，只有半数的大脑半球在分叉后的 M_1 段也发出穿支（图 1–20，G–L）。

（4）大脑前动脉的穿支 穿支的来源有二：①从 A_1 发出的穿支直接进入前穿质（图 1–20，M–N）；

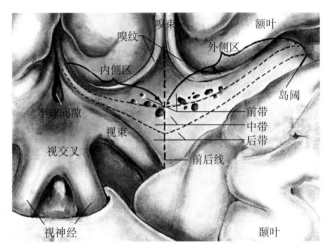

图 1-19 前穿质的分区 （Rhoton AL. Neurosurgery, 2002）

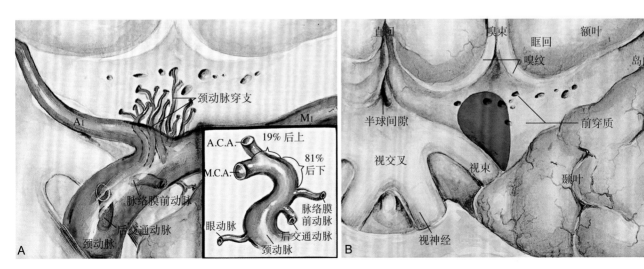

图 1-20（A-P） 前穿动脉的起源和分布 （Rosner SS. J Neurosurg, 1984）
A-B. 颈内动脉的穿支和穿入区。

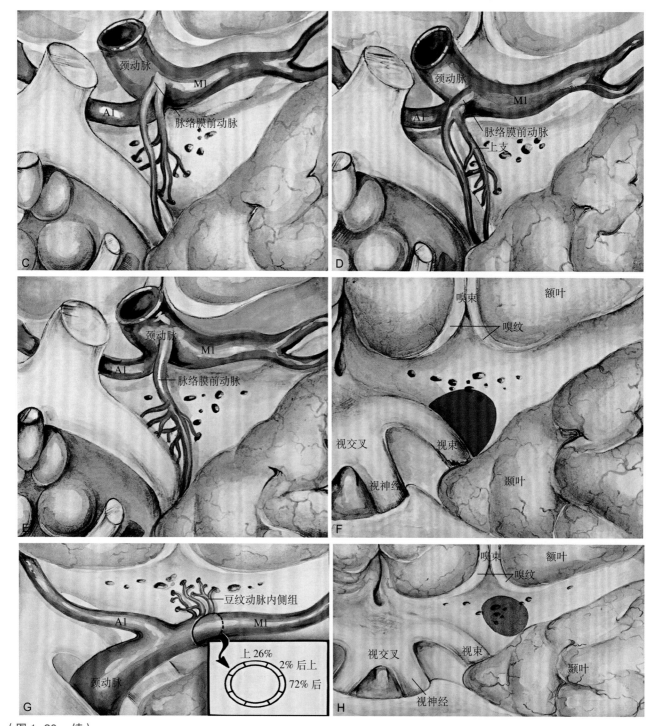

（图 1-20　续）
C-F. 脉络膜前动脉的穿支和穿入区。**G-H.** 豆纹动脉内侧组穿支和穿入区。

②起于从 A_1 段或 A_2 段近侧发出的回返动脉分出的穿支（图 1-20，O-P）。所有的 A_1 段都发出穿支进入前穿质，其中 90% 起自 A_1 段的近侧半，多数进入前穿质的内侧区，少数进入外侧区；多数进入前穿质的中带和后带。

回返动脉是最长的穿支发源动脉，其穿支从前穿质的内、外侧区的一个条状地带穿入，这一地带内侧从视交叉起向外直达岛阈，位于前穿质的前部。

总结：颈内动脉和脉络膜前动脉发出的穿支进入前穿质中部的后半部。大脑中动脉的穿支进入前穿质

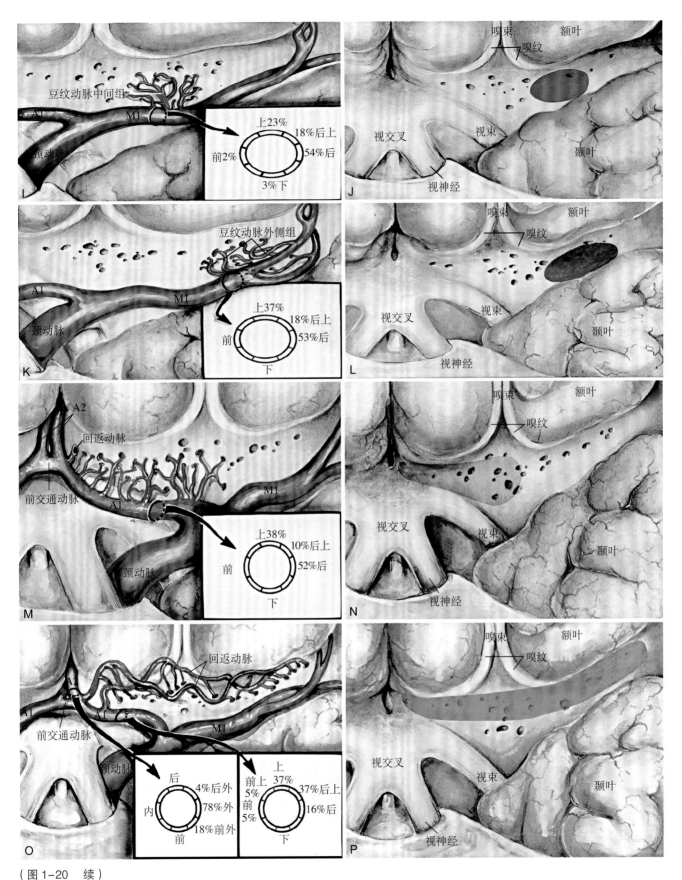

（图1-20 续）

I-J. 豆纹动脉中间组穿支和穿入区。K-L. 豆纹动脉外侧组穿支和穿入区。M-N. 大脑前脉的穿支和穿入区。O-P. 回返动脉的穿支和穿入区。

外侧区的中、后带。A_1 段的穿支进入前穿质的内侧区，回返动脉的穿支进入前穿质的内、外侧区的全长，并居于前 2/3 地区。这些穿支之间很少相互吻合，并且穿入前穿质的区域很少重叠，因此损伤后代偿的余地很小，故在这一区域手术时应注意保全这些穿支。

紧靠前穿质区域的脑深部结构是侧脑室额角、尾状核前部、壳核和内囊。穿动脉进入前穿质后就供应这些结构和与之相邻的苍白球和丘脑（图 1-21，A-D）。C_4 的穿支供应内囊膝部和其邻近的苍白球、内囊后肢和丘脑。脉络膜前动脉的穿支供应苍白球的内侧部、内囊后肢的下部、丘脑的前核和腹外侧核。豆纹动脉外侧组和中间组经过壳核供

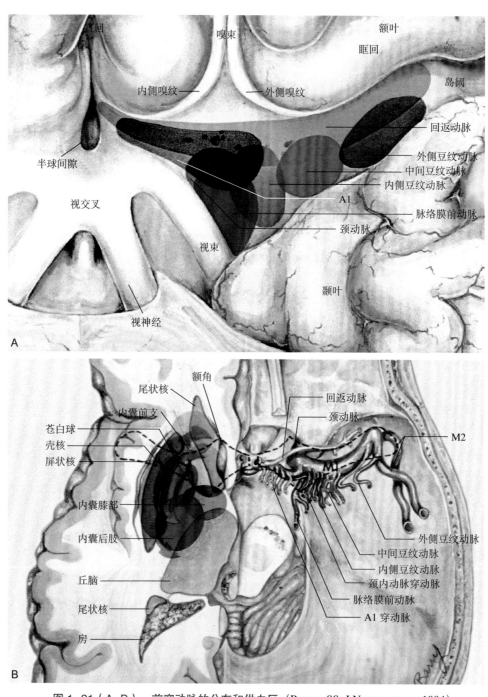

图 1-21（A-D） 前穿动脉的分布和供血区（Rosner SS. J Neurosurgery, 1984）

应内囊上部的全长和尾状核的头部和体部，内侧组供应外侧组和中央组供应区的内、下部，包括苍白球的外侧部、内囊前肢的上部和尾状核头的前、上部。A₁ 段穿支的供应区在豆纹动脉灌注区的前、内侧的下方，包括视交叉周围、前联合、丘脑下部的前方、内囊膝部和苍白球。回返动脉的穿支供应尾状核头部、壳核以及与内囊前肢相邻的部分。

熟悉前穿动脉的解剖和其供应范围具有外科意义，因为这一区域是颅内动脉瘤的好发部位，在分离和夹闭动脉瘤时慎勿伤及这些穿支。经翼点入路处理蝶骨嵴肿瘤，前、中颅窝肿瘤，鞍上肿瘤，脑血管畸形等，应尽量保全这些穿动脉（图 1-22）。

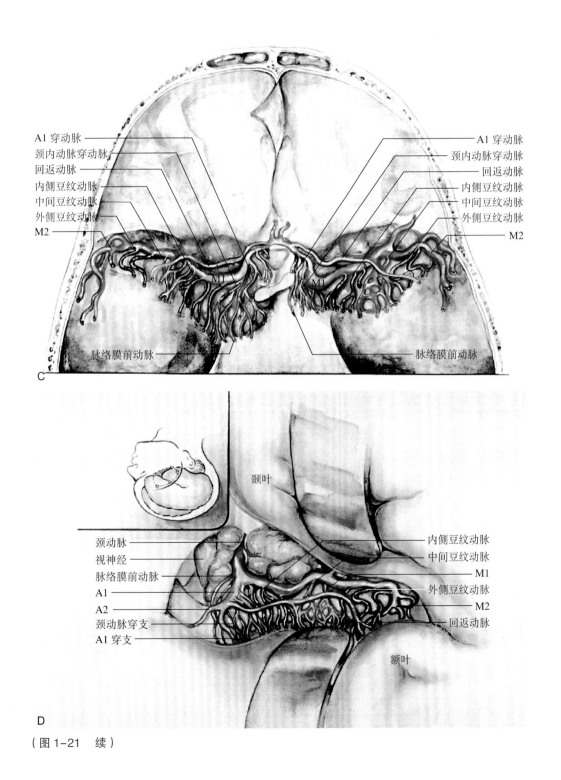

（图 1-21　续）

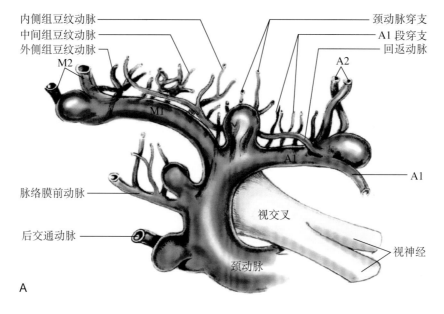

内侧组豆纹动脉

中间组豆纹动脉

外侧组豆纹动脉

M2

颈动脉穿支

A1 段穿支

回返动脉

A2

A1

脉络膜前动脉

视交叉

后交通动脉

视神经

颈动脉

A

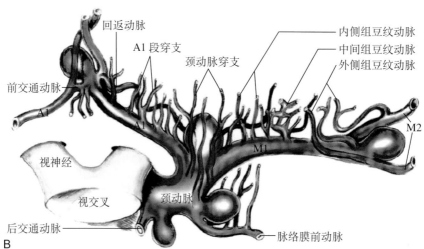

回返动脉

A1 段穿支

前交通动脉

颈动脉穿支

内侧组豆纹动脉

中间组豆纹动脉

外侧组豆纹动脉

M2

A1

视神经

视交叉

颈动脉

M1

后交通动脉

脉络膜前动脉

B

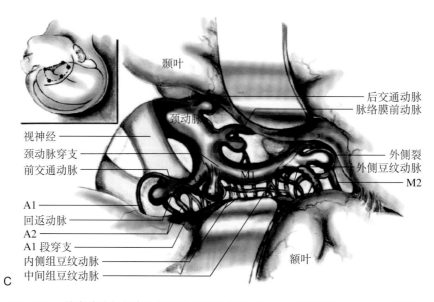

颞叶

后交通动脉

脉络膜前动脉

颈动脉

视神经

颈动脉穿支

前交通动脉

外侧裂

外侧豆纹动脉

M2

A1

回返动脉

A2

A1 段穿支

内侧组豆纹动脉

中间组豆纹动脉

额叶

C

图1-22　前穿动脉与各常见部位动脉瘤的关系（Rosner SS. J Neurosurgery, 1984）

五、Willis环后部结构

大脑后动脉的近侧段和后交通动脉（posterior communicating artery, PComA）是 Willis 环后部的组成部分。在半数以上的脑中，大脑后动脉近侧段的管径大于正常发育的 PComA。近半数的脑中 PComA 发育不良（管径≤1mm）或异常粗大。单侧 PComA 发育不良的发生率约为 26%，双侧发育不良者为 6%。PComA 粗大而大脑后动脉近侧段发育不良时，大脑后动脉远侧段的供血主要来自同侧的颈动脉系统，称为"胎儿型"（fetal type）。单侧胎儿型的发生率为 20%，双侧为 2%。在 8% 的脑中一侧 PComA 发育不良而另一侧为"胎儿型"。

Willis 环后部发出一系列的穿动脉供应间脑和中脑，这些穿支在有鞍上肿瘤或基底动脉顶端动脉瘤时常被累及，手术时如有损伤其后果严重。Willis 环后部位于第三脑室下面的中央部，毗邻诸眼球运动神经和脑干上部，再加上有复杂的穿动脉，是外科手术中最困难的部位之一。

六、大脑后动脉

大脑后动脉（posterior cerebral artery, PCA）起自基底动脉顶端分叉部，在大脑脚间池的外侧缘与 PComA 相会，然后围绕大脑脚和环池到达四叠体池，分布于大脑半球的后部皮质，还发出分支到丘脑、中脑和其他深部结构，包括脉络丛以及侧脑室和第三脑室壁。在胚胎期，大脑后动脉从颈内动脉发出，胚胎后期，后交通动脉逐渐退化，大脑后动脉遂主要由基底动脉供血。两侧 PCA 的起点即为基底动脉分叉部（basilar bifurcation）。

基底动脉分叉部的位置高低变异很大，可低至中脑与脑桥交界处以下 1.3 mm 处，高至乳头体和邻近的第三脑室底部，有时乳头体和第三脑室底会被基底动脉分叉部顶高起来而形成明显的凹痕。

（一）大脑后动脉的分段

大脑后动脉可分为 $P_1 \sim P_4$ 共 4 段（图 1-23）。

（1）P_1 段 P_1 段也称交通前段，起自基底动脉分叉部至与 PComA 相会处。在 2/3 的大脑半球中 P_1 段的管径比 PComA 大。P_1 的长度为 3～14mm。在"胎儿型"结构者，P_1 的平均长度为 9mm，而在"正常"情况时平均长度为 7mm。动眼神经从其下面通过。P_1 段较为恒定的分支有：①丘脑穿动脉，经后穿质进入脑内；②脉络膜后动脉，供应第三脑室和侧脑室的脉络丛；③四叠体支；④大脑脚和中脑被盖部支。小脑上动脉有时从 P_1 段发出或与 P_1 段共同从基底动脉顶端发出，但通常是从 P_1 段起点之下 7mm 之内（平均 2.5mm）从基底动脉上发出。

（2）P_2 段 自 PComA 与 PCA 交会处起，在脚池（crural cistern）和环池（ambient cistern）中向外侧绕过到中脑的后缘，长度约 25mm。P_2 段又分为 P_2 前段（P_2A）和 P_2 后段（P_2P）。P_2A 段在脚池中围绕大脑脚，P_2P 段自大脑脚的后界，脚池和环池交界处起，在中脑的外侧走行。

（3）P_3 段 从中脑的外侧面和环池的后界起，止于距状裂的前界。在到达距状裂前常分为两个终支，即距状动脉（calcarine artery）和顶枕动脉（parieto-occipital artery）。P_3 段的平均长度为 2 cm，两侧的 P_3 段在四叠体后面相互接近。

（4）P_4 段 起自距状裂的前端，分为皮层表面的分支。

关于 PCA 的分段有不同的方法。对 P_1 段多无异议，另一种分段法是从 PComA 与 PCA 交会处起至颞下动脉发出点为 P_2 段，自颞下动脉发出点至分为顶枕动脉和距状裂动脉处止为 P_3 段，以后则为 P_4 段。

（二）大脑后动脉的分支

大脑后动脉发出三类分支：①中央穿动脉：包括丘脑穿动脉、大脑脚穿动脉和丘脑膝状体动脉，供应丘脑和中脑；②脑室支：包括外侧和内侧脉络膜动脉，供应侧脑室和第三脑室的脉络丛；③皮层支：包括颞下诸动脉，有海马动脉，前、中、后颞动脉，顶枕动脉，距状动脉以及胼胝体压部支，供应与其名称相应部位的脑皮层和胼胝体压部。

丘脑穿动脉主要从 P_1 段发出，其他分支主要从 P_2 和 P_3 段发出。海马动脉、颞前动脉、大脑脚穿动脉和脉络膜后内动脉主要从 P_2A 段发出，颞中动脉、颞后动脉、颞总动脉和脉络膜后外动脉主要从 P_2P 段发出。丘脑膝状体动脉从 P_2P 段发出的几率高于 P_2A 段。距状裂动脉和顶枕动脉主要从 P_3 段发出（图 1-24）。

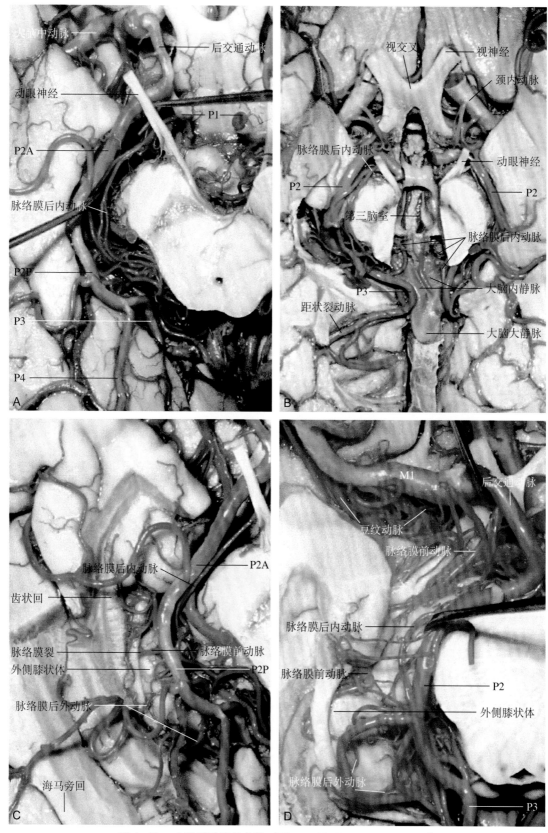

图1-23 大脑后动脉的分段（Rhoton AL. Neurosurgery, 2002）

1. 中央穿动脉

中央穿动脉可分为两组，一组是直接穿支，另一组是旋绕穿支。直接穿支从其母动脉发出后直接穿入脑干，这一组穿动脉包括从 P_1 段发出的丘脑穿动脉和从 P_2 段发出的丘脑膝状体动脉和大脑脚动脉。旋绕穿支发出后旋绕脑干不同距离之后进入间脑和中脑。根据旋绕距离之长短又分为长旋绕组和短旋绕组（图 1-25）。

从 P_1 段发出的穿支平均有 4 支，但可多至 12 支。从 P_1 段的上、后面发出后分成很多小支进入大脑脚间窝、乳头体和中脑的后面。从 P_1 段发出的最大的一支是丘脑穿动脉（在 42% 的大脑半球中）或脉络膜后动脉（在 40% 的大脑半球中），在 18% 的半球中二者由一个主干从 P_1 段发出。如果 P_1 段有一条大的主支，则穿支的数目就很少，反之亦然。

在基底动脉顶端有 3～18 个（平均 8 个）穿支

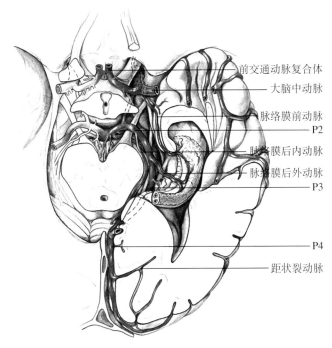

图 1-24 大脑后动脉的分段
（Yaşargil MG. Microneurosurgery, 1984）

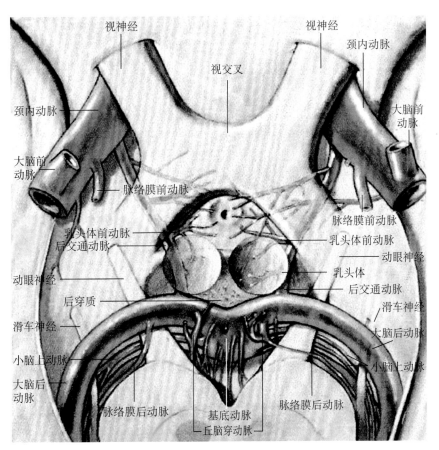

图 1-25 Willis 环后部的穿动脉（Rhoton AL. Neurosurgery, 2002）

发出，与 P_1 段的穿支互相重叠进入中脑、脑桥、大脑脚和后穿质。中央穿动脉包括以下诸动脉：

（1）丘脑穿动脉 从 P_1 段发出，经后穿质和乳头体后面的大脑脚间窝进入脑内。从 PComA 也发出穿支进入这一区域，称为乳头体前动脉。丘脑穿动脉是 P_1 段发出的最大分支，供应部分丘脑、丘脑下部、底丘脑（subthalamus）、中脑上部的内侧，包括黑质、红核、动眼神经核、滑车神经核、动眼神经、中脑网状结构、顶盖前区、第四脑室底的上端和内囊的后部。

这些穿支损伤后将会引起下述功能障碍：内侧丘系或丘脑的传入途径受损导致躯体感觉障碍；因内囊的皮质脊髓束或大脑脚损害而致运动乏力；因丘脑下部的经路和乳头体受损而导致记忆力减退；因间脑的交感神经和副交感神经中心受损而产生自主神经失衡；因位于中脑的眼外肌神经或其神经核受累而导致复视；因中脑网状结构缺血而发生意识障碍；因中脑和丘脑中的小脑-丘脑环路受损而引起运动功能失常，以及因丘脑下部损害而导致内分泌功能失调等。丘脑穿动脉闭塞后根据缺血范围的大小而引起程度不同的症状，包括对侧偏瘫、小脑性共济失调或动眼神经瘫痪合并小脑性共济失调（Nothnagel 综合征）等。如果累及底丘脑还可引起对侧偏身颤搐。

（2）大脑脚穿动脉 通常只有 2～3 支，也可多达 6 支，从 PCA 的 P_2 段发出，直接进入大脑脚。供应皮质脊髓束和皮质延髓束，以及黑质、红核和中脑顶盖区，有的还分支到动眼神经。

（3）旋绕穿动脉 发自 P_1 和 P_2 段的旋绕穿动脉与大脑后动脉伴行，分成长、短两组。短组分支供应大脑脚，从 P_2 段发出者可供应到膝状体和中脑被盖。长组绕过脑干达到四叠体区。这些穿动脉损伤后可导致后联合部梗死，出现 Parinaud 综合征。

（4）丘脑膝状体动脉 通常从 P_2 段发出 2～3 支丘脑膝状体动脉，也可多至 7 支。供应丘脑外侧的后半部、内囊的后肢和视束。损伤后可发生丘脑综合征（thalamic syndrome），又名 Dejerinc-Roussy 综合征，表现为对侧偏身感觉缺失，肢体偏瘫，偏瘫侧有剧烈的顽固性疼痛，偏瘫侧还可有舞蹈状手足徐动，还可有同向性偏盲。

2. 脑室支

从 PCA 发出的脉络膜后动脉进入侧脑室和第三脑室供应脉络丛和脑室壁。根据其发源和分布可分为内侧和外侧脉络膜后动脉（图 1-23）。通常内侧脉络膜后动脉为单支，但亦可多至 3 支，从 P_2 段发出。也有时从 P_3 段或 PCA 的分支上发出。在 PCA 的内侧旋绕中脑，在松果体旁进入两侧丘脑之间的第三脑室顶，最后经过脉络膜裂和室间孔到达侧脑室的脉络丛。并发出分支供应大脑脚、中脑被盖部、膝状体、丘脑枕、松果体和丘脑内侧。

外侧脉络膜后动脉从 P_2 段或 P_3 段发出，平均为 4 支（1～9 支），经脉络膜裂供应侧脑室的脉络丛，与脉络膜前动脉和内侧脉络膜动脉相吻合。还发出分支到大脑脚、后联合、穹窿、外侧膝状体、丘脑和尾状核的体部。

3. 皮层支

PCA 的皮层支有颞下动脉、顶枕动脉、距状动脉和胼胝体压部动脉。

（1）颞下动脉 颞下动脉起源于 PCA，而颞上动脉则起源于 MCA。颞下动脉包括海马动脉、颞前动脉、颞中动脉、颞后动脉和颞总动脉。这些动脉供应颞叶的下部，其分支绕过大脑半球的底面达到半球的外侧面，在 42% 的大脑半球甚至可达到颞中回，还分出一些脉络膜后外侧动脉支。

1）海马动脉：如果海马动脉存在，则是 PCA 第一个分支，供应海马钩回、海马回和齿状回，并延伸到颞叶和颞极的外侧面。如果双侧海马动脉受损可造成严重的记忆丧失，类似 Korsakoff 综合征。

2）颞前动脉：是 PCA 发出的第二支皮层动脉，供应颞叶的前、下面皮层，有时可达到颞极和中回的外侧面。

3）颞中动脉：起自行走于环池中的 PCA，供应颞叶下面，有时缺如。

4）颞后动脉：几乎存在于所有的大脑半球，起自环池中的 PCA，有时从脚池或四叠体池段的 PCA 上发出，向后到达枕极，供应颞叶和枕叶的下面，包括枕极和舌回（lingual gyrus）。这支动脉闭塞后可导致语言困难（多为轻度和暂时性的）、健忘和同向偏盲，但无偏瘫和感觉障碍。

5）颞总动脉：此动脉约在 20% 的大脑半球中存在，在环池中从 PCA 呈单支发出，供应颞叶和枕叶底面的大部分。

颞下动脉可根据分支的变异和供应区分为五组：

第 I 组：（10% 的大脑半球）所有的颞下动脉分

支（海马动脉，颞前、中、后动脉）都存在。

第Ⅱ组：（16% 的大脑半球）从 PCA 发出一支大的颞下动脉总干，然后分支供应颞下动脉供应的全部区域。

第Ⅲ组：（20% 的大脑半球）颞前、中、后动脉都存在，但无海马动脉。

第Ⅳ组：（10% 的大脑半球）颞前、后动脉存在，但无颞中动脉和海马动脉。

第Ⅴ组：（44% 的大脑半球）海马动脉和颞前、后动脉存在，但无颞中动脉，这种类型最为多见。

（2）**顶枕动脉** 是 PCA 的两条终动脉之一，在环池或四叠体池中从 PCA 发出后在顶枕裂中行走，供应大脑半球内侧面的后部、楔叶、楔前叶和枕外侧回，少数可供应中央前回和顶上叶。由于此动脉发出点的变异很多，其供应范围也随之而不同。

（3）**距状动脉** 是 PCA 的另一条终动脉，存在于所有的大脑半球中，从 PCA 发出后行走于距状裂中到达枕极，供应视觉皮质。单侧距状动脉阻断后会导致同向性偏盲，有的还伴有单侧眼痛；双侧损伤后则致全盲，但瞳孔对光反射保全。

（4）**胼胝体压部动脉** 从 PCA 或其分支上发出，例如，从顶枕动脉、距状动脉、脉络膜后动脉或颞后动脉发出，供应胼胝体压部。阻断后会导致诵读困难（dyslexia），病人虽能看字、识字，但不能诵读。

上述所有 PCA 的皮层支都有分支到达大脑半球的外侧面，其中以颞后动脉为最常发出供应大脑半球外侧面分支的动脉，其次为顶枕动脉，其分布模式根据动脉分支变异而有不同（图 1-26）。如果在行颅外 - 颅内动脉吻合术时，用颞浅动脉或枕动脉作为供血动脉，在选择大脑后动脉的分支作为受血动脉时，应选用颞后动脉，因为有 75% 以上的机会这条动脉的管径足供吻合之用。

七、椎动脉

椎动脉（vertebral artery, VA）从寰椎的横突孔穿出后，穿过寰枕筋膜，经枕骨大孔进入后颅窝，在小脑延髓外侧池内，在舌下神经根从脑干发出处的下方向前行走，到达脑桥与延髓的交界处与对侧的椎动脉会合成为基底动脉。双侧椎动脉会合的部位随着年龄的增长、动脉的弯曲而有所改变。椎动

脉的管径有 0.92 ～ 4.09 mm。两侧椎动脉的管径常不相等，以左侧较大者居多。有的椎动脉有成窗畸形（fenestration），有的为重复畸形（duplication）。极罕见的是一侧甚至双侧椎动脉缺如（图 1-27）。

椎动脉的分支如下：

（1）**脊髓前动脉** 两侧椎动脉各发一支，在锥体交叉处会合成一条脊髓前动脉，与椎动脉血流方向相反在延髓前池中向下行到颈段脊髓。

（2）**小脑后下动脉**（posteroinferior cerebellar artery, PICA）

（3）**脊髓后动脉** 此动脉多从 PICA 发出（73%），但也可直接从椎动脉发出，是一些小的分支形成的血管丛，沿延髓和脊髓的后、外侧面下行。

（4）**其他小分支** 从椎动脉发出几支小的分支分布于延髓的前、外侧面和后、外侧面。

八、基底动脉

两侧椎动脉在桥 - 延沟处合成一支，即基底动脉（basilar artery, BA）。在脑桥前面的浅沟内上行至大脑脚间池，其顶端在鞍背的平面处分为两侧大脑后动脉。随着年龄的增长，基底动脉可变得弯曲和加长，以致其顶端上抬，甚至嵌入第三脑室底部。只有 25% 的基底动脉是笔直的，动脉的弯曲使基底动脉偏离中线，特别是老年人。在两侧椎动脉大小不等时，基底动脉的近侧段常凹向椎动脉较大的一侧。

在胚胎时期，两侧椎动脉本为两条并行的动脉，分别达到各自的大脑后动脉，在后期才会合成基底动脉，这导致了各种形式的融合畸形。例如：①基底动脉由一侧椎动脉形成，另一侧椎动脉则终止于小脑后下动脉（1.3%）；②基底动脉中段分成两股，即成窗畸形（1%）；③完全性重复畸形，保留胚胎时期的两条动脉而不融合；④胚胎期颈动脉系统与基底动脉系统的原始动脉交通残留，如原始三叉动脉（primitive trigeminal artery）、原始耳动脉（primitive otic artery）和原始舌下动脉（primitive hypoglossal artery）等。在发育的后期逐渐退化，但也有持续残留者（图 1-28）。

基底动脉的长度约 30 mm（20 ～ 40 mm），直径为 2.7 ～ 4.3 mm，大致与颈内动脉的粗细相等。基底动脉除发出较大的分支如小脑前下动脉、内听动脉、小脑上动脉和大脑后动脉等大的动脉外，还发出细

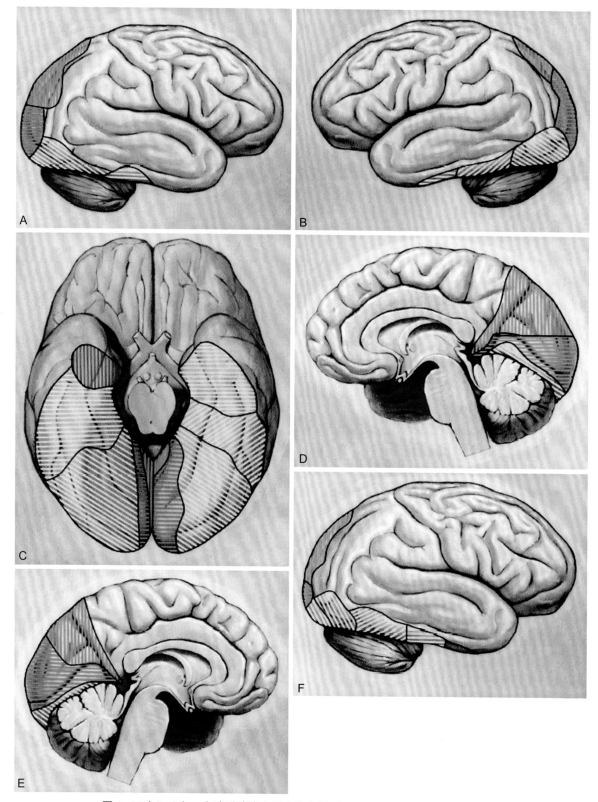

图 1-26（A-O）　大脑后动脉皮层支分布区（Rhoton AL. Neurosurgery, 2002）

红色区：海马动脉。绿色区：距状动脉。蓝色区：顶枕动脉。黄色区：颞动脉。黄色横条纹区：颞前动脉。黄色竖条纹区：颞总动脉。黄色斜向右上条纹区：颞前动脉。黄色斜向右下条纹区：颞后动脉。

说明：1. 图 A、D、C 是最常见的分布模式（约44% 半球）。2. 图 B、E、C 的分布模式（约20% 半球）。3. 图 F、I、H 的分布模式（约16% 半球）。4. 图 G、J、H 的分布模式（约10% 半球）。5. 图 K、M、N 的分布模式（约10% 半球）。6. 图 L、O、M 的分布模式（约12% 半球）。

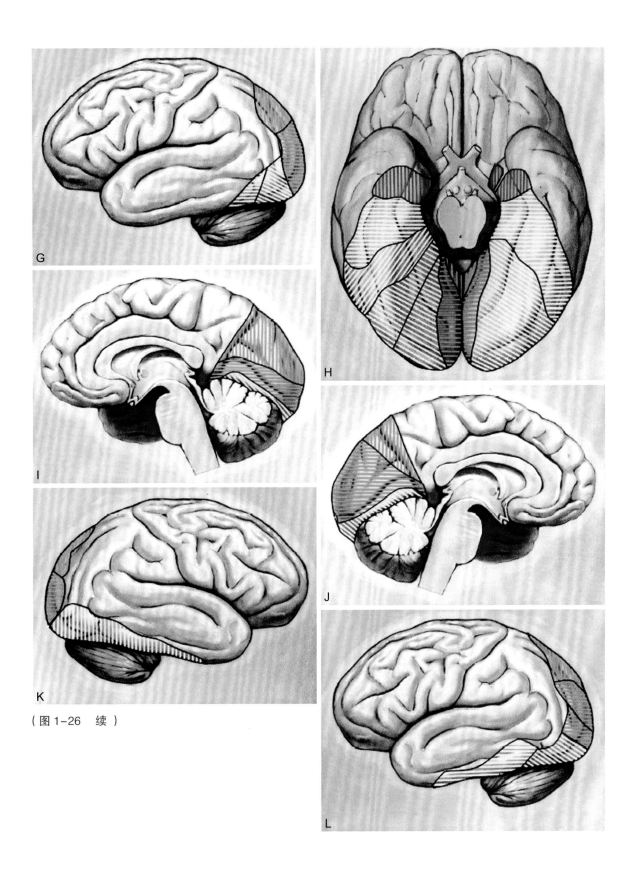

（图1-26 续）

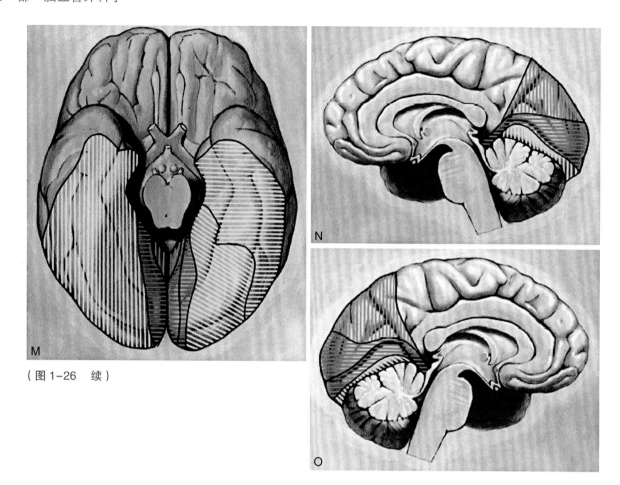

（图 1-26　续）

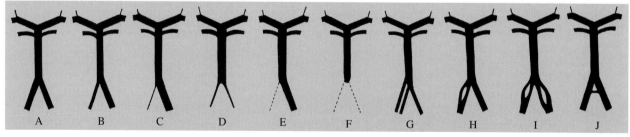

图 1-27　椎动脉的发育变异（Yaşargil MG. Microneurosurgery, 1984）

A. 双侧椎动脉相等。**B.** 单侧椎动脉较细（左侧较大居多）。**C.** 单侧椎动脉发育不良。**D.** 双侧椎动脉发育不良。**E.** 单侧椎动脉缺如。**F.** 双侧椎动脉缺如。**G.** 单侧椎动脉重复畸形。**H.** 单侧椎动脉成窗畸形。**I.** 双侧椎动脉成窗畸形。**J.** 两侧椎动脉间交通动脉。

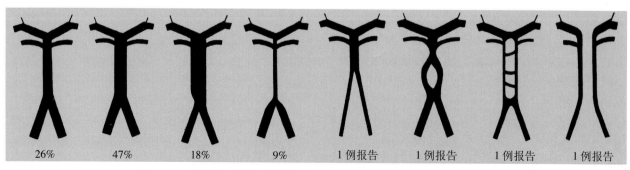

图 1-28　基底动脉的发育变异（Yaşargil MG. Microneurosurgery, 1984）

支和穿支供应脑桥和中脑的大部分。其近侧段还发出细支供应延髓的前、内侧部。

九、小脑动脉

在进行后颅窝手术时需熟悉小脑动脉与脑神经、脑干、小脑脚、小脑表面等结构的关系。在研究这些关系时需了解3个神经–血管复合组：上复合组、中复合组和下复合组。其中上复合组与小脑上动脉相关；中复合组与小脑前下动脉相关；下复合组与小脑后下动脉相关（图1-29，图1-30）。

（1）上复合组　包括小脑上动脉、中脑、小脑中脑沟（裂）、小脑上脚、小脑的天幕面以及动眼、滑车和三叉神经。小脑上动脉在中脑的前面从基底动脉发出，从动眼神经和滑车神经之下，三叉神经之上通过，经过小脑中脑沟后分布于小脑的小脑幕面（天幕面）。

（2）中复合组　包括小脑前下动脉、脑桥、小脑中脚、小脑桥脑沟、小脑的岩骨面、外展神经、面神经和前庭耳蜗神经。小脑前下动脉在脑桥平面从基底动脉发出，其走程与外展神经、面神经和听神经（前庭耳蜗神经）相伴，到达小脑中脚后沿小脑桥脑沟分布于小脑的岩骨面。

（3）下复合组　包括小脑后下动脉、延髓、小脑下脚、小脑延髓沟和小脑的枕下面以及舌咽、迷走、副神经和舌下诸神经。小脑后下动脉通常在延髓平面从椎动脉发出，环绕延髓走行，与舌咽神经、迷走神经和副神经根的关系密切。到达小脑下脚的表面后进入小脑延髓沟，然后分布于小脑的枕下面。

（一）小脑上动脉

在进行基底动脉顶端、小脑幕切迹、三叉神经、小脑桥脑角、松果体区、斜坡和小脑上部的手术时都会显露小脑上动脉（superior cerebellar artery, SCA）或其分支。SCA从基底动脉上端接近其分叉部发出，位于中脑的前面，通常在动眼神经下面通过，但有时从大脑后动脉发出，从动眼神经上面通过。SCA的直径为0.72～1.5mm，其发育变异很多样（图1-31）。

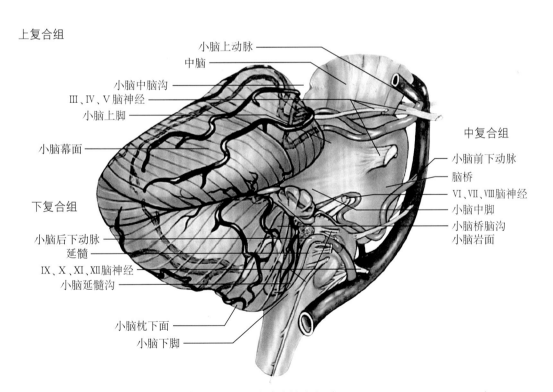

图1-29　神经–血管复合组及小脑动脉的分段（Rhoton AL. Neurosurgery, 2000）

小脑上动脉：桥–中脑前段（绿），桥–中脑旁段（橙），小脑–中脑段（蓝），皮层段（红）。小脑前下动脉：脑桥前段（绿），桥–延髓旁段（橙），绒球小结段（蓝），皮层段（红）。小脑后下动脉：延髓前段（绿），延髓旁段（橙），扁桃体延髓段（蓝），扁桃体髓帆段（黄），皮层段（红）。

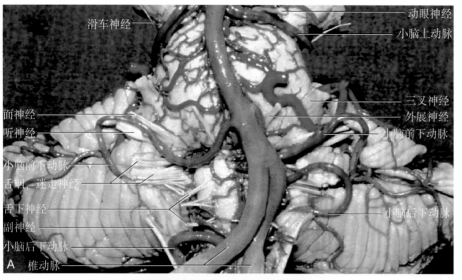

动眼神经
小脑上动脉
滑车神经

三叉神经
外展神经
小脑前下动脉

面神经
听神经

小脑前下动脉
舌咽-迷走神经

舌下神经
副神经
小脑后下动脉
椎动脉

小脑后下动脉

A

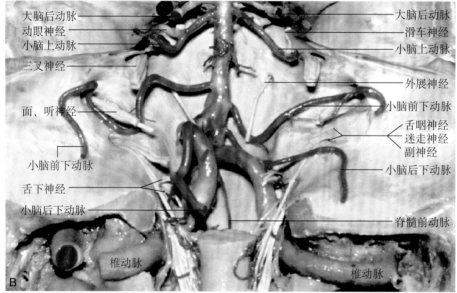

大脑后动脉
动眼神经
小脑上动脉
三叉神经

大脑后动脉
滑车神经
小脑上动脉

外展神经
小脑前下动脉
舌咽神经
迷走神经
副神经
小脑后下动脉

面、听神经

小脑前下动脉
舌下神经
小脑后下动脉

脊髓前动脉

椎动脉

椎动脉

B

图 1-30 小脑动脉从椎-基底动脉发出及与颅神经的关系（Rhoton AL. Neurosurgery, suppl, 2000）
A. 前面观。B. 后面观见鞍背及动脉。

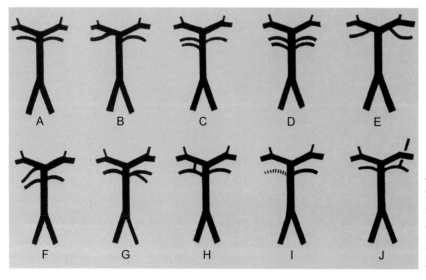

图 1-31 小脑上动脉的变异
（Yaşargil MG. Microneurosurgery, 1984）
A. 发育正常。B. 一侧从大脑后动脉发出。
C. 单侧双干。D. 双侧双干。E. 双侧从大脑后动脉发出。F. 一侧从大脑后动脉重复发出。
G. 一侧近端分支。H. 与大脑后动脉交通。
I. 一侧小脑上动脉缺如。J. 一侧与后交通动脉相通。

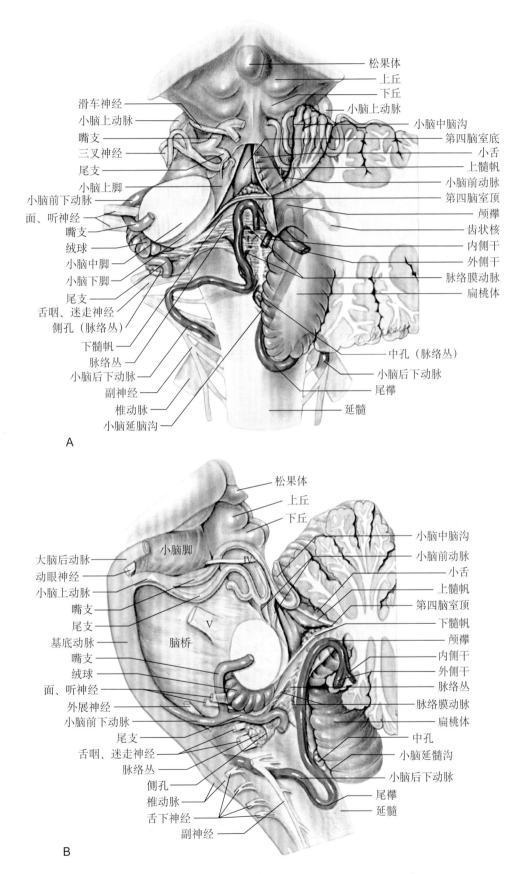

图 1-32 小脑动脉的分布（Rhoton AL. Neurosurgery, 2000）
A. 背面观。 B. 侧面观。

SCA 发出后在脑桥－中脑交界处环绕脑干，在滑车神经下方、三叉神经上方通过，其近侧段向外侧到达小脑幕缘，其远侧段进入小脑幕之下，成为小脑幕下最靠嘴端的动脉。SCA 通常为单支发出，绕过脑干后分为嘴干和尾干。分支处距其起点 0.6～34 mm（平均 19 mm）处，两者管径大小相近。还发出穿支到脑干和小脑脚。嘴干供应小脑蚓部及其邻近组织，尾干供应小脑皮层。

（1）小脑上动脉的分段 SCA 的走行可分为 4 段：①桥脑－中脑前段：位于鞍背和脑干之间，从发出点经过动眼神经下面到脑干的前、外侧缘；其外侧即为小脑幕游离缘的前部。②桥脑－中脑外侧段：从脑干的前、外侧缘开始，到脑桥上部的外侧面，在此分为嘴干和尾干，其尾干与三叉神经的"根进入带"（root entry zone）相近；滑车神经在此段的上面经过；此段的前段尚可在小脑幕缘的上面看到，其后段即达小脑幕下；此段终于小脑中脑沟的前界。③小脑－中脑段：此段行走于小脑中脑沟中，直达脑干的后面的上髓帆，此后呈发夹样弯曲到达小脑幕缘的前面。④皮层段：此段为小脑中脑沟以远的分支，分布于小脑幕面的小脑皮质、小脑蚓部及深部的核团，并与小脑前下动脉和小脑后下动脉形成吻合（图 1-29，图 1-32）。

SCA 的嘴干和尾干都各发出 2～5 个穿支，有直型和旋绕型，前者发生后直接穿入脑干，后者环绕脑干一段距离后穿入脑干及其邻近结构，例如，小脑脚、四叠体等（图 1-33）。

（2）SCA 阻断的后果 SCA 及其分支被阻断后可导致小脑、齿状核、结合臂和脑桥背侧的感觉神经长束缺血梗死。临床表现为呕吐、突然晕厥、不能站立和行走等功能障碍的症状。如果累及小脑深部的核团和小脑脚即会引起小脑功能失常，累及齿状核和小脑上脚会导致同侧肢体意向震颤，眼的交感神经降束受累会引起同侧 Horner 征，累及脊髓丘脑外侧束会引起对侧半身痛、温觉丧失，内侧纵束与小脑的通路受损会引起眼球震颤，如果累及外侧丘系的交叉纤维可致对侧听力减退等。虽然 SCA 某些分支阻断可产生某种特殊症状，但由于各小脑动脉之间有丰富的吻合，故某一脑区并不限定由某一血管所专供。

SCA 在出血性和缺血性脑血管病中都很重要。齿状核是由 SCA 和一些穿支所供应，是最常发生自

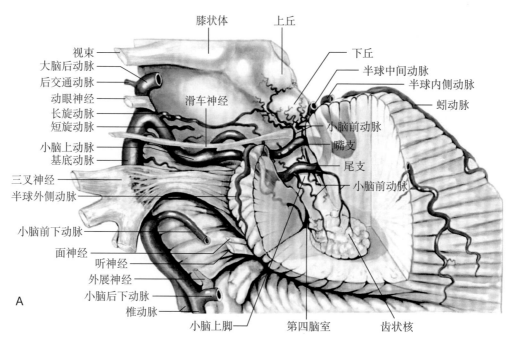

图 1-33（A-B） 小脑上动脉的走行和分布（Rhoton AL. Neurosurgery, 2000）
A. 左侧面观。

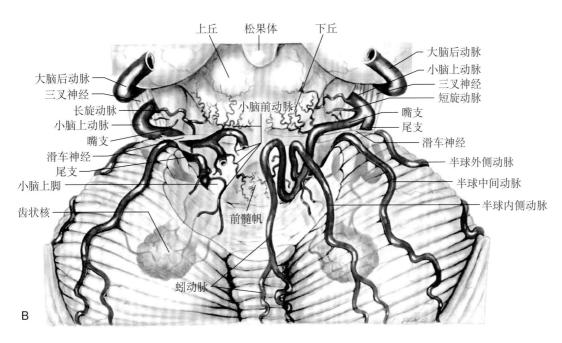

图 1-33B　后上面观

发性小脑出血的部位，当椎－基底动脉血流量减少时，SCA 虽无闭塞但其边缘支的供应区很易发生缺血性梗死。当后颅窝有占位性病变时，将小脑的上部挤入小脑幕裂孔，SCA 是经过小脑幕裂孔的，此时可被嵌压在小脑幕游离缘上而使其供血区发生缺血。此外，小脑上动脉常压迫三叉神经根而引起三叉神经痛。

（二）小脑前下动脉

小脑前下动脉（anteroinferior cerebellar artery，AICA）通常呈单干（72%）从基底动脉发出，也有呈双干（26%）或三干（2%）发出者。发出点可在基底动脉的任何平面，但多见的是发自基底动脉的近侧半段之内。两侧 AICA 的发出点大多不在一个平面上（图 1-30，图 1-34）。

AICA 发出后绕过脑桥到达小脑桥脑角，其近侧段在外展神经的背侧或腹侧通过（图 1-32），在小脑桥脑角处与面、听神经靠近，并分为嘴干（rostral trunk）和尾干（caudal trunk）。在约有 2/3 的脑中，AICA 在到达面、听神经之前分干，1/3 在越过面、

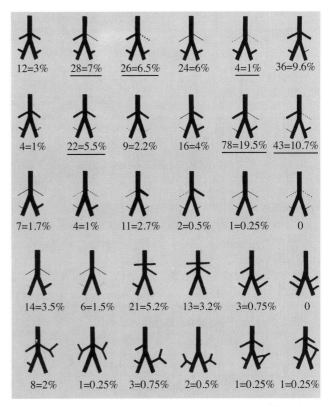

图 1-34　小脑前下动脉和小脑后下动脉的变异
（Yaşargil MG. Microneurosurgery, 1984）

听神经之后分干。越过神经之后，嘴干在小脑绒球之上到达小脑中脚的表面分布于小脑桥脑沟的上唇和小脑岩骨面的邻近部分。尾干在小脑绒球的下面通过，分布于小脑岩骨面的下部，小脑绒球的一部分和脉络丛（图1-33），并与小脑后下动脉的分支相吻合。AICA还发出穿支进入脑干。

（1）AICA的分支 AICA发出后向外侧走行，到达内听道开口处形成一个襻，与面、听神经关系紧密。在33%的脑中这个襻只达到内听道口的内侧，27%的脑中可达到内听道口，40%的脑中进入内听道内，其中有少数进入的距离竟然超过内听道长度的一半（图1-35）。在进行听神经瘤切除时应注意勿伤及这支动脉。AICA在经过小脑桥脑角时发出4个重要分支：①迷路（内听）动脉：进入内听道后分支供应内听道骨壁和覆盖其表面的硬脑膜、内听道内的神经、前庭、耳蜗和内耳等结构。②回

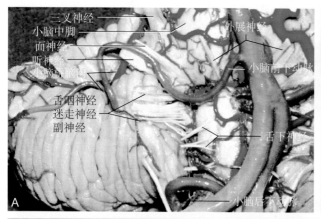

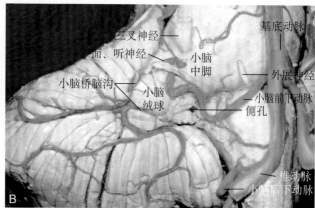

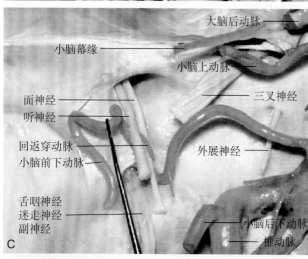

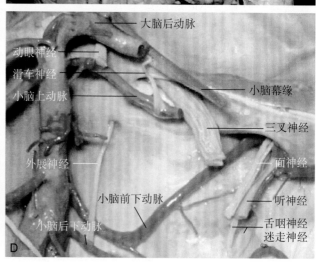

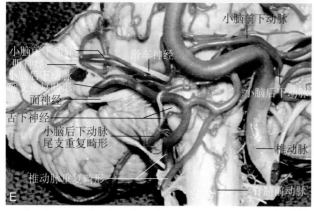

图1-35 小脑前下动脉的走行和分布
（Rhoton AL. Neurosurgery, 2000）
A. 前外侧位，显示脑干前外侧面，右侧小脑前下动脉走行于外展神经之下，面神经与听神经之间。B. 小脑前下动脉在椎－基底动脉交界处发出，经脑桥和延髓交界处至小脑。C、D. 小脑和脑干已移除，以显示小脑前下动脉与脑神经和内听道的关系。E. 另一标本，右侧椎动脉重复畸形，发出重复的小脑后下动脉。

返穿动脉：在内听道口附近从 AICA 发出后，沿面、听神经逆行回来供应脑干。此动脉还发出分支供应面、听神经和三叉神经的"根进入带"，还发出分支到小脑中脚和脑桥、小脑桥脑角的脉络丛、延髓的上外侧和舌咽、迷走神经。回返穿动脉在 82% 的脑中存在，数目为 1～3 支。③下弓状动脉（subarcuate artery）：此动脉在 72% 的脑中存在，在内听道口的内侧从 AICA 发出，穿过下弓状窝表面的硬脑膜进入下弓状管，供应半规管处的岩骨。下弓状管被认为是乳突区的感染向脑膜和岩上窦传导的途径。④小脑下弓状动脉：是 AICA 的一个小分支，供应下弓状窝和小脑绒球部。

　　AICA 的皮层支供应小脑岩骨面的大部分，但其供应区变异很多，从只供应小脑绒球和其邻近的小脑岩骨面的一小部分到供应小脑岩骨面的全部及与之相邻的小脑幕面和枕下面。在小脑后下动脉缺如时，AICA 的尾干还供应同侧小脑的枕下面和小脑蚓部。

　　（2）AICA 闭塞的后果　　AICA 闭塞可导致脑干外侧部、小脑脚和所供应的小脑发生软化，面、听神经瘫痪，眩晕、呕吐和眼球震颤（前庭神经核缺血），三叉神经缺血引起的半面痛温觉丧失，脑桥和延髓缺血导致的瞳孔扩大，纤维缺血而发生 Horner 征，小脑脚缺血引起的小脑性共济失调和协调不能，以及脊髓丘脑侧束缺血导致的对侧偏身痛、温觉丧失等。

　　上述这些症状并非所有的 AICA 闭塞的病人都是一致的，因为 AICA 本身的变异很多。这些症状多为突发而不伴有意识丧失，最主要的症状是眩晕、恶心、呕吐，随之以面神经瘫痪、失听，感觉障碍和小脑症状，但无皮质脊髓束和内侧丘系受累的体征，因为这些结构是由椎动脉和基底动脉直接分支所供应的。症状的不一致还与 SCA 和小脑后下动脉的大小有关，因为这三条动脉的供应区相互重叠。

（三）小脑后下动脉

　　小脑后下动脉（posteroinferior cerebellar artery，PICA）通常从椎动脉呈单干（90%）发出，但变异很多，有的呈双干（6%）有的完全缺如（4%）（图 1-34）。其发出点高至椎动脉与基底动脉交界处，甚至就从基底动脉发出，低至从枕骨大孔以下的椎动脉发出，有的还从椎动脉进入硬脑膜腔之前发出。

PICA 如果存在，则是小脑动脉中最大也是最复杂的一条，其行程迂曲多变。在外科手术中凡是需要显露第四脑室中孔、小脑半球、脑干、颈静脉孔、小脑桥脑角、岩骨尖或斜坡时都有可能遇到 PICA，它也是小脑诸动脉中供血区最为多变的。大多数情况下 PICA 分为内侧干和外侧干，内侧干供应小脑蚓部和其邻近的小脑，外侧干供应小脑扁桃体和小脑半球。PICA 还发出穿支、脉络膜支和皮层支，皮层支还分为小脑蚓部、小脑扁桃体和小脑皮层组。

　　（1）PICA 的分段　　PICA 的走行可分为 5 段（图 1-36）：①延髓前段：在延髓前从椎动脉发出，向后到达橄榄体的最突出部下方，此处标志延脑的前面和侧面的交界处；②延髓侧段：此段从橄榄体下方开始，止于舌下、迷走和副神经的小根的发出点；③扁桃体延髓段：此段从上述诸神经根发出点起至扁桃体的内侧止；④髓帆扁桃体段：此段是最复杂的一段，此段从扁桃体内侧上行至第四脑室顶，在此形成一个襻，称为颅襻（cranial loop），分支供应第四脑室中的脉络丛，然后返折向下与小脑皮层段相接；⑤皮层段：此段走行于小脑半球与扁桃体之间的沟内，分支供应小脑的枕下面。

　　（2）PICA 的穿支　　PICA 发出的分支包括穿支和小脑皮层支。穿支进入延髓和脉络丛。皮层支分为正中蚓动脉、旁正中蚓动脉、扁桃体动脉和内侧、中间、外侧小脑半球动脉（图 1-36）。

　　延髓前段发出 0～2 个（平均 1 个）穿支，供应延髓的前、侧、后面。延髓侧段发出 0～5 个（平均 1.8 个）穿支，供应延髓的外侧和后面。扁桃体延髓段发出 0～11 个（平均 3.3 个）穿支，供应延髓外侧面和后面。穿支有直型和旋绕型，直型直接穿入延髓，旋绕型又分为短旋绕支和长旋绕支，沿途穿入脑干。这些穿支的供应区可相互重叠。扁桃体延髓段和髓帆扁桃体段都发出穿支供应第四脑室中的脉络丛。皮层段发出分支供应小脑枕下面的大部和扁桃体，与对侧的皮层支相互重叠，并与同侧的 SCA 和 AICA 的分布区相互进退。当一侧的 PICA 缺如时，对侧 PICA 或同侧 AICA 则代其供应所供应的区域。

　　（3）PICA 闭塞的后果　　PICA 闭塞的后果很不一致，可以无症状，也可因延髓和小脑的梗死而肿胀、出血甚至死亡。有时被椎动脉梗塞的症状所掩盖而不单独显示出 PICA 闭塞的症状。绝大多数 PICA 闭塞都会导致延髓和小脑的梗死，而只有半数的椎动脉闭塞会导致延髓和小脑的梗死，除非椎动

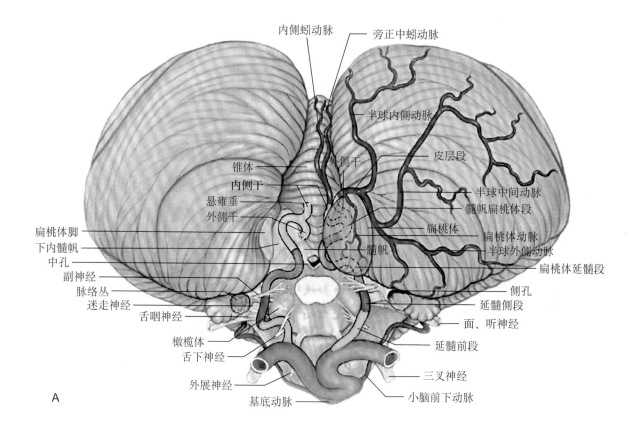

内侧蚓动脉　　　旁正中蚓动脉

半球内侧动脉

锥体　　　　　外侧干　　　皮层段
内侧干
悬雍垂　　　　　　　　　　半球中间动脉
外侧干　　　　　　　　　　髓帆扁桃体段
扁桃体脚　　　　　　　　　　扁桃体
下内髓帆　　　　　　　　　　扁桃体动脉
中孔　　　　　　　　髓帆　半球外侧动脉
副神经　　　　　　　　　　扁桃体延髓段
脉络丛　　　　　　　　　　侧孔
迷走神经　　　　　　　　　延髓侧段
舌咽神经　　　　　　　　　面、听神经
橄榄体　　　　　　　　　　延髓前段
舌下神经　　　　　　　　　三叉神经
外展神经　　　　　　　　　小脑前下动脉
基底动脉

A

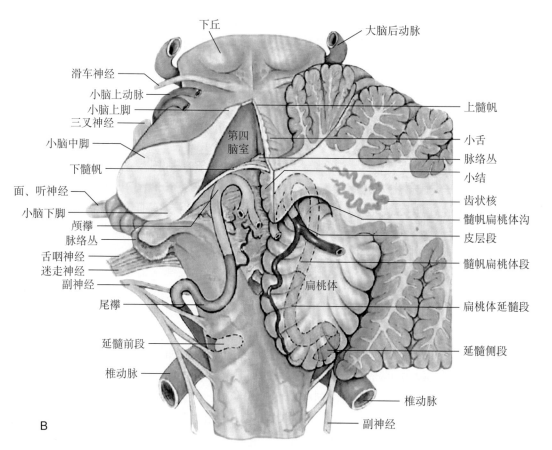

下丘　　　　　　大脑后动脉

滑车神经
小脑上动脉　　　　　　　　上髓帆
小脑上脚　　　第四　　　　小舌
三叉神经　　　脑室　　　　脉络丛
小脑中脚　　　　　　　　　小结
下髓帆　　　　　　　　　　齿状核
面、听神经　　　　　　　　髓帆扁桃体沟
小脑下脚　　　　　　　　　皮层段
颅襻　　　　　　　　　　　髓帆扁桃体段
脉络丛
舌咽神经
迷走神经　　　扁桃体
副神经　　　　　　　　　　扁桃体延髓段
尾襻
延髓前段　　　　　　　　　延髓侧段
椎动脉
　　　　　　　　　　　　　椎动脉
B　　　　　　　　　　　　副神经

图 1-36（A-D）　　小脑后下动脉的分段（Rhoton AL. Neurosurgery, 2000）
延髓前段（绿），延髓侧段（橙），扁桃体延髓段（蓝），髓帆扁桃体段（黄），皮层段（红）。

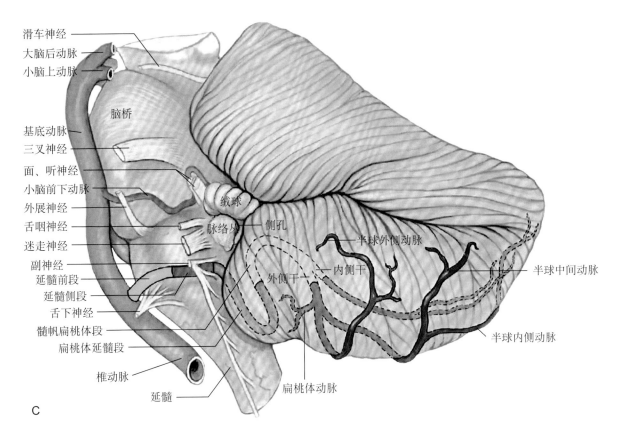

滑车神经
大脑后动脉
小脑上动脉
脑桥
基底动脉
三叉神经
面、听神经
小脑前下动脉
外展神经
舌咽神经
迷走神经
副神经
延髓前段
延髓侧段
舌下神经
髓帆扁桃体段
扁桃体延髓段
椎动脉
延髓
绒球
脉络丛
侧孔
外侧干
内侧干
半球外侧动脉
半球中间动脉
半球内侧动脉
扁桃体动脉

C

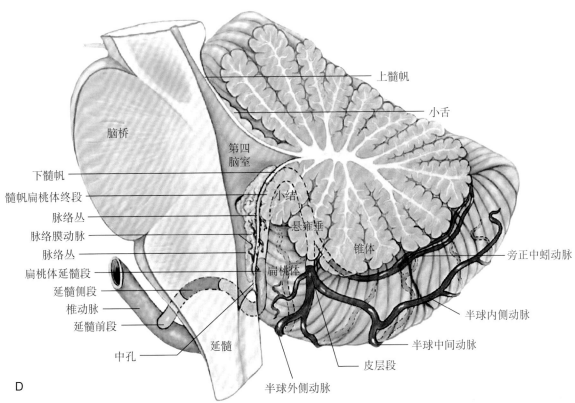

脑桥
下髓帆
髓帆扁桃体终段
脉络丛
脉络膜动脉
脉络丛
扁桃体延髓段
延髓侧段
椎动脉
延髓前段
中孔
延髓
上髓帆
小舌
第四脑室
小结
悬雍垂
锥体
扁桃体
旁正中蚓动脉
半球内侧动脉
半球中间动脉
皮层段
半球外侧动脉

D

（图1-36　续）

脉闭塞波及 PICA 的开口处。

PICA 闭塞导致延髓外侧梗死，表现为"延髓外侧症候群"。三叉神经脊髓束受累可引起同侧面部麻木，脊髓丘脑束受累可引起对侧半身痛、温觉丧失，疑核受累可导致同侧腭、咽和声带瘫痪，发生吞咽困难、发音困难和声音嘶哑，前庭神经核、脑干和小脑缺血可导致共济失调、眩晕、眼球震颤和同侧其他小脑症状。延髓网状结构内交感神经纤维受累可引起同侧 Horner 征，孤束核缺血可引起呕吐。

PICA 或椎动脉闭塞都可引起延髓外侧缺血综合征，但更常见的是由于椎动脉闭塞所致，75% 的延髓外侧综合征是椎动脉缺血引起的，仅有 12% 是由 PICA 闭塞所致，二者的梗死区无明显差别。故当出现延髓外侧综合征时，多提示由椎动脉而不是 PICA 闭塞所致。

延髓段以远的 PICA 分支闭塞可产生类似迷路炎的症状，包括旋转眩晕、恶心、呕吐、不能站立和行走、眼球震颤而无辨距不良。眩晕、动作不稳和眼球震颤表示有绒球小结叶受损，如果不伴有脑干症状则表示是 PICA 的延髓段以远的分支闭塞。这些分支的闭塞多由于栓塞引起的小脑枕下部和蚓部梗死所致。大范围的小脑梗死多由于椎动脉或 PICA 本身而不是分支闭塞所造成，小脑梗死的部分主要在 PICA 所分布的范围内。

在外科手术中，例如，小脑桥脑角、枕骨大孔区、颅颈交界处、斜坡、颈静脉孔、第四脑室和小脑肿瘤切除术，PICA 动脉瘤夹闭术，PICA 与椎动脉交界处动脉剥离的处理、Chiari 畸形、舌咽神经痛减压术、脑血管畸形切除术等，都会显露 PICA。为后颅窝缺血而进行颅外 – 颅内动脉吻合术时也因为 PICA 易于经枕下入路而达到，而且与枕动脉靠近，故 PICA 常被选作受血动脉。

第二节　脑静脉的外科解剖

一、大脑静脉的解剖

脑静脉的解剖不及动脉解剖那样被重视，因为其变异很多而且相互吻合丰富，切断后一般不致引起严重后果。因此一般教科书中对脑静脉的解剖常被忽略。但有的重要静脉如被伤及也会导致静脉性脑梗死甚至危及生命。有的静脉在外科手术入路中常成为重要障碍，例如，颞下后部入路时常会拉断 Labbé 静脉，经纵裂入路时会切断重要的皮层桥静脉，在行松果体区手术时常会损伤 Galen 静脉等。由于脑皮质静脉与脑的粘连比动脉更紧密，易随脑的移位而移位，故在影像学检查中更有助于病变的定位。为此，本书对脑静脉的解剖予以叙述。

脑静脉可大体分为深、浅两组：浅静脉组引流脑皮质的表面，深静脉组引流脑白质、脑室、深部核团等深部结构。

（一）浅静脉组

根据浅静脉汇入的静脉窦，可将浅静脉组分为 4 组（图 1–37）：①上矢状窦组，引流到上矢状窦的静脉；②蝶顶窦组，引流到蝶顶窦或海绵窦的静脉；③小脑幕组，引流到小脑幕窦的静脉；④大脑镰组，引流到下矢状窦或直窦的静脉。

（1）上矢状窦组　包括引流到上矢状窦的诸静脉；从额叶、顶叶和枕叶的内、外侧面的上部及额叶眶面的前部汇入上矢状窦的静脉。在离开软脑膜进入上矢状窦之前，有一长约 1～2cm 的游离段，这些静脉可直接汇入上矢状窦，或经过上矢状窦旁的硬脑膜窦然后进入上矢状窦。

（2）蝶顶窦组　引流大脑外侧裂附近的额叶、颞叶和顶叶，形成侧裂浅静脉，少数形成侧裂深静脉，然后汇入蝶骨嵴后的蝶顶窦或海绵窦。

（3）小脑幕组　包括汇入小脑幕窦、横窦或岩

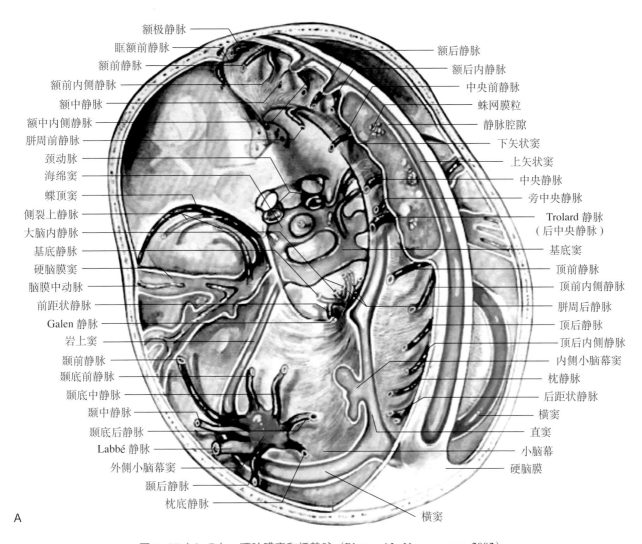

额极静脉
眶额前静脉
额前静脉
额前内侧静脉
额中静脉
额中内侧静脉
胼周前静脉
颈动脉
海绵窦
蝶顶窦
侧裂上静脉
大脑内静脉
基底静脉
硬脑膜窦
脑膜中动脉
前距状静脉
Galen 静脉
岩上窦
颞前静脉
颞底前静脉
颞底中静脉
颞中静脉
颞底后静脉
Labbé 静脉
外侧小脑幕窦
颞后静脉
枕底静脉

额后静脉
额后内静脉
中央前静脉
蛛网膜粒
静脉腔隙
下矢状窦
上矢状窦
中央静脉
旁中央静脉
Trolard 静脉
（后中央静脉）
基底窦
顶前静脉
顶前内侧静脉
胼周后静脉
顶后静脉
顶后内侧静脉
内侧小脑幕窦
枕静脉
后距状静脉
横窦
直窦
小脑幕
硬脑膜

A

横窦

图 1-37（A-B） 硬脑膜窦和桥静脉（Rhoton AL. Neurosurgery, 2002）
A. 上斜位观。**B.** 上正位观。上矢状窦组（深蓝），小脑幕组（绿），蝶窦组（红），大脑镰组（紫），上矢状窦（蓝）。

上窦的静脉。引流颞叶的外侧面以及颞叶和顶叶的底面，其中包括 Labbé 静脉。

（4）**大脑镰组** 引流区包括围绕胼胝体和上脑干的边缘叶、海马旁回、扣带回、嗅旁回和海马钩回等。最后直接或通过大脑内静脉、基底静脉和 Galen 静脉等汇入下矢状窦或直窦。

（二） 硬脑膜窦和桥静脉

（1）**上矢状窦和静脉池** 上矢状窦（superior sagittal sinus）从额窦后起，沿脑的上正中线，在颅骨内板的浅槽内走行，向后并逐渐增大，在枕内粗隆处汇入横窦，此处是上矢状窦、横窦、直窦和枕窦的交会处，称为窦汇（torcular herophili）。虽然上

矢状窦可以平均分流到左、右横窦，但通常是右侧横窦的分流量大。上矢状窦收集来自额前叶的下面以及额叶、顶叶和枕叶外侧面的上部的静脉血。在矢状窦的两旁有扩大的硬脑膜腔隙，称为静脉池（venous lacuna）。最大和最常见的静脉池位于额后部和顶部，主要接受硬脑膜静脉，这些静脉在硬脑膜内与动脉伴行，在硬脑膜腔隙中形成静脉丛，然后汇入上矢状窦。有人认为静脉池不接受来自脑皮层的静脉，但 Rhoton 等发现也有脑皮层静脉进入硬脑膜腔隙，然后进入上矢状窦。典型的皮层静脉是在硬脑膜腔隙之下直接汇入上矢状窦的。有的与腔隙有共同的开口进入上矢状窦。在硬脑膜腔隙中有蛛网膜颗粒，像手指一样伸入腔隙之内，有少数还伸入上矢状窦内。

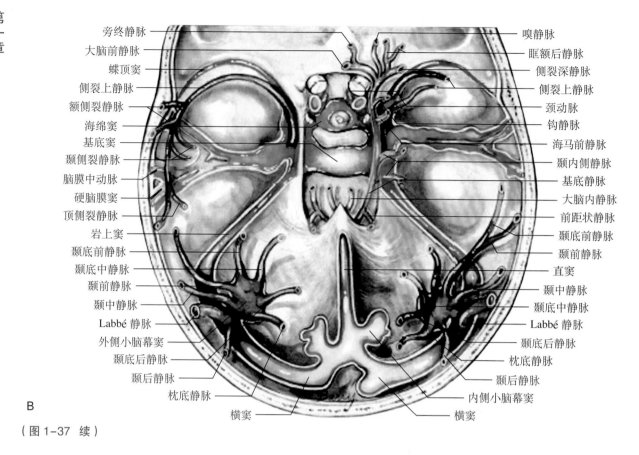

旁终静脉
大脑前静脉
蝶顶窦
侧裂上静脉
额侧裂静脉
海绵窦
基底窦
颞侧裂静脉
脑膜中动脉
硬脑膜窦
顶侧裂静脉
岩上窦
颞底前静脉
颞底中静脉
颞前静脉
颞中静脉
Labbé 静脉
外侧小脑幕窦
颞底后静脉
颞后静脉
枕底静脉
横窦

嗅静脉
眶额后静脉
侧裂深静脉
侧裂上静脉
颈动脉
钩静脉
海马前静脉
颞内侧静脉
基底静脉
大脑内静脉
前距状静脉
颞底前静脉
颞前静脉
直窦
颞中静脉
颞底中静脉
Labbé 静脉
颞底后静脉
枕底静脉
颞后静脉
内侧小脑幕窦
横窦

B

（图 1-37　续）

（2）下矢状窦　下矢状窦（inferior sagittal sinus）位于大脑镰的下缘，起自胼胝体前部，在胼胝体上面向后行并逐渐扩大，汇入直窦。下矢状窦汇集大脑镰、胼胝体和扣带回的静脉，其中最大的是胼胝体前静脉。上、下矢状窦在大脑镰中有血液沟通。在少见的情况下，上、下矢状窦之间的沟通很大，以至于上矢状窦的血液主要汇入下矢状窦。

（3）直窦　直窦（straight sinus）起于胼胝体压部的后面下矢状窦与 Galen 静脉相交处，沿大脑镰与小脑幕的交界处，向后、下方汇入窦汇。在多数情况下主要汇入左侧横窦。

（4）横窦　从窦汇起分为左、右横窦（transverse sinus），在两旁的颅骨内板的浅槽内分向两侧，在岩骨嵴的外侧与岩上窦相会，然后离开小脑幕成为乙状窦。右侧横窦和乙状窦主要接受大脑半球表面的静脉血，而左侧横窦和乙状窦主要接受经 Galen 静脉、大脑内静脉和基底静脉来的脑深部的静脉血。因此，分别阻断两侧颈内静脉后所产生的症状也不相同（Queckenstedt 征）。

（5）小脑幕窦　小脑幕的左右两半各有两个静脉窦，即内侧和外侧小脑幕窦（tentorial sinus）。内侧小脑幕窦主要引流小脑上面的静脉，然后汇入直窦和横窦；外侧小脑幕窦主要引流颞叶和枕叶底面和外侧面的静脉，汇入横窦的外侧端。

（6）海绵窦　在蝶鞍的两侧各有一个海绵窦（cavernous sinus）。前、后有海绵间窦相沟通。海绵窦的前部与蝶顶窦和眼静脉相通，中部通过细小的静脉与翼丛（pterygoid plexus）相通，后部直接开口到颅底斜坡的基底窦（basilar sinus）。然后通过上、下岩窦汇入横窦和乙状窦。

（7）岩上窦　岩上窦（superior petrosal sinus）位于小脑幕与岩骨嵴相交之处，内侧与海绵窦相通，外端终于与横窦和乙状窦的交界处。汇入岩上窦的桥静脉引流小脑和脑干的静脉血。岩上窦可位于三叉神经后根的上面或下面，也有的围绕在三叉神经周围。

（8）蝶顶窦　蝶顶窦（sphenoparietal sinus）位于蝶骨嵴的后面，接受外侧裂浅静脉的血流，汇入海绵窦的前部。

（三）吻合静脉

大脑外侧面的吻合静脉有 Labbé 静脉、Trolard 静脉和外侧裂浅静脉（图 1–38）。

（1）**Labbé 静脉**　又称下吻合静脉，起源于外侧裂中部，在颞叶外侧面向后、下方汇入横窦。

（2）**Trolard 静脉**　又称上吻合静脉，自外侧裂静脉起，跨越额、顶叶汇入上矢状窦。其走程相当于中央前回、中央回和中央后回的引流静脉，并常与邻近的静脉共同汇入上矢状窦。

（3）**外侧裂浅静脉**　起自外侧裂后端，沿外侧裂向前汇入蝶顶窦，也可直接汇入海绵窦，还有的通过中颅窝底的静脉窦汇入岩上窦，并与 Labbé 静脉和 Trolard 静脉相互吻合。

应该指出，上述诸吻合静脉的解剖变异很多，有时缺如，有时分成多个主干分散汇入静脉窦。

（四）皮层静脉

大脑皮层的浅静脉根据其引流大脑半球的外侧面、内侧面和底面分为三组，又根据其引流的脑叶和皮层区分为不同的亚组（图 1–39）。

（1）**额叶组**　引流额叶外侧面的静脉分为升组和降组。升组的静脉汇入上矢状窦，降组的静脉汇入外侧裂浅静脉。额叶内侧面升组的静脉汇入上矢状窦，降组汇入下矢状窦或基底静脉。额叶底面的前组静脉汇入上矢状窦，后组会合诸静脉形成基底静脉。

（2）**顶叶组**　顶叶外侧面的升组静脉汇入上矢状窦，降组汇入外侧裂静脉。顶叶内侧面的升组静

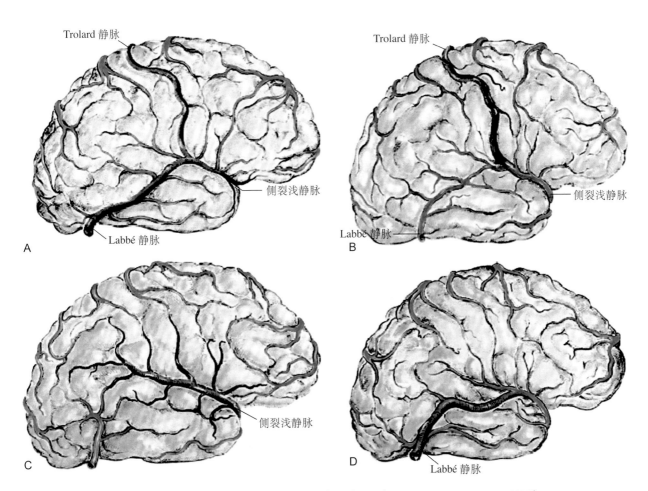

图 1–38　大脑半球各主要吻合静脉及其解剖变异 （Rhoton AL. Neurosurgery, 2002）
A. 三支吻合静脉均存在，Labbé 静脉和 Trolard 静脉为主。**B.** 侧裂浅静脉和 Trolard 静脉为主。**C.** 侧裂浅静脉为主。**D.**Labbé 静脉为主。

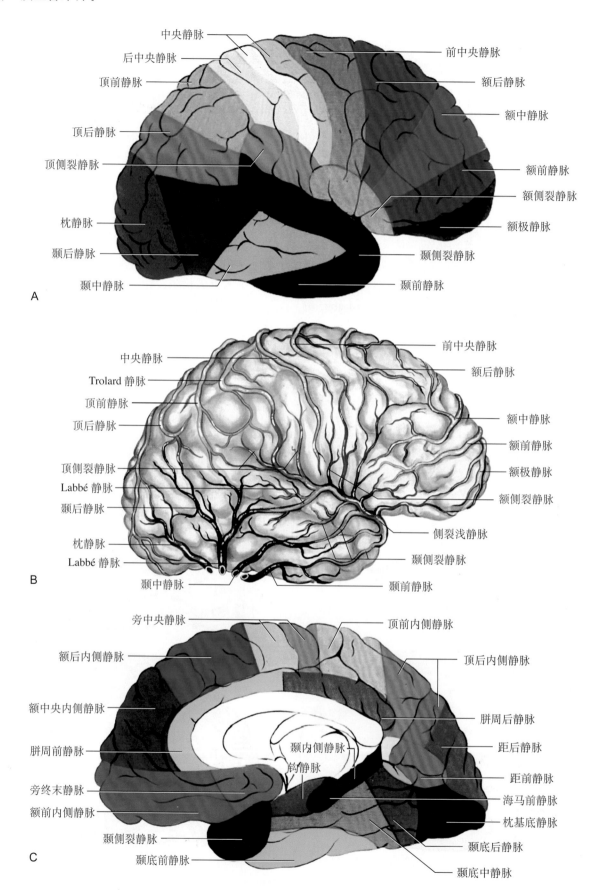

图 1-39（A-F） 大脑半球皮层静脉（Rhoton AL. Neurosurgery, 2002）
A-B. 大脑半球外侧面静脉及其引流区。**C-D.** 大脑半球内侧面静脉及其引流区。

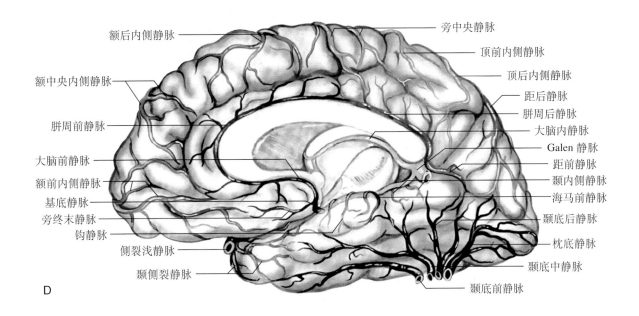

额后内侧静脉
额中央内侧静脉
胼周前静脉
大脑前静脉
额前内侧静脉
基底静脉
旁终末静脉
钩静脉
侧裂浅静脉
颞侧裂静脉

旁中央静脉
顶前内侧静脉
顶后内侧静脉
距后静脉
胼周后静脉
大脑内静脉
Galen 静脉
距前静脉
颞内侧静脉
海马前静脉
颞底后静脉
枕底静脉
颞底中静脉
颞底前静脉

D

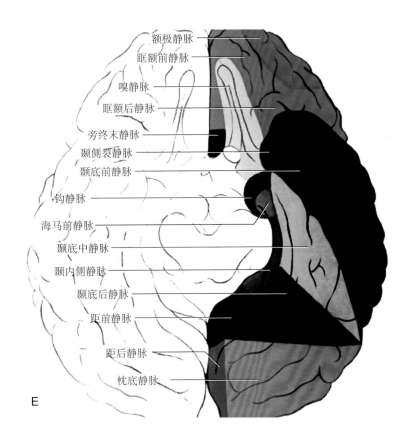

额极静脉
眶额前静脉
嗅静脉
眶额后静脉
旁终末静脉
颞侧裂静脉
颞底前静脉
钩静脉
海马前静脉
颞底中静脉
颞内侧静脉
颞底后静脉
距前静脉
距后静脉
枕底静脉

E

（图 1-39　续）
E-F. 大脑半球底面静脉及其引流区。额叶区（深、浅蓝色），顶叶区（深、浅黄色），颞叶区（深、浅绿色），枕叶区（深、浅紫色）。

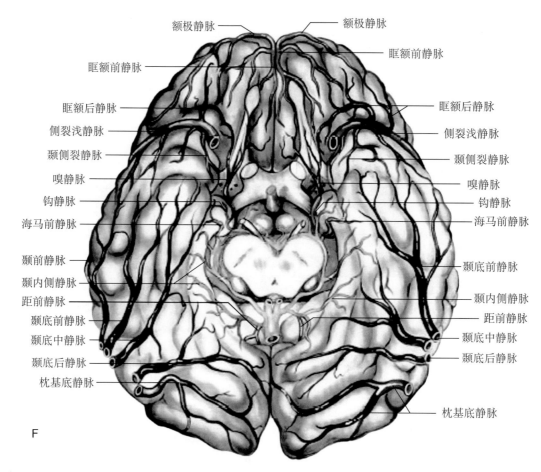

额极静脉 ——
—— 额极静脉
—— 眶额前静脉
眶额前静脉 ——
眶额后静脉 ——
—— 眶额后静脉
侧裂浅静脉 ——
—— 侧裂浅静脉
颞侧裂静脉 ——
—— 颞侧裂静脉
嗅静脉 ——
—— 嗅静脉
钩静脉 ——
—— 钩静脉
海马前静脉 ——
—— 海马前静脉
颞前静脉 ——
—— 颞底前静脉
颞内侧静脉 ——
—— 颞内侧静脉
距前静脉 ——
—— 距前静脉
颞底前静脉 ——
—— 颞底中静脉
颞底中静脉 ——
—— 颞底后静脉
颞底后静脉 ——
枕基底静脉 ——
—— 枕基底静脉

F

（图 1-39 续）

脉汇入上矢状窦，降组绕过胼胝体汇入 Galen 静脉。

（3）颞叶组 颞叶外侧面的升组静脉汇入外侧裂静脉，降组汇入颞叶下面的静脉窦。颞叶底面的外侧组汇入小脑幕窦的外侧窦，内侧组汇入基底静脉。

（4）枕叶组 引流颞叶和顶叶后部的静脉也引流枕叶的前部。引流顶叶外侧面的静脉其走向是向前而不是向后引流到上矢状窦。因此，窦汇以上的 5cm 之内无静脉引流到上矢状窦。枕叶内侧面的静脉引流到距状静脉。枕叶底面的静脉汇入小脑幕的外侧窦。

（五）深静脉

大脑深部的静脉通过大脑内静脉、基底静脉和 Galen 静脉引流脑室和基底池周围的静脉血。在进行侧脑室内手术时，脑内的静脉比动脉更经常作为定位的标志。通常脑室内的动脉都很细小而且难以看到，而静脉则较大且透过室管膜易于看到。特别当

有脑积水时，由于脑室扩大使脑室壁神经结构的正常棱角消失，此时静脉可供定位之用。

深静脉包括大脑内静脉、基底静脉和 Galen 静脉等及其分支，可分为脑室组和脑池组。大脑内静脉属于脑室组，主要引流与脑室壁相关的静脉血；基底静脉和 Galen 静脉则属于脑池组，主要引流脑底池壁结构的静脉血。脉络膜静脉归于脑室静脉组中，而丘脑静脉的一部分在脑室表面经过，另一部分又经过脑池，故既属于脑室组又属于脑池组。

（1）脑室静脉组 引流基底节、丘脑、内囊、胼胝体、透明隔、穹窿和深部的脑白质（图 1-40）。

（2）脑池静脉组 引流的区域从第三脑室的前方向外到外侧裂，向后包括视交叉池、脚间池、脚池、环池和四叠体池等。在四叠体池以前的脑池静脉汇入基底静脉，四叠体区的静脉汇入基底静脉、大脑内静脉或 Galen 静脉（图 1-41）。

大脑皮层表面的静脉并不如想象的那样不规则和多变。脑血管造影的静脉期象中显示出的静脉移

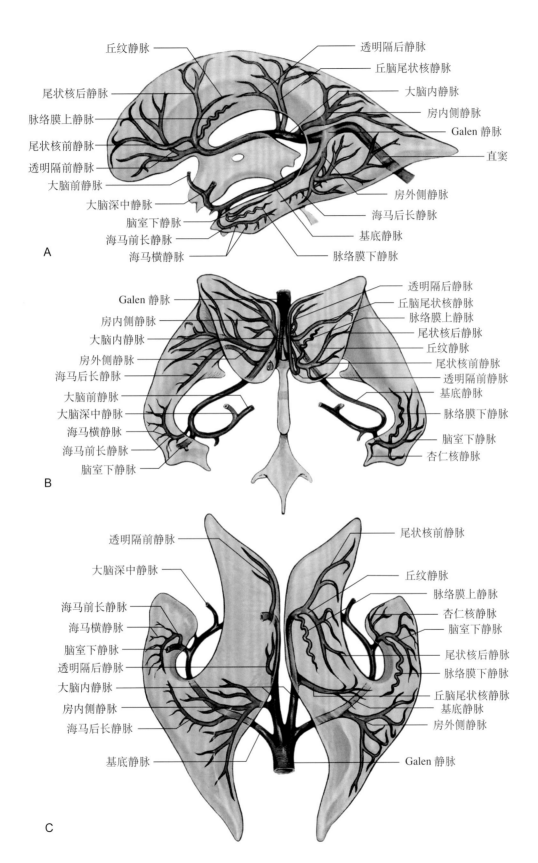

图 1-40 脑室的静脉（Rhoton AL. Neurosurgery, 2002）

A. 侧面观。**B.** 前面观。**C.** 顶面观。内侧组（橙色），外侧组（绿色）。

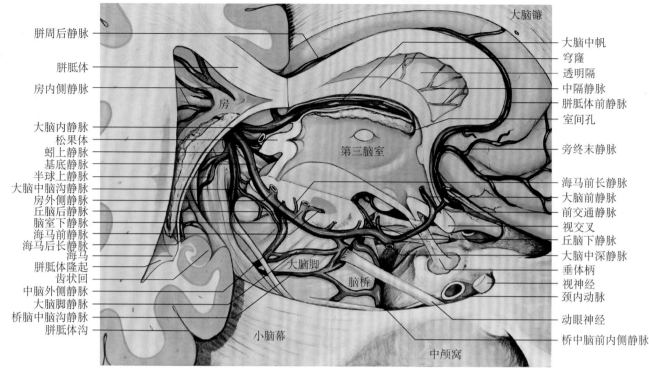

图 1-41 脑池静脉 (Rhoton AL. Neurosurgery, 2000)

位、充盈不良和流向改变有助于占位性病变的定位诊断。虽然大多数皮层浅静脉并不在脑沟中行走，但有些静脉的位置有助于脑沟的定位。例如：侧裂浅静脉之于外侧裂；中央前静脉之于中央前沟；中央静脉之于中央沟；中央后静脉之于中央后沟；顶前内侧静脉之于扣带沟的升支；顶后内侧静脉之于顶枕沟，以及前、后胼周静脉之于前、后胼胝体沟等。但也有某些静脉不仅在不同的个体脑中的位置不同；而且在同一脑的两侧也不相同。大脑外侧 3 条最大的静脉是外侧裂浅静脉、Trolard 静脉（上吻合静脉）和 Labbé 静脉（下吻合静脉）。

由于皮层静脉之间吻合丰富，故切断个别静脉很少会导致静脉性脑梗死、出血和肿胀。有些神经外科手术入路不可避免地会牺牲一些静脉，但有时也会引起暂时或永久的不良后果。在牺牲某条静脉之前应尽可能在静脉周边操作，或将静脉牵离手术入路，使静脉虽受牵拉也得以保全；或是切断少数小分支以便其主干能被牵开。静脉的大小意味着其引流区域的大小，切断大的引流静脉其后果将更严重。3 条大的吻合静脉引流大脑外侧面的大部分，应尽量保全。

在切开上矢状窦旁的硬脑膜时，应避免切开窦旁的硬脑膜池，其外侧边缘距离上矢状窦最远可达 3 cm。在切除矢状窦旁肿瘤时应在其外侧切开硬脑膜。矢状窦旁脑膜瘤多从池内的蛛网膜粒长出，如果瘤体不大，可以避免切断从其下面进入上矢状窦的皮层静脉而将肿瘤切除。

沿大脑镰入路到达胼胝体前部时需要牺牲一些桥静脉。有时额前静脉与额中静脉或额中静脉与额后静脉之间进入上矢状窦之处有数厘米的间距，从这个间隙可达到胼胝体而不牺牲任何桥静脉。中央回、中央前回和中央后回的桥静脉被切断后常会引起对侧肢体轻瘫，下肢重于上肢，但多为暂时性的。此处静脉自发性闭塞除引起对侧肢体轻瘫外还常伴有头痛和抽搐。经胼胝体入路还可能伤及汇入下矢状窦的静脉，这些静脉大小不等，小静脉只引流小片皮层区，大的静脉引流胼胝体上部和相邻的额叶内侧面。

经额下入路在额叶底面和眶顶之间会遇到桥静脉。在显露额叶内侧面时要切断汇入上矢状窦前端的桥静脉。

经翼点入路或颞下入路时往往需牺牲一两支汇入蝶顶窦的桥静脉。手术中如果将颞极向后牵离蝶骨嵴时可能伤及外侧裂浅或深静脉，会导致抽搐、面瘫，如果是在主侧，还会有失语。经颞下后部入路时会遇到汇入横窦和小脑幕窦的静脉，其中包括Labbé静脉，损伤后会发生不同程度的颞叶水肿和静脉性脑梗死，引起对侧轻偏瘫，以面部和上肢较重。有人将这些症状只归因于Labbé静脉受损，实际上除Labbé静脉之外还会有其他静脉受损。

经枕下经小脑幕上入路时，将枕极牵离大脑镰和小脑幕而不必顾虑损伤任何大的桥静脉，因为上矢状窦达到窦汇前4～9cm（平均5cm）的一段没有桥静脉，直到顶后区才有桥静脉，从枕极到横窦和直窦的桥静脉也很少。但是从距状裂进入Galen静脉的距前静脉会阻挡到达四叠体区的入路，在经此入路切除松果体肿瘤时需切断此静脉，可能发生同向性偏盲。切开小脑幕时会遇到小脑幕内侧或外侧窦。经颞下经小脑幕入路显露三叉神经时会遇到从脑干和小脑汇入岩上窦的静脉。

在处理脑深部病变时，深静脉会成为重要障碍，特别是松果体区手术时。由于深静脉之间有丰富的吻合，所以切断一条静脉主干不致引起静脉性脑梗死。Dandy在进行松果体肿瘤手术时发现，阻断一侧的大脑内静脉不致引起不良后果，在少数情况下阻断双侧大脑内静脉甚至结扎Galen静脉也可能不导致功能障碍。但是在多数情况下会引起间脑水肿，产生精神症状、昏迷、高热、心动过速、呼吸急促、瞳孔缩小、肢体强直和腱反射亢进等。在室间孔处阻断丘纹静脉可导致昏迷、偏瘫、缄默症和基底节出血性梗死。

在进行侧脑室内手术时，脑室内静脉可作为识别神经结构的标志，特别当有脑积水时。例如，丘纹静脉在正常脑室中位于丘脑与尾状核之间的沟内，脑室扩大后此沟变平，可借丘纹静脉的位置来判断。丘纹静脉还可作为导引，以寻找室间孔和脉络膜裂，通过脉络膜裂可以显露第三脑室（图1-42）。

在侧脑室体部沿脉络膜裂切开可显露大脑中帆和第三脑室顶；在侧脑室三角部分切开脉络膜裂可显露四叠体池和松果体区；沿颞叶的脉络膜裂切开可显露脚池和环池。

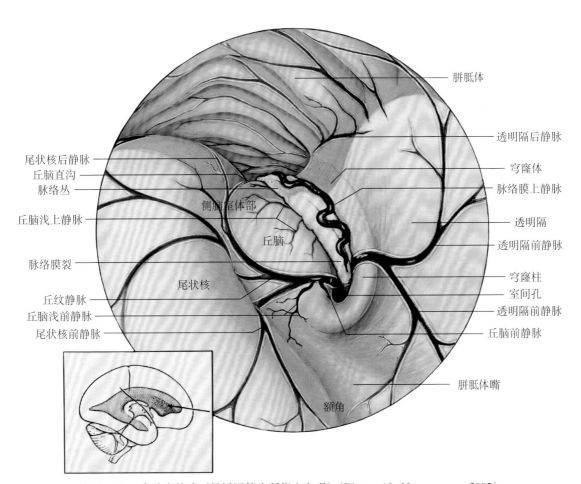

图1-42 右脑室静脉（经插图箭头所指方向观）（Rhoton AL. Neurosurgery, 2002）

脑血管造影侧位片上丘纹静脉与大脑内静脉交会处形成一个锐角,恰在室间孔的后缘,借此可以确定室间孔的位置。但有时丘纹静脉可通过室间孔后面的脉络膜裂与大脑内静脉相会,这样在造影片上会误认为室间孔后移。

切开侧脑室的额角并不能显露大脑内静脉,必须切开第三脑室顶部方能显露。显露第三脑室顶的方法之一是切断室间孔上面的穹窿柱,但这样也只能显露一小段大脑内静脉的前部。Hirsch 等认为,要扩大开放第三脑室顶,宁可切断室间孔后缘的丘纹静脉也不要切断穹窿,认为切断丘纹静脉无害。但在有些病人发生了昏睡、偏瘫和缄默,并发现基底节有出血性坏死。为了显露大脑内静脉的前部可经穹窿间入路,从中线分开穹窿体部和其下面脉络膜带即可进入第三脑室。也可切开丘脑与穹窿之间的脉络膜裂,将穹窿向对侧推开即可显露第三脑室顶。后两种方法均可避免切断穹窿。

为了显露四叠体部的病变,可采用经枕叶内侧经小脑幕上入路,也可经侧脑室后部入路、或经纵裂经胼胝体入路、或经小脑幕下小脑上入路等。选用小脑幕下小脑上入路切除松果体瘤的优点是该处重要的深静脉位于松果体的上面,不妨碍肿瘤的切除。经枕–小脑幕上入路适用于处理小脑幕切迹处和深静脉上面的病变。经胼胝体入路需切开胼胝体,适用于胼胝体压部并位于 Galen 静脉上面的病变。经侧脑室后部入路需切开顶上小叶,用于处理丘脑枕部或侧脑室三角部脉络膜球并累及四叠体池的病变。

二、后颅窝静脉

后颅窝静脉可分为 4 组:

(1)**浅静脉组** 根据其所引流小脑的三个面而划分:小脑幕面,由半球上静脉和蚓上静脉引流;枕下面,由半球下静脉和蚓下静脉引流;岩骨面,由半球前静脉引流。

(2)**深静脉组** 根据小脑与脑干间的三个沟和与小脑三个脚的关系而分组。三个沟是小脑中脑沟;小脑桥脑沟和小脑延髓沟。三个脚是小脑上、中、下脚。

(3)**脑干静脉组** 根据其引流中脑、脑桥和延髓三个段而命名。

(4)**桥静脉组** 是各区域静脉的会合而形成,

分别汇入 Galen 静脉、岩窦和小脑幕窦,最终汇入横窦、直窦或岩上窦。

各组静脉组成如下(图 1-43)。

(一)浅静脉组

浅静脉引流小脑的枕下面、小脑幕面和岩骨面。每一面都以围绕小脑的静脉窦为界:小脑幕面和岩骨面以岩上窦为界;小脑幕面与枕下面以横窦为界;枕下面与岩骨面以乙状窦为界。各面的小静脉在接近静脉窦处合成主干然后汇入静脉窦。相邻各面的静脉越过其边界相互吻合。

(1)**小脑幕面的静脉** ①蚓上静脉;②半球上静脉。

(2)**小脑枕下面的静脉** ①蚓下静脉;②半球下静脉;③扁桃体后静脉;④扁桃体内侧和外侧静脉。

(3)**小脑岩骨面静脉** 半球前静脉。

(二)深静脉组

深部静脉在第四脑室顶和侧壁附近的脑干与小脑之间的沟内行走(图 1-43)。第四脑室顶上部的静脉沿小脑中脑沟行走;第四脑室顶下部的静脉沿小脑延髓沟行走;第四脑室侧壁和小脑桥脑角的静脉沿小脑桥脑沟行走。第四脑室底的静脉归于脑干组静脉。

(1)**小脑中脑沟** ①小脑上脚静脉;②小脑中脑沟静脉;③桥脑三叉静脉;④顶盖静脉。

(2)**小脑延髓沟** ①小脑延髓沟静脉;②小脑下脚静脉;③扁桃体上静脉;④脉络膜静脉。

(3)**小脑桥脑沟** ①小脑桥脑沟静脉;②小脑中脚静脉。

(三)脑干静脉组

脑干静脉根据其横向或纵向行走分为纵向和横向两组;纵向组有桥脑中脑静脉、延髓前中央静脉、桥脑中脑前外侧静脉、延髓前外侧静脉(橄榄体前静脉)、中脑外侧静脉、延髓外侧静脉和橄榄体后静脉等。横向组有桥脑中脑沟静脉、桥脑延髓沟静脉、桥脑横静脉、延髓横静脉、小脑脚静脉和后交通静脉等。

(1)**纵向静脉** ①中线:a. 桥脑 – 中脑前正中

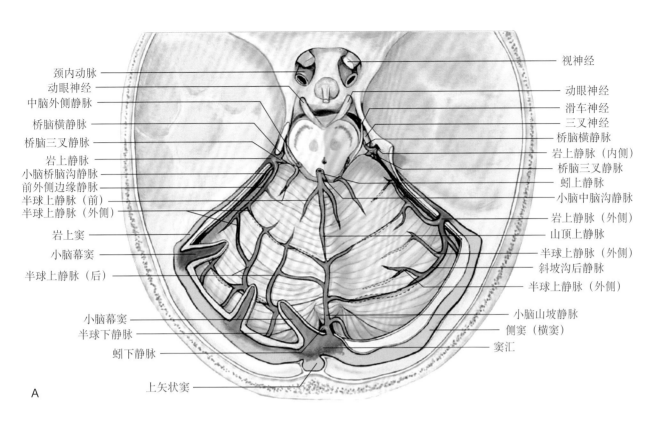

视神经
颈内动脉
动眼神经
中脑外侧静脉
桥脑横静脉
桥脑三叉静脉
岩上静脉
小脑桥脑沟静脉
前外侧边缘静脉
半球上静脉（前）
半球上静脉（外侧）
岩上窦
小脑幕窦
半球上静脉（后）
小脑幕窦
半球下静脉
蚓下静脉
上矢状窦

动眼神经
滑车神经
三叉神经
桥脑横静脉
岩上静脉（内侧）
桥脑三叉静脉
蚓上静脉
小脑中脑沟静脉
岩上静脉（外侧）
山顶上静脉
半球上静脉（外侧）
斜坡沟后静脉
半球上静脉（外侧）
小脑山坡静脉
侧窦（横窦）
窦汇

A

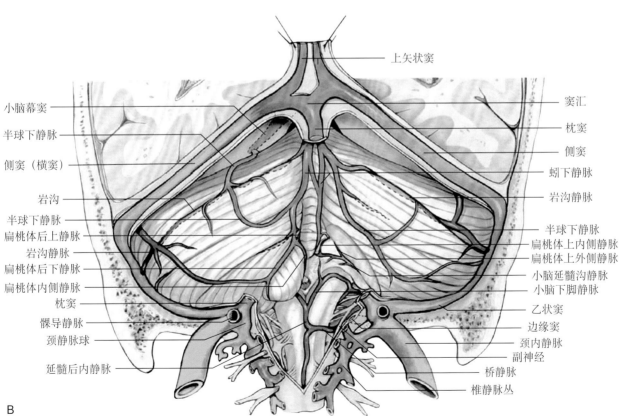

上矢状窦
小脑幕窦
半球下静脉
侧窦（横窦）
岩沟
半球下静脉
扁桃体后上静脉
岩沟静脉
扁桃体后下静脉
扁桃体内侧静脉
枕窦
髁导静脉
颈静脉球
延髓后内静脉

窦汇
枕窦
侧窦
蚓下静脉
岩沟静脉
半球下静脉
扁桃体上内侧静脉
扁桃体上外侧静脉
小脑延髓沟静脉
小脑下脚静脉
乙状窦
边缘窦
颈内静脉
副神经
桥静脉
椎静脉丛

B

图 1-43（A-F）　后颅窝静脉（Rhoton AL. Neurosurgery, 2002）
A. 小脑幕面（上面观）。**B.** 枕下面（后面观）。Galen 静脉组（绿色），岩静脉组（蓝色），小脑幕静脉组（棕色）。

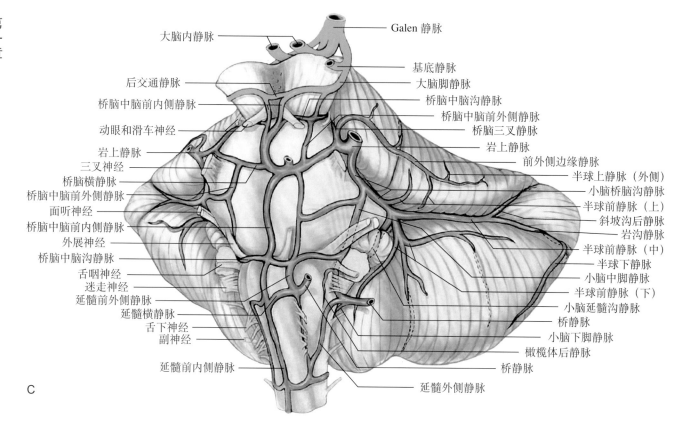

大脑内静脉 —— Galen 静脉

—— 基底静脉

后交通静脉 —— —— 大脑脚静脉

桥脑中脑前内侧静脉 —— —— 桥脑中脑沟静脉

—— 桥脑中脑前外侧静脉

动眼和滑车神经 —— —— 桥脑三叉静脉

岩上静脉 —— —— 岩上静脉

三叉神经 —— —— 前外侧边缘静脉

桥脑横静脉 —— —— 半球上静脉（外侧）

桥脑中脑前外侧静脉 —— —— 小脑桥脑沟静脉

面听神经 —— —— 半球前静脉（上）

桥脑中脑前内侧静脉 —— —— 斜坡沟后静脉

外展神经 —— —— 岩沟静脉

桥脑中脑沟静脉 —— —— 半球前静脉（中）

舌咽神经 —— —— 半球下静脉

迷走神经 —— —— 小脑中脚静脉

延髓前外侧静脉 —— —— 半球前静脉（下）

延髓横静脉 —— —— 小脑延髓沟静脉

舌下神经 —— —— 桥静脉

副神经 —— —— 小脑下脚静脉

—— 橄榄体后静脉

延髓前内侧静脉 —— —— 桥静脉

—— 延髓外侧静脉

C

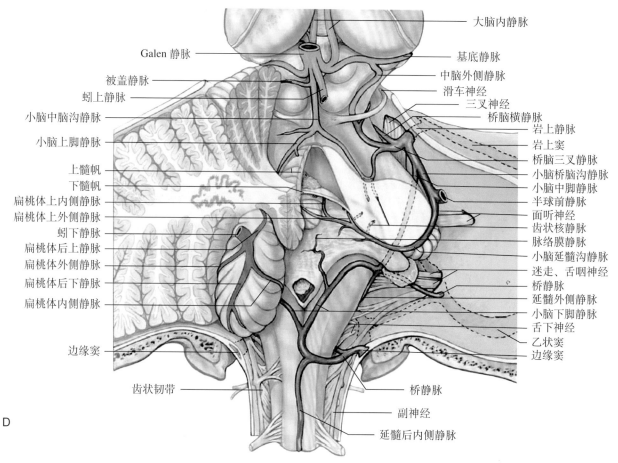

大脑内静脉

—— 基底静脉

Galen 静脉 —— —— 中脑外侧静脉

被盖静脉 —— —— 滑车神经

蚓上静脉 —— —— 三叉神经

小脑中脑沟静脉 —— —— 桥脑横静脉

—— 岩上静脉

小脑上脚静脉 —— —— 岩上窦

—— 桥脑三叉静脉

上髓帆 —— —— 小脑桥脑沟静脉

下髓帆 —— —— 小脑中脚静脉

扁桃体上内侧静脉 —— —— 半球前静脉

扁桃体上外侧静脉 —— —— 面听神经

蚓下静脉 —— —— 齿状核静脉

扁桃体后上静脉 —— —— 脉络膜静脉

扁桃体外侧静脉 —— —— 小脑延髓沟静脉

扁桃体后下静脉 —— —— 迷走、舌咽神经

扁桃体内侧静脉 —— —— 桥静脉

—— 延髓外侧静脉

—— 小脑下脚静脉

—— 舌下神经

边缘窦 —— —— 乙状窦

—— 边缘窦

齿状韧带 —— —— 桥静脉

D —— 副神经

—— 延髓后内侧静脉

（图 1-43 续）C. 岩骨面和脑干左侧面（前外侧观）。D. 小脑深部和第四脑室。

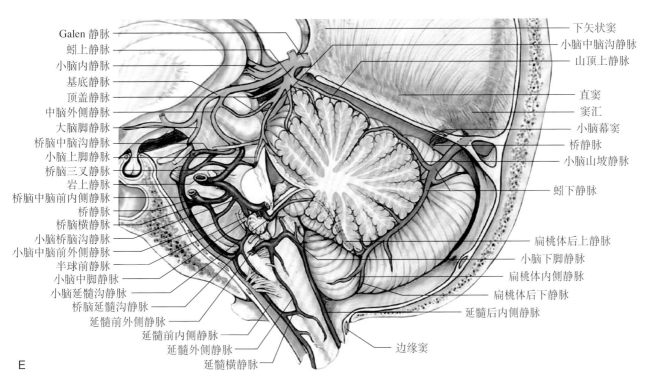

Galen 静脉
蚓上静脉
小脑内静脉
基底静脉
顶盖静脉
中脑外侧静脉
大脑脚静脉
桥脑中脑沟静脉
小脑上脚静脉
桥脑三叉静脉
岩上静脉
桥脑中脑前内侧静脉
桥静脉
桥脑横静脉
小脑桥脑沟静脉
小脑中脑前外侧静脉
半球前静脉
小脑中脚静脉
小脑延髓沟静脉
桥脑延髓沟静脉
延髓前外侧静脉
延髓前内侧静脉
延髓外侧静脉
延髓横静脉

下矢状窦
小脑中脑沟静脉
山顶上静脉
直窦
窦汇
小脑幕窦
桥静脉
小脑山坡静脉
蚓下静脉
扁桃体后上静脉
小脑下脚静脉
扁桃体内侧静脉
扁桃体后下静脉
延髓后内侧静脉
边缘窦

E

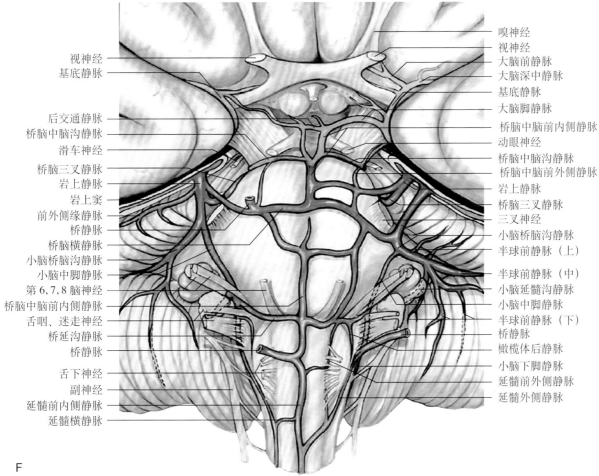

视神经
基底静脉
后交通静脉
桥脑中脑沟静脉
滑车神经
桥脑三叉静脉
岩上静脉
岩上窦
前外侧缘静脉
桥静脉
桥脑横静脉
小脑桥脑沟静脉
小脑中脚静脉
第 6, 7, 8 脑神经
桥脑中脑前内侧静脉
舌咽、迷走神经
桥延沟静脉
桥静脉
舌下神经
副神经
延髓前内侧静脉
延髓横静脉

嗅神经
视神经
大脑前静脉
大脑深中静脉
基底静脉
大脑脚静脉
桥脑中脑前内侧静脉
动眼神经
桥脑中脑沟静脉
桥脑中脑前外侧静脉
岩上静脉
桥脑三叉静脉
三叉神经
小脑桥脑沟静脉
半球前静脉（上）
半球前静脉（中）
小脑延髓沟静脉
小脑中脚静脉
半球前静脉（下）
桥静脉
橄榄体后静脉
小脑下脚静脉
延髓前外侧静脉
延髓外侧静脉

F

（图 1-43 续） **E.** 小脑和第四脑室中线矢状切面。**F.** 脑干（前面观）。

静脉；b. 延髓前正中静脉。②前外侧：a. 桥脑－中脑前外侧静脉；b. 延髓前外侧静脉。③外侧：a. 中脑外侧静脉；b. 延髓和橄榄后外侧静脉。

（2）**横向静脉** ①脚静脉；②后交通静脉；③桥脑中脑沟静脉；④桥脑横静脉；⑤桥脑延髓沟静脉；⑥延髓横静脉。

（四）桥静脉组

主要为引流静脉组，例如，大脑大静脉（Galen 静脉）组，小脑幕静脉窦组，岩静脉窦组及其他桥静脉等。

（1）**Galen 静脉组** 引流小脑幕面的静脉、小脑中脑沟和第四脑室上部的静脉。

（2）**小脑幕组** 引流小脑枕下面的静脉。

（3）**岩骨组** 引流小脑的岩骨面、小脑延髓沟、小脑桥脑沟、第四脑室顶的下部、侧隐窝、脑桥和延髓的前外侧的静脉。

（4）**其他桥静脉**

（五）后颅窝静脉的应用解剖

后颅窝静脉之间吻合丰富，很少因被切断而产生不良后果。桥静脉是会合了很多小静脉而成的主干静脉，损伤后自然比损伤小静脉的后果严重。后颅窝手术时最常被阻断的是从小脑桥脑角汇入岩窦的桥静脉。显露小脑桥脑角首端进行三叉神经的手术比显露中部进行内听道口的手术和显露其尾端进行颈静脉孔区手术中切断的桥静脉要多。

1929 年 Dandy 经后颅窝进行三叉神经手术时发现有一条较大的桥静脉在三叉神经上面进入岩上窦。后来证实这条桥静脉就是岩上静脉或简称岩静脉。

岩静脉由桥脑横静脉、桥脑三叉静脉、小脑桥脑沟静脉和小脑中脚静脉会集而成，引流小脑岩骨面的大部分、脑干下部、小脑桥脑沟和小脑延髓沟。岩静脉汇入岩上窦的部位变异很多，但最常见的部位是三叉神经旁。切断岩静脉不一定会产生不良后果，但 Rhoton 等曾发现 2 例病人发生静脉性小脑梗死并有出血和水肿，并引起暂时性小脑症状。

经小脑桥脑角中部显露听神经瘤时，一般不需切断任何桥静脉，有时会遇到组成岩静脉中的一条。在处理听神经瘤的上极时遇到的最大的静脉是小脑桥脑沟静脉，切断后一般不会引起功能障碍。

三叉神经受静脉压迫被认为是导致三叉神经痛的原因之一。Jannetta 在 411 例三叉神经痛的病人手术中发现 153 例有静脉压在三叉神经上，但未列出静脉的名称。静脉压迫面神经和舌咽神经也被认为是引起面肌痉挛和舌咽神经痛的原因之一。靠近面、听神经的静脉是小脑中脚、小脑延髓沟和桥脑延髓沟的静脉。通常没有大的静脉压迫神经或是像动脉那样进入内听道中。靠近舌咽神经和迷走神经的静脉是延髓外侧静脉、橄榄体后静脉、延髓横静脉和小脑下脚静脉，都是较小的桥静脉。

显露小脑的小脑幕面比显露枕下面和岩骨面遇到的桥静脉要多。小脑枕下面的静脉多向上方形成桥静脉汇入小脑幕窦。因此，采用小脑幕下小脑上入路切除松果瘤时需切断很多桥静脉，但一般不会引起不良后果。

经小脑幕上或下入路有时需切开小脑幕，小脑幕前缘的静脉窦很小，只接受小的桥静脉。小脑幕中的静脉窦主要在后 1/3 区域内。切开小脑幕时可在直窦旁并与之平行由前向后切开。经颞下入路显露三叉神经时需切开岩上窦后面的小脑幕，此时可看到在三叉神经上面越过的桥脑三叉静脉和桥脑后静脉。

（刘承基）

参考文献

[1] Bouthillier A, van Loveren HR, Keller JT. Segment of internal carotid artery: A new classification. Neurosurgery, 1996, 38(3):425-433.

[2] Chater N, Spetzler R, Tonnemacher K, et al. Microvascular bypass surgery. Part 1: anatomical studies. J Neurosurg, 1976, 44(6):712-714.

[3] Cooper IS. Surgical occlusion of the anterior choroidal artery in parkinsonism. Surg Gynecol Obstet ,1954, 92(2):207-219.

[4] Crompton MR. The pathology of ruptured middle-cerebral aneurysms with special reference to the differences between the sexes. Lancet, 1962, 2(7253):421-425.

[5] Dandy WE. An operation for the cure of tic douloureux: partial section of the sensory root at the pons. Arch Surg, 1929, 18(2):687-734.

[6] Dandy WE. Operative oxperience in case of pineal tumor. Arch Surg,

1936, 33(1):19-46.

[7]　EC/IC Bypass Study Group. Failure of extracranial-intracranial arterial bypass to reduce the risk of ischemic stroke. Results of an international randomized trial. N Engl J Med, 1985, 313(19):1191-1200.

[8]　Epstein F, Ransohoff J, Budzilovich GN. The clinical significance of junctional dilatation of the posterior communicating artery. J Neurosurg, 1970, 33(5):529-531.

[9]　Fischer E. Die Lageabweichungen der vorderen hirnarterie im gefassbild. Zentralbl Neurochir, 1938, 3:300-313.

[10]　Gibo H, Carver CC, Rhoton AL Jr, et al. Microsurgical anatomy of the middle cerebral artery. J Neurosurg ,1981, 54(2):151-169.

[11]　Gibo H, Lenkey C, Rhoton AL Jr. Microsurgical anatomy of the supraclinoid portion of the internal carotid artery. J Neurosurg, 1981, 55(4):560-574.

[12]　Gomes F, Dujovny M, Umansky F, et al. Microsurgical anatomy of the recurrent artery of Heubner. J Neurosurg,1984, 60:130-139.

[13]　Hirsch JF, Zouaoui A, Renier D, et al. A new surgical approach to the third ventricle with interruption of the striothalamic vein. Acta Neurochir(Wien)，1979, 47(3-4):135-147.

[14]　Jain KK. Some observations on the anatomy of the middle cerebral artery. Can J Surg, 1964, 7:134-139.

[15]　Kobayashi S, Kyoshima K, Gibo H, et al. Carotid cave aneurysms of the internal carotid artery. J Neurosurg , 1989, 70(2):216-221.

[16]　Linskey ME, Sekhar LN, Hirsch WL Jr, et al. Aneurysms of the intracavernous carotid artery: natural history and indications for treatment. Neurosurgery, 1990, 26(6):933-937, Discussion, 937-938.

[17]　Marinković SV, Kovacević MS, Marinković JM. Perforating branches of the middle cerebral artery. Microsurgical anatomy of their extracerebral segments. J Neurosurg , 1985, 63(2):266-271.

[18]　Perlmutter D, Rhoton AL Jr. Microsurgical anatomy of the anterior cerebral-anterior communicating-recurrent artery complex. J Neurosurg, 1976, 45(3):259-272.

[19]　Perlmutter D, Rhoton AL Jr. Microsurgical anatomy of the distal anterior cerebral artery. J Neurosurg,1978, 49(2):204-228.

[20]　Renfro MB, Day AL. Paraclinoid carotid aneurysms. In Cerebrovaseular Disease Batjer HH.(ed) Lippincott Publisher, Philadelphia, 1997:957-974.

[21]　Rhoton AL Jr. The cerebellar arteries. Neurosurgery, 2000, 47(3):529-568.

[22]　Rhoton AL Jr. The cerebral veins. Neurosurgery, 2002, 51(4): S1-159-S1-205.

[23]　Rhoton AL Jr. The supratentorial arteries. Neurosurgery, 2002, 51(4): S1-53-S1-120.

[24]　Rosner SS, Rhoton AL Jr, Ono M,et al.Microsurgical anatomy of the anterior Rerforating arteries . J Neurosurg, 1984,61(3): 468-485.

[25]　Tanriover N, Kawashima M, Rhoton AL Jr, et al. Microsurgical anatomy of the early branches of the middle cerebral artery: morphometric analysis and classification with angiographic correlation. J Neurosurg, 2003, 98(6):1277-1290.

[26]　Umansky F, Juarez SM, Dujovny M, et al. Microsurgical anatomy of the proximal segments of the middle cerebral artery. J Neurosurg, 1984, 61(3):458-467.

[27]　Yaşargil MG. Microneurosurgery. Stuttgart New York: Georg Thieme Verlag, 1984, Vol I:54-168.

书中引用 Albert L. Rhoton Jr. 的解剖图片，均经其授权。

第二章
脑血管病的诊断方法
Diagnostic Techniques for Cerebral Vascular Diseases

第一节　腰椎穿刺

腰椎穿刺是神经外科最常用的诊疗操作之一。在神经系统血管性疾病的诊疗中，腰椎穿刺对于蛛网膜下腔出血以及各种原因导致的颅内压增高的患者起到重要的辅助诊断作用。

一、操作方法

病人取侧卧位，腰背部贴近床缘并与床缘保持垂直。头前屈，双膝屈曲抵向腹部。通常取腰3、4间隙（双侧髂嵴最高点连线的中点）作穿刺点，也可选择腰4、5间隙或腰5、骶1间隙，但最高不得超过腰2、3间隙。消毒铺孔巾后，取1%利多卡因10 mL做皮肤、皮下组织以及棘上、棘间韧带的逐层局部浸润麻醉。术者持腰穿针沿正中线上下棘突间隙缓慢进针，针尖略指向头侧。针尖突破黄韧带时通常有明显的落空感，再缓慢进针2~3 mm，拔出针芯，见脑脊液流出，即可进行脑脊液压力测定、放液。操作完成后，将穿刺针芯置入针管内，迅速拔出穿刺针，取敷料覆盖穿刺点并固定。术后嘱病人去枕平卧4~6 h，多饮水，防止出现低颅压反应。

二、脑脊液检查

脑脊液压力测定最常用的方法是在穿刺针尾部连接测压管进行测压，测压管的压力刻度上限多为300 mmH$_2$O。测压时，嘱病人全身放松、头部及下肢伸展，如测压管内脑脊液平随呼吸或腹部压迫波动明显，表明穿刺针位置适宜。待测压管内液平平稳后，读数并记录初始压力。侧卧位腰穿压力正常为70~180 mmH$_2$O。测压结束后可以放液并留取脑脊液标本送检。脑脊液初始压力明显升高时不宜放液过多，以免病人发生脑疝。脑积水患者或蛛网膜下腔出血患者需要放液时，应减慢放液速度。

三、适应证

1. 诊断性腰椎穿刺

腰椎穿刺发现血性脑脊液是诊断蛛网膜下腔出血的直接证据。存在动脉瘤破裂的先兆症状或可疑症状而CT检查未发现明确蛛网膜下腔出血的患者，腰椎穿刺发现血性脑脊液或黄色陈旧血性脑脊液能够助于判断近期曾发生过的出血。腰椎穿刺发现血性脑脊液时需要鉴别穿刺损伤或出血性疾病。可以将血性脑脊液滴在干净的纱布上观察，如果液斑呈均匀的红色，提示为出血性疾病；如果液斑中心为红色，周边为淡色水迹，提示穿刺损伤。还可以利用试管收集脑脊液后放置离心，如果上层脑脊液无色清亮，下层为血性成分沉淀，提示穿刺损伤。

脑脊液压力升高有助于判断患者是否存在颅内静脉窦狭窄或闭塞。单纯的颅内静脉窦狭窄或闭塞可以导致颅内压升高。脑血管畸形的患者如果存在向颅内静脉窦的主要静脉回流，可以出现颅内压升高的症状。因为静脉窦内来自病变的异常高压的静脉回流竞争性抑制了正常的脑组织静脉回流，从而导致脑实质静脉压升高。当病变完全根治或部分治疗后，静脉窦内来自病变的异常高压的静脉回流减少，正常脑组织静脉回流竞争性抑制效应减弱，病人的颅内压可以降低，此时腰穿有助于治疗结果的判定。此类患者当疾病发展过程中出现静脉窦狭窄或闭塞，病人可以出现颅内压增高的表现，此时腰穿有助于病情的判断。

2. 治疗性腰椎穿刺

急性蛛网膜下腔出血待动脉瘤治疗后，可以进行反复腰椎穿刺，释放血性脑脊液，减少血性脑脊液对脑组织及血管的刺激，减轻病人的头痛症状，降低脑血管痉挛的发生率，减少脑积水的发生。在动脉瘤处理前进行腰穿，不宜放液过多，防止颅内压降低导致动脉瘤壁内外压差增加导致动脉瘤再次破裂出血。

（凌锋）

第二节　超声探测

超声波检查作为一项无创性检测技术已广泛应用于临床医疗的各个领域，特别是颈动脉彩色多普勒血流影像（color Doppler flow imaging, CDFI）和经颅多普勒超声（transcranial Doppler, TCD）的联合检测，近年来已成为颅内、外脑血管病变临床常规评估的筛查手段。

TCD 是 20 世纪 80 年代初开展的无创性颅底动脉环（Willis 环）血流动力学的检测技术。TCD 与脑血管造影（DSA）、CT、核磁共振成像（MRA）技术不同，它可以提供颅内、外动脉病变导致的异常血流动力学变化信息。针对脑、颈动脉病变的检测，TCD 与 DSA、CTA、MRA 区别在于前者用于血管功能学的评价，后三者为影像学检测，功能学与影像学技术的充分结合，可以进一步提高对脑血管病变检测的准确性。

一、经颅多普勒超声

1982 年挪威生理学家 Aaslid 首先推出了第一代具有低发射频率高穿透性能的脉冲波多普勒超声技术——经颅多普勒超声（TCD），从而开辟了无创性颅内动脉血流动力学检测的新领域。

TCD 是应用多普勒超声原理实现对血管内红细胞（血液中主要的血细胞为红细胞）运动的流体动力学的重要研究，并通过经典的多普勒方程：$F_d = 2F_oV\cos\theta/C$ 或 $V = F_d C/2 F_o \cos\theta$，获得血流速度的量化指标。$F_d$ 为频移值（发射频率与接受到频率的差值），F_o 为超声波原始发射频率，V 为血流速度，C 为超声波在人体内的传播速度，$\cos\theta$ 为超声波与血流之间夹角的余弦值。

从上述公式的推断可以看出血流速度的高低与声波和血流之间的夹角直接相关，$\cos\theta$ 在夹角为 0°值等于 1，为最大；$\cos\theta$ 在夹角为 90°值为 0。图 2-1 是不同角度 $\cos\theta$ 值的比较和同一深度不同角度所获得的 TCD 血流速度检测的差异。因此，TCD 血流动力学的检测准确性关键在于探测角度的调整及操纵者的手法。

TCD 检测血管包括：①颈部血管：颈总动脉（CCA）、颈外动脉（ECA）、颈内动脉颅外段（ICA）；②颈内动脉虹吸部（CS）各段：包括海绵窦段或称水平段（C_4 段）、膝部（C_3 段）、床突上段（C_2 段），眼

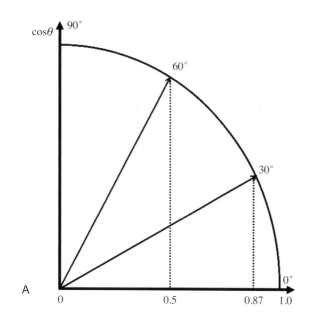

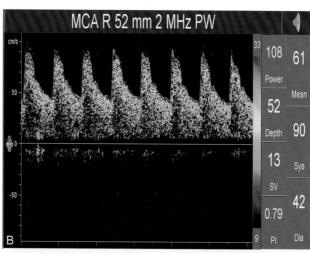

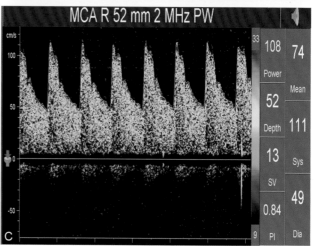

图 2-1　探测角度与 TCD 血流速度测值的关系
A. 不同角度的 $\cos\theta$ 值。$\cos 90° = 0$，$\cos 0° = 1$，$\cos 60° = 0.5$，$\cos 30° = 0.87$。**B-C.** 是同一动脉 RMCA（右侧大脑中动脉）检测深度（52mm）相同，角度调整前后最高流速由 90cm/s 上升到 111cm/s。

动脉（OA）；③颅内动脉：大脑中动脉（MCA），大脑前动脉交通前段（ACA），大脑后动脉（PCA）的交通前、后段，颈内动脉终末段（ICA_1），前、后交通动脉（AComA、PComA）；④椎 - 基底动脉：双侧椎动脉（vertebral artery, VA）、小脑后下动脉（PICA）、基底动脉（BA）；⑤颅内深静脉和静脉窦血流：大脑深中静脉（deep middle cerebral venous, DMCV）、基底静脉（BVR）、直窦（SS）。

（一）检测声窗

　　TCD 是通过人类颅骨相对薄弱的部位——声窗，对脑血管的血流动力学进行检测。根据检测的部位分为颞窗、眼窗、枕窗和下颌下窗（图 2-2A）。

　　（1）颞窗　位于颞骨鳞部颧弓的上方，外耳道的前上方。此处颅骨较薄，易于声波穿透，可分为前、中、后及高位声窗（图 2-2B）。通过颞窗可以检测

双侧半球的 MCA、ACA、PCA、ICA_1、BA 的末端、DMCV、BVR。颞窗的穿透性因个体差异而有所不同，并非每个人都具有良好的透声性，约 5% ~ 10% 的患者因颞窗透声不良而不能获得满意的血流信号或根本检测不到血流信号，此时可通过眼窗进行检测。

　　（2）眼窗　声波通过眼眶骨板视神经管到达颅内，可检测颈内动脉虹吸弯各段和 OA 的血流信号（图 2-2C）。由于探头是经眼窗检测，声波能量衰减较颞窗明显减低，所需的声波能量很小，要采用尽可能低的声波强度，通常为 5% 的发射功率，以免损伤眼球。

　　（3）枕窗　是通过枕骨大孔完成对 VA 颅内段、BA、PICA 和 SS 血流检测。VA 从锁骨下动脉分出后经第六颈椎横突孔、枕骨大孔上行进入颅内，TCD 所检测的 VA 血流信号是颅内段 VA（V_4 段）（图 2-2D）。

　　（4）下颌下声窗　采用脉冲波或连续波多普勒

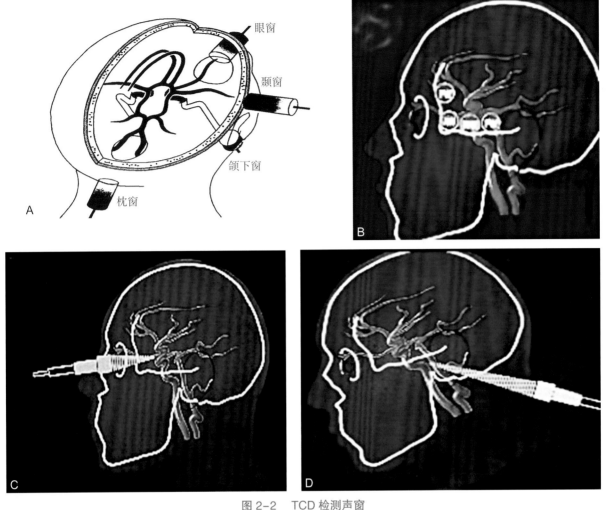

图 2-2　TCD 检测声窗
A. 颞窗、枕窗、眼窗和下颌下窗模式图。**B.** 颞窗体表标志图，分前、中、后及高位声窗。**C.** 眼窗体表标志图。**D.** 枕窗体表标志图。

探头检测 CCA、颅外段 ICA 和 ECA 的血流。这里需要指出的是，通过脉冲波探头（1.0～2.0 MHz）的深度聚焦功能可检测 ICA 颅外段全程及岩段的血流动力学变化（图 2-2A）。

（二）检测参数

（1）**检测深度**　检测深度（depth）指探头与受检血管取样位置之间的距离。它是通过脉冲多普勒的深度聚焦功能完成的。根据颅内动脉的解剖位置决定血管的正常检测深度。

（2）**血流方向**　TCD 具有颅内动脉血流方向（direction of flow）的判定功能。常规的鉴别标准是血细胞朝向探头运动为正向血流频谱，位于基线上方，反之背向探头运动为负向血流频谱，位于基线下方。

（3）**血流速度**　血流速度（velocity of flow）包括峰值流速（peak velocity, Vp）、平均流速（mean velocity, Vm）、舒张期末流速（end of diastolic velocity, Vd）。Vp 是指心脏收缩开始血流经主动脉向颅内动脉供血所能达到的最高血流速度。Vd 是心脏舒张末期颅内动脉的最低血流速度。Vm 是通过 Vp 与 Vd 的几何面积法所获得的血流速度均值，Vm 是较 Vp 和 Vd 相对稳定的血流参数。

（4）**血管搏动指数和阻力指数**　Gosling 和 King（1974）通过多普勒频谱波形所获得的血流速度参数计算出评价动脉弹性的参数——血管搏动指数（pulsatility index, PI）。它取决于 Vp 与 Vd 之差与 Vm 的比值。Pourcelot 等人（1973）提出了另一种评价血管功能的参数——血管阻力指数（resistance index, RI）。RI 受 Vp 和 Vd 的影响。在体循环血流动力学正常时，PI 和 RI 是反映动脉的搏动性或末梢血管阻力的指标。

当血管收缩阻力增加时，PI 和 RI 均升高，并且心率和心脏节律的变化可引起 PI 和 RI 的改变。正常人双侧半球动脉的 PI 值，不同的时间所测的 PI 值，不同性别间 PI、RI 值不存在明显的差异。但是随着年龄的增加血管顺应性下降，周围血管阻力升高，PI、RI 值相对增加。正常 PI 值为 0.65~1.10，RI 值为 0.55~0.85。当 PI 或 RI 值明显升高时，提示脑血管阻力增加，脑血流灌注下降，将出现脑血流量减低等脑血管病理生理改变。当血管阻力减低，动静脉之间短路形成，脑血流出现高容量改变时，以及脑血管病变引起过度灌注等病理改变时，PI 值或 RI 值均降低。

（三）血流频谱分析

TCD 对检测动脉的血流动力学评价是建立在多普勒频谱的基础上。不同脑血管病变所产生的血流动力学频谱形态改变不同，从频峰形态及 PI 的变化可以进行综合评价。

1. 正常血流频谱

正常颅内动脉血流频谱为近似直角三角形特征，从心脏收缩期开始至舒张末期完整的心动周期中脑血流频谱可观察到典型的收缩峰，也称之为 S1 峰、动脉重搏波即 S2 峰及心脏舒张早期波峰，我们称之为 D 峰（图 2-3）。血流速度从收缩早期开始达到最高

峰所需的时间，称之为收缩峰时或称血流加速时间（AT），正常血流加速度时间为 0.10±0.02 s（首都医科大学宣武医院，1996）。

2. 异常血流频谱

血流频谱形态的异常是反应血流动力学改变的重要标志之一。通过频谱峰形、频谱内部血流信号分布的异常，对血流动力学的改变进行评估。常见的异常血流频谱有以下几种。

（1）峰时延长型　多见于血液黏性增加、广泛脑动脉硬化、大动脉炎、近端血管狭窄或闭塞、颅内血管阻力增加等病变。这些病变均可直接影响血流加速度，导致血流达到最高峰值的时间延长，频谱形态表现为峰形圆钝，加速度时间延长，通常大于 0.12 s（图 2-4）。

（2）高阻力型　常见于颅内小动脉广泛性硬化导致的血管阻力增加、各种原因导致的颅内压升高、脑灌注压下降等，均可能导致脑血流速度减低，特别是舒张期末流速的减低，收缩与舒张期血流速度不对称，颅内动脉 PI 值或 RI 值广泛性增加，形成高阻力型血流频谱。但是，动脉硬化（图 2-5A）与各种原因导致的重症脑病（图 2-5B）形成的高阻力性血流频谱有所不同，要根据临床病变进行频谱改变的病因分析。

（3）低阻力型　可见于动脉、静脉之间的直接短路或异常通路导致的动静脉畸形、动静脉瘘，血流速度异常升高；也可见于颈内动脉颅外段重度狭窄或闭塞引起的同侧颅内动脉灌注下降（图 2-6）

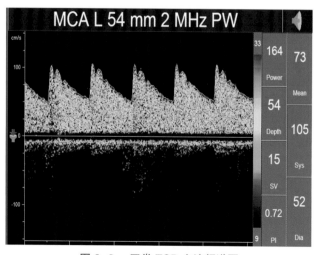

图 2-3　正常 TCD 血流频谱图

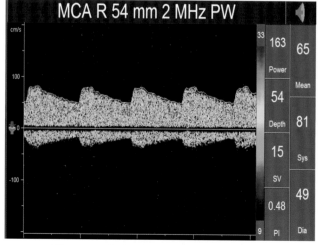

图 2-4　峰时延长型（峰钝型）血流频谱

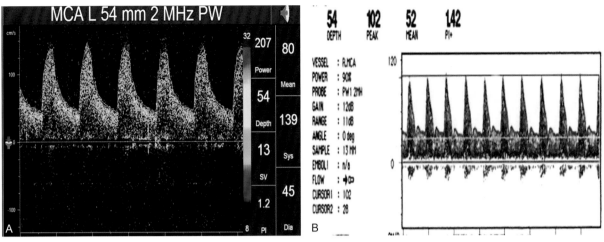

图 2-5　高阻力型血流频谱

A. 颅内动脉硬化型。患者 72 岁，常规 TCD 检测，收缩期流速相对升高（139cm/s），PI 1.2。**B.** 颅内压升高型。SAH 后 3 天患者，峰值流速基本正常（102cm/s），舒张期流速下降（28cm/s），PI 值升高 1.42，峰高尖。

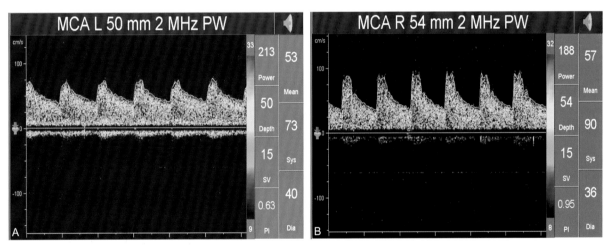

图 2-6　低阻力型血流频谱

患者男性，左侧颈内动脉颅外段重度狭窄（70%～99%）。**A.** 左侧大脑中动脉（L MCA）PSV 73cm/s，PI 0.63。**B.** 右侧大脑中动脉（R MCA）PSV 90cm/s，PI 0.95。L MCA 的血流速度及 PI 明显低于 R MCA，典型的低流速低搏动性血流频谱。

等病变出现患侧血管阻力下降，脑灌注压相对减低，流速下降，血流频谱表现为舒张期流速相对升高，PI 和 RI 明显减低，或重度颈动脉狭窄病变经介入或外科手术治疗后出现过度灌注时高流速低 PI 的血流频谱。

（4）**振荡型**　为双向单峰脉冲型血流频谱。收缩期血流信号位于基线下方，舒张期血流频谱位于基线上方（图 2-7A，图中血流方向操作中为计算方便进行了翻转处理）。此类频谱可见于头臂干动脉硬化或其他原因引起的锁骨下动脉窃血综合征。但颅内压升高导致脑灌注异常出现收缩舒张血流呈

"振荡型"改变时，无论收缩与舒张期血流频谱均为"尖小"钉子波型，即脑死亡血流频谱特征（图 2-7B）。

（5）**涡流或湍流频谱**　正常脑血液循环血流流动为层流。当血管内膜损伤动脉硬化造成血管狭窄时，狭窄前后段血管内压力的变化，使血细胞通过狭窄阶段管腔时产生加速度，正常层流状态血流被部分破坏，使血细胞流体运动曲线改变，形成紊乱的血流信号——涡流，表现为宽带型对称分布与基线上下方的低频率高强度伴粗糙血流的声频的多普勒频谱信号（图 2-8A）。

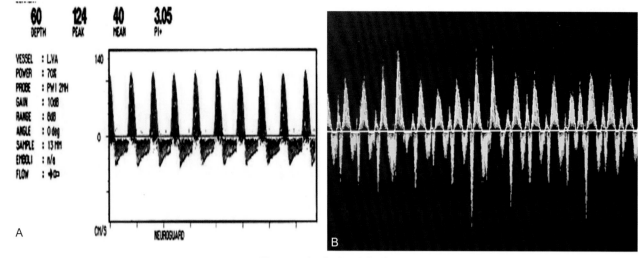

图 2-7　振荡型血流频谱
A. 锁骨下动脉狭窄或闭塞性病变导致窃血综合征的患侧椎动脉血流频谱特征。**B.** 典型脑死亡血流频谱。

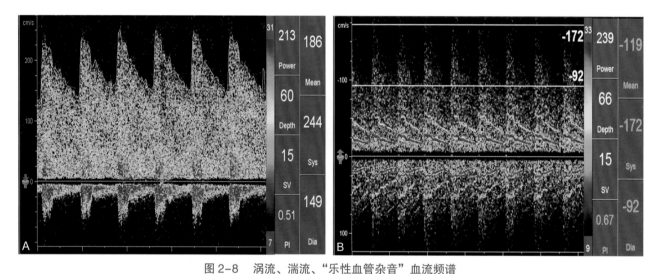

图 2-8　涡流、湍流、"乐性血管杂音"血流频谱
A. 涡流、湍流：重度血管狭窄时血流速度异常升高（PSV 244cm/s），伴收缩期基线上下分布相对密集的高强度频谱信号。
B. "乐性血管杂音"：重度狭窄时从收缩期延续至舒张期基线上下对称分布出现的线状高强信号。

（四）血流声频异常

　　正常脑动脉具有清晰柔和的多普勒声频，声频的异常也是判断血管病变的重要因素。当正常的流体动力学因各种病因发生改变时，不但频谱形态异常，血流声频也发生变化。例如，动脉内出现涡流或湍流时，多普勒声频表现为紊乱伴低钝粗糙的音频信号，甚至出现哮鸣音样血管杂音，通常称之为"乐性血管杂音"（music murmurs）。此类病理性血流声频多见于重度脑血管狭窄或脑静脉畸形，其特征为血流速度异常升高，在频谱

收缩期对称分部于基线上下方的线条样高强度多普勒信号（图 2-8B）。

二、颈动脉超声

　　颈动脉彩色多普勒血流影像（CDFI）是近 20 年来发展起来的一项检测评价颈动脉病变的无创性技术。在 20 世纪 90 年代初期 Craven（1990）和 Salonen（1991）先后发表了应用 CDFI 对颈动脉缺血性病变的检测方法，从此 CDFI 技术在颈动脉病

变的临床诊治领域得到了普遍的重视，特别是近年来随着超声专业技术水平的不断提高，CDFI 仪器功能的不断更新，病变影像分辨率的提高，以及人工智能化图像处理系统的完善，使颈动脉病变的检出率明显提高，使颈动脉缺血性脑血管病的早期诊断、早期治疗成为可能。

颈动脉超声主要是针对双侧颈总动脉（common carotid artery, CCA）、颈内动脉（internal carotid artery, ICA）、颈外动脉（external carotid artery, ECA）、锁骨下动脉（subclavian artery, SA）、椎动脉（vertebral artery, VA）和无名动脉（innominate artery, INA）病变的检测。CDFI 主要用于血管解剖结构（包括管径和血管内膜、中膜及外壁）及局部血流动力学的检测，评价和判断颈动脉病变的病因、病变程度、治疗效果的随访评价等。

CDFI 检测包括二维、彩色血流、脉冲波多普勒频谱和能量多普勒血流影像等综合分析功能（图2-9）。通常选择 5.0～12.0 MHz 线阵式超宽频探头。对于体形肥胖、颈部较短的患者，单纯线阵式超宽频探头不能获得满意的血管影像时，可以采用 3.5～5.5 MHz 的超宽频凸阵式探头，能够获得较好的血管影像，检测到准确的血流动力学指数。

（一）正常颈动脉超声检测

正常颈动脉超声检测包括血管壁结构（内膜层、中膜平滑肌层和外膜纤维结缔组织层）、血管内径和血流动力学参数。

二维灰阶图像是评价动脉结构的第一步。在二维灰阶图像上获得动脉管径、内膜厚度 [通常内膜厚度是指内膜和中膜的总厚度，称之为内 - 中膜厚度（intima-media thickness, IMT）]。正常颈动脉内膜为细线状连续的中等水平回声的亮带结构，中层平滑肌为低回声暗带，外膜层为高于内膜层回声的亮带结构（图 2-9A）。彩色多普勒和能量多普勒血流影像用于观察血管腔内血流充盈状态（图2-9D）。多普勒频谱分析用于检测出血管腔内血细胞运动的速度——血流速度（图2-9C）。正常颈动脉超声检测具体内容如下。

1. 颈总动脉

正常 CCA 的检测包括 IMT 和血管内径。测量的位置通常位于颈总动脉远端颈内外动脉分叉水平下方 1.0～1.5 cm 范围。管腔内径是动脉前壁内膜下缘与动脉后壁内膜上缘之间的垂直距离，双侧 CCA

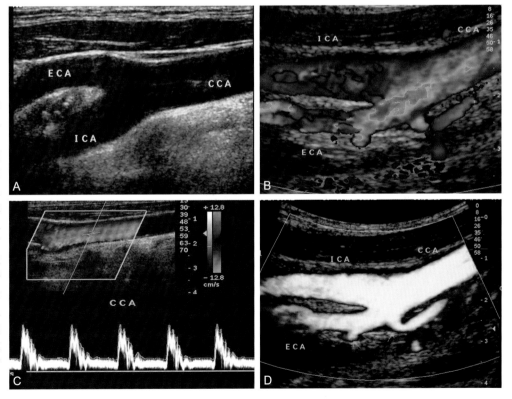

图2-9　正常颈动脉超声影像 A. 二维超声显像，显示血管腔、血管壁结构。图中 CCA、ECA、ICA 分别为颈总动脉、颈外动脉、颈内动脉。B. 彩色血流显像。在二维超声基础上彩色血流显像显示主干或分支血管腔内血流充盈状态及红细胞运动方向。C. 彩色血流显像与血流速度测定。通过多普勒频谱检测血流速度等相关血流动力学参数。D. 能量多普勒显像。通过血管腔内红细胞能量变化的显像，观察血管充盈状态，不受红细胞运动方向的影响。

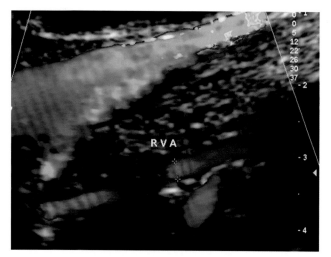

图 2-10 正常椎动脉超声影像

椎动脉彩色血流影像阶段性特征，图中 RVA 是右侧椎动脉。

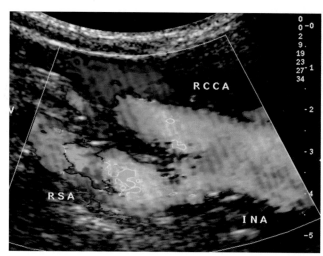

图 2-11 无名动脉、右锁骨下动脉、右颈总动脉显像

无名动脉（INA）、右锁骨下动脉（RSA）、右颈总动脉（RCCA）显像。

管径应基本对称，正常为 0.6～1.0cm，随年龄增加相对增宽，但不应超过 1.1cm。若管径＞1.1cm 时，双侧管径不对称相差 3.0mm 以上，应视为动脉扩张。CCA 内膜厚度是评价颈动脉硬化早期改变的重要指标，正常 CCA 的内膜厚度＜1.0mm。

2. 颈内动脉

在颈总动脉扫查的基础上沿 CCA 末端向上观察到颈内、外动脉呈"Y"字分叉特征（图 2-9A），将探头稍向后外侧倾斜扫查，可显示 ICA 近端局部管腔相对扩张的管腔，即为 ICA 球部。ICA 颅外段检测范围应达到 4.0～6.0cm。测量包括 ICA 球部及颈内、外动脉分叉水平上方 1.0～1.5cm 范围内管径和 IMT。正常 ICA 管径为 0.45～0.65cm，IMT＜1.0mm。

3. 颈外动脉

正常 ECA 从 CCA 分支后在颈部向前内侧上行向颜面部组织供血，与颅内动脉的血流动力学关系不大，只有在 ICA 病变时，ECA 作为侧支开放的供血动脉，血管结构和血流动力学的变化才具有临床意义。正常 ECA 具有分支结构特征以与 ICA 区分（图 2-9B）。

4. 椎动脉

正常椎动脉检测应包括椎动脉的颈段、椎间隙段和枕段，椎动脉的解剖内径为 0.3～0.35cm。正常双

侧椎动脉管径并非完全对称，有 43% 的人群双侧管径不对称，血流量也不对称。超声检测发现一侧椎动脉全程管径和流速均匀性低于对侧椎动脉，血管壁回声正常，无内膜增厚，应视为双侧椎动脉发育不对称型，非病理性血管狭窄。正常椎动脉走行于横突孔，受颈椎体骨质的影响呈阶段性显像（图 2-10）。

5. 无名动脉和锁骨下动脉

无名动脉直接起源于主动脉弓，并分出右侧颈总动脉和右锁骨下动脉，超声显像呈典型的"Y"字形结构（图 2-11）。左侧颈总动脉和锁骨下动脉直接发自主动脉弓。双侧锁骨下动脉既是上肢动脉也是双侧椎动脉的供血动脉，无名动脉狭窄或闭塞性病变直接影响右侧锁骨下动脉、右椎动脉及右侧颈内动脉系供血。双侧锁骨下动脉病变不仅引起上肢供血异常，同时可导致椎-基底动脉供血障碍，诱发后循环脑缺血病变的发生。正常锁骨下动脉血流频谱为外周血管型，表现为窄带型，频谱内部无充填的三相波或四相波形。当锁骨下动脉狭窄时将出现局部流速升高、频谱充填、波形改变。

（二）颈动脉常见病变超声检测

颈动脉粥样硬化引起的内膜增厚、斑块形成、动脉狭窄或闭塞是临床上常见的引起脑缺血病变的重要原因，是颈动脉超声的重要检测内容。

1. 颈动脉内膜增厚

颈动脉 IMT 增加是评价动脉粥样硬化内膜损害的重要标志。Veller（1993）与 Stefan（1998）先后报道 IMT 增厚与颈总动脉、颈动脉球部分叉水平斑块的出现密切相关。既往研究 IMT 的标准不统一，曾用判断 IMT 增厚标准有：IMT＞1.3mm（Bond，1989）、IMT＞1.1mm（Toshifumi,1997）、IMT≥1.0mm（宣武医院，1997）。2006 年美国超声医学会统一了 IMT≥1.0mm 为增厚。IMT 是颈动脉硬化的重要特征，其病变在 CDFI 检测中可以分类为早期内膜损害（IMT 阶段增厚斑内膜回声增强）、弥漫性内膜损害。

2. 动脉硬化斑块形成

由于颈动脉血液流动力学所产生的切应力对血管壁的作用，在内膜损害的基础上，形成动脉硬化斑块。颈动脉球部是动脉硬化斑块的好发部位，斑块的结构、形态与缺血性脑血管病的发生、发展密切相关。

对于动脉硬化斑块形成的 CDFI 判断标准是动脉内膜局限性增厚≥1.5mm，并突出于管腔，内膜表面不光滑，与周围的内膜连续性中断。通过动物模型和手术切除的动脉硬化斑块的病理学研究证实，斑块表面有致密的纤维帽与平滑肌细胞连接，其核心部分为脂质和碎片状坏死组织。斑块内细胞的主要成分是单核细胞、巨噬细胞、平滑肌细胞和 T 淋巴细胞。细胞的类型与组织结构连接决定了斑块的稳定性和病变发展的过程。动脉硬化斑块与内膜增厚的概念不同，但斑块是在 IMT 的基础上发展的病理改变。通过超声检测可以对颈动脉斑块的形态学和声学特征进行分析，研究斑块的特性与颈动脉缺血病变的相关性。

（1）**斑块的形态学分类**　根据斑块表面纤维帽的完整性、表面光滑性等形态学特征将硬化斑块区分为规则型、不规则型和溃疡型。①规则型：以扁平型多见，表面光滑呈弧线形突出于管腔。表面纤维帽呈细线状中等水平回声。②不规则型：斑块形态不规则，表面不光滑，纤维帽不完整，表面内膜回声不连续。③溃疡型：斑块表面纤维帽破裂，局部组织缺损，出现"火山口"样，彩色血流影像表现为血流向斑块内灌注的特征。

（2）**斑块的声学特征分类**　根据斑块对声波吸收和反射所表现出的声学特征进行分类。①均质回声型：斑块内部回声均匀，表现为均匀的低回声、中等水平回声或强回声。其中低回声斑块，内部脂质成分较多，为不稳定性斑块。②不均质回声型：斑块内部是不同水平回声相间，或称混合性回声斑块。此类斑块的不稳定性突出。当出现不规则性不均回声斑块造成血管严重狭窄时，斑块表面受血流切应力的作用，容易脱落形成微栓子造成颅内动脉的栓塞。

3. 颈动脉狭窄或闭塞

颈动脉狭窄或闭塞是引发脑缺血病变的重要原因，严重血管狭窄或闭塞，CDFI 和 TCD 检测均可发现典型的血管结果及血流动力学改变，详细内容见后续章节内容。

（华扬）

第三节 脑血管造影

一、脑血管造影技术

经动脉插管行脑血管造影是脑血管结构检查方法中的"金标准"。在成为合格的神经介入医师前,熟练地掌握脑血管造影技术是非常必要的。

X 线下行血管造影的首例报道发生在 1896 年的维也纳,Haschek E 和 Lindenthal OT 向尸体手部血管内注射石油、氧化钙及硫化汞的混合液获得了 X 线下的血管图像。Egas Moniz 是一名葡萄牙籍的神经科医师,被认为是脑血管造影的先驱。他应用动脉脑造影术来定位颅脑肿瘤,应用溴化锶和碘化钠的溶液在尸体上进行脑动脉造影。在给狗和猴子行动物实验后,Moniz 及其同事于 1927 年在活体人上实施了第 1 例脑血管造影。该例患者为 53 岁男性,有抽搐及偏瘫病史。他们直接显露并穿刺颈内动脉,向血管内注射 25% 的碘化钠溶液 5 mL。整个过程未发生并发症,X 线下显示颅内动脉充盈良好,但 2 天后病人死于癫痫持续状态。在此之后,Moniz 又对患有癫痫、脑肿瘤和脑炎后帕金森综合征的病人成功地实施了脑动脉造影。1931 年他们又获得了首例的脑静脉造影图像,是由于疏忽导致 X 线曝光延迟所致,被 Moniz 命名为"脑静脉造影"。在 20 世纪 30 年代,脑血管造影可以通过直接穿刺颈内动脉注射碘造影剂而实现。到了 20 世纪 50 年代,脑血管造影技术得到飞速发展,成为研究颅内疾病的重要方法。1953—1964 年,著名神经外科专家 Yaşargil 教授进行了大约 10000 例脑血管造影。

20 世纪 50—60 年代,直接颈动脉穿刺仍是脑血管造影的主要技术。1956 年,直接椎动脉穿刺有了相关的报道。后循环血管成像也通过直接穿刺肱动脉向椎动脉内逆向注射造影剂而获得。60 年代晚期,脑血管造影开始向经股动脉穿刺转变,并在 60 年代得到广泛应用。甲泛葡胺(metrizamide)在 70 年代开始应用于临床,这是第一次应用非离子型等渗性碘造影剂。非离子型造影剂的应用,提高了血管造影的安全性。80 年代开始出现数字减影血管造影术(digital subtraction angiography,DSA),但当时是通过静脉内注射造影剂而实现动脉显像,图像分辨率还不如常规的 X 线成像。随着医学技术的发展与更新,目前高分辨率平板探测器、旋转造影成像、3D 血管成像技术已经广泛应用于临床(图 2-12)。

(一)脑血管造影的指征

脑血管造影的指征主要有:
1)原发性脑血管病的诊断。
2)神经介入治疗计划的制订。
3)动脉瘤手术术中辅助检查。
4)脑血管病治疗后的随访。

(二)选择性脑血管造影

1. 术前评估

1)简要的神经系统体格检查,以备术中或术后对照比较。
2)询问病人是否有碘过敏史。
3)检查病人的股动脉及足背动脉搏动。
4)血液检查,包括血常规、肝肾功能、凝血功能。

2. 术前准备

1)术前 6 小时内禁食和禁饮水。
2)至少开放 1 条静脉通道备用。
3)留置导尿管(需要同时行介入治疗的患者)。

3. 造影剂

非离子型造影剂比离子型造影剂发生过敏反应的几率低,也更加安全。碘海醇(商品名为欧乃派

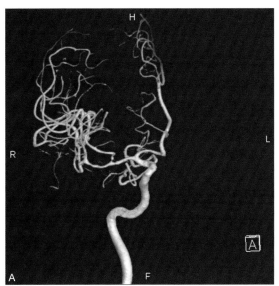
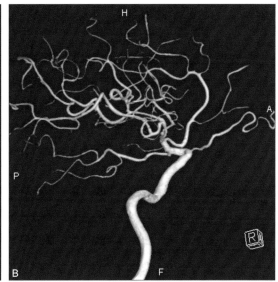

图 2-12 脑血管
造影 3D 血管成像
A. 正位。B. 斜位。

克，Omnipaque）已在临床中广泛应用。300 mg/L
浓度的欧乃派克为高渗性溶液。单次造影及介入治
疗过程中，欧乃派克的最大用量不能超过 50 mg/kg
（体重）。造影过程中可以用生理盐水稀释。对于肝
肾功能不全的患者，碘克沙醇（商品名为威视派克，
Visipaque）可作为备选用药，此药也是非离子型造
影剂，其浓度为 320 mg/mL，为等渗溶液。

4. 麻醉

对能够配合的病人只行单纯造影检查时，可采
用 1% 利多卡因 10 mL 行局部麻醉。躁动或不能配
合的患者以及需要介入治疗的患者需要全身麻醉。

5. 动脉鞘

脑血管造影时应用动脉鞘的优点在于能够进行
导管的快速交换、便于导管输送和减轻动脉穿刺部
位血管的损伤。单纯的脑血管造影一般采用 5F 动脉
鞘，以长度为 25 cm 的短鞘最适宜。在某些髂股动
脉或主动脉过度迂曲及动脉粥样硬化较显著的患者，
可应用长鞘，便于掌控导管方向并可减少导管侧壁
对血管壁及血管内膜的刺激。

6. 脑血管造影的导丝和导管

0.035 in[①] 的 Terumo 成角导丝是脑血管造影中最
常用的导丝。0.038 in 的 Terumo 成角导丝硬度强于

前者，在需要增加导丝支撑力的时候应用。

5F 猪尾（pigtail）导管，适用于主动脉弓造影。
5F 单弯造影管，是脑血管造影最常应用的导管。其
他导管，例如 Simmons 系列、Headhunter 系列和
Many 导管等，可根据主动脉弓及起自主动脉弓的血
管发出角度选择不同的导管。

7. 导管导向

进行诊断性脑血管造影时，导丝导管应当配合
操作。先将头端柔软的导丝导管旋转送入目标血管，
固定导丝，再跟进导管。这样的操作能够减少导管
头端对动脉壁的刺激，降低发生血管内斑块脱落、
内膜损伤或动脉壁剥离的风险。在转动导管以改变
导管头端方向时，需要注意导丝头端要超过导管头
端 8～10 cm 以上的距离或将导丝头端退缩至导管头
内。如果导丝头端超过导管头端的长度过短，在旋
转导管或输送导管时，导丝头会损伤动脉内膜及动
脉壁。

8. 路图

路图（road map）常用于选择性椎动脉造影、颈
内动脉或颈外动脉造影。在透视下，路图中血管走
行呈相对白色而周围组织呈相对黑色，这可以帮助
医师判断椎动脉开口或颈动脉分叉的部位以及血管
的走行。

---

① 1 in = 2.54 cm

9. 肝素化

股动脉穿刺留置的鞘管、导丝及导管在血管内操作均有可能导致血栓形成。血管造影过程中应用肝素能够有效降低血栓形成的几率。我们主张全身肝素化，这样可以及时控制肝素用量，以备必要时予以中和。在股动脉鞘放置成功后，可以在静脉内应用首剂负荷量肝素，剂量为 2/3 mg/kg（体重）。因为肝素的半衰期为 1 小时，首剂负荷量静脉注射后，每间隔 1 小时，追加首剂负荷量的 1/2 量，每小时追加肝素的剂量不低于 10 mg。举例说明，一个体重为 75 kg 的患者，在股动脉鞘放置成功后，先静脉应用肝素的首剂负荷量 50 mg，第 1 小时后追加 25 mg，第 2 小时后追加 12.5 mg，第 3 小时后追加 10 mg，第 4 小时后追加 10 mg，此后类推。

10. 持续动脉鞘及导管内冲洗

股动脉鞘管可以与加压输液器连接，实施持续动脉鞘冲洗，以避免动脉鞘内血栓形成。导管可以与 Y 型阀及三通阀连接，在输送导管及导丝配合导管操作过程中实施持续导管内冲洗，避免导管内血栓形成。冲洗液通常应用普通的生理盐水，不加用肝素。

11. 排气

在脑血管造影中持续加压冲洗管路内的排气是极为重要的过程。排气是利用输液器的"水栓"来调节液体在管路中的流速。排气时，加压输液器管路内的液体流速要相对缓慢，这样管路内不易残留气泡，可以保证排气更为确实。需要注意，输液器的"水栓"部位通常会有小气泡聚集。

Y 型阀及三通内的排气，尤为重要。因为造影导管直接连接在 Y 型阀及三通系统，该系统内存在的气泡在手推造影剂及造影过程中可能直接进入脑动脉系统造成梗塞。气泡多聚集在三通阀内部以及三通阀与 Y 型阀连接的部位。

12. 股动脉穿刺

病人取仰卧位，双下肢呈外展位分开。通常选择右侧股动脉进行穿刺，这样便于术者操作。穿刺点在腹股沟韧带中点下方 1.5 cm 处，穿刺针通常应用 18G 套管针。穿刺点周围用 1% 利多卡因局部浸润麻醉。扪清右股动脉搏动位置后，用左手食指及中指加以固定。穿刺针与皮肤呈 45° 角。穿刺针接近股动脉前壁时，穿刺针会有明显的搏动。当穿刺针穿透前壁后，套管针内会有鲜红色血液逆行充盈。此时有两种方法继续下一步的操作：①继续推进穿刺针直至后壁穿透，拔出套管针针芯，然后缓慢回撤套管，见到鲜红色搏动性血流喷出后送入配套的短导丝；②穿刺针穿透前壁见到动脉回血后拔出针芯，有鲜红色搏动性血流喷出即可送入配套的短导丝。短导丝沿穿刺套管送入时需要注意导丝头端阻力，如阻力大，可能导丝头端位于动脉壁夹层内或顶住动脉内壁。此时需要拔出导丝，轻微回撤套管，如仍无法顺畅送入，需重新穿刺。导丝送入后，在透视下再次确认导丝送入股动脉和髂动脉管腔内。然后将 5F 动脉鞘管交换置入。确认鞘管回血良好后，接加压管持续冲洗。

13. 脑血管造影

（1）**主动脉弓造影** 应用 5F 猪尾导管，该导管需要配合 0.035 in 导丝。在造影时，可以应用正位及左前斜 30° 位。

（2）**颈总动脉造影** 一般可以应用 5F 单弯造影管。在导丝配合下，将导管头端置于升主动脉，回撤导丝至导管内，将导管头翻转向上并回撤，导管头自然弹入右侧无名动脉开口部位。将导丝送入右侧颈总动脉，然后将导管跟入。行左侧颈总动脉造影时，先将导管头端置于右侧无名动脉开口部位，保持导管头端向上，轻微回撤导管，导管头会自然弹入左侧颈总动脉开口部位。将导丝送入左侧颈总动脉，然后将导管跟入。常规的投射位置为侧位和同侧斜位（约 60°）。

（3）**颈内动脉造影** 经颈总动脉手推造影剂确认颈总动脉及其分叉部位和颈内动脉近端无狭窄性病变后，可进行选择性颈内插管造影。在侧位路图辅助下，配合导丝将单弯导管置入颈内动脉。一般情况，在侧位透视中，导管头端平行于 C_2 椎体并指向前方与颈内动脉走行一致。常规的投射位置为汤氏位和侧位。

（4）**颈外动脉造影** 经颈总动脉手推造影剂确认颈总动脉及其分叉部位和颈内动脉近端无狭窄性病变后，可行选择性颈外动脉插管造影。由于颈外动脉分支较多且分支血管发出部位的变异较大，有时可能需要分别进入颈外动脉不同的分支血管（主要为颌内动脉、枕动脉、咽升动脉）进行造影。颈外动脉造影通常需要在路图指引下清楚地辨认不同分支血管发出的位置，利用导丝引导单弯导管进入相应的分支。常规的投射位置为正位和侧位。

（5）锁骨下动脉造影　右侧锁骨下动脉造影需要先将导管头端置入右侧无名动脉近端。利用导丝引导单弯导管进入右侧锁骨下动脉。左侧锁骨下动脉造影时，可以先将导管头端置于左侧颈总动脉开口部位，保持导管头端向上，轻微回撤导管，导管头会自然弹入左侧锁骨下动脉开口部位。有些病人左侧锁骨下动脉开口部位贴近主动脉弓左侧，导管可以直接送入。导管头端要靠近椎动脉的开口部位，这样可以保证锁骨下动脉主干及主要近段分支血管（椎动脉、甲状颈干、肋颈干）的良好显影。常规的投射位置为正位。当需要显示椎动脉起始段以观察有无狭窄性病变时，可能需要投射对侧斜位或对侧斜位加汤氏位。要显示右侧锁骨下动脉起始段狭窄性病变通常需要投射右前斜位加瓦氏位或左前斜位加汤氏位。

（6）椎动脉造影　在锁骨下动脉内手推造影剂确认椎动脉开口无狭窄性病变后，导管可以在导丝及路图辅助下超选进入椎动脉。导管头端不要超过椎动脉进入颈椎横突孔的部位，以防引发椎动脉痉挛。导管进入椎动脉后应当立即推注少量造影剂，以确认造影剂无滞留（造影剂滞留提示椎动脉痉挛）。当椎动脉起始段迂曲或椎动脉管径存在生理性狭窄时，导管进入椎动脉后同样容易引发椎动脉痉挛。遇到此种情况，可以将导管头端放置在椎动脉开口附近进行造影，但需要增加造影剂用量。椎动脉颅内段及基底动脉的常规投射位置有正位、侧位、同侧斜位。

二、脑血管造影的并发症

1. 神经系统并发症

脑血管造影术最常见的并发症为脑缺血。导致脑缺血的原因可能有血栓形成、气栓、斑块脱落以及血管壁剥离。其他少见的并发症包括脑出血、短暂性皮质盲、健忘症等。Willinsky 及其同事回顾性分析了 2899 例脑血管造影的病人，1.4% 的患者出现神经系统并发症，其中：0.9% 的病例为短暂性或可逆性的，0.5% 的病例出现永久性的神经功能缺失。无症状颈动脉粥样硬化研究（Asymptomatic Carotid Atherosclerosis Study，ACAS）报道，与血管造影有关的神经系统并发症的发生率为 1.2%。介入放射学协会（Society of Interventional Radiology）、美国介入神经放射治疗协会（American Society of Interventional and Therapeutic Neuroradiology）以及美国神经放射学协会（American Society of Neuroradiology）提出：脑血管造影相关的神经系统并发症的发生率不应当超过 3.5%。

2. 非神经系统并发症

经股动脉穿刺行脑血管造影的非神经系统并发症包括：穿刺部位血肿、腹膜后血肿、造影剂过敏、股动脉假性动脉瘤、下肢动脉血栓形成、主动脉壁剥离、下肢动脉壁剥离、肝肾功能不全和肺栓塞等。对 2899 例病人的脑血管造影回顾性分析中指出：0.4% 的病例出现血肿，0.1% 的病例出现过敏性皮肤反应，0.03% 的病例（1 例）出现股动脉假性动脉瘤。

（凌锋）

第四节 计算机断层扫描

CT 血管造影（CT angiography, CTA）是螺旋 CT 的一项特殊应用，是指静脉注射对比剂后，在循环血中及靶血管内对比剂浓度达到最高峰的时间内，进行螺旋 CT 容积扫描，经计算机最终重建成靶血管数字化的立体影像。

一、CTA检查方法

一般经肘静脉注入对比剂，头颈 CTA 扫描范围可根据需要从主动脉弓到颅底或全脑；选主动脉层面，使用智能触发技术，CT 值设为 150～200 HU。图像后处理技术包括多平面重组（multiplanar reformation, MPR）、曲面重组（curved planar reformation, CPR）、最大密度投影（maximum intensity projection, MIP）和容积重组（volume rendering, VR）。应用机器配有的高级血管成像功能与计算机辅助诊断相结合的病变发现和诊断软件，全面显示血管。

二、CTA临床应用

临床实践表明，合理应用 CTA 能提供与常规血管造影相近似的诊断信息，且具有扫描时间短，并发症少等优势。颈动脉 CTA 和常规血管造影评价颈动脉狭窄的相关系数很高，原始图像上可以根据血管腔面积改变评价狭窄程度，使诊断更准确。颅内动脉的 CTA 能清晰显示 Willis 环及其分支血管。可以用于诊断动脉瘤、血管畸形及烟雾病或血管狭窄（图 2-13）。随着技术进步，特别是 64 排螺旋 CT 的应用，CTA 成像范围和图像质量显著提高，临床应用更加广泛。总结螺旋 CT 在头颈 CTA 上的主要优点有以下几个方面：

1）血管成像范围广，能很容易完成头颈部联合 CTA。

2）可同时显示血管及其相邻骨结构及其关系，如钩椎关节增生对椎动脉压迫，根据程度可分为 3

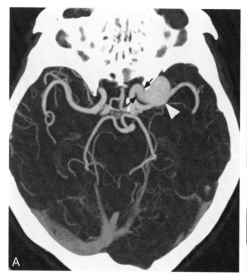
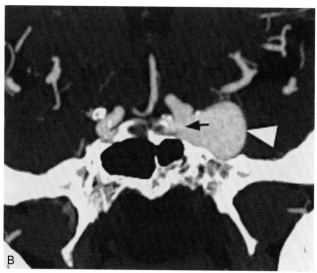

图 2-13 左侧颈内动脉膝段（C₃）动脉瘤

A. 脑动脉 CTA 横轴 10mm MIP 重组。**B.** 脑动脉 CTA 冠状位 10mm MIP 重组。动脉瘤呈囊状（△），对比剂充盈，瘤颈较细（A，↑），起自颈内动脉膝段（C₃）（B，↑）。

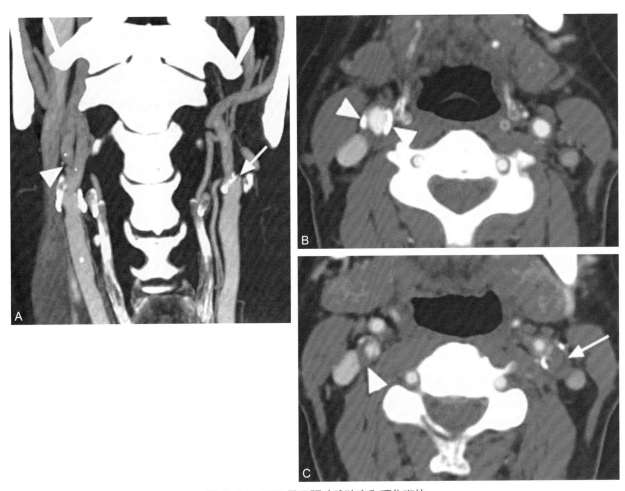

图 2-14　CTA 显示颈动脉狭窄和硬化斑块

A. 颈动脉 CTA 冠状位 15mm MIP 重组：右侧颈内动脉起始部狭窄（△），左侧颈内动脉起始处闭塞（↑）。**B.** 病变处横断薄层原始图像：右侧颈总动脉分叉处内外两侧钙化性斑块（△）。**C.** 病变处横断薄层原始图像：右侧颈内动脉附壁纤维化斑块（CT 值 62HU）（△），左侧颈内动脉腔内充满的富脂软斑块（CT 值 39HU）（↑）。

级：Ⅰ级，椎动脉平直，无压迫；Ⅱ级，椎动脉受压迂曲，管腔无狭窄；Ⅲ级，椎动脉受压，管腔狭窄。

3）可同时显示血管内硬化斑块，特别是在颈动脉 CTA，薄层原始图像可以清晰显示血管壁硬化斑块（图 2-14），并根据 CT 值分为富脂软斑块（CT 值＜50HU）、纤维化斑块（CT 值 50～120HU）和钙化（CT 值＞120HU）。

4）一次注药可分别完成动脉和静脉血管造影以及常规增强扫描。

5）一次注药后，实现 CTA 和脑灌注成像同时完成。

CTA 主要的不足是由于邻近高密度结构的重叠而影响动脉的显示，如颅底骨骼、钙化和海绵窦、静脉、脉络丛的强化等。

（高勇安）

第五节 磁共振血管成像

磁共振血管成像（magnetic resonance angiography, MRA）是显示血管和血流信号特征的一种技术（图2-15）。MRA不但可对血管解剖腔简单描绘，而且可反映血流方式和速度等血管功能方面的信息。因此，人们又将磁共振血管成像称磁共振血流成像（magnetic resonance flow imaging）。

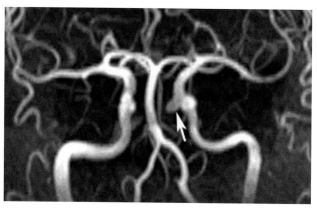

图2-15 左侧颈内动脉膝段（C₃段）小囊状动脉瘤

脑MRA正位：左侧颈内动脉膝段（C₃段）可见小囊状动脉瘤向内侧突出（↑）。

一、MRA检查方法

MRA检查方法主要有时间飞越法（time of flight, TOF）、相位对比法（phase contrast, PC）和增强磁共振血管造影（contrast enhanced MRA, CEMRA）等技术，以及新近应用于临床的磁共振数字减影血管造影（MR-DSA）。

（1）**时间飞越法** 流动的血流在某一时间被射频脉冲激发，而其信号在另一时间被检出，在激发和检出之间的血流位置已有改变，故称为时间飞越法（TOF）。TOF法的基础是纵向弛豫的作用。TOF

法有三维成像（3DTOF）及二维成像（2DTOF）。

（2）**相位对比法** TOF法的基础是纵向弛豫，而相位对比法（PC）的基础是流动质子的相位效应（phase effect）。当流动质子受到梯度脉冲作用而发生相位移动，如果此时再施以宽度相同极性相反的梯度脉冲，由第一次梯度脉冲引出的相位就会被第二次梯度脉冲全部取消，这一剩余相位变化是PC法MRA的基础。PC法MRA有2D、3D及电影。

（3）**增强磁共振血管造影** 这种方法是利用静脉内注射顺磁性对比剂，缩短血液的T_1值，使MRA的血液信号显著增高。

（4）**磁共振数字减影血管造影** 其又称快速多时相CEMRA（rapid multiple phase contrast enhanced MRA）或3D动态CEMRA（3D dynamic contrast enhanced MRA）等。其基本原理是利用超快速成像序列，于注射对比剂前和后（动脉期和/或静脉期）重复采集，增强后所有原始图像以增强前采集图像为减影蒙片消除血管周围背景，应用MIP、SSS及VR等技术血管重建（图2-16）。

MR-DSA的优点有：①只要有对比剂充盈的血管就会形成稳定的MR信号，该技术更多反映血管形态的信息，更接近常规X线血管造影；②成像时间短，一次成像时间只有几十秒；③成像视野大，自颈总动脉至上矢状窦或主动脉弓至Willis环的一次成像；④可以得到多时相的图像，对静脉病变的诊断也具有重要的价值。

MR-DSA主要的缺陷是：由于注射对比剂的时间是由操作者控制的，因此图像的质量在一定程度上受主观因素的影响；价格较贵。

二、MRA临床应用

MRA对颅脑及颈部的大血管显示效果好，这是因为血流量大，没有呼吸运动伪影干扰，MRA可检

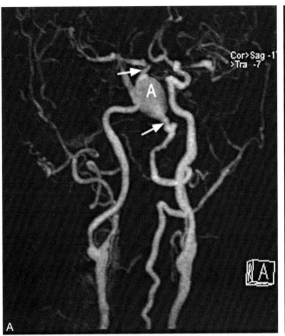
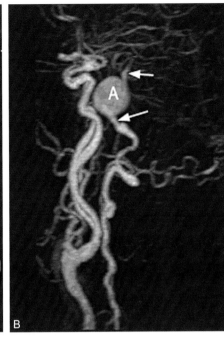

图 2-16　基底动脉梭形动脉瘤

头颈动脉血管 MR-DSA。**A.** 正位。**B.** 侧位。基底动脉（↑）梭形扩张形成动脉瘤（A）。

出 90%～95% 的颅内动脉瘤，但对 <5mm 的动脉瘤易漏诊。MRA 可检出颅脑和颈部血管的硬化及狭窄表现，但分辨率不及常规血管造影。动静脉畸形（arteriovenous malformation，AVM） MRA 显示效果好。MRA 可单独显示颅内静脉，观察静脉瘤及肿瘤对静脉的侵犯情况，显示静脉窦效果好。

（高勇安）

第六节　单光子发射计算机断层成像

单光子发射计算机断层成像（single photon emission computed tomography，SPECT）是以旋转 γ 照相机为基础，将其采集的脑部放射剂量数据经计算机处理后，得到放射性核素在脑内分布的断层图像。目前国内适用于 SPECT 的脑血流显像剂有 ^{99m}Tc–六甲基丙二胺肟（^{99m}Tc-HMPAO）和 ^{99m}Tc–双半胱乙酯（^{99m}Tc-ECD），静脉注射这两种放射性脑血流显像剂后，它们可通过血脑屏障，被脑组织摄取并很快达到稳定状态，脑组织摄取量与 rCBF 密切相关。此时，用大视野 γ 照相机围绕病人头部旋转 360°采集放射数据，经计算机处理后即可得到 rCBF 的三维图像。SPECT 主要用于半定量 rCBF 的显像检查，近年来，由于双探头和三探头的 SPECT 机和 CT 与 SPECT 结合机型的应用，使显像时间缩短，图像质量提高，并可进行一些正电子发射核素的显像，但用 SPECT 行 rCBF 的定量检查仍十分繁琐，临床少用。

第七节 正电子发射计算机断层成像

正电子发射计算机断层成像 (positron emission tomography, PET) 是利用特殊的双排 γ 光子探测器探测可产生正电子的放射性核素进入体内后正电子在湮灭时放出的方向正相反的两个光子, 经过数据采集和图像重建, 得到放射性示踪剂在体内的三维分布图。可产生正电子的放射性核素有 ^{18}F、^{15}O、^{13}N、^{11}C 等,

它们的共同特点是半衰期较短, 需由 PET 机附带的回旋加速器生产, 并立即使用。在神经科学领域, PET 主要用于定量 rCBF 和脑代谢功能及神经介质的显像, 其用于脑血流显像的核素为 ^{15}O。由于操作复杂, 费用高昂, 目前国外 PET 主要用于临床科研, 国内尚无 PET 用于定量 rCBF 检查的报道。

第八节 氙气计算机断层成像

氙 (xenon) 为惰性气体, 无放射性, 可自由通过血脑屏障, 弥散至脑组织, 脑组织内氙浓度与 rCBF 密切相关。氙与碘近似, 具有较高的 X 线吸收系数, 因此可以作为 CT 扫描的增强剂。将 28% 氙气和氧气混合后吸入, 同时行头部 CT 扫描, 并与吸氙前的 CT 图像进行减影等计算机处理, 即可得到定量化的 rCBF 断层图像。氙 – CT 临床主要用于

rCBF 的定量检查及脑血管储备代偿能力的评价, 特别是用于缺血性脑血管病评价狭窄闭塞血管远端脑组织的缺血状况及血管代偿能力, 成为狭窄闭塞血管远端脑血流重建手术适应证选择的重要依据。氙 – CT 是目前唯一的临床实用型定量 rCBF 检查设备, 操作简单, 费用较低, 国内已有数家医院引进了 Xe-CT。

（李萌）

参考文献

[1] 陈祥民, 徐海滨, 马洪春, 等. 多层螺旋CT血管成像对椎基底动脉供血不足病因诊断的应用. 临床放射学杂志, 2005, 24(9):775-778.

[2] 戴伟英, 靳松, 崔世民, 等. 颅内静脉窦栓塞的CT、MRI、DSA诊断. 中国医学影像技术, 2002, 18:218-219.

[3] 高勇安, 吉仁珍, 谷晔炳等. 脑静脉血栓螺旋CT的临床应用. 临床放射学杂志, 2003, 22(6):466-468.

[4] 高勇安, 李坤成, 王新民, 等. 脑静脉窦血栓磁共振血流成像的诊断价值. 中华放射学杂志, 1997, 31:805-808.

[5] 高勇安, 曾庆玉, 李坤成, 等. 脑静脉磁共振TOF法血流成像及其临床应用. 中华放射学杂志, 1996, 30:198-200.

[6] 高勇安. 64排螺旋CT在神经系统疾病诊断中的优势分析. 中国脑血管病杂志, 2005, 2(11):492-498.

[7] 龚建平, 杨晓春, 路之安, 等. 颈椎钩突关节骨质增生对椎动脉的影响. 临床放射学杂志, 1998, 17(6):354-356.

[8] 华扬, 段安安. 经颅多普勒超声对脑动脉瘤手术前后和血管痉挛的血流动力学监测. 中国超声医学杂志, 1996, 12(2):30-33.

[9] 林尔坚, 孟悛非, 江波, 等. MRI减影和MR DSA的临床应用. 中国医学计算机成像杂志, 2001, 7:278-281.

[10] 徐绍彦, 华扬. 经颅多普勒在神经外科的应用(第一版). 北京：北京医科大学、中国协和医科大学联合出版社, 1993:14-29

[11] 张玉忠, 张雪林. 脑血管影像学技术及其在脑血管病诊断中的应用. 国外医学脑血管病分册, 2003, 11:53-55.

[12] Aaslid R, Huber P, Nornes H. Evaluation of cerebrovascular spasm with transcranial Doppler ultrasound. J Neurosurg, 1984, 60(1):37-41.

[13] Aaslid R, Huber P, Nornes H. Transcranial Doppler recordings in raised intracranial pressure. Acta Neurol Scand ,1993, 87(6):488-493.

[14] Aaslid R, Markwalder TM, Nornes H. Noninvasive transcranial Doppler ultrasound recording of flow velocity in basal cerebral arteries. J Neurosurg, 1982, 57(6):769-774.

[15] Aaslid R, Newell DW, Stooss R, et al. Assessment of cerebral autoregulation dynamics from simultaneous arterial and venous transcranial Doppler recordings in humans. Stroke, 1995,22(9):1148-1154.

[16] Alexandrov AV, Demchuk AM, Wein TH, et al. Yield of transcranial Doppler in acute cerebral ischemia. Stroke, 1999, 30(8):1604-1609.

[17] Brant-Zawadzki M, Heiserman JE. The roles of MR angiography, CT angiography, and sonography in vascular imaging of the head and neck. AJNR AM J Neuroradiol, 1997, 18(10):1820-1825.

[18] Burgin WS, Malkoff M, Felberg RA, et al. Transcranial Doppler ultrasound criteria for recanalization after thrombolysis for middle cerebral artery stroke. Stroke, 2000, 31(5):1128-1132.

[19] Craven TE, Ryu JE, Espeland MA, et al. Evaluation of the associations between carotid artery atherosclerosis and coronary artery Stenosis. Circulation, 1990, 82:1230-1242.

[20] Devuyst G, Darbellay GA, Vesin JM, et al. Automatic classification of HITS into artifacts or solid or gaseous emboli by a wavelet representation combined with dual-gate TCD. Stroke, 2001, 32(12):2803-2809.

[21] European Carotid Surgery Trialists' Collaborative Group. Randomised trial of endarterectomy for recently symptomatic carotid stenosis: final results of the MRC European Carotid Surgery Trial (ECST). Lancet ,1998, 351(9113):1379-1387.

[22] Executive Committee for the Asymptomatic Carotid Atherosclerosis Study (ACAS). Endarterectomy for asymptomatic carotid artery stenosis. Executive Committee for the Asymptomatic Carotid Atherosclerosis Study. JAMA, 1995, 273(18):1421-1428.

[23] Farrés MT, Grabenwöger F, Magometschnig H, et al. Spiral CT angiography: study of stenoses and calcification at the origin of the vertebral artery. Neuroradiology, 1996, 38(8):738-743.

[24] Felberg RA, Christou I, Demchuk AM, et al. Screening for intracranial stenosis with transcranial Doppler: the accuracy of mean flow velocity thresholds. J Neuroimaging, 2002, 12(1):9-14.

[25] Gosling RG, King DH. Arterial assessment by Doppler-shift ultrasound. Proc R Soc Med ,1974, 67(6 Pt 1):447-449.

[26] Mannami T, Konishi M, Baba S, et al. Prevalence of asymptomatic carotid atherosclerotic lesions detected by high-resolution ultrasonography and its relation to cardiovascular risk factors in the general population of a Japanese city: the Suita study. Stroke, 1997, 28(3):518-525.

[27] Moll R, Dinkel HP. Value of the CT angiography in the diagnosis of common carotid artery bifurcation disease: CT angiography versus digital subtraction angiography and color flow Doppler. Eur J Radiol, 2001, 39(3):155-162.

[28] North American Symptomatic Carotid Endarterectomy Trial (NASCET) Steering Committee. North American Symptomatic Carotid Endarterectomy Trial. Methods, patient characteristics, and progress. Stroke, 1991, 22(6):711-720.

[29] Prati P, Vanuzzo D, Casaroli M, et al. Prevalence and determinants of carotid atherosclerosis in a general population. Stroke, 1992, 23(12):1705-1711.

[30] Rosfors S, Hallerstam S, Jensen-Urstad K, et al. Relationship between intima-media thickness in the common carotid artery and atherosclerosis in the carotid bifurcation. Stroke, 1998, 29(7):1378-1382.

[31] Salonen JP, Salonen R. Ultrasonography assessed carotid atherosclerosis and risk of acute myocardial infarction. Circulation, 1991, 83:23-28.

[32] Spencer MP. Transcranial Doppler monitoring and causes of stroke from carotid endarterectomy. Stoke, 1997, 28(4):685-691 .

[33] Veller MG, Fisher CM, Nicolaides AN, et al. Measurement of the ultrasonic intima-media complex thickness in normal subjects. J Vasc Surg, 1993, 17(4):719-725.

[34] Wang Y, Johnston DL, Breen JF, et al. Dynamic MR digital subtraction angiography using contrast enhancement, fast data acquisition, and complex subtraction. Magn Reson Med, 1996, 36:551-556.

[35] Willig DS, Turski PA, Frayne R, et al. Contrast-enhanced 3D MR DSA of the carotid artery bifurcation: preliminary study of comparison with unenhanced 2D and 3D time-of-flight MR angiography. Radiology, 1998, 208(2):447-451.

第三章
脑血管病的病理生理

Pathophysiology of Cerebral Vascular Diseases

第一节 脑血流和脑代谢

　　脑是机体的高级神经中枢。脑的能量供给必须满足其基本需求（约占40%）和功能需求（约占60%）。基本需求包括维持细胞结构的完整性和电化学梯度，分子的细胞转运，蛋白质、脂质、碳水化合物的合成，以及神经递质和其他细胞成分的生物合成、贮存、释放和再摄取等。功能需求包括保证神经元如锥体细胞电活动的产生，完成神经元突触间的有效信息传递。脑对代谢底物的储存极少，高度依赖于血液（组织灌注）持续供给氧（有氧代谢）和葡萄糖（糖酵解）。血管这一转运系统通过液体、溶质和气体交换，为组织细胞提供了获取能量和排出废物的方式。85%的葡萄糖被代谢为CO_2和水，15%被代谢为乳酸和丙酮酸。机体复杂的生物学机制持久、精细地调节着脑血流量（cerebral blood flow，CBF），维持着血流与代谢的紧密偶联，从而保证脑的内稳态和功能的执行。

　　在成人，脑仅占体重的2%~3%。大脑约重1300g，小脑约重200g，总容量约1500mL，其中胶质细胞为700~900mL，神经元为500~700mL，血液为150mL，细胞外液和脑脊液（cerebral spinal fluid，CSF）各占100~150mL。虽然，脑既不承担机械运动也不具备外分泌功能，但流经脑的血液却占静息心输出量的1/5。在儿童，脑约为体重的1/6，其血流量却占心输出量的1/3；当儿童心输出量降低或脑代谢显著增高，如突发高热和惊厥时，大脑极易受损。巨大的功能需求以及在许多极端状况下CBF都能保持恒定的事实表明，脑是人体内

最易受损和最纤弱的器官。当心跳骤停导致全脑缺血时，常温下其贮存的氧在20s内耗竭，葡萄糖和三磷酸腺苷（adenosine triphosphate，ATP）仅能维持5min。即使采取标准心肺复苏（cardiopulmonary resuscitation，CPR）操作也只能产生1.31L/min的前向血流和25mmHg的灌注压，远远低于中枢神经系统血管床所必需的灌注压以及局部CBF的最低阈值。与肾、肺、肝等器官不同，脑任何部位的损伤几乎都会导致相应的功能丧失。

　　脑与颅腔之间仅有8%~12%的移动空间，当颅内3种主要成分即脑实质、血液和CSF中任一成分的容积发生变化时，必然伴随其他一种或两种成分的代偿性改变，构成颅内压（intracranial pressure，ICP）与脑血容量（cerebral blood volume，CBV）相互影响的基础。当各种病因引起脑容积增大或CSF增多时，若要继续维持ICP的恒定势必要减少CBV，当CBV不能无限制减少时就会发生脑疝。因此，伴随ICP的增高，更可能首先发生脉管系统的结构性压缩，导致脑血液循环时间延长，CBF和CBV减少。在脑肿瘤、急性脑损伤或蛛网膜下腔出血（subarachnoid hemorrhage，SAH）的患者ICP极度增高呈昏迷或濒死状态时，脑血液循环时间常常超过11.5s，ICP可达舒张期血压水平，以至于在脑血管造影时颅内血管可完全不显影。容积-压力曲线的实际意义在于，当ICP很高正处于曲线上升部分时，极小量的容积增加将使ICP呈非线性大幅度急骤上升，往往危及生命；同样，很少量的容积减

小也能使 ICP 迅速有效地降低。临床医师应该充分意识、密切监测并且严格限制能引起颅内容积增加的任何诱因，适时合理地应用脑室穿刺、机械性过度通气和脱水等治疗来缓解 ICP 增高危象。

一、脑血流的基础概念

（一）脑血流动力学

脑血流动力学（cerebral hemodynamics）是研究血液在脑循环系统中运动的物理学，通过对脑灌注压、脑血流量和脑血容量等诸因素的观察和分析，了解血液在脑循环系统中的运动规律。依据物理学定律，结合解剖学和生理学的概念，对脑循环系统中血液运动的规律性进行定量、动态、连续地监测和分析，将有助于理解脑血管疾病的病理生理学特征，并为脑血管疾病的临床治疗干预提供重要的指导。

1. 脑灌注压与脑血流量

脑灌注压（cerebral perfusion pressure，CPP）是指平均动脉压（mean arterial pressure，MAP）与平均静脉压的差值，而 MAP 是指心动周期循环系统的平均压力，等于心输出量（即每分钟泵出的血量）乘以系统血管阻力。在未用动脉内导管直接测量时，MAP 可以采用"（收缩压 – 舒张压）× 1/3 + 舒张压"的公式进行估算。心输出量等于每次心脏搏动的射血量乘以每分钟心率，心脏搏动的射血量受到前负荷（容量负荷）、后负荷（阻力负荷）以及心肌收缩力等 3 个主要因素的影响，每分钟心率则受到交感神经 β_1 受体与迷走神经的调节。系统血管阻力取决于小动脉的半径，其不仅接受肾素 – 血管紧张素 – 醛固酮系统（renin-angiotensin-aldosterone system，RAAS）和交感神经 α 受体的调控，也接受 O_2、CO_2、H^+、渗透性、腺苷、组胺、激肽、前列环素（prostaglandin I_2，PGI_2）、内皮素 – 1（endothelin-1，ET-1）、一氧化氮（nitric oxide，NO）等的局部调节。就对 CPP 的影响而言，静脉压往往可忽略，除非存在 ICP 增高现象，其病因包括脑占位性病变、脑循环障碍、静脉与静脉窦受阻、弥漫性脑水肿或肿胀等。

在单位时间内流过血管某一截面的血量称为血流量，也称为容积速度，通常以 mL 或 L/min 表示。

血液中的一个质点在血管内移动的线速度，称为血流速度。血液在血管内流动时，其血流速度与血流量成正比，与血管的截面成反比。在脑内，CBF 则直接取决于 CPP，与脑血管阻力（cerebrovascular resistance，CVR）呈逆相关。表示为：

$$CBF = CPP / CVR$$

当欧姆定律应用于血管结构时，可用以下公式表示：

$$Q = \Delta P / R$$

Q 表示血流量，ΔP 表示流入端（动脉）与流出端（静脉）之间的压力差，R 表示血管阻力，即 Q 直接与 ΔP 呈正比，而与 R 呈反比。CPP 也是 MAP 与 ICP 的差，假设 ICP 恒定，则 CPP 直接取决于 MAP。脑血管床绝非静态系统，血流动力学的 3 项参数：血流速率、血管壁状态和血液凝固性，均参与并影响血流。由于血管自动调节功能的效率，动脉狭窄的部位、长度以及血管之间侧支循环吻合程度的个体化差异较大，使分析和评价脑供血状态变得十分复杂。

血液从主动脉流向外周的过程中，总是在不断克服流动产生的摩擦而消耗能量（一般表现为热能），且湍流较层流消耗的能量更多。这部分热能不可能再被转化为血流的势能或动能，故血液在血管内流动的压力会逐渐降低，血压降低的幅度与该段血管血流阻力的大小呈正比。主动脉弓及颈动脉窦的压力感受器对 MAP 的改变非常敏感，通过对系统血管阻力和心输出量的影响来调节血压：压力感受器将冲动传递给延髓心血管控制中枢，同时应对 MAP 的变化调整其兴奋发放速率。当 MAP 增高时，压力感受器的冲动发放增多，导致交感传出减少、副交感传出增多，使心率减慢、血管扩张，动脉血压降低；当 MAP 降低时，则引起相反的对应变化。在 Willis 环部位的 MAP 仅略低于主动脉弓，而在小动脉约为 50 mmHg，毛细血管约为 5～10 mmHg，在较大的静脉则为负压。

2. 中心静脉压与静水压

通常右心房和胸腔内大静脉的血压被称为中心静脉压（central venous pressure，CVP），右心房作为体循环的终点，血压最低（接近于零，0～8 mmHg）。而各器官静脉的血压称为外周静脉压。中心静脉压是反映心血管功能的指标之一，其高低取决于心脏射血能力和静脉回心血量之间的相互关系，正常波动范围在 0.4～1.2 kPa（4～12 mmH$_2$O）之间。在单位时间内，静脉回心血量取决于外周静脉压和中心静脉压的差以及静脉对血流的阻力。故凡能影响外周静脉压、中心静脉压以及静脉阻力的因素，都会影响到静脉回心血量。

脑的血供不受地心引力的影响。但是，地心引力可作用于血管系统而使血液产生一定的静水压。平卧位时，身体各部位血管与心脏基本处于同一水平，故静水压大致相同。但是，当人体从平卧位转为直立位时，足部血管内压力高于卧位时的压力，其增高部分相当于从足至心脏这样一段液柱高度形成的静水压，约 12 kPa（90 mmHg）；在心脏水平以上的部位血管内的压力则较平卧时低，例如，上矢状窦内压力可降至 −1.33 kPa（−10 mmHg）。重力形成的静水压的高低，对静脉的影响远远大于对动脉的影响。与动脉不同，静脉的显著特点是其充盈程度依赖于跨壁压（血管壁内、外的压力差）。静脉管壁较薄，管壁内弹性纤维和平滑肌都较少，在跨壁压降低时极易发生塌陷，在跨壁压增高时呈充盈扩张。这样，身体低垂部位静脉的充盈扩张会较卧位时多容纳 400～600 mL 血液，这些血液主要来自胸腔内血管，并且受到多种因素（如下肢静脉的静脉瓣功能是否健全、下肢肌肉收缩运动的强度以及呼吸运动等）的制约，有可能导致体内各器官之间血量的重新分配，引起暂时性回心血量减少、中心静脉压降低、每搏输出量减少和收缩压降低等。此时，机体启动神经和体液调节机制，促使骨骼肌、皮肤和肾、腹腔内脏的阻力血管收缩以及心率加快，以恢复动脉血压。应注意的是，在下肢静脉瓣严重受损的患者、长久站立不动的老年人、长期卧床的患者，由于静脉管壁的紧张度较低，可扩张性较高，以及腹腔和下肢肌肉的收缩力量减弱，缺乏对静脉的挤压作用等，在突然改变体位时可因大量血液积滞在下肢，回心血量过小而发生昏厥。

3. 脑血管阻力与脑血流自动调节

当 CPP 在一定范围内（60～160 mmHg）波动时，脑血管通过扩张或收缩来维持脑血流量恒定不变，这种现象称为 Bayliss 效应，亦称为脑血流自动调节。正常人 CBF 自动调节的上限值，即 MAP 在 17.3～18.6 kPa（130～140 mmHg），下限

值在 6～8 kPa（45～60 mmHg），最小耐受阈值为 4.7～5.3 kPa（35～40 mmHg）。当 CPP 增高超过正常值的 30%～40% 时 CVR 达到最大代偿，小动脉适时收缩使 CBF 不至于发生显著改变，一旦超过该值即丧失自动调节功能，导致脑灌注压突破（cerebral perfusion pressure breakthrough），发生脑水肿和 ICP 增高，甚至脑出血。反之，当 CPP 下降至正常值的 50% 时 CVR 减低最明显，通过小动脉扩张来维持 CBF 基本需求。在长期高血压（与交感张力增高有关）或肾素释放增多的状态下，血流自动调节功能会发生改变，导致自动调节曲线右移使其上限值达 21.3～23.9 kPa（160～180 mmHg），下限值可达 10.6～13.3 kPa（100～120 mmHg）。因此，对慢性高血压特别是合并颈动脉狭窄达 70% 以上的患者，MAP 或 CPP 的快速降低极可能诱发脑缺血。在已有高碳酸血症、贫血、低氧血症的患者，以及脑缺血、脑外伤或动脉瘤性 SAH 的患者，由于血流自动调节功能缺失，即使 CPP 降低仍在自动调节范围内，依然会引起局部 CBF 减少。

4. 脑血流量、脑血容量与脑氧代谢率

CBV 由动脉（属分配血管）、毛细血管（属交换血管）、静脉（属容量血管）等共同组成，分别占 CBV 的 10%～15%、<5% 和 80%～85%。在实验性 CPP 降低的同时 CBV 的显著增加常发生于自动调节期即血管扩张早期，能有效维持 CBF，其机制包括血管床扩张效率的差异、血管腔内压降低导致血管被动塌陷、小血管痉挛、脑氧代谢率（cerebral oxygen metabolic rate，CMRO$_2$）代偿性下调以及血管张力变化等。随着缺血的加重、血管衰竭和代谢抑制，CBV 增加量渐小。CBF/CBV 比值或平均血流通过时间（mean transit time，MTT）均被视作 CPP 降低的标志。CBF/CBV 比值反映了阻力血管在 CPP 下降时血管的扩张效率，可视为血流动力学储备指数。

当 MAP 在脑血流自动调节下限以下进一步降低时，势必导致 CBF 和 CBV 锐减，标志着通过小动脉最大程度扩张来保护脑结构和功能的血流动力学储备已耗尽。此时，只有启动第二线机制，通过提高氧摄取分数（oxygen extraction fraction，OEF）才能维持低 CPP 状态下的 CMRO$_2$。脑摄氧增多表现为动静脉血氧含量差（正常约为 5 mL/dL）增加、静脉血氧含量（正常约为 14 mL/dL）降低和

组织 OEF 增高。在正常生理状态下，入脑的氧仅30%～40%用于产能过程，未摄取部分只是构成储备。当 CBF 继续减少，通过 OEF 增高仍不能维持 CMRO$_2$ 时，即发生脑梗死。

5. 血流阈值与血流动力学损害分期

CBF 的重要概念是血流阈值。在生理条件下，局部 CBF 与 CBV、OEF、CMRO$_2$ 和脑葡萄糖代谢率（CMRGlu）存在某种线性比率关系，它们互相匹配，称之为紧密偶联。一旦 CPP 降低至血流自动调节的低限，就会相继发生 CBV、CBF、OEF 和 CMRO$_2$ 的序列应答，显示出血流代谢的不匹配，或称为失偶联（表 3-1）。

表 3-1 脑血流动力学损害分期

分期	CPP%	CBV	CBF	OEF	CMRO$_2$
自动调节期	60～100	↑	正常	正常	正常
血量减少期	40～60	↑↑	↓	↑	正常
缺血半暗带期	20～40	↑	↓↓	↑↑	↓
不可逆损害期	<20	↓	↓↓↓	不定	↓↓

一旦 CMRO$_2$ 减低，即被视为"真性缺血"。在病理状态下，局部 CBF 减少到小于正常水平的 50% 即 25～30 mL/（100g·min）时，就可能出现临床神经功能缺损。低于该阈值，可逆与不可逆缺血性损伤之间所留下的空间很窄：脑神经元的电衰竭出现在 16～20 mL/（100g·min），离子泵特别是 Na$^+$-K$^+$-ATP 酶衰竭引起的细胞毒性水肿发生在局部 CBF 10～12 mL/（100g·min），代谢衰竭伴细胞能量内稳态全面障碍发生在 <10 mL/（100g·min）。当梗死部位脑组织 CBF 低于 12 mL/（100g·min）和 CMRO$_2$ 低于 65 μmol/（100g·min）的阈值，脑细胞死亡就不可避免。

（二）血液流变学

血液流变学的研究内容涵盖了血液流动性、血细胞流变性（包括变形性、聚集性和黏附性）、血液凝固性、血细胞之间以及血细胞与血管之间相互作用和它们在不同疾病状态下的变化规律等。血液流动取决于心脏的泵作用、血管结构对血流产生的阻力以及来自血液成分自身的流动阻力（即血黏度）的综合效应。因此，血流障碍不仅反映心脏或血管结构和功能的改变，也反映它们与血液本身流动行为的相互作用。血液流变学异常在脑血管疾病的发生和发展中扮演着重要角色。

1. 切应力、双轴张力和切变率

正常生理状态下血液在血管内流动，血管主要承受切应力（shear stress，τ）和双轴张力（biaxial tension，σ）作用，血流特征则以切应力和切变率（shear rate，γ）来表示。

（1）切应力 流体的切应力（τ），即流动的血液顺血流方向作用于血管腔面血管内皮细胞单位面积上的力。如果血液是以层流方式在管腔中流动，其切应力与血黏度（μ）以及血流量（Q）呈正比，与血管半径（r）的 3 次方呈反比。

$$\tau = 4\mu Q/\pi r^3$$

该方程式表示，如果血管半径不变，血流量增加能引起切应力增加；当血流量明显增加时，只要血管半径稍有变化仍可维持切应力稳定。研究表明，粥样硬化性斑块并非随机出现在动脉系统的任何部位，而只是在特定的部位（如动脉分叉、分支、狭窄和弯曲等部位）出现，流动的血液对血管壁细胞（内皮细胞和平滑肌细胞）施加的切应力以及存在涡流，导致局部血管内皮细胞损伤和内膜增厚。在颈动脉分叉的内侧壁，由于血流速度较快形成高切应力，脂质和血细胞不易沉积；在其外侧壁，由于血管扩张，局部形成涡流使切应力显著降低，有利于脂质和血细胞在该处沉积，这种低切应力和低流速的血流动力学特征是导致动脉粥样硬化性斑块形成的重要因素。含有较多血小板的白色血栓和混合血栓易发生在血流高切应力的内皮损伤部位，如颅内动脉分叉处或冠状动脉粥样斑块破裂处；几乎不含有血小板的红色血栓则常见于血流缓慢或血流切应力很低的部位，如下肢深静脉、心房内以及动脉匍行血栓的尾部。一般认为，防止白色血栓应采用抗血小板药物治疗（以阿司匹林为代表），防止红色血栓应采用抗凝治疗（以华法林为代表）。

（2）双轴张力 双轴张力（σ），指血管内皮细胞与平滑肌细胞在横断面上的周向张力和轴向张力。跨壁压是指血管内血液对血管壁的压力与血管外组织对血管壁的压力之差。一定的跨壁压是保持血管充盈膨胀的必要条件，跨壁压过小，血管不能保持膨胀状态而发生塌陷；跨壁压过大，如颅内动脉瘤的载瘤动脉，其管壁不能承受跨壁压时，就会发生破裂。双轴张力与跨壁压（transmural pressure，P）以及血管半径（r）呈正比，与血管壁厚度（W）呈反比。

$$\sigma = \pi rP/W$$

该方程式表示当跨壁压增高时，只有通过增加血管壁的厚度才能维持正常的血管张力。

（3）**切变率** 由于全血内含有大量血细胞等有形成分，故属于非均质流体，亦被称作非牛顿流体，血浆或血清属牛顿流体。当血液平稳流经血管时呈层流，红细胞有向中轴处聚集流动的趋势（称之为轴流）故流速最快，而靠近血管壁处流速较慢，从而形成血流从中轴（轴流）到管壁处（周围层流）的速度梯度，这种速度梯度的倒数即为切变率 γ，单位为 s^{-1}，该值实际反映了血流各液层间速度的差异。切变率在中轴处为零，近血管壁处最大，与血管半径呈逆相关。在心脏泵功能的推动下，由于血液流经部位的血管内径、形状、扭曲度、平滑度以及细胞膜的黏弹性、离心脏距离等的差异，血流的切变率并不恒定，全血黏度也会随之发生相应变化。

2. 全血黏度与血浆黏度

血黏度是水黏度的 4～5 倍。所谓血黏度，是指血液在血管内流动（由于平行的两个液层接触面位移）时所产生的具有阻抗作用的内摩擦力。

（1）**全血黏度** 全血黏度是血黏度的重要指标之一，取决于血细胞比容（hematocrit，HCT）、血流切变率、血浆黏度、血管直径和温度等诸因素。一般情况下，牛顿流体（血浆或血清）其黏度不随切变率的改变而改变，而非牛顿流体（全血）其黏度会随着切变率的改变而改变。就全血黏度和血流切变率的关系而言，当切变率较高时，轴流现象变得更为突出，红细胞集中在中轴，其长轴与血管纵轴平行，红细胞移动时发生的旋转以及红细胞相互间撞击均小，故全血黏度较低；当切变率较低时，红细胞易发生聚集，使全血黏度增高。

不同切变率下全血黏度预示的流变学意义有：在高切变率状态下，影响全血黏度的主要因素是红细胞的变形能力，其由红细胞的膜柔韧性、细胞内黏度（血红蛋白浓度）和细胞外形所决定；在低切变率状态下，影响全血黏度的主要因素是红细胞的聚集性，其取决于血浆蛋白（特别是纤维蛋白原）的桥联作用、切应力以及红细胞之间的静电排斥作用。血浆蛋白不仅会影响高切变率时的全血黏度，也会进一步通过对红细胞的聚集作用而增高低切变率时的全血黏度。以纤维蛋白原（fibrinogen，Fg；分子量为 340 kD，结构呈哑铃状的大分子蛋白质）为代表，在血液的体外实验中加入 Fg 后，高切变率状态下全血黏度增高；治疗性去除 Fg 后，高切变率状态下的全血黏度随之降低。在低切变率，Fg 可作用于红细胞使之聚集，能对全血黏度产生更大效应。然而，在已去除纤维蛋白原的低切变率状态下仍然会有全血黏度的增高，分析其原因首先可能是红细胞变形性丧失；其次可能由于存在异常增多的血清球蛋白如 α_2-巨球蛋白和免疫球蛋白，使得红细胞易发生聚集。总之，若个体存在血管内皮损伤（见于动脉粥样硬化、糖尿病、胶原-血管疾病、肾病综合征、全身性炎症或感染等）、体内凝血及纤溶过度激活（见于骨髓增生性疾病、原发性血小板增多症、血栓性血小板减少性紫癜等）以及血液某些相关抗体成分或蛋白质浓度增高（见于抗磷脂抗体综合征、高同型半胱氨酸血症、肿瘤、血液透析等）等，都会引起全血黏度的异常。

（2）**血浆黏度** 血浆黏度是反映血液黏滞性的另一重要指标。血浆黏度略高于水，主要取决于血浆内蛋白质的浓度、分子量大小以及分子形态（特别是链状结构的蛋白质分子），其影响程度由大到小依次为纤维蛋白原、球蛋白、白蛋白，而脂质的影响较小；同时，这些影响会随着血细胞比容的增高而增大。在巨球蛋白血症或多发性骨髓瘤患者，血中 M 球蛋白大量增多，也会引起血浆黏度显著增高。

3. 血细胞比容、红细胞的变形性和聚集性

血细胞比容（HCT）以红细胞在全血中所占的容积来反映红细胞的浓度。HCT 与全血黏度密切相关，高 HCT 与血栓形成密切相关。红细胞和其他细胞的黏附和聚集倾向以及其所具有的绝对数量和可变形性，是决定全血黏度的主要因素。在 HCT 增高时，全血黏度增高，两者呈对数关系；在 HCT 相对恒定时，全血黏度随着切变率的增大而降低，随着切变率的减小而增高，在低切变率时表现尤为突出。在低切变率时，由于红细胞浓度升高会促进红细胞聚集，从而干扰血流层流，故全血黏度随之增高；在高切变

率时，红细胞浓度降低会改善红细胞的变形性，使之有效体积减少，部分代偿了全血黏度的增高。在易受低灌注（如局灶性缺血、低血黏度和低切变率的血管床）影响的脑分水岭区，由于局部高 HCT 和血浆蛋白积聚，将进一步呈现损伤的恶化和不可逆。虽然血黏度与 CBF 之间呈负相关性，但在多数情况下，血黏度不可能成为 CBF 的独立决定因素。

血液中 99% 的细胞成分是红细胞。正常情况下，红细胞的变形性使其可通过管径更小的微血管，并沿着血液流动方向变形，细胞膜表面负电荷的静电斥力能避免红细胞聚集体的形成。然而，当红细胞变形能力降低或丧失时必然会引起全血黏度增高和微循环障碍，这些疾病包括遗传性红细胞病（见于镰状细胞贫血、遗传性球形细胞增多症、异常血红蛋白病）以及各种血栓性疾病。在高切变率范围内，红细胞之间的碰撞和摩擦力增加，不仅使红细胞寿命缩短，通过释放 ADP 引起血小板聚集（化学作用），而且还促进血小板和凝血因子向血管管壁表面输送（物理作用）。在真性红细胞增多症，约 30% 的患者存在周围动脉或静脉的血栓形成，亦可发生心和脑的血管闭塞。总之，在衰老或疾病状态下，红细胞膜表面的电荷减少或消失，血细胞成串状、分支状堆积，均可导致血流缓慢甚或血栓形成。

4. 白细胞和血小板流变性

正常生理状态下，血白细胞的数量约是红细胞的 1/700，其容积少于全血细胞成分的 1%。就单细胞而言，白细胞体积较大（直径约 8μm），且变形性弱于红细胞，在流经狭窄部位特别是小的毛细血管（直径为 5~6μm）时，其血流阻力显著增强。在炎症、休克和脑缺血及其他低血流状态下，白细胞的活化以及与血管壁的相互作用成为高阻力血流的重要机制。在黏附分子家族包括整合素（integrin）、选择素（selectin）以及免疫球蛋白超家族的共同作用下，白细胞滚动黏附、穿血管壁游走并堵塞微血管；中性粒细胞呼吸爆发产生的大量自由基，引发和加剧一系列级联反应，使可逆性缺血性损伤转化为不可逆性，因此，白细胞是缺血 – 再灌注损伤病理过程中的主要效应细胞。此时，最突出的特征为"无复流"现象：电镜下观察可发现血管周围星形胶质细胞足突肿胀并嵌入毛细血管，使管腔缩窄呈一裂缝；星形胶质细胞足突不断从细胞间隙以及血浆中拖拽出液体更加剧了自身的肿胀，导致血液内大分子物质进一步

浓缩和血液黏度增高。这样，即使上级动脉通畅或再通，也不可能实现组织学水平的再灌注。

较之红细胞，体循环中的血小板数量很少，约占全血容积的 0.2%~0.5%，在正常生理状态下不会干扰血液的流动。然而，血流的切应力，在无外源性诱导剂的条件下，也能激活血液中血小板及凝血因子的功能。当血管内皮细胞损伤和剥脱触发最初的止血反应后，血小板就附着在暴露的内皮下结缔组织表面（称为黏附），参与这一反应过程的因素有血小板、内皮下组织（其主要成分为胶原纤维，特别是 I、III、IV 型胶原最为重要）和血浆成分。血小板膜糖蛋白（platelet membrane glycoprotein, GP）I b/XI 复合物是血管性血友病因子（即 von Willebrand factor, vWF，由内皮细胞 Weibel-Palade 体释放）的受体，其在血小板与内皮下组织成分间起桥联作用。在黏附的同时，血小板继续不断发生释放反应，促进血流中更多的血小板附着在已发生黏附的血小板上，这样就形成了微聚集物或微血栓（称为聚集）。参与这一反应过程的因素有血小板成分和血小板聚集激动剂，前者主要指 GP II b-III a 复合物（是纤维蛋白原的受体，也是血小板聚集的最后共同通路），后者包括 5 – 羟色胺（5-serotonin，5-HT）、二磷酸腺苷（adenosine diphosphate，ADP）、肾上腺素、胶原、凝血酶、花生四烯酸（arachidonic acid，AA）、血栓烷 A_2（thromboxan A_2，TXA_2）和血小板活化因子（platelet activating factor，PAF）等。血小板的过度活化，将导致微循环中血流异常或大动脉内血栓形成，涉及多种疾病如卒中、心绞痛以及其他动脉粥样硬化并发症的病理过程。

（三）脑循环的调控机制

CBF 的调节是一复杂的整合过程，不仅涉及脑神经元、胶质细胞、血液成分、CSF、细胞外间隙和间质，还涉及血管壁诸层。脑血管微环境包括血管内皮细胞、平滑肌细胞、血管周围神经、细胞外间隙和蛛网膜下腔等部分（表 3–2）。尚无一种假说能够涵盖或确切地一元化解释 CBF 调节的全部生物学机制。

1. 肌源性调节假说

肌源性调节假说基于实验观察。其主要内容为：当动脉压升高时，动脉壁血管平滑肌即被牵拉

表 3-2 脑血管微环境的血管活性物质

细胞外（循环／体液）
腺苷及其相关复合物（ADP、ATP）
聚集的血小板（释放 5-HT、PAF、TXA_2）
离子（Ca^{2+}、H^+、K^+、Mg^{2+}）
CO_2 和 O_2
炎性细胞因子（γ- 干扰素、IL-1β、LPS、TNF-α）
低密度脂蛋白胆固醇
氧合血红蛋白
肽类（血管紧张素、缓激肽、促尿钠肽、血管加压素）
血管内皮生长因子

血管内皮细胞
AA 代谢物（白三烯、前列腺素、TXA_2）
CO（源于结构型 HO-2）
离子通道（K_{ATP}、非特异性离子通道、VGCCs）
ET-1
内皮衍生性超极化因子
HSP-90
NO（源于结构型／内皮型 NOS）
氧自由基簇（包括羟自由基、超氧自由基、过氧化物、过硝基化物）

血管平滑肌
ATP
离子通道（K_{ATP}、SACCs）
CO（源于诱导型 HO-1）
NO（源于诱导型 NOS）

血管周围神经
胺类（ACh、多巴胺、组胺、NE、5-HT）
氮类（来源于神经元型 NOS）
肽类（CGRP、NPY、SP、VIP、NKA）

注：IL：白细胞介素（interleukin）；LPS：脂多糖（lipopolysaccharide）；TNF：肿瘤坏死因子（tumor necrosis factor）；HO：血红素氧化酶（heme-oxygenase）；K_{ATP}：ATP 敏感性 K^+ 通道（ATP sensitive K^+ channels）；VGCCs：电压门控性 Ca^{2+} 通道（voltage-gated calcium channels）；HSP：热休克蛋白（heat shock protein）；NOS：一氧化氮合酶（nitric oxide synthetase）；SACCs：牵张激活离子通道（stretch-activated cation channels）；ACh：乙酰胆碱（acetylcholine）；NE：去甲肾上腺素（norepinephrine）；CGRP：降钙素基因相关肽（calcitonin gene-related peptide）；NPY：神经肽 Y（neuropeptide Y）；SP：P 物质（substance P）；VIP：血管活性肠肽（vasoactive intestinal peptide）；NKA：神经激肽 A（neurokinin A）。

使得小动脉紧张度增高、血管收缩，伴随着毛细血管前括约肌早期关闭导致血流阻力增强，这正构成了重要的血流调节机制。大动脉含有丰富的胶原纤维和外膜，保证了管腔内压显著波动时其管径仅轻微变化。小动脉是以内皮细胞为衬的肌性管道，胶原纤维缺如，对膨胀的压力呈收缩反应。这样，尽管血压波动，仍能维持毛细血管内压和血流恒定（Bayliss 效应）。在急进型高血压患者，当 MAP 超过 155 mmHg 时，小动脉先是发生持续而显著的痉挛，甚至可导致微梗死；继之发生被动性或强制性扩张，引起毛细血管床压力增加，血浆和红细胞渗漏进入细胞外间隙，常见于高血压脑病。

Bayliss 效应被认为是血管自动调节肌源性假说的基础，反映了血管平滑肌的内在特性。支持该假说的重要依据之一是，在血管平滑肌细胞内存在 SACCs，又称为机械活化离子通道（mechanically operated cation channels），其具有对单价离子如 Na^+、K^+ 和 2 价离子（如 Ca^{2+}）非选择性和易通透的特点。许多细胞，如上皮细胞和内皮细胞也存在该通道。利用膜片钳技术可记录到 SACCs 的微小电流，并证明该电流是平滑肌细胞对牵张的特异性离子应答。平滑肌细胞 SACCs 的激活伴随 Na^+ 的流入，使细胞膜去极化，依次引起 VGCCs 开放，大量 Ca^{2+} 进入细胞内，促进内质网 Ca^{2+} 诱导的 Ca^{2+} 释放，导致平滑肌收缩。Nelson 等发现，平滑肌收缩的程度最终受到 Ca^{2+} 诱导的 Ca^{2+} 依赖性 K^+ 通道（Ca^{2+} -dependent potassium channel，KCa）激活引起的膜超极化的限制。

2. 神经源性调节假说

分布于脑动脉外膜层的血管周围神经纤维有不同的起源，根据起源部位大致分为内源性和外源性两大类。内源性指起源于血管外膜局部神经元的肽能神经纤维，其分泌 NPY 和 VIP，前者引起血管收缩，后者引起血管扩张。外源性则指血管外膜以外的多部位起源的神经纤维，这些部位包括：①自主神经节：起源于颈上神经节的交感神经纤维可释放 ATP、NPY 和 NE，起源于翼状神经节、蝶腭神经节或耳神经节的副交感神经纤维释放 ACh、NO 和 VIP；②非自主神经节：起源于三叉神经半月神经节和脊髓背根节的肽能神经元，释放 SP、CGRP 和 NKA，均具有血管扩张效应；③单胺能神经核团：起源于蓝斑的儿茶酚胺能神经纤维释放 NE，起源于延髓腹外侧中缝核的 5-HT 能神经纤维释放 5-HT，前者使血管扩张，后者具有使血管扩张和收缩的双重效应。神经血管支配的多重性和多面性提供了精密的神经化学调节，也承担着大脑病理状态下如缺血性梗死、神经变性或外伤时的保护机制。形态学或功能证据支持血管周围神经及其神经递质在调节血管张力方面的积极作用。

神经源性假说阐述了跨壁压触发了血管周围神经纤维释放神经递质的变化。神经递质释放的时程、结合和作用相当于自动调节相对快速的过程，尽管推测血管周围神经纤维存在类似肌细胞内的非特异性 SACCs，能提供局部 Na^+ 和 Ca^{2+} 介导的去极化以及血管周围神经末梢释放神经递质所需要的 Ca^{2+}。然而，在跨壁压增高时，信号如何精细地促进神经递质的释放仍有待确定。在去交感和副交感神经的动物中，即使脑血管自动调节保留也不能绝对排除神经源成分的参与，因为局部血管壁神经纤维网络内仍含有能独立进行神经分泌的神经元。

3. 内皮源性调节假说

内皮细胞是一个重要的血管调节器官，而不仅仅是简单和被动地处于血液和血管平滑肌之间的屏障。在脑内，它构成特有的酶或分子筛维持着血-脑屏障（blood-brain barrier，BBB）的完整性。作为一种物理感受器，它能将机械能如牵张（跨壁压）和流速（切应力）的变化及时转换为血管张力。内皮细胞通过释放舒张因子和收缩因子，直接调节血管张力。内皮衍生舒张因子（endothelium-derived relaxing factors，EDRFs）包括 NO、PGI_2 以及内皮衍生超极化因子（endothelium-derived hyperpolarizing factor，EDHF）；内皮衍生收缩因子（endothelium-derived contracting factors，EDCFs）包括 ET-1、TXA_2、氧自由基以及血管紧张素 Ⅱ 等。在正常生理状态下，EDRFs 和 EDCFs 保持着动态平衡，使血管始终处于适当的张力。NO 的释放，使血流速率和切应力增加而跨壁压不增加，引起内皮依赖性血管扩张（表 3-3）；内皮依赖性血管收缩则类似跨壁压增高，与 EDRFs 抑制和（或）EDCFs 释放增多有关。

4. 代谢性调节假说

代谢性调节假说是指代谢副产物或代谢底物具有改变进入某区域血流的直接效应。通过重要的代谢副产物乳酸和 CO_2，神经元和胶质细胞的代谢会影响局部血流，代谢底物以组胺和前列腺素为代表。神经元活动导致 CO_2、热和代谢物的蓄积，首先引起小动脉扩张和血流增加。在研究神经元活动与功能磁共振（functional MRI，fMRI）信号的关系时发现，随着神经元电活动的增强（如痫性发作），首先局部 CBF 增加，其增加幅度大于氧耗的增加，导

表 3-3　NO 信号转导通路的特征

成分	作用	主要特征
L-arg	NOS 的底物	由饮食或内源性合成
NOS	NO 的生物合成	L-arg 与 O_2 形成 NO 和 L-瓜氨酸，以 260kDa 同源二聚体发挥功能，并且需要许多辅因子的参与，包括黄素、NADPH、BH_4 和 CaM 脑内存在 3 种 NOS：内皮型 NOS、神经元型 NOS 和诱导型 NOS，前两者呈 Ca^{2+} 依赖性活化，合成 NO 短暂；后者呈非 Ca^{2+} 依赖性活化，产生 NO 持久 NOS 存在于内皮细胞、神经元和星形胶质细胞内，前炎性细胞因子可诱导其在血管平滑肌细胞、活化的巨噬细胞和中性粒细胞中表达 NOS 活性的内源性调节通过磷酸化、脂肪酰化、NO 自身抑制、L-arg 拟似物、HSP-90 等实现，并且受到核转录因子 NF-κB 转录调控
NO	第二信使	是一种可弥散物质，经由切应力 / 搏动性血流或 G 蛋白偶联受体活化（可被神经递质如 ACh、5-HT，以及肽类如 BK、ET-1、NKA、VIP、SP 等所激活），促使内皮细胞合成 具有重要的血管调节作用，包括促进血管扩张、抑制血管平滑肌增殖、抑制血小板和白细胞黏附以及抑制血小板聚集等 NO 的作用一般呈 cGMP 依赖性，然而，NO 也能直接激活 K^+ 通道导致膜超极化，以 cGMP 非依赖性方式引起血管扩张
GC	目标酶	存在于血管平滑肌细胞内，以可溶性（胞质型，直接被 NO 活化）或特别（膜相关性，经肽受体激活）的形式，将 GTP 转变为 cGMP
cGMP	第二信使	由血管平滑肌细胞 GC 合成。通过 PKG 介导膜超极化，激活 K^+ 通道和（或）关闭 L 型 VGCCs，促进血管扩张；PKG 也能通过 MLCK 的磷酸化和失活，促使血管扩张

注：L-arg：L-精氨酸（L-arginine）；NADPH：还原型烟酰胺腺嘌呤二核苷酸磷酸（reduced nicotinamide adenine dinucleotide phosphate）；BH_4：四氢喋呤（tetrahydrobiopterin）；CaM：钙调素（calmodulin）；BK：缓激肽（bradykinin）；cGMP：环磷酸鸟苷（cyclic guanosine monophosphate）；GTP：三磷酸鸟苷（guanosine triphosphate）；GC：鸟苷酸环化酶（guanylate cyclase）；PKG：蛋白激酶 G（protein kinase G）；MLCK：肌球蛋白轻链激酶（myosin light-chain kinase）。

致局部毛细血管、小静脉和引流静脉内脱氧血红蛋白 (deoxyhaemoglobin, deOxyHb) 含量减低，引起血氧水平依赖性信号 (blood oxygenation level dependent signal, BOLD) 增强。BOLD 信号与局部 deOxyHb 含量呈负相关，由此推断 BOLD 信号能间接反映神经元活性。由于脑组织代谢增加伴随对 O_2 和葡萄糖的需求增加，使得血流量增多，以迅速清除 CO_2、热和代谢产物如乳酸、组胺和水。

（四）CBF 变化的影响因素

1. 动脉血二氧化碳分压

在静息时，正常人动脉血二氧化碳分压 (arterial partial pressure of cabon dioxide, $PaCO_2$) 为 (40 ± 5) mmHg，极少受到年龄的影响。对任何年龄的哺乳类动物，高碳酸血症 ($PaCO_2$ 增高) 都会引起血管扩张，而低碳酸血症则相反。当过度换气使 $PaCO_2$ 降低接近 25 mmHg 时，CBF 约减少 30%～35%；当吸入含 5%～7% 浓度的 CO_2 后，CBF 几乎呈指数性增加 50%～100%。CO_2 是脑循环最强有力的扩张剂，通过 $PaCO_2$ 的增高（血管扩张）或降低（血管收缩），CVR 发生改变，导致 CBF 的变化。$PaCO_2$ 长期持续异常，CBF 会逐渐恢复到基线水平。被动性过度换气引起 CBF 减低时，虽然患者可表现有意识障碍，但无 $CMRO_2$ 或高能磷酸键浓度的降低。然而也有报道，在主动过度换气者中 $CMRO_2$ 可轻度增高。

尽管已提出许多因素可能介导了高碳酸血症时的血管扩张效应，包括 H^+ (pH)、前列腺素和 NO，但最有可能的是细胞外 H^+ 浓度而非 CO_2 分子本身发挥了主要决定性作用。该 pH 假设认为，H^+ 对血管平滑肌的直接效应介导了 CO_2 的扩血管作用。然而，这可能只是一种间接机制。当 $PaCO_2$ 增高时，CO_2 分子而非 HCO_3^- 或 H^+，能弥散透过 BBB，星形胶质细胞的碳酸酐酶将其转变为 HCO_3^- 和 H^+，血管周围 $PaCO_2$ 的增高与细胞外或血管周围 H^+ 浓度的升高相偶联，引起局部 pH 降低。目前认为，血管扩张机制是由于 H^+ 诱导开放了血管平滑肌细胞的 K_{ATP}，或因 H^+ 化学梯度增大，驱使 H^+-K^+ 交换增多使 H^+ 流入。总之，这些事件伴随着 K^+ 流出增多以及细胞膜的超极化，导致 VGCCs 关闭，胞质 Ca^{2+} 浓度减低，从而促进平滑肌松弛。在许多实验中也注意到，在存在 NOS 抑制剂的条件下，高碳酸血症的血管扩张效应减弱，提示 NO 可能发挥着某种作用。在中度 ($PaCO_2$ 50～60 mmHg) 并非重度 ($PaCO_2 > 100$ mmHg) 高碳酸血症的状态下，NO 可能调节了而不是介导了高碳酸血症的血管扩张。

2. 动脉血氧分压、动脉血氧含量和血红蛋白浓度

正常人在静息时的动脉血氧分压 (partial pressure of arterial oxygen, PaO_2) 随年龄增长而略有下降。在海平面成年人 PaO_2 的计算公式为：

$$PaO_2 = [(13.3 - 0.043 \times 年龄) \pm 0.66] \times 7.5 \, mmHg$$

PaO_2 在生理水平上下的微小波动 (60～100 mmHg) 不影响 CBF，人类和动物实验研究表明，只有当 $PaO_2 < 50$ mmHg 时才出现 CBF 的增加，提示 PaO_2 的变异不可能成为调控在 PaO_2 生理水平状态下 CBF 的重要机制。中-重度缺氧会导致 CBF 呈指数性增高，反映了间质内腺苷增多以及（或）细胞外酸中毒的扩血管效应，与 K_{ATP} 活性增高有关，局部 PaO_2 降低以及腺苷和 H^+ 浓度升高触发了 K_{ATP} 的开放。缺氧还会刺激延髓头端腹外侧的氧敏感神经元，通过神经源性血管扩张作用使 CBF 增加。NO 也可能参与了重度缺氧 ($PaO_2 < 35$ mmHg) 时的血管扩张效应。

动脉血氧含量 (arterial oxygen content, CaO_2)，为 100 mL 血液的实际携氧量，包括 Hb 实际结合的 O_2（被 O_2 充分饱和时 1 g Hb 可结合 1.34 mL O_2）和血浆中物理溶解的 O_2（约 0.3 mL/dL）。CaO_2 主要取决于 PaO_2 和血氧容量（指 100 mL 血液中当 Hb 被 O_2 充分饱和时的最大携 O_2 量，正常值约为 20 mL/dL），后者又主要依赖 Hb 数量及其与 O_2 结合的能力。CaO_2 的计算公式为：

$$CaO_2 = (1.34 \times Hb \times SaO_2) + (0.003 \times PaO_2)$$

血氧饱和度是指 Hb 与 O_2 结合的百分数。正常人动脉血氧饱和度 (saturation of arterial blood with oxygen, SaO_2) 为 95%～100%，静脉血氧饱和度则为 75% 左右。由于氧解离曲线呈"S"形，在 PaO_2 下降至约 50～60 mmHg 时 SaO_2 显著降低，但未出现 CaO_2 的减少。该值与缺氧诱导 CBF 减少的阈值相似，支持主要是 CaO_2 而不是 PaO_2 决定了 CBF。缺氧或贫血均可引起 CaO_2 减少，导致血管扩张和 CBF 代偿性

增加；CaO_2 过高，如真性红细胞增多症，往往伴有 CBF 的减低，这些病例均无脑代谢的改变。

血球压积决定血黏度，血黏度常常随着 CaO_2 而变化。然而，在贫血和副蛋白血症患者，CaO_2 减少与血黏度改变无关，且未观察到血黏度与 CBF 之间有关，但发现 CaO_2 与 CBF 之间呈显著负相关。有报道，在成人吸入 CO 后虽然 PaO_2 或血黏度无变化，但 CaO_2 减低，且 CBF 增加。其他的实验数据显示，在预先存在血管扩张的状态下，血黏度对脑灌注具有更为显著的效应。血液稀释、高碳酸血症和缺氧等都会导致实验大鼠 CBF 的增加，此时若血浆黏度升高 1 倍则 CBF 会减少 50%。在大鼠 MCA 闭塞模型中，CaO_2 减低者 CBF 更为减少；由于血液稀释，血黏度降低但 CaO_2 无改变者 CBF 增多。

3. 体温

研究发现，低温可以引起脑内一系列生理生化过程的变化，包括脑代谢率降低、氧耗减少、血流动力学及血液流变学改变、兴奋性神经递质释放减少以及某些具有温度依赖性反应活性的酶抑制等诸方面，这些变化直接或间接地影响着脑灌注。

在常温下，每 100g 脑组织耗氧约 $2.5\sim4.7\,mL/min$，27℃时则减少至 $0.8\sim1\,mL$。低温下，$CMRO_2$ 的改变是否会影响到 CBF？ Hagerdal 等发现，N_2O/O_2 麻醉的大鼠在低温（32～27℃）时 CBF 的变化并非恒定，随着温度的降低 CBF 与 $CMRO_2$ 减低程度一致。另一项实验也发现，随着低温（35～26℃）的加深，动物首先表现为 $CMRO_2$ 减低，继而 CBF 减少，但两者之间并不总是呈比例改变。这些研究表明，在一定低温范围内（鼻温 > 22℃）CBF 的自动调节反应仍存在，此时的调节主要取决于脑代谢需求。脑能量代谢的抑制是低温期间 CBF 减少的主要原因。在苯巴比妥钠麻醉犬的实验中还发现，中度低温（32～25℃）时血黏度和脑血管阻力均增加，提示低温亦能够导致血液流变学异常，从而影响到脑灌注。此外，低温状态下扩血管活性物质（如 NO）的生成减少也会使脑血管张力增高及 CBF 减少，然而，这种 CBF 的改变与 $CMRO_2$ 的变化无相关性。

4. 血糖浓度

不同于 CBF 与 O_2 的供求关系，葡萄糖供需之间的平衡对 CBF 几乎不产生影响。在胰岛素钳夹或团注实验中，当正常个体血糖浓度降低至 $2.3\sim3\,mmol/L$ 时未发现 CBF 的改变；然而，当血糖浓度更显著地降低至 $1.1\sim2.2\,mmol/L$ 时，CBF 呈中度或显著增高。由于血管保留对其他刺激的反应，故这种 CBF 的增加绝非单纯源于血管张力的丧失。血糖 $2.0\,mmol/L$ 足以引起脑功能障碍，发生荷尔蒙反向调节效应。CBF 增多并不使葡萄糖血 - 脑转运增加，因为血糖跨血 - 脑屏障转运是由载体介导、具有构型特异性和可饱和性的转运体来负责的。由血循环入脑的葡萄糖数量取决于两个因素，即毛细血管内葡萄糖浓度和血 - 脑屏障的转运效率。毛细血管葡萄糖浓度介于动脉与静脉之间，即使 CBF 增加 1 倍，葡萄糖摄取分数减半，也只能使毛细血管葡萄糖浓度上升小于 5%。如果转运体数量增多或亲和力增强，葡萄糖转运就会明显增加。毛细血管表面积扩大将有效增加转运体数量，但是，这种毛细血管功能补充方式的可能性和意义尚未得到最终证实。

二、脑代谢的基础概念

脑代谢这一术语通常是指脑内相对集中和定位分布的适应于酶介导底物的利用以执行细胞功能的多种生化途径。正常情况下，脑代谢属有氧过程，葡萄糖的有氧代谢保证了细胞有效地执行功能，包括维持离子梯度，神经递质生成、装运、释放和摄取，促进细胞内信号转导、细胞大分子的生物合成和转运以及调节和更新。

（一）脑代谢的重要指标

根据 Kety-Schmidt 技术，正常年轻人的全脑平均 CBF 约 $46\,mL/(100g\cdot min)$，$CMRO_2$ 约 $3.0\,mL/(100g\cdot min)$ $[134\mu mol/(100g\cdot min)]$，葡萄糖代谢率（cerebral metabolic rate of glucose，CMRGlu）也称为葡萄糖利用率，为 $25\mu mol/(100g\cdot min)$；实际 $CMRO_2/CMRGlu$ 为 5.4，完全氧化预期值为 6.0（糖原分解时会产生小量乳酸）。灰质的 CBF 约是白质的 4 倍，分别为 $80\,mL/(100g\cdot min)$ 和 $20\,mL/(100g\cdot min)$。在正常生理静息状态下，区域性血流与组织静息代谢率紧密偶联，体循环中约 1/3 的 O_2 和约 1/10 的葡萄糖由血液入脑，在脑内代谢。OEF 是指脑摄氧量相当于动脉血释放氧量的百分数，约

为 0.5 (50%)，葡萄糖摄取分数（glucose extraction fraction，GEF）约为 0.1 (10%)。在其他的报道中，成人 CMRGlu 为 25～30 μmol/(100g·min)，CMRO$_2$ 为 150～160 μmol/(100g·min)。正常情况下，脑葡萄糖直接随血浆浓度而变化，脑脊液与血浆葡萄糖浓度分别为 2.5～4.5 mmol/L 和 3.9～6.2 mmol/L，其浓度比约为 2：3。在缺血和 SAH 等病理状态下，这些参数会发生显著改变。

值得注意的是，由于出生时脑发育并未成熟，其血流和代谢的改变可贯穿整个婴儿期和儿童期。出生后头几年脑发育和髓鞘形成相对迅速，CMRGlu 可能超过成人，至 20 岁逐渐回复到正常成人水平。围产期动物模型的研究结果证实，出生后 2h CBF 相当低，并在 24 h 内进一步降低，第 3 周增高可达 200%～350%，至第 35 天降至成人水平。在人类早产或足月婴儿，很少能获得这样的连续脑血流动力学定量研究的数据。早产儿出生后头 48 h 内全脑平均 CBF 较低，在 6～35 mL/(100g·min) 范围内，并持续 1 月以上；即使以后发育正常，6 个月时的 CBF 仍可能 <10 mL/(100g·min)。足月新生儿全脑 CBF 在 6～69 mL/(100g·min)。儿童期神经功能异常的婴幼儿新生儿期平均 CBF 显著高于那些儿童期神经功能正常者，分别为（35.64±11.80）mL/(100g·min) 和（18.26±8.62）mL/(100g·min)，表明正常足月婴儿的 CBF 低于成人。

一项小样本研究显示，早产新生儿的 CMRO$_2$ 平均在 0～0.5 mL/(100g·min)，足月新生儿为 0～1.3 mL/(100g·min)。2 例 CMRO$_2$ 较 差 [0.06 mL/(100g·min)] 的早产新生儿在新生儿期并未发现脑实质损伤的证据；2 例无神经系统病变的足月新生儿大脑半球平均 CMRO$_2$ 分别为 0.4 mL/(100g·min) 和 0.7 mL/(100g·min)，在 6 个月和 7 个月达到正常。该现象表明，胎儿和新生儿脑对能量的需求很小，能被非氧化代谢所满足。新生儿平均 CMRGlu 为 4～19 μmol/(100g·min)。新生儿期后，全脑 CBF、CMRO$_2$、CMRGlu 进行性增高，在 3～10 岁时达到高峰，分别为 60～120 mL/(100g·min)、4.3～6.2 mL/(100g·min) 和 4～65 μmol/(100g·min)。青春期（11～19 岁）末及 30 岁以后，上述代谢参数回落到成人水平，多数研究认为这种降低可能继续，但较青春期减低速率更为缓慢，并且具有区域特异性，特别涉及额叶、边缘叶、联络区和岛叶皮层。进一步分析其减低原因，发现这种变化仅见于灰质，

白质的血流在 1～2 岁后保持相对稳定。总之，年龄相关性 O$_2$ 和葡萄糖代谢的变化仍不明了，许多研究结果差异较大（减低或无改变）。

（二）重要的代谢途径

1. 三磷酸腺苷代谢途径

细胞发挥生物学功能，依赖底物（包括糖类、脂肪及蛋白质）利用产生的高能磷酸化合物，即 ATP 和磷酸肌酸（phosphocreatine，PCr）提供能量。在脑内，ATP 主要在葡萄糖代谢的终末阶段氧化磷酸化合成，而 PCr 承担同样功能并作为 ATP 的短期贮存形式，通过肌酸激酶水解以及与 ADP 相互作用而产生。

$$PCr + ADP + H^+ \longrightarrow ATP + 肌酸$$

ATP 主要功能是维持重要离子泵活性，即哇巴因敏感性 ATP 依赖性 Na$^+$-K$^+$-ATP 酶，维持神经元膜电位和建立 Na$^+$ 与 K$^+$ 的跨膜流动，每使用 1 分子 ATP（对抗化学梯度）泵入 2 个 K$^+$，泵出 3 个 Na$^+$。ATP 水解酶将 ATP 水解为 ADP，同时释放 ATP 末端正磷酸盐。这一过程获得游离能量（-7.3 kcal/mol），即产能。

$$ATP + H_2O \longrightarrow ADP + Pi + H^+[+ 能量]$$

反应产生的能量驱动了 Na$^+$-K$^+$-ATP 酶及其他 ATP 依赖性泵（如 Ca^{2+}-ATP 酶和 H$^+$-ATP 酶）的活性，这些泵对细胞 Na$^+$、K$^+$、Ca^{2+} 和 H$^+$ 流动同样有直接影响。离子梯度特别是 Na$^+$ 梯度，可间接驱动其他转运体的活性和方向，例如，涉及神经递质再摄取和 Na$^+$ 与 Ca^{2+}、Na$^+$ 与 H$^+$ 的交换以及控制水的专向流动梯度，由此参与维持细胞离子和渗透压的内稳态。可以用能量负荷的概念来反映 ATP 与相关腺苷化合物在代谢中的重要性。许多代谢反应受到细胞能量状态的控制，能量负荷表示细胞能量状态的一个指数，由下列方程式表达，范围在 0（AMP）～1（ATP）之间：

$$能量负荷 ={\{[ATP] + 0.5 \times [ADP]\}} / {\{[ATP] + [ADP] + [AMP]\}}$$

正常细胞能量负荷为 0.85～0.90。高能量负荷通常促进 ATP 利用或抑制 ATP 生成的途径。应注意，脑仅能蓄积小量内源性底物，如游离葡萄糖及

其相关多聚体、糖原、O_2、高能量磷酸化合物（指 ATP 和 PCr），在 CBF 障碍时所有这些组分会迅速耗竭。脑供 O_2 停止 7min，脑 ATP 含量即降至 0。

2. 葡萄糖氧化代谢途径

正常情况下，脑内葡萄糖主要靠外源（如食物）供给，并且受到肝脏的调节。O_2 通过简单弥散由血液入脑，而葡萄糖则是在葡萄糖转运体（glucose transporter，GLUT）家族独立成员之一 GLUT-1 的促进作用下通过血 - 脑屏障转运。在已知的 GLUT 同构体中，脑内仅发现有 GLUT-1 与 GLUT-3，前者位于毛细血管内皮细胞和星形胶质细胞，后者位于神经元。所有 GLUT 同构体结构相关，根据细胞状态，质膜 GLUT 的绝对数量会上调或下调。已经阐明，星形胶质细胞和神经元是葡萄糖经血 - 脑屏障转运的两个主要靶向，前者通过星形胶质细胞毛细血管周围足突的 GLUT-1 摄取葡萄糖，并以糖原的形式贮存；后者通过 GLUT-3 转运葡萄糖并代谢，从有氧氧化进入复杂的代谢途径（表 3-4）。

完整的葡萄糖氧化代谢途径被分为 4 个阶段（表 3-4）。糖酵解、有氧糖酵解或糖酵解途径等均指葡萄糖代谢的第 1 阶段，这些术语常被交换使用。

葡萄糖代谢调节是指重要的能量供给与需求的偶联机制。在葡萄糖氧化代谢诸阶段中，任一阶段的特征都是酶的活性受到一个或多个离子或分子的反馈调节。在病理（如脑缺血）状态下，这种反馈调节变得尤为重要；当上述离子或分子达到异常水平，就可能干扰某个代谢途径。

在葡萄糖代谢的第 1 阶段，调节的主要位点在 PFK，该酶将 ATP 水解为果糖 6 - 磷酸。当 ATP（葡萄糖代谢中基本能量产物）、柠檬酸（Krebs 循环中产生的第 1 个分子）和质子（参与该途径的许多反应）增多时即会抑制 PFK 活性，提示需要更多的能量供给；PFK 的负反馈效应可减弱糖酵解，直至这些成分恢复到正常水平。AMP、cAMP、ADP、K^+、NH_4^+ 和 Pi 的增多则促进 PFK 的活性。

葡萄糖代谢的第 2 阶段为不可逆过程，调节部位在 PDH 多酶复合体。当 NADH/NAD^+（烟酰胺腺嘌呤二核苷酸，nicotinamide adenine dinucleotide）、乙酰 CoA/CoA、ATP/ADP 等比值增高时均强烈提示能量需求，同时具有负反馈调节作用，PDH 多酶复合体特异性激酶被磷酸化或去磷酸化。底物丙酮酸以及细胞内 Ca^{2+} 增多（由于 G 蛋白与激素活化受体偶联）激活 PDH，其活性也依赖维生素 B_1。

表 3-4 葡萄糖代谢途径及其特征

代谢阶段	代谢部位	ATP 净产量	主要特征
1. 有氧糖酵解	胞液内	2	10 个酶参与反应。底物为葡萄糖，终产物为丙酮酸，NADH 为副产物。有氧糖酵解调节的早期步骤由 HK 和 PFK 催化；后期步骤由 PK 催化。PFK 催化的步骤是糖氧化过程最重要的调控位点
2. 合成乙酰 CoA	线粒体基质	0	该期将有氧糖酵解与 Krebs 循环相连。丙酮酸不可逆性氧化脱羧，由 PDH 多酶复合体催化，生成终产物乙酰 CoA，NADH 成为副产物。乙酰 CoA 是进入 Krebs 循环的起点
3. Krebs 循环（或称三羧酸/柠檬酸循环）	线粒体基质	2	9 个酶参与反应。底物是乙酰 CoA 和草酰乙酸，终产物仍是草酰乙酸，以及副产物 CO_2 和电子供体 NADH、$FADH_2$。Krebs 循环是许多生物合成途径的中心环节，提供了蛋白质和脂肪合成的分子前体，也是燃料分子（氨基酸、脂肪和碳水化合物）氧化的最后共同通路
4. 氧化磷酸化	线粒体基质和线粒体内膜	26	该阶段也被称为电子转运或呼吸链，由 NADH 和 $FADH_2$ 提供的电子被转给 O_2，生成 H_2O，同时伴有能量释放，驱使 ATP 的生成。4 种酶复合体均位于线粒体内膜，作为电子载体，通过 ATP 合成酶，以 ATP 合成为终点。载体链的电子流导致质子泵出线粒体基质，从而建立质子势能（一种电化学梯度）加速了 ATP 的合成

注：NADH：还原型烟酰胺腺嘌呤二核苷酸（reduced nicotinamide adenine dinucleotide）；HK：己糖激酶（hexokinase）；PFK：磷酸果糖激酶（phosphofructokinase）；PK：丙酮酸激酶（pyruvate kinase）；PDH：丙酮酸脱氢酶（pyruvate dehydrogenase）；$FADH_2$：还原型黄素腺嘌呤二核苷酸（reduced form of flavin adenine dinucleotide）。

CHAPTER 3

第三章

葡萄糖代谢的第 3 个阶段，调节部位在柠檬酸合成酶、异柠檬酸脱氢酶和 α - 酮戊二酸脱氢酶。当 ATP 水平增高时，Krebs 循环的速率将受到抑制。

葡萄糖代谢的最后阶段，调节氧化磷酸化总速率的最主要因素是 ADP。一旦 ADP 水平升高（表明消耗增多或 ATP 生成不足），氧化磷酸化（对 ATP 合成的需求激活了呼吸链）即加速。这些复杂的多环节调节机制反映了针对不同细胞状态做出应答的糖代谢的精细控制，严密匹配能量供求涉及许多燃料分子，包括碳水化合物、氨基酸和脂肪酸，均在 Krebs 循环中被氧化。

传统认为，在有氧状态下 1 分子葡萄糖完全氧化可产生 36 分子 ATP，即：

$$C_6H_{12}O_6 + 6O_2 + 36ADP + 36Pi \longrightarrow 6CO_2 + 42H_2O + 36ATP$$

由于某些变量转运过程和化学反应化学计量学包括了最后阶段的葡萄糖代谢（即氧化磷酸化作用），将 1 分子葡萄糖完全氧化生成 ATP 的最大估计值定在 30～38 分子，而校正后的数值约为 30 分子。

正常线粒体呼吸过程中，NAD^+ 是通过 NADH 再氧化生成的。当氧供受限（缺血或缺氧状态）NAD^+ 就会严重耗竭，此时 PDH 水解反应不再有效出现，影响到 ATP 的生成。

$$丙酮酸 + NAD^+ + CoA \longrightarrow 乙酰 CoA + CO_2 + NADH$$

在这种情况下，就由乳酸脱氢酶（lactate dehydrogenase，LDH）进行丙酮酸代谢，生成了更多被需要的 NAD^+，同时也产生了乳酸：

$$丙酮酸 + NADH + H^+ \longleftrightarrow 乳酸 + NAD^+$$

所以，在无氧糖酵解中，乳酸（非丙酮酸）是终产物，丙酮酸还原成为乳酸的唯一目的是再生成 NAD^+，这样糖酵解才能继续下去。乳酸是有害的代谢终产物，可以被 LDH 再转变为丙酮酸，继续进入 Krebs 循环。无氧糖酵解产生的 ATP 仅为 2 分子，而且乳酸的堆积将导致严重的神经毒性和脑组织酸中毒。正常情况下，进入糖酵解通路的葡萄糖仅 85% 真正进入 Krebs 循环被完全氧化代谢；剩余的 15% 中，5%～10% 被转化为乳酸作为生理存在的无氧糖酵解，5%～10% 被另一重要葡萄糖代谢途径——磷酸戊糖（又称单磷酸己糖）旁路所代谢。旁路的主要作用是将磷酸化葡萄糖（糖酵解第一步中形成的 6 -

磷酸葡萄糖）转变为 5 - 磷酸核糖以及还原型烟酰胺腺嘌呤二核苷酸磷酸（reduced nicotinamide adenine dinucleotide phosphate，NADPH）：

$$6 - 磷酸葡萄糖 + 2NADP^+ + H_2O \longrightarrow 5 - 磷酸核糖 + 2NADPH + 2H^+ + CO_2$$

5 - 磷酸核糖是一个五碳（戊）糖，其衍生物掺入生物分子如 ATP、CoA、NAD^+、黄素腺嘌呤二核苷酸（flavin adenine dinucleotide，FAD）、RNA、DNA，代谢旁路对维持这些生物分子的合成至关重要。NADPH 既被用于兴奋性神经递质谷氨酸的合成（谷氨酸与谷氨酰胺和 γ - 氨基丁酸的合成偶联），而且维持了细胞中还原型谷胱甘肽的正常含量，成为细胞对抗自由基损伤的重要防御机制。

3. 糖原代谢途径

葡萄糖通过毛细血管足突易化转运进入星形胶质细胞后，成为多聚体并以糖原形式储存，该过程称之为糖原合成，由糖原合成酶和分支酶催化。在成人脑，糖原绝对在星形胶质细胞内储存；而在新生儿脑，神经元内也可有糖原储存。糖原分解的特点：①该过程仅出现在星形胶质细胞，由糖原磷酸化酶催化；②糖原分解严格受局部调节；③其终产物不是葡萄糖而是乳酸；④乳酸必须从星形胶质细胞转运到神经元才能作为能量底物使用；⑤虽然糖原是稳态状况下的一种能量贮存，但它能够单独维持正常糖原分解波动仅数分钟；⑥在脑对能量需求增加时，已知的糖原分解刺激物包括神经递质 NE、VIP、组胺、5-HT 和某些神经元活性代谢副产物如 K^+ 和腺苷等，会加速糖原在星形胶质细胞内的流动。糖原分解受到作用于糖原磷酸化酶（糖原分解代谢的关键酶）和糖原合成酶（糖原合成的关键酶）的蛋白激酶（磷酸化）和磷酸酶（去磷酸化）的高度调控。例如，当神经递质 NE 与肾上腺能 G 蛋白偶联受体结合后激活腺苷酸环化酶（adenylate cyclase，AC），引起环磷酸腺苷（$3'$-$5'$-cyclic adenosine monophosphate，cAMP）水平增高；cAMP 作为第二信使，激活 cAMP 依赖性蛋白激酶——蛋白激酶 A（protein kinase A，PKA）；PKA 使磷酸化酶激酶磷酸化，后者再使糖原磷酸化酶磷酸化，该酶激活后催化糖原分解。同时，PKA 也使糖原合成酶磷酸化（失活），即促进糖原分解的同时抑制糖原的生成。由于激素作用与 Ca^{2+} 调节偶联，细胞内 Ca^{2+} 增多以及激素也会激活磷酸化酶激酶。

4. 酮体代谢途径

丙酮酸是有氧糖酵解的终产物，由 PDH 复合体转变为乙酰 CoA；乙酰 CoA 与草酰乙酸结合，形成 Krebs 循环第一个反应中的柠檬酸。在长期低血糖时，由于糖分解障碍，脑生成丙酮酸的能力降低而使用外周来源的丙酮酸和草酰乙酸（通过肝脏糖原异生而来，但在脑内几乎不发生这一过程）。在此情况下，机体分解脂肪组织，通过增加脂肪酸氧化产生乙酰 CoA；乙酰 CoA 转运至肝脏被代谢成为酮体（主要为乙酰乙酸和 D－3－羟基丁酸），再从肝脏释放转运，并通过 BBB；在脑内，酮体被代谢再生成乙酰 CoA，然后进入柠檬酸循环进一步氧化代谢。酮体通过 BBB 的转运速率是其在脑内代谢的限速步骤。在正常生理状态下，血浆酮体水平很低，对脑代谢的影响微不足道。然而，当禁食 24h，血浆酮体浓度会迅速增高并显现出对脑代谢的作用，通过 BBB 转运，酮体在脑内氧化相对有效地替代了由葡萄糖有氧代谢的产能过程。在低血糖、葡萄糖缺乏时，酮体氧化能提供 75% 的脑能量，然而这种代谢途径不可能维持或修复理想的脑功能。

5. 谷氨酸及相关化合物

谷氨酸是主要的兴奋性神经递质，也是脑内最丰富的氨基酸，通过多种生化相互作用参与了许多重要功能。星形胶质细胞和神经元均参与谷氨酸的摄取，但更多是在前者蓄积。谷氨酸合成可通过许多不同的途径，包括由谷氨酸脱氢酶催化氨和 α－酮戊二酸（Krebs 循环的中间产物）合成并利用 NADPH 作为还原剂的过程：

$$NH_4^+ + \alpha - 酮戊二酸 + NADPH + H^+ \longleftrightarrow 谷氨酸 + NADP^+ + H_2O$$

在 ATP 水解驱动的反应中，谷氨酰胺合成酶催化谷氨酸转变为神经递质谷氨酰胺，该酶存在于星形胶质细胞内：

$$谷氨酸 + NH_4^+ + ATP \longleftrightarrow 谷氨酰胺 + ADP + Pi + H^+$$

谷氨酰胺通过脑神经元内谷氨酸合成酶使 α－酮戊二酸还原胺化，或谷氨酰胺酶水解谷氨酰胺生成谷氨酸；同时，谷氨酸在谷氨酸脱羧酶的作用下代谢为 γ－氨基丁酸（γ-aminobutyric acid，GABA），这是脑内主要的抑制性神经递质。谷氨酸既是 Krebs 循环中许多中间产物的前体，也是谷胱甘肽和重要辅酶因子叶酸的成分。此外，即使在有葡萄糖供给的情况下，培养的星形胶质细胞也能将谷氨酸作为能量底物使用。因此，谷氨酸的代谢与许多重要功能相关联，包括氨代谢、蛋白质和脂肪酸生物合成，抗氧化介导细胞保护，星形胶质细胞能量代谢以及神经递质生物合成和作用等。

（三）脑结构成分与代谢

1. 神经元

神经元以 3 种作用方式对脑代谢产生重要影响：①神经元是能量（ATP）生成的部位，包括在正常状态下完整的葡萄糖氧化和在低血糖期间的酮体代谢；② ATP 与神经元的许多重要过程有关，包括分子运动介导的轴浆流、利用热休克蛋白的伴侣蛋白、大分子生物合成、嘌呤能神经传递和位于神经纤维网和轴膜的 Na^+-K^+-ATP 酶的调节等；③神经元的代谢副产物，即神经元活动期发生的局部离子（如 H^+ 和 K^+）和分子（如腺苷）水平的改变，发挥着脑代谢与血流的紧密偶联的作用。

2. 星形胶质细胞

星形胶质细胞和神经元构成两种独立而又高度相互影响的网络。这种相互影响发生在狭窄的细胞外间隙（extracellular space，ECS），涉及两个网络间离子和分子代谢产物以及神经递质的流动。神经元活动产生两个重要信号——细胞外 K^+ 浓度的增加和神经递质如谷氨酸的释放，两者均可使星形胶质细胞膜去极化而导致 3 种主要后果：① K^+ 堆积并分布于星形胶质细胞内和星形胶质细胞之间。K^+ 以主动和被动的方式进入星形胶质细胞后，通过缝隙连接流动，可渗透或与邻近的星形胶质细胞膜物理性接触。K^+ 沿星形胶质细胞网络流动的现象被看作是 K^+ 的空间缓冲，其对神经元的重要意义在于：神经元兴奋后 ECS 内过多的 K^+ 堆积会影响神经元的膜电位，以及神经递质释放、葡萄糖代谢和 CBF。②星形胶质细胞碱化，出现在移出 H^+ 后。由于星形胶质细胞去极化，通过外向乳酸－H^+ 复合转运体而激活碳酸酐酶，导致碱度偏移。局部 CO_2 被代谢形

成 H^+ 移出，伴随 ECS 酸化，构成神经元活性的负反馈信号。已知 ECS 酸化能减低与谷氨酸受体激活相关的去极化电流的幅度。③膜去极化可激活星形胶质细胞 VGCCs，Ca^{2+} 流入并通过缝隙连接播散。Ca^{2+} 也是一个至关重要的细胞内第二信使，影响许多与代谢相关的细胞活性。

总之，已明确神经元去极化增加与星形胶质细胞去极化增加偶联，通过 K^+、Ca^{2+}、H^+ 反向移动，依次影响局部代谢和电活动。此外，星形胶质细胞影响神经元功能和能量代谢还存在其他重要方式：①通过神经元和星形胶质细胞之间谷氨酸和谷氨酰胺的循环；②在星形胶质细胞糖原分解后，生成的乳酸通过星形胶质细胞进入神经元内代谢（乳酸穿梭）；③通过对 BBB 发育和功能的调节。

与神经元不同的是，星形胶质细胞合成谷氨酰胺和相关复合物如谷胱甘肽。谷氨酰胺由谷氨酰胺合成酶在星形胶质细胞内合成，继后被释放入 ECS，再被神经元摄取，在突触末梢转变为谷氨酸。随着神经元去极化，通过 ATP 水解衍生的 Pi 增多，促进了谷氨酰胺酶通路，并使更多可用的谷氨酸释放。已明确，星形胶质细胞摄取谷氨酸，减少了其在突触间隙停留，从而限制了这种兴奋性神经递质的作用；通过 BBB，谷氨酰胺从星形胶质细胞到神经元的转运有利于构成电静息（非神经兴奋性）过程。

乳酸穿梭是星形胶质细胞有别于神经元的另一种重要代谢方式。星形胶质细胞摄入的葡萄糖可能有两种主要去向：①通过星形胶质细胞，葡萄糖分解转化为乳酸；②通过糖原合成，葡萄糖被转变为其储备形式聚合糖原。在成人神经元内，有氧糖分解导致丙酮酸而非乳酸的形成，而且只是在某些大的脑干神经元内有糖原代谢和储备。在糖原分解时，星形胶质细胞生成乳酸，通过 H^+ – 乳酸复合转运体被分泌进入 ECS，并穿梭进入神经元。在神经元内，乳酸主要由乳酸脱氢酶转变为丙酮酸，再经过 Krebs 循环和氧化磷酸化代谢。在正常有氧状态下，乳酸作为燃料产生的能量仅约为葡萄糖有氧代谢时的一半。星形胶质细胞除了生成和释放乳酸外，谷氨酸还促进星形胶质细胞摄取葡萄糖。

星形胶质细胞对 BBB 的影响着重在：①星形胶质细胞足突与 BBB 内皮细胞接触构成紧密连接，其主要功能成分为咬合蛋白（occludin）；②星形胶质细胞诱导 BBB 表达 γ – 谷酰转移酶

（γ-glutamyltransferase，γ-GT）和 GLUT-1，并调节氨基酸经 BBB 的转运。

3. 血 – 脑屏障

BBB 通过将脑细胞与体液成分分隔的方式，提供神经元间和神经元 – 胶质间相互影响的内稳定环境。屏障其实具有结构性和功能性意义。其结构成分有细胞内层（无孔的毛细血管内皮细胞与相对非渗透性的紧密连接）和细胞外层（由周细胞和星形胶质细胞足突形成）；功能方面是指 BBB 参与脑代谢，其重要方式：①作为离子或分子筛参与离子和水的交换，选择性转运小分子和某些蛋白；②含有许多酶，避免了循环中神经化学物质和毒素进入脑。

脂溶性物质（如 CO_2、O_2、乙醇、尼古丁）、亲脂性药物、挥发性麻醉剂以及半径 < 0.8 nm 的小分子都易于弥散通过 BBB，这些物质无特异性转运机制，其转运取决于浓度梯度、结合蛋白的相互作用以及 CBF 速率。另外，离子可以主动方式转运，如已知 Na^+ 交换是通过初级主动方式即 Na^+-K^+-ATP 酶，以及通过次级主动方式即 Na^+ 转运体而实现的。离子转运体（特别是 Na^+）可以通过渗透压与水专向流动偶联，管腔 Na^+ 转运体和抗管腔 Na^+-K^+-ATP 酶两者都参与脑毛细血管细胞外液的分泌。

总之，仅某些重要代谢分子如葡萄糖、氨基酸、单羧酸（如乳酸和酮体）和神经递质前体（如腺苷、精氨酸和胆碱）才能有选择地进入血 – 脑屏障，它们依靠特异性转运机制入脑，如葡萄糖和中性氨基酸分别由载体 GLUT-1 和 L – 氨基酸转运体转运。低血糖使乳酸和酮体转运入脑增多，证明 BBB 具有通过对代谢环境变化做出适应性应答的调节能力。某些蛋白如胰岛素、转铁蛋白和胰岛素样生长因子（insulin-like growth factor，IGF）可通过可饱和受体介导的胞转（transcytosis）机制摄取；其他特别是富含阳离子的蛋白可通过非特异性、非受体介导的过程摄取，称之为吸收胞转（absorptive transcytosis）。毛细血管内皮细胞也表达多药耐药转运体 "P – 糖蛋白"，它能主动泵出从血液弥散进入内皮细胞的毒性分子或药物。BBB 的内皮细胞含有丰富酶系，如氨基酸脱羧酶、单胺氧化酶、拟胆碱酯酶、GABA 转氨酶、氨肽酶、碱性磷酸酶和 γ-GT 等，这种酶性捕获机制阻止了神经递质及其前体和可能的毒素非限

制性入脑，在保护脑内稳态方面起着关键作用。

（四）CBF-代谢偶联

1. 脑功能激活与 CBF

在脑功能活动期局部 CBF 和 CMRGlu 增加，局部 CMRGlu 的增加往往伴随着 CBF 的增加。然而，2 项人脑 PET 研究显示，较强刺激诱导的 CBF 增加（30%～50%）仅伴随轻度的 $CMRO_2$ 增加（5%），显然这并非 $CMRO_2$ 和 CBF 的偶联，而是 CBF 不成比例地大量增加来维持激活期即便是轻度增加的 $CMRO_2$。后来的研究表明，低血糖或低氧血症并不影响脑功能激活时局部 CBF 的反应幅度，提示脑生理激活相关性 CBF 的增加并不受到脑局部葡萄糖或氧供需匹配机制所调节。Ido 等提出一个新的假设，即细胞溶质中游离的烟酰胺腺嘌呤二核苷酸（NAD）蓄积的电子激活了氧化-还原信号通路，从而增加了 CBF。细胞溶质中还原型 NAD（即 NADH）与氧化型 NAD（即 NAD^+）的比值，以及细胞内外乳酸与丙酮酸的比值（L/P）近乎平衡，当 L/P 比值发生变化时，$NADH/NAD^+$ 的比值也可能改变。研究者发现，正常大鼠血浆 L/P 的增高使激活的躯体感觉皮质 CBF 增加；当注射丙酮酸使 L/P 降低后，其 CBF 增加大部分被抑制，表明功能激活伴随 CBF 的增加，其作用是为了排出非氧化糖酵解产生的过多乳酸，维持组织的氧化-还原状态。

1890 年 Roy 与 Sherrington 首先证明了脑具有对局部神经元活动作出反应、改变局部 CBF 的能力。以后的观察发现，当闪光刺激实验动物的视网膜时脑视觉区温度升高，血流和代谢加快。在静息状态下，通过脑额区的血流量大于顶、颞区，呈额高灌注图形。当处于焦虑或激动时，脑基线血流量会增大，脑静息图像会随着其活性程度而不同。反复地右手握拳或伸展手掌，左大脑半球运动区血流量增加，右侧相应部位血流量轻度增加。眼球跟踪运动引起额叶眼区和枕区局部血流增加，相反，非运动刺激如固定的光亮仅引起枕叶下部 CBF 增加。复杂的行为如演讲，口、舌运动区和辅助运动区以及听觉皮层血流增加。听讲引起左侧、程度较轻的右侧颞叶听觉皮层和 Wernicke 区 CBF 增加。听音乐、计算和空间结构定向引起它们各自相应脑结构局部 CBF 的特征性改变。当某个区域需求量增加，如上

肢或腿的锻炼一定会有心输出量增加，如果局部灌注要与代谢需求增加相一致，就要调整局部、区域和全身血管运动张力以及血流的再分配。脑代谢图则显示类似于局部脑血流图像的脑代谢的增加，表明血流与代谢之间紧密偶联，由激活的神经元代谢需求增高介导了血流的增加。

睡眠和清醒期局部脑血流经常在变化，在慢波睡眠期平均 CBF 轻度增加，在快眼动睡眠期平均 CBF 显著增加。任何原因引起昏迷时脑血流和代谢均受到抑制，其程度与皮质受累的轻重相平行。部分性复杂性发作时其脑血流和代谢增高几乎达 2 倍，发作间期胶质疤痕显示出葡萄糖代谢和氧耗减低，脑电图波形慢化。

2. CBF-代谢偶联形式

PET 和功能磁共振（fMRI）技术的发展，确立了脑功能活跃时必然伴随区域特异性氧利用、葡萄糖摄取和代谢的加速以及血流量的增加。偶联有两种形式：

（1）神经元活性与代谢偶联（又称为兴奋-代谢偶联）　兴奋-代谢偶联的重要中介者是 Ca^{2+}。在动作电位产生和传播期间，轴膜去极化伴随 Na^+-K^+-ATP 酶泵活性的增强，其作用是移走与动作电位相关联的细胞内过多的 Na^+。在神经元兴奋期，大量 Na^+ 流入胞质，通过细胞膜 Na^+ 与 Ca^{2+} 的交换，逆转离子交换的方向，其活性和方向取决于离子梯度如 Na^+ 梯度。Na^+ 被泵出与 Ca^{2+} 交换，进入的 Ca^{2+} 是激活细胞内代谢通路的关键信号。这一机制提供了将轴突点燃频率转导为成比例代谢信号的方式。

（2）神经元代谢与局部区域性血流偶联（又称为血流-代谢偶联）　血流-代谢偶联的机制复杂，涉及 CBF 与氧、葡萄糖需求的严格匹配，主要中介者为与神经元电生理和生化活性相关的代谢性化学物质，主要有 K^+、H^+（与局部 pH、乳酸和 CO_2 含量有关）和腺苷，它们可能通过直接或间接改变神经血管传递来影响血管平滑肌的张力。在 CBF-代谢偶联中，由星形胶质细胞、血管周围神经纤维、NO 和 K^+-ATP 酶所承担的重要功能都有 Ca^{2+} 的参与（表 3-5）。

在 CBF-代谢偶联中，星形胶质细胞发挥了重要作用。它们不仅数量大（数量至少是神经元的 2 倍），而且其特化的细胞突起围绕着全脑的毛细血管，作用特别表现在对 K^+ 的空间缓冲（与 K^+ 分流

表3-5 脑血流与代谢偶联的机制

介导者	作 用
细胞	
神经元	神经元兴奋性和代谢增加使局部 CO_2 和细胞外 K^+、H^+ 和腺苷浓度升高
星形胶质细胞	缓冲细胞外 K^+、H^+ 和 Ca^{2+} 浓度，通过血管周围足突释放血管活性 K^+
血管周围神经	对代谢改变作出应答，通过释放的神经递质快速影响血管张力
离子	
K^+	源于神经元代谢；细胞外 K^+ 浓度 $2\sim10$ mM 引起血管扩张；>10 mM 引起血管收缩
$H^+(pH)$	源于神经元和星形胶质细胞代谢；细胞外 pH↓（H^+↑）导致血管扩张
Ca^{2+}	重要的细胞内信号继发地伴随 K^+ 流出；细胞外 Ca^{2+} 降低或内皮细胞内 Ca^{2+} 增加引起血管扩张；血管平滑肌胞液内 Ca^{2+} 增多导致血管收缩
渗透压	细胞外渗透压增高引起血管扩张；低张脑脊液促进血管收缩
分子	
腺苷	源于细胞代谢；引起浓度依赖性血管扩张
ATP	重要的细胞能量和神经介质；细胞内 ATP 增多导致血管扩张
K_{ATP}	通道开放导致血管扩张
NO	血管扩张剂；可以调节 K^+ 和 H^+ 引起的血管扩张

关联，通过血管周围足突释放 K^+）效率，以及代谢局部生成的 CO_2 使 ECS 酸化等方面。在生理状态下，这些事件是对神经元活性增加的应答，同时，引起局部血管扩张。

血流 – 代谢偶联的化学介导物有：

1）K^+：神经元生理性激活时会释放 K^+，在痫性发作、缺氧和缺血时则大量释放 K^+。而局部星形胶质细胞摄取 K^+，避免了 K^+ 在细胞外的过度蓄积。之后 K^+ 被分流至其足突，释放入 ECS。在血管周围微环境内，若 K^+ 浓度升高在 $2\sim10$ mM 的范围内，通过 Na^+-K^+-ATP 酶激活和向内校正 K^+ 通道（导致 K^+ 外流）可引起血管平滑肌细胞膜超极化，通过血管平滑肌细胞 VGCCs 关闭和胞质中 Ca^{2+} 水平降低，促进了平滑肌松弛和血管扩张；当 K^+ 浓度 >10 mM 时，过分蓄积的 K^+ 就会成为血管收缩剂，由于显著增高的 K^+ 化学梯度不能被细胞转运机制代偿，导致血管平滑肌细胞去极化。

2）H^+：CO_2 对脑动脉的扩血管效应主要由 H^+ 介导。ECS 酸化，即局部 H^+ 蓄积会引起细胞外 pH 降低，导致血管扩张和神经元兴奋性降低。H^+ 的来源包括在葡萄糖氧化代谢过程中神经元局部生成的 CO_2（以后 CO_2 在星形胶质细胞内代谢，并由星形胶质细胞排出 H^+）以及乳酸。H^+ 引起血管扩张的机制可能涉及 K_{ATP} 的激活或促进 NO 的释放，或两者均存在。已证实，NOS 抑制剂能减弱中度高碳酸血症和局部应用酸性 CSF 诱发的血管扩张作用。

3）腺苷：腺苷是一种嘌呤核苷酸，其在脑内的生物学作用包括改善神经元和突触活性以及调节 CBF。微透析测定自由活动的未麻醉动物发现，其脑内游离腺苷的最佳浓度估计值为 $50\sim300$ nM。在神经元生理活性增强或由于痫性发作、缺氧和缺血时，ECS 内腺苷浓度陡然迅速增高。当神经元做功增加、细胞内 ATP 和 ADP 水解为 AMP 时，S – 腺苷高半胱氨酸和其他分子的代谢也会导致腺苷形成，随后腺苷经核苷酸转运体转运至细胞外。作为一种神经递质，腺苷还可经由胞外酶介导以及 ATP 催化在细胞外形成。腺苷与兴奋性神经递质谷氨酸 NMDA 受体结合，也能诱发腺苷的释放。在细胞膜上，腺苷通过其 A_1 受体和 A_2 受体发挥作用。A_1 受体存在于神经元，与 Gi 蛋白或 Go 蛋白偶联，通过腺苷酸环化酶（AC），对 Ca^{2+} 和 K^+ 通道的传导实施负性修饰，减少细胞内 Ca^{2+} 流入和堆积并增加 K^+ 的流出。A_1 受体具有抑制性（是负反馈的自身受体），在突触前与腺苷结合可以减少谷氨酸和其他神经递质的释放，在突触后与腺苷结合也引起神经元兴奋性降低。A_2 受体存在于脑血管的平滑肌和内皮细胞内，与 Gs 蛋白偶联，通过 AC 的活化，触发 cAMP 介导的血管扩张。细胞外腺苷的堆积反映了神经元的功能状态和代谢活性，其结果是局部血管扩张、神经递质释放和神经元兴奋性抑制（与脑能量需求减低相一致），这些事件被认为具有神经保护性。缺血时，腺苷不仅成为血流 – 代谢偶联的中介者，而且也被看作是一种神经保护剂。

3. 缺血的远隔代谢效应

卒中早期脑代谢的研究常常发现，在梗死的远隔部位结构正常的组织内存在血流和代谢的减低。这些部位的氧耗和葡萄糖利用均减少，其代谢值一直高于缺血核心区水平，血流减少幅度稍大于代谢减低，导致 OEF 轻度增高。不同于灌注不良，这种状况被解释为系原发性代谢抑制以及继发性灌注减低所致。远隔部位低代谢被典型地描述为由于缺血性损伤阻断了传入或传出纤维通路，导致神经元活性降低，常称之为"失联络"现象。该术语的应用并不严密准确，可以指与损伤部位相连的远隔区域的早期且可逆的功能抑制，也可以指常常稳定数月之久的长期缺血效应。有学者提出跨突触神经元变性机制来解释远隔部位低代谢，其支持证据是常常发现对侧 $CMRO_2$ 降低。然而，这种机制不可能解释全部病例，因为卒中数小时内就可发现低代谢。远隔部位低代谢包含了许多可逆和不可逆的病理过程。

（1）对侧小脑低代谢　约 50% 一侧大脑半球缺血的患者发生对侧小脑半球低代谢，又称为交叉性小脑失联络。导致代谢低下更为显著的影响因素有 MCA 供血区深部梗死、累及额叶或顶叶的梗死，或超过 1 个脑叶的梗死，但是，研究结果并不一致：在那些梗死体积小的患者中无明显交叉性小脑失联络，也未发现交叉性小脑失联络与梗死大小的关系；小脑低代谢与是否存在偏瘫有关，而可能与偏瘫的严重程度无关；某些患者虽然在卒中后立即出现对侧小脑 $CMRO_2$ 和 CMRGlu 同等程度的降低，但无运动缺损，在更长时期（4～46 个月）后 CMRGlu 减低幅度大于 $CMRO_2$，提示氧消耗与葡萄糖利用失偶联。

（2）对侧大脑半球低代谢　脑梗死对侧相应皮质区和全大脑半球的血流和代谢减低已有描述。但有研究发现，尽管近期发生梗死的患者对侧 $CMRO_2$ 低于正常对照组，但当纳入颅外脑血管病但既往无脑梗死的患者进行比较时，这种差异消失。在非人灵长类动物脑缺血模型的急性期或 2 周后，均未发现对侧大脑半球低代谢的证据。

（3）同侧大脑半球低代谢　已经观察到同侧的皮质下卒中之皮层、基底节、丘脑以及皮质梗死后其皮层内远隔部位存在大脑低代谢，可能以迟发性方式（临床起病 18h 后）出现。由于存在密集的丘脑皮质投射，以及丘脑与脑干、基底节和小脑的相互联系，故在丘脑损伤时最常提及这种类型的大脑半球间远隔部位低代谢。

远隔部位变化的临床相关意义尚不清楚。在一项研究中，逐步回归分析表明语言执行主要取决于顶颞叶的代谢，而与梗死部位无关。卒中后意识障碍归因于远隔部位低代谢，因为有更高级皮质功能的紊乱。由于某些研究中无法对患者的年龄、损伤体积以及脑血管危险因素设立对照组，至少部分解释了结果的不一致性。同样，卒中后即刻远隔代谢

影响的预告价值尚不肯定。在一项研究中广泛代谢紊乱未能提示神经功能转归（2 周～3 个月时的残疾状况），而在另一项研究中发现 MCA 卒中后 5～18h 结构正常的同侧额叶前内侧组织的代谢预告了病程 3 周时的神经功能状况。左侧 MCA 卒中后 2～3 周左侧大脑半球的葡萄糖代谢预告了近期（4 个月）和远期（2 年）失语的恢复状况。在 MCA 卒中 30h 内测定对侧半球或小脑 $CMRO_2$，并未发现其与急性功能缺损或 15～60 天的康复有关。

三、脑血流与代谢的检测技术

完整的脑功能储备包括脑血流储备（脑灌注状态、侧支循环是否充分、血管反应性）及脑代谢储备两方面。应用正电子发射体层摄影（PET）、氙–CT、单光子发射体层摄影（SPECT）、灌注 CT 成像、灌注 MRI、BOLD-fMRI、经颅超声多普勒（TCD）、磁共振血管成像（MRA）、数字减影血管造影（DSA）等，我们能够对个体脑血管血流储备做出评估；应用 PET、磁共振波谱（magnetic resonance spectroscopy，MRS）等，则能对脑内物质能量代谢储备做出评估。

（一）放射性核素脑显像技术

1. PET

PET 属于放射性核素脑显像。在脑功能储备研究中，PET 可以定量测定 CBF、CBV、MTT 等灌注参数，而且还可以同时对脑组织的氧代谢进行检测，是目前评价缺血半暗带的金标准方法。多示踪剂研究将半暗带定义为局部 CBF 降低、OEF 增高而 $CMRO_2$ 无变化的组织。$CMRO_2$ 是确定不可逆损害组织（通常在缺血后数小时）最为可靠的标志。早期局部 CBF 和 $CMRO_2$ 检测值与以后 CT 证实的梗死之间的相关性研究表明，$12\,mL/(100g \cdot min)$ 可作为预测不可逆脑损害的血流阈值。Wise 等发现，与局部 $CMRO_2$ 相比，梗死后数日内局部 CBF 增加；梗死后的 18h～7d，梗死区域局部 OEF 减低，反映了受损组织能量耗竭和线粒体功能障碍。在环绕梗死核心的呈低代谢的半暗带区，其局部 OEF 增加表明该区域相对于氧需求而言灌注减少，如在不可逆损伤发生之前恢复血供，脑功能可完全修复。

近期研究表明，标记的中枢苯二氮草受体配基氟马西尼（flumazenil，FMZ）是检测缺血性卒中最初数小时内组织完整性和脑皮质神经元损害的标记物。这种示踪剂在皮质中积聚减少的范围与 CMRO$_2$ 降低超过某一临界阈值的组织范围高度一致，甚至在 OEF 增高的区域也能确定不可逆损害。作为缺氧组织的示踪剂，F–氟米索硝唑（F-fluoromisonidazole，FMISO）也被用于检测缺血半暗带。卒中后 6.25～42.5h 能检测到 FMISO 摄取增加的区域，在发病后最初数小时内范围最大，随着时间的推移而缩小，数天后消失。这一区域通常超出最后 CT 扫描所确定的梗死周围区，甚至在某些病例可能延伸至梗死灶附近的正常组织。这些发现提示，处于梗死风险的脑组织与 FMISO 结合增加，能反映半暗带的时空分布特征。然而，这些结果都需要常规 PET 检测值直接校准。由于检测 FMISO 摄取的时间往往需要延迟（从示踪剂注射到成像之间应超过 2h），因此，这种示踪剂在缺血性卒中急性期治疗决策中的应用受到很大限制。

PET 成像能对那些尚未被梗死累及的部位进行功能损伤程度的评估。早期卒中的严重性与 PET 确定的早期受累体积相关；卒中第 1 周内神经功能恶化与早期梗死体积相关，神经功能转归与最终梗死体积相关。卒中患者梗死区域存在特征性的 CBF 与代谢失偶联。采用 ^{15}O-H$_2$O 作为示踪剂，证实卒中后最初数小时至数天内梗死灶以及周围区域血流灌注不良，较之局部 CMRGlu 或 CMRO$_2$ 而言，局部 CBF 降低更为显著。进一步的研究表明，在血流减少区域局部 OEF 显著增高。在卒中的急性期和慢性期，氧耗均显著降低，但与神经功能恢复显著相关的是早期额叶前内侧面的代谢。在患者临床恢复过程中出现迟发性脑内远隔部位低代谢，与梗死灶大小有关。神经功能修复不仅受到丘脑低代谢的影响，而且似乎还受到额叶前内侧区域代谢的影响，可能因为后者是重要的代偿性运动功能网络的一部分。在缺血或卒中部位的远隔区域，尽管解剖图像（如 CT、MRI）正常，但可显示代谢率的变化。

2. SPECT

SPECT 也是一项有效评价脑缺血组织血流状况的影像学方法。目前常用 ^{99m}Tc-HMPAO 或 ^{99m}Tc-ECD 作为示踪剂。脑动脉闭塞后，SPECT 可立即检测到缺血组织的低灌注，早于 DWI、FLAIR 序列

或 T$_2$W 成像发现的异常。SPECT 可将脑缺血组织分为 4 种亚型：不可逆损伤组织（core）；严重低灌注区（penumbra）；轻度低灌注区（oligaemia）；再灌注或高灌注区。Hatazawa 等应用 ^{99m}Tc-HMPAO SPECT 对发病 6h 内的 MCA 分布区梗死患者进行研究，将症状出现后 3～6h 内示踪剂摄取为对侧相应区域 40%～70% 的区域界定为半暗带。Ueda 等对发病 12h 内动脉内溶栓成功再通的 30 例患者 42 个病灶的研究发现，缺血组织具有生存能力和可逆性的 CBF 阈值分别为同侧小脑的 35% 和 55%。这为急性缺血性卒中中的动脉内溶栓治疗提供了重要信息，说明 SPECT 所显示的残余 CBF 可影响或预测治疗转归。当缺血区血流指数（与同侧小脑半球相比）>55% 时，即使发病 6h 才开始治疗，仍可获救；当血流指数 >35% 时，早期（<5h）治疗可获益；当血流指数 <35% 时，即使在严格的时间窗内开始治疗，也将有出血并发症的风险。

3. 氙 – CT

氙 – CT 可以定量测定 CBF、CBV、MTT 等灌注参数。Anthony 等采用氙 – CT 测量技术，将缺血半暗带界定为围绕缺血中心的、局部 CBF 在 7～20mL/（100g·min）的脑组织。在狒狒体内进行的研究表明，氙 – CT 的 CBF 测定与作为 CBF 定量测定金标准的核医学放射性微球技术之间的相关系数为 0.92，而且在血流值上也非常吻合。氙 – CT（也可通过 PET、SPECT 或 TCD 等技术）结合乙酰唑胺药物负荷试验可以方便、定量、快速地评价血管储备功能及供血区脑组织对治疗的反应，从而有助于选择哪些脑缺血患者需要进行血管介入治疗，初步预测哪些患者有可能在血管外科手术后发生过度灌注综合征，以及了解局部脑组织低灌注在术后的改善程度。当证实患者存在较显著的血管狭窄（>50%）而无症状时，若氙 – CT 检查提示其有较好的血管储备能力，可以继续观察；反之，则应行血管内支架治疗。

（二）脑灌注成像技术

1. CT 灌注成像

从本质上来说，CT 灌注成像（CT perfusion imaging，CTP）图像真正反映的是示踪剂的组织浓度 – 时间曲线。当对比剂首过某一区域毛细血管网时，高浓度对比剂引起脑组织密度变化，通过分析时间 – 密

度曲线可了解该部位脑组织的灌注状态。时间－密度曲线的相关参数包括平均通过时间（MTT）、达峰值时间（time to peak，TTP）、相对CBF（relative CBF，rCBF）和相对CBV（relative CBV，rCBV）。MTT是指血液流经血管结构（包括动脉、毛细血管、静脉、静脉窦）所需的平均时间，主要反映的是对比剂通过毛细血管的时间。TTP是指从开始注射对比剂至浓度达到峰值的时间，反映血液到达感兴趣区的通路而非组织本身的灌注，被认为是显示脑灌注损伤的最敏感指标。CBF是指单位时间内流经一定量脑组织血管结构包括动脉（大、中、小动脉）、毛细血管、静脉、静脉窦的血流量。CBV是指感兴趣区内包括毛细血管和大血管在内的血管床容积。

CTP对发病6h内急性脑缺血患者的诊断敏感性为90%，特异性为100%。Mayer等对CTP的相关参数进行对比研究发现，对直径＞1.5cm的病灶，rCBF的检出敏感性和特异性均很高（分别为93%和98%），而rCBV和TTP却较低。Wintermark等的研究表明，MTT（即rCBV/rCBF的比值）和TTP的敏感性较高，而rCBF和rCBV的特异性较高。当rCBF降低＞70%时，将肯定发生梗死；当rCBF降低40%～70%时，有半数病例将发生梗死。实际上，MTT的延长与rCBF的降低常相互伴随。将CTP与DWI和PWI进行对比研究发现，CTP显示的缺血半暗带和梗死核心区与DWI异常有高度相关性（$r = 0.77$，$P = 0.69$）。由于CT应用的普及性和便捷性，当MRI难以进行或不宜进行时，在预测最终梗死区、梗死扩大和转归方面CTP可以替代MRI。

对DSA检查发现有颈动脉狭窄的患者拟行血管介入治疗前应常规进行CTP，可以定量或半定量评估灌注异常的脑组织及侧支循环的脑血流量，权衡手术的风险和获益。颈动脉狭窄患者的"灌注贫乏"状态，不仅与动脉狭窄程度有关，还与其侧支循环是否建立以及血管反应性有关。研究认为，一侧颈内动脉狭窄50%～70%，或残留管腔内径为1～2mm时，才引起狭窄远端血流动力学异常。有报道，单侧颈动脉狭窄的患者在支架置入前，84%有灌注异常，表现为MTT延长、CBF降低、CBV轻度升高；术后3天，灌注异常降至30%；6个月后仅有6%的患者仍有灌注异常。而合并对侧颈动脉闭塞的颈动脉狭窄患者均存在灌注异常，在支架置入术6个月后灌注异常降至17%。然而，在某些情况下CTP的应用也受到限制，主要有：①碘对比剂有可能引起过敏，或加重肾脏损伤；②对比剂需要快速团注，可能导致某些患者不能耐受。

2. MRI灌注加权成像和弥散加权成像

灌注加权成像（perfusion-weighted imaging，PWI）与PET、SPECT、氙－CT的对比研究均证明其评价脑灌注状态的可行性及准确性。在进行灌注成像的同时，还可以行MRA检查来了解血管状态。rCBF和MTT这两个重要的脑循环参数，在CTP与PWI之间显示出良好的一致性。MTT延长和rCBF降低能有效地预测梗死的发生，与可挽救区（半暗带）相比，梗死区MTT延长22%（$P < 0.001$），rCBF降低10%（$P < 0.001$），rCBV无显著变化，后者可能与存在自动调节机制有关。当MTT绝对延长4.3～6.1s时，如不进行溶栓治疗，这一区域将进展为梗死，而MTT延长＞6.1s则为不可逆性梗死。MTT具有识别侧支供血的能力，侧支供血良好者MTT略有延长，而侧支供血贫乏者则明显延长。与健侧对应部位相比，MTT＞1.63s和rCBF＜0.59是提示半暗带发展为脑梗死的截止值，而rCBV无阳性预测价值。研究表明，TTP适合用于评价"危险组织"。以PET作为评判标准，TTP＞4s能最有效地识别低灌注区，即相当于PET的CBF＜20mL/（100g·min）的区域，其敏感性和特异性分别为84%和77%。有关PWI相关参数的实际意义目前尚有争议。

液体衰减翻转恢复（fluid-attenuated inversion recovery，FLAIR）序列是通过抑制脑脊液信号而使T_2延长的组织呈高信号的MRI序列，在显示脑脊液周围病变（如蛛网膜下腔、脑室周围或表浅脑皮质病变）方面有明显优势。应用FLAIR技术在卒中超早期可发现血管高密度征（vessel hyperintense sign，VHS）。VHS系血流缓慢或停滞的血管影，通常与低灌注而非梗死相关联。少数患者在梯度回波成像（gradient echo imaging，GRE）也可检测到VHS。Liebeskind等应用FLAIR序列检查发现，84%的急性缺血性卒中患者可见VHS，经PWI检查69%的患者存在低灌注区。FLAIR序列的VHS部位与MRA所示病变血管部位的符合率达80%，与PWI所示低灌注区的符合率达88%。另一项研究表明，以MRA和PWI为标准，FLAIR序列MRI在发病2h内检测到VHS的敏感性为69%，特异性为100%，准确性为80%，假阳性约5%。尽管VHS有助于缺血性卒中的早期诊断，但不能独立预测溶栓后出血、再通和临床转归。

弥散加权成像（diffusion-weighted imaging, DWI）主要显示水分子在细胞外间隙内的移动。表观弥散系数（apparent diffusion coefficient, ADC）是用来表示水分子无序运动（即弥散）能力的一个参数。在缺血脑组织中，水分子的弥散运动减弱，因此在 ADC 图像上表现为低信号，在 DWI 图像相应地呈现高信号，两者的信号强度相反，即 ADC 值越低，DWI 信号越强。缺血后 10 min，ADC 值就有改变，由缺血后能量代谢障碍导致 Na^+-K^+-ATP 酶衰竭进而发生细胞毒性水肿所致。DWI 图像出现异常相对较晚，在缺血后 45 min 出现。在 691 例发病 6 h 内的缺血性卒中患者中，DWI 的敏感性为 97%，特异性为 100%，显著优于常规 CT。DWI 薄层扫描（层厚 3 mm，常规为 5 ~ 8 mm）可明显提高诊断准确率，有助于对卒中亚型进行分类和发现小病灶。亦有研究显示，常规 DWI 之前预加 FLAIR，在 3.0 T 高场强下其成像质量反而下降，因此有人主张常规 DWI 不加用 FLAIR 预备。

更多的研究已将 DWI 与 PWI 联合应用，以便对脑组织缺血的范围、程度和类型做出判断。最新的欧洲卒中指南和美国卒中指南都建议溶栓前应用 DWI/PWI 对早期血管再通的风险 / 效益比进行评价，以选择适合进行溶栓治疗的患者。目前，已将 tPA 溶栓治疗可能获益的 3 h 时间窗延长至 4.5 h，甚至 6 h。一般认为，DWI 异常区域代表梗死核心区，PWI 还包括了其周围缺血区（半暗带）。DWI/PWI 不匹配区即 PWI > DWI 的区域，代表缺血半暗带，可见于 80% ~ 86% 的缺血性卒中患者。然而，由于 DWI 有一定的假阳性，DWI/PWI 不匹配并不能可靠地反映 PET 的低灌注，有可能高估 PET 确定的半暗带范围。

（三）功能 MRI 技术

1. 磁共振波谱

磁共振波谱（MRS）是目前唯一能在分子水平无创性研究人体器官组织代谢及生理生化改变的定量分析方法。通过测定天冬氨酸（NAA）、胆碱（Cho）、肌酸（Cr）及磷酸肌酸、乳酸（Lac）、肌醇、脂质等，能够观察并分析脑梗死、神经变性疾病、代谢性疾病、肿瘤、脱髓鞘性疾病等病理过程中代谢物随时间演变的规律。

NAA 主要位于成熟神经元及突触内，是神经元或有髓轴突密度和功能的标志。Cho 反映的是脑组织内总胆碱含量，包括磷酸胆碱、磷脂酰胆碱和磷酸甘油胆碱，其中磷酸胆碱是脑内胆碱的主要来源。Cho 与细胞膜磷脂的分解和合成有关，其峰值的升高与神经胶质细胞功能活跃有关。Cr 包括肌酸和磷酸肌酸，参与体内能量代谢，由于其峰值稳定常作为内标，但在细胞能量减少或能量衰竭时也会降低。Lac 为糖酵解终产物，是早期脑缺血的敏感指标，代表梗死区的无氧代谢。脑缺血后立即出现 Lac 增高，而 NAA 则在数小时后开始下降。急性脑缺血时 Lac/Cho 比率与卒中评分和最终梗死体积显著相关。然而，在脑缺血发生后 1 天至 6 个月甚至更长的时间内，不同时间点测定的代谢产物的比例或浓度差异较大；在颈动脉狭窄或闭塞患者，双侧半球之间或与正常对照组之间，NAA/Cr、NAA/Cho、Cho/Cr、NAA、Cho、Cr 可有或无显著性差异，可检测到或未检测到 Lac。

对于严重的颈动脉狭窄或闭塞引起的慢性缺血过程，MRS 测定的代谢指标与脑灌注状态、血管反应性及氧代谢状态之间的关系尚不明确，不同研究结果各异，这可能因为：①纳入患者的基线特征：入组时患者有无症状及各自所占比例，有无缺血病史；②MRS 测定与症状发生的时间间隔：缺血后脑代谢是随时间而变化的，测定的指标会有所不同，若再与灌注状态及血管反应性作比较就会有不同的结果；③是否进行了非药物干预；④MRS 测定代谢指标时定位区域不同，梗死中心、梗死周边及无梗死区是有区别的；⑤MRS 方法选择的不同。因此，MRS 用于评价脑缺血的程度、功能转归或颈动脉狭窄患者脑功能储备状态等，还有待进一步的研究证实。

2. 弥散张量成像

弥散张量成像（diffusion tensor imaging, DTI）是 DWI 的一种特殊形式，主要根据大脑白质纤维束纵轴方向和横轴方向水分子弥散的各向异性成像，其信号强度取决于所观察纤维束的组织结构以及轴索膜和髓鞘阻碍水分子弥散的程度。因此，DTI 可用于评价卒中后下行锥体束的 Wallerian 变性状况。Thomalla 等对 9 例发病 2 ~ 16 天的大脑中动脉（MCA）供血区梗死患者进行 DTI 研究，测定大脑脚 DTI 部分各向异性（fractional anisotropy, FA）和平均弥散度（averaged diffusivity, AD），并与对侧相应部位和对照组进行比较。结果发现，患侧 FA 较对侧和对照组显著降低，而 AD 无显著差异，FA 的降低与 DTI 检测当时和 90 天时的运动功能缺损呈正相关，反映了 Wallerian 变性早期轴索结构的崩解。卒中后锥体束的进行性 Wallerian 变性反映了严重的锥体束损害和持久的运动功能损害。这项研究首次证实了锥体束损害的早期 DTI 改变与运动功能缺损之间的相关性。

对于皮质下梗死和小卒中，常规影像学检查（DWI、T_2W）通常无法将缺血性病灶精确定位于感觉或运动通路，而 DTI 可通过显示主纤维束（如皮质脊髓束）和提供完整性的组织信息来确定脑内局部病变的部位和范围，鉴别皮质下梗死亚型并评价其预后。Lie 采用彩色编码 DTI 研究了皮质脊髓束病理学损害与卒中临床表现的关系。对于有显著运动缺损而明显改善的患者，存在位于锥体束中心的纵向病变（常累及基底节）；而对于恢复良好者，其病变非常微小和（或）位于锥体束的前部和内侧。DTI 还可用于研究皮质脊髓束内各功能纤维的排列顺序以及联合纤维和联合纤维的结构和功能。

（四）脑血管成像技术

1. 数字减影血管造影

数字减影血管造影（DSA）一直被公认是诊断颈动脉狭窄的金标准，不仅能显示大血管病变，也能良好显示小血管（直径 0.5mm）、静脉系统以及侧支循环状况，为动脉瘤或动静脉畸形手术或介入治疗提供详细资料，其敏感性和特异性可达 98%。但是，DSA 系二维成像，不能反映管壁结构、斑块及钙化情况，而且属有创检查，价格昂贵、设备复杂，需要专业人员进行操作，并发症发生率相对较高，限制了其常规应用。随着影像学技术的发展，目前 DSA 已不推荐作为单纯判定血管狭窄的诊断手段，而是更多地应用于介入治疗，如在 DSA 同时进行颈动脉和颅内动脉的血管成形术、支架置入术和动脉内溶栓治疗。3D 路径图（3D roadmap）功能的开发和应用提高了导管操作的准确性和安全性。

2. CT 血管造影

CT 血管造影（CTA）能清楚显示 Willis 环和 ACA、MCA、PCA 及其主要分支，100% 显示颅内动脉的第 3 级分支，电子束 CTA 对 MCA 的 4～5 级分支的显示率甚至可达 94.5%。在确定颈动脉狭窄程度以及区分狭窄与闭塞方面，CTA 与 DSA 的一致性为 90%，其空间、时间分辨率高于 MRA。CTA 对 Willis 环周围 >4mm 的颅内动脉瘤可达到与 DSA 相同的检出率，对脑动静脉畸形（AVM）血管团的显示率达 100%。多层螺旋 CTA 较传统 CTA 有以下优点：①空间分辨率提高，可观察到 1mm 直径的小血管；②时间分辨率提高，可短时间内迅速完成扫描，适用于急诊检测；③对比分辨率更佳，可充分显示感兴趣血管，但在完全区分动脉期和静脉期方面仍有欠缺。对颅内动脉瘤、动静脉畸形、血管狭窄等的检测已能与 DSA 相媲美。对于颅内外大动脉狭窄而言，CTA 也是一种极好的筛查方法，并正在成为疑似卒中或 TIA 患者的首选影像学检查。值得注意的是，仔细分析源图像要比重建后的血管图像更为可靠。

为了评价 CTA 的准确性，Josephson 等以 DSA 为金标准对卒中或短暂性脑缺血发作（transient ischemic attack，TIA）患者的颈动脉狭窄进行了研究。结果发现，对狭窄 ≥70% 的患者，CTA 的敏感性为 100%，特异性为 63%，CTA 与 DSA 的一致性为 96%。2 项汇总分析显示，CTA 检出颈动脉和椎动脉 70%～99% 狭窄的敏感性为 85%～91.5%，特异性为 93%～97.4%。颅内动脉狭窄以 MCA 的 M_1 段最为常见，CTA 能较好地反映这一部位的动脉狭窄和闭塞。在计算机辅助下的三维成像能够显示血管壁钙化灶（高密度），有时也可显示富含胆固醇的斑块（中低密度），可用于动脉粥样硬化斑块的评价。CTA 检查能够发现血管闭塞和颅内动脉瘤，后者有重要的临床意义，因为颅内动脉瘤是溶栓治疗的潜在禁忌证之一。

3. 磁共振血管成像

磁共振血管成像（MRA）是一种利用 MRI 技术中流动血液的 MR 信号与周围静止组织 MR 信号的差异建立图像对比度，不需要引入任何造影剂的非侵入性血管成像技术，能在短时间内获得清楚的可供三维观察的血管（包括 Willis 环）图像，对大血管及其分支的狭窄或闭塞显示满意，对 2mm 以下动脉则显示不佳。由于 MRA 成像与血流有关，分叉处血流、涡流等会导致信号丢失而夸大血管狭窄程度，易将中－重度狭窄（>75%）误为闭塞。对比增强 MRA 可以弥补上述缺陷，采用矢状、冠状扫描可覆盖颈部

第一节 SECTION 1

血管全长以及头臂血管，扫描时间短，可在一定程度上减少涡流对成像的影响，避免过高评价血管狭窄程度，但也有被静脉重叠掩盖的缺点。移动及吞咽等运动伪影、需要多次扫描、扫描时间延长、扫描野局限等，可能难以清晰显示颈动脉起始段。MRA 适用于年老体弱、全身状况差及不能行 DSA 的患者。

与 DSA、CTA 的比较研究显示，MRA 对显示前、后交通动脉的敏感性和特异性稍低，但对 ACA、MCA、PCA、基底动脉和 ICA 的敏感性和特异性均接近 100%；对岩上窦和岩下窦的显示率较低（85%）。对直径 >5 mm 的动脉瘤，MRA 的显示率可达 100%，结合源图像可以显示那些 DSA 不能显示的有血栓形成的动脉瘤；对 <5 mm 的脑动脉瘤则误诊率较高。对比增强 MRI 对重度狭窄的误判率高达 15%，如与多普勒超声技术相结合，误判率可降至 10%。另一项回顾性研究发现，对比增强 MRI 诊断的可靠性与传统 MRA 并无显著差异。

评价颅内、外血管壁状况，一般可同时采用 T_1W、T_2W、质子密度加权和时间飞跃（TOF）等模式。观察颈部血管分叉处或 MCA 主干的动脉粥样硬化斑块，在 MRI 上其纤维帽外观可分为厚型、薄型和破裂型。厚型和薄型在 TOF、T_1W、T_2W 和质子加权图像上均表现为光滑的管腔内表面，前者在 TOF 图像上呈邻近管腔的均一连续性暗带，而后者则观察不到这一暗带；破裂型在 TOF、T_1W、T_2W 和质子加权图像呈管腔内边界不规则，在 TOF 图像上邻近管腔处则观察不到暗带或暗带断裂。靠近管腔的钙化可能在 TOF 图像上呈低信号区，根据其在 T_1W、T_2W 和质子加权图像上的表现可与厚型纤维帽相鉴别：钙化在 TOF、T_1W、T_2W 和质子加权像上均呈暗区，厚型纤维帽仅在 TOF 像上呈暗区。与厚型纤维帽相比，破裂型纤维帽发生 TIA 或卒中的风险增高 23 倍。超顺磁性氧化铁超细微粒（ultrasmall superparamagnetic iron oxide，USPIO）对比增强 MRI 是观察斑块内炎症反应的一种方法，可清晰显示含有巨噬细胞的脂质部分。尽管还缺乏大型临床试验的支持，但相信这项技术将会用于未来高危斑块的筛查。

（五）血管超声技术

1. 彩色双功多普勒颈部血管超声

该项检查对颈部和颅内大动脉狭窄和闭塞的评估和筛选有重要提示价值。超声诊断采用脉冲回波技术和多普勒技术，前者应用于 B 型超声，采用高频超声波，能够显示血管腔内形态结构，主要用于颈部颈动脉和椎动脉的检测；后者采用低频超声波，能够通过计算血流速度推算出血管的狭窄程度，适用于颅内大血管的检查。另外，彩色多普勒血流显像实现了以色调的变化实时二维重叠显示血管解剖断面和血流空间分布状态。

通过彩超动态观察比较心动周期中颈总动脉或主动脉收缩和舒张时的管径变化可判断动脉弹性。动脉壁弹性的变化是动脉粥样硬化的早期表现之一，可预测未来的卒中风险。在动脉性疾病继发性表现（second manifestations of arterial disease，SMART）研究中，在校正年龄、性别、收缩压、颈动脉最小直径和颈动脉狭窄程度后发现，颈内动脉狭窄 >50% 的患者颈总动脉僵硬度与以往 TIA 或卒中有关。在一项基于人群的横断面研究中发现，校正年龄、性别、种族、高血压、糖尿病和吸烟后，颈动脉僵硬度与视网膜小动脉狭窄程度仍然呈正相关（$P < 0.01$）。由于视网膜小动脉狭窄是脑内小血管动脉粥样硬化的标志，因此，颈动脉僵硬度可能同时反映大、小血管病变的病理过程。

颈动脉内膜中膜厚度（intimal medial thickness，IMT）是早期动脉粥样硬化征象。颈部血管和主动脉的 IMT 可通过彩超测量，很多研究表明其测量结果与病理学检查的相关性很好。颈总动脉远侧壁 IMT 是彩超操作中最容易采集到的数据，重复性和可靠性均较高，因此，颈总动脉 IMT 是预测个体全身动脉粥样硬化最常用的指标。很多研究支持颈总动脉 IMT 增厚与心血管病和脑血管病的发生有关，在鹿特丹研究中其对卒中的预测价值甚至超过了颈部动脉粥样硬化斑块。最常用的是以 IMT>1 mm 作为异常值。对于主动脉弓而言，目前一般采用经食管超声取代常规彩超作为检测手段，主动脉弓 IMT >4 mm 与卒中的复发风险显著相关。

彩色超声可测量颈总动脉分叉处和颈内动脉起始段动脉粥样硬化斑块的长度和厚度，并根据管径和频谱判定狭窄程度。颈动脉斑块的稳定性与其是否会导致临床事件密切相关。根据脂质成分的比例、偏心程度和纤维帽的厚度，临床上可将颈动脉粥样硬化斑块分为稳定性和易损性斑块。一般而言，均质性斑块主要由纤维组织构成，更加倾向于稳定而不破裂，表面很少发生溃疡。异质性斑块则比较复杂，低回声可能是血栓、出血或胆固醇的表现，中等回声是纤维组织的影像，而高回声则代表钙化。与颈动脉内膜剥脱术（CEA）后的病理学检查结果进行比较，钙化斑块和纤维组织含量多的斑块相对稳定；内部存在丰富胆固醇和出血的斑块容易破裂而出现症状，这样的病例可能更适合行 CEA。目前，对颈动脉狭窄最常用的经济有效的术前评价方法还是彩色超声。在欧洲，神经外科医生可直接根据有经验的超声科医生的诊断，决定患者是否接受手术治疗。

2. 经颅多普勒超声

经颅多普勒超声（TCD）具有无创性、操作便捷、实时、重复性好等优点，主要应用在以下领域：①脑供血动脉狭窄或闭塞的诊断和其对脑血流动力学的影响：血流速度的增加可以直接提示各种原因导致的颅内血管狭窄；可判定颅外大动脉严重狭窄或闭塞后侧支循环建立情况，如 ICA 狭窄后依据同侧 ACA 血流的反向可判断前交通动脉开放；锁骨下动脉狭窄后依据同侧椎动脉血流双向或反向可判断是否存在椎动脉－锁骨下动脉盗血以及盗血情况。②脑动静脉畸形供血动脉的探测和识别。③颅内压增高和脑死亡的检测：目前，TCD 已被作为脑死亡脑循环停止的辅助检查方法。④脑血流自动调节功能的检测：通过生理性负荷（屏气试验和过度换气试验）和药物试验（静脉乙酰唑胺和 CO_2 吸入），获得关于脑循环在正常与非正常情况下调节机制的重要信息。⑤在颈动脉内膜切除术和血管内介入治疗中的应用：能提供与围手术期脑血管病相关的所有主要因素的信息，包括介入性和手术后栓子形成、低灌注、血栓形成以及术后高灌注综合征。⑥微栓子检测：由于检查者技术水平的熟练程度及经验、颅内血管解剖变异、探头的定位不准、狭窄较轻或多处狭窄、大动脉闭塞后侧支循环建立等因素，TCD 检查的阳性率差异较大。

在对动脉粥样硬化与脑血管病相关性的研究中，最理想和直接的手段是观察栓子在高危病变血管下游脑循环中的出现过程。TCD 微栓子监测使之成为可能，可动态监测来自心脏、主动脉弓、颅外颈动脉和颅内大动脉主干的栓子，且能鉴别不同部位的栓子信号。许多研究证实，微栓子的大量出现与卒中或 TIA 的关系极为密切。检测的可靠性有赖于操作者的经验，尽管计算机检测系统乃至微栓子动态监测系统已经建立，但是微栓子监测专家的意见始终是金标准。微栓子监测的应用前景会非常乐观。

四、缺血诱导的神经元死亡、神经保护和可塑性

缺血是指动脉血供受阻或缺乏足够血流灌注导致组织缺氧的一种状态。当氧合血流转运低于脑代谢需求的水平即发生缺血。缺血作为原发性伤害（如卒中）或作为对损伤（如血管痉挛、血管受压和自动调节异常等）的继发反应，是多数急性脑损伤类型的加重因素。原发性损伤是指损伤一旦发生，如缺血性卒中和脑外伤，没有任何方法能逆转其病理过程，伴随原发性损伤的急性细胞死亡往往呈坏死。继发性损伤是指原发性损伤后继续加重的脑损伤，由氧自由基、兴奋性氨基酸以及炎细胞所介导，可持续进展数小时至数天。伴随继发性损伤的迟发性神经元死亡可能包括急性损伤进一步恶化引起的坏死，以及迟发的原发性损伤结果。

（一）缺血诱导的神经元死亡及其机制

1. 缺血诱导的神经元死亡模式

广义上，脑缺血大致分为全脑缺血和局部缺血。前者是指进入全脑的血流短暂性阻断，引起迟发性、选择性神经元死亡，常见于心脏骤停、心脏手术、大出血、淹溺和一氧化碳中毒等。在这些患者中，海马阿蒙角（cornu ammonis, CA）1 段的锥体细胞对缺血特别易感，其次为齿状回门区（hilar）的神经元，纹状体中等大小的神经元，新皮层 Ⅱ、Ⅴ、Ⅵ 层锥体神经元以及小脑蒲金野细胞。后者是指局部血供短暂或持久性障碍，缺血时程决定了损伤的范围和程度，导致脑某特异区域（通常在某单一血管分布区）的神经元和非神经元成分破坏，常见于脑梗死、脑出血或脑外伤。

目前认为，细胞死亡主要有 3 种模式：坏死、凋亡（又称为 Ⅰ 型程序性细胞死亡）和自噬（又称为 Ⅱ 型程序性细胞死亡）。在全脑缺血或局部脑缺血的实验动物中，均可发现存在神经元坏死和凋亡。决定损伤后神经元以何种模式死亡的关键因素在于脑组织内 ATP 耗竭的程度。如果 ATP 水平严重降低，首先引起质膜通透性增高，细胞包括细胞器（如内质网和线粒体等）和细胞核肿胀，细胞内容物溶解释放并诱发炎症反应，迅速呈现坏死的特征；如果 ATP 能部分维持一段时间，则发生凋亡或自噬，

这两种模式均需要能量的供给和蛋白合成，细胞呈现有条不紊的程序化死亡。Lemasters 等认为，自噬、凋亡和坏死是细胞死亡过程中以线粒体变化为中心的不同阶段。无论何种细胞死亡模式，早期均可能涉及共同通路。

2. 缺血性细胞死亡的机制

当缺血危及脑血流及能量供给，至少触发 6 种主要机制引起细胞死亡，表现为一系列复杂的空间和时相事件介导了神经元、胶质细胞和血管成分的损伤（表 3-6）。这些病理生理学过程以数小时甚或数天演变和发展，具有重叠和过渡特征。在严重缺血区的中心，数分钟内即可发生兴奋毒性坏死性细胞死亡，没有及时有效的血流再灌注则出现不可逆损伤；而周围区域的神经组织（缺血半暗带）若有侧支循环的支持则有可能保存，取决于缺血程度和再灌注时程。总之，通过主动机制的细胞死亡（如凋亡）相对缓慢，因此，有可能针对这些机制进行治疗干预。

（1）代谢应激 神经元仅贮存很少的糖原，几乎绝对依赖葡萄糖氧化磷酸化生成 ATP。在典型神经元，由 Na^+-K^+-ATP 酶消耗 3/4 的 ATP，其他用于调节 Ca^{2+} 平衡以及神经递质的合成和再摄取。细胞缺血的标志是能量耗竭伴随能量动力学的改变。当 CBF 减少，代谢底物特别是葡萄糖和 O_2 转运贫乏，不仅影响氧化磷酸化对离子梯度的维持，也限制少量贮存的葡萄糖有氧生成 ATP。缺氧去极化触发突触前膜释放谷氨酸，其作用通过离子型和代谢型受体导致胞质内 Ca^{2+} 大量增加，而细胞外 Ca^{2+} 丧失；同时，突触前膜摄取兴奋性氨基酸等能量依赖性过程受阻，进一步升高细胞外间隙的谷氨酸浓度。谷氨酸毒性引起 Na^+ 与 Ca^{2+} 交换反向运行，加剧了 Ca^{2+} 超载。Na^+ 和 Ca^{2+} 的流入驱动 K^+ 通过 N－甲基－D－天冬氨酸受体（N-methy-D-aspartic acid receptor，NMDAR）大量流出神经元，使细胞外 K^+ 浓度增高。

全脑缺血时，细胞内 ATP 几乎立刻耗竭，而一旦再灌注即恢复至接近生理的水平。较低的 ATP 水平诱导神经元去极化，导致细胞肿胀和质膜崩溃，促进神经元通过坏死的方式死亡。由于凋亡小体的形成需要 ATP 激活胱冬酶（caspase）死亡级联反应，因此，较持续的 ATP 减少会影响胱冬酶激活，使死亡级联反应均势偏向坏死；而短暂的全脑缺血，引起某些脑区选择性神经元凋亡。在后者，由于胱冬酶－3 的激活，进一步切割和活化其下游靶分子

表 3-6　脑缺血性损伤涉及的病理生理过程

代谢性事件
　　自由基生成
　　　　NO 生成
　　　　蛋白质氧化
　　　　脂质过氧化
　　进展性梗死和梗死周围缺氧去极化
　　酸中毒（乳酸酸中毒）
　　Ca^{2+} 介导的细胞死亡
　　　　Ca^{2+} 排出机制的衰竭
　　　　细胞内 Ca^{2+} 的增多
　　脂肪分解通路的激活
　　蛋白质磷酸化的改变
　　ATP 储备的耗竭以及葡萄糖代谢的抑制
　　线粒体功能障碍
　　蛋白质水解
　　蛋白质合成

细胞事件（急性）
　　细胞信号通路激活
　　内皮细胞基质-黏附受体表达减少
　　星形胶质细胞足突与血管基膜基质分离
　　血管基膜基质成分的降解
　　基质蛋白酶的表达
　　　　基质金属蛋白酶
　　　　组织蛋白酶
　　　　肝素酶
　　　　丝氨酸蛋白酶（例如尿激酶）
　　微血管渗透性增加
　　星形胶质细胞肿胀
　　神经元肿胀
　　神经元释放谷氨酸
　　进展性梗死和梗死周围缺氧去极化
　　细胞因子表达
　　血小板活化因子生成
　　炎症的激活和出现
　　　　内皮细胞-白细胞黏附受体的激活
　　　　多形核白细胞和单核细胞的活化
　　　　多形核白细胞的黏附和跨膜迁移
　　　　血小板活化
　　　　小胶质细胞活化、变形和迁移

组织损伤
　　水肿形成
　　细胞肿胀
　　缺血区域内的局部"无复流现象"
　　微血管渗透性增加及渗漏
　　血管生成及毛细血管芽生
　　细胞死亡
　　出血性转化
　　液化和空洞形成

如聚（ADP－核糖）多聚酶－1[poly（ADP-ribose）polymerase，PARP-1]；过多的 PARP-1 激活使细胞内底物 NAD^+ 大量消耗，线粒体 NAD^+ 的缺乏将显

著减慢糖酵解、电子转运和 ATP 生成，使能量衰竭和细胞死亡进一步加重。

局灶性脑缺血引起缺血核心区和半暗带区不同的代谢改变模式。缺血后 1～3 min，缺血核心区细胞 ATP 含量急剧减低，缺氧去极化导致突触释放谷氨酸，Na$^+$ 通过 NMDAR、α–氨基羧甲基噁唑丙酸受体（α-amino-3-hydroxy-5-methyl-4-isoxazole-propionic acid receptor，AMPAR）和其他可透过单价离子的通道进入神经元，K$^+$ 通过 NMDAR 流出神经元，受其驱动水也被动流动。此时，由于细胞丧失能量，正常情况下迫使离子进出细胞以维持细胞内外离子浓度梯度的泵功能丧失或不能进行逆转运，导致细胞外 K$^+$ 增多、Ca^{2+} 减少。短暂性局灶性脑缺血后 2h，细胞外 K$^+$ 复原至生理浓度，但继续加重的水肿和更大范围的变化（包括颅内压增高、血管受压和脑疝）会影响半暗带区以及更远隔部位的血流灌注。与缺血核心区不同，半暗带区细胞虽然 ATP 含量也有减低，但尚未发生缺氧去极化和细胞外 K$^+$ 的浓度增高；在这些细胞，也存在类似全脑缺血中见到的凋亡，活化的胱冬酶 – 3 激活 PARP-1，会导致 NAD$^+$ 耗尽和进一步的能量衰竭。

缺血性卒中后，梗死周围去极化（peri-infarct depolarizations，PIDs）使可逆性缺血半暗带逐渐演变成为梗死中心区。皮层扩散抑制（cortical spreading depression，CSD）是一种自动扩散的电化学波，以 2～5 mm/min 的速度通过神经组织，引起较持续（1～5 min）的细胞去极化、神经电活动抑制以及 K$^+$ 和谷氨酸的释放，导致细胞膜离子梯度可逆性丧失。CSD 与许多因子包括即早基因（immediate early genes，IEGs）、生长因子和炎性介质如 IL-1β 和 TNF-α 等的改变关联。虽然，一般认为它是一种可逆现象，不会引起持久的组织损伤，也见于某些疾病如偏头痛。然而，在严重缺血区域，由于代谢与血流失偶联，围绕缺血核心区的脑组织重建离子平衡所需求的能量增加，PIDs 的扩散抑制将会进一步激化半暗带区损伤程度。扩散抑制发生之方式和总持续时间与梗死体积相关，在整个梗死成熟期，PIDs 都在不断促使梗死核心区的扩大。采用药理学方法如 NMDA 或甘氨酸拮抗剂，或物理学手段如低温，有可能抑制缺血性病灶的扩展。

（2）线粒体障碍 线粒体具有 4 种基本生物学功能，即生成 ATP、介导细胞凋亡、产热和参与人类遗传学。因此，线粒体不仅含有涉及氧化磷酸化的蛋白，而且也含有前凋亡蛋白如细胞色素 C（cytochrome C，Cyt C）。线粒体以 ATP 的形式提供能量，ATP 的生成需通过丙酮酸脱氢酶复合体、Krebs 循环（也称为三羧酸循环或柠檬酸循环）、β–氧化、呼吸链和氧化磷酸化等过程实现。缺血再灌流以不同损伤机制，抑制了上述环节。过氧化使细胞线粒体电子携带体（如 Cyt C）丢失，影响了呼吸链速率并可能激活凋亡级联反应。在缺氧状态下，转运蛋白和 Cyt C 不能接受更多的来自于 Krebs 循环的电子，使得 ATP 生成迅速减少。糖酵解虽然可以继续短时进行，由生成丙酮酸再转化为乳酸，但是这种转化释放 H$^+$，加重了细胞酸中毒。线粒体也是细胞内钙浓度的重要调控者。由于线粒体能量耗竭，Ca^{2+} 以较高的电化学梯度弥散进入细胞并积蓄其内，导致 Ca^{2+} 超载，这被认为是导致酶级联反应活化的关键环节，使细胞质膜发生不可逆性破坏（脂质过氧化）。

Cyt C 是线粒体呼吸链的重要组成成分，在生理状态下，Cyt C 定位于线粒体外室，作为电子载体参与氧化磷酸化。凋亡（或坏死）刺激如全脑缺血引起能量耗竭，破坏了线粒体外膜的完整性，线粒体膜通透性转运孔（mitochondrial permeability transition pore，MTP）持续开放，导致 Cyt C 释放进入胞质；一旦 Cyt C 释放进入胞质，在脱氧 ATP 介导作用下就会与胞质中的接头蛋白凋亡蛋白酶活化因子 – 1（apoptosis protease activating factor-1，Apaf-1）结合并促进其寡聚化，进而选择性地直接募集并活化胱冬酶 – 9 前体，形成凋亡复合体。胱冬酶 – 9 不断自活化，再激活下游的胱冬酶 – 3 以及可能随后被激活的胱冬酶 – 2、– 6、– 8 和 – 10，诱导凋亡。胱冬酶 – 9 不仅可作为启动型胱冬酶介导细胞凋亡，而且还可通过胱冬酶 – 9 依赖性溶酶体途径介导细胞死亡。

在死亡早期，细胞凋亡和细胞坏死可能享用共同的信号途径，即 MTP。Cyt C 释放究竟诱发细胞凋亡还是细胞坏死，取决于是否有足够的 Cyt C 能被线粒体利用。在缺血性细胞死亡中，总控制水平似乎在线粒体。线粒体促进凋亡或坏死的通路取决于损伤的强度。中度不可逆损伤时，线粒体保留（至少部分性）其膜电位使之能继续合成 ATP，但同时也释放 Cyt C 和其他前凋亡因子启动凋亡；严重损伤时，线粒体膜电位丧失，线粒体肿胀，其内膜和外膜破裂，氧化磷酸化崩溃，导致坏死。

（3）一氧化氮 NO 是重要的信号传导分子，在 CBF 调节、神经递质释放、脑皮层电活动、性行为和学习行为、突触可塑性等功能方面起重要作用。一氧化氮合酶（NOS）包括神经元型 NOS（neuronal NOS，nNOS）、内皮型 NOS（endothelial NOS，eNOS）和诱导型 NOS（inducible NOS，iNOS）。NMDAR 激活和 NO 的生成有关。不同亚型的 NOS，在脑缺血损伤中作用不同：nNOS 和 iNOS 与脑损伤有关，在神经元缺乏 nNOS 和 iNOS 同工酶表达的小鼠其卒中性损伤会改善；eNOS 则引起血管扩张，血流量增加。在脑缺血后 NO 大量生成，作为一种自由基其损伤作用主要有：①抑制呼吸链，导致能量衰竭，神经元死亡；②损伤线粒体膜，使促凋亡蛋白从线粒体漏出，诱导神经元凋亡；③ NO 与超氧化物结合，生成具有强氧化作用的过氧化亚硝酸盐，后者直接氧化脂质、DNA 以及蛋白质的巯基、锌巯中心和铁硫中心，导致细胞致死性氧化损伤。

在皮质神经元缺血耐受的实验中，NO 可通过激活 Ras/ 细胞外信号调节激酶（extracellular signal regulated kinase，ERK）级联反应而发挥耐受机制。

（4）自由基与脂质过氧化　机体存在两套抗氧化应激的内源性保护机制：抗氧化酶（如超氧化物歧化酶、过氧化氢酶和谷胱甘肽等）和低分子量抗氧化物（low molecular weight antioxidants，LMWA），后者包括抗坏血酸、尿酸和维生素 E。缺血再灌注后，活性氧（reactive oxygen species，ROS）的过度产生大大超过内源性清除机制，直接破坏了脂质、蛋白质、核酸和碳水化合物，重要的是，氧自由基和氧化应激促使 MTP 破坏，后者使氧化磷酸化和 ATP 生成所需的质子驱动势能消失，导致线粒体释放 Cyt C、次线粒体源胱冬酶激活分子（second mitochondria-derived activator of caspase，Smac）、凋亡诱导因子（apoptosis-inducing factor，AIF）和核酸内切酶 G（endonuclease G，Endo G）等凋亡相关分子。氧化应激、兴奋毒性、能量耗竭以及离子失衡总是紧密关联，最终导致了缺血性细胞死亡。

（5）转录因子　有害刺激如缺血，引发了许多转录通路。被认为是全脑缺血后基因表达改变的直接程序的候补转录因子包括：①环磷酸腺苷反应元件结合蛋白（cAMP response element-binding protein，CREB）和核因子 – κB（nuclear factor-κB，NF-κB），其指导前存活程序；②分叉头型转录因子家族和神经元阻遏元件 – 1 沉默转录因子（the neuronal repressor element-1 silencing transcription factor，REST），其指导前死亡通路。CREB 是一类刺激诱导的转录因子，

当各种外来刺激包括突触部位 NMDAR 介导 Ca^{2+} 内流时，其激活前存活或前适应靶基因的转录。即早基因如 *c-fos*、*Bcl-2*、凋亡蛋白抑制因子（inhibitor of apoptosis proteins，IAPs）、nNOS 和脑源性神经营养因子（brain-derived neurotrophic factor，BDNF）对神经元的存活极为重要，并且也是 CREB 的靶基因。CREB 的激活，在促进神经元的存活和适应的信号应答中发挥重要作用。发育中的中枢神经系统神经元内编码 CREB 和 cAMP 反应元件调质（cAMP-response element modulator，CREM）的靶基因缺失，将导致凋亡。出生后去除 CREB 和 CREM，将发生成年脑进行性神经元变性。

细胞内酶级联反应可以调节转录因子的活性，从而调节基因的表达。丝裂原激活蛋白激酶家族（mitogen-activated protein kinases，MAPKs）包括 c-Jun 氨基末端激酶（Jun-NH$_2$ terminal kinase，JNK）、p38 酶和细胞外信号调节激酶（extracellular signal regular kinase，ERK），在缺血性损伤的病理机制中发挥作用。Gp130 是 IL-6 家族的共享信号转导受体，另一类激酶（just another kinases，JAK）– 信号转导及转录激活因子（signal transducers and activators of transcription，STAT）是 Gp130 下游的信号转导通路，JAK-STAT 在多个蛋白磷酸化过程介导的包括兴奋性毒性、缺血再灌注损伤中均起作用。

（6）炎症　相当多的证据表明炎症使得脑缺血性损伤恶化，细胞因子是重要的炎症介导者。缺血 – 缺氧触发转录因子如 NF- κB、低氧诱导因子 – 1（hypoxia-inducible factor-1，HIF-1）、干扰素调节因子 – 1（interferon regulatory factor-1，IRF-1）和 STATs 家族成员 STAT3 的激活，依次引起一系列前炎症靶基因如血小板活化因子（platelet-activating factor，PAF）、IL-1β、TNF-α 的表达。通过血管腔面内皮细胞，缺血 – 缺氧引起黏附分子如细胞间黏附分子 – 1（intercellular adhesion molecule-1，ICAM-1）、P – 选择素和 E – 选择素的表达。趋化因子是分子量较小的可溶性黏附分子家族，通过促进白细胞的黏附性和趋化性，从循环血中迅速募集白细胞（视为血源性炎细胞）；黏附分子与中性粒细胞膜表面同源受体相互作用，引导其穿越内皮细胞屏障进入脑实质损伤部位。静止性免疫细胞如小胶质细胞活化，至缺血 24h 时呈现特征性阿米巴样形态。缺血后 24～48h，脑缺血病灶处存在大量中性粒细胞，继之淋巴细胞、巨噬细胞和单核细胞浸

润，生成和释放许多炎性介质。iNOS、环氧合酶－2（cyclooxygenase-2，COX-2）、IL-1 和单核细胞趋化蛋白－1（monocyte chemoattractant protein-1，MCP-1）是关键炎性介质，在其基因突变型小鼠中可观察到它们的缺血性损伤减轻。炎症与卒中起病和随后的卒中相关组织破坏的关系错综复杂，转录因子触发炎症级联反应和细胞因子释放形成细胞因子级联反应，导致星形胶质细胞死亡和促进神经元死亡。

缺血后炎性级联反应既可以驱动有害的通路，也可能驱动有益的通路。这些介质的净效应取决于组织损伤阶段，或在众多交错的通路中某个信号级联过程的优势度。虽然动物实验研究的结果表明，缺血前诱导全身中性粒细胞减少、药物阻断细胞因子或其受体、敲除 ICAM-1 基因、抗炎类固醇或抗体抑制炎性介质如 IL-1β 或转录因子 IRF-1，能够减轻缺血性损伤。然而，在临床试验中，却并未发现上述的某些干预策略能显著改善脑缺血患者的最终转归。因此，必须小心确定与组织损伤复杂的时相性演变相匹配的时间点，仔细考虑多通路间相互作用的复杂性，寻找针对这些通路的治疗药物，合理地应用于临床。

（二）脑缺血的神经保护策略

当脑组织遭受缺血、缺氧等有害刺激时，采用启动机体内在（或固有）机制的方式或给予某些干预措施以达到减轻神经细胞损伤的目的，称之为神经保护。前者属内源性神经保护，即诱导缺血耐受；后者属外源性神经保护，即根据损伤不同时期的病理生理学改变而提供的一系列综合治疗措施。

（1）**缺血耐受** 缺血耐受是指预先给予的短暂、非损伤性脑缺血或缺氧（即缺血预处理）能上调内源性保护机制，有效增强对损伤的耐受性，保护脑避免继发的长期有害损伤。缺血预处理主要诱导了两种效应：①经典预处理或快速型预处理：在数分钟内迅速启动缺血耐受机制，由翻译后蛋白修饰所介导；保护效应维持时间短，在 2～3h 内达到耐受高峰，1～3 天内逐渐减弱；②延迟型预处理或预处理Ⅱ期保护时间窗：在 2～3 天内通过调控蛋白转录、促进相关蛋白合成（如 HSP、Bcl-2、HIF 和 MAPK）以诱导渐进性缺血耐受，迟发耐受可持续数天至数周。其机制与受体、信号转导通路、转录调节因子、mRNA 和蛋白质图谱、亚细胞器功能等有关。已知

缺血预处理能激活 c-fos、c-jun 和许多存活因子（如 HSP70、超氧化物歧化酶、NO、BDNF 以及抗凋亡因子 Bcl-2 和 Bcl-Xl）的表达。Bcl-2 作用在胱冬酶－3 的上游，可阻止胱冬酶的启动；也作用在其下游，直接与激活的胱冬酶－3 结合，中止胱冬酶死亡级联反应的自我放大。缺血耐受需要 NMDAR 的激活，通过腺苷 A_l 受体的活化，促进 K_{ATP} 的开放。

诱导缺血耐受的方法涉及药物预处理、物理预处理、化学预处理等。人类资料表明，卒中发生前的 TIA 减轻了其后卒中的严重程度，可能提示了预处理效应。采用 DWI 和 PWI 对 65 例患者进行研究，发现虽然灌注病灶的大小和程度相似，但有 TIA 病史者早期弥散病灶及最终梗死体积更小，且临床神经功能缺损更轻。缺血预处理可从内源性神经保护分子机制的新视角制定新的策略，使脑细胞对缺血性损伤更具有抵抗力。

（2）**综合性神经保护治疗** 鉴于脑缺血活化了许多导致细胞死亡的通路，因此有效的神经保护应该针对缺血性损伤演变过程中的不同通路联合或序列应用不同药物，这包括 NMDAR 拮抗剂与 γ－氨基丁酸受体（gamma-aminobutyric acid receptor，GABAR）激动剂、自由基清除剂、胞二磷胆碱、蛋白合成抑制剂亚胺环己酮、胱冬酶抑制剂或生长因子如碱性成纤维细胞生长因子（basic fibroblast growth factor，bFGF）的联合应用。2 种不同的抗氧化剂或胞二磷胆碱加 bFGF 应用，可观察到协同治疗疗效；胱冬酶抑制剂与 bFGF 或 1 种 NMDAR 拮抗剂应用，可延长溶栓治疗时间窗并减低溶栓药物的有效剂量，增加溶栓药物的有效性和安全性。如同肿瘤化疗，基于抑制多种细胞死亡机制的合理治疗最终将被证明治疗卒中有效。

（3）**白蛋白输注** 特别是在实验性局灶脑缺血后再灌注早期，白蛋白输注能够促进红细胞流动，抑制脑微循环中血栓形成和白细胞的黏附。白蛋白也显著降低血球压积，并通过这种方式改善微循环血流、血浆黏度、细胞变形性以及氧的转运效率。在实验动物中已证明它能缩小梗死容积，改善神经功能评分，减轻脑水肿。这些作用反映了其综合治疗特征，包括抗氧化效应、抗内皮细胞凋亡效应、减轻微循环血液淤滞的效应。

（4）**低温** 几乎所有的缺血事件都受到温度的介导，已证实低温脑保护能提高对多个有害通路的耐受性包括氧化应激和炎症。低温（hypothermia）

第一节 SECTION 1

能降低 CBF、颅内压和脑的代谢，脑代谢率的降低意味着对葡萄糖和氧的需求减少，高能磷酸盐消耗以及乳酸蓄积减慢，由此减轻了氧化应激，改善了全脑缺血诱发的神经元死亡。在大鼠和沙土鼠缺血模型中，延长的缺血后低温不仅能维持神经元存活，而且大大减轻缺血导致的认知缺损。短暂前脑缺血使 CA1 区 95% 以上的锥体细胞死亡，持久、延迟的低温（缺血后 1 h 诱导，维持 48 h）持续保护了 90% 以上的 CA1 神经元免于缺血引起的死亡；晚至缺血后 12 h 才启动低温，其神经保护效应显著较前降低。温度每降低 1℃，细胞呼吸速率、需 O_2 量以及 CO_2 生成约减少 10%。温度降低可使疾病病理过程如脂质过氧化，以及某些半胱氨酸或丝氨酸蛋白酶活化速率减慢；同时，其解毒和修复过程也会减慢。这些发现支持缺血后低温疗法可能具有的临床用途，以及可被作为心脏骤停复苏或心脏外科手术关联性全脑缺血后的一种干预模式。

尽管低温能避免全脑缺血诱发的神经元死亡，但它也可能加重局灶性脑缺血关联的神经元损伤。在全脑缺血如心跳骤停，脑血流停止，由于丘脑下部功能障碍导致体温调控异常，给予低温有利于更迅速或同步达到脑冷却。然而，如果仅为局灶性脑缺血，非损伤脑依然是具有代谢活性的热源。近来的实验研究显示其核心温度的轻微降低（由正常体温降至 33～36℃）也能减少神经元死亡。卒中发生前 30 min 而不是卒中发生后 10 min 才给予低温，能避免全脑缺血模型中海马的损伤。局灶以及全脑缺血后低温延长至 12～48 h，这种保护将具有重要意义。

（5）**高压氧** 高压氧预适应可诱导局灶性脑缺血及全脑缺血动物模型产生缺血耐受。研究中多采用氧气压力在 2～3.5 个大气压、重复 3～5 次的高压氧预适应。在新生大鼠局灶性脑缺血的研究显示，2.5 个大气压的高压氧预适应 2 h，可使后续缺血导致的动物死亡率下降、梗死体积缩小以及凋亡细胞减少，其机制与胱冬酶 -3、-9 的活性抑制有关。研究还发现，高压氧诱导的缺血耐受与 HIF-1 及其靶基因 EPO 的表达增加有关。高压氧预处理还可以诱导 BDNF 上调，抑制其下游 p38/MAPK 磷酸化从而抑制其活性，减少了早期凋亡，并阻止早期凋亡转换为迟发性凋亡。Hirata 等研究认为，高压氧预适应在一定的时间窗内可诱导缺血耐受。缺血前 6～24 h 给予高压氧预适应，可诱导产生缺血耐受；若两者间隔 72 h，则不能诱导缺血耐受。缺血耐受机制与神经营养因子、炎症免疫系统等基因的表达有关。

（三）脑缺血后脑可塑性与功能修复

脑可塑性是指在一定条件下脑的结构和功能对损伤或环境的改变作出适应性变化的能力。传统意义上，脑可塑性被认为是已形成的神经元复原构成新的功能网络的结果。由于发现了神经干细胞，"神经元不能再生"的观念正在被修正。实验研究证实，在侧脑室的室管膜下层以及海马齿状回的门区都存在一些神经干细胞，具有增殖、迁移并分化为神经元和神经胶质细胞的多种潜能。脑缺血后，脑的可塑性包含了这些新生神经元的募集以及神经元环路内神经元功能的重新分配。脑可塑性理念有助于训练不同脑区承担新的功能。

1. 脑可塑性的相关机制

近 20 年来，卒中领域的基础科学研究阐明了在脑缺血后涉及细胞损伤和修复的多个信号转导通路，证实了多个有希望的神经保护靶点。然而，在动物实验中显示出能减少卒中相关损伤作用的许多神经保护剂，却在临床试验中表现为阴性结果。固然，其中存在试验设计是否合理、患病个体特征的多样性以及不同靶点治疗时间窗不同等因素的影响，但显而易见的是，有效的卒中治疗策略必须超越单一的细胞成分而针对一个缺血损伤后整合的作用靶点，这就是神经血管单元（the neurovascular unit, NVU, 神经元与血管紧密相连的部位）。缺血后的脑可塑性涉及许多相关机制如血管发生、神经元发生和突触发生，它们相互依存、相互协调，共同参与脑的修复过程。修复药物与传统的康复疗法联合应用，通过激发脑可塑性，有可能改善患者的恢复程度和生存质量。

（1）**神经血管单元** NVU 是近年来提出的一个新的概念。这种概念性的"单元"由微血管 [内皮细胞 - 基膜基质 - 星形胶质细胞终足（和周细胞）]、星形胶质细胞、神经元及其轴突以及其他支持细胞（如小胶质细胞和少突胶质细胞）组成，这一概念强调了内皮细胞、血管平滑肌细胞、星形胶质细胞、小胶质细胞、神经元和相关组织基质蛋白之间具有动态的相互作用；强调了血管、细胞和基质的信号转导，在维持脑组织灰质与白质的完整性以及在疾病（如卒中、血管性痴呆、偏头痛、外伤、多发性硬化和脑老化等）的发生和发展中具有重要的战略地位；也为理解临床或实验性干预手段的成功与否和适当性提供了整体性研究平台。

NVU 的所有成分都会对炎症做出应答，因此成为脑卒中后重要的炎症部位。缺血后 NVU 受到以下机制的破坏：细胞与内皮的相互作同、氧化应激、蛋白酶（如基质金属蛋白酶、纤溶酶原激活物）活性增高、血-脑屏障破溃。所有这些都使得 NVU 成为脑缺血治疗的关键目标。调控这些与血管发生、神经元发生和突触发生相关的机制，将成为新的治疗靶点。

（2）血管发生　血管床在缺血的神经发生中具有重要意义。脑缺血后许多因子参与了血管发生，加速新血管形成和微血管结构改变。HIF-1 是维持细胞氧稳态平衡的主要基因转录因子，在脑缺血后其表达主要位于缺血半暗带，研究已发现受其调控的下游靶基因有 100 余种，其中重要的基因产物之一血管内皮生长因子（vascular endothelial growth factor，VEGF）是目前已知作用最强的血管生成刺激因子，可与血管内皮细胞表面的 VEGF 受体结合，激活一系列信号转导通路，与血管生成和神经保护密切相关。骨髓干细胞和血管内皮祖细胞能促进血管修复、新血管生成，并改善内皮功能。VEGF 转导的间充质干细胞能提高缺血区域神经血管化，增大缺血后存活区域。缺血边缘区的血管发生构建了神经可塑的理想环境，并且能促进神经功能的恢复。此外，HIF-1 调控的 EPO 基因表达在血管生成过程中也起着重要作用。血管发生的血管表达营养因子以及其他可溶性因子，这些因子能激发新生神经元和突触的功能募集，影响神经祖细胞的存活和迁移。同样，缺血环境中的低氧，可通过 VEGF 与高浓度趋化因子——基质衍生因子-β（stromal derived factor-β，SDF-β）和巨噬细胞趋化和活化因子（macrophage chemotactic and activating factor，MCAF），诱导神经祖细胞迁移。

（3）神经发生　研究表明，内源性前体是脑损伤后神经元的替代来源。脑卒中后成人室管膜下区（subventricular zone，SVZ）和海马齿状回颗粒细胞下层区（subgranular zone，SGZ）神经干/祖细胞（neural stem/progenitor cell，NSC/NPC）被激活，募集并增殖分化成为神经母细胞，定向迁移进入缺血受损区域进一步成为新生神经元，替代那些已丧失的神经元。缺血区活化的星形胶质细胞能分泌基质

衍生因子-1（SDF-1），有助于引导神经元前体细胞向缺血灶定向迁移。神经祖细胞也能协同作用于微循环，激发局部的血管发生和突触发生，促进神经功能的恢复。缺血后的炎症对于新生神经元的存活是有害的。C-X-C 家族趋化因子受体-4（C-X-C chemokine receptor-4，CXCR-4）在大鼠海马的神经发生中具有一定作用。在血管内皮细胞上存在 CXCR-4 受体，也存在与神经发生相关的 CXCR-4 受体内皮型配体 SDF-1β，内皮型配体 SDF-1β 与神经元型配体 SDF-1α 共同参与可塑性，表明缺血性损伤时脑的修复作用与特异性炎性介质如趋化因子的生成相关联。

（4）突触发生　卒中后康复治疗是以促进损伤脑的结构和功能重组即可塑性为基础。脑缺血后恢复是一复杂的动态过程。突触可塑性与行为以及脑损伤功能恢复的变化有关。树突分支增多和棘突密度增加等形态学变化，可能提示卒中或损伤后脑内能够重组神经元环路。某些药物如胞二磷胆碱甚至能够促进这些变化。由于这些变化过程需要较长的时间，脑如何对它们进行调控，或如何优化脑对它们的调控，值得更深层次的阐明。弄清这些问题，有利于开发新的药物和治疗路径。已有证据表明，卒中后缺血边缘区突触的活性增强，突触表达蛋白和相关生长因子增多。同时也发现，脑活素能促进培养的海马细胞突触发生以及在体神经发生。在沙土鼠缺血模型中，这种标志的表达图形与神经发生以及结构重塑的神经元可塑性机制有关。

总之，血管发生、神经发生和突触发生是相互影响的修复机制，有助于神经功能的恢复。缺血环境促使脑室周围和大脑皮层新神经元的发生，而且，损伤区域血管床和正确的突触发生将有利于更好的修复反应，与营养因子生成有关。如果我们能够调控这些因子，通过释放这些参与脑修复的营养因子来诱导血管发生、神经发生和突触发生，那么，就能够大大改善卒中的转归。

2. 脑卒中的脑可塑性和细胞疗法

如何激发可塑性促进脑修复？可以通过康复和营养因子激发内源性能力，以及采取外源性注射细胞物质（细胞治疗）达到这一目的。

（1）刺激内源性可塑性　①康复治疗：已观察到在大鼠和灵长类动物的实验模型中，缺血事件和康复干预的效应之间呈阴性关系。许多研究强调，与

较晚的治疗窗（缺血后 20～40 天）比较，缺血后头几天内就启动康复治疗，能获得较好的疗效。②营养因子：缺血形态学的适应性与营养因子的生成增加有关。这些营养因子促进轴突生长和树突分支以及在损伤和损伤周围区的突触发生。静脉内注射 BDNF能改善大鼠实验性卒中模型的神经元重组过程和神经功能预后。成纤维细胞生长因子（fibroblast growth factor，FGF）和内皮细胞生长因子－2（endothelial growth factor-2，EGF-2）是有效的室下区细胞增殖刺激剂。给予 EGF-2，可增加嗅球内神经元数量；而 FGF 却具有相反效应，即诱导嗅球内胶质细胞分化和减少神经元生成。某些药物，如他汀类、EPO、营养因子和生长因子可能促进一个或多个修复机制，来改善一次卒中后的功能状态。在白质水平，这些治疗可通过信号转导发挥作用，在神经发生、血管发生、突触发生的各个层面诱导其实质性变化和脑的结构性变化。同样，在局灶性脑缺血后，胰岛素样生长因子（IGF）能促进神经元祖细胞的增殖。

（2）外源性给予干细胞 再生医学的研究拓宽了脑缺血领域细胞修复新的治疗策略，然而，从修复的视角还需要考虑和解决许多问题细胞疗法才可能奏效：①引起损伤的部位：这意味着应根据受累部位，制定不同的、合适的治疗策略。例如，皮质损伤可采用细胞植入，而对累及白质的梗死则可能无效。②梗死的范围和程度：理想的结果是，少量的细胞就足以使受累区域的功能恢复，然而，若脑损伤广泛，修复功能所需要的细胞数量将成为一大障碍。③细胞植入的时机：尚不清楚何时为细胞植入的最佳时间。在缺血性卒中后，该区域细胞可能经历凋亡达数周以上，治疗延迟将会导致一系列危害。

从实验性脑缺血模型获得的证据显示，脑室、脑实质、静脉或动脉内局部注入干细胞，能在损伤区域被结合，并且启动修复和功能恢复机制。多种细胞制剂如骨髓间充质干细胞（mesenchymal stem cells，MSCs）、脐带细胞、胚胎细胞、成人脑干细胞都能改善脑梗死后的功能状况。其中，MSCs 具有多向分化潜能，在实验性大鼠模型和临床研究中均能分化成为不同类型的细胞，包括星形胶质细胞、神经元和内皮细胞。在实验性大鼠脑梗死模型后 24h 给予 MSCs，治疗第 7 天进行比较，功能恢复显著改善，这可能归因于细胞分泌的多种生长因子如 VEGF、bFGF、BDNF，或扩增了现有的脑内源性生长因子水平，促进了卒中后的功能恢复。这些生长因子放大了血管发生、神经发生和突触的可塑性。源于脂肪组织的干细胞脑内植入，功能缺损亦可得到显著改善。植入取自增殖区海马细胞株（MHP36 细胞）的干细胞，显示脑缺血后梗死容积缩小、感觉运动功能恢复。临床前卒中模型已对多种细胞的作用进行了评价。给予或动员内皮祖细胞，有助于促进梗死后修复。迄今为止，已有 5 项干细胞移植治疗卒中的小样本临床试验显示出该治疗方法的安全性和有效性，减轻了脑梗死后的残疾。趋化因子能够吸引干细胞进入脑损伤区域。特异性趋化因子 SDF-1α 能诱导血源性祖细胞迁移。也已证明，SDF-1α 浓度梯度是指导干细胞迁入缺血区的关联机制。在实验性神经炎症条件下，MCP-1 能引导细胞募集进入海马损伤区。

采用干细胞动员来研究组织修复，是评价诱导组织修复的有希望的工具。动物实验结果表明，脑缺血急性期静脉或颈动脉注入同种异体 MSCs，都可成为脑梗死后促进恢复的有效选择，虽然干细胞促进治愈的方式并不清楚。以往认为，干细胞仅仅是替换了有缺陷的细胞，在某种条件下才可能出现修复。近年来的研究表明，干细胞也能通过释放因子或信号转导完成受损组织的自我修复，刺激受损细胞和正常细胞的修复和恢复。这些释放的因子发出信号启动了自我修复，并且作用于抑制炎症或刺激新生血管成熟的过程。脑可塑性包括本能的刺激机制（通过康复或营养因子的激发）和干细胞治疗，后者通过释放或激发某些因子提高了损伤组织的自我修复能力，使再生组织功能更迅速地恢复。总之，神经保护的概念正在改变。

（陈光辉）

第二节　蛛网膜下腔出血

蛛网膜下腔出血（subarachnoid hemorrhage，SAH）是指血液进入蛛网膜下腔后的一种病理改变。最常见的原因是头部外伤，称为外伤性蛛网膜下腔出血。约有 1/3 的头部外伤病人在入院时行 CT 检查发现有 SAH，其发生率与外伤的严重性相关。非外伤引起的 SAH 称为自发性 SAH（spontaneous SAH），又称原发性 SAH（primary SAH），其原因很多，最常见的是因颅内动脉瘤破裂出血所致，称为动脉瘤性 SAH（aneurysmal SAH）。

一、发生率

2003 年，Deibert 等估计，美国每年有 3 万例 SAH 的病人，1971 年 Bailey 和 Loesser 等估计，美国每年每 10 万人口中有 16 例 SAH 病人。1989 年 Ingall 等认为，过去的 40 年中美国动脉瘤性 SAH 的发生率无明显改变，每年每 10 万人口中有 11 例，占所有卒中病人的 6%～8%。日本的流行病学调查发现，每年每 10 万人口中有 15 例 SAH 病人。我国尚无这方面的流行病学调查资料，但没有理由认为我国 SAH 病人比他国少，如果按照这一比例计算，我国每年会有 20 万 SAH 病人，这对从事脑血管病防治工作的人来说是一个巨大的任务。

二、病因

自发性 SAH 的病因很多，1966 年 Locksley 等收集英、美共 24 个医疗中心收治的 5831 例 SAH 病人，其中 51% 是因颅内动脉瘤破裂引起，其他病因有脑血管畸形、高血压脑血管病、血液病等，还有一部分原因不明。有的报告动脉瘤性 SAH 占到所有自发性 SAH 的 80%。其他可能的原因见表 3-7。

颅内动脉瘤多发生于行走于蛛网膜下腔的大动脉上，破裂后血液即直接进入蛛网膜下腔。少数颅内动脉瘤发生于脑动脉的周围支上，破裂后可出血至脑实质中或脑室内，然后再进入蛛网膜下腔。如果动脉瘤壁已与蛛网膜粘连，则可直接破入硬脑膜下间隙。

表 3-7　自发性蛛网膜下腔出血的原因

分类	病因
血管病	颅内动脉瘤，脑血管畸形，动脉硬化，高血压出血，动脉淀粉样变，出血性脑梗死，红斑狼疮，血管炎，结节性多动脉炎，子痫，妊娠脑静脉血栓形成，口服避孕药
血液病	血友病，白血病，镰状细胞贫血，恶性贫血，再生障碍性贫血，粒细胞缺乏症，血小板减少性紫癜，真性红细胞增多症，巨球蛋白血症，淋巴瘤，骨髓瘤，遗传性球形红细胞增多症，无纤维蛋白原血症，肝病引起的凝血障碍，弥散性血管内凝血，抗凝药物引起的凝血障碍
外伤	闭合性脑损伤，枪弹伤，勒颈，高原病，减压病，放射病，新生儿胚胎基质出血
中毒	苯丙胺，可卡因，单胺氧化酶抑制剂，肾上腺素，酒精中毒，乙醚，一氧化碳，吗啡，尼古丁，铅中毒，奎宁，磷中毒，卡地阿唑，胰岛素，蛇毒等
感染	细菌性、结核性和霉菌性脑膜炎，梅毒，单纯疱疹，病毒性脑炎，钩端螺旋体病，李斯特菌病，布鲁氏菌病，伤寒，登革热，疟疾，炭疽
肿瘤	胶质瘤，脑膜瘤，血管母细胞瘤，脉络膜乳头状瘤，胆脂瘤，血管瘤，垂体瘤，肉瘤，骨软骨瘤，室管膜瘤，神经纤维瘤，黑色素瘤
原因不明	良性中脑周围蛛网膜下腔出血

三、病理生理学改变

SAH 后的病理生理学改变与出血量、出血部位和血液在蛛网膜下腔存留的时间长短有关。出血的量可由小量漏血（minor leak）至大量出血（＞150mL）。

（一）颅内压增高

SAH 后由于出血的占位效应和全身的应激反应可使颅内压力在短时间内突然增高。颅内压增高可使动脉瘤壁内、外的压力梯度降低，加上载瘤动脉的急性痉挛，有助于动脉瘤的止血。在实际情况下，很少有机会能测到破裂后当时的颅内压改变，只有在颅内压监测过程中发生再出血才能测到颅内压的急性改变。当发生再出血时颅内压迅速升至舒张压水平，脑血流只在收缩压时才发生，这一短暂的循环暂停，加上载瘤动脉的急性痉挛，是动脉瘤出血停止的原因。

颅内压随着 SAH 后病人临床分级的恶化而增高。Key 等对 52 例动脉瘤性 SAH 病人进行了颅内压监测，Ⅰ～Ⅱ级的病人平均颅内压为 10 mmHg；Ⅱ～Ⅲ级的病人为 18 mmHg；Ⅲ～Ⅴ级的病人为 29 mmHg。颅内压的升高会使脑灌注压降低（脑灌注压 = 平均动脉压 – 颅内压）。颅内压还与病人的预后相关，颅内压低于 15 mmHg 的病人预后良好率可达 86% 以上，超过 15 mmHg 的病人预后良好率只有 15%。

（二）脑血流和脑代谢改变

SAH 后的急性期都有脑血流量（CBF）和脑氧代谢率（CMRO$_2$）降低。Hayashi 等对 8 例动脉瘤性 SAH 后平均 40 h 的病人进行 PET 检查，并与 16 个正常人对比，发现其 CBF 和 CMRO$_2$ 均显著低于对照组，而氧摄取分数（OEF）和脑血容量（CBV）则无显著改变，CBF/CBV 比率显著低于对照组。另外，Grubb 等还发现 SAH 后临床病情分级为 Ⅰ～Ⅱ级但无脑血管痉挛的病人，其局部脑血流量（rCBF）降至 42 mL/（100g·min）[（正常值为 54 mL/（100g·min）]，Ⅲ～Ⅴ级的病人降至 35 mL/（100g·min）。临床分级为 Ⅰ～Ⅱ级并伴有脑血管痉挛的病人，其 CBF 降至 36 mL/（100g·min），Ⅲ～Ⅴ级的病人 CBF 降至 33 mL/（100g·min）。在 CBF 降低的同时，CMRO$_2$ 也随着病情的恶化和脑血管痉挛的加剧而降低。在 SAH 后第 10～14 天达到低谷。如果病情稳定，CBF 会缓慢回升。

四、临床表现

因出血原因和出血量的不同 SAH 有不同的临床表现。动脉瘤性 SAH 的典型临床表现是突发性剧烈头痛、呕吐、畏光、躁动不安，随即有短暂或长时间的意识丧失，清醒后表现出各种神经症状和脑膜刺激体征。如果只有小量漏血，或称警兆性漏血（warning leak），或称前哨性漏血（sentinel leak），则症状轻微，以致常被病人或医生忽视，但可能预示大量出血的来临。

（1）头痛　为常见的首发症状，有 20%（15%～37%）的病人描述为"像裂开样头痛"、"生平最剧烈的头痛"。大多数（70%）病人诉说为全头痛和颈后痛，少数（30%）诉说为局部头痛或偏头痛，有定侧意义。单侧眼眶部痛和前额部痛多见于该侧后交通动脉动脉瘤破裂。首先有枕后部痛者多见于后颅窝动脉瘤破裂。突然发作的异常剧烈的头痛在一般人群中是很少见的症状，Abott 等在 49 例诉说有"雷劈样头痛"（thunderclap headache）的病人中发现 35 例（71%）有 SAH。Weir 认为 SAH 的病人中，80% 有突发性剧烈头痛的病史。

（2）意识障碍　约有半数（45%～53%）的 SAH 病人在出血时有意识丧失，一般不超过 1 h，但也有持续昏迷直至死亡者。Kassell 等在关于动脉瘤手术时机的国际协作研究中报告，在 SAH 后 3 天内收治的动脉瘤性 SAH 的病人中，有 41% 的病人是清醒的，67% 的病人语言正常，52% 的病人定向能力存在，69% 的病人运动功能正常，66% 的病人有头痛，74% 的病人有颈项强直，9% 的病人有动眼神经瘫痪，4% 的病人有其他脑神经的症状。

（3）神经功能障碍　因病变的性质和部位的不同可出现各种神经功能障碍。就动脉瘤性 SAH 而言，后交通动脉动脉瘤破裂常引起同侧动眼神经瘫痪。大脑中动脉瘤破裂可引起偏瘫和偏身感觉障碍，位于主侧半球者可致失语。大脑前动脉瘤破裂可引起暂时性双下肢软弱。眼动脉瘤破裂可致单侧眼视力丧失或视野缺损，20%～25% 的病人可出现视网膜出血，单侧出血有定侧意义。透明膜下出血很少因动脉瘤破裂以外的原因引起。约有 15% 的 SAH 病人出现视神经乳头水肿。基底动脉瘤破裂可出现脑干受损的症状，昏迷较深和多条脑神经症状。有的 SAH 病人出现抽搐。

五、诊断

（一）计算机断层扫描

遇有怀疑为 SAH 的病人应首先进行不增强的计算机断层扫描（CT）检查。其准确率与出血量、出血距检查的时间和扫描的质量有关，时间愈短，阳性率愈高。Kassell 等报告在 1553 例已确诊为 SAH 的病人，在 SAH 发生后 24h 内行 CT 扫描，仅有 3% 为阴性。

除了蛛网膜下腔积血外，早期 CT 扫描还可发现其他病理改变。在 SAH 后 24h 内行 CT 检查，蛛网膜下腔积血的发现率为 98%，脑室内积血为 20%，脑实质内出血为 19%，硬脑膜下出血为 2%，脑内有低密度区为 1%，占位效应为 8%，脑积水为 16%，发现动脉瘤为 5%。随着时间的推移，正常扫描和低密度区的阳性率增加，而脑积水和各部位出血的阳性率降低。在出血后 3 天时阳性率降至 88%，7 天时降至 50%，9 天时降至 20%，到 10 天时几乎降至 0。如果在初次 SAH 后 10 天仍有明显的蛛网膜下腔积血，应怀疑有再出血的可能。

在 CT 扫描中，血液在蛛网膜下腔的分布有助于判断破裂的动脉瘤的部位。前交通动脉动脉瘤破裂，血液常积聚于终板池。大脑中动脉瘤破裂后血液常积存于外侧裂中，并可破入额叶或颞叶内形成脑内血肿。颈内动脉及其主要分支的动脉瘤破裂后血液较多地分布于同侧各脑池和外侧裂池，并可破入基底节、额叶或颞叶内形成血肿。其中后交通动脉动脉瘤破裂后血液的分布常因瘤顶的指向而有不同。瘤顶指向外侧者血液分布于外侧裂和颞叶，指向内后方者血液可进入大脑脚间池和环池。基底动脉顶端动脉瘤破裂血液多积存于大脑脚间池、环池、第三脑室或破入脑干中。小脑后下动脉瘤破裂血液常分布于小脑延髓池或进入第四脑室中。蛛网膜下腔中积血的量还将预示脑血管痉挛的发生和严重程度。如果 CT 扫描显示无明显积血，或虽有薄层血液但分布弥散，则很少（12.3%）会发生严重的血管痉挛。反之，如脑池中或脑裂中有厚层积血，则发生严重

脑血管痉挛的可能性很高（96%）。蛛网膜下腔积血的量是导致死亡和致残的独立危险因素。

1980 年 Fisher 等根据 SAH 后 CT 扫描中蛛网膜下腔积血的多少将 SAH 分为 4 级，这种分级法已被广泛采用。1990 年 Hijdra 等曾试图将蛛网膜下腔的积血予以量化。2002 年 Friedman 等用计算机软件为依据的容积计量技术（volumetric quantification technique）来估计蛛网膜下腔的积血量，并对 Fisher 分级法进行改进，认为可以更准确地预测脑血管痉挛引起的迟发性缺血性神经功能障碍（delayed ischemic neurological deficit，DIND）的发生和严重程度（表 3-8）。关于 SAH 的 CT 扫描分级方法还有其他建议，在此不一一列举，以免引起混乱。不过目前引用较多的还是 Fisher 分级法。

表 3-8　蛛网膜下腔出血的分级法

分级	Fisher 分级 (1980)	Friedman 计量分级 (2002)
I	无可见的出血	未发现蛛网膜下腔积血
II	弥散性薄层积血	弥散性出血，无厚度超过 3mm 的血块或厚度超过 1mm 的垂直层积血
III	有血块或厚层积血	蛛网膜下腔有超过 5mm×3mm 的血块，或垂直脑池（纵裂池、环池、外侧裂池）积血厚度>1mm
IV	脑内或脑室内出血，有弥散性或无蛛网膜下腔积血	脑内或脑室内出血，有弥漫性或无蛛网膜下腔积血

（二）腰椎穿刺

腰椎穿刺是诊断 SAH 的直接证据，当疑有 SAH 但 CT 扫描为阴性时可行腰椎穿刺加以确定。SAH 后腰椎穿刺的禁忌证有：凝血机能异常、颅内压增高、疑有脊髓血管畸形和穿刺部位有感染者。SAH 后常会有颅内压增高，故必需行腰椎穿刺时应特别谨慎，放液宜少宜慢，放液过多过快容易导致脑疝。如果颅内压降低过多可增加动脉瘤壁的穿壁压（transmural pressure），即动脉瘤壁内、外的压力差，导致动脉瘤破裂。据报告，SAH 后行腰椎穿刺者，有 10% 的病人在 24h 内病情发生恶化，不可不慎。

理论上说，腰椎穿刺获得的脑脊液中有红细胞即意味着有蛛网膜下腔出血。但颅内蛛网膜下腔的血要数小时后才能到达腰池。在少数情况下动脉瘤

表 3-9　SAH 与创伤性穿刺的鉴别

表 现	创伤性穿刺	SAH
红细胞计数	用试管连续收集脑脊液，其中红细胞逐管减少	各试管红细胞数相同，通常 >1000/mL，亦可少至 350/mL
血凝块	有血凝块	无血凝块
脑脊液黄变	无	有
红细胞/白细胞	正常比例	不成比例
蛋白质	正常或与红细胞数同步增高	增高
巨噬细胞中含铁血黄素	无	随 SAH 时间增多
CSF 压力	正常	增高
在不同节段重复穿刺	脑脊液正常	与前次穿刺一致

表 3-10　Botterell 分级法

分 级	标 准
I	病人清醒，有或无 SAH 的症状
II	嗜睡，无明显神经症状
III	嗜睡，有明显神经症状，可能有脑内血肿
IV	有严重神经症状，因脑内大的血肿致病情恶化，或高龄病人虽然神经症状较轻但发病前已有脑血管病
V	垂危或濒于垂危，有生命中枢衰竭和去脑强直

表 3-11　Hunt-Hess 分级法

分 级	标 准
I	无症状，或有轻度头痛和颈项强直
II	中度或重度头痛，颈项强直，除有脑神经瘫痪外无其他神经症状
III	嗜睡，或有局灶性神经功能障碍
IV	昏迷，中度或重度偏瘫，可有早期去脑强直和自主神经功能紊乱
V	深昏迷，去脑强直，垂危状态

直接破入脑实质中或破入一个被粘连的蛛网膜间隙中而不能到达腰池。此外，穿刺的创伤也会使脑脊液中含血。创伤性穿刺与 SAH 的鉴别见表 3-9。

脑脊液离心后上清液的黄变（xanthochromia）是 SAH 的又一可靠证据。黄变是红细胞溶解后释放出血红蛋白所致，一般在 SAH 的 12h 后才会出现，可资与创伤性穿刺鉴别。判断脑脊液黄变最敏感的方法是分光光度测定法，仅靠目测是不准确的，因为脑脊液不经离心处理，其中悬浮的红细胞也会使脑脊液带黄色。

（三）磁共振成像

在 SAH 后数日或 1 周内进行磁共振成像（MRI）检查对出血诊断的敏感性不及 CT 扫描，而且对病重的病人搬动不便，加之检查过程需时较长，费用较大，故对诊断急性 SAH 不为首选。其优点是可以获得较多的关于脑的资料。

其他检查方法如脑血管造影（DSA），CT 脑血管造影（CTA），核磁共振脑血管造影（MRA）等多用于诊断 SAH 的病因，另辟专章讨论。

六、动脉瘤性SAH的临床分级

SAH 后病人的临床状况差别很大，而且还随时在向好转或恶化的方向变化。为了准确记录病情

的转变，选择治疗的时机和方法，估计病人的预后以及总结治疗经验，需要一种对病情的分级方法。1958 年 Botterell 提出一种 5 级分级法，未破裂的动脉瘤不包括在内，其分级标准见表 3-10。

1962 年 Hunt 和 Hess 认为 Botterell 分级法的界限不清，提出以下 3 个界限作为分级标准，并重新分级：①有或无脑膜刺激症状；②有脑膜刺激症状，但无神经功能障碍；③有神经功能障碍。1968 年又稍加修改，其分级标准见表 3-11。

1988 年 Drake 等受世界神经外科联合会（WFNS）的委托，对 SAH 后病情分级提出一种新的方法，主要根据格拉斯哥昏迷计分（Glasgow coma scale，GCS）和有无运动障碍将病人分为 5 级，见表 3-12。

目前有关动脉瘤性 SAH 的分级方法已不下 40 种，足见这一问题的重要性和意见的分歧。分级方

表 3-12　WFNS 分级法

分 级	GCS 计分	运动障碍
I	15	无
II	14～13	无
III	14～13	有局灶性症状
IV	12～7	有或无
V	6～3	有或无

案应具备以下条件：①能确切地反映出病人的真实病情；②必须有客观的标准来区分病情的轻重；③易于被广大的临床医师所掌握；④各组（各地、各国）对病情的分级有高度的可重复性和对比性。目前文献中常用的分级方法是 Hunt-Hess 分级法和 WFNS 分级法。

七、SAH的并发症

SAH 可引起一系列并发症，形成对病人的第二次打击，认识不足或处理不当会导致病情加重甚至死亡。

（一）再出血

颅内动脉瘤初次破裂出血的死亡率约为 40%，从初次出血存活下来的病人立即面临再次出血的威胁，而再次出血的死亡率更高（40% ~ 75%）。再出血（rebleeding）的高峰时间是初次出血后的近期。1966 年 Locksley 等在"颅内动脉瘤和蛛网膜下腔出血的协作研究"中报告：初次出血后，1 周内的再出血率为 10%，第 2 周内为 12%，第 3 周内为 7%，第 4 周内为 8%，第 5 ~ 12 周为 25%。最初的 2 周内再出血率累计为 25%，再出血的死亡率为 40%，再出血的高峰时间是初次出血后的第 9 天。

1983 年 Kassell 和 Torner 在一项关于颅内动脉瘤再出血的协作研究中指出，再出血的高峰时间是初次出血后的 24h 之内，再出血率为 4.1%。在随后的 48h 内每天降为 1.5%，2 周之内累计为 19%。1989 年 Juvela 等报告在初次出血后 72h 内入院的 236 例颅内动脉瘤的病人，发现在初次出血后 24h 以内和第 1 周之末的再出血率最高，分别为 4.1% 和 4.5%，头两周内累计为 20%。

（二）脑血管痉挛

脑血管痉挛（cerebral vasospasm）是 SAH 后一个复杂的病理过程，本书有专节讨论（本章第三节）。

（三）水、电解质平衡紊乱

SAH 后水、电解质平衡失调的发生率为 30% ~ 50%，而动脉瘤性 SAH，特别是前交通动脉动脉瘤破裂后最常引起水、电解质平衡紊乱。其中最常见的是低钠血症（hyponatremia）、高钠血症（hypernatremia）、低钾血症（hypokalemia）、低镁血症（hypomagnesemia）和尿崩症（diabetes insipidus）等，处置不当可能导致死亡。高钠血症的死亡率可高达 42%，低钠血症为 15%，尿崩症为 25%。

1. 低钠血症

SAH 后有 30% 的病人发生低钠血症。钠是构成血浆渗透压的主要物质，低钠可致血浆渗透浓度降低，水分进入细胞内引起脑肿胀和颅内压增高。病人表现出精神错乱、昏睡、抽搐、局灶性神经症状加重，严重者可导致死亡。在 SAH 后这些症状可被误认为其他原因引起而导致治疗错误。低钠血症的发病机理尚未完全阐明。1951 年 Peters 等报告 3 例神经系统疾病引起的血钠过低和尿钠增高的现象，认为是脑功能失常致使肾脏不能保留钠盐，致使钠盐从尿中大量丢失，同时有细胞外液随之丢失，称这种现象为"脑盐耗综合征"（cerebral salt wasting syndrome，CSW）。其定义为"脑病引起的钠从尿中丢失导致低血钠和细胞外液容量减少"。这个论点受到一些学者支持。但是，其光芒被后来提出的另一种理论所掩盖。1957 年 Schwartz 等认为，有一种综合征，表现为钠从尿中丢失，造成血钠降低，可能因抗利尿素分泌失常所致，称之为"抗利尿素分泌失调"（inappropriate antidiuretic hormone secretion，SIADH）。有人将其与脑盐耗综合征混为一谈。实际上这两种综合征都是存在的，而且发生机理不同，在处理低钠血症时必须加以鉴别，以免导致治疗错误。

（1）抗利尿素分泌失调　抗利尿素（antidiuretic hormone，ADH）是一种八肽（octapeptide），从丘脑下部的视上核和室旁核分泌，贮存于脑垂体的后叶，在血浆渗透浓度变化的调节下从神经垂体细胞中释放。位于丘脑下部的渗透浓度感受器非常敏感，血浆的渗透浓度只要改变 ≤2% 即可被感受。当血浆渗透浓度升高时 ADH 的分泌即增加。反之，血浆渗透浓度降低时即抑制 ADH 的分泌。ADH 可增加肾脏集合管中水分的再吸收，从而导致水分的贮留，尿液则变为高渗。血容量和血压的改变也影响 ADH 的分泌，当大动脉、肺血管床和心房的容量和压力感受器受到刺激时，通过舌咽神经和迷走神经传导到孤束核，再由此发出抑制冲动到丘脑下部的视上核和室旁核，当这一抑制性传导途径受损时，即可导致 ADH 分泌增加。但这一途径的敏感度比渗透浓度的变化弱，血压和血容量的变化必须超过其 10% 才能使 ADH 的分泌增加。ADH 分泌增加的结果导致细胞外液容量增加，形成稀释性低钠血症。多种中枢神经系统病变，例如，头部外伤、颅内出血和颅内感染等都能引起抗利尿素分泌失调。此外，20 世纪 50 年代末曾发现支气管肺癌病人可异位分泌 ADH 而引起 SIADH。

SIADH 的诊断标准是：①血清钠浓度 < 135 mmol/L；②血浆渗透浓度低于 280 mmol/L；③尿钠浓度高于 18 mmol/L；④尿渗透浓度高于血清渗透浓度；⑤甲状腺、肾上腺和肾功能正常；⑥无外周水肿或脱水。

诊断 SIADH 时应注意排除其他原因引起的低钠血症，例如，水肿状态、近期曾进行利尿治疗和低血容量状态等。这些情况在神经系统疾病中常合并存在。另外，还必须在无剧烈疼痛、恶心、应激状态或有低血压时才能确立诊断，因为这些因素也可刺激 ADH 的分泌。

诊断 SIADH 的其他方法还有"水负荷试验"(water-loading test) 和直接测定血清与尿中的 ADH 含量。水负荷试验是在没有肾上腺或肾脏功能不良的条件下，给病人一次喝完每公斤体重 20 mL 的水后，如果不能在 4h 内至少排出饮入水量的 65%，或在 5h 内不能排出饮入水量的 80%，即提示有 SIADH 存在。

（2）脑盐耗综合征 1950 年，Peters 报告 3 例患脑炎、颅内出血和延髓灰质炎的病人，每例都有低钠血症（血清钠 < 120 mmol/L），并有大量钠从尿中丢失，称之为脑盐耗综合征。自 1957 年 Schwartz 提出 SIADH 的理论后，脑盐耗综合征的概念即被忽视。有的作者认为二者是一种综合征。1980 年 Zebre 等发现，有 14% 被诊断为 SIADH 的病人并无 ADH 分泌异常的现象，可见还有 ADH 分泌失调以外的机制导致临床现象酷似 SIADH 的病因。近年来还发现有些符合 SIADH 的病人不仅没有 SIADH 的特点的血容量增高而且还有血容量过低。1981 年 Nelson 等对 12 例诊断为 SIADH 的病人进行血容量测定，发现其中 10 例的血容量比对照组低，这种现象符合 CWS 的特点。这些病人的肾脏不能保留钠盐，大量钠盐从尿中丢失，并有水分随之排出，致使血容量降低。

CSW 的特点有：①盐的负平衡导致低钠血症；②血容量减少；③补充盐和水分有效。

CSW 的发病机理尚未完全阐明，人脑可通过内分泌和神经传导两个渠道影响肾脏对钠的再吸收，其中任何一个渠道或两个渠道都受损即可导致 CSW 的发生。以下因素可能是引起 CSW 的原因。

①尿钠排泄因子（natriuretic factor）：在鼠的脑室中注入高渗盐水可引起尿钠排泄，并可持续到切断肾脏的神经支配为止。提示有一种由血液携带的尿钠排泄因子可以介导 CSW。目前已发现几种可引起尿钠排泄的肽类物质，其中了解最多的是心钠素（atrial natriuretic factor，ANF）。心钠素是一种 28 - 氨基酸多肽，存在于心房的肌肉中，在丘脑下部和终极的神经细胞中也含有心钠素，但其浓度比心房低得多。心房的牵张可引起 ANF 的释放。实验证明 ANF 受中枢神经系统的调控，颅内疾病可扰乱脑对心房释放 ANF 的控制，使 ANF 过量分泌。血清中 ANF 的浓度与尿钠的排泄呈直线正相关，并引起低钠血症。Diringer 等在 25 例颅内动脉瘤的病人测定血浆 ANF 浓度，在 21 例动脉瘤破裂出血的病人中，血浆 ANF 浓度比未破裂的 4 例病人显著增高，2 周以后恢复至正常水平。但 Yamamoto 等发现，有的 SAH 后发生低钠血症的病人血浆中 ANF 和 ADH 都增高，而只有 ANF 的增高可持续达 13 天，并有持久性低钠血症。另有研究也证明，SAH 后 ADH 和 ANF 在 0～2 天内显著增高，但 ADH 在第 2 周后迅速降低，而 ANF 可持续增高 6～14 天。说明在颅内突发疾病时 SIADH 可迅速发生，但持久性的低钠血症则归因于 ANF 的增高。此外还有其他的尿钠排泄因子，例如脑钠肽（brain natriuretic peptide）、C 型尿钠排泄肽（C-type natriuretic peptide）等。

②神经传导渠道直接影响肾脏对钠的排泄。

2. 尿崩症

动脉瘤性 SAH 后可发生尿崩症，多数由于前交通动脉动脉瘤破裂引起。丘脑下部的前部的供血来自前交通动脉复合体，该区动脉瘤破裂可使丘脑下部发生缺血，影响 ADH 的分泌而发生尿崩症。此外，急性脑积水时，第三脑室膨胀，直接压迫丘脑下部，也有可能引起尿崩症。

尿崩症的临床表现是烦渴和多尿，尿量每小时超过 200～300 mL，尿渗透浓度低并伴有高血钠症，血浆渗透浓度超过 300 Osmmol/L。

在处理上述水和电解质紊乱现象时，应仔细加以鉴别，否则处理不当反会加重病情。鉴别的要点见表 3-13。

表3-13　水和电解质紊乱鉴别要点

项　　目	SIADH	CSW	尿崩症
血清钠	<135 mmol/L	<135 mmol/L	不定，可能增高
血浆渗透浓度	<280 Osmmol/L	<280 Osmmol/L	不定，可能增高
尿钠浓度	>20 mmol/L	>20 mmol/L	降低
尿渗透浓度	>血浆渗透压	>血浆渗透浓度	50～150 Osmmol/L
血清钾	正常或下降	正常或增高	正常
血容量	增加	下降	正常或下降
钠平衡	不定	负平衡	不定
体重	增加	下降	下降
心脏充盈压	增加或正常	下降	正常或下降
血球容积	下降	增加	正常或增加
血尿素胺/肌酸	下降或正常	增加	正常或降低
血压	正常	体位性低血压	正常或降低
心率	正常	心跳加速	正常或加速
脱水现象	无	有	有
肺毛细血管楔压	增高或正常	下降	下降
中心静脉压	增高或正常	下降	下降

　　CSW 的处理原则是补充血容量并保持钠盐的正平衡。输入生理盐水（0.9% NaCl）和高渗盐水（3% NaCl），还可根据低钠血症的严重性和病人胃肠道的耐受性给病人口服食盐。经静脉输入高渗盐水可导致扩容和进一步从尿中排出，故经胃肠道给以食盐可能是一种可取的途径。Fosset 等建议用胶体溶液或全血来扩容，因为胶体可吸收间质内和第三间隙的液体进入血液，有血容扩增剂的作用。补液量应以尿量为依据。钠的需求量可用缺少的血清钠量乘以全身液体总量（占体重的 50%～60%）来估计。低钠血症纠正得过快可导致脑桥发生脱髓鞘现象。目前究竟应该以何种速度纠正低钠状态尚无定论，但血清钠浓度的增加不应超过每小时 0.5～0.7 mmol/L 的速度，每天的增加不要超过 10～15 mmol/L。

　　SIADH 虽也表现低钠血症，但其原理属于水的潴留而引起的稀释性低钠，故在补充钠的同时要限制水的输入。

　　处理尿崩症应谨慎补充低渗液体，例如 5% 葡萄糖液或 0.45% NaCl 液。如果尿崩持续，可给予去氨加压素（desmopressin），这是一种抗利尿激素的

合成类似药，可经静脉、皮下或鼻腔内给药，一次剂量为 1～2 μg。

3. 低镁血症

　　低镁血症在动脉瘤性蛛网膜下腔出血的病人中很常见。Van der Bergh 等在其收治的 107 例 SAH 后 48 h 入院的病人中发现 41 例（38%）有低镁血症（<0.7 mmol/L），其中 37 例在 SAH 后 12 h 入院，低镁血症的发生率达 54%。低镁血症的发生率与脑池内和脑室内积血的量，昏迷时间长短和病情分级的轻重呈正相关性，并与迟发性脑缺血和病人的预后相关。脑血管对缺镁有高度敏感性，血清镁降低可引起脑动脉、小动脉和静脉痉挛，并与镁浓度的降低程度相关。

　　镁对脑的保护作用是通过脑血管的扩张，阻断谷氨酸－N－甲基－D－天冬氨酸盐受体和电位依赖性钠通道，抑制谷氨酸的释放和增强细胞内钙离子的缓冲作用来完成的。低镁血症通过对抗上述反应，引发脑血管痉挛，使钙离子内流和减少能量储备从而造成神经细胞损害。

　　在临床工作中常会忽视和低估低镁血症的危害，以致不常规进行此项目的检查。治疗方法是及时补镁，通常是输入硫酸镁（$MgSO_4$）溶液，20 mmol 一次输入，在 20 min 内输完，然后每日适量增加，直至血浆水平达到 2.0～2.5 mmol/L。

4. 高钠血症

　　血清钠浓度 >145 mmol/L 即为高钠血症，在 SAH 后其发生率（19%）比低钠血症要低（30%），但却是导致预后不良的独立的有显著相关性的因素。Takaku 等关于 SAH 预后的分析中，高钠血症病人的死亡率为 43%，而低钠血症的死亡率为 14%。认为脑内血肿、脑水肿或脑血管痉挛造成丘脑下部损伤时，使抗利尿素（ADH）分泌减少是引起高钠血症（尿崩症）的原因。尸检也证实高钠血症的病人丘脑下部有大量出血。但 Takaku 在低钠血症的病人中也发现丘脑下部有大量出血。Qureshi 等认为高钠血症和预后与 SAH 后最初的 GCS、蛛网膜下腔积血的厚度和脑内或脑室内有无出血无直接相关性。另一种假说认为，高钠血症直接导致神经损伤的恶化。高钠血症增加细胞外液的渗透浓度，使细胞内容积缩小。严重的高钠血症使整个脑体积缩小，随之发生脑血管机械性断裂和出血。高钠血症持续数小时后

可形成"自发渗透"（idiogenic osmoles）而增加细胞内钠浓度，此时如果输入等渗溶液将会引起脑细胞水肿。虽然血清钠水平与死亡率之间关系尚不清楚，但急性高钠血症的死亡率确实很高。

（四）脑积水

SAH 后有 20%（5%～50%）的病人发生脑积水（hydrocephalus）。脑积水有梗阻性和交通性两种。梗阻性脑积水的原因是脑室系统被血块堵塞了室间孔、导水管或第四脑室出口所致。交通性脑积水是由于血液的分解产物阻碍了脑脊液的吸收所致。Massicotte 认为慢性交通性脑积水是由于 SAH 后蛛网膜下腔的红细胞分解后产生的血栓酶和炎性细胞释放的转移生长因子（TGF-β）启动了蛛网膜帽状细胞浸润，阻碍了蛛网膜对脑脊液的吸收所致。并认为类固醇治疗有助于减轻炎性反应。SAH 后 2 周之内发生的脑积水为急性脑积水，2 周之后发生者为慢性脑积水。SAH 后急性脑积水的发生率约为 20%，有 2/3 的急性脑积水病人出现临床症状，其中半数可自行恢复。动脉瘤性 SAH 后存活的病人中有 10%～20% 的病人发生慢性脑积水。形成症状性脑积水的因素有脑室内出血、入院时意识状态、高血压史、高龄病人、Fisher 分级、抗纤溶药物的作用和后循环动脉瘤。至于治疗方法不同是否影响脑积水的发生率存在争议。Dorai 等认为动脉瘤经介入治疗者比经手术夹闭治疗者脑积水的发生率高，对此 Brisman 提出异议，认为该组经介入治疗的病人中 Hunt-Hess 分级属Ⅳ～Ⅴ级的病人占 38%，而行显微手术夹闭术的病人中Ⅳ～Ⅴ级的病人只占 12%，实际上是病情的轻重分级才是影响脑积水发生的因素。而该组在行显微手术时做了终板开窗术（fenestration）的病人脑积水的发生率并未降低。

急性脑积水，特别是因脑积水而发生意识障碍者应行脑室引流术，但要注意引流脑脊液不要过多和过快以免颅内压急剧下降使动脉瘤壁的穿壁压（transmural pressure）梯度增大而引起动脉瘤再出血。穿壁压等于平均动脉压减颅内压。Hasan 等报告，SAH 后急性脑积水病人行脑室引流者再出血率为 43%，未引流者为 15%。Paré 等报告行脑室引流术者再出血率为 30%，未引流者为 8.3%。而 McIver 等的报告则分别为 4.4% 和 5.4%，认为脑室引流与再出血无明显相关。虽然如此，但最后还是告诫读者要"小心引流"。由于再出血的后果严重，故进行脑室引流时应连续监测颅内压，使之不低于 10～20 mmHg。为了避免拔除引流管后脑脊液沿导管形成的管道外漏和感染，Khanna 建议将导管在头皮下潜行一段距离从另外一个头皮切口中引出，而不要从钻孔的切口中直接引出。这在很多医院已作为常规，而在有些医院仍未予以重视，以致拔管后脑室液从钻孔的切口溢出，最后造成脑室炎而付出沉重的代价。此事看来虽小，但不可等闲视之。

待病情稳定后及时拔出脑室引流管，使脑脊液尽早恢复其自然循环过程，过久的脑室引流会增加慢性脑积水的发生率。动脉瘤性 SAH 后发生分流术依赖性脑积水者有 15%～20%。而分流术引起并发症和分流失败者在 1 年时为 43%，10 年时为 85%。

1994 年 Sindou 等报告在动脉瘤夹闭术时在终板上开窗并分开 Liliequist 膜可减少分流术依赖性脑积水的发生率。这一方法被一些学者所肯定。2002 年 Komotar 对这一方法进行了详细的对比分析，证明终板开窗术可将分流术依赖性脑积水的发生率从 12.6% 降至 2.3%，由入院时急性脑积水发展成分流术依赖性脑积水的几率从 21.5% 降至 3.3%，下降幅度都超过 80%。主张只要早期行动脉瘤手术中能够达到，应同时行终板开窗术。手术中应充分显露终板，可发现终板像一层蓝色饱胀的膜膨出于视交叉之后，避开终板上的血管，在中线处切开终板，形成一个直径 5～6 mm 的窗，即见脑室液从窗口涌出。终板开窗术一般只宜于处理前循环动脉瘤时顺便进行。

（五）肺部并发症

肺部并发症是 SAH 后因内科疾病死亡的重要原因。多发生于老年和 SAH 后分级不良的病人。最常见的肺部并发症是肺炎、肺水肿、肺栓塞等。

SAH 后因为意识障碍、呼吸节律不规则、潮气量不足、缺氧、高碳酸血症等需要进行气管内插管以辅助呼吸和排出分泌物。大部分病情为Ⅳ级和几乎所有属Ⅴ级的病人需要进行气管内插管和辅助呼吸。在一组 245 例的 SAH 病人中有 15% 病人需要进行紧急气管插管和辅助呼吸。

肺水肿是一种严重的肺部并发症，可发生于 SAH 的任何时间段。临床诊断率为 43%，尸检诊断率为 71%，其中 2/3 属Ⅳ～Ⅴ级的病人。肺水肿有心源性和神经源性两种，心源性肺水肿继发于左心衰竭造成的肺静脉压增高。当 SAH 后因脑血管痉挛而引起迟发性神经功能障碍（DIND）时，一般都进行积极的扩容治疗，过度的液体输入可引发充血性心力衰竭，使静脉压升高而引起肺水肿。但如不进行扩容治疗又会加重脑缺血，这是一个治疗矛盾。Friedman 建议，当有肺部并发症并有脑血管痉挛时应尽早用经血管内血管成形术（angioplasty）和罂粟碱输入以解除血管痉挛而慎用扩容疗法。

1976 年 Theodore 等提出神经源性肺水肿发生的机理。在严重的脑损伤时引发强烈的交感神经兴奋，使全身和肺血管收缩和血压升高，如果血管收缩波及肺静脉，则肺的毛细血管压力也增高，由于流体静力学原理，使蛋白含量低的液体渗入肺中而形成肺水肿，称此理论为"爆发学说"（blast theory）。在颅内压突然增高、丘脑下部创伤或缺血、延髓缺血或受占位病变所挤压都可引发强烈的交感神经兴奋。但有关形成肺水肿的机制的争论并未终结。

1989 年 McClellan 等认为肺水肿是由于交感神经冲动直接作用于肺毛细血管的内皮细胞，致使其通透性增加而引起水肿。虽然传统观念认为肺水肿是原发性病变，但也有学者认为心脏功能失常也参与其中。短暂的心脏功能失常使左心房压力增加，形成肺动脉高压，引起早期肺水肿，随后血管内皮细胞的损伤才突现出来，使水肿液中的蛋白质含量增高，加重了肺水肿。上述这些机制都有可能存在，在肺水肿的发生和发展中扮演着不同分量的角色。

SAH 后肺水肿的后果严重并可能致死，其处理原则是立即行气管内插管和辅助呼吸，充分给予氧吸入，保持呼气终压为正压，给予速尿（furosemide），并采用降低颅内压的措施。

（六）心血管并发症

几乎所有 SAH 的病人都发生某种类型的心血管异常，表现为心电图改变、心律失常和血压改变。有 98% 的病人出现心电图改变，表现为 ST 段上抬或下移、Q-T 间隔时间延长，出现 U 波和 T 波倒置等，此外还可有肌酸激酶 – 脑肌同工酶（creatine kinase-MB isoenzyme，CK-MB）水平增高、左心室壁运动机能减退和心力衰竭，这些改变显示有心肌缺血。近年来发现血清中肌钙蛋白（cardiac troponin I，cTnI）增高是左心室功能失常的标志，其敏感度

达 100%，超过 CK-MB。SAH 后约有 20%～30% 的病人有 cTnI 升高，cTnI 水平超过 1.0μg/L 即认为有异常。SAH 后心脏功能失常的机制尚未充分阐明，一种学说认为由于 SAH 后丘脑下部损伤，通过肾上腺髓质轴，使全身氨基茶碱水平升高，引起心肌损伤。另一种学说认为 SAH 后交感神经过度兴奋直接刺激支配心脏的神经所致。动物实验证明刺激丘脑下部可引起心肌纤维坏死，并有心电图改变。SAH 后病人的尸检也发现病人的丘脑下部有小的坏死灶和心肌纤维坏死。

SAH 后应连续监测病人的心脏功能和电解质，特别是钾水平，避免发生低钾血症。低钾可加重心律不齐、Q-T 时间延长、心室纤颤和尖端旋转性室性心动过速（torsades de pointes）。Walter 等在一组 SAH 病人的双盲随机对照研究中指出：在 SAH 病人中应用 β – 肾上腺能神经阻断剂萘心安（心得安），合并或不合并应用酚妥拉明（phentolamine）者比对照组的死亡率低而且预后较好。但这一治疗方案尚未被广泛采用，可能由于在有些报告中发现抗高血压治疗可使 SAH 病人的预后更差的缘故。

（七）胃肠道并发症

SAH 后有 3%～4% 的病人由于胃和上胃肠道发生应激性溃疡，甚至因出血而致命。发病机制是胃肠道的保护层破坏，胃分泌素和胃酸分泌增加。处理的方法是用药物中和胃酸或阻断胃酸的产生，例如用组织胺受体拮抗剂甲腈咪胍（cimetidine），但应想到胃的酸性消失可增加肺炎的危险性。另外，硫糖铝（sucralfate）既可防止应激性溃疡的发生又不降低胃酸，是一种可供选用的药物。同时应监测血球容积的变化并及时补充血液。

SAH 后有高达 24% 的病人肝脏酶增加，4% 的病人发生严重的肝功能失常，其原因不明，可能与被动性肝脏充血、全身性感染或药物有关。

（八）抽搐

动脉瘤性 SAH 后抽搐（seizures）的发生率约为 25%，可发生于 SAH 后的任何时间。SAH 后 12～24 h 之内发生者称为急性发作（ictal seizure），其发生率为 11%～14%。Byrne 等对急性抽搐和迟发性抽搐（late seizure）的相关因素进行了逻辑回归分

析，发现与急性抽搐有统计学意义的相关因素有：SAH 后病人的意识状况、动脉瘤的部位（以大脑中动脉瘤和前交通动脉动脉瘤破裂居多）和是否应用了抗癫痫药物等因素有关。迟发性抽搐的发生率为3%，相关因素有：SAH 前即有抽搐发作史、有需行脑脊液引流或分流术的脑积水和是否应用了抗癫痫药物。并认为行介入治疗者比行开颅手术治疗者迟发性抽搐的发生率低，此点有待进一步证实。

　　Lin 等认为急性抽搐与下列因素有关：病人年龄<40 岁、入院时 CT 检查 Fisher 分级为Ⅲ~Ⅳ级、SAH 发生时昏迷时间超过 1 h。迟发性抽搐相关因素有：SAH 后有持久性神经功能障碍（GOS Ⅱ~Ⅳ）、SAH 发生时昏迷时间超过 1 h。

　　有急性抽搐者并不一定随之以迟发性抽搐。动脉瘤性 SAH 后发生急性抽搐有可能导致再出血。故有的学者主张 SAH 后早期入院者应给予抗癫痫药物以防止抽搐发作。如无抽搐可逐渐减量以至停止，并用脑电图监测。至于是否对所有 SAH 病人入院后都常规应用预防性抗癫痫药物存在着争议。

　　SAH 后有一种状况应引起重视，在进行连续性脑电图监测时可出现一侧或双侧反复发生的痫样放电持续达 30~60 min，但病人无强直性或阵挛性肢体抽搐，可以有细微的异常动作，例如面肌抽动、强直性斜视或眼球震颤等，称之为"无抽搐性癫痫状态"（nonconvulsive status epilepticus，NCSE）。发生 NCSE 的危险因素有：SAH 的病情为 Hunt-Hess分级为Ⅳ~Ⅴ级的病人、高龄、脑积水需行脑室引流术者、脑实质内出血和 CT 显示有脑水肿者。处理的方法是在脑电图的连续监测下给予抗癫痫药物治疗，但病人的预后较差，死亡率达 30%~50%。死亡的原因多由于疾病本身而不是 NCSE 所致。

八、中脑周围蛛网膜下腔出血

　　约有 15%（15%~34%）的非外伤性 SAH 病人虽经高质量的全脑血管造影仍不能发现中脑周围蛛网膜下腔出血（perimesencephalic SAH，PMSAH）的原因。这类病人的症状较轻，再出血的危险性较低，预后也较好。其中有 2%~24% 的病人经重复脑血管造影可发现出血的原因，但绝大多数仍然找不到出血的原因。1985 年 van Gijn 对这类病人的 CT 扫描像作如下描述："出血的中心位于脑干的前部，主要分

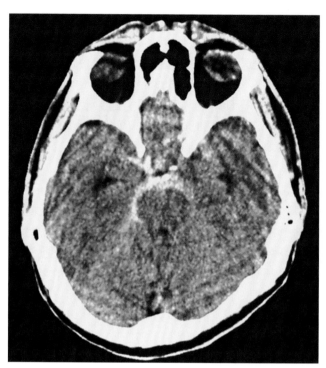

图 3-1　中脑周围蛛网膜下腔出血 CT 所见

布在大脑脚间池中，并延伸到环池、视交叉池和外侧裂池的水平部分，无脑室内出血。"并命名为"非动脉瘤性中脑周围蛛网膜下腔出血"（nonaneurysmal perimesencephalic SAH）（图 3-1）。

　　关于 PMSAH 的原因有很多设想，例如静脉性出血、毛细血管或穿动脉破裂、隐匿型脑血管畸形、毛细血管扩张症（telangiectasia）或小段动脉剥离等。然而后循环微小动脉瘤破裂是最令人不安的原因。有人报告 10% 的 PMSAH 是因后循环动脉瘤破裂所致。有 7.1%~11.8% 的后循环动脉瘤出血在初次 CT 扫描中很像 PMSAH，例如基底动脉顶端动脉瘤和后交通动脉动脉瘤等。2003 年 Alen 等报告一组 408 例自发性 SAH 的病人中，后循环动脉瘤破裂的早期 CT 检查有 16.6% 显示为 PMSAH 影像，而早期 CT 像为 PMSAH 的病人中有 9% 的病人后来经证实为后循环动脉瘤破裂所致，并列表显示 PMSAH 的诊断程序（图 3-2）。

　　对于非动脉瘤性 PMSAH 的 CT 诊断必须非常谨慎，其中 CT 检查距出血的时间至关重要，必须在出血后 48 h 内的 CT 检查才有诊断意义。有学者报告在初次 CT 检查为 PMSAH 的病人，1 周后行 CT复查时有 92% 的病人中脑周围的积血已被脑脊液完全冲刷掉。还有一些病人早期 CT 检查时显示某部位动脉瘤出血的典型分布模式，但在 72~96 h 后复

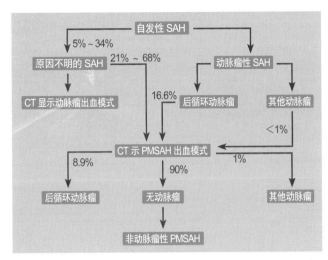

图 3-2　PMSAH 的诊断程序（Alen JF. J Neurosurg, 2003）

查 CT 时发现剩余的积血完全符合 PMSAH 的分布模式。认为出血后 48 h 以后的 CT 检查不能做为诊断 PMSAH 的依据。

虽然 PMSAH 的症状轻、预后好，但不应就此忽视，应进一步寻求出血的原因。方法是重复 DSA、CTA 或 MRA 检查。

White 等对无侵袭性检查方法如 CTA 和 MRA 对诊断颅内动脉瘤的准确性进行了系统的温习，结论是"CTA 和 MRA 诊断颅内动脉瘤的准确率为 61%，有较高的假阴性率"。但目前主张进行 CTA 者甚多，主要原因是 CTA 无侵袭性。Alen 认为 DSA 引起神经功能障碍的发生率只有 1%，其中半数是暂时性的，而且多发生于卒中或短暂性缺血发作（TIA）的病人，主张对 PMSAH 的病人用 DSA 复查或结合 CTA 检查。Matsumaru 等对 4 条脑血管造影为阴性的 PMSAH 病人在发病后 13～16 天进行三维旋转 DSA 检查，发现 2 例病人的基底动脉后壁上有小的异常突起物，在 1 个月和 6 个月后的复查中，小突起完全消失，认为这个小突起是基底动脉壁剥离形成的壁间血肿，就是这个血肿破入蛛网膜下腔形成 PMSAH。待壁间剥离自然修复后，小突起即消失。这一发现值得注意，希望有更多的证据证明这种病理现象的存在，为 PMSAH 找到病因。

九、SAH后病人的生活质量

近年来由于外科技术和相关学科的重大发展，使各种原因引起的 SAH 病人的治疗效果大为改观，死亡率和致残率都明显降低。但医师和病人已渐渐不能满足于降低死亡率和致残率，而逐渐重视改善病人的生活质量（quality of life，QOL）。以往对 SAH 病人的预后都用 Glasgow 预后计分（GOS）来衡量，GOS 只能反映病人的功能状况，而 QOL 所包含的内容更为广泛，例如 SAH 病人常有焦虑、抑郁、易疲劳、易激惹、性格改变、淡漠、情绪异常和认知功能改变等。SAH 后病人的 QOL 与病情分级、出血的量和分布、脑室积血、脑积水、脑血管痉挛、动脉瘤的部位、病人年龄以及手术中暂时阻断动脉的时间等多种因素有关。目前常用以判断 QOL 的标准为改进的 Rankin 评分（modified Rankin scale，mRS）（表 3-14）。

表 3-14　改进的 Rankin 评分

mRS（分）	表现
0	无症状
1	轻微症状，但不影响生活方式
2	轻度功能障碍，生活方式稍受限，但能自理生活
3	中度功能障碍，生活方式明显受限，不能完全独立生活
4	中度至重度功能障碍，不能独立生活，但不需经常有人照料
5	严重功能障碍，完全不能独立生活，需经常有人照料
6	死亡

SAH 后 4～18 个月中有 50% 的病人 mRS 有所改善，同时病人的生活质量也有相应的改善。对 SAH 病人的治疗并不以出院为终结，后续的观察、随访和心理治疗仍然是个重要的课题。

（刘承基）

第三节 脑血管痉挛

动脉瘤性蛛网膜下腔出血患者转归不良的 3 个重要原因为：① SAH 的直接结果：包括急性缺血性神经功能缺损（AIND）、血肿和脑水肿；②再出血：发生率很高，在 SAH 后 2 周时达到约 20%；③脑血管痉挛：脑血管痉挛可造成脑缺血或脑损害，是动脉瘤破裂后引起死亡或残疾的主要原因。在动脉瘤手术或血管内治疗的技术和疗效提高的情况下，对再出血的问题已经得到了比较好的解决，因而对脑血管痉挛预防和处理的研究显得愈来愈重要。

1949 年，Robertson 首先发现 SAH 后动脉口径缩小的现象。1951 年，Acker 等详细地描述了脑血管造影片上脑血管痉挛的表现。同年，神经外科医师 Acker 和放射科医师 Reimenschneider 首先在美国神经外科杂志第 8 卷上报道了动脉瘤性 SAH 患者的脑血管造影中有脑血管痉挛现象存在，并对它进行了详细描述，这一重要论著并没有引起当时神经外科界的普遍重视。直到 10 年后，Pool、Maspes 和 Marini、Du Boulay、Allcock 和 Drake、Wilkins 等学者相继提供了充足的证据，证明血管痉挛是一种真实的病理现象，是动脉瘤破裂患者致残和致死的主要原因。

半个世纪以来，脑血管痉挛一直是神经外科领域中的研究热点之一，文献数量之多、涉及面之广可谓浩如烟海，从而弄清了不少脑血管病中的病理生理机制问题，也揭示了许多与临床有关的问题。部分地解决了脑血管痉挛的诊断、治疗、预防及预后等问题，但依然存在着不少令人难以理解及亟待解决的问题。在治疗方面，脑血管痉挛的病死率和致残率已经明显下降，由 20 世纪 60 年代的 30% 下降到 80 年代的 15%。据统计，蛛网膜下腔出血后发生脑血管痉挛的患者早期死亡率很高。有 12% 的病人未经治疗就已死亡，25% 死于出血后 24h 内，另外有 40%～60% 的患者于 30 天内死亡，可见其危害之大。

一、定义

脑血管痉挛已成为临床术语，专指一种特殊类型的脑动脉收缩。Mayberg 定义脑血管痉挛为"SAH 后脑底部大动脉延迟出现的狭窄，常常伴有受累血管远侧分布区的血液灌注减少"。在文献上出现过的描述相同情况的术语包括：SAH 后血管病变（post-subarachnoid hemorrhage vasculopathy）、SAH 后的收缩性血管病变（constrictive angiopathy of subarachnoid hemorrhage）等。

二、流行病学

（一）时间过程和发生率

SAH 后发生脑血管痉挛的时间过程可分为早期痉挛和延迟或慢性痉挛。早期痉挛可出现在 SAH 后即刻或 3～4h 后，持续几小时，常见于实验性 SAH，但在临床病例中不易被察觉，通常会在数十分钟后自动缓解，因此临床意义较小。在动脉瘤性 SAH 病人中，入院时早期血管造影显示的血管痉挛可能是慢性症状性血管痉挛的独立预示因素。显示的慢性血管痉挛出现在 SAH 后 3～4 天，逐渐发展，持续长达两周（其典型时间过程见图 3-3）。迟发性脑血管痉挛的严重性常常决定动脉瘤性 SAH 病人的预后，是致残和致死的主要原因。尽管最初的急性脑血管痉挛对治疗有效，但迟发性脑血管痉挛似乎用当代治疗方法难以奏效。动脉瘤病人发生 SAH 后在进行栓塞或手术夹闭后 3 天或 4 天可发生神经功能缺失，如意识水平下降、偏瘫、失语，提示为慢性脑血管痉挛引起的脑血流减少。如果脑血流减少低于神经组织对缺血的耐受水平，病人会遭受永久性神经缺失，导致临床上出现延迟性神经功能缺失

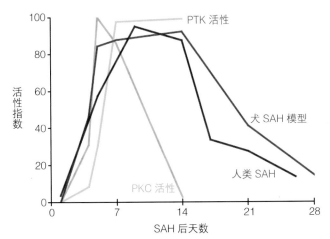

图 3-3 人类和动物模型的动脉瘤性 SAH 后脑血管痉挛典型时间过程（Nishizawa，2005）及脑血管痉挛时蛋白激酶 C（PKC）和蛋白酪氨酸激酶（PTK）活性的变化

（delayed ischemic neurological deficit，DIND）情况。如果脑血流仍保持在缺血耐受水平以上，病人常会从神经缺失中恢复。

在 SAH 发病后 4～12 天内，有 30%～70% 的患者血管造影上有不同程度和范围的脑血管痉挛，其中有 20%～30% 的患者有临床症状。Dosch 和 King 对 1000 例脑动脉瘤性 SAH 患者的资料进行分析后发现，血管造影上脑血管痉挛的发生率为 43%，SAH 后 2 周内造影时脑血管痉挛的发生率为 67%，如果每天做血管造影，脑血管痉挛的发生率可能达到 100%。在 297 篇文献的 32188 例患者中，有症状脑血管痉挛或迟发性脑缺血的患者为 10445 例，占 32%。因此，有学者将血管痉挛分为 3 类：血管造影的血管痉挛、有症状血管痉挛或称为临床性血管痉挛、DIND。在尼卡地平对照试验中，对照组中的 123 例患者在 SAH 后 7～11 天内进行血管造影，结果无血管造影痉挛者占 17%，轻度痉挛占 32%，中度痉挛占 23%，重度痉挛占 28%，脑血管痉挛引起神经功能恶化者占 30%。但从国内报道看，脑血管痉挛的发生率并不很高，而且也没有直接威胁到患者的生命，至多只是使致残率增高。是国内外脑血管痉挛的发生率本身存在差异，还是由于国内对脑血管痉挛重视不够，未能常规血管造影检查，一旦出现病情恶化就简单归结为再出血，因而未能检测出全部合并有脑血管痉挛的 SAH 病例，还有待进一步的研究。

（二）脑血管痉挛的危险因素

若干研究发现，在 CT 上 SAH 的出血量和部位与血管造影上的血管痉挛的危险和分布有关。Fisher 的 CT 分级系统已被广泛采纳。症状性血管痉挛的危险因素已经确定：如出血的严重性、患者年龄＜35 岁、吸烟等是独立的危险因素。有证据表明，老年人（年龄＞65 岁）血管造影血管痉挛的发生率较低，或许是老年人的血管对痉挛源反应性较低的缘故；但老年人一旦发生症状性血管痉挛，因痉挛引起的脑梗死的发生率较高，可能是由于老年人脑血管的可逆性降低的缘故。临床血管痉挛的危险因素还有高血压史和 Willis 环发育不全。

（三）非动脉瘤性中脑周围 SAH 和血管痉挛

约有 15% 的 SAH 病人在发病后最初的血管造影上没有发现出血的来源，其中大多数是一种特殊的出血类型，出血分布在脑周围和桥前池。这些病人有 SAH 的典型的突然头痛的临床表现，但通常保持意识清醒，脑血管造影正常，小到中等量的出血分布在天幕裂孔附近围绕于上脑干，出血原因尚不清楚。这些病人有较低的并发症发生率，包括临床性血管痉挛。有学者发现，在 12 例这种类型的出血中有 5 例在血管造影中发现血管痉挛，其中 4 例是局限性痉挛，但未提及其严重性和是否以后发展为症状性血管痉挛。在一个大宗 65 例的报告中，没有发生症状性血管痉挛。复习中脑周围 SAH 的文献，仅 3 例发生血管痉挛引起的病情恶化。自发性中脑周围 SAH 的预后良好，发生血管痉挛的危险性较低。厚的弥漫性非中脑周围类型的 SAH，虽然血管造影结果阴性，也需要严密随访。在随访血管造影中常可发现动脉瘤和血管痉挛。

（四）动脉瘤治疗对脑血管痉挛的作用

有关动脉瘤手术时机的研究证实，在初次出血后第 1 周末行手术，比早期或晚期手术的预后明显较差。因此，对已确定有血管痉挛病人的手术必须慎重。早期手术夹闭动脉瘤，可使医师有机会用机械的或化学溶纤的方法，减少蛛网膜下腔的血凝块，可以有效地减少血管痉挛的危险。

（五）血管痉挛与 SAH 后致残和致死率

约有半数的 SAH 病人会发生血管造影的血管痉挛，其中一半会引起症状。在这些有症状的血管痉挛病人中，约有一半死于脑梗死。现代的 SAH 围手术期处理已经明显地改善了这种情况，包括避免低血容量和低血压，应用抗纤溶药，应用钙拮抗剂如尼莫地平等。"3H"治疗（提高血容量，提高血压和血液稀释）等治疗症状性血管痉挛的方法，可减少由于血管痉挛引起的致残和致死率的 10%～15%。但血管痉挛仍然是重要的临床问题，是 SAH 后主要的可预防的致死和致残的原因，一旦出现是预后不良最重要的独立因素。

三、病因

脑血管痉挛不仅发生于动脉瘤性 SAH 患者，也可发生于任何引起 SAH 的疾病，如脑动静脉畸形（AVM）出血、肿瘤出血、高血压脑出血、急性颅脑损伤和脑手术后等。此外，脑部炎症、颅内高压及其他不明的原因也可伴有脑血管痉挛。然而，动脉瘤破裂时在基底池出现厚的积血，在其他情况中并不多见。在 CT 检查中观察到，68% 的严重头外伤者会发生 SAH，而在 5%～40% 的闭合性头外伤者中血管造影会出现血管痉挛。经颅多普勒超声（TCD）提示 27%～89% 的伤者有脑血管痉挛。AVM 破裂、颅内肿瘤术后和未破动脉瘤手术后的 CT 扫描显示，大多数脑血管痉挛是由于 SAH 引起的。也有少数报道无 SAH 时引起动脉狭窄的其他原因，如感染（脑膜炎、蝶窦炎）或动脉损伤。目前一致认为导致脑血管痉挛的主要原因是血液的溶解产物，包括血红蛋白、氧合血红蛋白和正铁血红蛋白等进入脑脊液中所致。

四、发病机制

在动脉瘤破裂时，血液中若干血管活性蛋白和胺类物质被释放到蛛网膜下腔。虽然已证明脑动脉长期暴露在血管周围的血液中对脑血管痉挛的发生是必要的，但在这些不同的血管活性物质中，要找出某个单一的对脑血管痉挛负责的致痉因子几乎是不可能的（表 3-15）。

脑血管痉挛的诱发因素包括：①SAH 的血凝块；②血块溶解后致痉的红细胞分解产物释放；③强大的致痉物质有血红蛋白、血红蛋白降解产物和其他红细胞基质蛋白复合物，血红蛋白可通过自由基反应、抑制内皮依赖性松弛因子、改变松弛和收缩的血管周围神经的平衡，从而导致脑血管痉挛；④其他引起脑血管痉挛的病理基础包括炎症和免疫反应的过程。迟发性血管狭窄的作用机制还不清楚，可能包括非生理性迟发性细胞内 Ca^{2+} 超载和严重的收缩。

大多数脑血管痉挛的血管狭窄是血管收缩，在早期对罂粟碱有效。随着动脉收缩能力和顺应性下降以及内皮依赖性松弛功能的降低，对罂粟碱产生抗药性。另外，在血管痉挛后，最初可出现内皮增殖，随时间推移可发生肌纤维化，出现肌性狭窄和动脉壁纤维化，这也是脑血管痉挛对罂粟碱产生抗药性的原因。

脑血管痉挛是否会引起脑梗死取决于血管狭窄的范围和严重性、血液黏滞度、血压、心输出量、血容量、动脉血氧和血糖水平、侧支循环和吻合血流、早已存在的动脉狭窄和发育不良、体温、钙通道阻滞剂的应用、血液稀释度、血管成形术和动脉内罂粟碱灌注治疗等。脑梗死的其他原因还包括颅内压增高引起缺血缺氧、大动脉闭塞、穿支损伤以及手术的牵拉或静脉损伤等。

（一）红细胞分解产物

动物实验中，在蛛网膜下腔放置血凝块可引起脑血管痉挛。同时在人和动物实验中通过清除蛛网膜下腔的凝血块可防止脑血管痉挛，证明脑血管痉挛的原因是蛛网膜下腔的血凝块。目前的研究表明，溶血产物的作用主要发生在脑血管痉挛的早期并作为启动因子，导致了迟发性脑血管痉挛的发生。Stoodley 等研究发现，SAH 后 3 天内清除蛛网膜下腔血凝块，可解除血块清除 4 天以后的血管痉挛，但不能解除 2 天以后的血管痉挛。如果在 SAH 发生 5 天后清除血凝块，则不能改变血管痉挛的进程。

完整的红细胞无血管活性作用，但分解后会释放血管收缩成分，包括氧合血红蛋白（OxyHb）或其他形式的血红蛋白及其分解产物或红细胞内的其他成分。高分子溶血产物 OxyHb 是引起脑血管痉挛最初始的关键因素，通过对血管内皮细胞的作用，

表 3-15 与脑血管痉挛发病机制有关的致痉因子（Nishizawa, 2005）

可能的致痉因子	支持的依据	反对的依据
一、神经源因子 肾上腺能， 胆碱能， 肽能神经	1）支配脑血管外膜神经 2）A₂核的病变，释放 NE 的上升通路受阻，可防止脑血管痉挛 3）由于 Hb 改变 NE 的摄取 4）神经源性血管扩张受到 OxyHb 的抑制 5）酚妥拉明抑制脑血管痉挛 6）连续电刺激三叉神经节引起血管扩张，增加脑血流量，三叉神经病变引起血管收缩	1）暴露于血液的血管失去神经染色并不与脑血管痉挛有关 2）交感神经结切除和双侧颈上神经节切除并不能逆转脑血管痉挛 3）在鼠的脑血管痉挛中没有发现血管周围交感和副交感神经网有明显变化 4）在有河豚毒素时，电刺激可使脑动脉扩张
二、生物源性胺 1. 新斯的明， NE	1）新斯的明和 NE 可致血管收缩 2）在脑血管痉挛时 CSF 中可发现 NE 代谢产物 3）脑血管痉挛可使 NE 动脉周围神经网的荧光耗尽 4）在 SAH 后 NE 的摄取降低 60% 5）延髓胆碱能核的选择性病变可防止脑血管痉挛 6）在 SAH 后出现酪氨酸羟化酶样免疫反应减少	1）脑血管平滑肌对肾上腺能血管收缩作用不敏感 2）多受体对脑血管痉挛几乎没有作用 3）痉挛血管对 NE 和新斯的明的收缩性与对照组无差别 4）肾上腺能阻滞剂不能逆转脑血管痉挛
2. 5-HT	1）注射 5-HT 到蛛网膜下腔可引起脑血管痉挛 2）在脑血管痉挛时 5-HT 代谢被激活 3）苯氧苄胺防止 5-HT 引起的收缩 4）在 SAH 后，5-HT 免疫反应神经纤维网明显	1）注射血和 5-HT 到蛛网膜下腔仅引起暂时性收缩 2）慢性脑血管痉挛对 5-HT 拮抗剂不敏感（赛庚啶） 3）在 SAH 后 CSF 中 5-HT 不增高 4）5-HT 水平下降并不改变脑血管痉挛的严重性 5）痉挛的血管对 5-HT 的收缩性无变化 6）在脑血管痉挛时 5-HT 收缩作用的增强是由于 NO 释放受抑
三、二十烷类 1. 前列腺素	1）前列腺素（$F_{2\alpha}$，E_2，A_1，B_1，B_2）引起收缩 2）在 SAH 后有各种前列腺素升高 3）在脑血管痉挛时 PGI_2 减少 4）舒多昔康和甲氯芬那酸对脑血管痉挛的发生有明显的抑制作用	前列腺素合成抑制剂对逆转脑血管痉挛无效
2. 血栓烷	1）血栓烷可引起血管收缩 2）血栓烷合成酶抑制剂可缓解脑血管痉挛	在痉挛血管中，血栓烷 A_2 并不增加
3. 白细胞三烯类	1）白三烯 D_4 引起血管收缩 2）脑室内注射白介素的中间物引起脑血管痉挛	SAH 后 CSF 中的白三烯无变化
四、ET	1）ET-1、大 ET-1 和 ECE 在 SAH 后增加 2）在痉挛的血管中 ETA 和 B 受体 mRNA 呈双倍增多 3）在 SAH 后 ET 受体的结合增加 4）ET 受体的抑制剂和 ECE 可推迟脑血管痉挛和抑制缺血性损害	1）SAH 后 CSF 中 ET-1 没有增加 2）CSF 和血浆中的 ET 水平与脑血管痉挛的发生无相关性 3）在二次注血狗模型，ET 受体抑制剂和 ECE 不能明显影响脑血管痉挛 4）ET-1 抗体不能逆转脑血管痉挛

注：NE：正肾上腺素（norepinephrine）；ECE：内皮素转化酶（endothelin converting enzyme）；SOD：超氧化物歧化酶（superoxide dismutase）；MetHb：还原血红蛋白（methemoglobin）。

第三节

SECTION 3

CHAPTER 3

第三章

可能的致痉因子	支持的依据	反对的依据
五、血和 CSF	1) 培养的血 – CSF 混合物可引起脑血管痉挛 2) 加入红细胞后可发生慢性脑血管痉挛，其程度与血块量成比例 3) 血液分解产物引起强有力的血管收缩 4) 在富血小板血浆的收缩血管功能缘于 5-HT 的释放 5) 脑池注射没有红细胞的血液不能引起脑血管痉挛或血管狭窄	1) 富血小板血浆 (PRP) 引起的收缩是暂时性的 2) 在富血小板血浆中，悬浮的新鲜红细胞不产生脑血管痉挛 3) 脑池内注射洗过的红细胞，在注射 6h 后不能引起动脉狭窄 4) 正常清亮的 CSF 没有血管收缩活性 5) 白细胞和富血小板血浆并不能产生慢性脑血管痉挛
六、Hb	1) OxyHb 可引起严重脑血管痉挛 2) OxyHb 抑制 NO 生成 3) OxyHb 刺激 ET 和前列腺素释放 4) OxyHb 产生其他强大的血管收缩物质如血晶素、铁离子、胆红素 5) OxyHb 可以自体氧化释放 O_2^- 和产生 OH^- 6) OxyHb 引起的血管收缩与黄变 CSF 的药理作用相似 7) Hb 损害血管周围的神经 8) Hb 与 K^+、ATP、5-HT、纤维蛋白降解产物和缺氧有协同作用 9) Hb 增加细胞内 Ca^{2+} 10) Hb 存在于痉挛的血管壁	1) 纯人类 OxyHb 不能使猴产生严重的血管痉挛 2) 大多数研究在活体实验中使用的 Hb 并非纯品 3) Hb 含有 ET、基质蛋白和磷脂等，可引起血管收缩和炎症 4) Hb 与红细胞中的低分子量成分结合后，其收缩血管的效力增强
七、NO	1) 过量产生 NO 可引起细胞损伤 2) 硝基脲和过氧亚硝基阴离子引起慢性脑血管痉挛 3) 内皮细胞提供充足的 NO 以损害其自身的细胞功能 4) 被含有 NO 合酶的神经纤维支配 5) 减少 NO 的产生可出现 Hb 引起的血管收缩 6) 在脑血管痉挛时可诱导的 NOS 上调	NO 是血管扩张剂
八、自由基 过氧化物，羟自由基	1) 在 SAH 后 CSF 中脂质过氧化物升高 2) SAH 引起 CSF 中的尿酸（黄嘌呤氧化酶的产物）显著增高 3) 经枕大池注入黄嘌呤、黄嘌呤氧化酶、氯化亚铁、MetHb、铁离子和乙烯二胺四乙酸钠混合物可产生血管痉挛 4) SAH 产生脂质过氧化物 5) 在脑血管痉挛时 CSF 中谷胱甘肽过氧化酶增加 6) 细胞外 SOD 的基因转移可削弱脑血管痉挛 7) 有些自由基清除剂通过影响 OxyHb 引起的收缩而改善脑血管痉挛 8) 维生素 E 可防止 SAH 后脑的低灌注	1) SOD 和过氧化氢酶不能保护血管对抗 OxyHb 引起的脑血管痉挛 2) 脂质过氧化反应可能是脑血管痉挛的结果而不是原因 3) 脂质过氧化抑制剂不能防止脑血管痉挛 4) 别嘌呤醇可以防止尿酸升高，但不能抑制脑血管痉挛或血管损伤

影响血管内皮分泌调节的血管舒缩的内皮素（ET）和一氧化氮（NO）的平衡，是造成脑血管痉挛的始动因子。OxyHb 具有如下作用：①在自身氧化过程中产生自由基超氧阴离子和脂质过氧化物，损伤生物膜，影响 K^+-Na^+-ATP 酶活性，提高内皮细胞渗透压，造成细胞内 Ca^{2+} 超载和 1，4，5 – 三磷酸肌醇水平升高，使细胞去极化导致血管痉挛（图 3-4）；②可抑制血管内皮细胞释放内皮源性舒张因子（即 NO），同时对内源性 NO 具有清除作用；③能促进血管内皮产生内皮素；④与 OxyHb 螯合的铁离子是二价的亚铁离子，后者可促进自由基的产生，并与 NO 结合，干扰血管的舒张功能。最近的研究发现，OxyHb 在引起血管痉挛的同时，在脑血管平滑肌内出现 Rho/Rho 激酶和蛋白激酶 C（protein kinase C，PKC）的移位，其移动的范围和数量与 OxyHb 发挥作用的程度一致，提示 OxyHb 可能通过 Rho/Rho 激酶和 PKC 信号系统发挥收缩血管的作用。在狗 SAH 模型中，脑脊液内 OxyHb 浓度于出血后第 3 天最高，3～7 天时仍维持较高水平。而狗的基底动脉直径在

3 天时下降 25%、5 天时下降 35%、7 天时下降 45%，说明 OxyHb 主要引起迟发性血管痉挛。另有研究发现，溶血产物可引起狗大脑中动脉成纤维细胞 Ca^{2+} 内流，也可激活 p21[ras] 蛋白、启动胱冬酶凋亡信号系统。但作为溶血产物主要成分的 OxyHb 并不具有上述作用，说明尚有未被认识的其他机制参与了 SAH 后动脉成纤维细胞 Ca^{2+} 内流和 p21[ras] 蛋白的激活。

其他血液成分如血小板、纤维蛋白降解产物以及其他小分子如钾、镁、儿茶酚胺、新斯的明、5-HT 和类花生酸类物质在脑血管痉挛发生中的作用相对较小。

细胞内产生的高浓度 Ca^{2+} 能够选择性激活特殊的细胞内过程，如打开 Ca^{2+} – 激活钾通道，导致超极化，抑制电压依赖性钙通道，导致血管扩张。环磷酸腺苷（cAMP）或环磷酸鸟苷（cGMP）– 蛋白激酶 A（PKA）或蛋白激酶 G（PKG）增加 Ca^{2+} 发放频率，而致痉挛因子 OxyHb 或者 PKC 的激活可导致去极化，有利于打开电压依赖性钙通道，引起血管收缩。

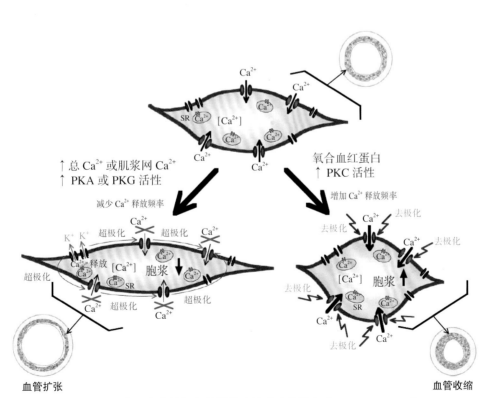

图 3-4　肌浆网自发性钙释放调节人脑动脉的张力（Nishizawa, 2005）

SR：肌浆网，sarcoplasmic reticulum。

第三节 SECTION 3

（二）内皮细胞功能障碍

自从在 SAH 死亡患者痉挛的脑血管内发现内皮细胞凋亡后，血管壁内皮细胞功能障碍成为脑血管痉挛发病机制研究的一个热点。在家兔 SAH 模型中发现，痉挛血管内皮细胞严重变性，部分坏死，ET-1 广泛表达。Iuliano 等在猴 SAH 后发生脑血管痉挛的模型中，经颈内动脉灌注作用于内皮细胞的药物后的血管收缩反应来评价内皮细胞功能，结果发现灌注乙酰胆碱后脑血流明显增加，脑血管阻力明显减小；SAH 后 7 天，血管对乙酰胆碱的反应消失；而灌注组胺和缓激肽却无明显变化。这一实验证明，血管内皮细胞功能障碍对脑血管痉挛的发生和持续起关键作用。最近的研究表明，胱冬酶在细胞凋亡中起重要作用。Zhou 等对狗的 SAH 模型使用特异性胱冬酶 – 3 阻滞剂（Ac-DEVD-CHO）和非特异性胱冬酶阻滞剂（Z-VAD-FMK）后显示，脑血管内皮细胞凋亡被阻止，脑血管痉挛明显缓解，表明血管内皮细胞功能障碍与脑血管痉挛的发生有关。

（三）一氧化氮

NO 在维持血管正常舒张状态中起重要作用，它是由血管内皮细胞利用 L – 精氨酸通过 NOS 所形成的一种强有力的直接扩血管物质，实际上就是内皮依赖性松弛因子（EDRF），有强大的舒张血管作用。NO 进入血管平滑肌细胞内后，激活可溶性鸟苷酸环化酶（soluble guanylate cyclase，sGC），使 cGMP 水平升高，游离 Ca^{2+} 浓度降低，从而引起血管扩张。SAH 后很可能由于 NO/cGMP 血管扩张机制的破坏，而引起迟发性血管收缩。SAH 后 GC 活性下降，血管平滑肌细胞内 cGMP 基础水平下降，对 NO 的反应性下降，因此血管不能维持正常的舒张功能，导致血管痉挛。

实验观察到，SAH 后蛛网膜下腔凝血块释放的 OxyHb 能破坏痉挛血管动脉外膜 NOS，抑制 NO 的合成；颈动脉内输注 NO 能逆转脑血管痉挛。Khurana 等研究了内皮细胞型 NOS（eNOS）与脑血管痉挛的关系，结果显示血管内皮损害和 eNOS 的消耗在血管痉挛中起重要作用。

研究还发现 SAH 病人脑脊液中 NO 代谢物亚硝酸盐／硝酸盐含量在脑脊液中含量显著下降，认为脑血管痉挛的发生是由于 NO 含量减少所致。SAH 后 NO 含量减少的原因包括：①内皮细胞缺血缺氧；②蛛网膜下腔血凝块中红细胞释放的 OxyHb 和过氧化物使 NO 失活。

因此，SAH 后不仅发生血管内皮细胞功能的障碍，也出现血管平滑肌对 NO 反应性的下降，这两方面的机制共同作用引起血管痉挛。但 Pluta 等采用短暂颈动脉内以及持续静脉内输注 NOS 底物 L – 精氨酸并未能逆转脑血管痉挛，因此目前有些学者认为，NO 含量降低可能只是脑血管痉挛的结果而非原因。

在实验动物腹腔内注射细胞内 NO 供体药物羟胺，取得了明显扩张血管的效果。应用 NO 外源性供体药物硝酸甘油，贴于 SAH 后兔耳朵皮肤上，也可显著减轻脑血管痉挛，且不影响全身血压和心率。使用 NOS 增强剂西伐他汀，可显著扩大实验大鼠大脑中动脉直径、减轻神经功能缺失。

Jung 等发现 SAH 后 CSF 中非对称性二甲基精氨酸（asymmetric dimethy-L-arginine，ADMA）的水平与迟发性脑血管痉挛的严重程度及发生时相密切相关，CSF 检测分析发现亚硝酸盐及 L – 瓜氨酸（L-citrulline）减少，提示 ADMA 与内源性 NOS 有相关性。ADMA 像 N – G – 硝基精氨酸甲酯（NG-nitro-L-arginine methyl ester，L-NAME）一样，是竞争性内源性 NOS 抑制剂，而且还可以通过磷酸化调节，提高 PKC 水平，并认为抑制 ADMA 是治疗迟发性脑血管痉挛新的治疗手段。

（四）内皮素

内皮素（ET）属血管源性收缩因子，是由内皮细胞合成和释放的由 21 个氨基酸构成的一种生物活性多肽，为已知最强的缩血管物质之一，其血管收缩作用是血管紧张素 II 的 10 倍。ET 包括 ET-1、ET-2 和 ET-3，其中 ET-1 对脑血管平滑肌的作用最强，它在血浆中的浓度仅为 10^{-12} mmol/L，却能产生高效而持久的缩血管效应。已发现的 ET 受体至少有 3 种，即 ET_a、ET_{b_1} 和 ET_{b_2}，位于血管平滑肌细胞膜上。ET-1 与特异性受体结合后，激活鸟苷酸环化酶（GC），开放钙通道，引起平滑肌细胞内 Ca^{2+} 浓度升高，血管平滑肌收缩，导致脑血管痉挛。血管收缩因子 ET 和血管扩张因子，即内皮介导松弛因子（NO）在维持血管张力方面起着重要作用，正常情况下二者保持动态平衡，共同维持血管的舒缩功能。研究发现，伴有脑血管痉挛的 SAH 患者，CSF 中 ET 的含量显著增加，而无脑血管痉挛患者的 CSF 中 ET 在正常范围内，因而认为 ET 参与了脑血管痉挛的病理生理学过程。其机制可能为：①激活 PKC；②激活 GC，使 cGMP 升高；③抑制腺苷酸环化酶（AC）使环腺苷酸降低。ET 含量增加可能是由于 SAH 后红细胞释放的氧合血红蛋白（HbO_2），使 NO 成为一种自由基，失去抑制 ET 合成的作用，而且 HbO_2 还能诱导 ET 基因大量表达，从而缩血管物质对血管的影响占主导地位，导致血管痉挛。

　　Juvela 在临床试验中发现，SAH 后有迟发性脑血管痉挛的患者脑脊液中 ET-1 含量增高，并说明了 ET-1 在 SAH 后脑血管痉挛发病机制中起着重要的作用，ET-1 的最高值可用来预测血管痉挛和局灶性脑缺血。Vajkoczy 等在多中心、随机、双盲临床试验中表明，选择性内皮素受体拮抗剂 Clazosentan（AXV-034343）能预防 SAH 后的迟发性脑血管痉挛，改善患者神经功能缺损，这些均支持 ET 参与了脑血管痉挛的观点。Nishizawa 等的研究发现，在狗 SAH 模型血管痉挛的早期，ET-1 水平出现暂时性升高，而在血管痉挛后期恢复到正常水平。因此认为，内皮素主要引起早期血管痉挛，对迟发性血管痉挛不起作用。然而也有试验发现，SAH 后患者的脑脊液中 ET 含量并无显著增加，因而对上述结论提出质疑，认为 ET 含量增高可能是由于脑缺血引起，而不是脑血管痉挛的致病因素。

（五）血栓烷 A_2

　　在一定范围，动脉的张力和动脉内血流的调节由血栓烷 A_2（TXA_2）和前列环素（PGI_2）的平衡来维持。蛛网膜酸代谢的许多代谢物中（图 3-5），TXA_2 由前列腺素 H_2 通过 TXA_2 合酶产生，从血小板和其他血细胞中释放，是强大的血管收缩剂和引起动脉内血小板凝聚。在处理脑血管痉挛时，TXA_2 合酶抑制剂抑制血管收缩和血小板凝聚。然而，其有效性仍有争论。

（六）蛋白激酶 C

　　PKC 是一种 Ca^{2+} 和磷脂依赖性的蛋白激酶，在跨膜信号传递过程中起着重要作用。这种对钙敏感的蛋白激酶，有几种亚型，如 PKCo 和 PKCe 等，

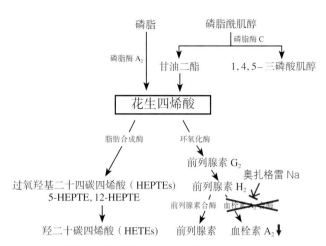

图 3-5　蛛网膜酸代谢的级联反应和前列腺素作用的部位（2005）
HETE：羟二十碳四烯酸（hydroxyeicosatetraenoic acid）；
HPETE：过氧羟基二十碳四烯酸（hydroperoxyeicosatetraenoic acid）；PG：前列腺素（prostaglandin）。

其活性的增加可促发迟发性脑血管痉挛。目前认为，PKC 是血管收缩信号转导系统中居于较下游的重要因子。SAH 后脑动脉 PKC 活性增强，提示 PKC 可能在发病机制中起作用。近期的研究发现：① SAH 后 NO 产生减少，NO/cGMP 比值下降，对 PKC 的负反馈抑制减弱，导致 PKC 活性增强，产生持续的脑血管痉挛；② SAH 后 ET 分泌增加，同时基底动脉中 PKC 活性增高，应用 ET 拮抗剂可抑制 ET 和 PKC 活性，说明 ET 可能通过激活 PKC 而启动脑血管痉挛的发生；③ SAH 后 OxyHb 不断产生，其持续作用导致二磷脂甘油（diacylglycerol，DAG）的生成增加，后者是强有力的内源性 PKC 活化剂。Wickman 等用 PKC 抑制剂 bisindolylmaleimide-XI（Ro-32-0432）处理脑血管痉挛模型，结果显示可减轻 OxyHb 介导的血管痉挛。近年来，蛋白激酶已成为脑血管痉挛发病机制研究的热点，认为其持续激活是维持平滑肌持续收缩的关键因素。最近，Sasaki 等研究发现，用 p38 促丝裂原活化蛋白激酶（MAPK）抑制剂 FR167653 处理狗 SAH，可使 p38 的表达明显降低，与炎症相关的介质表达也明显减少，血管痉挛明显减轻。

　　在 SAH 后 PKC 和 PTK 的酶激活的典型时间过程也见图 3-3。在 SAH 后 14 天，尽管脑血管痉挛仍然继续，但增高的 PKC 活性下降。而另一方面，随 PKC 活性下降，PTK 活性增高，提示在维持持久脑血管痉挛方面，PTK 起主要作用。在各种 PTKs

中，Src 酪胺酸激酶在脑血管痉挛中最重要，尽管其精确的作用机制仍未阐明。

（七）磷酸二酯酶－V

磷酸二酯酶（phosphodiesterase，PDE）水解环核苷酸，如 cAMP 和 cGMP，参与调节血管平滑肌的舒缩功能。这就提出了对 SAH 后血管痉挛的另一种解释。研究人员发现，狗 SAH 模型建立后的第 7 天，血管造影证实基底动脉发生痉挛，同时还发现基底动脉平滑肌上磷酸二酯酶－V（PDE-V）高度表达。PDE-V 是选择性 cGMP 水解酶，实验中应用 PDE-V 抑制剂扎普司特（zaprinast），结果发现 cGMP 在细胞内积聚，使痉挛血管出现部分性扩张。因此认为，SAH 后脑血管壁内 cGMP 活性未发生变化，而是 PDE-V 活性增强，导致 cGMP 水解效率增高，由此抑制了由 NO 介导的血管扩张反应，最终导致血管痉挛。实验结果也显示出 PDE 抑制剂在 SAH 后的应用前景，认为 PDE 抑制剂不仅能抑制 PDE 活性，而且可恢复血管对硝普钠和乙酰胆碱等药物的扩张反应性。

（八）Ras 蛋白

Ras 蛋白是膜结合型三磷酸鸟苷（guanosine triphosphate，GTP）/ 二磷酸鸟苷（guanosine diphosphate，GDP）结合蛋白，具有 GTP 酶活性，对细胞外信息的跨膜传递有举足轻重的作用。业已证实，MAPK 与 SAH 后脑血管痉挛的发病机制有关，是其致病因素之一，而 Ras 蛋白是 MAPK 的上游调节因子。Yamaguchi 等对狗 SAH 模型进行研究显示，使用 Ras 蛋白的狗血管痉挛程度明显加重，而使用 Ras 蛋白抑制剂后血管痉挛明显减轻，说明 Ras 蛋白可能是 SAH 后脑血管痉挛的致病因素之一。

（九）Rho 激酶

作为丝氨酸－苏氨酸类蛋白激酶，Rho 激酶是小 G 蛋白 Rho 重要的下游底物，目前发现 Rho 激酶的同工酶有两种：即 Rho 激酶 α 和 Rho 激酶 β。Rho 激酶使脑血管平滑肌对恒定的钙离子浓度的敏感性增加，产生 Ca^{2+} 敏感性，导致 Ca^{2+} 依赖性肌球蛋白轻链磷酸化水平升高和平滑肌细胞收缩增强，

诱发脑血管痉挛。Lan 等对剥除内皮细胞的兔基底动脉的研究发现，阈浓度的 ET-1（0.1 mol/L）本身不能产生任何明显的血管收缩，但可显著加强 OxyHb 引起血管收缩反应的幅度，其作用可被 Rho 激酶抑制剂 Y27632 和 HAl077 削弱。

（十）K^+ 通道活性改变

动脉血管平滑肌细胞 K^+ 通道的兴奋性或抑制性活动是动脉血管收缩或舒张的重要机制。脑血管平滑肌上存在多种具有不同功能特性和激活机制的 K^+ 通道。当 K^+ 通道被激活后，引起 K^+ 外流和细胞膜超极化，最终由于电压依赖性钙通道的关闭，细胞内 Ca^{2+} 浓度降低，导致血管舒张。SAH 后血管平滑肌 K^+ 通道活性下降，可能是由于 NO 和（或）cGMP 活性下降，PKC 活性增强所致，使平滑肌细胞呈去极化状态而发生脑血管痉挛。近期的研究支持上述假说：应用人工合成的 ATP 敏感性 K^+ 通道激活剂阿普卡林（aprikalim）、尼可地尔（nicorandil）和克罗卡林（cromakalim）可逆转实验性 SAH 后的血管痉挛，扩张脑血管。并且发现此效应呈剂量依赖性，证明 K^+ 通道活性改变可能参与了脑血管痉挛的发病机制。

（十一）降钙素基因相关肽

降钙素基因相关肽（calcitonin gene-related peptide，CGRP）是由 37 个氨基酸残基组成的生物活性肽，具有强烈的舒张血管作用，其作用不依赖于内皮细胞的完整性，在去除内皮细胞后其舒张作用仍然存在。SAH 后经脑池或静脉内注入 CGRP 可使痉挛的血管舒张，其机制可能包括：①细胞内 cAMP 的介导作用；②激活血管平滑肌细胞 K^+-ATP 通道；③降低细胞内钙离子水平；④直接舒张血管平滑肌。

（十二）神经肽 Y

神经肽 Y（neuropeptide Y，NPY）是一种 36 个氨基酸组成的肽类物质，按其家族的分类属于胰多肽相关肽，NPY 及其受体广泛分布于哺乳动物的脑和脑血管周围。脑动脉与许多内含血管活性神经肽的血管周围神经纤维相伴行，肽能神经元释放 NPY，可引起强烈而持久的血管收缩，其作用不依赖于

内皮细胞。NPY 与 Y1 受体结合后使腺苷酸环化酶（AC）受到抑制，导致 cAMP 下降，使血管收缩；应用 NPY 后，使平滑肌细胞去极化，Ca^{2+} 内流，使血管收缩。另外，脑动脉还受下丘脑神经元中贮存的 NPY 释放作用的影响。动物实验研究表明，蛛网膜下腔出血后发生脑血管痉挛者，其血浆和脑脊液中的神经肽 Y 相应升高，且脑血管痉挛程度与升高的幅度呈正相关。

（十三）胆红素氧化产物

胆红素是血红蛋白的代谢产物，在氧化降解后会产生一种或几种致血管收缩性物质，即胆红素氧化产物（bilirubin oxidation products，BOXes）。在延迟性脑血管痉挛时的 CSF 中，存在一种胆红素氧化应激下产生的 BOXes。Clark 等的研究表明：① SAH 后脑血管痉挛患者 CSF 中含有与 BOXes 的分子结构相同的物质；② BOXes 在体外具有血管活性，并能在 CSF 中模拟产生脑血管痉挛；③ BOXes 能使实验大鼠脑血管收缩；④临床试验证明，患者 SAH 后脑血管痉挛的发生与 BOXes 存在相关性。Pluta 的试验表明，BOXes 的收缩效应可能是通过抑制平滑肌细胞的蛋白磷酸化，改变其构型和代谢活性而达到的，而且它还是二甲基精氨酸二甲胺水解酶（dimethylarginine dimethy laminohydrolase，DDAH）抑制剂。ADMA 由甲基化蛋白转移酶（protein-arginine methyl transferase，PRMT）催化而成，被 DDAH 代谢失活，因此增高 PRMT 活性或降低 DDAH 活性的因素均可导致 ADMA 水平升高。在心脑血管疾病研究中证实，ADMA 能抑制 NOS，阻止 NO 合成。BOXes 抑制 ADMA 被 DDAH 水解代谢为 L－瓜氨酸和二甲胺并失去活性这一过程，从而降低脑脊液中内皮源性 NO 水平，诱导迟发性脑血管痉挛。但是 BOXes 的具体形成过程及其确切致脑血管痉挛机制有待进一步的研究。

（十四）诱导自由基产生

氧化血红蛋白自动氧化后形成正铁血红蛋白的过程中可产生氧自由基，可启动细胞膜上膜磷脂中的多不饱和脂肪酸（花生四烯酸等）的脂质过氧化反应。破坏膜的稳定性，增加膜通透性，并在一系列酶的作用下产生多种血管收缩物质。

（十五）炎性和免疫反应

目前，越来越多的实验和临床研究表明，脑血管痉挛是由于 SAH 引起的局部免疫炎症反应所致的结构性狭窄。免疫炎症反应在 SAH 后脑血管痉挛的发病及维持中起着重要的作用，SAH 触发了大量的免疫炎症介质呈"瀑布"样爆发释放，其中有很多能诱发脑血管痉挛。诸如炎症因子 5-HT、组织胺、缓激肽、IL-1、IL-6、TNF-α，以及黏附分子如细胞间黏附分子－1（ICAM-1）、免疫球蛋白和补体。Aihara 等应用 Taqman 适时定量反转录 PCR 技术检测犬 SAH 后基底动脉中多种炎症介质 IL-1、IL-6、ICAM-1 和 TNF-α 的基因表达，发现实验组比对照组明显升高，且与脑血管痉挛呈正相关。这个实验提示脑血管的免疫炎症反应可能在血管的持续收缩中起重要作用。Ergun 等使用非甾体抗炎药安乃近治疗 SAH 引发的脑血管痉挛，在治疗兔的基底动脉痉挛中已取得良好效果。

Mathiesen 等报道，SAH 后患者 CSF 中 IL-6 水平明显增高，且第 6 天的水平高于第 3 天和第 9 天的水平。可溶性 IL-2 的受体水平也增高，但与血清浓度并不一致，提示蛛网膜下腔内有细胞因子的合成。他们通过放射免疫法对 22 例患者脑脊液中 IL-1 和 TNF-α 水平进行检测，发现症状性脑血管痉挛患者 IL-1 明显升高，可持续 2 周，TNF-α 在 SAH 后 4～10 天内也有不同程度增高，这些病人临床症状较重，预后相对较差。还有研究发现 CSF 中 IL-1β 和 TNF-α 的改变与患者基底动脉的血流量变化在时间和程度上均具有一致性，在预后不良的患者则显著增高。Hirashima 等的研究表明，血小板活化因子（PAF）在脑血管痉挛的发生中起一定作用，将 PAF 和自体血注入蛛网膜下腔可导致血管收缩及剂量依赖性神经功能损伤，给予拮抗剂则减轻了上述反应。

吕雅兵等临床试验表明：体液免疫及细胞免疫均与迟发性脑血管痉挛相关，大剂量甲基强的松龙短期冲击疗法能缓解 SAH 后脑血管痉挛。其治疗脑血管痉挛机制可能为：①干扰补体激活，减少炎症介质的产生，抑制细胞免疫和体液免疫，减轻免疫反应后的炎症；②抑制磷脂酶 A，减少花生四烯酸的生成，从而抑制前列腺素和白三烯的合成；③保护过氧化酶抑制脂质过氧化，减少自由基产生，减轻对组织的损伤；④稳定细胞和溶酶体膜；⑤非特异性扩张脑血管。本研究显示，31 例脑血管痉挛患者中有 24 例临床症状明显改善，7 例无明显疗效，其原因可能是严重的脑血管痉挛后痉挛的血管壁已发生不可逆损害所致。

环孢素和他克莫司（tacrolimus，FK506）不能防止实验性脑血管痉挛，同时脑膜炎患者一般也会不引起脑血管痉挛。Peterson 认为补体介导的反应和炎症在红细胞分解方面有重要作用。

（十六）内皮细胞功能障碍和细胞凋亡

近几年随着分子生物学及基因工程技术的进步，研究表明 SAH 后血管内皮细胞有发生凋亡的现象。而且痉挛血管壁组织的凋亡在形成血管痉挛的机制中有重要作用。

SAH 后有多种致痉物质出现，尤其是红细胞降解产物，如 OxyHb、胆红素和高铁血红蛋白等，各种刺激因子作用于血管内皮细胞和平滑肌细胞，导致血管痉挛。Zubkov 等在实验中发现，二次注血的狗模型的基底动脉有血管内皮细胞凋亡的发生。Ogihara 等和 Akin 等先后报道在 OxyHb 和胆红素分别刺激离体培养的牛大动脉内皮细胞中发现了凋亡特异性的多聚 ADP 核糖多聚酶（PARP）的表达，在电镜下也观察到内皮细胞的凋亡样变化。后来 Ogihara 又报道在用上述方法刺激鼠动脉血管平滑肌细胞的实验中，虽然在 24～48h 与对照组的贴壁细胞数无显著性差异，但在 72h 后，两者之间贴壁细胞数有显著性差异，而且应用免疫组化的方法发现了大量的凋亡细胞，表明用 OxyHb 和胆红素刺激后平滑肌细胞的凋亡可能是迟发性脑血管痉挛的机制之一。

Zubkov 等报道了大鼠 SAH 后大脑中动脉有大量的内皮细胞改变。其中最早也是最明显的改变是内皮细胞表面小泡的形成，这种小泡现在被认为是凋亡细胞最主要的结构特点。SAH 后延迟性脑血管痉挛都涉及到一个物质，就是氧合血红蛋白，它能引起离体培养的牛脑血管内皮细胞发生早期凋亡样改变，而且凋亡的程度与氧合血红蛋白的量呈正相关性。Zubkov 等分别在狗二次注血模型的基底动脉内皮细胞及 1 名死于延迟性脑血管痉挛患者的大脑中动脉内皮细胞中发现了凋亡的发生。以上这些研究从形态学上都证明了延迟性脑血管痉挛时有内皮细胞的凋亡。

细胞凋亡基因包括 Bcl-2 家族的 Bcl-2 和 Bax；死亡基因 FAS 和 IEGs 中 c-fos、c-jun、p53，以及在凋亡中发挥中枢作用的胱冬酶家族。Bcl-2 抑制细胞凋亡，Bax、FAS 诱导细胞凋亡。Meguro 等用氧合血红蛋白刺激牛动脉内皮细胞以模拟 SAH，并与对照组相比，发现 Bax、FAS 表达有明显的提高，而 Bcl-2 有明显的下降，并且证明它们的表达还具有时间依赖性和浓度依赖性。Wangx 等在用溶血产物刺激离体培养的鼠大动脉平滑肌细胞来模拟 SAH，发现 c-fos 和 c-jun 都有明显的表达，这两种基因都可诱导细胞凋亡，而且其表达还与红细胞降解产物有明显的浓度依赖性和时间依赖性。Aoki 等发现选择性胱冬酶 - 3 抑制剂能有效地阻止血管造影下延迟性脑血管痉挛的发生。Zhou 等研究发现组织学上延迟性脑血管痉挛的发生伴随着血管内皮细胞凋亡的出现，利用选择性的胱冬酶 - 3 抑制剂及广谱的胱冬酶抑制剂都能阻止此现象，并减轻血管造影下的脑血管痉挛。

MAPK 是细胞内重要的信号系统，调控着细胞的增生、分化、凋亡和基因表达等方面。P38 是 MAPK 家族成员之一，已证实它参与细胞的凋亡和诱导炎性细胞因子的产生，在脑血管痉挛中起着重要的作用。陈克非等的实验表明，应用 P38 MAPK 特异性的抑制剂 SB203580 注入 SAH 模型兔枕大池后，脑脊液中的 TNF-α 水平明显降低，同时基底动脉平滑肌的收缩得到显著缓解，证明两者有明显的相关性。而且该实验还观察到基底动脉平滑肌细胞的表达明显减弱，这说明 SB203580 可能是通过对细胞因子合成的抑制而缓解脑血管痉挛；相反，P38 MAPK 则可能是通过激活各种细胞因子途径，对细胞因子起到一个增量调节的作用，最终导致了血管平滑肌持续性的收缩。

（十七）细胞内信号传递

由于在动脉瘤性 SAH 后确定何种致痉物质引起脑血管痉挛的问题一直未能解决，有人从细胞内信号传递的角度来探讨动脉瘤性 SAH 后脑血管痉挛病理生理机制。其基本原理是不管致痉的物质是什么，都将产生可发现的信号，在信号传递到血管肌细胞内的收缩机制后，这些信号才引起脑血管痉挛。

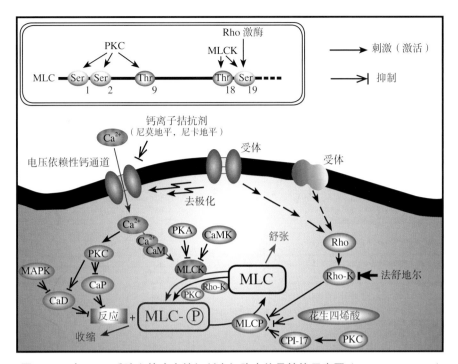

图3-6 在 SAH 后脑血管痉挛的机制中细胞内信号转换示意图（Nishizawa, 2005）

CaD, caldesmon；CaP, calponin；CaM, calmodulin；CaMK, calmodulin kinase；CPI-17, 17-kDa protein kinase C-potentiated MLC phosphatase inhibitor；MLCP, myosin light chain phosphatase；MLC-P, phosphorylated myosin light chain；Rho-K，Rho-kinase。

在血管信号传递机制方面的研究进展已经澄清 PKC 和 Rho 激酶的作用。在 PKC 受体被激活时，细胞内不活动的 PKC 迁移到细胞膜某个部位，在该处 PKC 被激活，启动细胞外向细胞内发信号（即信号传递到细胞内收缩机制）。细胞膜某个部分的活动被认为是 PKC 激活的指示器。血管张力受 PKC 调节，通过调整几个磷酸化反应的交互作用，抑制 Ca^{2+} 发放活性，和细胞内 Ca^{2+}（$[Ca^{2+}]i$）基础水平的敏感性。在狗基底动脉上，PKC 激活引起明显的张力收缩，细胞膜部位的 PKC 活性过程与血管造影的痉挛过程一致。进而，PKC 抑制剂明显抑制脑血管痉挛。

近来的研究兴趣集中在 Rho 激酶，它在血管细胞内不仅促进肌球蛋白轻链（myosin light chain，MLC）磷酸化，而且抑制 MLC 磷酸酯酶，在 Ca^{2+} 基础水平导致长期的 MLC 的磷酸化。这些特征加强 Rho 激酶在 Ca^{2+} 敏感性的重要作用。这些 PKC 和 Rho 激酶的特征已导致很多组在研究它们在脑血管痉挛病理生理中的作用。CPI-17，是一种肌球蛋白轻链激酶（myosin light chain kinase，MLCK）抑制剂（相似于 Rho 激酶），也引起持续的 MLC 磷酸化。CPI-17 主要

在血管收缩时增加对 Ca^{2+} 的敏感性。在实验型脑血管痉挛中，由 Rho 激酶引起的持续 MLC 磷酸化，在实验型脑血管痉挛中起重要作用。HETEs 对脑血管的作用也是由 Rho/Rho 激酶介导的（图3-6）。

（十八）血管壁增厚引起的管腔狭窄

痉挛动脉的病理学观察显示，最初出现的主要是平滑肌收缩，即血管收缩。脑血管痉挛的迟发性改变是动脉壁的组织病理学变化所致，是一种非肌肉收缩所引起的管腔狭窄。随着 SAH 后的时间推移，脑血管痉挛的严重性也增加，并在痉挛的动脉上观察到病理变化。这些变化引起动脉收缩能力的减少和内皮依赖性舒张能力的下降，其结果使可逆转脑血管痉挛的血管扩张药物的疗效下降。

（十九）其他

5-HT 是 SAH 后在脑脊液中唯一能达到使血管收缩浓度的物质，是急性期脑血管痉挛的主要原因。儿茶酚胺和血管紧张素的含量则太少且不足

以引起痉挛，实际上不是造成脑血管痉挛的主要因素。精氨酸血管加压素（arginine vasopressin，AVP）由下丘脑视上核和室旁核的神经元合成，具有很强的血管收缩作用。Trandafir 等对小鼠 SAH 模型的研究发现，采用 AVP 抑制剂治疗可使小鼠血管痉挛的程度明显减轻。此外，还有其他不同的生物化学通路参与血管平滑肌的收缩，包括钙－钙调素－肌球蛋白－轻链、磷酸化机制、平滑肌强直、激活钙中性蛋白酶（calpain）以及细胞内钙稳定性丧失等。脂质过氧化物以及激发性血管内皮损伤，动脉壁营养障碍、前列腺素（PG）合成减少和高能磷酸化合物获得减少也参与了发病机制。虽然脑血管痉挛是多因素造成的，但其最后共同途径是平滑肌细胞 Ca^{2+} 内流和细胞内钙库中 Ca^{2+} 释放，导致胞浆内游离 Ca^{2+} 超载。

Treggieri-Venzi 等总结脑血管痉挛发病机理：循环中的血液学因子包括超氧自由基形成等，阻止了强有力的血管舒张剂 NO 的活动和增加脂质 PKC 的活性，释放细胞内储存的钙。另外，这些自由基改变了循环中前列腺素的平衡，有利于致血管收缩的前列腺素 E_2 和亚铁血红蛋白（对 NO 有更强的亲和力）清除循环中的 NO。NO 水平降低导致 cGMP 浓度下降，可以增加 ET-1 的血管收缩作用。其他在血管痉挛方面起作用的循环中的大分子包括血清素、纤维蛋白降介产物、凝血酶（thrombin）、铁离子、钾离子、儿茶酚胺、加压素和血管紧张素、细丝相关蛋白等累及平滑肌的调节，也起血管痉挛的作用。

五、病理和病理生理学

（一）脑血管痉挛的病理学

脑血管痉挛常发生在主干动脉和蛛网膜下腔积血较厚的区域，可表现为局限性、节段性或弥漫性痉挛。多由载瘤动脉的近端向远端扩展，痉挛的程度也以近端最为严重，离动脉瘤较远的部分痉挛较轻或不发生痉挛。但近期动物实验证实，SAH 后额叶皮质的细小动脉也可出现内皮功能障碍，并继发血管痉挛。SAH 可导致一系列的全身和颅内症状，包括颅内压升高、脑血流下降、脑自动调节机制障碍和 CO_2 反应性的受损以及全身血容量下降。其特征如下：①痉挛动脉供血区通常出现中度缺血，可

导致脑梗死，但未见因动脉完全闭塞而引起脑实质完全坏死的报道，这可能是因为动脉痉挛仅仅是管径缩小，而不是完全闭塞；②肉眼观察，脑梗死区呈现苍白或灰白色，无粉红色的出血性梗死。尸检证实的痉挛性梗死，多发生在两条以上大动脉供血区。较广泛的脑血管痉挛才可能可导致死亡，单条血管痉挛大多可恢复。另外，脑血管痉挛不仅仅是动脉平滑肌收缩的结果，也有动脉壁的组织学变化和脑微血管功能紊乱，这些变化对远端血管痉挛、神经功能缺损以及脑梗死的发生至关重要。

（二）脑血管痉挛对脑循环的影响

血流量与血管半径的 4 次幂成反比，因此，血管管径的微小变化即可产生严重的不良后果。脑血管痉挛通过脑血流动力学改变引起脑灌注压下降和脑血流量减少，如果局部血流量低于维持脑细胞膜完整性的临界水平，最终会导致脑梗死（图 3-7）。

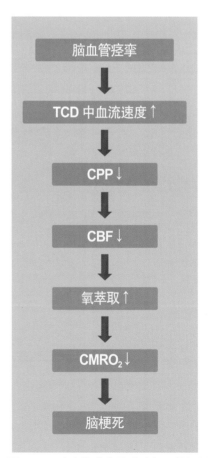

图 3-7　脑血管痉挛导致脑梗死的机制

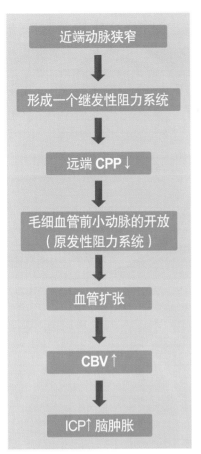

图 3-8　脑血管痉挛导致颅内压增高的机制

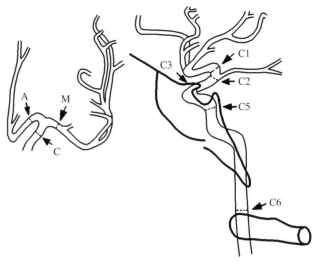

图 3-9　脑血管造影中脑血管痉挛的判断

M 为 MCA 的近端管径；A 为大脑前动脉（ACA）的近端管径；C 为颈内动脉（ICA）颅内段分叉近侧的管径；C1 为 ICA 后交通动脉远侧的管径；C2 为 ICA 后交通动脉近侧的管径；C3 为鞍结节平面的 ICA 管径；C5 为 ICA 海绵窦段近侧的管径；C6 为 ICA 在寰椎板上缘的管径。

另外，脑血管痉挛也可通过继发性血管扩张引起脑血管容量增加和脑肿胀（图 3-8）。在脑血管痉挛和颅内压增高的共同作用下，进一步促进了脑血管自动调节功能的损伤和脑缺血的形成。

六、诊断方法

（一）脑血管造影

虽然有的医疗中心对 Hunt-Hess 低级别的病人 1 周内常规进行 DSA 检查，但大多数中心仅在临床怀疑有脑血管痉挛时才进行 DSA 检查。脑血管痉挛的形态学诊断主要靠脑血管造影，可见痉挛的脑血管比正常管径细。严重血管痉挛的定义为：脑的大血管的口径减少 50%，中度痉挛为 25%～50%，轻度为 < 25%。从脑血管图像如何来确定有无脑血管痉挛，Gabrielsen 推荐用下列公式作为标准：$(M + A + C + C1 + C2 + C3)/(C5 + C6) < 2.09$，也

就是颅内、颅外动脉管径之比 < 2.09 即可确定有脑血管痉挛（图 3-9）。

上述公式中各参数的测量和计算均较为复杂，在临床实践中并不实用。在血管造影图像上，通过局部血管的狭窄可以非常直观地发现脑血管痉挛，因此 DSA 片上直接观察仍然是诊断脑血管痉挛的金标准。造影剂循环时间延长也有助于判断脑血管痉挛。Ohkuma 等通过计算造影剂从大脑中动脉到中央沟静脉之间的时间来描述微循环血管痉挛。

DSA 的最大优点是能快速发现痉挛的血管，并可即刻进行血管成形治疗或经动脉内注射血管扩张剂来治疗。但 DSA 也有缺点，包括病人必须离开重症监护病房，以及有操作上的风险，如医源性卒中、导管引起的血管破裂和剥离等。

（二）CT 扫描

常规 CT 扫描并不能直接发现脑血管痉挛，但可能通过其他征象来判断发生脑血管痉挛的风险。常用的蛛网膜下腔出血的 CT 分型标准为 Fisher 法（1980 年），后来 Friedman 等用计算机的容积计量技术将积血加以量化，可以更正确地预测脑血管痉挛的发生。其分型的标准如下：① Ⅰ 型：无出血发现，几乎不发

第三节
SECTION 3

生脑血管痉挛；②Ⅱ型：弥散的薄层积血，无厚度超过 3mm 的血块，或厚度超过 1mm 的垂直层积血，脑血管痉挛的发生率为 5.6%；③Ⅲ型：蛛网膜下腔有血块或厚层积血，血块厚度＞5mm×3mm，或垂直脑池（纵裂池、环池、外侧裂池）中出血厚度超过 1mm，脑血管痉挛的发生率为 96%；④Ⅳ型：脑内或脑室内出血，无 SAH，几乎不发生脑血管痉挛。

2006 年 Frontera 提出改良的 Fisher 分级。0 级：未见出血，脑血管痉挛的发生率为 3%；Ⅰ级：仅见基底池出血，脑血管痉挛的发生率为 14%；Ⅱ级：周边脑池或侧裂池出血，脑血管痉挛的发生率为 38%；Ⅲ级：广泛 SAH 伴脑实质内血肿，脑血管痉挛的发生率为 57%（图 3-10）；Ⅳ级：基底池和周边脑池、侧裂池较厚积血，脑血管痉挛的发生率为 57%。灌注 CT，在缺血危险区有加亮的区域，根据整个时间内对比剂分布可以检测 CBF。

（三）经颅多普勒超声

反复做脑血管造影以观察脑血管痉挛的发生在临床是不需要的，而 TCD 检查脑血流改变可以发现脑血管痉挛的开始和进展。早在 20 世纪 80 年代 Aaslid 等就采用的 TCD 来观察脑血流，现在仍然是无创检测血管痉挛的重要方法。因可以在床边进行，更增加了其应用的范围。MCA 是最宜于 TCD 检查的动脉，其正常流速为 30～80cm/s。脑血管造影显示有脑血管痉挛者，其血流速度一般都超过 120cm/s；如超过 140cm/s 预示将发生 DIND；超过 200cm/s 者多数将发生脑梗死，此时管径狭窄多已超过原管径的 50%。通常将 MCA 起始段的血流速度与 ICA 颅外段相比，称为 Lindigarrd 比例。如此值＞3 就可确定存在脑血管痉挛。相似的指标也可用于后循环的动脉，将颅内与颅外椎动脉的血流速率，或基底动脉与颅外椎动脉的血流速度作对比。通常在脑血管痉挛高危险期间，即出血后 3～10 天，每天都需要进行 TCD 检测。TCD 还可以结合其他方法增加其敏感性。将一侧颈动脉压迫后，MCA 血流反应性增加，提示脑血管自动调节正常。如果病人有短暂的充血反应试验异常，提示发生 DIND 的危险性增加。

2001 年 Lykowski 等报道了 TCD 与 DSA 诊断脑血管痉挛的对比研究，对于 MCA 而言，TCD 的敏感性和特异性分别为 67% 和 99%，阳性预测值和

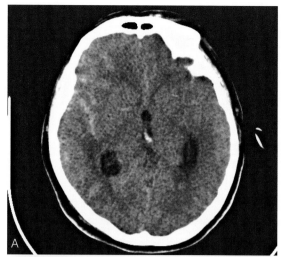

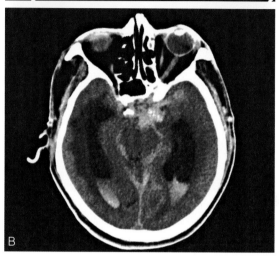

图 3-10　SAH 的 CT 表现
A.CT 平扫，改良 Fisher Ⅱ 级 SAH。**B.**CT 平扫，显示鞍上池、环池及脑室内出血。

阴性预测值分别为 97% 和 78%。TCD 在评估 MCA 远端痉挛，与近端相比是不可靠的。在连续检测中，瞬间对瞬间的血流速度有明显可变性，对这种技术的精确性提出质疑。

（四）单光子发射计算机扫描

SPECT 是另一种无侵袭的检查方法，可直接提供解剖部位的脑灌注资料。在 DIND 发生之前可发现低灌注区，并能发现无症状的脑血管痉挛。Jabre 等在研究中观察到 SPECT 对症状性脑血管痉挛的敏感性比 TCD 低，但特异性比 TCD 高。

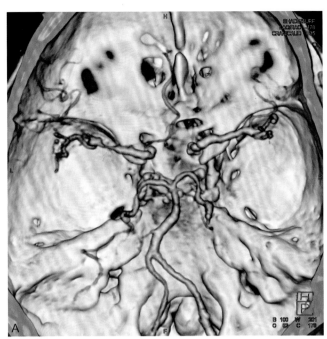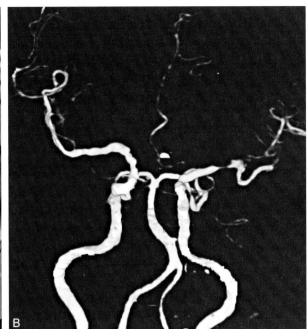

图 3-11 CTA 的三维立体图像

A、B. 与图 3-10B 同一个病例，CTA 示左大脑中动脉部分狭窄

（五）氙增强 CT / 脑血流检查

Xe-CT 比 CT 平扫的诊断价值高，可提供与解剖部位相应的 CBF 资料。CBF≤20 mL/（100g·min）的区域可能发生 DIND，CBF＜15 mL/（100g·min）则可能发生脑梗死。尽管这种方法有很高的诊断价值，但并不适合用于急诊的 SAH 病人，因为费时太久，病人难以配合。

（六）磁共振和磁共振脑血管造影

MRI 的敏感性在于发现有可能发展成 DIND 的无症状性脑梗死病人。Shimoda 等在 125 例 SAH 病人连续做 MRI 的研究中，有 57% 的病人发现迟发性缺血病变，其中半数是没有症状的。MRA 是一种能显示血管形态的无创性检查方法，但其精确性不及脑血管造影。1997 年 Tamatani 等的研究表明，脑血管造影显示脑血管痉挛的患者中只有 86.4% 可在 MRA 上发现痉挛，妨碍 MRA 诊断脑血管痉挛的原因有脑内血肿、SAH 出血量较多和动脉瘤夹的伪影。

（七）CT 脑血管造影

用电子束成像系统（EBIS 快速 CT），或用螺旋 CT 作连续体积薄层扫描，再将图像作三维重建，即能显示出脑动脉的形态。所得图像的清晰度接近 DSA，比 MRA 更为迅速逼真（图 3-11）。有人报告，CTA 与 DSA 在决定近侧和远侧动脉的脑血管痉挛的严重性方面高度一致。

（八）灌注 CT 和 MRI 灌注加权

这两种检测 CBF 的方法，可以根据特殊的放射性影像特征，显示局部灌注的不对称性，提供敏感的缺血血管分布区的线索。根据整个时间内对比剂分布，在缺血危险区显示冷色调区域，可以半定量测定。灌注 MRI 与对急性缺血敏感的弥散加权影像结合在识别高危区时特别有用。Yaşagil 等在 TCD 和 DSA 没有发现脑血管痉挛证据，伴有或不伴有弥散加权影像异常，而又发生无法解释的临床恶化的病人中，进行灌注 MRI 检查，可以识别和发现微血管或远侧血管痉挛。用灌注加权成像技术研究的动脉瘤性 SAH 患者，发现低灌注区，与 DIND 有良好相关性，比同时进行的弥散加权成像中的异常区更大。全部 15 例伴 DIND 者均显示灌注加权改变，而 TCD 发现的脑血管痉挛证据仅有 7 例。

（九）颈静脉血氧饱和度检测

轻度侵袭性监测 CBF 的方法有颈静脉血氧饱和度检测和直接的脑氧检测。通常选择优势侧的颈静脉，因为多数人自脑引流的血主要汇入右侧颈内静脉。将导管的头端放置在颈静脉球的嘴侧，经导管头端的光纤可以直接检测瞬间静脉氧饱和度，最初的读数用同时的动脉血气和氧饱和度校准。从中可推断出脑氧抽取分数（oxygen extraction fraction）、脑氧代谢率和 CBF。然而，用这种检测颈静脉氧饱和度的方法，可能遗漏血管痉挛引起局部区域的缺血，故最好用脑组织氧张力探针，其优点是还可同时监测颅内压。

（十）其他

脑微量渗析（microdialysis，MD）是一种通过监测缺血的神经化学标记发现脑血管痉挛和迟发性脑缺血的技术。结合颅内压监测，可以检测谷氨酸盐、乳酸和其他代谢副产物，床边酶动力学反应连续监测可以检出兴奋性毒性（excitotoxic）细胞损伤。在 97 例动脉瘤性 SAH 患者研究中，83% 的 DIND 患者在症状发生前就能观察到提示脑缺血的神经化学变化。另一个研究报告，脑代谢的缺血类型先于 DIND 出现达平均 11 h。虽然，这些结果是鼓舞人心的，但已经认识脑微析的几个内在的限制，包括在非常有限的组织区域得到的测量值外推的困难，导管顶端周围反应性胶质增生降低了测量的准确性，基础神经化学值的学科间可变性，在探针置入后的组织外伤等。在最近的系统复习中，不支持用这种技术在动脉瘤性 SAH 患者中作为常规的诊断方式。

七、临床诊断标准

目前脑血管痉挛的诊断标准为：①在 SAH 后 5~12 天，患者出现意识水平下降、局灶性神经功能缺失、颅内压增高、脑膜刺激征、血压升高、头痛、发热和低钠血征等，提示可能有脑血管痉挛。②排除再出血、颅内血肿、脑积水、电解质紊乱等引起上述症状的原因。③经颅多普勒（TCD）检查，大脑中动脉的平均流速＞120 cm/s、大脑后动脉的平均流速＞90 cm/s，椎 – 基底动脉系统（BA 或 VA）的平均流速＞60 cm/s，即可诊断为血管痉挛。目前用 TCD 检查来监测脑血管痉挛的方法已逐渐得到重视。④脑血管造影上显示颅内血管痉挛。

根据脑血管造影，脑血管痉挛可分为：①弥漫性：在动脉瘤近侧和远侧部分之间的血管狭窄范围达 2 cm 以上，其中轻微者管径缩小 25%~50%，严重者管径缩小超过 50%；②周围性：在远侧部分血管狭窄范围达 2 cm；③局限性：单个局部血管狭窄；④多个局限性：多个血管有局部狭窄。

根据 TCD 检查的大脑中动脉的平均流速（Vm），脑血管痉挛可分为轻度：流速＞120 cm/s；中度：流速为 140~200 cm/s；重度：流速＞200 cm/s。

1997 年，Khanna 等提出根据 CT 和脑血管造影所见可将脑血管痉挛分为 0~Ⅲ级：0 级：CT 检查无 SAH，血管造影见 Willis 环动脉的侧支功能良好；Ⅰ级：CT 检查见 SAH 积血≤3 mm，血管造影示前交通动脉（AComA）或后交通动脉（PComA）有狭窄，侧支功能差，A_1 或 P_1 有早期痉挛；Ⅱ级：SAH 积血≥3 mm，脑血管造影 AComA 或 PComA 不显影，A_1 或 P_1 有痉挛；Ⅲ级：CT 示 SAH 积血很厚，脑血管造影见 Willis 动脉环无侧支循环。根据这一分级可较正确地估计症状性脑血管痉挛的发生率，预测价值要高于 Fisher 分型。在 130 例 SAH 患者中，0 级 SAH 患者中脑血管痉挛的发生率为 38.5%，其中症状性脑血管痉挛为 7.7%；Ⅰ级 SAH 中脑血管痉挛的发生率为 67.9%，其中症状性脑血管痉挛为 32.1%；Ⅱ级 SAH 中脑血管痉挛发生率为 75.6%，其中症状性脑血管痉挛为 46.3%；Ⅲ级 SAH 中脑血管痉挛的发生率为 95%，其中症状性脑血管痉挛为 90%。

虽然大部分学者将 DIND 视为脑血管痉挛的直接后果，但脑血管造影所显示的脑血管痉挛范围与临床症状的严重性并不完全相符，有时脑血管造影虽显示有明显的脑血管痉挛，但患者无临床症状，有时有严重的临床症状而血管造影无脑血管痉挛。部分患者应用钙离子拮抗剂等治疗后，DSA 复查发现大血管痉挛没有明显好转，但是临床缺血症状却有所改善。因此，DIND 的发生，不仅与脑血管痉挛有关，而且与 SAH 后脑组织的微循环改变，包括血管的变化、血流的变化、BBB 的改变以及脑代谢的情况有关。尤其微血管痉挛引起微血管内形成广泛的微栓子，造成皮层微循环障碍，可能是 DIND 发生的重要原因。此外，在诊断 DIND 时，应考虑因其他原因引起的迟发性神经功能障碍，如脑积水、脑水肿或再出血等，故可认为 DIND 是由多种因素造成的。

八、预防和治疗

慢性脑血管痉挛的正确处理和防止 DIND 的发生是决定 SAH 病人预后的重要因素，但脑血管痉挛的治疗充满困难和挑战。由于引起脑血管痉挛的机制不是单一的，阻碍了有计划地执行标准的治疗方案。由于脑血管痉挛的复杂性和多因性本质，有必要应用不同的方法进行治疗。在 SAH 后 3 天或 4 天开始的迟发性脑血管痉挛，一旦病人有缺血症状，所有的治疗都难以奏效。因此早期治疗显得十分必要，最好在介入或手术处理破裂动脉瘤后即刻开始。此外应注意，目前还没有一种治疗脑血管痉挛的方法是没有不良反应的。

在理论上，脑血管痉挛的处理有五个层面：①在 SAH 后尽早预防脑血管痉挛；②在发生脑血管痉挛后纠正动脉狭窄；③预防动脉狭窄引起的脑缺血；④治疗动脉狭窄引起的脑缺血；⑤保护脑组织免受缺血损伤。后面三个层面的治疗与脑缺血的内科治疗是相同的，这里重点介绍前两个层面的治疗。

（一）脑血管痉挛的预防

1. 防止动脉瘤形成或破裂——避免吸烟和吸毒

吸烟是脑动脉瘤发生和破裂的危险因素，吸烟者 SAH 的发生率增加 2.1～11.1 倍。也要避免和治疗其他引起卒中的危险因素，如高血压、糖尿病、肥胖和过度食用脂肪和饮酒。可卡因可引起急性高血压，可能对脑动脉瘤的自然史有不良作用。

2. 积极处理未破裂动脉瘤

未破裂动脉瘤包括 3 种情况，即偶然发现的无症状动脉瘤、有神经症状或体征的未破裂动脉瘤和伴其他破裂动脉瘤的未破裂动脉瘤。对于这些未破裂动脉瘤应该对其破裂风险进行评估后积极治疗。

3. 筛选危险个体中的动脉瘤

防止血管痉挛的最佳方法是防止动脉瘤形成和在动脉瘤破裂前栓塞或夹闭动脉瘤。目前对于其诱发因素还未确定，对具有高危险因素的群体进行大规模筛选也不是切实可行的方法。

用 MRA 或 CTA 可对高危险人群进行有效的筛选，其筛选指征为：①有 2 个以上直接亲属有动脉瘤；②孪生儿中有 1 人有动脉瘤；③家属成员中有人患多囊肾病、多动脉缩窄或 Marfan 综合征；④易伴发动脉瘤的其他疾病，如纤维肌发育不良、Ehlers-Danlos 综合征、结节性硬化、moyamoya 病、遗传性出血性毛细血管扩张症及医源性颈内动脉闭塞等。

4. 诊断和治疗有警兆性漏血的动脉瘤

最典型的情况是，无明显的出血征象，但出现单侧动眼神经麻痹，应考虑动脉瘤的警兆性漏血。

5. 开颅手术中预防血管痉挛

在开颅手术中，必须止血彻底。手术结束前要清洗手术野，大动脉周围局部用血管扩张剂敷贴，常用者有 0.3% 罂粟碱、1% 普鲁卡因和硝普钠液等。

6. 早期处理破裂的动脉瘤，清除蛛网膜下腔的凝血块

SAH 后脑血管周围有血块存在是迟发性脑血管痉挛的原因，因此尽早清除蛛网膜下腔的血凝块，是防止脑血管痉挛的重要措施。实验研究证实，如果 SAH 发病 48 h 后再清除蛛网膜下腔凝血块，就不能有效预防脑血管痉挛。而清除蛛网膜下腔的凝血块的前提是破裂动脉瘤得到妥善处理，否则是不安全的。目前，我们采用的 SAH 病人诊断和处理流程能够在 24 h 内完成血管内治疗，48 h 内完成手术治疗，获得了早期清除蛛网膜下腔凝血块的时机（图 3-12）。

（1）机械性清除 对于手术夹闭动脉瘤的患者，在破裂动脉瘤夹闭后，尽可能清除能显露的脑池内所有血凝块。

（2）脑脊液引流 CSF 引流的目的：①清除蛛

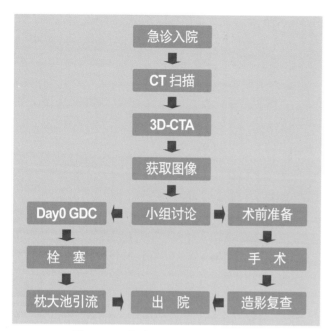

图 3-12 急诊 SAH 病人处理的流程

网膜下腔的血性 CSF 以及其他有害物质；②降低颅内压（ICP），以减少因 ICP 增高而引起的脑循环障碍；③改善 CSF 循环，预防脑积水的形成。

CSF 引流常用方法有：①反复腰穿放去血性 CSF；②脑池或脑室置管持续引流 CSF；③腰穿置管持续引流；④枕大池置管持续引流。CSF 引流已被证明是有效的预防和治疗脑血管痉挛的方法，已广泛应用于临床。最近 Klimo 等对 107 例 SAH 患者进行腰穿置管引流脑脊液的研究表明，引流脑脊液可明显减轻脑血管痉挛的症状，并显著改善预后。但必须注意，CSF 引流应该在动脉瘤完善处理后，即手术夹闭或弹簧圈栓塞后进行，否则有引起动脉瘤再破裂出血的危险。

2001 年，日本学者 Hamada 介绍了枕大池引流预防脑血管痉挛的方法。其适应证为：Fisher 分级为 Ⅲ 级，Hunt-Hess 分级为 Ⅰ~Ⅲ 级，并在动脉瘤完全闭塞后进行。具体方法为：腰穿后，在透视下将微导管送入蛛网膜下腔，其末端置于枕大池，然后注射尿激酶并引流血性脑脊液。我们的临床实践表明，引流后第 2 天复查 CT 即可观察到积血量的明显减少，血肿中央的平均 CT 值和引流液中血红蛋白浓度随引流时间的延长而减少。

2003 年 Hamad 等的研究表明，GDC 栓塞动脉瘤后将微导管置入枕大池，用 60000 IU 尿激酶 +10 mL

生理盐水以 0.5 mL/min 的速度进行微泵鞘内灌注，12h 后重复灌注后拔管。48h 后 CT 复查证实基底池已无血块。症状性脑血管痉挛的发生率为 8.9%，低于不用尿激酶组的 30.2%；需要治疗的脑积水发生率为 6%，低于对照组的 19%。并强调在出血后 48h 内进行枕大池引流最有效。

（3）化学性清除 手术中清除蛛网膜下腔血凝块通常是不完全的，过分的显露和清除血凝块可引起不必要的脑损伤。此外，尽管 CSF 引流可以清除血性 CSF，但是，不能完全清除粘连在血管和蛛网膜上的血凝块，不适用于清除范围广泛的蛛网膜下腔积血。因此，有学者提出 SAH 引流术中或术后联合应用药物清除残留的血凝块，常用的药物有组织型纤维蛋白溶解酶原激活剂（t-PA）及尿激酶（UK）。Gorski 等对 45 例 Hunt-Hess 分级在 Ⅰ~Ⅱ 级的脑动脉瘤患者术中在基底池内应用 10mg t-PA，头颅 CT 扫描证实血块全部清除和溶解，TCD 证实治疗组脑血管痉挛明显减轻，证明 t-PA 可有效预防脑血管痉挛的发生。目前采用的用药途径有小脑延髓池鞘内注射和腰池鞘内注射，其效果的比较尚待阐明。也可以在脑池、脑室、腰池或枕大池置管注射。研究表明，SAH 后应用 CSF 引流 + UK 或 t-PA 注入可有效防治脑血管痉挛的发展。用维生素 C+ 尿激酶行脑池灌注对预防迟发性脑血管痉挛也是有效的。此外，临床和实验研究表明，脑池内灌注尿激酶、磷酸二酯酶受体抑制剂、氧化氮生成剂、血管紧张素转化酶抑制剂、自由基清除剂和 K⁺ 通道活化剂等都有一定效果。脑池内注入抗凝剂或抗血栓药物，并摇动患者头部（head shaking），其目的是促进蛛网膜下腔血液的流动和再吸收，可增加疗效。

7. 药物预防脑血管痉挛

（1）钙通道阻滞剂 SAH 后血管内皮细胞和平滑肌细胞内 Ca²⁺ 内流超载，引起平滑肌兴奋收缩，导致脑血管痉挛的发生。而钙通道阻滞剂正是通过抑制这一过程达到解除血管痉挛的目的。钙通道阻滞剂是目前最常用的预防脑血管痉挛的药物，应用时机在 SAH 后急性期 72h 内即开始，静脉应用的效果优于口服，但对已发生的脑血管痉挛无效。其作用机制是部分阻断钙内流，避免钙超载导致的脑血管平滑肌收缩，此外还通过改善微循环血流，减少血小板凝聚，或有直接保护神经等多方面的作用。自 20 世纪 80 年代中期，钙拮抗剂已广泛用于动脉瘤性 SAH 后的脑血管痉挛和 DIND 的保护性治疗。常用药物包括尼莫地平、尼卡地平和尼非地平。目前公认效果较好的是尼莫地平，能改善所有级别的 SAH 伴发脑血管痉挛患者的预后。尼莫地平对脑血管有选择性作用，可以通过口服或静脉途径给予。尼莫地平常用的剂量为 2 mg/h 静脉输入，口服剂量为 40 mg/4h，连续应用 2～3 周。德国 21 个神经外科中心对 123 例患者用尼莫地平治疗的效果显示：剂量 60～90 mg/d，3 周后停药，因脑血管痉挛死亡、植物状态和重残病例由 55% 降至 25.9%。Raicericn 等研究了 50 例 SAH，其中 30 例接受尼莫地平治疗，20 例由于发病早期未确诊而未用尼莫地平的患者作为对照组。结果发现治疗组在症状改善、神经功能缺损的恢复方面均优于对照组，因而认为，尼莫地平无论在何种治疗方案中都是必不可少的药物。有人认为，早期应用尼莫地平有扩张血管而增加再出血的可能性，但尚无令人信服的临床资料证实。尼卡地平主要在日本广泛用于脑血管痉挛和 DIND 的保护性治疗，但其引起的全身低血压的作用比尼莫地平更严重。

（2）法舒地尔 法舒地尔（fasudil）为 5 - 异喹啉磺酰胺衍生物，又名 AT877 或 HAl077，过去认为是细胞内钙拮抗剂，现在明确是 Rho 激酶抑制剂，从而抑制平滑肌收缩的最终阶段——肌球蛋白轻链的磷酸化而扩张血管，可以扩张中、小动脉（如 Willis 环等），改善脑血管痉挛引起的脑缺血症状，是治疗脑血管痉挛的另一种强效的血管扩张剂。1995 年 6 月在日本开始应用于临床，剂型为溶液，每支 2 mL，含法舒地尔 30 mg，成人剂量为 30 mg 稀释于 100 mL 生理盐水静脉滴注，于 30 min 内滴完，每天 3 次，共使用 14 天。法舒地尔无严重不良反应，少数患者有轻度降血压作用，大多发生于注射后 5 min 内，降幅为 2 mmHg 左右。法舒地尔治疗脑血管痉挛的疗效已经得到了双盲随机对照试验的证实。在 276 例 SAH 患者中，对于脑血管造影中的中、重度脑血管痉挛，治疗组比对照组减少 38%（$P = 0.0023$）；对于有症状脑血管痉挛，治疗组比对照组减少 30%（$P = 0.024$）；对于重度残疾、植物状态和死亡等不良后果，治疗组较对照组减少 54%（$P = 0.0152$）。两组出现脑血管痉挛症状的时间和再出血发生率无显著差异。2006 年在法舒地尔与尼莫地平的对照试验中证实法舒地尔试验组的症状性脑血管痉挛发生率低于尼莫地平对照组。2007 年的一项研究分析了 1995—2000 年共 1462 例接受了法舒地尔治疗的患者，进一步证实法舒地尔疗效优于或至少相当于尼莫地平，其副作用更少，用法更简单。然而，该药仍有一些局限性，如发生脱水和作用时间短，现仍不能确定在靶组织中的有效浓度和最佳输入方法。此药国内已有生产，已进行二期临床试验，结果应用法舒地尔与尼莫地平比较，其疗效不具有显著性差异，但使用安全性、依从性方面法舒地尔优于尼莫地平。新的 Rho/Rho 激酶抑制剂"1152"已经研制成功，其疗效比法舒地尔更好。

（3）氧自由基清除剂及过氧化反应抑制剂 氧合血红蛋白通过脂质过氧化反应产生氧自由基，可诱导产生 ET，并可阻止 NO 的血管舒张作用，且其分解产物胆红素也有致痉作用。氧自由基清除剂及过氧化反应抑制剂既可阻断氧自由基和脂质过氧化物的积累，又可以减轻痉挛缺血后形成的继发性脑损害，在治疗血管痉挛中效果良好。维生素 C、维生素 E、甘露醇、茶多酚等自由基清除剂，已广泛用于治疗 SAH 后的脑血管痉挛。甲磺酸替拉扎特（tirilazad mesylate）为非糖皮质激素的 21 - 氨基类固醇，可通过抑制铁依赖性脂质过氧化反应和清除自由基，抑制氧自由基引起的脂质过氧化，舒张痉挛的脑血管，并改善后期的神经症状，降低死亡率。还可以减轻缺血情况下的缺血后灌注不足、组织酸中毒、血管源性水肿及血 - 脑屏障的破坏。大样本的临床试验证明，用 6 mg/（kg·d）的剂量可以使血管痉挛程度从 18% 降至 10%，尤其在男性患者作用更明显，而且没有降低血压、类固醇中毒等副作用。用相当于男性患者摄入的剂量在女性患者不能达到有效的血浆水平，这种性 - 特异现象导致对女性病人必须适当增加剂量。

业已证实，脂质过氧化物在 SAH 后脑血管痉挛的发生过程中起关键作用。依布硒啉（ebselen）具有类似谷胱甘肽过氧化酶的活性，能抑制脂质过氧化以及自由基的形成，动物试验表明它可抑制脑血管痉挛的发生。在实验性 SAH 中，一种新的稳定的可渗透的超氧化歧化酶（MnT-BAP）可减少脑血管痉挛的发生。Kemaloglu 等经脑池给予抗氧化剂 α - 生育酚（α-tocopherol），结果发现实验组比对照组脑血管痉挛的程度明显减轻，脑脊液中 ET-1 浓度也明显下降。由此可见，抗氧化治疗可能是治疗脑血管痉挛的有效方法。

（4）ET 合成抑制剂和 ET 受体拮抗剂 实验

第三节 SECTION 3

证明，选择性或非选择性 ET 受体拮抗剂和 ET 合成抑制剂能在一定程度上改善脑血管痉挛，目前已应用于临床。在动物实验中，使用 ET 受体拮抗剂 RO61-1790，其剂量为 20 mg/（kg·d）时，可完全防止脑血管痉挛的发生。口服 ET 受体拮抗剂 RO47-0203 60 mg/（kg·d），也可明显减轻实验动物脑血管痉挛的发生。Kwan 等研究发现，持续静脉内滴注 ET 转化酶抑制剂 CGS26303，在预防组以 3 mg/kg 的剂量静脉注射，在治疗组以 30 mg/kg 的剂量静脉注射，每日两次，都能有效地减轻 SAH 引起的脑血管痉挛，并呈剂量依赖性，而且持续性滴注比一次性大剂量注射更有效。ET 转化酶抑制剂可抑制无活性的 ET-1 转化为有活性的 ET-1，无论用于预防还是治疗都能有效地减轻 SAH 引起的脑血管痉挛。

（5）NO 控释体和 NO 合成促进剂　　NO 是一种血管壁细胞利用 L - 精氨酸通过 NOS 形成的一种强有力的直接扩张血管的物质。NO 水平下降是引起脑血管痉挛的重要原因，因此增加血管周围 NO 的含量，可减轻脑血管痉挛引起的损害。Tierney 等发现，将 NO 控释体置于痉挛血管周围能有效地抑制血液引起的血管痉挛。Sun 等用 L - 精氨酸治疗大鼠 SAH，并用多普勒在不同时间点检测局部脑血流变化。结果显示，用 L - 精氨酸预防和治疗后，NO 水平增高，ET-1 水平下降，海马神经元损害减轻，脑灌注增加，而对照组则相反。他们认为，L - 精氨酸通过增高 NO 水平，降低 ET-1 水平，对 SAH 后脑血管痉挛起到了预防和治疗作用。有人研究利用 NO 的前体物质在猴 SAH 性脑血管痉挛模型进行颈内动脉灌注，发现对脑血管痉挛有缓解作用，但未有临床应用的报告。有人主张向脑室注射 NO、L - 精氨酸，或增高 NOS 活性来解除 NO 缺乏引起的脑血管痉挛，并在采用鞘内注射的动物实验中取得了良好的效果。间歇性小剂量的鞘内或脑室内注射硝普钠可预防和治疗 SAH 后的脑血管痉挛。

（6）PKC 抑制剂　　近年来的研究表明，PKC 抑制剂不仅能显著减轻脑血管痉挛的程度，而且能减轻血管周围炎性浸润。Nishizawa 等发现，用 PKC 特异性抑制剂处理狗 SAH 可使血管痉挛明显缓解。Sasaki 等用 MAPK 抑制剂 FR167653 处理狗 SAH 可使 P38 表达水平明显降低，炎症相关介质的表达明显减少，血管痉挛得到缓解。

（7）红细胞生成素　　研究表明 EPO 有神经保护作用，而且在防治脑血管痉挛方面也有效。实验已证实 EPO 能增加内皮细胞 NO 系统的活性，并且可直接与内皮细胞的 EPO 受体结合，激活内皮细胞。Grasso 等发现，用 EPO 处理 SAH 兔，可使脑血管痉挛程度减轻，并能减轻脑血管痉挛引起的脑缺血。在兔缺血模型的皮层脑神经细胞培养中，加入 EPO 可减少大脑中动脉闭塞后脑皮层梗死的容积，显示 EPO 有神经保护作用。这些神经保护作用可能由于刺激 MAPK 的活性和 NO 的合成。EPO 在实际应用中的主要问题是如何引导药物通过血 - 脑屏障。此外，有关 EPO 治疗脑血管痉挛的机制尚需进一步研究阐明。

（8）免疫抑制剂和抗炎药　　由于 SAH 后发生在脑血管周围的免疫炎症反应也参与了迟发性脑血管痉挛的过程，因此免疫治疗是治疗脑血管痉挛的一个途径。实验研究证明，用免疫抑制剂环孢霉素 A（cyclosporine A）来防止狗 SAH 模型的脑血管痉挛，也取得有益的结果。免疫抑制剂的应用目前仍有争论，鉴于其有一定的副作用，在处理脑血管痉挛时常规应用显然是不切实际的。

SAH 数小时后白细胞与内皮细胞发生作用，引起迟发性脑血管痉挛。在这一过程中，ICAM-1 的上游调节子（CD54）起着关键作用。越来越多的实验研究证明，阻断 ICAM-1（表达在内皮细胞表面）和其他黏附分子（如 CD11/CD18，表达在淋巴细胞和巨噬细胞表面）的相互作用，不仅能阻断血管壁的炎症反应，而且能阻止迟发性脑血管痉挛。Clatterbuck 等用抗白细胞分化抗原 11/18（CD11/CD18）单克隆抗体处理 SAH 猴，结果表明抗 CD11/CD18 抗体能有效阻止实验性脑血管痉挛的发生。

在实验模型中证明，蛛网膜下腔的炎症过程可引起脑血管痉挛，导致有人在实验和临床中需应用抗炎治疗。大剂量甲强龙不仅能抑制 PKC 活性，也能防止脑血管痉挛，同时可降低颅内压和脑水肿，其作为辅助药物以减少脑血管痉挛和减轻 DIND 的作用有待进一步研究。

（9）胱冬酶抑制剂　　SAH 后内皮细胞凋亡在脑血管痉挛的发生和持续过程中起重要作用。保护 SAH 后内皮细胞功能是预防脑血管痉挛的研究热点之一。Zhou 等用胱冬酶抑制剂治疗狗 SAH 后脑血管痉挛，发现胱冬酶抑制剂能有效阻止内皮细胞坏死，并缓解脑血管痉挛。

（10）K$^+$ 通道活化剂　　动物实验中证明，K$^+$ 通道活化剂克罗卡林（cromakalim）能抑制脑血管痉挛，在临床中也证明其有一定的作用。

（11）血管紧张素转化酶抑制剂 血管紧张素Ⅱ（angiotensin Ⅱ）是一种强效的血管收缩剂，其含量多少与脑血管痉挛的轻重呈明显正相关。阿拉普利（alacepril）是一种血管紧张素转化酶抑制剂，它能阻止实验性 SAH 大鼠基底动脉脑血管痉挛的进展，保护乙酰胆碱介导的血管松弛作用。

（12）TXA$_2$ 合成酶抑制剂 TXA$_2$ 是强大的血管收缩剂和强大的血小板凝聚诱导剂，而 PGI$_2$ 能对抗这些作用。奥扎格雷钠（sodium ozagrel，OKY-046）是强大的 TXA$_2$ 合成酶抑制剂（图 3-5），在日本，常与法舒地尔或其他药物联合应用于治疗脑血管痉挛。虽然，有个别报告认为其无效，但大多数研究支持 OKY-046 能通过抑制痉挛动脉中血小板凝聚，从而减轻脑血管痉挛的严重性，增加 CBF。但目前还没有多中心、对照、双盲研究证明其治疗的有效性。

（13）羟甲基辅酶 A 还原酶抑制剂 他汀类药物最初用于降低胆固醇，羟甲基辅酶 A（hydroxymethylglutaryl coenzyme A）还原酶抑制剂或他汀类药物（statins），可介导内皮素的功能，通过减少血管炎症，抑制血管平滑肌细胞增殖，减少血小板凝聚，促进 NO 介导的脑血管扩张。在 SAH 的鼠模型中，用辛伐他汀（simvastatin）治疗，可减轻血管痉挛，并增加 NO 合成酶的表达。在 60 例 SAH 病人的回顾性研究中，服用 statins 病人与未服用的对照组比较，DIND 和脑梗死发生率降低，但在降低死亡率或改善神经功能方面无明显效果。另一个回顾性研究显示用 statins 后血管痉挛发生率增加。用辛伐他汀治疗的随机对照研究证实，19 例在 SAH 后 48h 内开始用药，结果与对照组 20 例比较，脑损伤有所减轻，DIND 发生率降低。用普伐他汀（pravastatin）治疗的随机对照研究显示，在 SAH 后 72h 内开始用药，可改善脑血管痉挛和脑自动调节，与血管痉挛有关的 DIND 减少 83%，死亡率减少 75%。

（14）基因转移治疗 基因治疗是向体细胞内导入一种新的基因物质，或应用反义寡核苷酸来抑制某些基因的表达。已有大量研究采用基因工程方法来预防和治疗 SAH 后脑血管痉挛的发生，目前常用的实验方案包括使脑动脉外膜表达重组内皮细胞 NO 合成酶、诱导表达 NO-1 基因、降钙素基因相关肽（CGRP）的基因转导、应用 ET-1 前体的反义 mRNA 来抑制 ET 的表达等。

研究证实蛛网膜下腔的血液并不妨碍转基因表达，随着重组 DNA 技术的发展，发现正常脑动脉血管外膜内皮细胞型 NOS（eNOS）基因可以调节血管紧张度。Onoue 等采用腺病毒携带外源性 eNOS 基因转染人血管内皮细胞，然后将转染的内皮细胞与精氨酸注入脑血管痉挛的血管内。由于精氨酸在 NOS 合成酶作用下能产生大量 NO，使血管扩张。血红素加氧酶能明显加速蛛网膜下腔氧合血红蛋白及去氧血红蛋白的清除。脑缺血动物试验发现，敲除神经元型 NOS（nNOS）和诱导型 NOS（iNOS）基因大鼠的缺血灶发展成的梗死灶比未敲除者显著缩小，这说明 nNOS 和 iNOS 产生的大量 NO 有细胞毒性，可损害组织。因此应用 NO 供体或增加 eNOS 活性的同时，选择性抑制 nNOS 和 iNOS 是一种较好的治疗措施。Onoda 等在大鼠 SAH 实验中将 ET-1 前体 mRNA 反义寡聚体 DNA（Oligo DNA）注入蛛网膜下腔，发现 20min 后能使 ET-1 所致的血管痉挛的发展明显减弱。病理检查发现基底动脉内膜无炎症细胞浸润，内皮细胞呈梭形且排列紧密，而对照组内的内皮细胞有变形且有炎症细胞浸润。进而，Ohkuma 加用溶解纤维蛋白的药物，发现消除血凝块可使寡聚体 DNA 与血管接触面更广泛，效果更好。这些内源性抗脑血管痉挛基因的转染为脑血管痉挛的治疗提供了新的途径。

Ooboshi 等转染抗炎细胞因子 IL-11 的基因的实验研究表明，可明显缓解血管痉挛引起的脑缺血症状。Watanabe 等在细胞外转移超氧化物歧化酶（ECSOD）基因来治疗脑血管痉挛的实验中显示，ECSOD 的基因转移可减轻血管痉挛程度。CGRP 是一种通过 cAMP 介导的 ATP 敏感 K$^+$ 通道内源性激活剂，具有松弛血管平滑肌的作用，也是 SAH 后扩张脑动脉的特效剂。静脉应用 CGRP 可引起血压下降，因此研究者应用基因转染的方法，通过脑脊液内注射编码为 CGRP 的腺病毒来增加 CGRP 在脑脊液中的表达。实验证明，无论在 SAH 前或 SAH 后均可防止脑血管痉挛，并能克服其降低血压的不良反应。目前，iNOS 抑制氨基胍已应用于临床治疗脑缺血。但是，广泛应用基因治疗于临床尚有不少困难。

总之，在药物预防脑血管痉挛方面，ET 受体拮抗剂及其合成抑制剂、促进 NO 合成的药物、钾离子通道活化剂、血小板凝集抑制剂和 PAF 受体拮抗剂等，在实验中证明对脑血管痉挛有效，但仍未见临床使用的报道。MAPK 抑制剂、丝氨酸蛋白酶抑制剂、

Rho 激酶抑制剂法舒地尔和多聚二磷酸腺苷（ADP）核糖多聚酶抑制剂等药物可能具有很好的前景。另外，药物缓释装置的应用可有效控制局部药物浓度，避免产生严重的副作用，具有良好的应用前途。

（二）脑血管痉挛的治疗

1. 脑血管痉挛高危期破裂动脉瘤的治疗

过去认为，对于破裂后 4～14 天的动脉瘤，建议推迟到出血后 2 周后进行手术，以避开脑血管痉挛的高峰期。甚至认为在这一时期脑血管造影也应避免，而应在出血后 3 天内或 3 周后进行。但 Kassell 和 Torner 在动脉瘤再出血国际协作研究中报道，破裂后 14 天内再破裂出血的累积发生率为 19%。因此，脑血管痉挛期发生动脉瘤再出血的风险较大，延期手术并不是很好的解决方法，而血管内治疗有其独特的优势。Wikholm 等比较了 SAH 后 3～14 天与 0～2 天进行血管内治疗的结果，发现两组的短期疗效无差别，提示在脑血管痉挛期进行血管内治疗并不增加危险。Murayama 等报道了伴发严重脑血管痉挛的动脉瘤的血管内治疗结果，12 例患者中优良 6 例、中残 2 例、重残 3 例、死亡 1 例。另一项研究则表明，69 例在 72 h 内栓塞破裂动脉瘤，术后症状性脑血管痉挛的发生率为 23%，与文献报道的夹闭术后脑血管痉挛的发生率（20%～50%）相当。另外，脑血管痉挛期血管内治疗无须打开脑池和牵拉肿胀的脑组织，不必进行控制性降压和临时阻断载瘤动脉，从而减少了脑缺血的发生。

作者单位在 1998 年 12 月—2003 年 8 月期间，收治的 165 例破裂脑动脉瘤患者中，有 45 例在 SAH 后 4～14 天接受血管内治疗，术后 3 个月时 Glasgow 转归量表评分为优良 37 例、中残 3 例、重残 2 例、死亡 3 例（严重的弥漫性脑血管痉挛）。我们认为，对于在脑血管痉挛期入院的 SAH 患者，只要微导管能通过狭窄的载瘤动脉，不管是否存在脑血管痉挛，均应尽早进行血管内治疗。在血管内治疗失败时，如患者 Hunt-Hess 分级为 Ⅰ～Ⅲ级，应即刻进行开颅夹闭手术。

2. 逆转已发生的血管痉挛

近年来，血管内治疗脑血管痉挛病人有明显发展，包括经皮腔内血管成形术（percutaneous transluminal angioplasty，PTA）和动脉内血管扩张剂灌注，常用的是动脉内罂粟碱灌注治疗（PPV）。这些技术常常用于 3H 治疗无效的症状性血管痉挛的病人。PTA 在救助累及 Willis 环近侧段动脉的局部痉挛是高度有效的，然而远侧段或弥漫性痉挛，选用选择性动脉内血管扩张剂灌注更为有效。对于功能性痉挛，可应用罂粟碱动脉内注射；对于解剖性痉挛，可进行血管成形术。现已证明，血管成形后的临床改善通常是持久的，而动脉内血管扩张剂灌注的效果则是短时的。

（1）经皮腔内血管成形术 也称为腔内球囊血管成形术（transluminal balloon angioplasty，TBA），对药物和 3H 治疗无效的难治性脑血管痉挛，在临床症状出现后 24 h 内进行 PTA 是安全有效的。动脉内罂粟碱灌注（PPV）和 PTA 的适应证为：①不能用颅内血肿、脑积水、脑肿胀等其他原因解释的新发生的进行性缺血性神经损害；②经颅多普勒超声（TCD）检查，受累血管的平均血流速度超过 100 cm/s 或者 24 h 内增加 30 cm/s 以上者；③头部 CT 或 MRI 扫描痉挛血管区无脑梗死表现；④经静脉内或者其他途径给药效果不佳者；⑤全脑血管造影显示血管痉挛区域和临床表现相符。禁忌证为：①痉挛血管区已有脑梗死病灶；②动脉瘤未经夹闭或栓塞治疗者；③动脉有粥样硬化斑块或动脉本身扭曲、盘绕，易造成斑块脱落者，不宜行球囊扩张术。对于近侧段局限性脑血管痉挛宜采用 PTA，对于远侧动脉弥漫性脑血管痉挛可采用 PPV 治疗。也有人认为 PTA 对血管主干痉挛有效，PPV 对血管末梢痉挛有效，两者合用效果更好。

PTA 的具体方法为：采用不可脱球囊导管，插至动脉狭窄处，然后使球囊逐步膨胀，将血管狭窄部分扩大（图 3-13）。PTA 的危险性是血管或动脉瘤破裂，但其发生率较低，与脑血管痉挛本身的危险比较，其风险 - 疗效比还是可以接受的。最近有学者在血管球囊扩张基础上，置入颅内支架治疗永久性血管狭窄，取得了良好的效果。

Zubkov 为 87 例 SAH 后脑血管痉挛患者施行血管成形术，认为越早扩张效果越好，缺血症状出现以前或刚出现时行扩张效果最好。血管成形术可使缺血症状减轻，脑电图恢复正常，脑血流改善。Kupchs 对 16 例临床 Ⅳ～Ⅴ级的 SAH 后脑血管痉挛患者施行狭窄段动脉球囊扩张术，结果 7 例早期扩张后夹闭动脉瘤，5 例存活；5 例扩张后未手术，2

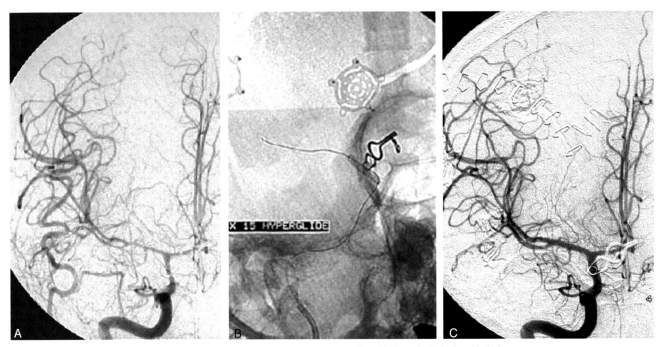

图 3-13 动脉瘤夹闭术后施行经皮腔内血管成形术治疗脑血管痉挛

A. 前交通动脉动脉瘤夹闭术后 2 天病人意识障碍加重，DSA 显示 A_1 和 M_1 段动脉痉挛。**B.** 在微导丝引导下球囊导管到位，扩张大脑中动脉 M_1 段。**C.** PTA 后 DSA 显示痉挛动脉的 M_1 和 A_1 段动脉口径已恢复正常。

例好转；4 例手术后再扩张，1 例存活。Halbach 对 3H 治疗无效的患者在栓塞动脉瘤的同时扩张痉挛的脑血管，共 8 例 21 条动脉，扩张后血管造影显示血管通畅，原有短时症状恶化的患者明显好转。PTA 的并发症包括动脉壁损伤导致剥离、破裂和血栓形成，结果发生脑梗死或脑出血，另外，已经出现脑梗死的脑组织经血液再灌注后可引起水肿和出血。

（2）选择性动脉内血管扩张剂灌注　常用药物为罂粟碱，有直接扩张血管作用，通过 Ca^{2+} 非特异性外移而抑制磷酸二酯酶活性，增加 cAMP 含量可解除平滑肌痉挛。目前 PPV 的主要使用方法是动脉灌注，直接送入痉挛血管附近，用 0.3% 罂粟碱溶液 100 mL 以 0.1 mL/s 的速度进行动脉内灌注，具有扩张血管的功效，常与 PTA 治疗联合使用。Fujiwara 等对 20 例 SAH 后脑血管痉挛患者采取血管内灌注罂粟碱进行治疗，结果发现多数患者在治疗后 48 h 内神经功能明显改善。治疗的时间窗仅为脑血管痉挛后 1~2 h，在 2~8 h 以后治疗效果差，这时影像学的改善率达 88%，但临床症状上的改善仅为 40%，所以本药应用越早越好，超过 7 天后应用，无显著意义。最近，Liu 等的研究显示，PPV 对复发性脑血管痉挛也有效。罂粟碱对晚期脑血管痉挛的解痉

效果优于尼莫通，再加上罂粟碱比尼莫通价格低廉，故值得在临床上推广应用。应用罂粟碱时需注意：①本药作用程度和持续时间很难预测，个体差异大。Luer 等提出连续监测痉挛血管供血区的血氧饱和度，能更好地达到正确调整用药剂量和持续扩张血管的效果。② MacDonald 在动物实验中证明，并非所有的蛛网膜下腔出血后痉挛的血管均对罂粟碱敏感，随着发病时间的延迟和病情的严重性增加，血管的顺应性和对罂粟碱敏感性均降低。此外，罂粟碱能引起短暂性的血压下降，也有报道认为它有导致血管壁损害的可能，故有学者主张用氨力农（amrinone）取代罂粟碱。另外，米力农（milrinone）是磷酸二酯酶抑制剂，其作用与罂粟碱相似，已有人研究其作为血管扩张剂在治疗脑血管痉挛中的作用。Arakawa 等报告在 7 例病人中使用米力农，方法与动脉内灌注罂粟碱类似，结果全部病人经血管造影证实痉挛的动脉扩张，SPECT 证实 CBF 增加。与罂粟碱相同的是米力农的半衰期也相当短，最好在动脉内注射后再静脉内连续灌注以延长其作用时间。除血管扩张作用外，米力农对心脏也有作用，比其同源药物氨力农的作用强 30 倍，有益于增加心输出量，增强对脑血管痉挛的治疗作用。米力农的

主要副作用是显著降低全身血压，如果降低严重，可以抵消其增强心脏功能而增加 CBF 的作用。近年来发现罂粟碱的疗效短暂，有增加颅内压和神经毒性，如使患者出现抽筋、昏迷、失明和不可逆的皮层损伤等缺点，更多学者主张选用其他药物，如异搏定（verapamil）、尼莫地平或尼卡地平等，其有效性和安全性尚需更多的临床研究证实。Tachibana 等1999 年最早报道动脉内注射法舒地尔治疗症状性脑血管痉挛，采用非选择性插管在 10～30 min 之内注射法舒地尔 15～60 mg，24 条动脉中有 16 条血管的痉挛得到改善，3 例症状性脑血管痉挛中 2 例症状消失，无并发症。2005 年 Tanaka 等用法舒地尔动脉内注射治疗 23 例症状性脑血管痉挛，所有治疗血管的造影均获改善，14 次获得了即刻的临床改善。

（3）主动脉内球囊反搏治疗　1997 年，Rosen 等首先报告，称之为主动脉内球囊反搏治疗（intra-aortic balloon counterpulsation，IABC）治疗。在主动脉内放置一球囊导管，做反搏治疗，可以逆转用其他疗法均不能取得疗效的症状性脑血管痉挛。用以治疗 2 例经 3H、PTA 及动脉内罂粟碱灌注治疗都不能取得疗效的严重的脑血管痉挛病例，其中一例因出现心肌缺血，意识障碍加重并有偏瘫；另一例出现四肢瘫，只能对痛刺激有反应。改用 IABC 治疗后，均立即出现心脏指数改善，平均动脉压升高，神经功能障碍改善。最后 2 例都恢复到能自理生活。作者认为 IABC 治疗能改善心脏及脑的血流量，对心脏功能不良的患者特别适用。与药物性心输出量增加一样，IABC 的有效作用机制还不清楚，可能是通过颈动脉和椎动脉舒张期灌注的增加，提高脉动性和改善微血管血流。

（4）其他　Biondi 等对 25 例 SAH 术后发生脑血管痉挛的患者经动脉内灌注尼莫地平，结果显示 63% 的患者脑血管痉挛明显缓解，随访 3～6 个月发现，72% 的患者预后明显改善。Lesley（2003）报道使用硝酸甘油贴膜（每英寸含 15 mg 硝酸甘油）来治疗心绞痛和外周血管痉挛有效，治疗 5 例脑血管痉挛，认为其安全有效，且为无创性。

3. 预防动脉狭窄引起的脑缺血

（1）丹参及其提取物　国内在用中药治疗 SAH 后脑血管痉挛方面也有很多研究。丹参属于活血化瘀类药，有资料证实，它能抑制血小板聚集，减轻血管痉挛程度，改善微循环，对 SAH 后脑血管痉挛有防止作用。吴建中等认为丹参提取物 764-3 对脑血管痉挛引起脑损害具有保护作用。刺五加注射液通过抑制 ET 的过度分泌和促进 GRP 的合成和释放而达到防治 SAH 后脑血管痉挛的目的。

（2）甘露醇　甘露醇除治疗急性颅内高压外，还可以通过：①减少脑脊液生成，促进脑脊液吸收，降低颅内压；②清除氧自由基；③起到钙离子拮抗剂作用等，从而改善脑灌注，改善脑微循环机制，改善脑缺血症状。还可以抑制神经细胞凋亡，提供某些神经保护作用。

4. 治疗动脉狭窄引起的脑缺血

（1）3H 疗法　目前治疗脑血管痉挛尚无特效疗法，包括扩容（hypervolemia）、血液稀释（hemodilution）和提高血压（hypertension）的 3H 疗法是改善 SAH 后脑血管痉挛引起的脑供血不足和防治 DIND 的最佳方法。3H 疗法增加脑血流的机理为：增高脑灌注压、稀释血液、降低血黏度、降低红细胞及血小板凝聚力、增强红细胞变形能力以及改善侧支微循环、改善血循环、增加脑血流量。但要注意该疗法在临床上较难掌握，有加重脑水肿、增高颅内压、出血性脑梗死和充血性心力衰竭的危险，约有 17% 的患者可出现肺水肿，故应慎用，并严密监测各项指标，在缺血症状消失后尽早停止。

3H 治疗的适应证为：动脉瘤已早期行手术夹闭；禁忌证为：脑梗死、颅内高压和严重贫血。各单位的治疗方案虽不完全相同的，但 3H 的治疗概念是标准化的。具体方法为：①扩容：可用液体、白蛋白及血浆，术后以 100～150 mL/h 的速度静脉输入，每日静滴和口服液体 3000～6000 mL，共 7～10 天；同时用胶体液如白蛋白（5% 或 25%），4～6 h 1 次，总剂量为 1～1.5 g/（kg·d）；或输入血浆。治疗期间要监测患者的血容量，将中心静脉压维持在 7～10 cmH$_2$O，肺毛细血管楔压保持在 15～18 mmHg。②血液稀释：用扩容的液体输入为扩容稀释，如输入的同时放出一定量全血，则为等容稀释（isovolemic hemodilution therapy），使血球压积下降 9% 左右，保持红细胞比积（HCT）在 33%～38% 之间，可提供最佳的减少血黏度的水平，从而改善 CBF，同时维持合适的血氧携带能力。另外，还要避免颅内压增高和避免使用抗纤溶药物。

③升压：若上述扩容、稀释治疗仍无效，可用多巴胺或多巴酚丁胺使血压比治疗前升高 20～40 mmHg，或维持收缩压在 150～160 mmHg，可使症状性脑血管痉挛显著减轻，若效果良好可维持治疗 48～72 h，根据症状改善逐渐减量。但要注意该疗法在临床上较难掌握，有加重脑水肿，增高颅内压、出血性脑梗死和充血性心力衰竭的危险。约有 17% 的患者可出现肺水肿，故应慎用，并严密监测各项指标，在缺血症状消失后尽早停止。

2000 年，Gupten 等对 SAH 术后的 25 例脑血管痉挛患者使用 3H 治疗，方法为扩容使中心静脉压升到 10～12 cmH$_2$O，血压升至 160～180 mmHg，血液稀释使红细胞压积维持在（30±3）%，治疗时间 2～7 天，平均 4.6 天。结果 20 例（80%）成活，其结果优者 10 例（40%），良者 7 例（28%），差者 3 例（12%）。并发症有出血性脑梗死和低血钾。

3H 治疗并非无害，尤其在老年病人，心脏储备差，不能耐受如此大的容量负载和升压。另外，随着年龄增长冠脉疾病的发生率增高，升压治疗可以加重心肌损伤。此外，3H 治疗还有许多固有的限制，例如：①血压动力学增高可伴随严重并发症，如充血性心力衰竭、非心源性肺水肿、心肌缺血、颅内出血、脑水肿和死亡；②在有些病人中不能逆转神经功能恶化；③如原有心肺功能衰竭应视为禁忌证。采用目标心输出而不是平均动脉压的策略作为生理终点有益于治疗。最近为增加心输出量，进行多巴酚丁胺（dobutamine）结合高容量负载增加的研究。在 23 例脑血管痉挛病人，其单用高血容量不能改善神经功能，但在心脏指数增加 52% 后，其中 18 例有缺血症状的临床改善。增加心输出量不改变平均动脉压可影响 CBF 的机制仍不清楚，这种现象是在脑血管痉挛中独特的。应用增加心肌收缩的药物，较宽的脉冲压和增强的脉冲血流可改善通过侧支血管和微血管的血流。尽管这种治疗已经用了 20 多年，但由于缺乏随机对照的研究，其有效性仍需要进一步评价。

（2）颈脊髓刺激 Yarnitsk 在 2005 年通过动物研究发现电刺激蝶腭神经节可使轻度痉挛的脑血管扩张。在 SAH 伴有脑血管痉挛病人中，临床上增加 CBF 最简单的方法包括颈脊髓刺激，起到释放内源性血管扩张剂（包括 P 物资和降钙素基因相关肽）

的作用，但没有对照研究。

5. 保护脑组织免受缺血损伤

（1）镁溶液 由于镁在治疗惊厥方面的功效，有人推测镁也有神经保护作用。在小样本的病人中，进行了镁溶液治疗的前瞻、随机、对照研究，显示有改善 GOS 的功效，但还缺乏大样本的病例报道。Brewer 等评估了硫酸镁的治疗效果，未能发现 TCD 血流速度的改善。

（2）亚低温治疗 尽管亚低温对 SAH 后脑血管痉挛的效果尚无直接依据，但亚低温对脑缺血的保护作用已被实验和临床所证实：①降低脑组织细胞氧耗量，减少乳酸堆积；②保护血 - 脑屏障；③抑制白三稀 B 生成，减轻脑水肿，降低颅内压；④抑制脑损伤后内源性有害因子的生成和释放；⑤减少神经细胞钙内流，阻断钙超载所致的细胞损害。有文献报道，在局灶缺血前后进行全身亚低温治疗，能明显改善神经病学和组织病理学结果，这种保护作用的机制尚未完全被阐明。但目前已证实亚低温对兴奋性氨基酸递质的释放、氧自由基和 NO 的产生有影响。基于上述认识，有人认为亚低温对 SAH 后脑血管痉挛有防治作用。但确切疗效和作用机制尚待进一步研究，尤其较长时间的低温对神经分级较差或难治的脑血管痉挛的作用有待阐明。

（3）去骨瓣减压术 Smith 等报道，SAH 后 Hunt-Hess 分级Ⅳ～Ⅴ级的动脉瘤病人预后差的主要原因是脑肿胀引起的颅内压增高和脑血管痉挛，而二者又可呈恶性循环，颅内压增高可进一步加重脑血管痉挛，脑血管痉挛反过来加重颅内压增高，二者在诊断上易混淆，治疗上又存在矛盾，而去骨瓣减压术有望解决这一矛盾。Smith 对经严格筛选的部分患者进行去骨瓣减压治疗，结果患者的颅内压明显降低，脑血管痉挛的症状和患者的预后也显著改善。但由于报道的病例数较少，尚需进一步研究证实。

目前，最好的临床防治 SAH 后脑血管痉挛的措施为：①早期开颅行动脉瘤夹闭术，清除手术区蛛网膜下腔积血；②术中在脑池或脑室内置管，或术后经腰穿置管，以便术中和术后应用血浆纤维蛋白溶解药物冲洗并引流 CSF；③维持循环血量稳定，保持有效的脑灌注；④尽早应用钙离子拮抗剂。更合理的治疗方案仍在探索中。

（沈建康）

第三章
CHAPTER 3

参考文献

[1] Aaslid R. Cerebral autoregulation and vasomotor reactivity. Front Neurol Neurosci, 2006, 21:216-228.

[2] Abbott RJ, van Hille P. Thunderclap headache and unruptured cerebral aneurysm. Lancet, 1986, 2(8521-8522):1459.

[3] Aihara Y, Jahromi BS, Yassari R, et al. Molecular profile of vascular ion channels after experimental subarachnoid hemorrhage. J Cereb Blood Flow Metab, 2004, 24:75-83.

[4] Aladag MA, Turkoz Y, Sahna E, et al. The attenuation of vasospasm by using a SOD mimetic after experimental subarachnoidal haemorrhage in rats. Acta Neurochir (Wien), 2003, 145 (8):673-677.

[5] Alen JF, Lagares A, Lobato RD, et al. Comparison between perimesencephalic nonaneurysmal subarachnoid hemorrhage and subarachnoid hemorrhage caused by posterior circulation aneurysms. J Neurosurg, 2003, 98:529-535.

[6] Allyson K. Zazulia, Joanne Markham, William J. Powers. Cerebral blood flow and metabolism in cerebrovascular disease. // J. P. Mohr, Dennis W., James C. Grotta, et al, eds. Stroke: Pathophysiology, Diagnosis, and Management.4th ed. New York: Churchill Livingstone, 2004, 801-804.

[7] Arakawa Y, Kikuta K, Hojo M, et al. Milrinone for the treatment of cerebral vasospasm after subarachnoid hemorrhage: report of seven cases. Neurosurgery, 2001, 48:723-730.

[8] Asano T. Oxy-hemoglobin as the principal cause of cerebral vasospasm: a holistic view of its actions. Crit Rev Neurosurg, 1999, 9:303-3l8.

[9] Bandera E, Botteri M, Minelli C, et al. Cerebral blood flow threshold of ischemic penumbra and infarct core in acute ischemic stroke: a systematic review. Stroke, 2006, 37(5):1334-1339.

[10] Bayar M, Erdem Y, Ozturk K, et al. The effect of EGb-76l on morphologic vasospasm in canine basilar artery after subarachnoid hemorrhage. J Cardiovase Pharmacol, 2003, 42:395-402.

[11] Boet R, Mee E. Magnesium sulfate in the management of patients with Fisher grade 3 subarachnoid hemorrhage: a pilot study. Neurosurgery, 2000, 47:602-607.

[12] Botterell EH, Lougheed WM, Scott JW, et al. Hypothermia, and interruption of carotid, or carotid and vertebral circulation, in the surgical management of intracranial aneurysms. J Neurosurg, 1956, 13:1-42.

[13] Broderick JP, Brott TG, Duldner JE, et al. Initial and recurrent bleeding are the major causes of death following subarachnoid hemorrhage. Stroke, 1994, 25:1342-1347.

[14] Bulsara KR, McGirt MJ, Liao L, et al. Use of the peak troponin value to differentiate myocardial infarction from reversible neurogenic left ventricular dysfunction associated with aneurysmal subarachnoid hemorrhage. J Neurosurg, 2003, 98:524-528.

[15] Byrne AM, Bouchier-Hayes DJ, Harmey JH. Angiogenic and cell survival functions of vascular endothelial growth factor (VEGF). J cell Mol Med, 2005, 9(4):777-794.

[16] Byrne JV, Boardman P, Ioannidis I, et al. Seizures after aneurysmal subarachnoid hemorrhage treated with coil embolization. Neurosurgery, 2003, 52:545-552.

[17] Chang CZ, Winardi D, IAn CL, et al. Attenuation of hemolysate-induced cerebrovascular endothelial cell injury and of production of endothelin-1 and big endothelin-1 by an endothelin-converting enzyme inhibitor. Surg Neurol, 2002, 58(3-4):181-188.

[18] Charbel FT, Du X, Hoffman WE, et al. Brain tissue PO_2, PCO_2, and pH during cerebral vasospasm. Surg Neurol, 2000, 54:432-438.

[19] Claassen J, Bernardini GL, Kreiter K, et al. Effect of cisternal and ventricular blood on risk of delayed cerebral ischemia after subarachnoid hemorrhage: the Fisher scale revisited. Stroke, 2001, 32:2112 -2020.

[20] Claassen J, Carhuapoma JR, Kreiter KT, et al.: Global cerebral edema after subarachnoid hemorrhage: frequency, predictors, and impact on outcome. Stroke, 2002, 33:1225-1232.

[21] Clozel M. Endothelin receptor antagonists: Current status and perspectives. J Cardiovasc Pharmacol, 2000, 35 (Suppl 2): S65-S68.

[22] Condette-Auliac S, Bracard S, Anxionnat R, et al. Vasospasm after SAH: interest in diffusion-weighted MR imaging. Stroke, 2001, 32:1818-1824.

[23] Conway JE, Tamargo RJ. Cocaine use is an independent risk factor for cerebral vasospasms after aneurysmal subarachnoid hemorrhage. Stroke, 2001, 32:2338-2343.

[24] Coyne TJ, Montanera WJ, Macdonald RL, et al. Percutaneous transluminal angioplasty for cerebral vasospasm after subarachnoid hemorrhage. Can J Surg,1994, 37:391-396.

[25] Dalbasti T, Karabiyikoglu M, Ozdamar N, et al. Efficacy of controlled-release papaverine pellets in preventing symptomatic cerebral vasospasm. J Neurosurg, 2001, 95:44-50.

[26] Danial NN, Korsmeyer SJ. Cell death: critical control points. Cell, 2004, 116(2):205-219.

[27] Deibert E, Barzilai B, Braverman AC, et al. Clinical significance of elevated troponin I levels in patients with nontraumatic subarachnoid hemorrhage. J Neurosurg, 2003, 98:741-746.

[28] Deitrich HH, Dacey RG. Molecular keys to the problems of cerebral vasospasm. Neurosurgery, 2000, 46:517-530.

[29] Del Zoppo GJ. Relationship of neurovascular elements to neuron injury during ischemia. Cerebrovasc Dis, 2009, 27(suppl 1):65-76.

[30] Del Zoppo GJ. The neurovascular unit in the setting of stroke. J Intern Med, 2010, 267(2):156-171.

[31] Dennis LJ, Claassen J, Hirsch LJ, et al. Nonconvulsive status epilepticus after subarachnoid hemorrhage. Neurosurgery, 2002, 51:1136 -1143.

[32] Diringer M, Ladenson PW, Stern BJ, et al. Plasma atrial natriuretic factor and subarachnoid hemorrhage. Stroke, 1988, 19:1119-1124.

[33] Dorai Z, Hynan LS, Kopitnik TA, et al. Factors related to hydrocephalus after aneurysmal subarachnoid hemorrhage. Neurosurgery, 2003, 52:763-769.

[34] Dorsch NWC, Kam A, Morgan MK. Perioperative care after an aneurysmal subarachnoid hemorrhage. In Schmidek HH, ed. Operative Neurosurgical Techniques. W.B. Saunders Company, 2000, pp 1102-1115.

[35] Dorsch NWC, Kassell NF, Sinkula MS, et al. Meta-analysis of trials of tirilazad mesylate in aneurysmal SAH. Acta Neurochir Suppl, 2001, 77:233-235.

[36] Dorsch NWC. Therapeutic approaches to vasospasm in subarachnoid hemorrhage. Curr Opin Cell Care, 2002, 8:128-133.

[37] Drake CG, Hunt WE, Sano K, et al. Report of World Federation of Neurological Surgeons Committee on a Universal Subarachnoid Hemorrhage Grading Scale. J Neurosurg, 1988, 68:985-986.

[38] Dronne MA, Grenier E, Chapuisat G, et al. A modelling approach to explore some hypotheses of the failure of neuroprotective trials in ischemic stroke patients. Prog Biophys Mol Biol, 2008, 97(1): 60-78.

[39] Dunn LT. Raised intracranial pressure. J Neurol Neurosurg Psychia-

try, 2002, 73(suppl 1):i23-i27.

[40] Egge A, Waterloo K, Sjφholm H, et al. Prophylactic hyperdynamic postoperative fluid therapy after aneurysmal subarachnoid hemorrhage: a clinical, prospective, randomized, controlled study. Neurosurgery, 2001, 49:593-606.

[41] Esper RJ, Vilariño JO, Machado RA, et al. Endothelial dysfunction in normal and abnormal glucose metabolism. Adv Cardiol, 2008, 45:17-43.

[42] Faden AI, Stoica B. Neuroprotection: challenges and opportunities. Arch Neurol, 2007, 64(6):794-800.

[43] Faraci FM. Oxidative stress: the curse that underlies cerebral vascular dysfunction? Stroke, 2005, 36(2):186-188.

[44] Ferrer I. Apoptosis: future targets for neuroprotective strategies. Cerebrovasc Dis, 2006, 21(Suppl 2):9-20.

[45] Findlay JM. Perioperative management of subarachnoid hemorrhage. Contemp Neurosurg, 1995, 17:6.

[46] Fisher CM, Kistler JP, Davis JM. Relation of cerebral vasospasm to subarachnoid hemorrhage visualized by computerized tomographic scanning. Neurosurgery, 1980, 6:1-9.

[47] Fisher M. The ischemic penumbra: identification, evolution and treatment concepts. Cerebrovasc Dis, 2004, 17(Suppl 1):1-6.

[48] Fitzsimmons BM, Kowalski RG, Claassen J, et al. Early infarction following acute subarachnoid hemorrhage. Neurology,2002, 58(Suppl 3):Al78.

[49] Forster DM, Steiner L, Hakanson S, et al. The value of repeat pan-angiography in cases of unexplained subarachnoid hemorrhage. J Neurosurg, 1978, 48:712-716.

[50] Friedman JA, Goerss SJ, Meyer FB, et al. Volumetric quantification of Fisher Grade 3 aneurysmal subarachnoid hemorrhage: a novel method to predict symptomatic vasospasm on admission computerized tomography scans. J Neurosurg, 2002, 97:401-407.

[51] Friedman JA, Pichelmann MA, Piepgras DG, et al. Pulmonary complications of aneurysmal subarachnoid hemorrhage. Neurosurgery, 2003, 52:1025-1031.

[52] Frontera JA, Claassen J, Schmidt JM, et al. Prediction of symptomatic vasospam after subarachnoid hemorrhage: the modified Fisher scale. Neurosurgery, 2006, 59(1):21-27.

[53] Fujita E, Egashira J, Urase K, et al. Caspase-9 processing by caspase-3 via a feedback amplification loop in vivo. Cell Death Differ, 2001, 8(4):335-344.

[54] Gorski R, Zabek M, Jannzek P. Influence of intraoperative using of recombinant tissue plasminogen activator on the develpment of cerebral angiospasm after subarachnoid haemorrhage in patients with ruptured intracranial aneurysms Neurol Neurochir Pol, 2000, 34(6Supp1):41-47.

[55] Grasso G, Buemi M, Alafaci C, et al. Beneficial effects of systemic administration of recombinant human erythropoietin in rabbits subjected to subarachnoid hemorrhage. Proc Natl Acad Sci USA, 2002, 99:5627-5631.

[56] Greenberg DA, Jin K. Growth factors and stroke. NeuroRx, 2006, 3(4):458-465.

[57] Grubb RL Jr, Raichle ME, Eichling JO, et al. Effects of subarachnoid hemorrhage on cerebral blood volume, blood flow, and oxygen utilization in humans. J Neurosurg, 1977, 46:446-453.

[58] Gutiérrez M, Merino JJ, de Leciñana MA, et al. Cerebral protection, brain repair, plasticity and cell therapy in ischemic stroke. Cerebrovasc Dis, 2009, (suppl 1): 177-186.

[59] Gyrd-Hansen M, Farkas T, Fehrenbacher N, et al. Apoptosome-independent activation of the lysosomal cell death pathway by caspase-9. Mol Cell Biol, 2006, 26(21):7880-7891.

[60] Hamada J, Mizuno T, Kai Y, et al. Microcatheter intrathecal uroki-

nase infusion into cisterna magna for prevention of cerebral vasospasm: preliminary report. Stroke, 2000, 31:2141-2148.

[61] Hamada J, Kai Y, Morioka M, et al. Effect on cerebral vasospasm of coil embolization followed by microcatheter intrathecal urokinase infusion into the cisterna magna:a prospective randomized sludy Stroke, 2003, 34(11):2549-2554.

[62] Hand PJ, Wardlaw JM, Rivers CS, et al. MR diffusion-weighted imaging and outcome prediction after ischemic stroke. Neurology, 2006, 66(8):1159-1163.

[63] Handa Y, Kaneko M, Takeuchi H. Effect of an antioxidant, ebselen on development of chronic cerebral vasospasm after subarachnoid hemorrhage in primates. Surg Neurol, 2000, 53(4):323-329.

[64] Harrigan MR. Cerebral salt wasting syndrome: a review. Neurosurgery, 1996, 38:152-160.

[65] Harukuni I, Bhardwaj A. Mechanisms of brain injury after global cerebral ischemia. Neurol Clin, 2006, 24(1):1-21.

[66] Hasan D, Vermeulen M, Wijdicks EF, et al. Management problems in acute hydrocephalus after subarachnoid hemorrhage. Stroke, 1989, 20:747-753.

[67] Hayashi T, Suzuki A, Hatazawa J, et al. Cerebral circulation and metabolism in the acute stage of subarachnoid hemorrhage. J Neurosurg, 2000, 93:1014-1018.

[68] Hazbaugh RE. Aneurysmal subarachnoid hemorrhage and hyponatremia. Contemp Neurosurg, 1993, 15:26.

[69] Heetor WH, Batjer HH. Aneurysmal subarachnoid hemorrhage: Pathophysiology and sequelae. in Cerebrovascular Disease. Edited by HH Batjer. Lippincott-Raven Publisher. Philadelphia,1997: 889-899.

[70] Hirashima Y, Endo S, Nukui H, et al. Effect of a platelet-activating factor receptor antagonist, E5880, on cerebral vasospasm after aneurysmal subarachnoid hemorrhage: open clinical trial to investigate efficacy and safety. Neurol Med Chir, 2001, 41:165-176.

[71] Honda Y, Minato H, Fujitani B, et al. Alacepril, an angiotensin-converting enzyme inhibiter, prevents cerebral vasospasm in subarachnoid hemorrhage model in rats. Methods Find Exp Clin Pharmacol, 1997, 19(10):699-706.

[72] Honma Y, Fuiwara T, Irie K, et al. Morphological changes in human cerebral arteries after percutaneous transluminal angioplasty for vasospasm caused by subarachnoid hemorrhage. Neurosurgery, 1995, 36:1073-1081.

[73] Hop JW, Rinkel GJ, Algra A, et al. Changes in functional outcome and quality of life in patients and caregivers after aneurysmal subarachnoid hemorrhage. J Neurosurg, 2001, 95:957-963.

[74] Hoyte L, Kaur J, Buchan AM. Lost in translation: taking neuroprotection from animal models to clinical trials. Exp neurol, 2004, 188(2):200-204.

[75] Hu E, Lee D. Rho-kinase inhibitors as potential therapeutic agents for cardiovascular diseases. Curr Opin Invest Drugs, 2003, 4:1065-1075.

[76] Hunt WE, Hess RM. Surgical risk as related to time of intervention in the repair of intracranial aneurysms. J Neurosurg, 1968, 28: 14-20.

[77] Iglesias S, Marchal G, Viader F, et al. Delayed intrahemispheric remote hypometabolism. Correlations with early recovery after stroke. Cerebrovasc Dis, 2000, 10(5):391-402.

[78] Ildan F, Tuna M, Erman T, et al. Prognosis and prognostic factors for unexplained subarachnoid hemorrhage: review of 84 cases. Neurosurgery, 2002, 50:1015-1024.

[79] Inagawa T. Seasonal variation in the incidence of aneurysmal subarachnoid hemorrhage in hospital- and community-based studies. J Neurosurg, 2002, 96:497-509.

参考文献 REFERENCES

[80] Iuliano BA, Pluta RM, Jung C. et al.Mate model of cerebral vasospasm endothelial dysfunction. J Neurosurg, 2004, 100:287.

[81] Jakovcevic D, Harder DR. Role of astrocytes in matching blood flow to neuronal activity. Curr Top Dev Biol, 2007, 79:75-97.

[82] Jane JA, Winn HR, Richardson AE. The natural history of intracranial aneurysms: rebleeding rates during the acute and long term period and implication for surgical management. Clin Neurosurg, 1977, 24:176-84.

[83] Juvela S. Cigarette smoking and death following subarachnoid hemorrhage. J Neurosurg, 2001, 95:551-554.

[84] Juvela S: Plasma endothelin concentrations after aneurysmal subarachnoid hemorrhage. J Neurosurg, 2000, 92: 390-400.

[85] Kalluri HS, Dempsey RJ. Growth factors, stem cells, and stroke. Neurosurg Focus, 2008, 24(3-4):E14.

[86] Kalvach P, Gregová D, Skoda O, et al. Cerebral blood supply with aging:normal, stenotic and recanalized.J Neurol Sci, 2007, 257 (1-2):143-148.

[87] Kamdag O, Eroglu E, Gurelik M, et al. Cervical spinal cord stimulation increases cerebral cortical blood flow in an experimental cerebfal vasospasm model. Acta Neurochir (Wien), 2005, 147:79-84.

[88] Kassell NF, Haley EC, Hansen AC, et al. Randomized, double-blind, vehicle-controlled trial of tirilazad mesylate in patients with aneurysmal subarachnoid hemorrhage: a cooperative study in Europe, Australia, and New Zealand. J Neurosurg, 1996, 84:221 -228.

[89] Kassell NF, Torner JC, Haley EC Jr, et al. The International Cooperative Study on the Timing of Aneurysm Surgery. Part 1: Overall management results. J Neurosurg, 1990, 73:18-36.

[90] Kassell NF, Torner JC. Aneurysmal rebleeding: a preliminary report from the Cooperative Aneurysm Study. Neurosurgery, 1983, 13:479-481.

[91] Katoh H, Shima K, Shimazu A, et al. Clinical evaluation of the effect of percutaneous transluminal angioplasty and intra-arterial papaverine infusion for the treatment of vasospasm following aneurismal subarachnoid hemorrhage. Neurol Res,1999, 21:195-203.

[92] Kawashima A, Kasuya H, Sasahara A, et al. Prevention of cerebral vasospasm by nicardipine prolonged-release implants in dogs. Neurol Res, 2000, 22:631-641.

[93] Ke Q, Costa M. Hypoxia-inducible factor-1(HIF-1).Mol Pharmacol, 2006, 70(5):1469-1480.

[94] Keep RF, Wang MM, Xiang J, et al. Is There A Place For Cerebral Preconditioning In The Clinic? Transl Stroke Res, 2010, 1(1):4-18.

[95] Kemaloglu S. Ozkan U, Yaz F. et al. Preventive effects of intracisternal alpha tochopherol on cerebral vasospasm in experimental subarachnoid haemorhage. Yonsei Med J, 2003, 44:955-960.

[96] Khaldi A, Zauner A, Reinert M, et al. Measurement of nitric oxide and brain tissue oxygen tension in patients after severe subarachnoid hemorrhage. Neurosurgery, 2001, 49:33-40.

[97] Kim I, Leinweber BD, Morgalla M, et al. Thin and thick filament regulation of contractility in experimental cerebral vasospasm. Neurosurgery , 2000, 46: 440-447.

[98] Kirkness CJ. Cerebral blood flow monitoring in clinical practice. AACN Clin Issue, 2005, 16(4):476-487.

[99] Kliino PJr. Kestle JR, MacDonald JD. et al. Marked reduction of cerebral vasospasm with lumbar drainage of cerebrosphaal fluid after subarachnoid hemorhage. J Neurosurg, 2004, 100:215-224.

[100] Kodama N, Sasaki T, Kawakami M, et al. Cisternal irrigation therapy with urokinase and ascorbic acid for prevention of vasospasm after aneurysmal subarachnoid hemorrhage: outcome in 217 patients. Surg Neurol, 2000, 53:110-118.

[101] Koenig W, Khuseyinova N. Biomarkers of atherosclerotic plaque instability and rupture. Arterioscler Thromb Vasc Biol, 2007, 27(1): 15-26.

[102] Koide M, Nishizawa S, Ohta S, et al. Chronological changes of the contractile mechanism in prolonged vasospasm after subarachnoid hemorrhage: from protein kinase C to protein tyrosine kinase. Neurosurgery, 2002, 51:1468-1476.

[103] Komotar RJ, Olivi A, Rigamonti D, et al. Microsurgical fenestration of the lamina terminalis reduces the incidence of shunt-dependent hydrocephalus after aneurysmal subarachnoid hemorrhage. Neurosurgery, 2002, 51:1403-1412.

[104] Kusaka G, Kimura H, Kusaka I, et al. Contribution of Src tyrosine kinase to cerebral vasospasm after subarachnoid hemorrhage. J Neurosurg, 2003, 99:383-390.

[105] Kwan AL, Bavbek M, Jeng AY. et al. Prevention and reversal of cerebral vasospasm by an endothelin-converting enzyme inhibitor, CGS26303, in an experimental model of SAH. J Neurosurg, 2001, 87 (2):281-286.

[106] Kwan AL, Lin CL, Wu CS, et al. Delayed administration of the K channel activator cromakalim attenuates cerebral vasospasm after experimental subarachnoid hemorrhage. Acta Neurochir (Wien), 2000, 142(2):193-197.

[107] Kwan AL. Lha CL. Chang CZ. et al. Continuous inatravenous perfusion of CGS 26303, an endothelin converting enzyme inhibitor, prevents and reverses cerebral vasospasm after experimental subarachnoid hemorrhage. Neurosurgery, 2001, 49:422-427.

[108] Kwee RM, van Oostenbrugge RJ, Hofstra L, et al. Identifying vulnerable carotid plaques by noninvasive imaging. Neurology, 2008, 70(24 Pt 2):2401-2409.

[109] Laher I. Zhang JH. Protein kinase C and cerebral vasospasm. J Cereb Blood Flow Melab, 2001, 21:887-906.

[110] Lam JMK, Smielewski P, Csosnyka M, et al. Predicting delayed ischemic deficits after aneurysmal subarachnoid hemorrhage using a transient hyperemic response test of cerebral autoregulation. Neurosurgery, 2000, 47:819-826.

[111] Laporte R, Hui A, Laher I: Pharmacological modulation of sarcoplasmic reticulum function in smooth muscle. Pharmacol Rev, 2004, 56:439-513.

[112] Lavi S, Gaitini D, Milloul V, et al. Impaired cerebral CO_2 vasoreactivity: association with endothelial dysfunction. Am J Physiol Heart Circ Physiol, 2006, 291(4):H1856-1861.

[113] Lemasters JJ, Nieminen AL, Qian T, et al. The mitochondrial permeability transition in cell death: a common mechanism in necrosis, apoptosis and autophagy. Biochim Biophys Acta, 1998, 1366 (1-2):177-196.

[114] Lennihan L, Mayer SA, Fink ME, et al. Effect of hypervolemic therapy on cerebral blood flow after subarachnoid hemorrhage: a randomized controlled trial. Stroke, 2000, 31:383-391.

[115] Levati A, Solaini C, Boselli L. Prevention and treatment of vasospasm. J Neurosurg Sci, 1998, 42(1 suppl 1):27-31.

[116] Liebeskind DS. Collateral circulation. Stroke, 2003, 34:2279-2284.

[117] Lin CL, Dumont AS, Lieu AS, et al. Characterization of perioperative seizures and epilepsy following aneurysmal subarachnoid hemorrhage. J Neurosurg, 2003, 99:978-985.

[118] Lin CL, Lo YC, Chang CZ, et al. Prevention of cerebral vasospasm by a capsaicin derivative, glyceryl nonivamide, in an experimental model of subarachnoid hemorrhage. Surg Neurol, 2001, 55:297-301.

[119] Liu JK, Tenner MS, Gottfried ON, et al. Efficacy of multiple intraarterial papaverine infusions for improvement in cerebral circulation time in patients with recurrent vasospasm. J Neurosurg, 2004, 100:414-421.

[120] Locatelli F, Bersano A, Ballabio E, et al. Stem cell therapy in stroke. Cell Mol Life Sci, 2009, 66(5):757-772.

[121] Locksley HB. Natural history of subarachnoid hemorrhage, intracranial aneurysms and arteriovenous malformations. Based on 6368 cases in the cooperative study. J Neurosurg, 1966, 25:219-239.

[122] Loftuo CM. Perioperative management of spontaneous primary subarachnoid hemorrhage. Contemp Neurosurg, 1994, 16:22.

[123] Luer M, Dujovny M, et al. Loss of nitric oxide synthase immunoreactivity in cerebral vasospasm. J Neurosurg:case report, Neurosurgery, 1998, 36:1033.

[124] Lyons MA, Shukla R, Zhang K, et al. Increase of metabolic activity and disruption of normal contractile protein disruption by bilirubin oxidation products in vascular smooth muscle cells. J Neurosurg, 2004, 100: 505-511.

[125] MacDonald RL, Weio B. Perioperative management of subarachnoid hemorrhage. In Youmans Neurological Surgery 5th ed. Saundeus Company Philadelphia, 2004:1813-1838.

[126] Macdonald RL, Rosengart A, Huo D, et al. Factors associated with the development of vasospasm after planned surgical treatment of aneurysmal subarachnoid hemorrhage. J Neurosurg, 2003, 99(4): 644-652.

[127] Macdonald RL, Zhang J, Sima B, et al. Papavenine-sensitive vasospasm and arterial contractility and compliance after Subarachnoid hemorrhage in dogs. Neurosurgery, 1999, 37:962.

[128] Mahony D, Kendall MJ, Nitric oxide in acute ischaemical stroke: target for neuroprotection, J Neurol Neurosurg Psychiat, 1999, 67(1):1-3.

[129] Marti HJ, Bernaudin M, Bellail A, et al. Hypoxia-induced vascular endothelial growth factor expression precedes neovascularization after cerebral ischemia. Am J Pathol, 2000, 156(3):965-976

[130] Massicotte EM, Del Bigio MR. Human arachnoid villi response to subarachnoid hemorrhage: possible relationship to chronic hydrocephalus. J Neurosurg, 1999, 91:80-84.

[131] Matijevic N, Wu KK. Hypercoagulable states and strokes. Curr Atheroscler Rep, 2006, 8(4):324-329.

[132] Matsumaru Y, Yanaka K, Muroi A, et al. Significance of a small bulge on the basilar artery in patients with perimesencephalic nonaneurysmal subarachnoid hemorrhage. Report of two cases. J Neurosurg, 2003, 98:426-429.

[133] Mayberg MR, Batjer HH, Dacey R, et al. Guidelines for the management of aneurysmal subarachnoid hemorrhage. A statement for healthcare professionals from a special writing group of the Stroke Council, American Heart Association. Stroke, 1994, 25:2315-2328.

[134] Mayberg MR, Okada T, Bark DH. The significance of morphological changes in cerebral arteries after subarachnoid hemorrhage. J Neurosurg, 1990, 72(4):626-633.

[135] Mayberg MR. Cerebral vasospasm. Neurosurg Clin N Am, 1998, 9(3):615-627.

[136] McClellan MD, Dauber IM, Weil JV. Elevated intracranial pressure increases pulmonary vascular permeability to protein. J Appl Physiol, 1989, 67:1185-1191.

[137] McIver JI, Friedman JA, Wijdicks EF, et al. Preoperative ventriculostomy and rebleeding after aneurysmal subarachnoid hemorrhage. J Neurosurg, 2002, 97:1042-1044.

[138] Megyesi JF, Vollrath B, Cook DA, et al. In vivo animal models of cerebral vasospasm: A review. Neurosurgery, 2000, 46: 448-461.

[139] Micheau O, Tschopp J. Induction of TNF receptor I-mediated apoptosis via two sequential signaling complexes. Cell, 2003,114(2): 181-190.

[140] Milburn JM, Moran CJ, Cross DT, et al. Increase in diameters of vasospastic intracranial arteries by intraarterial papaverine adminis-tration. J Neurosurg, 1998, 88(1):38-42.

[141] Millán M, Arenillas J. Gene expression in cerebral ischemia: a new approach for neuroprotection. Cerebrovasc Dis, 2006, 21(suppl 2):30-37.

[142] Mitchell J. The vertebral artery: a review of anatomical, histopathological and functional factors influencing blood flow to the hindbrain. Physiother Theory Pract, 2005, 21(1):23-36.

[143] Momjian-Mayor I, Baron JC. The pathophysiology of watershed infarction in internal carotid artery disease: review of cerebral perfusion studies. Stroke, 2005, 36(3):567-577.

[144] Morgan MK, Jonker B, Finfer S, et al. Aggressive management of aneurysmal subarachnoid haemorrhage based on a papaverine angioplasty protocol. J Clin Neurosci, 2000, 7:305-308.

[145] Mori T, Katayama Y, Kawamata T, et al. Improved efficiency of hypervolemic therapy with inhibition of natriuresis by fludrocortisone in patients with aneurysmal subarachnoid hemorrhage. J Neurosurg, 1999, 91:947-952.

[146] Muigelaar JP. Perioperative management of subarachnoid hemorrhage. Contemp Neurosurg, 1990, 12:17.

[147] Muizelaar JP, Madden LK. Balloon prophylaxis of aneurysmal vasospasm. Acta Neurochir Suppl, 2001, 77:185-190.

[148] Nagao S, Irie K, Kawai N, et al. Protective effect of mild hypothermia on symptomatic vasospasm: a preliminary report. Acta Neurochir Suppl, 2000, 76:547-550.

[149] Newberg AB, Alavi A. The role of PET imaging in the management of patients with central nervous system disorders. Radiol Clin North Am, 2005, 43(1):49-65.

[150] Nishizawa S, Obara K, Koide M, et al. Attenuation of canine cerebral vasospasm after subarachnoid hemorrhage by protein kinase C inhibitors despite augmented phosphorylation of myosin light chain. J Vasc Res, 2003, 40:168-179.

[151] Oboshi IL, Lbayashi S, Kitazono T, et al. Postischemic gene transfer of IL-l0 protects against focal ischemia. Stroke, 2002, 33:346.

[152] Okawara SH. Warning signs prior to rupture of an intracranial aneurysm. J Neurosurg, 1973, 38:575-580.

[153] Ono S, Komuro T, Macdonald RL. Adenovirus-mediated heme oxygenase-1 gene transfection prevents hemoglobin-induced contraction of rat basilar artery. Acta Neurochir Suppl, 2001, 77:93-96.

[154] Onoue H, Tsutsui M, Smith L, et al. Expression and function of recombinant endothelial nitric oxide synthase gene in canine basilar artery after experimental subarachnoid hemorrhage, Neurosurgery, 2000, 46(5):1193-1203.

[155] Orosz L, Fülesdi B, Hoksbergen A, et al. Assessment of cerebrovascular reserve capacity in asymptomatic and symptomatic hemodynamically significant carotid stenoses and occlusions. Surg Neurol, 2002, 57(5):333-339; discussion 339.

[156] Oshiro EM, Walter KA, Piantadosi S, et al. A new subarachnoid hemorrhage grading system based on the Glasgow Coma Scale: a comparison with the Hunt and Hess and World Federation of Neurological Surgeons Scales in a clinical series. Neurosurgery, 1997, 41:140-147

[157] Ovbiagele B, Saver JL. Cerebral white matter hyperintensities on MRI: Current concepts and therapeutic implications. Cerebrovasc Dis, 2006, 22(2-3):83-90.

[158] Papavasiliou AK, Harbaugh KS, Birkmeyer NJ, et al. Clinical outcomes of aneurysmal subarachnoid hemorrhage patients treated with oral diltiazem and limited intensive care management. Surg Neurol, 2001, 55:138-147.

[159] Pare L, Delfino R, Leblanc R. The relationship of ventricular drain-

age to aneurysmal rebleeding. J Neurosurg, 1992, 76:422-427.

[160] Park KW, Metais C, Dai HB, et al. Microvascuhr endothelial dysfunction and its mechanism a rat model of subarachnoid hemorrhage. Anesth Aalg, 2001, 92:990-996.

[161] Pathak A, Mathuriya SN, Khandelwa N, et al. Intermittent low dose intrathecal sodium nitroprusside therapy for treatment of symptomatic aneurysmal SAH induced vasospasm. Br J Neurosurg, 2003, 17(4):306-310.

[162] Pennings FA, Bouma GJ, Inco C. Direct observation of the human cerebral microcirculation during aneurysm surgery reveals inpressed arteriolar contractility. Stroke, 2004, 35: 1284-1288.

[163] Peters JP, Welt LG, Sims EAH, et al. A salt-wasting syndrome associated with cerebral disease. Trans Assoc Am Physicians, 1950, 63:57-64.

[164] Pluta RM, Afshar JK, Thompson BG, et al. Increased cerebral blood flow but no reversal or prevention of vasospasm in response to L-arginine infusion after subarachnoid hemorrhage. J Neurosurg, 2000, 92(1):121-126.

[165] Pluta RM, Boock PD, Afshar JK, et aI. Source and cause of endothelin release into cerebrospinal fluid after subarachnoid hemorrhage. J Neurosurg, 1997, 87(2);287-293.

[166] Polin RS, Coenen VA, Hansen CA, et al. Efficacy of transluminal angioplasty for the management of symptomatic cerebral vasospasm following aneurysmal subarachnoid hemorrhage. J Neurosurg, 2000, 92(2):284-290.

[167] Prat AR, Barrow DL. Preoperative management of the aneurysmal subarachnoid hemorrhage patient-Part I. Contemp Neurosurg, 1987, 9:12.

[168] Prunell GF, Mathiesen T, Diemer NH, et al. Experimental subarachnoid hemorrhage: subarachnoid blood volume, mortality rate, neuronal death, cerebral blood flow, and perfusion pressure in three different rat models. Neurosurgery, 2003, 52:165-175.

[169] Prunell GF, Mathiesen T, Svendgaard NA. Experimental subarachnoid hemorrhage: cerebral blood flow and brain metabolism during the acute phase in three different models in the rat. Neurosurgery, 2004, 54:426-436.

[170] Quan L, Sobey CG. Selective effects of subarachnoid hemorrhage on cerebral vascular responses to 4-aminopyridme in rats. Stroke, 2000, 3l:2460-2465.

[171] Qureshi AI, Sung GY, Razumovsky AY, et al. Early identification of patients at risk for symptomatic vasospasm after aneurysmal subarachnoid hemorrhage. Crit Care Med, 2000, 28:984-990.

[172] Qureshi AI, Suri FK, Yahia AM, et al. Risk factors for subarachnoid hemorrhage. Neurosurgery, 2001, 49:607-612.

[173] Qureshi AI, Suri MF, Sung GY, et al. Prognostic significance of hypernatremia and hyponatremia among patients with aneurysmal subarachnoid hemorrhage. Neurosurgery, 2002, 50:749-755.

[174] Qureshi AI, Suri MF, Yahia AM, et al. Risk factors for subarachnoid hemorrhage. Neurosurgery, 2001, 49:607-612.

[175] R. Suanne Zukin, Terasa Jover, Hidenori Yokota, et al. Molecular and cellular mechanisms of ischemia-induced neuronal death. // J. P. Mohr, Dennis W, James C. Grotta, et al, eds. Stroke: Pathophysiology, Diagnosis, and Management. 4th ed. New York: Churchill Livingstone, 2004:839-842

[176] Ribatti D, Vacca A, Roccaro AM, et al. Erythropoietin as an angiogenic factor. Eur J Clin Invest, 2003, 33(10):891-896.

[177] Rijbroek A, Wisselink W, Vriens EM, et al. Asymptomatic carotid artery stenosis: past, present and future. How to improve patient selection? Eur Neurol, 2006, 56(3):139-154.

[178] Rinkel GJ, Wijdicks EF, Vermeulen M, et al. Nonaneurysmal perimesencephalic subarachnoid hemorrhage: CT and MR patterns that differ from aneurysmal rupture. AJNR Am J Neuroradiol, 1991,

12:829-834.

[179] Roquer J, Segura T, Serena J, et al. Endothelial dysfunction, vascular disease and stroke: the ARTICO study. Cerebrovasc Dis, 2009, 27(suppl 1):25-37.

[180] Rosen CL, Sekhar LN, Duong DH. Use of intra-aortic balloon pump counterpulsation for refractory symptomatic vasospasm. Acta Neurochir, 2000, 142:25-32.

[181] Rätsep T, Asser T. Cerebral hemodynamic impairment after aneurysmal subarachnoid hemorrhage as evaluated using transcranial Doppler ultrasonography: relationship to delayed cerebral ischemia and clinical outcome. J Neurosurg, 2001, 95:393-401.

[182] Ruigrok YM, Rinkel GJ, Buskens E, et al. Perimesencephalic hemorrhage and CT angiography: A decision analysis. Stroke, 2000, 31:2976-2983.

[183] Russell SM, Lin K, Hahn SA, et al. Smaller cerebral aneurysms producing more extensive subarachnoid hemorrhage following rupture: a radiological investigation and discussion of theoretical determinants. J Neurosurg, 2003, 99:248-253.

[184] Sasaki T. Kasuya It. Onda}L et al. Role of p38 mitogen-activated protein kinase on cerebral vasospasm after subarachnoid hemorrhage. Stroke, 2004, 35:l466-l470.

[185] Satoh M, Parent AD, Zhang J H. Inhibitory effect with antisense mitogen-activated protein kinase oligodeoxynucleotide against cerebral vasospam in rats. Stroke, 2002, 33(3):775-781.

[186] Schulz MK, Wang LP, Tange M, et al. Cerebral microdialysis monitoring: determination of normal and ischemic cerebral metabolisms in patients with aneurysmal subarachnoid hemorrhage. J Neurosurg, 2000, 93:808-814.

[187] Schwartz HJ. Receptor changes in cerebral arteries after subarachnoid haemorrhage. Acta Neurol Scand, 2004, 109(1):33-44.

[188] Schwartz WB, Bennett W, Curelop S, et al. A syndrome of renal sodium loss and hyponatremia probably resulting from inappropriate secretion of antidiuretic hormone. Am J Med, 1957, 23:529-542.

[189] Selman RW, Ratcheson RA, eds. Neurology Clinical Practice. Boston:Butterworth Heinemann, 1996, 1048-1062.

[190] Sheehan JP, Polin RS, Sheehan JM, et al. Factors associated with hydrocephalus after aneurysmal subarachnoid hemorrhage. Neurosurgery, 1999, 45:1120-1127.

[191] Shibuya M, Asano T, Sasaki Y. Effect of fasudil HCl, a protein kinase inhibitor, on cerebral vasospasm. Acta Neurochir Suppl, 2001, 77:201-204.

[192] Shigeru Nishizawa, Ismail Laher. Signaling Mechanisms in Cerebral Vasospasm. Trends Cardiovasc Med, 2005, 15:24-34.

[193] Shimoda M, Takeuchi M, Tominago J, et al. Asymptomatic versus symptomatic infarct from vasospasm in patients with subarachnoid hemorrhage: serial magnetic resonance imaging. Neurosurgery, 2001, 49:1341-1348.

[194] Smith ER, Carter BS, Ogvy CS. Proposed use of prophylactic decompressive craniectomy for poor-grade aneurysmal subarachnoid hemorrhage patients presenting with associated large sylvian hematomas. Neurosurgery, 2002, 51:117-124.

[195] Sobey CG. Faraci FM. Subarachnoid hemorrhage:what happens to the cerebral arteries? Clin Exp Pharmacol physio1, 1998, 25(11):867- 876.

[196] Sobey CG. Heistad DD. Farac i FM. Effect of subarachnoid hemorrhage on cerebral vasodilatation response to activation of ATP-sensitive K$^+$ channels in chronic any hypertensive rats. Stroke, 1997, 28:396-397.

[197] Stoodley M, MacDonald RI, Weir B, et al. Subarachnoid hemorrhage as a cause of an adaptive response in cerebral arteries. J Neurosurg, 2000, 93(3):463-470.

[198] Stoodley M, Weihl CC, Zhang ZD, et al. Effect of adenovirus-

mediated nitric oxide synthase gene transfer on vasospasm after experimental subarachnoid hemorrhage. Neurosurgery, 2000, 46: 1193-1203.

[199] Sun BL, Zhang SM, Xia ZL, et al. L-arghahae knproves cerebral blood perfusion and vasomotion of microvessels followhag subarachnoid hemorrhage in rats. Clin Hemorheol Microcirc, 2003, 29:391-400.

[200] Suzuki M, Asahara H, Endo S, et al. Increased levels of nitrite / nitrate in the cerebrospinal fluid of patients with subarachnoid hemorrhage. Neurosurg Rev, 1999, 22(2-3):96-98.

[201] Sviri GE, Shik V, Raz B, et al. Role of brain natriuretic peptide in cerebral vasospasm Acta Neurochir(Wien), 2003, 145(10):851-860.

[202] Takanashi Y, Shininaga M: Spinal cord stimulation for cerebral vasospasm as prophylaxis. Neurol Med Chir, 2000, 40:352-357.

[203] Taupin P. Adult neurogenesis and neuroplasticity. Restor Neurol Neurosci, 2006, 24(1):9-15.

[204] Taupin P. Stroke-induced neurogenesis: physiopathology and mechanisms. Curr Neurovasc Res, 2006, 3(1):67-72.

[205] Terashvili M, Pratt PF, Gebremedhin D, et al. Reactive oxygen species cerebral autoregulation in health and disease. Pediatr Clin North Am, 2006, 53(5):1029-1037, xi.

[206] Theodore J, Robin ED. Speculations on neurogenic pulmonary edema (NPE). Am Rev Respir Dis, 1976, 113:405-411.

[207] Thomas JE, Rosenwasser RH. Reversal of severe cerebral vasospasm in three patients after aneurysmal subarachnoid hemorrhage: initial observations regarding the use of intraventricular sodium nitroprusside in humans. Neurosurgery,1999, 44:48-58.

[208] Tierney TS, Clatterback RE, Lawson C, et al. Prevention and reversal of experimental posthemorrhagic vasospasm by the periadventitial administration of nitric oxide from a controlled-release polymer. Neurosurgery, 2001, 49:945-953.

[209] Tomasello F, d'Avella D, de Divitiis O. Does lamina terminalis fenestration reduce the incidence of chronic hydrocephalus after subarachnoid hemorrhage? Neurosurgery, 1999, 45:827-831

[210] Topcuoglu MA, Ogilvy CS, Carter BS, et al. Subarachnoid hemorrhage without evident cause on initial angiography studies: diagnostic yield of subsequent angiography and other neuroimaging tests. J Neurosurg, 2003, 98:1235-1240.

[211] Torbey MT, Hauser T, Bhardwaj A, et al. Effect of age on cerebral blood flow velocity and incidence of vasospasm after aneurysmal subarachnoid hemorrhage. Stroke, 2001, 32:2005-2011.

[212] Toyoda K, Faraci FM, Watanabe Y, et al. Gene transfer of calcitonin gene-related peptide prevents vasoconstriction after subarachnoid hemorrhage. Circ Res, 2000, 87: 818-824.

[213] Tranda CC, Nishihashi T, et al. Participation of vasopressin in the development of cerebral vasospasm in a rat model of subarachnoid haemorrhage. Clin Exp Pharmacol Physiok, 2004, 3l:26l-266.

[214] Treggiari MM, Suter PM, Romand JA. Review of medical prevention of vasospasm after aneurysmal subarachnoid hemorrhage: a problem of neurointensive care. Neurosurgery, 2001, 48:249-262.

[215] Treggiari MM, Walder B, Suer PM, et al. Systemic review of the prevention of delayed ischemic neurological deficits with hypertension, hypervolemia, and hemodilution therapy following subarachnoid hemmorrhage. J Neurosurg, 2003, 98:978-984.

[216] Unterberg AW, Sakowitz OW, Sarrafzadeh AS, et al. Role of bedside microdialysis in the diagnosis of cerebral vasospasm following aneurysmal subarachnoid hemorrhage. J Neurosurg, 2001, 94:740-749.

[217] Urana VG. Smith L, Baker T, et al. Protective vasomotor effects of in vivo recombimant endothelial nitric oxide synthase gene expression in a canine model of cerebral vasospasm. Stroke, 2002,

33:782-789.

[218] van den Bergh WM, Algra A, van der Sprenkel JW, et al. Hypomagnesemia after aneurysmal subarachnoid hemorrhage. Neurosurgery, 2003, 52:276-281.

[219] van Gijn J, van Dongen KJ, Vermeulen M, et al. Perimesencephalic hemorrhage: a nonaneurysmal and benign form of subarachnoid hemorrhage. Neurology, 1985, 35:493-497.

[220] Vavilala MS, Lee LA, Lam AM. Cerebral blood flow and vascular physiology. Anesthesiol Clin North America, 2002, 20(2):247-264.

[221] Virmani R, Ladich ER, Burke AP, et al. Histopathology of carotid atherosclerotic disease. Neurosurgery, 2006, 59(5 Suppl 3):S219-227; discussion S3-13.

[222] Walter P, Neil-Dwyer G, Cruickshank JM. Beneficial effects of adrenergic blockade in patients with subarachnoid haemorrhage. Br Med J (Clin Res Ed), 1982, 284:1661-1664.

[223] Wardlaw JM. Neuroimaging in acute ischaemic stroke: insights into unanswered questions of pathophysiology. J Intern Med, 2010, 267(2):172-190.

[224] Weir BK, Kongable GL, Kassell NF, et al. Cigarette smoking as a cause of aneurysmal subarachnoid hemorrhage and risk for vasospasm: a report of the Cooperative Aneurysm Study. J Neurosurg, 1998, 89:405-411.

[225] White PM, Wardlaw JM, Easton V. Can noninvasive imaging accurately depict intracranial aneurysms? A systematic review. Radiology, 2000, 217:361-370.

[226] Wickman G, Nessim MA, Cook DA, Vollrath B. The polycationic aminoglycosides modulate the vasoconstrictive effects of endothelin: Relevance to cerebral vasospasm. Br J Pharmacol, 2001,133: 5-12.

[227] Wickman G, Lan C, Vollrath B. Functional roles of the rho / rho kinase pathway and protein kinase C in the regulation of cerebrovascular constriction mediated by hemoglobin: relevance to subarachnoid hemorrhage and vasospasm. Circ Res, 2003, 92(7):809-816.

[228] Wiltrout C, Lang B, Yan Y, et al. Repairing brain after stroke: a review on post-ischemic neurogenesis. Neurochem Int, 2007, 50(7-8):1028-1041.

[229] Wintermark M, Sesay M, Barbier E, et al. Comparative overview of brain perfusion imaging techniques. Stroke, 2005, 36(9):e83-99.

[230] Xi G. Clinical translation of cerebral preconditioning. Transl Stroke Res, 2010, 1(1):2-3.

[231] Yamada T, Tanaka Y, Fujimoto K, et al. Relationship between cytosolic Ca^{2+} level and contractile tension in canine basilar artery of chronic vasospasm. Neurosurgery, 1994, 34:496-504.

[232] Yamaguchi M, Kusaka G,et al.Caspase inhibitors prevent endothelial apoptosis and cerebral vasospasm in dog model of experimental subarachnoid hemorrhage. J Cereb Blood Flow Metab, 2004, 24:4l9-431.

[233] Yamaguchi M, Zhon C, Nanda, et al. Ras prote contributes to cerebral vasospasm in a canine double-hemorrhage model. Stroke, 2004, 35:1750 -1755.

[234] Yu M, Camj-Sapunar L, Kehl F, et al. Effects of a 20-HETE antagonists and agonists on cerebral vascular tone. Eur J Pharmacol, 2004, 486: 297-306.

[235] Zemke D, Smith JL, Reeves MJ, et al. Ischemia and ischemic tolerance in the brain: an overview. Neurotoxicology, 2004, 25(6):895-904.

[236] Zimmermann M. Endothelin in cerebral vasospasm. Clinical and experimental results. J Neurosurg Sci, 2000, 41(2):139-151.

[237] Zubkov YN, Alexander LF, Smith RR, et al. Angioplasty of vasospasm: is it reasonable? Neurol Res,1994,16:9-11.

[238] Zuccarello M, Boccaletti R,Romano A,et al. Endothelin receptor antagonists attenuate subarachnoid hemorrhage-induced cerebral vasospasm. Stroke,1998, 29(9):1924-1929.

REFERENCES 参考文献

第四章

颅内动脉瘤
Intracranial Aneurysms

第一节　历史的回顾

英国伟大的戏剧家威廉·莎士比亚在 1611 年说："往事就像一个序幕。"序幕是一部戏剧中不可缺少的部分，我们在探讨颅内动脉瘤的现代发展时，不能忘记过去的先驱者们为这一领域做出的贡献，正是他们一路引领我们走到现在。当人们对脑循环还混沌无知的时候，Galen（公元 130 年）就指出："颈动脉把左心房产生的活精灵带进了脑中"。1664 年 Willis 第一个对脑循环的架构作了科学的描述，他的著作《脑解剖学》至今仍被奉为脑科学史上的经典。

1679 年 Bonet 和 1696 年 Wiseman 被认为是最早提出颅内动脉瘤是蛛网膜下腔出血原因的人。1761 年意大利解剖学家 Morgagni 首次描述了颅内动脉瘤。1765 年米兰的 Biumi 报告 1 例海绵窦颈内动脉瘤，详细描述了其尸体解剖所见。1814 年 Blakall 首次报告 1 例年轻女性蛛网膜下腔出血的临床病例，后来尸检证明是因基底动脉顶端动脉瘤破裂所致，并有脑室内出血。1823 年 Guthrie 报告 1 例有占位症状的双侧眼动脉瘤病例。1829 年 Cruveilhier 在其著作中勾画了一幅右侧椎动脉 – 小脑后下动脉瘤的图形。

早期文献中描述的颅内动脉瘤多为椎 – 基底动脉瘤，因为这些动脉瘤大多体积很大，以致产生压迫症状，而小的动脉瘤则多被误诊，甚至在尸体解剖中也被忽略。1851 年 Virchow 开始注意到小型动脉瘤。1859 年 Gull 重新强调颅内动脉瘤破裂是蛛网膜下腔出血的原因。1875 年 Hutchinson 首次根据临床症状诊断出 1 例巨大的颈内动脉瘤，病人

表现为动眼神经和外展神经瘫痪并有血流杂音，并提出用颈动脉结扎来治疗。这位病人在临床诊断后 11 年因盆腔脓肿死亡，尸体解剖发现在中颅窝有一鸡蛋大的动脉瘤。同年，Humble 指出，头部发现血流杂音可能提示有颅内动脉瘤存在。在此期中，很多学者如 Peacock、Epron、Gower 等都描述了颅内动脉瘤的症状和体征。1851 年 Brinton 首次报告了关于颅内动脉瘤的症状和部位的系统分析，并从文献中收集了 52 例颅内动脉瘤破裂的病例。1859 年 Gull 报告 62 例颅内动脉瘤的病例，但他相信只有在尸检时才能确诊颅内动脉瘤。他的一个重大发现是"当一个年轻人因脑卒中死亡，多半颅内有一个动脉瘤"。1868 年 Charcot 和 Bouchard 描述了小型颅内动脉瘤。1872 年 Bartholow 对 114 例颅内动脉瘤的症状进行了分析。1887 年 Eppinger 和随后的 1916 年 Fearnsides 提出脑血管壁的先天性缺陷是动脉瘤发生原因的学说。1918 年 Turnbull 根据病理、感染、先天和退变等因素将颅内动脉瘤进行分类。

与此同时，一种新的诊断方法诞生了，1872 年 Quincke 在实验动物中成功地进行了腰椎穿刺，1891 年，他用腰椎穿刺来诊断和治疗脑积水，还测量了脑脊液压力、比重和蛋白质含量，为 20 世纪用腰椎穿刺诊断蛛网膜下腔出血做出了贡献。

1885 年 V. Horsley 首次试图用外科方法治疗颅内动脉瘤，他成功地用颈动脉结扎术来治疗"脑底部动脉瘤"。但是在早期仍限于在颅外结扎颈动脉。

由于颈动脉结扎有导致偏瘫和脑梗死的危险，于是用器械逐步阻断颈动脉的方法便应运而生了，各种动脉阻断夹相继发明，例如 Dott 氏夹（1938）、Selverstone 夹（1952）、Crutchfield 夹（1959）、Poppen 夹（1960）和 Kindt 夹（1979）等。其构造原理大同小异。经手术将动脉夹套在动脉上，将旋转扭柄伸出皮肤外，医生可以在床边在数日的治疗过程中旋转扭柄逐步阻断颈动脉，使脑中侧支循环逐步开放和建立，如有缺血症状发生，可逆向旋转扭柄退开动脉夹使血流增加，然后以更缓慢的速度阻断血流（图4-1）。后来，1956 年 Logue 将这种近端动脉阻断法应用于颅内，用阻断大脑前动脉来治疗前交通动脉动脉瘤。Dandy 和 Drake 等还将近端阻断技术应用于椎–基底动脉。

1925 年 Cushing 为 1 例经气脑造影疑诊为右侧三叉神经鞘脑膜瘤的病人行开颅术，术中意外地发现是一个巨大的颈内动脉瘤，他当时犹豫了，在手术现场观看手术的病人的哥哥是一位内科医生，他鼓励 Cushing 把手术进行下去。Cushing 先结扎了颈部的颈内动脉，然后切开动脉瘤，取出其中的血块，用肌肉填塞瘤腔止血，然后缝合瘤壁。术后病人有左侧偏瘫，以后逐渐恢复。这是一次术前未能诊断，集颈动脉结扎、瘤腔填塞和动脉瘤缝合术的动脉瘤直接手术（图4-2）。

1927 年 Egas Moniz 用二氧化钍作为造影剂首次成功地进行了脑血管造影术，这是一个对脑血管外科有重大意义的事件。1931 年用脑血管造影术诊断出第一例颅内动脉瘤，从此医生可以在术前有计划地施行颅内动脉瘤的治疗。

1931 年 4 月 22 日，Dott 首次直接经额部开颅处理一例颈内动脉分叉部动脉瘤。在分离动脉瘤时发生破裂，但他控制了出血，并用肌肉包裹（wrapping）了动脉瘤。1937 年 3 月 23 日，Dandy 首次成功地用 McKenzie 改进的 Cushing 氏银夹直接夹闭一个颈内动脉瘤的瘤颈，从此开创了被认为是治疗颅内动脉瘤的金标准的瘤颈夹闭术（clipping）（图4-3）。

由于动脉瘤颈夹闭术的开展，各种专用的动脉瘤夹纷纷问世，例如 Schwartz 和 Mayfield 氏瘤夹、Scoville 氏瘤夹、Yaşargil 氏瘤夹和 Sugita 氏瘤夹等。

虽然瘤颈夹闭术既能将动脉瘤排出于血循环之外避免发生破裂，又能保持载瘤动脉的通畅，是一种最符合生理的治疗方法，但由于动脉瘤的部位和形态的复杂性不能适用于每一个病人。1942 年 Dott 和 1948 年 Sjoqvist 提倡用丝线结扎瘤颈，这就是瘤颈结扎术（ligation）。为了防止动脉瘤再出血，用各种方法加固瘤壁，除用肌肉包裹外，还有人用化学物质如甲基丙烯酸甲酯（methyl methacrylate）、丙酮（acetone）、聚乙烯异分子聚合物（polyvinyl copolymer）、硅胶等涂布在动脉瘤的表面，待其凝固后在动脉瘤外形成外壳以保护动脉瘤，称为被覆法（coating）。用肌肉包裹动脉瘤虽然暂时起到加固瘤壁

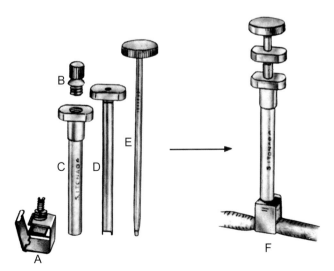

图 4-1　改进的 Crutchfield 颈动脉夹
A. 动脉夹。B. 螺管。C. 套管。D. 旋柄固定管。E. 旋柄。F. 安装在动脉上。

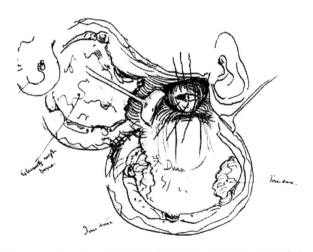

图 4-2　Cushing 手绘的颅内动脉瘤手术示意图（1925 年）

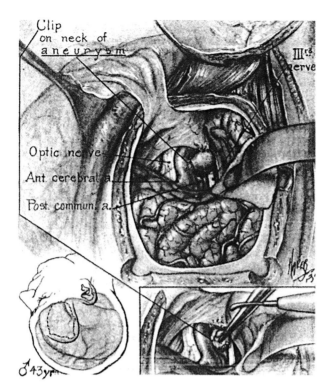

图 4-3 Dandy 首例颈内动脉瘤夹闭术
（刊于 Ann Surg, 1938,107:656）

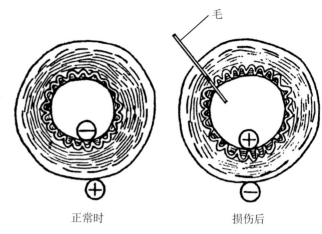

图 4-4 射毛术示意图（Gallagher）

的作用，但当肌肉被吸收或降解后即失去保护作用。1958 年 Gillingham 建议用细网眼纱布包裹动脉瘤。

1962 年 Jacobson 等将手术显微镜引进到脑血管外科手术中，提高了手术的精确性。Yaşargil 是显微神经外科的集大成者，他用显微技术处理颅内动脉瘤，其技术之娴熟和精巧令人叹为观止。在 1967 年 6 月 7 日他和 Donaghy 在世界两地几乎同时成功地进行了颞浅动脉-大脑中动脉吻合术，开辟了颅外-颅内动脉旁路手术（EC-IC bypass）的新纪元，为治疗颅内动脉瘤时需要阻断载瘤动脉或孤立（trapping）动脉瘤时保证脑的供血提供了手段。

在显微手术动脉瘤夹闭术发展的同时，另一类治疗方法也在孕育和成长着，那就是动脉瘤栓塞术。治疗颅内动脉瘤的原则是把动脉排出于血循环之外，同时保持载瘤动脉的通畅。1941 年 Werner 等用电热凝固法处理 1 例颅内动脉瘤。1962 年 Gallagher 用一种像铅笔样的气枪将消毒的猪毛穿过动脉瘤壁射入瘤腔，猪毛插在瘤壁上使瘤壁内外所带的电荷倒转，而血液中的成分是带负电荷的，被吸附在猪毛上形成以猪毛为核心的血栓以闭塞动脉瘤，称这种方法为射毛术（pilojection）（图 4-4）。后因瘤腔闭塞不

全致死亡率高（40%）。这种方法现已无人应用，但却为后来发展的血栓闭塞法提供了启示。

1964 年 Mullan 等用立体定向术将一个针形电极插入动脉瘤中，电极除尖端裸露外都是绝缘的，然后通入电流使瘤腔内形成血栓而闭塞，但血栓易溶解，所以效果是暂时性的。

1965 年，Alksne 用立体定向术将一根空心磁棒插到颅内动脉瘤的外面，经磁棒的空心插入一根细的注射针头，直接穿入瘤腔内，经针头将羰基铁粉（carbonyl iron）的悬浮液注入瘤腔内，利用磁棒的磁性将铁粉吸引在瘤内，形成以铁粉为骨架的血栓以闭塞性动脉瘤，称这种方法为磁控金属栓塞法（magnetically controlled metallic thrombosis）（图 4-5）。治疗 39 例，死亡率为 33%。其缺点是铁粉易堵塞载瘤动脉，瘤腔闭塞不全和不持久。1977 年 Alksne 改用铁粉和甲基丙烯酸甲酯的混合液注入瘤内，后者在体温下经过 30～60 min 即聚合成团体，形成含铁粉的凝胶块，可以较长期地闭塞动脉瘤。

1974 年 Mullan 在开颅显露动脉瘤后用针穿入瘤内，经针管纳入铍-铜合金丝，使其在瘤内盘成一团，形成以金属丝为骨架的血栓以闭塞动脉瘤（图 4-6）。这种方法至 20 世纪 80 年代仍有人应用，对后来弹簧圈栓塞法不能说没有启示。

1973 年，Serbinenko 用一个可脱性球囊闭塞动脉瘤并保持了载瘤动脉通畅。1976 年 Kerber 描述了一种带球囊的微导管，可用以进行超选择脑血管造影，并可向球囊内注入氰基丙烯酸异丁酯（isobutyl cyanoacrylate）以充盈球囊闭塞动脉瘤。20 世纪 80

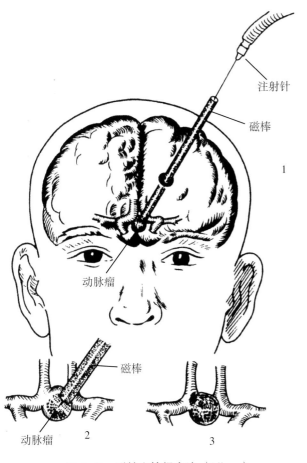

图 4-5　磁控血栓闭塞法（Alksne）

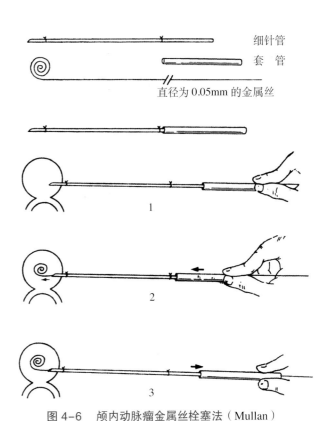

图 4-6　颅内动脉瘤金属丝栓塞法（Mullan）

年代很多学者（Debrun、Berenstein、Fox）都报告了经血管内用可脱球囊堵塞颅内巨大动脉瘤的载瘤动脉。1988 年 Goto 等用甲基丙烯酸 – 2 – 羟基乙酯（2-hydroxyethyl methacrylate，HEMA）充盈可脱性硅球囊，使其永久性闭塞动脉瘤。同年 Hilal 首次用铂弹簧圈闭塞颅内动脉瘤。1991 年 Guglielmi 等报告用可脱性致血栓的弹簧圈（Guglielmi detachable coil，GDC）来栓塞颅内动脉瘤。这种弹簧圈于 1995 年获

得美国食品药品管理局（FDA）的批准应用于临床。

目前关于颅内动脉瘤的治疗有两条路线在进行和发展中，一条是显微外科手术，另一条是血管内动脉瘤栓塞术。由于两种方法各有其优缺点，而颅内动脉瘤又是那样复杂和多样，可能在较长时期内处于并存和互补状态，今后的消长要看各自的发展，而选择的唯一标准是病人的最高利益。

（刘承基）

第二节　发　生　率

颅内动脉瘤的发生率可以从尸体解剖和临床发现两个方面来估计，根据1890—1973年收集到的大宗尸检报告，颅内动脉瘤的发现率为0.2%～7.9%（表4-1）。

从表中可以看出，在1958年以后的报告中动脉瘤的发现率有增高的趋势，可能与检查者是否注意搜寻小型（直径2～5mm）和未破裂的动脉瘤、是否采用灌注充盈脑血管的技术和是否应用解剖显微镜来进行检查有关。Romy估计，破裂与未破裂动脉瘤之比大约为1：1。1965年Hassler报告在年龄超过30岁的尸体中，微小动脉瘤（直径≤2mm）的发现率达17%，如果病人死于蛛网膜下腔出血，则除了出血的动脉瘤外还有60%的尸体脑中发现另外的小型动脉瘤。1970年Rodda用动脉灌注法检查平均74岁死于脑梗死的病人脑标本，发现其中25%的脑中有动脉瘤，平均直径为3.0mm，其中44%为多发性动脉瘤。应该想到的是根据尸体解剖估计一般人口中动脉瘤的发生率可能偏高，因为尸体的平均年龄比一般人口要大。

动脉瘤的临床发生率受多种因素的影响，因此很难准确估计。北美每年发生28000例自发性蛛网膜下腔出血（SAH）的病人，其中半数以上因颅内动脉瘤破裂所致。1971年Bailey和Loeser估计，美国每年每10万人口中有16例自发性SAH的病人。1966年Locksley收集英、美24个医疗中心共5831例SAH的病人，其中51%由颅内动脉瘤破裂引起，即每年每10万人口中有8例颅内动脉瘤破裂的病人。1965年Crawford和Sarner估计英国每年每10万人口中有6例颅内动脉瘤破裂的病人。1967年Pakarinen对赫尔辛基市居民中证实为SAH的病人进行调查，发现SAH的发病率为每年15.7/10万，而证实为颅内动脉瘤破裂引起者为每年10.3/10万。1972年Van der Wert报告荷兰的SAH发病率为每年10/10万。1980年Rasmussen报告丹麦因颅内动脉瘤破裂到医院就医者为每年3.4/10万。日本SAH病人超过每年15/10万，估计还有相同数目的未破裂动脉瘤病人。Yoshimoto用磁共振脑血管造影检查375个被认为是健康的日本人，发现2.7%的人有未破裂的颅内动脉瘤。Ujie为1612例未疑有颅内动脉瘤的日本病人行4条脑血管造影，在2.7%的病人中发现颅内动脉瘤。根据尸体解剖和放射学资料，颅内动脉瘤的发生率在0.2%～9%。Sekhar和Heros根据文献复习估计颅内动脉瘤的发生率为5%，这一

表4-1　颅内动脉瘤的尸检发现率（Fox JL,1983）

作　者	时间	尸检例数	动脉瘤发现率（%）
Pitt	1890	9000	0.2
Turnbull	1918	4547	0.6
Osler, McCrae	1922	800	1.5
Conway	1926	6325	0.7
Szekely	1928	11500	1.4
Gartand	1932	3347	1.0
Magner	1935	33638	0.9
O'Crowleg, Martland	1930	10000	0.4
Irish	1940	12503	0.3
Richardson, Hyland	1941	4618	0.9
Mitchell, Angrist	1943	3080	0.5
Suter	1949	5960	0.5
Courville	1950	40000	0.4
McCaughey	1956	11200	0.9
Chason, Hindman	1958	2786	4.9
Hausepian, Pool	1958	8762	1.3
Stehbens	1963	1364	5.6
Alpers	1965	—	1.6
McCormick, Nofzinger	1965	13185	1.2
Berry	1966	3871	2.7
Cartillo	1966	3150	1.7
McCormick	1971	1587	7.9
Berkheiser	1972	1140	3.5
McCormick	1973	2270	5.0
Romy	1973	11696	1.2

数据常被引用，但可能对未破裂动脉瘤的发生率估计得过高。Batjer 估计美国至少有 200 万荷有未破裂颅内动脉瘤的病人，这些病人中每年有 1%～2% 的人会发生动脉瘤破裂。

我国迄今尚无关于颅内动脉瘤发生率的大宗调查，但也没有资料证明我国颅内动脉瘤的发生率比欧、美、日各国低。我国是一个人口大国，即便每年每 10 万人口中只有 6 例颅内动脉瘤病人，每年也会有 78 000 例病人。发现并治疗这些病人对相关学科的医生来说无疑是一个巨大的任务。就目前我国医疗文献报告的病例来看与这个数字相距甚远。可见绝大多数的病人由于临床认识不足、诊断错误、转送耽搁、检查不充分而被延误，失去发现和救治的机会。颅内动脉瘤破裂是一种死亡率和致残率都很高的疾病，但如得到及时和正确的治疗其预后可大为改观。因此，应提高对这种病的认识，不要轻易放过任何一个可疑为颅内动脉瘤的病人。对疑似 SAH 的病人应先进行头部 CT 检查，如无此条件可谨慎地进行腰椎穿刺，一旦确诊为 SAH，立即送往有治疗条件的医院进行救治。

（刘承基）

第三节　发病原因和发病机制

一、脑动脉的特点

脑动脉是全身动脉中最常发生动脉瘤的部位。脑动脉与全身动脉不同的是其管壁比全身其他部位同等大小的动脉要薄，周围缺少坚强的组织支持。管壁的中层和外膜比颅外动脉显著地薄，内弹力层比颅外动脉稍厚，但无颅外动脉中所具有的外弹力层。在婴儿、小儿和很多青年人的脑血管壁中无血管滋养管（vasa vasorum）。这些结构特点可以使脑动脉较少地受心脏跳动时收缩压搏动的影响。但这种结构本身并不构成动脉瘤发生的原因，因为人类与低等动物的脑动脉结构相同，而低等动物很少发生颅内动脉瘤，在人类中也只有极少数人发生颅内动脉瘤。但这种结构特点可以解释人类颅内动脉瘤比颅外动脉瘤多见的现象。脑动脉比颅外动脉的血流速度快，虽也有收缩搏动但比颅外动脉轻。

颅内动脉瘤是脑血管上的病理性膨出，由于其体积一般很小，不表现临床症状，但一旦发生破裂可造成严重后果，故应予以足够的重视。

二、颅内动脉瘤形成的原因

对于颅内动脉瘤的发病原因已争论多年，有的颅内动脉瘤病因很明确，例如外伤性动脉瘤、感染性动脉瘤等，但这只占颅内动脉瘤中的极少数。对于占绝大多数的所谓囊状动脉瘤（saccular aneurysm）或称浆果样动脉瘤（berry aneurysm）的病因则仍在继续争论和探讨中。目前已发现多种因素与动脉瘤的发生和破裂有关，有的因素可单独致病，有的动脉瘤则由多种因素综合致病，新的理论还在发展中。

（一）中层缺损学说

1930 年 Forbus 发现在脑动脉分叉部的顶端（apex）处中层（肌层）突然中断，内弹力层也变薄和断裂，断开处被外膜呈楔状充填，内膜增厚形成内膜垫，称这种现象为中层缺损（medial defect）或中层缝（medial raphe）。而动脉分叉的顶部又是颅内动脉瘤的好发部位，故认为中层缺损是颅内动脉瘤形成的原因。中层缺损在 1/3 的新生儿的脑动脉中也存在，并随年龄的增长而增多，因此认为颅内动脉瘤是先天原因形成的。这一学说影响后来很多年。随着研究的深入这一学说受到质疑，理由如下：①中层缺损普遍存在于人类和低等动物的颅内和颅外动脉中，而人类内脏动脉瘤很少见，低等动物则从未有颅内动脉瘤的报告；②脑动脉的中层缺损随年龄俱增，并非都是先天形成的，故不能认为动脉瘤是先天缺陷形成的；③中层缺损多见于动脉呈锐角的分叉处而少见于钝角分叉处，说明有机械性因素存在；④人类的脑膜动脉和脊髓动脉也有中层缺损，但很少发生动脉瘤；⑤早期动脉瘤有时在中层缺损旁突出或部分参与到动脉瘤囊，而不是整个中层缺损处都膨出；⑥中层缺损存在于脑动脉分叉部的顶端和侧角处，而动脉瘤只发生于顶端而很少见于侧角处；⑦中层缺损多见于 Willis 环后部的动脉，而动脉瘤多见于 Willis 环前部的动脉；⑧早期动脉瘤囊壁中是有中层的，只是在后来的发展中逐渐消失了；⑨早期的颅内动脉瘤在 $30\,cmH_2O$ 的压力下即膨出，而中层缺损在 $50\,cmHg$ 的压力下仍不膨出。以上理由均不支持颅内动脉瘤始发于中层缺损的学说。

（二）遗传性结缔组织病与颅内动脉瘤

胶原（collagen）和弹性硬蛋白（elastin）是维持动脉壁强度的两种主要纤维蛋白，有些遗传性结缔组织病使这些蛋白的代谢失常，致动脉壁软弱而易发生动脉瘤。

1. 常染色体显性多囊肾病

常染色体显性多囊肾病（autosomal dominant polycystic kidney disease, ADPKD）在人口中的发病率为 1/400 ～ 1/1000，是一种全身性疾病，可在肾脏、肝脏、胰腺、脾脏和卵巢等器官中发生囊肿。ADPKD 与神经系统有关的疾病有颅内动脉瘤、颈 – 颅动脉剥离、颅内动脉伸长扩张症（intracranial dolichoectasia）、颅内蛛网膜囊肿、硬脊膜憩室和慢性硬脑膜下出血等。ADPKD 病人的尸检中约有 1/4 的病人有颅内动脉瘤。在所有颅内动脉瘤病人中有 2% ～ 7% 的病人患有 ADPKD。用磁共振血管造影（MRA）或经导管脑血管造影筛选检查肾功能正常的成年 ADPKD 病人，发现 5% ～ 10% 的病人荷有无症状的颅内动脉瘤，ADPKD 合并有多囊肝的病人发生颅内动脉瘤者更多，这些无症状的动脉瘤的直径

大多＜6mm。在随访检查中还会发现有新生动脉瘤（de novo aneurysm）。

ADPKD 是一种异基因的遗传性疾病，可累及多个基因位点发生突变。目前在 85% 的颅内动脉瘤病人已确定是位于第 16 对染色体的 PKD1 基因和第 4 对染色体的 PKD2 基因发生突变所致。PKD1 和 PKD2 编码的蛋白质分别为 polycystin-1 和 polycystin-2，这两种蛋白质在保持结缔组织细胞外基质的结构完整方面起重要作用，并且都和颅内动脉瘤的发生有关。

2. Ehler-Danlos 综合征

Ehler-Danlos 综合征Ⅳ型（E-DS Ⅳ）在人口中的发病率为 1/50000 ～ 1/500000，也是一种遗传性常染色体显性结缔组织病，可引起全身各部位的大、中型动脉自发性破裂、剥离或形成动脉瘤而危及病人生命，还可引起胃肠道穿孔、妊娠的子宫破裂和自发性气胸。E-DS Ⅳ病例虽少见，但是作为神经外科医生认识这种病是重要的，因为其血管很脆弱，任何外科干预都是很危险的。Graf（1965）是首先描述 E-DS Ⅳ病人面部特征的神经外科医生：病人眼睛很大，虹膜周围的巩膜都显露出来，鼻子细，嘴唇薄，没有耳垂。此外皮肤很薄，以致皮下静脉清晰可见，易被擦伤而使皮下淤血。手指和足趾关节可过度弯曲。North 等收集 202 例 E-DS Ⅳ病例，其中 4 例有颅内动脉瘤破裂，4 例发生原因不明的颅内出血，6 例发生颈动脉 – 海绵窦瘘。E-DS Ⅳ的病因是位于第 2 对染色体上Ⅲ型胶原（COL3A1）编码为 pro-α1-（111）链的基因发生突变所致。这种胶原是动脉、静脉、空腔脏器和子宫等可牵张的组织中的重要结构成分。此外，Ⅲ型胶原还在Ⅰ型胶原的原纤维形成（fibrillogenesis）中起重要作用。但 COL3A1 突变终究是少见的现象，在一组 40 例的颅内动脉瘤病例中只有 2 例发现有 COL3A1 突变，故 E-DS Ⅳ只是很少数颅内动脉瘤的发病原因。

3. α_1– 抗胰蛋白酶缺乏症

动脉壁结构的完整依赖于很多相关的细胞外基质蛋白，例如胶原和弹性硬蛋白等，这些蛋白质被蛋白酶的降解作用受蛋白酶抑制剂——抗蛋白酶（antiprotease）的调节。近来有研究发现蛋白酶与抗蛋白酶失衡可能是发生颅内动脉瘤的原因。在肝脏

内合成的 α_1 – 抗胰蛋白酶是一种强有力的抗蛋白酶，其主要作用不是抑制胰蛋白酶（trypsin）而是抑制弹性蛋白酶（elastase）。α_1 – 抗胰蛋白酶缺乏症（α_1-antitrypsin deficiency）是一种常染色体显性遗传病，其特点是弹性组织被破坏。有几种血管病与其有关，如动脉瘤、自发性动脉剥离和动脉纤维肌肉发育不良等。患此病者有发生颅内动脉瘤的危险，但这种危险的临床意义仍有待研究。在一组 362 例抗胰蛋白酶缺乏症的病人中有 3 例发生动脉瘤性蛛网膜下腔出血，比在一般人口中的发病率要高得多。但也有的报告其发病率并无明显增高，这可能与世界各地区人口的遗传背景有关。

4. Marfan 综合征

Marfan 综合征（Marfan's syndrome）的人口发病率为 1/10000～1/20000。其特征是骨骼、心血管系统、眼和硬脊膜异常。在颅内可发生囊状、梭形或剥离性动脉瘤，并倾向于累及颈动脉颅内段的近侧段。与 E-DS Ⅳ 不同的是很少发生颈动脉 – 海绵窦瘘，常有颈动脉和椎动脉颅外段扩张。与颅内动脉瘤的关系尚未确定，在 31 例病人中发现 2 例（6.5%）发生颅内动脉瘤，比一般人口的发病率要高。Marfan 综合征的病因是 FBN-1（fibrillin-1）基因突变所致，FBN-1 是一种糖蛋白，是原纤维的主要成分，原纤维是细胞外基质的主要成分，广泛存在于全身的弹力组织和非弹力组织中，在保持结缔组织的结构完整方面起重要作用。

5. 神经纤维瘤病Ⅰ型

神经纤维瘤病Ⅰ型（neurofibromatosis type 1）的发病率为 1/3000～1/5000，这种病在血管系统的并发症为大、中等血管发生狭窄、破裂和动脉瘤形成。这种疾病引起的颅内动脉瘤多为囊状或梭形动脉瘤，并常合并颅内血管闭塞，增加了手术特别是血管内治疗的危险性。在 100 例颅内动脉瘤的病例中约有 1 例患有神经纤维瘤病。

神经纤维瘤病Ⅰ型是因编码神经纤维蛋白（neurofibromin）的基因 NF1 突变引起的。NF1 对包括血管结缔组织在内的各种结缔组织的发生有调节作用。在鼠模型中证明 NF1 突变可导致大、中型动脉在胚胎发育期变薄和破裂。

6. 弹性假黄瘤

弹性假黄瘤（pseudoxanthoma elasticum, PXE）是一种累及皮肤、眼和心血管系统中弹力纤维的疾病，其人口发病率约为 1/100000。在脑血管系统常表现为颅内、外颈动脉或椎动脉狭窄或闭塞而引起多发性脑缺血或脑梗死。脑缺血症状多发生于较年轻的病人（<30 岁），此点与一般高血压动脉粥样硬化引起的脑缺血不同。自 1951 年 Dixon 首次报告 PXE 合并发生颅内动脉瘤以来已陆续有一些病例报告，但为数不多。PXE 发病机制的基础分子缺陷尚未阐明，但已查明其基因位点在第 16 对染色体的 16p13.1。

（三）家族性颅内动脉瘤

1954 年 Chamber 等首次报告与遗传性结缔组织病不相关的家族性颅内动脉瘤的病例，目前的调查发现其发生率比想象的要高。根据瑞典、加拿大、芬兰和美国的 4 组流行病学调查，在动脉瘤性蛛网膜下腔出血的病人中有 7%～20% 的病人在其第一级亲属（嫡堂、表亲）或第二级亲属（隔堂、表亲）中也发现颅内动脉瘤病例。在一般人口中用核磁共振脑血管造影筛选无症状的颅内动脉瘤时，其发现率为 0.5%～2.0%，而在家族中有 1 例颅内动脉瘤病例的第一级亲属中无症状动脉瘤的发现率为 2%～4%；家族中有 2 例颅内动脉瘤病例的第一级亲属中无症状动脉瘤的发现率达 10%。

家族性颅内动脉瘤发生破裂的平均年龄比散发性颅内动脉瘤提早 5 岁，发生破裂时动脉瘤的体积也比散发性动脉瘤小，病例死亡率也高，且易发生新生动脉瘤。在家族性颅内动脉瘤病例的尸体检查时常见其颅内外动脉的中层有异常，此点在散发性颅内动脉瘤病例中很少见到。从临床和病理资料看来，家族性颅内动脉瘤与散发性颅内动脉瘤确实存在区别。

家族性颅内动脉瘤病例还可与其他遗传性疾病并存，例如 ADPKD、E-DS Ⅳ 等，并可能是 ADPKD 病人的最初表现，故对颅内动脉瘤病人应采用无侵袭性的肾脏超声波检查以排除 ADPKD，用培养的皮肤纤维母细胞进行胶原Ⅲ型分析以排除 E-DS Ⅳ。

（四）高血压症与颅内动脉瘤

1966 年 Locksley 在颅内动脉瘤的协作研究中发现 41% 的未破裂动脉瘤病人的血压收缩压在

第三节 SECTION 3

160mmHg 以上。Kwak 等在 811 例颅内动脉瘤的病例中有高血压（血压＞150/90mmHg）的病人占 45%，比一般日本人口中高血压的比例要高，类似的报告还有很多。颅内动脉瘤的病人有高血压的比率可能被低估，因为有些病人在动脉瘤破裂后迅速死亡。有学者报告颅内动脉瘤病人有高血压者比血压正常者的死亡率高 3.8 倍。多发性颅内动脉瘤病人比单发性颅内动脉瘤病人有高血压的比率高得多（61%：39%）。根据大宗的尸体解剖和临床资料，颅内动脉瘤病人中有高血压的病人占 43.5%，而在一般人口中只占 24.6%。

有些与颅内动脉瘤有关的遗传性疾病常有高血压，例如主动脉弓狭窄症、纤维肌肉发育不良、多囊肾、神经纤维瘤病等。

关于高血压与颅内动脉瘤发生机制的研究尚不够充分，但综合临床、实验研究和尸体解剖资料可以确定高血压是导致颅内动脉瘤发生的重要危险因素。Inci 等认为高血压损害脑血管的机制有三个方面：①内膜损伤；②闭塞血管滋养管；③影响胶原组织和弹性硬蛋白的合成。

内膜损伤是动脉瘤的始发因素，高血压可增加血流的速度和对血管壁的切应力，直接冲击动脉分叉部的顶端，使内膜下纤维素堆积和细胞浸润、肿胀、变形而致内膜增厚，影响内膜和中层的内层从血液中获取营养，使局部动脉壁发生软弱。

颅内动脉壁中是否有血管滋养管存在着争议。1996 年 Connolly 用免疫组化方法在人类尸体上证明人的脑血管壁中确实存在由内皮细胞围成的血管滋养管，其中有红血球。血管滋养管供应血管外膜和中层的外层，而中层的内层和内膜从管腔获取营养。高血压（收缩压＞150mmHg）会增加滋养管中血流的阻力使中层缺血和坏死而削弱动脉壁的强度。

脑动脉壁中无外弹力层，动脉壁的机械性能取决于弹性硬蛋白和胶原组织以及二者之比，这两种物质均由平滑肌细胞合成，平滑肌细胞的活动受动脉壁振动的刺激，高血压使内膜增厚并加重动脉粥样硬化，使动脉壁的振动削弱。高血压还使胶原的生物合成增加和弹性硬蛋白减少和变性，改变了与胶原组织的比例，在慢性高血压病人胶原组织完全取代了弹性硬蛋白，导致动脉壁软弱而发生动脉瘤。

高血压学说不能解释正常血压的人发生颅内动脉瘤的事实，也并非所有高血压病人都发生颅内动脉瘤，但高血压与血流动力学改变和动脉粥样硬化关系密切，是导致动脉瘤发生的重要因素。

（五）血流动力学因素与颅内动脉瘤

Willis 环的解剖变异改变了脑血流的分布和血流动力，常会引发颅内动脉瘤，而且动脉瘤多发生于血流负荷较大的动脉上。Handa 指出在实验动物中引发颅内动脉瘤有三个因素，即增加血流动力的切应力、提高血压和用药物增加脑血管壁的脆性。在制作颅内动脉瘤的动物模型时通常采用结扎一侧颈总动脉以改变血液动力，用药物或结扎双侧肾动脉的分支以提高血压，即便不使用结缔组织破坏剂 β－氨基丙腈以削弱动脉壁也可引发颅内动脉瘤。

根据流体动力学原理，当液体的流量一定时液体的流速与管腔的面积成正比，与压力成反比。在血压增高和血管壁的弹性减弱的情况下血流的速度加快。血流对动脉产生两种损伤作用，一种是冲击作用，另一种是磨损作用，当血流速度加快时对血管壁的损伤也加重。切应力是血流在动脉内壁表面的切线力。这些力在动脉分叉部和转弯处尤为强烈，导致动脉壁受损而膨出，最后形成动脉瘤。

（六）基质金属蛋白酶与颅内动脉瘤

基质金属蛋白酶（matrix metalloproteinase, MMP）是一组同种类的锌和钙依赖性基质蛋白酶家族，根据其组织特异性可分为胶原酶（collagenase），如 MMP-1 和 MMP-8；明胶酶（gelatinase），如 MMP-2 和 MMP-9；间质溶解酶（stromelysin），如 MMP-10 和 MMP-3 等；基质溶解酶（matrilysin），如 MMP-7 等。此外，MMP-5 在组织的重塑型中起重要作用。胶原组织和弹性硬蛋白是维持血管壁的坚固性和承受外力作用的主要成分，MMP-9 又称明胶酶 B，是 MMP 家族中分子量最大和最重要的酶，其主要作用是降解和破坏细胞外基质中最重要的Ⅳ和Ⅴ型胶原组织和明胶。因此，学者们认为 MMP 的过度表达与颅内动脉瘤的形成和发展有关。Kim 等收集 6 例在手术中切除的颅内动脉瘤标本并测定其中的 MMP-9 水平，发现动脉瘤壁中的 MMP-9 水平比病人的颅外动脉和对照组的颅内、外动脉都显著增高，而病人血浆中 MMP-9 水平与对照组则无差别，提示

MMP-9可能参与了颅内动脉壁基质的破坏，在颅内动脉瘤的形成和破裂中发挥作用。

（七）脂蛋白与颅内动脉瘤

脂蛋白（a）[lipoprotein (a)，LP (a)]由类脂和蛋白质两部分合成，类脂部分包括胆固醇、甘油三酯、磷脂和非脂化脂肪酸；蛋白质部分即为载脂蛋白（apolipoprotein, Apo），现已发现的载脂蛋白有载脂蛋白 A~J 和载脂蛋白（a）等，载脂蛋白（a）[Apo (a)]具有抑制纤溶酶原的作用，可能参与颅内动脉瘤的形成。

脂蛋白（a）是动脉粥样硬化的独立危险因素。脑动脉的粥样硬化改变主要发生于动脉的分叉部和转弯处，这正是颅内动脉瘤的好发部位。发生动脉粥样硬化的其他危险因素有高胆固醇血症、高血压、糖尿病、高胰岛素血症、吸烟、肥胖和年龄等，这些因素因此也成为颅内动脉瘤的危险因素。吸烟使动脉瘤性蛛网膜下腔出血和危险性增加 2~10 倍。吸烟导致血压波动，促进动脉粥样硬化和抑制 α_1-抗胰蛋白酶，致使弹性蛋白酶的活性增加，削弱动脉壁的强度。

载脂蛋白是脂蛋白的活跃成分，脂蛋白的功能依靠载脂蛋白来完成。Caired 等用免疫组化的方法在 25 例死于动脉瘤性蛛网膜下腔出血病人的尸体动脉瘤标本中测定 Apo（a），发现只有 32% 的病人的动脉有粥样硬化改变，而所有的动脉瘤中均有 Apo（a）表达，在 86% 的载瘤动脉中也有 Apo（a）表达，说明 Apo（a）在颅内动脉瘤中可独立表达而不必有动脉粥样硬化存在，提示 Apo（a）可能是发生颅内动脉瘤的独立危险因素。

（八）脑动脉中层平滑肌细胞凋亡与颅内动脉瘤

在颅内动脉瘤的形成机制中，中层变薄与内弹力层退变有同等的重要性。1998 年 Kondo 等用结扎一侧颈总动脉和双侧肾动脉后支，用或不用结缔组织破坏剂在 65 只 S-D 大鼠脑中成功地制成颅内囊状动脉瘤的模型，用 DNA 片段末端标记法检查 45 个脑动脉分叉部，发现其中有 35 个分叉部有中层平滑肌细胞凋亡，在动脉瘤形成的各个阶段都有此现象，瘤颈比瘤顶的中层细胞凋亡现象更为明

显。还用电子显微镜观察到动脉瘤形成和进展各期的细胞凋亡现象，认为中层平滑肌细胞凋亡与动脉瘤的形成有关。2004 年 Pentimalli 等收集 27 例病人的脑膜中动脉和颞浅动脉标本，观察其平滑肌细胞凋亡现象，发现破裂的和未破裂的动脉瘤有明显差别，其高度凋亡水平分别为 88% 和 10%。动脉瘤破裂病人的颞浅动脉和脑膜中动脉也有明显的凋亡现象，而未破裂动脉瘤的凋亡水平很低或无凋亡现象。因此认为脑动脉中层平滑肌细胞凋亡与动脉瘤的形成和破裂有关。

（九）颅脑创伤与颅内动脉瘤

有少数颅内动脉瘤与颅脑创伤有关，在闭合性颅脑损伤时，脑血管随着脑组织发生大块移动（mass movement）使脑血管受到牵拉或碰撞造成局部脑动脉壁受损而发生动脉瘤。有的脑动脉与邻近的坚硬组织碰撞而受到损伤，例如大脑镰与大脑前动脉，蝶骨嵴与大脑中动脉，小脑幕与脑底部动脉等。颅脑穿透伤（枪、弹伤）可直接损伤脑动脉发生动脉瘤。文献中还有报告捕鱼用的矛炮伤引起大脑中动脉瘤，动物触角抵伤发生脉络膜前动脉瘤，剑术刺伤发生颈内动脉瘤，竹针刺伤发生大脑中动脉瘤，玻璃伤发生椎动脉瘤，伞尖刺伤发生颈内动脉瘤，烤肉针刺伤发生大脑前动脉瘤，长钉刺伤发生大脑前动脉瘤，刀砍伤发生大脑中动脉瘤等。此外，由于医源性损伤发生颅内动脉瘤者也有报告，例如经蝶窦或筛窦手术引起颈内动脉瘤，经各种颅内穿刺术引起颅内动脉瘤等。Fox 收集文献中 232 例外伤性颅内动脉瘤，其中：75% 因闭合性颅脑伤，10% 因颅内枪弹伤，5% 因开颅手术，4% 因刺伤，3% 因经鼻、蝶窦或筛窦手术伤，其余 3% 因硬膜下穿刺、脑脓肿穿刺、脑室穿刺、乳突手术等引起，有的外伤性动脉瘤为假性动脉瘤。

（十）感染性颅内动脉瘤

19 世纪 80 年代即有学者发现心源性感染栓子可引起颅内动脉瘤，称之为"霉菌性"动脉瘤（mycotic aneurysm），这一名称至今仍在沿用。实际上很多"霉菌性"颅内动脉瘤是细菌性败血症或细菌性心内膜炎脱落的赘生物形成的栓子所引起的。1969 年 Ziment 温习文献发现 2%~10% 的心内膜炎

病人发生感染性颅内动脉瘤。由于抗菌素的应用，目前约有 3% 的颅内动脉瘤为细菌或霉菌感染所引起。致病菌随着感染性栓子进入脑循环内，大多停留在大脑中动脉、大脑前动脉或大脑后动脉的远侧分支内，局部的炎性反应使动脉壁受损而形成动脉瘤。感染性颅内动脉瘤有 14%～50% 为多发性动脉瘤，病原菌多为链球菌且多发生于年轻人。动脉瘤可为囊状或梭形，多为小型（<1cm），且多发生于动脉分叉部。瘤腔内含有易碎的或脓性血栓，瘤周围有炎症反应或出血。真正的霉菌性动脉瘤很少见，多发生于糖尿病人、有获得性免疫缺陷病（AIDS）或心脏瓣膜手术后的病人。真菌性动脉瘤的病原菌有念珠菌（candidiasis）、曲霉菌（aspergillus）和青霉菌（penicillium）等。

（十一）肿瘤性动脉瘤

肿瘤性动脉瘤（oncotic aneurysm）是指颅内肿瘤侵犯脑动脉壁或肿瘤栓子进入脑循环而形成的动脉瘤。后者多见于心脏黏液瘤（myxoma）病人。黏液瘤多发生于左心房（75%），瘤栓脱落后进入脑循环，最常停留在大脑中动脉分布区，有的发生于双侧，也可发生于椎-基底动脉系统。此外，也有子宫绒毛膜癌栓子进入大脑前动脉形成动脉瘤的报告。

综上所述，足见颅内动脉瘤发病原因的多因素性，无法用先天性或后天性予以概括。有的为某一因素所促成，有的为多个因素共同参与的结果，其中主要是高血压、血流动力学改变和各种原因导致的血管壁软弱。

（刘承基）

第四节　颅内动脉瘤的形成、长大和破裂

一、颅内动脉瘤的形成和长大

颅内动脉瘤好发于脑的大动脉分支（branch）或分叉（bifurcation）部的顶部或称隆突部。该处虽有中层缺陷，但两侧的侧角（lateral angle）处也有中层缺陷，而动脉瘤却只发生于隆突部而不发生于侧角处（图 4-7）。这一现象只能用血流动力因素来解释。血流动力对动脉壁的作用有冲击力和切应力，而动脉分叉（分支）的顶部正是受冲击力最为强烈的部位（图 4-8）。有 Willis 环发育异常的人，动脉瘤多发生于负担血流较重的动脉上，例如当一侧大脑前动脉的近侧段（A_1）发育不良时，动脉瘤常发生于对侧大脑前动脉与前交通动脉交界处；一侧颈动脉结扎或闭塞后，对侧颈动脉系统易发生动脉瘤，在制作颅内动脉瘤的动物模型时常用结扎一侧颈动脉并提高血压的方法。患有脑动静脉畸形

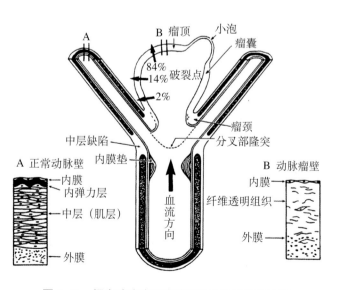

图 4-7　颅内动脉瘤形成的部位和动脉壁的改变

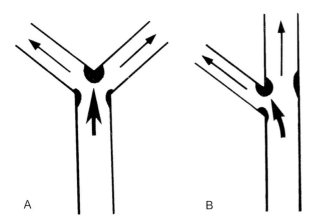

图4-8 动脉分叉和分支部位血流冲击的切应力
动脉瘤发生于高应力区，内膜垫发生于低应力区。**A.** 动脉分叉。**B.** 动脉分支。

者，其供血动脉阻力降低、流速加快，易发生动脉瘤。上述现象均证明血流动力因素在动脉瘤形成中的重要作用。

由于血液是黏度不均匀的"非牛顿液"（non-Newtonian fluid），在血管内的流动呈搏动性层流状态（laminal flow），贴近血管壁的部分流速慢，其中轴部分流速快，并且是"安静地"（silent）流动。但是当血流速度超过临界限度时，层流现象即被破坏而形成湍流（turbulent flow）。湍流使血液中的各种成分呈混乱和无序的状态，使血管发生振动，血液的湍流和血管的振动可引起血流杂音（bruit）并可打到血管震颤，湍流状态会给血管壁造成损害。

血液的层流和湍流取决于血流的生物物理因素。1883年Reynolds对影响血流动力的相关因素进行分析，并首次提出"雷诺数值"（Reynolds number, Re）公式：

$$Re = \frac{\rho}{\eta} \cdot \bar{V} \cdot D$$

式中，Re代表雷诺数值，$\bar{V}$为平均流速（cm/s），η为液体的黏度（poise，泊），ρ为液压体的密度（g/cm^3），D为管径（cm）。Reynolds用牛顿液在长的直管中流动，得出的临界数值为2000，超过此数值即发生湍流，这一数值比血液的临界数值要高得多。

Hardesty等发现，人的颈内动脉平均血流量为370 mL/min，假设其管径为4 mm，平均血流速度为50 cm/s，则其雷诺数值为750。Tindall等用相似的方法计算出人的雷诺数值为600。Ferguson等在带有动脉瘤的分叉标本和正常动脉的分叉标本中分别测定其雷诺数值，发现带有动脉瘤的分叉标本的雷诺数值

为400，而正常动脉标本为920。这些实验均说明一旦发生动脉瘤后其雷诺数值的临界值降低，较易发生湍流。湍流使动脉瘤和动脉发生震荡，进一步造成动脉和动脉瘤壁的损害，如果震荡与湍流的频率发生共振，则较轻的震荡可导致较重的劳损，使血管和瘤壁中的弹力组织和胶原组织受损，在动脉压的作用下使动脉瘤长大甚至破裂。Ferguson归纳出颅内动脉瘤的形成、发生和破裂的生物物理学说，如表4-2。

表4-2 颅内动脉瘤形成、长大和破裂的生物物理进程

动脉瘤分期	生物物理进程
起始	血流中轴冲击→血流动力产生的冲击力→局部内弹力层破坏→动脉壁膨出
长大	动脉瘤囊内发生湍流→瘤壁震荡→瘤壁退变
破裂	动脉瘤长大→瘤壁变薄和血压升高→瘤壁强度降低→破裂

二、颅内动脉瘤的破裂

颅内动脉瘤的破裂与瘤内压力、瘤壁的牵张强度（tensile strength）、动脉瘤的大小和形态以及瘤壁的厚薄等因素有关。

（一）动脉瘤内压力

很多学者曾直接测定颈内动脉的血压，发现颈部动脉（颈动脉和椎动脉）的血压与颅内大动脉的血压无明显差别。为了避免造成动脉瘤术中破裂，故很少人在手术中直接测量动脉瘤内的压力。1972年Ferguson在手术中直接测量动脉瘤内血压，同时测量桡动脉压进行对比。其结果如下：①动脉瘤内平均动脉压与全身动脉压相等，体位的改变对动脉瘤内压有影响，因此平卧时颅内动脉瘤内压高于坐位或立位时的压力；②动脉瘤内压为搏动性，在手术中可以看到动脉瘤呈搏动性膨大；③动脉瘤内的脉压差与全身动脉的脉压差相等。认为动脉瘤内压的特点与全身动脉压无差别，即瘤壁承受着全身动脉搏动性血压的全部力量，而动脉瘤壁比正常的动脉壁要软弱得多，当作用于动脉瘤壁上的压力，即单位面积上所承受的压力超过动脉瘤壁上某个薄弱点的牵张强度时就会发生破裂。因此，任何使全身动脉压升高的条件，例如用力、情绪激动等，都

可导致动脉瘤破裂。相反，降低全身血压，也可使动脉瘤内压力降低，动脉瘤因而可得到保护，这是低血压疗法和结扎颈部动脉以及手术中控制性低血压的依据。降低血压可使动脉瘤内压力降到破裂的临界水平以下以保护动脉瘤。

（二）动脉瘤壁的牵张强度

正常的血管壁组织含有 3 种成分，即胶原组织、弹性硬蛋白和平滑肌细胞。弹性硬蛋白有牵张性，可伸长原长度的 2 倍，主要集中于内弹力层。平滑肌细胞是血管壁的功能单位，可舒张或收缩，但有一定限度，如血管内压力过高，超过其极限，即不能收缩。胶原组织的硬度较弹性硬蛋白大，可承受一定张力，但伸展性较小。Moritake 等测定人类正常脑血管中这 3 种成分的含量，49 岁以下的人弹性硬蛋白含量占 4%，胶原组织占 25%，肌肉组织占 29%；49 岁以上的人胶原组织占 45%，其他 2 种所占的量减少，结果是血管的硬度增加。与脑外同等管径的血管相比，脑血管中层的弹力原纤维较少，且缺乏外弹力膜，因而硬度较高。

动脉瘤壁中主要为胶原组织，内弹力层和肌层只残余少量，还含有脂肪物质和坏死残片。瘤腔内可有机化程度不同的血栓，此外还可有动脉硬化斑块和钙化，后者主要发生于瘤颈部。内皮细胞层也不完全，只有 10% 的动脉瘤壁上有内皮细胞层。瘤壁的机械性能主要由胶原组织所决定。Whittaker 等检查动脉瘤壁中的胶原组织，发现与正常血管中不同，主要为未成熟的胶原组织，其性能较成熟的胶原组织软弱得多。

动脉瘤壁内承受着瘤内压的牵张应力，如果超过其极限即会破裂。动脉瘤的牵张应力可按 Laplace 定理计算：

$$S = p \cdot r / 2h$$

式中，S 为瘤壁的应力（stress），p 为动脉瘤内压力，r 为动脉瘤的半径，h 为瘤壁的厚度。即瘤内压力愈高，瘤体愈大，瘤壁愈薄，所受的应力愈大。实验证明，动脉瘤顶部组织的牵张强度只有动脉瘤体或动脉瘤颈部的 50%。当瘤壁逐渐牵张达到疲软而断裂的临界点（yield point）时只能维持数秒钟。

（三）动脉瘤的大小和瘤壁的厚度

根据 Laplace 定理，瘤壁的厚度与动脉瘤的半径成反比。在无血栓和硬化的动脉瘤，瘤壁厚度约为其半径的 2.4%。当动脉瘤长大时瘤壁理应变薄，但当动脉瘤长大时，瘤壁中的瘢痕组织增多。同时，瘤腔增大时，血流迂缓，易形成附壁血栓而使瘤壁增厚。当动脉瘤上有小叶或小泡（bleb）时，其半径虽比瘤体半径小得多，但其壁甚薄，是最易发生破裂的部位。

关于动脉瘤破裂时的临界大小各家报道不完全一致。Crawford（1957）测量 163 例破裂的动脉瘤的大小，发现动脉瘤最大径为 6～15mm 时最易发生破裂。Allcock 认为动脉瘤超过 5～7mm 时破裂的危险性增高，称之为临界大小。Chason 等（1958）报告一组动脉瘤病人的尸检结果，破裂动脉瘤的平均最大径为 8.6mm，未破裂动脉瘤为 4.7mm，前者约为后者的 1 倍。Crompton（1966）报告其颅内动脉瘤病组中，破裂动脉瘤的平均直径为 5mm，未破裂动脉瘤为 2mm，认为最大径 4mm 为动脉瘤破裂的临界大小。McCormick（1970）的病组中破裂的动脉瘤的平均直径在男性病人为 9.2mm，女性病人为 17.4mm。认为动脉瘤最大径超过 3mm 即可能发生破裂，超过 7mm 即有可能引起除破裂出血以外的症状。美国“SAH 与动脉瘤的协作研究组”认为动脉瘤的最大径 7mm 是破裂的临界大小。Kassell 等（1990）报告动脉瘤性 SAH 病人 3521 例的国际协作研究结果，78% 的病人在发生 SAH 时其动脉瘤最大径＜12mm，20% 的病人动脉瘤最大径为 12～24mm，2% 的病人动脉瘤最大径＞24mm。Juvela 等（1993）的报告中 27 例＜6mm 的动脉瘤中有 18 例（67%）发生破裂，因而认为动脉瘤的大小不能预示是否将发生破裂，但动脉瘤破裂的机会与其大小成比例地增加。在多发性未破裂动脉瘤的病例，绝大多数（88%）是其中最大的一个首先发生破裂。总的来说，破裂的动脉瘤比未破裂动脉瘤大，有症状的动脉瘤比无症状的动脉瘤大。动脉瘤由于瘤壁的软弱和瘤腔内压力的作用而长大，到一定大小时其瘤壁承受压力的能力落后于其长大速度时即发生破裂。但动脉瘤破裂的危险与动脉瘤的大小并不完全成正比。有的大型或巨大型动脉瘤由于其瘤壁增厚或形成层状附壁血栓，加固了瘤壁，破裂的危险反而减少。

Ujiie 等（1999）认为动脉瘤内的血流模式主要

取决于动脉瘤的纵横比例（aspect ratio, AR）而不是动脉瘤的大小。所谓纵横比是动脉瘤囊的高度与瘤颈宽度之比（图4-9）。并计算出动脉瘤的纵横比超过1.6是造成动脉瘤顶部发生一系列改变和发生破裂的临界数值。

动脉瘤内血流的基本模式包括流入、环流和流出三个过程。在心脏收缩期，搏动的血流进入动脉瘤，流出的血流没有搏动且流速减慢，在瘤腔内的环流与动脉瘤的纵横比有关，当纵横比＜1.6时环流的血液滑过瘤顶部而后流出动脉瘤，当纵横比＞1.6时主流血液不经过瘤顶部即流出动脉瘤，使瘤顶部处于低血流状态（图4-10）。由于局部血流迟缓，使红细胞、白细胞和血小板集聚和黏着在瘤顶部的内膜表面，使内膜受到损害和血栓形成，瘤壁中有白细胞和纤维素浸润，血栓引起的溶栓现象，并可使瘤壁发生粥样硬化性炎性反应和激活基质金属蛋白酶（matrix metalloproteinase），这些因素导致瘤顶部瘤壁退变、软弱、变薄，最后发生破裂。

Ujiie等（2001）认为动脉瘤的纵横比有助于判断未破裂动脉瘤是否将面临破裂，并对129例破裂的动脉瘤和78例未破裂的动脉瘤进行测量，结果80%的破裂动脉瘤其纵横比＞1.6，而90%的未破裂动脉瘤的纵横比＜1.6，纵横比＜1的动脉瘤无1例发生破裂。Weir等（2003）也证实88%的破裂动脉瘤其纵横比＞1.6，56%的未破裂动脉瘤的纵横比＜1.6。Nader-Sepahi（2004）也证明其破裂动脉瘤组的平均纵横比为2.7，未破裂动脉瘤则为1.8，两组的纵横比有显著差异，但两组动脉瘤的大小也有显著差异。

综上所述，可见预示动脉瘤破裂的标志不仅是动脉瘤的大小，更可靠的可能是动脉瘤的纵横比。这对未破裂动脉瘤的治疗具有参考意义，但不应当成僵硬的教条。

（四）动脉瘤破裂的部位

Crawford（1957）解剖163个破裂的动脉瘤，将瘤分为3个部分，即远侧1/3（瘤顶），中部1/3（瘤体）和近侧1/3（瘤颈）。发现破口在顶部者占64%，在体部者10%，在颈部者占2%，另有24%的动脉瘤不能确定破口在何处。如果将此24%的病例除去，只计算能确定破口部位者，则破口在顶部者占84%。Crompton（1966）做过同样调查，在289个死于动脉瘤破裂的脑标本中，有86%的动脉瘤破口在顶部，11.8%在体部，1.8%在颈部。破裂的动脉瘤有57%是分叶状的，而未破裂的动脉瘤中只有16%是分叶状，故分叶状动脉瘤易发生破裂。如果

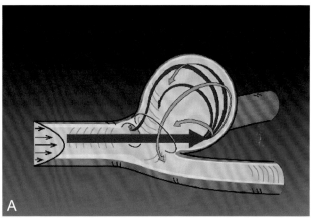

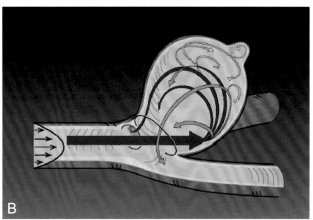

图4-10 动脉瘤内血流与动脉纵横比的关系
（Ujiie H. Neurosurgery, 1999）
A. 纵横比＜1.6时环流滑过瘤顶流出瘤颈。**B.** 纵横比＞1.6时环流不接触瘤顶，瘤顶部血流迟缓凌乱。

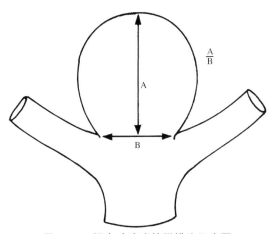

图4-9 颅内动脉瘤的纵横比示意图
A. 动脉瘤的高度。**B.** 瘤颈的宽度。**A/B.** 动脉瘤的纵横比。

同一条动脉上有两个动脉瘤，则70%的机会发生于近侧的一个动脉瘤，两组的结果极为相似。

由于破裂很少发生于颈部，故手术时分离动脉瘤的原则是首先从颈部接近动脉瘤，只需将瘤颈分离出来，能够安放瘤夹即可，尽可能不去触动容易破裂的瘤顶或体部，以减少手术中破裂的危险。如果需要切除动脉瘤以解除压迫症状，也应先夹闭瘤颈后再作进一步分离。

（五）动脉瘤破裂的诱因

根据颅内动脉瘤和蛛网膜下腔出血协作研究组的调查，发现约有1/3的动脉瘤病人是在睡眠中破裂出血的，1/3的病人找不出明确的诱因，其余1/3的病人可以找出破裂的诱因，这些诱因有：起身或弯腰、情绪激动、排便、负重、咳嗽、分娩、创伤、外科手术和性生活等。

由于睡眠时间约占全天的1/3，还有1/3的病人无明确诱因，好像动脉瘤破裂在全天是随机分布的，与诱因无关。但在临床工作中发现，确有部分病人与某种诱因有关。有三个因素与这些诱因有关，即动脉压升高、闭气引起的瓦萨瓦效应（Valsalva effect）使静脉回流受阻和脑与脑底动脉环的机械性运动。吉本氏（1979）报告1000例颅内动脉瘤的病人，有36例在手术前发生破裂，其中7例（19.4%）发生在休息时，7例（19.4%）发生于睡眠中，另外22例（61%）发生于日常活动中。Fisher（1975）的病例中有55%发生于用力时，例如举重物、上楼梯、沐浴、排便和性生活时，39%发生于正常生活中，8%发生于睡眠时。在笔者收治的动脉瘤病例中，有4例在住院等待手术期中发生破裂，其中3例在手术前夜发生破裂，1例在麻醉诱导中破裂。显然动脉瘤破裂与情绪不安、紧张和屏气等因素有关。从血流动力学角度来看，经常作用于动脉瘤壁的因素是血压，即使在休息睡眠中也持续存在，只要超过动脉瘤壁的耐受能力都可招致破裂，凡是能引起血压升高的因素都可引起破裂。故在住院期中医护人员绝不能在病人面前谈论手术的危险性和可能发生的严重后果，尽量营造出轻松和谐的气氛，以缓解病人的紧张、焦虑和恐惧情绪，同时用药物降低血压，防治便秘，在麻醉中顺利诱导都是很重要的。

三、动脉瘤破裂后的病理改变

颅内动脉瘤破裂后，由于颅内压力急剧升高，使动脉瘤壁内外的压力差（穿壁压）突然降低，载瘤动脉突然减压引起反射性急性血管痉挛，加上破口处形成血块使出血停止。Noren（1975）对SAH的病人进行颅内硬脑膜外压监测，有的病人在监测中发生再出血，当再出血时颅内压可升至900～2200 mmH$_2$O（60～162 mmHg），持续时间可达8～26 min。实验证明，血管破裂处血小板凝块在1～2 min内即可形成，在随后的24 h内血液中纤维素沉集于凝块上。如病人的凝血系统正常，血压和颅内压梯度保持在相对较低水平，凝血块的强度增加，出血即可长时停止。在出血后2周内由于正常的纤溶系统可使血块溶解，是再出血的危险时期。3周以后，血块机化，形成较坚固的支持，再出血的机会即降低。

如果出血未造成急性死亡，则可发生一系列病理改变，立即发生的原发性病理改变有蛛网膜下腔出血和各种颅内血肿；继发性病理改变有脑血管痉挛、脑栓塞、脑水肿、脑积水和脑疝等。还可发生全身性改变，例如，水和电解质平衡失调、心律不齐、肾功能衰竭、胃肠道出血、肺水肿、糖尿、高血压等。

（一）蛛网膜下腔出血

颅内动脉或静脉破裂，血液进入蛛网膜下腔即形成SAH。最常见的原因是颅脑外伤。非外伤性SAH又称自发性SAH（spontaneous SAH）或原发性SAH（primary SAH）。自发性SAH有51%～80%是由于动脉瘤破裂引起，本节只涉及此类，通常称之为动脉瘤性SAH（aneurysmal SAH）。由于动脉一般都很小，在破裂前不产生症状，只有少数体积较大的动脉瘤因压迫邻近神经结构而呈现症状，故动脉瘤的病理改变和临床症状实际上是在发生SAH后才出现的，详细内容参见第三章第二节。

（二）颅内血肿

动脉瘤破裂后颅内血肿发生率很高(33.5%～60%)，可发生于脑池内、脑实质内、脑室内和硬脑膜下间隙。以前交通动脉动脉瘤、大脑中动脉瘤和大脑前动脉瘤破裂后最易形成脑内血肿。前交通动脉动脉瘤破裂可形成单侧或双侧额叶内侧血肿，也可破入两侧额叶间的纵裂内、透明隔腔和脑室内。大脑中动脉瘤可破入额叶或颞叶内，也可在外囊或外侧裂间形成血肿。后交通动脉动脉瘤常破入颞叶形成血肿。大脑前动脉近侧段动脉瘤与前交通动脉动脉瘤相似，常破入额叶内，远侧段动脉瘤可发生扣带回间血肿，也可破入胼胝体。颈内动脉分叉部动脉瘤多破入额叶底面。动脉瘤性脑内血肿有时与高血压性脑内出血相混淆，但高血压性脑内血肿多发生于基底节和丘脑，动脉瘤性脑内血肿多见于额叶。有的血肿几乎只见于动脉瘤破裂，例如透明隔腔和胼胝体，而丘脑血肿几乎只见于高血压性脑出血。

脑内血肿是动脉瘤破裂后发生昏迷的主要原因。单纯蛛网膜下腔出血者只有半数发生昏迷，而合并脑内血肿者有 2/3 发生昏迷。血肿破入脑室者症状严重，死亡率高达 64%～100%。脑室内出血可使脑室系统发生急性阻塞，即使第四脑室出口通畅也很难排出，出血量大者几乎都以死亡告终。脑室内积血可刺激和破坏丘脑下部神经核、丘脑核、迷走神经核等，引起全身症状。

动脉瘤破裂后形成硬脑膜下血肿是一个特殊的现象，多因出血较猛，在蛛网膜下腔迅速积聚，撕破蛛网膜，进入硬脑膜下间隙。或是前次破裂后动脉瘤壁与蛛网膜粘连，成为瘤壁的一部分，再次破裂后血流即直接进入硬脑膜下间隙。

（三）脑积水

动脉瘤破裂后约 1/3 的病人发生脑积水，可发生于破裂后的急性期或慢性期。急性期脑积水发生于出血后的短期内，是由于出血破入脑室系统或基底池阻塞了脑脊液通路所致。同时，血液堵塞了蛛网膜粒的绒毛孔，也可使脑脊液的吸收发生急性堵塞。急性脑积水使病情发生急骤恶化，引起意识障碍，可导致死亡。慢性脑积水发生于动脉瘤破裂后 2～6 周，由于蛛网膜下腔积血的分解产物，特别是含铁血黄素、胆红质的刺激造成蛛网膜粘连阻碍了脑脊液的循环和吸收所致，是病情逐渐恶化的原因之一。动脉瘤破裂后的脑积水多数可以自行消退，约有 1/5 的病人可因脑积水引起症状。在现代的神经影像学检查中脑积水很易诊断。急性脑积水可将行脑室引流作为紧急治疗措施，必要时行双侧脑室引流，还可注入溶解血块的药物，如尿激酶（urokinase）或重组组织型纤溶酶原激活剂（recombinent tissue type plasminogen activator，rt-PA）以加速脑室内血块的溶解。约有 5% 的慢性脑积水需行脑脊液分流术。

（四）脑血管痉挛

颅内动脉瘤破裂后脑血管痉挛的发生率很高，严重者可造成脑缺血或脑梗死，近年来对脑血管痉挛的发生原理和治疗方法研究甚多。本书将辟专节讨论（详见本书第三章第三节）。

（五）全身性并发症

SAH 后可发生多种全身性并发症，Weir（1987）报告 100 例动脉瘤破裂的病人中有 54% 发生肺部并发症，23% 发生心血管系统并发症，26% 发生泌尿系统并发症，3% 发生胃肠系统并发症，其他有水、电解质平衡失调，感染，静脉血栓性栓塞等（详见本书第三章第二节）。

（刘承基）

第五节　颅内动脉瘤的临床表现

一、警兆症状

颅内动脉瘤的体积一般都很小，在未破裂之前无临床症状，只有少数体积较大的动脉瘤因压迫邻近神经组织而引起症状。由于动脉瘤破裂后的死亡率和致残率都很高，如能在发生 SAH 之前即可得出诊断，其治疗效果将大为改观。很多学者回顾动脉瘤病人在发生破裂前的一些迹象，企图在动脉瘤发生大量出血之前发现动脉瘤。虽然至今尚未获得肯定的结果，但在这方面的任何探索都是有价值的。

约有半数（20%～59%）的病人在动脉瘤发生大量出血之前有警兆症状，其中最常见的症状是头痛和头晕，但这两种症状都很常见且无特异性，常被病人和医生忽视，以致未能做进一步检查。而最具警兆意义的单侧动眼神经麻痹却又只见于部分后交通动脉动脉瘤病人，在所有动脉瘤中，其发生率很低。警兆症状的原因为动脉瘤膨胀或小量出血（minor leak）或称警兆性出血（warning leak）。

Okawara 发现 48.2% 的动脉瘤破裂病人有警兆症状，女性较男性多见，青年人较老年人多见。在各部位动脉瘤中以后交通动脉瘤动脉最为多见，依次为颈内动脉分叉部动脉瘤、大脑中动脉瘤、前交通动脉动脉瘤、大脑前动脉瘤和眼动脉瘤。后循环动脉瘤较少出现警兆症状。最常见的警兆症状为全头痛，其次为局部头痛。最有定位意义的眼外肌麻痹只占 7.4%。从症状开始至发生大出血平均 20.9 天。产生警兆症状的原因有：①动脉瘤急性扩大：表现为视野缺损，眼外肌麻痹，眼部疼痛，局部头痛和面部痛等；②小量出血：表现为全头痛，恶心，颈背痛，昏睡，畏光等；③脑局部缺血：表现为运动和感觉障碍，平衡失调，眩晕，幻视等。

Waga 指出，警兆症状的发生率和症状与动脉瘤的部位有关。前交通动脉动脉瘤和大脑前动脉瘤破裂前有 56.5% 的病人有警兆症状，表现为全头痛、恶心、呕吐，从症状开始到大出血平均间隔时间为

16.9 天。大脑中动脉瘤病人 48.8% 有警兆症状，表现为全头痛、运动障碍、恶心、呕吐、失语等，平均间隔时间为 6 天。颈内动脉瘤病人 68.8% 有警兆症状，表现为局限性头痛、恶心、呕吐、眼外肌麻痹等，平均间隔时间为 7.3 天。以颈内动脉瘤和多发性动脉瘤警兆症状发生率最高，后部循环动脉瘤最低。同侧局限性头痛和眼外肌麻痹是颈内动脉瘤的特征性症状。在其全部病例中有 29% 的病人可以在大出血之前得到诊断和治疗。

LeBlanc 报告 40% 的动脉瘤性 SAH 病人有警兆症状，大部分病人在警兆症状发生后 4 周之内发生大出血。有警兆症状而后发生大出血者其死亡率高于无警兆症状者，可能由于诊断延迟所致。当怀疑有警兆症状者应及时进行检查。大量 SAH 的 CT 确诊率在第 1 天为 90%，第 5 天则减低到 75%，而有小量出血者 CT 扫描的阳性率只有 45%。如果疑有 SAH 而 CT 扫描为阴性，应进行腰椎穿刺。如脑脊液有黄染则可确定近期曾有 SAH，应进一步行脑血管造影或磁共振血管造影或 CT 脑血管造影。

二、SAH 的症状和体征

动脉瘤性 SAH 的典型临床表现是突然发作的剧烈头痛、呕吐、畏光、烦躁不安，随后有短暂的意识丧失，清醒后有各种神经功能障碍和脑膜刺激症状。

1. 头痛

为常见的首发症状，病人常描述为"裂开样头痛"、"生平最剧烈的头痛"。大多数（70%）为全头痛和颈后部痛。少数（30%）为局部或一侧头痛，多位于额部，有定侧意义。单侧眼眶部和前额部痛多见于后交通动脉动脉瘤破裂。首先有枕后痛者多见于后颅窝动脉瘤破裂。头痛剧烈时有呕吐、颈项强直、畏光、眼球转动时痛，小量出血者头痛较轻。头痛的原

因为急性颅内压增高。头痛可持续 1 周左右。

2. 意识障碍

约有半数（45%～52%）的病人有意识丧失，一般不超过 1h，但也有持续昏迷直至死亡者。意识障碍的原因是动脉瘤破裂时颅内压突然增高，使脑灌注压降低接近于 0，TCD 曾记录过颅内动脉瘤破裂的瞬间脑循环突然停止的现象。

3. 神经功能障碍

因动脉瘤的部位不同可出现各种神经功能障碍。后交通动脉动脉瘤破裂常引起动眼神经瘫痪，但临床见到的单侧动眼神经瘫痪只有 30% 归因于动脉瘤破裂。大脑中动脉瘤破裂可引起偏瘫和失语，前交通动脉动脉瘤破裂可造成记忆力缺失和柯萨可夫综合征（Korsakoff syndrome）。基底动脉瘤破裂可引起双侧外展神经瘫痪或脑干症状。眼动脉瘤破裂可发生视力减退或使已有的视力障碍加重。约有 1/5 的病人可发现视网膜出血，单侧出血有定侧意义，多见于颈内动脉瘤或大脑中动脉瘤破裂。透明膜下出血很少因动脉瘤破裂以外的原因引起。约有 15% 的病人可出现视神经乳头水肿。

4. 全身症状和并发症

SAH 后常有发热。丘脑下部损害（前交通动脉动脉瘤破裂、脑室内积血）可引起中枢性高热、尿崩、胃肠道大量出血、急性肺水肿等。此外，还可发生抗利尿素分泌失调（ISADH），心律失常，糖尿，抽搐和水、电解质平衡紊乱等。

Weir 报告 100 例动脉瘤性 SAH，有 54% 发生肺部并发症，23% 有心血管并发症，26% 有泌尿系统并发症，3% 发生胃肠道并发症。

SAH 后儿茶酚胺分泌水平增高，可引起神经源性肺水肿和心脏并发症。约有 20%～40% 的病人发生心律不齐。10%～30% 的病人可发生水、电解质紊乱，常见的是低钠血症。如有尿崩症（尿量＞250 mL/h，尿渗透压＜1.005）发生又可导致高钠血症。约有 3%～4% 的病人可因应激性溃疡而发生胃肠道出血。约有 25% 的病人可发生抽搐。

（刘承基）

第六节　自　然　史

一、未破裂动脉瘤的自然史

颅内未破裂动脉瘤由于其体积很小，不表现临床症状，因此常不被发现，直至发生破裂后经检查才被发现。有两种情况可以发现未破裂动脉瘤：①症状性动脉瘤（symptomatic aneurysm）：病人表现出除出血以外的症状，引起病人和医生的注意，经影像学检查发现未破裂动脉瘤，例如，巨大动脉瘤可产生占位病变的症状，或由于动脉瘤内血栓脱落形成栓子，引起载瘤动脉远侧支栓塞而产生脑缺血症状；②偶然性动脉瘤（incidental aneurysm）：动脉瘤本身不表现症状，因其他颅内疾病进行影像学检查时，或在因其他疾病行开颅术时意外地发现有颅内动脉瘤，或者是在进行颅动脉瘤手术时意外地发现还有在手术前未发现的动脉瘤。在 Dix 等（1995）报告的未破裂动脉瘤，症状性动脉瘤占 20%，无症状动脉瘤占 32%，偶然性动脉瘤占 48%。McCormick 等（1970）在 13185 例尸体解剖中发现 153 例颅内动脉瘤，其中未破裂动脉瘤 24 例，占动脉瘤总数的 17%。Locksley 等在"颅内动脉瘤与蛛网膜下腔出血协作组"中共收集的 3321 例颅内动脉瘤中有 331 例（10%）未破裂的动脉瘤，其中症状性动脉瘤占 7%，偶然性动脉瘤占 2.6%。在偶然性动脉瘤中有 60% 是在因其他疾病行脑血管造影时发现的，40% 是在常规尸体解剖中发现的。34

例症状性动脉瘤未经治疗，随访 10 天至 36 个月，有 26% 的病例发生蛛网膜下腔出血，而且全部死亡。各部位动脉瘤的出血率如下：后交通动脉动脉瘤为 57%，眼动脉瘤为 22%，大脑中动脉瘤为 0。

Graf 等（1971）在其"颅内动脉瘤与蛛网膜下腔出血协作研究"中有 320 例未破裂动脉瘤，占 9.6%。52 例为偶然性动脉瘤，其中 2 例（4%）在确诊后 5 年内死亡，比症状性动脉瘤的预后好。无症状性未破裂动脉瘤的破裂率为每年 0.8%。该组中 165 例症状性未破裂动脉瘤面临破裂的危险，71% 的病例进行了外科治疗。还有 34 例未经任何治疗，随访 20 个月至 12 年，结果有 26% 的病人死于蛛网膜下腔出血。

未破裂的动脉瘤发现后随访 1～10 年，有 1/4 的动脉瘤（15%～50%）会长大或出血。Juvela 等对 1956—1978 年间发现的 142 例病人中 181 个未破裂的动脉瘤进行了长期随访，平均随访时间 13.9 年。年破裂率为 1.4%，有症状的动脉瘤比无症状动脉瘤的破裂率高。从诊断到破裂的平均时间为 9.6 年（1.2～23.1 年），其中第一个 10 年中的破裂率为 1.1%/年，第二个 10 年为 2.0%/年，第三个 10 年为 1.3%/年，几乎是平均分布的。10 年内累计破裂 10%，20 年时累计为 26%，30 年时累计为 32%。文献中报告的年破裂率为 1%～2.2%。

Weibers 等（1981）随访 65 例共有 81 个未破裂动脉瘤的病人直至其死亡或至少随访 5 年，其中 19% 为症状性动脉瘤，其余为无症状动脉瘤。凡动脉瘤直径 <10 mm 者无 1 例发生破裂，但 2% 的病人发生脑神经受压的症状；直径为 10～20 mm 者有 24% 发生破裂，18% 的病人发生脑神经症状，12% 发生瘤内栓子脱落引起脑栓塞；直径 >20 mm 者更为严重，33% 的病人发生破裂，42% 的病人发生脑神经受压症状，25% 发生占位病变症状，8% 的病人发生脑栓塞，并认为症状性动脉瘤并不比无症状动脉瘤更危险。虽然在其病例中 <10 mm 的动脉瘤无 1 例发生破裂，但在很多报告中破裂动脉瘤的平均大小都 <10 mm。很多作者都注意到一个现象，即动脉瘤破裂后大多比未破裂前要小。

1998 年"未破裂动脉瘤国际研究"（International Study of Unruptured Intracranial Aneurysms, ISUIA）共收集美国、加拿大和欧洲 53 个医疗中心共 2621 例颅内动脉瘤病例，对其中 1449 例未破裂动脉瘤的自然史进行了回顾性研究。将病人分为两组：第一组 727

例病人无蛛网膜下腔出血史；第二组 722 例病人曾因另外的一个动脉瘤破裂而有出血，但已被成功地予以处理。两组病人随访了 8.3 年。结果第一组中动脉瘤 ≤10 mm 的破裂率为 0.05%/年，第二组为 0.5%/年，为第一组的近 11 倍，两组中 ≥10 mm 的动脉瘤的破裂率均 <1%/年。第一组中有 57 例巨大动脉瘤（≥2.5 cm），第二组中只有 3 例。第一组中的巨大动脉瘤在第一年中的破裂率即达 6%。在 1449 例未破裂动脉瘤的总破裂率为 0.5%/年，比其他报告的年破裂率要低。第一组病人经外科处理后的第 30 天时的总致残率和死亡率为 17.5%，1 年时为 15.7%；第二组分别为 13.6% 和 13.1%，病人的年龄与预后呈正相关性。研究的结论是"无蛛网膜下腔出血史的 ≤10 mm 的动脉瘤的年破裂率很低，外科手术治疗的致残率和死亡率远远超过其 7.5 年中的破裂率"。

未破裂动脉瘤一旦被发现而又未能进行确定性治疗，应定期进行影像学随访观察，如发现动脉瘤长大应采取积极处理。随访中还有可能发现以前显然不存在的新生动脉瘤。

总之，关于未破裂动脉瘤的自然史尚无定论，综合文献中关于其自然史的数据见表 4-3。

二、破裂动脉瘤的自然史

根据美国和欧洲关于破裂动脉瘤的年发病率统计，分别为每年 105 例/10 万人口和 103 例/10 万人口。而 Drake 报告加拿大每年经手术治疗的颅内动脉瘤病人仅有 3.6 例/10 万人口，日本则为每年 1.6 例/10 万人口。可见绝大部分的病人未能得到确定性治疗。

动脉瘤破裂的病人，在初次出血的打击下存活下来以后，立即面临再次出血的威胁，而导致死亡和致残的主要因素是再次出血和脑血管痉挛。再次出血多发生于初次出血后的近期内。

Pakarinen（1981）关于颅内动脉瘤破裂后自然史的报告，动脉瘤初次破裂出血的死亡率高达 43%，其中大多数（74%）死于出血后 24 h 之内。再出血的死亡率为 52%，再出血的时间多发生于初次出血后的第 2 周和每 4 周。在第 2 个月以后，每月死于再出血者不到 1%。初次出血后有 13% 的病人在到达医院之前死亡，只有 25% 的病人能得到外科治疗。

据 1966 年 Locksley 等在"颅内动脉瘤与蛛网膜

表 4-3 未破裂动脉瘤的自然史

作者	年代	例数	动脉瘤数	平均随访时间（月）	出血例数	年破裂率（%）	<10mm的年破裂率（%）	>10mm的年破裂率（%）
Locksley	1966	34	34	47	9	7		
Heiskanen	1981	61	129	120	7	1.1		
Weibers	1981	65	81	98.5	8		0	1.7
Weibers	1987	130	161	99.6	15	2	0	2
Juvela	1993	142	181	166.8	27	1.4		
Asari	1993	54	72	43.7	11	1.9		
Taylor	1995	7113	7113	2.5	119	2		
Yasui	1997	234	303	75.1	34	2.3		
Juvela	2000	142	181	236.4	33	1.3		
Tsutsumi	2000	62	62	52.6	7		1.3	2.1

第六节 SECTION 6

下腔出血协作研究"的统计，初次出血后1周内的再出血率为10%，第2周为12%，第3周为6.9%，第4周为8.2%，第4周以后再出血率即锐减，第5～12周累计的再出血率为25%，数月之后即很少发生再出血。再出血的高峰时间为第1周末和第2周初。1977年 Jane 认为，再出血率在初次出血后的3周内是由高到低地减少，其间无高峰，在第2周末累计为20%。Kassell 和 Torner 在一组 2265 例病人的协作研究中指出，初次出血以后的 24 h 内再出血率最高，为 4.1%，以后每天下降 1.5%，至第 14 天累计为 19%。这一观点为动脉瘤的早期手术提供了依据。

如何预测某一特定病人再出血的可能性无疑对治疗会起到指导作用。Jane 对初次出血后发生再次出血和不再出血的动脉瘤病人作了分析和比较，指出以下几点可供参考：①距初次出血时间愈近者再出血的几率愈高，6 周以后即明显减少。前交通动脉动脉瘤和大脑前动脉瘤在初次出血 6 个月以后的 20 年内每年的再出血率为 3%～4%，再出血的死亡率为 67%。②初次出血后入院时病情愈重，再出血的危险性愈大，所有 Hunt-Hess V 级的病人都发生了再出血。③高血压的病人再出血的危险性高于血压正常者。舒张压低于 90 mmHg 者再出血率为 25%，高于 109 mmHg 者再出血率为 75%。④年龄大者再出血率高。⑤动脉瘤顶指向上方者比指向下方者出血率高，特别是前交通动脉动脉瘤，因为血流的冲击方向是朝上的。⑥动脉瘤颈宽而短者比窄而长者易发生再出血。⑦后交通动脉动脉瘤的再出血率高于前交通动脉动脉瘤。

Jane 还提出以下规律：在动脉瘤初次出血后的任何一天看到病人，如果不经外科治疗，预测其在 6 个月内再出血的几率，称为该天的"预测再出血率"。距初次出血愈近者其预测再出血的几率愈高，反之亦然。在出血后第 1 天各部位动脉瘤的预测再出血率为 40%～65%。前交通动脉动脉瘤在初次出血后的第 1 天的预测再出血率为 50%，后交通动脉动脉瘤的第 1 天的预测再出血率为 65%。第 30 天时预测在以后的 5 个月中前交通动脉动脉瘤的预测再出血率降为 10%，后交通动脉动脉瘤为 30%。椎 - 基底动脉系统动脉瘤和多发性动脉瘤的预测再出血率与前交通动脉动脉瘤近似。动脉瘤破裂后能生存 6 个月者，每年的再出血率为 3%，因出血而死亡者每年为 2%。并发现后交通动脉动脉瘤用结扎颈总动脉治疗者，6 个月以后与未经治疗者其再出血率无差别，说明颈总动脉结扎术对后交通动脉动脉瘤在 6 个月以后即失去保护作用。

Winn 等根据引起动脉瘤破裂的危险因素，计算前、后交通动脉动脉瘤的预测再出血率，为再出血的几率提出一个量化方法，其公式如下。
① 前交通动脉动脉瘤
性别（女 = 0.9，男 = 0）

加

收缩血压 ×0.18

加

舒张血压 ×0.26

加

意识状态（清醒 = 0，嗜睡 = 11.6，重度嗜睡 = 20.6）

加

动脉瘤的指向（向下 = 0，向前 = 10.2，向前上 = 15.6，向上 = 24.6）

减

动脉瘤长 / 宽之比 ×11.9

减

SAH 后日数 ×0.98

减

病人年龄 ×0.174

② 后交通动脉动脉瘤

性别（女性 = 2，男性 = 1）

加

1.25× 血肿（无血肿 = 1，有血肿 = 2）

加

0.8× 动脉瘤大小（＜9mm = 1，＞10mm = 2）

加

7× 血管痉挛（无 = 1，有 = 2）

在两式中前交通动脉动脉瘤的临界值为 36，后交通动脉动脉瘤的临界值约为 6.5，在此数值之上再出血的机会较不出血的机会多，反之亦然。分别在 20 和 5 以下者，破裂的机会＜10%；分别在 60 和 8 以上者破裂的机会超过 90%。其准确率为 83.5%。

动脉瘤破裂的病人到达医院之后只经保守治疗者，在 6 个月时的结果与入院时的神经状态分级有关。各部位动脉瘤的死亡率为 33.7%～61%。以前交通动脉动脉瘤最低，椎 - 基底动脉瘤最高，显然与椎 - 基底动脉瘤破裂后病情较重有关。78% 的前交通动脉动脉瘤和后交通动脉动脉瘤病人入院时情况属 I～III 级，而椎 - 基底动脉瘤只有 58%。属 IV 级的前、后交通动脉动脉瘤在 6 个月内死亡率为 65%，而椎 - 基底动脉瘤则高达 93%。

动脉瘤破裂病人即便得到外科治疗其后果也不尽满意。Kassell 等从 1980—1983 年 68 个中心 3521 例动脉瘤破裂的病人统计，这些病人都在 SAH 后 3 日内住院，75% 的病人在住院时神经状态良好，83% 的病人经过手术治疗。6 个月时死亡率为 26%，只有 58% 的病人恢复良好，其余病人留有不同程度的残废。致残和致死的主要原因是再出血和脑血管痉挛。

（刘承基）

第七节　年龄、性别和部位分布

一、年龄分布

颅内动脉瘤可发生于任何年龄，但在大宗病例的报告中其高峰年龄均在 40～60 岁。在这一年龄段动脉瘤占所有颅内动脉瘤的 60% 左右。Yaşargil（2001）报告 1012 例动脉瘤病人中，年龄在 41～60 岁者占 55.1%。Suzuki 等报告 3548 例颅内动脉瘤病人，其高峰年龄为 40～50 岁，在 30～60 岁之间者占所有病人的 78%。Kassell 等报告 14 个国家 68 个中心共 3521 例颅内动脉瘤病人，其高峰年龄也在 40～60 岁之间，平均年龄 50.4 岁，18 岁以下者仅有 16 例（0.45%）。Fox 收集颅内动脉瘤病人 2994 例，其高峰年龄仍为 40～60 岁。王忠诚报告颅内动脉瘤病人 801 例，其高峰年龄为 30～60 岁，40～60 岁占全组的 60.4%，20 岁以下者占 3.3%。

二、性别分布

颅内动脉瘤病人以女性居多，在大宗报告中女性占总数的 56.6%～59%。Fox 统计 2994 例颅内动脉瘤病人，女性占54%。Kassell组3521例动脉瘤病人中女与男之比为1.6:1。但Suzuki组中男性病人反而较多，占54%。

在不同的年龄组病人中两性的分布也有所不同。Kassell等在"颅内动脉瘤与蛛网膜下腔出血协作研究组"收集的病例中，40岁以下的男性居多，20岁以下的病人男与女之比达2.7:1，40岁以后女性病人逐渐增多，50岁以上增加更为明显，60～69岁之间男与女之比达到1:3，70岁以后达到1:10。Fox报告的2994例动脉瘤病例中，50岁以下的病人男性居多，50岁以后女性病人所占的比例增加。这种不同的年龄段男性与女性发病率的分布在北美、意大利、英国、北欧和其他地区基本上是一致的。

三、部位分布

颅内动脉瘤好发于组成大脑动脉环的大动脉分叉或分支处（图4-11）。所谓"分叉"是指动脉分为大小相等或相近的2～3条动脉处，通常指基底动脉分为左、右大脑后动脉处，颈内动脉分为大脑前、中动脉处和大脑中动脉主干分为几个主支处。"分支"是指动脉发出与主干管径粗细悬殊的分支处，例如，颈内动脉发出眼动脉、后交通动脉或脉络膜前动脉以及其他一些小分支处。但也有动脉瘤发生于与分叉或分支无明显关系的动脉壁上，尚无很好的解释，一般认为有以下原因：①胚胎血管的残留：胚胎时的原始血管网在发育过程中有的形成主要血管，有的则逐渐消失，如消失不完全，其起点处成

为动脉壁的薄弱点，以后形成动脉瘤。②脑动脉硬化：动脉粥样硬化使动脉壁的内弹力层退变、坏死或发生出血，使动脉壁软弱，因动脉内血压的作用形成动脉瘤。这类动脉瘤多为梭形动脉瘤，与分支无明显关系。③感染或创伤：因感染或创伤破坏了动脉壁，在动脉内的压力下逐渐膨大成为动脉瘤。

颅内动脉瘤好发于三个主要部位，即颈内动脉、前交通动脉和大脑中动脉。文献中报告的部位分布情况大同小异（表4-4）。

颅内动脉瘤多发生于脑动脉近侧的大动脉上（92.2%），只有很少数发生于动脉的周围支上（7.8%）。颈内动脉瘤包括发生于颈内动脉从岩骨破裂孔入颅至分为大脑前、中动脉分叉处的所有动脉瘤，

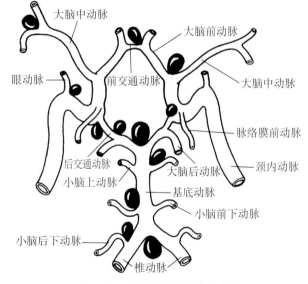

图4-11　颅内动脉瘤的常见部位

表4-4　颅内动脉瘤的部位分布

作　者	例　数	前交通动脉动脉瘤（%）	颈内动脉瘤（%）	大脑中动脉瘤（%）	大脑前动脉瘤（%）	椎-基底动脉瘤（%）
日本神经外科医院	3898	24.9	41.3	20.8	9	4.0
Locksley	2672	28.9	41.3	19.8	5.5	5.4
Yaşargil	1012	40.7（ACoA+ACA）	31.5	18.3	—	9.7
Fox Ⅰ	12760	32（ACoA+ACA）	40	21	—	10
Fox Ⅱ	2324	31（ACoA+ACA）	24	32	—	13
王忠诚	801	16	67.3	7.5	3.2	5.9

注：Fox Ⅰ：临床组；Fox Ⅱ：尸体解剖组；ACoA：前交通动脉；ACA：大脑前动脉。

占所有颅内动脉瘤的41.3%。发生于颈内动脉岩骨段的动脉瘤极少见，发生于海绵窦段的动脉瘤占所有动脉瘤的1.9%，从离开海绵窦进入硬脑膜腔内至分出后交通动脉的一段动脉瘤占5.4%，最多见于发出后交通动脉处，占25%。从发出后交通动脉至分叉段的动脉瘤占4.5%，发生于颈内动脉分叉部的动脉瘤占4.4%。

大脑前动脉瘤约占所有颅内动脉瘤的1/3，以前交通动脉为界分为三个部分，前交通动脉近侧段（A_1）动脉瘤占1.5%，远侧段（A_2）占2.6%。以前交通动脉区最多见，约占28%，就单一部位来说，居各部位动脉瘤的首位，颈内动脉-后交通动脉瘤居第二位。而在我国的资料中，以后交通动脉动脉瘤最为多见。

大脑中动脉瘤约占所有动脉瘤的2/5，可发生于主干（3.6%），分叉部（12.1%）和远侧段（1.4%）。

椎-基底动脉系统的动脉瘤约占所有颅内动脉瘤的3%～13%，可发生于大脑后动脉（0.8%），基底动脉（2.9%～4%），椎动脉（0.9%～3%）和小脑诸动脉（0.7%）。

从上述部位分布中可以看到，颅内动脉瘤好发于某些特殊部位，即前交通动脉、颈内动脉-后交通动脉、大脑中动脉分叉部和基底动脉分叉部。这4个特殊部位的动脉瘤占所有颅内动脉瘤的70%。

颅内动脉瘤多发生于颈动脉系统（前部循环），占所有动脉瘤的87%～97%，而椎-基底动脉系统（后部循环）动脉瘤只占3%～13%。

颅内动脉瘤的部位分布与性别有一定关系，例如前交通动脉动脉瘤以男性居多，而颈内动脉瘤和大脑中动脉则以女性稍多。

颅内动脉瘤在左右两侧的分布无明显差别。Fox收集2873例成人单发性颅内动脉瘤病例，动脉瘤位于中线部位者占36%，位于脑右侧者占33%，位于脑左侧者占32%。如果不分中线组，以正中矢状面分为左、右两组，则动脉瘤位于脑右侧者占51%，位于脑左侧者占49%。Yaşargil报告1012例颅内动脉瘤病人，动脉瘤位于脑中线部位者占13.1%，位于脑右侧者占39.8%，位于脑左侧者占47.1%。

（刘承基）

第八节　检查和诊断

本书的第二章已将脑血管病的诊断方法进行了叙述，本节只就这些方法在颅内动脉瘤的临床应用中的几个问题进行讨论。

一、计算机体层扫描

当疑有蛛网膜下腔出血（SAH）时，不加增强的计算机体层扫描（CT）是最为便捷和可靠的检查方法。动脉瘤破裂出血后，血液通常积存于动脉瘤附近的蛛网膜下腔内。如果动脉瘤与局部蛛网膜有粘连，血液可以流向距动脉瘤较远的部位，如出血时撕破蛛网膜，血液可进入硬脑膜下间隙（1.1%），亦可破入脑实质内形成脑内血肿（21.1%），或破

入脑室系统（21.8%）或几处均有。在出血的当天，CT扫描对出血诊断的敏感度为95.3%，2天之内为81%，以后逐渐降低。

CT扫描显示的蛛网膜下腔积血的分布有助于判断破裂的动脉瘤的部位，为脑血管造影提供造影的先后次序，还可以为SAH后可能发生的并发症提供信息，例如脑室内血块可能导致阻塞性脑积水，如果SAH分级在Fisher III级以上将预示有95.8%的可能发生严重的血管痉挛。用造影剂增强的CT扫描还可直接显示体积较大并有血栓形成或钙化的动脉瘤，层状血栓在CT扫描下可见葱皮样密度不同呈同心圆状的图像，称为靶环征（target sign）。其体积比脑血管造影所显示的要大，因为脑血管造影只能显示瘤囊中心部流动的血液（图4-12）。

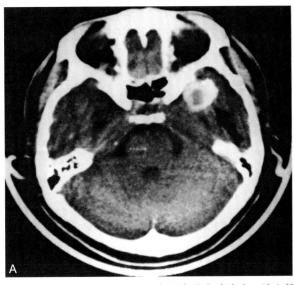
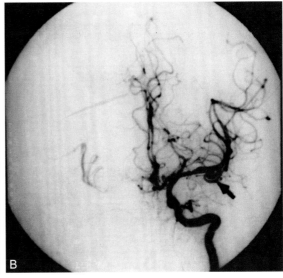

图 4-12 左侧大脑中动脉瘤，脑血管造影与 CT 显示的瘤体大小不相符合

A. CT 像。**B.** 脑血管造影像。

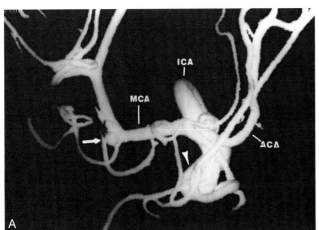
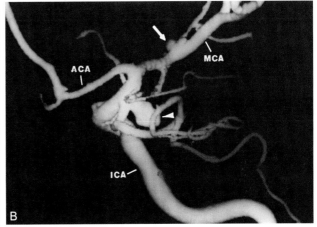

图 4-13 三维重建数字减影脑血管造影

A. 后交通动脉动脉瘤（➡）和 M₁ 段动脉瘤（►）。**B.** 旋转角度后动脉瘤显示较清楚。MCA：大脑中动脉；ACA：大脑前动脉；ICA：颈内动脉。

二、脑血管造影

虽然现代神经影像学技术和设备发展很快，但脑血管造影术仍是颅内动脉瘤最有价值的诊断方法，因为其诊断敏感度最高，可以显示脑血管的细微结构，并可显示血管的流体动力和动脉远侧的侧支循环分布。这些资料对选择动脉瘤的治疗方法和血管重建术很有帮助。

当前血管造影术多采用数字减影脑血管造影术

（DSA），可以将颅骨影消去以避免遮挡脑血管。三维重建的 DSA 更可呈现脑血管的立体形象，并可旋转到最佳角度以观察动脉瘤与相邻血管的关系，并有利于使外科医生选择最佳的手术入路以接近动脉瘤颈（图 4-13）。DSA 的缺点是有侵袭性，有的病人对造影剂过敏不能进行检查，费时，费用也较高。据文献报告，DSA 的严重非神经性并发症的发生率为 $0.3\% \sim 0.8\%$，暂时性神经性并发症为 $0.5\% \sim 2.3\%$，永久性神经性并发症的发生率为 $0.1\% \sim 0.5\%$，在初次出血后 6h 内行 DSA 检查引起再出血的发生率达 2.6%。而 DSA 的假阴性率也有 5% 左右。虽然如此，目前 DSA 仍被认为是诊断颅内动脉瘤的金标准。

（一）脑血管造影的范围

一旦 SAH 的诊断成立，即应进行充分的脑血管造影，以查明出血的原因。如果条件具备，最好经股动脉插管行双侧颈动脉和双侧椎动脉造影，即全脑血管造影（panangiography），造影范围不充分可能遗漏动脉瘤。至于是否必需行双侧椎动脉造影则根据情况而定，因为多次经椎动脉注射造影剂可增加并发症的机会。单侧椎动脉造影，特别是经管径较大侧的椎动脉造影时，造影剂可反流入对侧椎动脉，达到小脑后下动脉平面，小脑后下动脉瘤的发生率低，故除非有必要，例如，临床表现和 CT 扫描提示为后颅窝动脉瘤，或是需要全面了解所有脑动脉的侧支循环时，否则不必要对每一个动脉瘤的病人都常规地进行双侧椎动脉造影。1966 年"美国颅内动脉瘤与蛛网膜下腔出血协作研究组"报告，动脉瘤病人仅做单侧颈动脉造影的发现率为 45%，双侧颈动脉造影的发现率为 67%，造影为阴性的部分病人经过一时期再做第二次双侧颈动脉造影，又 23% 的病人发现颈动脉系统有前次造影遗漏的动脉瘤。双侧颈动脉造影阴性后死亡的病人中，有 10.4% 在颈动脉系统发现生前遗漏的动脉瘤，60% 的病人中可发现椎 – 基底动脉系统动脉瘤。造成血管造影假阴性的原因有：①载瘤动脉痉挛，影响造影剂进入动脉瘤内；②动脉瘤太小，以致未能在造影中显示；③瘤腔内有血栓，造影剂不能进入动脉瘤；④造影技术不当，显影不清晰；⑤读片方面的错误，未能识别动脉瘤；⑥造影范围不充分而漏诊。为此，除因显影不清晰需重复造影外，对疑有动脉瘤而造影为阴性的病人是否应重复造影有不同的意见。

Forster 等报告 529 例 SAH 病人，经全脑血管造影为阴性者 150 例，其中 56 例又重做全脑血管造影，只发现 1 例动脉瘤，假阴性率为 1.8%。认为除非有再次出血，否则重复全脑血管造影是不必要的。Prats 认为如果第一次造影发现有任何异常，例如局限性脑血管痉挛，则应于 1 周后重复造影，否则不必要重复造影。Binet 认为，高质量的第二次脑血管造影，有 5%～10% 的机会发现遗漏的动脉瘤。Iwanaga 等（1990）报告 469 例 SAH 病人，初次充分的脑血管造影阴性者 45 例，其中 38 例重复脑血管造影。有 8 例发现动脉瘤，7 例为前交通动脉动脉瘤，1 例为后交通动脉动脉瘤，认为前交通动脉动脉瘤是前部循环中最易被血管造影漏诊的动脉瘤。如果在 SAH 后 4 天以内，CT 发现有较多的蛛网膜下腔积血，应再次行血管造影。如果造影仍为阴性而纵裂中有明显积血，可作为探查前交通动脉动脉瘤的根据。一般来说，如果造影质量好，造影范围充分，读片水平较高，则 96% 以上的动脉瘤可以得到确诊。

CT 发明之后，SAH 的病人经 CT 扫描可提示破裂动脉瘤的大致部位，为选择脑血管造影提供了依据，但造影范围不充分还可能遗漏未破裂的动脉瘤。Rosenørn J 报告 948 例破裂的颅内动脉瘤的脑血管造影结果，如果仅行出血侧颈动脉造影（或加做椎动脉造影），有 8% 的病人发现另外存在的未破裂动脉瘤。如果再行对侧（即双侧）颈动脉造影，有 24% 的病人发现了未破裂的动脉瘤。也就是说，未破裂动脉瘤多发生于出血动脉瘤的对侧，双侧颈动脉造影比单侧颈动脉造影发现未破裂动脉瘤的几率高 3 倍。足见全脑血管造影的重要性。

（二）脑血管造影的时机

SAH 后应在何时进行脑血管造影要根据病情而定。以往认为出血后早期造影会引起动脉瘤破裂，主张在出血 3 周以后造影。由于主张动脉瘤早期手术的日益增多，故早期造影势在必行。有统计表明，SAH 后 3 天内脑血管造影的并发症发生率最低，4 天后逐渐增加，第 2～3 周最高，3 周以后又降低。因脑血管造影导致动脉瘤破裂者很少见。Dublin 等（1980）收集文献中的报告连同自己的 1 例共有 31 例，此 31 例中从 SAH 到造影的间期平均为 4.7 天，多发生于有高血压的病人，大部分（71%）的病人在造影时发现有动脉痉挛。Saitoh 报告 144 例动脉瘤性 SAH，有 2 例（1.4%）在脑血管造影中再次破裂。在 SAH 后 6h 内造影时破裂率较高（4.8%）。Komiyama（1993）报告 418 例动脉瘤性 SAH，有 14 例（3.3%）在造影中破裂，并温习文献中 177 例在造影中动脉瘤破裂的病例，其中在出血当天造影时破裂者占 78%，在 6h 内造影者占 89%。造影时动脉瘤破裂原因未明，可能与脑动脉压暂时增高有关。虽然有人在注射造影剂时直接测量颈内动脉内压力，发现无明显增高，但 Lin 等认为颈内动脉内有短暂的压力增高，并可传导到大脑中动脉。Binet 认为造影时插管到颈内动脉或椎动脉的高段是不必要而且有危险的，因为可将注射造影剂时的压力传达到动脉瘤引起破裂。

脑血管造影虽然有可能导致动脉瘤破裂，但发生率较低，约为 3%（1.4%～3.3%），不应构成推迟造影的理由。因延迟造影必将推迟手术，在此期中动脉瘤可再次出血，其危害性大于造影可能引起的破裂，只是应尽量避免在 SAH 后 6h 内造影。

（三）脑血管造影的程序

虽然动脉瘤破裂的病人要求做全脑血管造影，但应有次序进行。原则是首先应做最接近载有动脉瘤的血管造影，以免错过因发生脑动脉痉挛、病人对照影剂有过敏反应、呼吸心脏衰竭以及因设备故障等各种意外因素不能完成全脑血管造影时已能发现动脉瘤的时机。这在仔细研究临床表现和 CT 扫描的提示下是可以做到的。

有动眼神经麻痹者应先做同侧颈动脉造影，如无所发现应行椎动脉造影，因为大脑后动脉 P$_1$ 段动脉瘤破裂也可导致动眼神经麻痹（图 4-14）。有偏瘫症状者，应先做对侧颈动脉造影。疑有后颅窝动脉瘤时应先做椎动脉造影，必要时做双侧椎动脉造影。疑有前交通动脉动脉瘤时应先做双侧颈动脉造影，并在做造影时压迫对侧颈动脉有助于显示前交通动脉动脉瘤。疑有颈内动脉瘤者应在做对侧颈动脉造影时压迫同侧颈动脉，做"交叉循环试验"（cross circulation test）以了解通过前交通动脉的侧支循环是否充分。同样，基底动脉分叉部动脉瘤在做椎动脉造影时应压

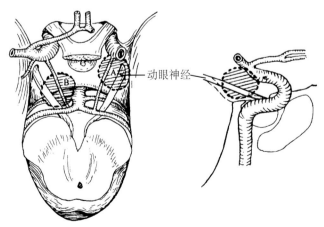

图 4-14 常引起动眼神经瘫痪的颅内动脉瘤
A. 后交通动脉动脉瘤。**B.** 大脑后动脉瘤。

迫双侧颈动脉，以观察两侧大脑后动脉从颈动脉系统供血情况，即 Allcock 试验。手术前有了这些资料，有助于手术者在处理动脉瘤时的决策。

（四）术后脑血管造影

动脉瘤夹闭术后，为了验证夹闭术的效果，应进行术后脑血管造影复查。早期只是对可疑有处理上缺点的病人进行选择性术后造影，发现的主要问题是瘤颈夹闭不全而留有残余（neck remnant）、载瘤动脉被阻断或误夹重要动脉，其总发生率为 10%～20%。有的问题如能立即发现并得到纠正，可以避免或减少不良后果的发生。Weir（1981）报告两例动脉瘤术后立即进行脑血管造影，发现重要问题后立即再次手术予以纠正而获得良好效果。一例是颈内动脉大型动脉瘤，术后造影发现瘤颈夹闭不全，动脉瘤仍然充盈，立即再次手术予以夹闭；另一例为前交通动脉动脉瘤和大脑中动脉瘤，术后造影发现夹闭大脑中动脉瘤时误夹重要分支，立即再次手术予以纠正后果良好。因此主张动脉瘤手术后应常规立即进行血管造影复查。

MacDonald 等（1993）报告 66 例共有 78 个颅内动脉瘤的手术结果。在手术前即做好手术后行脑血管造影的计划，造影在手术后平均 6±5 天进行，结果发现 9 例（12%）有大动脉被阻断，3 例（4%）瘤颈夹闭不全留有残余，3 例（4%）发现还有术前造影未曾发现的动脉瘤。Peter 等（1998）报告 494 例颅内动脉瘤病人，术后脑血管造影发现有瘤颈残余者占 5.7%，载瘤动脉被阻断者占 5.7%，其中半数因此导致脑卒中。与载瘤动脉被阻断的相关因素有：动脉瘤的大小、动脉粥样硬化、使用多个瘤夹夹闭瘤颈和手术中曾使用暂时性动脉夹阻断动脉等。此外还发现 16 例（3%）有术前脑血管造影未能发现的动脉瘤。并温习文献资料中术后有大动脉被阻断者占 1%～24%，其中半数发生症状性脑卒中或死亡；有动脉瘤残余者占 4%～19%，这些残余的破裂出血率为 0.5%/年；有 2%～3% 的病例发现术前造影未能发现的动脉瘤。而术后进行脑血管造影复查所导致的永久性神经功能障碍的发生率不到 1%。权衡利弊因而主张常规地进行手术后脑血管造影。

Kassell 等早在 1990 年的一项关于颅内动脉瘤国际协作研究中报告中就曾指出，动脉瘤性 SAH 的手术后总致残率和死亡率为 10%，其中一个可以补救的问题

是大动脉被阻断，其发生率可高达 22%，如果能在手术中及时发现并加以纠正，则可避免悲剧的发生。

（五）术中脑血管造影

综上所述，既然颅内动脉瘤手术后脑血管造影发现诸多问题需要再次手术处理，因此很自然地提出一个问题：为何不在手术中待动脉瘤处理完毕后立即进行脑血管造影？发现问题后立即加以纠正，既可赢得宝贵的时间，又可使病人免遭再次手术的风险和痛苦，于是引出"术中脑血管造影"（intraoperative angiography）这一课题。至于是常规或是选择性进行术中造影则取决于很多因素，例如动脉瘤的特点和手术医生处理动脉瘤的能力等。

Payner 等（1998）温习文献中动脉瘤手术后遗有瘤颈残余者达成 8%，载瘤动脉远侧分支闭塞者 4%～20%。并报告 151 例动脉瘤病人共 173 个动脉瘤的处理经验。根据医生在手术前的判断，认为在 173 个动脉瘤的处理中有 70 个（40%）需要术中血管造影，结果经术后血管造影核查，只发现 3.2% 有瘤颈残余，1.9% 有远侧分支被阻断，未发现载瘤动脉本身被阻断。根据术中血管造影，有 27% 的动脉瘤需要立即调整瘤夹，其中以大型或巨大型动脉瘤占多数。故主张"选择性"进行术中造影，只是在复杂、大型或巨大型动脉瘤或垂体上动脉动脉瘤的处理中采用术中血管造影。

Chiang 等（2002）温习文献中动脉瘤夹闭术后脑血管造影的资料，发现 12% 有动脉瘤夹闭不全而遗留的残余，19% 有载瘤动脉闭塞，总计有 31% 的病人发生不希望有的情况。并报告他本人 284 例动脉瘤病人常规进行手术中血管造影的结果，包括：载瘤动脉闭塞 3%，动脉瘤残余 6.5%，载瘤动脉闭塞兼动脉瘤残余 1.5%，根据术中造影调整瘤夹者 11%。有 24 例病人还进行了术后血管造影与术中血管造影相对照，发现有 2 例术中造影为假阴性，1 例为假阳性。2 例假阴性者均为前交通动脉动脉瘤，术后造影显示有动脉瘤残余，这 2 例后来都发生再出血，需要再次进行手术。术中血管造影的并发症为 2.6%，其中仅 1 例是神经性并发症。因此主张常规进行术中血管造影。

Tang 等（2002）报告 517 例颅内动脉瘤进行常规术中血管造影的结果，有 64 例（12.4%）需要修正手术，其中最常见的原因是动脉瘤夹闭不全遗留的残余，占 47%。累及载瘤动脉者占 44%，其中动脉分支受累占 19%，载瘤动脉本身受累占 25%。就动脉瘤的部位来说，以颈内动脉近侧段动脉瘤，例如垂体上动脉动脉瘤有 40%，床突段颈内动脉瘤有 44.4%，眼动脉瘤有 13% 最常需要在术中造影后调整瘤夹。此外，后交通动脉动脉瘤有 4.3%、颈内动脉分叉部动脉瘤有 16.7% 需要调整瘤夹。就动脉瘤的大小来说，动脉瘤愈大，需要调整瘤夹的愈多。该组 31 例巨大型动脉瘤（＞24mm）中有 9 例（29%），54 例大型动脉瘤（15～24mm）中有 22% 需要调整瘤夹，而中型（5～14mm）和小型（＜5mm）动脉瘤均各有 9% 需调整瘤夹。有 95% 的病人兼做术中和术后血管造影，二者的符合率为 95%。术中血管造影的并发症仅为 0.4%，故主张除了最简单的动脉瘤以外，应常规进行术中血管造影，以避免术后发现问题需要再次手术。

关于颅内动脉瘤手术应常规或选择性进行术中血管造影仍存在争论。通常是由手术医生根据术前血管造影来判断是否需要术中血管造影，但医生的判断并不都是准确的。Klopfenstein 等（2004）根据同一组医生术前的判断将 200 例颅内动脉瘤病人分为两组。A 组 41 例（20%）认为需要术中血管造影，B 组 159 例（80%）认为不需要术中血管造影。两组病人在动脉瘤处理完毕后都进行了术中血管造影。结果两组各有 7 例（共 14 例，7%）需要重新调整瘤夹。B 组的例中有动脉瘤残余者 2 例，载瘤动脉被阻断者 3 例，另有 2 例发现术前血管造影未能发现的动脉瘤。因此认为，即便医生认为不需要术中血管造影的病例中也有 4.4% 的病人需要纠正瘤夹，而术中造影的并发症仅为 0.5%，因此应在尽量多的病人中进行术中脑血管造影。

术中脑血管造影需要一些特殊的设备，要有射线透射性头架和手术台，用碳纤维针固定头部，可移动的数字减影脑血管造影装置，并需要放射科医师的操作。在手术前即经股动脉置入一个导管鞘，用肝素 2000U 溶于生理盐水 500mL 中，以 30mL/h 的速度滴注以保持导管鞘的通畅。在夹闭动脉瘤后立即进行血管造影。在熟练的配合下，从夹闭动脉瘤至完成造影最快只需 20min 即可完成。Lee 等（2003）还提出，如果采用翼部入路时，可就近在切口中找到颞浅动脉，插入一根短的导管，逆行注入对比剂也可进行血管造影。但 Lee 等指出，经颞浅动脉行血管造影将会牺牲利用该动脉进行颅外 - 颅内动脉吻合术的机会。

三、磁共振血管造影

迄今为止 DSA 仍被认为是诊断颅内动脉瘤的金标准，但也有其缺点。近几年来，磁共振脑血管造影和 CT 脑血管造影（CTA）的设备和技术发展很快，已对 DSA 的地位构成了挑战。磁共振血管造影（MRA）的三维重建技术、容量再现（volume rendering）、表面再现（surface rendering）以及最大信号强度投影（maximum intensity projection, MIP）等技术的应用，增加了诊断颅内动脉瘤的敏感性（sensitivity）和特异性（specificity）。而且 MRA 无侵袭性，可以避免 DSA 引起的并发症。

Huston 等（1994）报告，用 1.5T 的磁共振进行 MRA 时，诊断 > 3mm 的颅内动脉瘤的敏感性为 79% ~ 93%，特异性为 92% ~ 100%。对 < 3mm 的动脉瘤，其敏感性则降至 60%。

Sato 等（2005）报告 108 例颅内动脉瘤病人全部根据 3D-MRA 检查来进行手术，其中 49 例无出血史，59 例有出血史。有 13 例无出血史者除 MRA 外还进行了 DSA 和 3D-CTA 检查，结果被 DSA 发现的 18 个动脉瘤均被 MRA 查出。有 93.7% 的病人仅靠 MRA 的检查结果成功地进行了动脉瘤手术，并未因缺少 DSA 提供的信息而发生并发症。仅有 6 例需再做 DSA 以获取更多的诊断资料，原因是：①小型（≤2mm）动脉瘤需行 DSA 以获得更精确的诊断；②在大型或巨大型动脉瘤时需要 DSA 提供血流动力方面的资料以备行旁路手术之用；③对夹层动脉瘤（dissecting aneurysm）DSA 可显示其真腔和假腔，这是外科治疗所需要的资料。在大多数病人 3D-MRA 可取代 DSA 做为动脉瘤的术前检查，特别是占绝大多数的形状规则的前循环动脉瘤。

MRA 也有其缺点和禁忌证：①如果颅内曾留有磁性动脉瘤夹应视为禁忌。1993 年 Klucznick 报告一例曾做过颅内动脉瘤夹闭术的病人，当病人被抬到 1.5T MRI 扫描台旁距扫描孔 1.2m 时感到剧烈头痛，CT 扫描发现前次手术留在颅内的瘤夹处有一巨大血肿，病人死亡后尸解剖发现颅内有一磁性瘤夹，瘤夹在磁场中发生移位将动脉撕破引起大出血；②应用辅助呼吸机和体内置有心脏起搏器的病人禁用 MRA 检查；③有幽闭恐怖症（claustrophobia）者不宜做 MRA 检查；④局部脑血流缓慢或有湍流者影响检查效果；⑤小型（<3mm）的动脉瘤易被漏诊。

四、CT脑血管造影

CTA 诊断颅内动脉瘤的敏感性为 96% ~ 100%，特异性为 74% ~ 100%。2001 年后三维多层螺旋 CTA（3D-helical multislice CTA）应用后诊断颅内动脉瘤的精确性更高，特别是对小型（<3mm）的动脉瘤，已对 DSA 的金标准地位构成威胁。有的作者已单独依靠 CTA 作为动脉瘤的术前检查。与 DSA 相比，CTA 有以下优点：①无侵袭性，只需一次静脉注射对比剂；②无痛，不需要给予镇静剂或止痛剂；③节省时间，检查过程只需数分钟，而且在 CT 扫描证实有蛛网膜下腔出血后不需更换检查台而立即进行 CTA 以检查动脉瘤，这点对于动脉瘤破裂后有巨大颅内血肿而病情异常危重的病人非常重要，及时清除血肿可能挽救病人生命；④安全，因 CTA 而引起的并发症很少；⑤可显示颅底骨与血管结构的关系；⑥可显示动脉瘤与动脉分支的掺合（incorporation）现象（图 4-15），特别对于大脑中动脉分叉部动脉瘤，对决定手术对策有很大帮助。

但 CTA 也有其缺点，对小型（<2mm）的或无症状的偶然性动脉瘤的检出率仍不及 DSA。CTA 不能显示细小（<1mm）的动脉，例如 Heubner 回返动脉、脉络膜前动脉、丘脑穿动脉等。如果不能显示动脉漏斗（infundibulun）上的细小动脉可将漏斗误认为是动脉瘤。此外，CTA 不能提供血流动力和远侧分支侧支循环供血范围的资料。例如对前交通动脉动脉瘤只能根据两侧大脑前动脉的粗细来判断何侧是供应动脉瘤的主侧动脉。CTA 用的造影剂量比 DSA 大，对老年或肾功能不良者可能有害。有时还不易分辨颅骨与接近颅底的动脉瘤。

由于 CTA 有诸多优点，有人只根据 CTA 进行动脉瘤手术。Matsumoto 等（2001）有 93% 的颅内动脉瘤病人只根据术前 CTA 进行手术，但认为以下情况仍需进行 DSA：①CT 显示有脑梗死现象：为了证实发生闭塞或狭窄的责任动脉；②大型或复杂的动脉瘤：需了解血流动力的分布，以便在处理动脉瘤后选择重建血管的方式；③床突旁动脉瘤：DSA 可显示其与邻近结构的精确解剖关系；④夹层动脉瘤：DSA

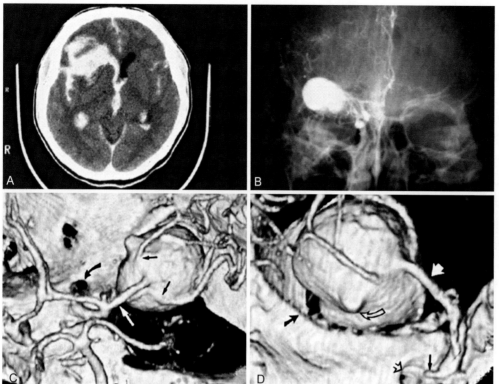

图 4-15　右侧大脑中动脉分叉部动脉瘤（Villablanca JP. J Neurosurg, 2002）
A. CT 平扫。**B.** DSA 示大脑中动脉瘤。**C.** 3D-CTA（顶面观）示分支与瘤颈掺合。小黑箭头：大脑中动脉两主支；黑弯箭头：视神经管；大白箭头：大脑中动脉 M_1 段。**D.** 3D-CTA（额枕投照）。大白箭头：M_1；大黑箭头：蝶骨大翼；空弯箭头：动脉瘤破裂处；小黑箭头：眼动脉；小空箭头：视神经管。

可以确定其真腔和假腔以利于外科处理；⑤ CT 所显示的蛛网膜下腔血液的分布与 CTA 发现的动脉瘤不符，需寻找可能存在的另外的动脉瘤。

Chappell 等（2003）收集 21 篇关于 CTA 与 DSA 对比的报告，分析二者在诊断颅内动脉瘤中的优劣。共包括 1251 例病人，CTA 的诊断敏感性平均为 93.3%，特异性为 87%，稍逊于 DSA。认为 DSA 仍是诊断颅内动脉瘤的金标准。鉴于 CTA 的诸多优点，大多数的病人可以凭 CTA 进行手术，如有怀疑之处应加做 DSA。但应指出，DSA 也会遗漏动脉瘤，因为在术中或术后 DSA 都曾发现术前 DSA 未能发现的动脉瘤。

很多神经外科中心对疑有颅内动脉瘤的病人既做 CTA 又做 DSA，这样固然会减少动脉瘤的漏诊，但会削弱 CTA 的主要优点并使两种检查方法的危险和缺点叠加起来。Hoh 等（2004）报告一组 223 例颅内动脉瘤病兼行 DSA 和 CTA 检查的结果。其中包括有 SAH 史和无 SAH 史但有症状的病人。CTA 的动脉瘤总检出率为 97%，有 82% 的病人仅凭 CTA 的检查结果进行手术，只有 18% 的病人需要 DSA 提供 CTA 所不能充分显示的复杂解剖资料。CTA 所漏诊的多是小型无症状的偶然性动脉瘤。

Kangasnicmin 等（2004）用三维多层 CTA 和 DSA 检查 179 例颅内动脉瘤病人，少数 DSA 未做全脑血管造影。结果被 DSA 查出的 178 个动脉瘤中有 8 个动脉瘤被 CTA 所漏诊，其中 7 个动脉瘤<2mm，另一个是 4 mm 的有部分血栓的前交通动脉动脉瘤，看起来很像是前交通动脉的重复畸形，后被 DSA 和手术证实为动脉瘤。CTA 总的诊断敏感性为 96%，特异性为 97%，如果将<2mm 的动脉瘤除外，则敏感性和特异性都达到 99%。

综上所述，CTA 可在绝大多数但不是在全部动脉瘤的检查中取代 DSA，二者存在着互补的性能，其中 DSA 可在手术中进行，得以及时发现并纠正动脉瘤夹闭不全或误夹重要动脉的现象，这在像 C. G. Drake 这样处理颅内动脉瘤的高手中也难以完全避免。一种新技术的发展有一个共同的过程：第一步是新技术的诞生和发展，第二步是与当前的"金标准"进行全面的评价和比较，第三步是逐步以至完全取代原有的方法。因此，CTA 是否能"完全"取代 DSA 尚未成定论，因为科学技术仍在发展和逐步完善之中。

（刘承基）

第九节 手术前后的处理

一、手术前处理

颅内动脉瘤一经诊断即应积极准备进行外科处理，包括显微手术夹闭动脉瘤和介入放射治疗闭塞动脉瘤。具备手术条件者应及早进行手术以防止再出血，同时应妥善处理 SAH 后全身性改变及各种并发症。但有时因各种原因需延期手术，此时动脉瘤处于无保护状态，其内科处理更为重要。大部分病人需住入重症监护室（ICU）或重点观察病房，直至手术时或手术后病情平稳为止。Nebbelink（1977）为颅内动脉瘤的保守治疗提出了具体的方案，MacDonald（2004）为颅内动脉瘤病人规定了入院医嘱，可以作为参考。

1. 卧床

病人应卧床直至动脉瘤被闭塞为止。病房内光线应较暗、安静，限制探视者，床头抬高30°，尽可能减少对病人的刺激，过重的疼痛刺激可增加脑的氧耗量达30%。病人可以在床上翻身，但不要坐起或下地行走，病情较轻者可适当放宽限制。切忌在病人面前谈论病情或手术的危险性，医护人员的态度应轻松和蔼，以防病人在手术的前夜由于紧张和恐惧而引起动脉瘤再次出血。

2. 检查

根据病人的具体情况进行必要的体格检查和神经系统检查，对意识状态进行评估和病情分级。注意与动脉瘤的发生有关的各种疾病，例如家族史、遗传疾病和血液病等；并进行全面的血液检查，包括细胞计数、血小板计数、凝血酶原时间、部分凝血激酶时间（partial thromboplastin time），如近期服用过阿司匹林应检查出血时间。测定尿液常规。如病人已放置脑室引流管，应每日测定脑脊液的细胞计数、葡萄糖和蛋白质含量，并做细菌培养和药物敏感试验。

3. 监测

①每小时监测和记录病人的生命体征、脑干反射、GCS 计分、液体输入排出量以及神经状态分级的评估；②保持正常体温，防治发热；③每日测量体重；④对重症病人进行动脉插管测量血压，一般病人在麻醉后进行动脉插管并保留到手术以后；⑤必要时监测静脉压以调节液体的输入量。

4. 控制高血压

SAH 后血压升高是导致再出血的重要危险因素，血压的安全阈值因人而异。最适合于病人的血压根据很多因素而定，包括 SAH 后的时间、颅内压力和病人发病前的血压。理论上说应是能充分灌注脑而又能尽量降低动脉瘤的穿壁压，即全身动脉压与颅内压之差。但是除非有脑室引流管，否则不能准确地知道颅内压的高度。如果病人在发病前的血压很高，则用药物将血压降至"正常"水平将会影响脑的血液灌注而发生脑缺血。急剧的血压波动更易使动脉瘤再次出血。一般情况下，在 SAH 后 3～4 天内未能行手术闭塞动脉瘤的病人应用药物降低血压，同时密切监测降压后的反应。药物可用：①硝苯吡啶（nifedipine）：又名利心平、心痛定，10～20mg，口服，30 min 后可重服（有主动脉狭窄者慎用）；②巯甲丙脯酸（captoril）：25mg 口服，可重复服用（有肾动脉狭窄症者慎用）；③柳胺心定（labetalol）：200～400mg 口服，每3h 可重服（此药可引起支气管收缩和心跳阻滞），或 20～80mg 一次静脉注射，然后每 10 min 一次至最大量 300mg，再 2mg/min，至血压降至需要值；④尼卡地平（nicardipine）：5～15mg/h 静脉注射至血压降至需要水平，然后减至 3mg/h；⑤硝普钠（nitroprusside），0.25～10μg/（kg·min）静脉输入，最大剂量只能持续 10min，然后根据血压调节剂量。上述药物的使用是根据 MacDonald 的入院医嘱中的建议，在应用时应根据我国病人的体质而调整。

5. 防止抽搐

SAH 后有 10%～25% 的病人发生抽搐，多发生于 SAH 后 24 h 之内。抽搐可引起血压增高、呼吸困难、脑血流量增加和颅内压增高，有导致再出血的危险。可给抗癫痫药物，如大仑丁或苯巴比妥。

6. 镇静剂

为控制病人的焦虑和激动，可给以氯羟去甲安定 (lorazepam)。1～2 mg 每 8 h 一次。

7. 软便药物

用硫酰丁二酸二辛钠 (dioctyl sodium sulfosuccinate)，1 次或分 4 次服用。

8. 轻泻药物

双醋苯啶 (bisacodyl) 5 mg 每日 1 次口服，或 5～10 mg 每日 1 次由直肠灌入。或用番泻叶抽提物浓缩液 1～4 匙/日，口服。

9. 止痛剂

扑热息痛 (acetaminophen) 或吗啡。

10. 防止胃肠道出血

SAH 后约有 4% 的病人发生胃肠道出血，SAH 后颅内压增高影响胃液分泌和降低胃黏膜的抵抗力，可发生应激性溃疡而出血。对重症病人应给以 H_2 受体阻滞剂或硫糖铝 (sucralfate) 以防治胃肠道出血。H_2 阻滞剂可抑制胃酸分泌，对胃内细菌的生长有利，如胃内容物反流入呼吸道可引起肺炎，此点应予注意。

11. 脑室引流

SAH 的病人有 20%～25% 发生脑积水。急性脑积水发展迅速，是导致病情急剧恶化的主要原因之一。如疑有脑积水发生，应立即进行 CT 扫描，经证实病情恶化不是由于再出血而是脑积水时，应行脑室引流术。导管不要从切口直接引出，最好在头皮下潜行 3～4 cm 从另一头皮戳口引出，以防拔管后脑脊液直接从切口中涌出而形成脑脊液漏和感染。引流瓶应高于外耳孔 10～20 cm，保持一定的颅内压力。由于引流时间较长，故引流系统要严格保持无菌状态，并给以抗生素以防感染。

12. 维持水和电解质平衡

血循环量减少加上脑血管痉挛容易发生脑缺血。每日液体摄入总量不应少于 3 L，如果输入量少于每日 2 L，加上抗高血压药物的应用就容易发生脑缺血。SAH 后红细胞容积应保持在何种水平则未定。MacDonald 等认为应保持在 30% 以上才能保证 O_2 的携带量。关于 SAH 后水和电解质的各种紊乱及其处理方法详见第三章第二节。

13. 防止再出血

再出血多发生于前次 SAH 的近期，尤其是 SAH 后 24 h 内，发生率约为 4%，以后每天约 1%，至 2 周时累计约 20%，死亡率累计达 50%～70%，故应尽一切可能防止其发生。早期手术闭塞动脉瘤是防止再出血最可靠的方法，但有的病人由于 SAH 后神经状态严重，全身情况不良，动脉瘤处理困难等情况不能早期手术者，必须严密监视病情，避免引起血压波动、疼痛、抽搐、情绪激动等一切可能引起再出血的因素。同时应控制血压，给予镇静或镇痛剂。至于采用非手术抗纤维蛋白溶解疗法 (antifibrinolytic therapy) 或低血压疗法只可应用于某些不能采用早期手术和脑血管痉挛的危险性较小的病人。

自 1967 年以后对抗纤维蛋白溶解疗法防止 SAH 后近期再出血的作用进行了广泛的研究。其目的是利用药物的抗纤溶作用推迟封闭在动脉瘤破口处血块的溶解，使破口获得时间修复以防止早期再出血。正常人的血液中有凝血和纤溶两个系统，血块的形成是血液凝固系统中的纤维蛋白原在凝血酶的作用下转化为纤维蛋白而形成血块。血液中还有纤维蛋白溶解系统，其中含有不被激活的纤溶酶原 (plasminogen) 和少量纤溶酶原活化素，后者可激活纤溶酶原转变为纤溶酶 (plasmin)。纤溶酶有溶解蛋白的作用，在正常情况下可清除附着于血管壁上的薄层纤维蛋白，将其裂解为碎片，或称为纤维蛋白裂解产物 (fibrin degradation product, FDP) 以保持血流通畅。在血管内皮细胞和脑的各种组织中都含有纤溶酶原活化素，当血管壁和脑组织受到损伤时，活化素即释放到血液、组织液和脑脊液中，并可弥散到血块中。活化素可激活纤溶酶原转变为纤溶酶，使血块中纤维蛋白发生裂解，血块即溶化。

动脉瘤破裂后，在破口处形成血块将破口封闭，

2～3天后血块逐渐溶化，出血后第2天脑脊液中的FDP即增高，说明纤溶已开始，可引起早期再出血。3周以后，破口即被纤维组织修复，就不易发生破裂。抗纤溶疗法的目的是用抗纤溶药物使血块的溶解过程推迟，使破口有机会得到修复。常用的抗纤溶药物有以下几种。

（1）6-氨基己酸(epsilon aminocaproic acid, Amicar, EACA) EACA 可竞争性地抑制纤溶酶原活化素，阻止纤溶酶原转变为纤溶酶，同时对纤溶酶还有轻度抑制作用，从而抑制纤维蛋白的溶解。EACA的毒性很小，在体内不参与代谢变化，从尿中很快以原有状态排出。口服剂量为3～4g每3h一次，服药1h内在血中即达到最高浓度。静滴剂量为3～4g溶于5%葡萄糖液内，于15～30min内滴完。停药后2～3h血中药物浓度即降到治疗水平以下，故用药间隔不能超过3h。EACA可通过血-脑脊液屏障进入脑脊液中以抑制纤溶。持续用药到手术时为止，如不行手术，需维持4～6周。

长时间大剂量应用EACA的并发症很多，如深部静脉血栓形成、肺动脉栓塞、脑积水、脑血管痉挛、脑梗死、肌肉缺血性坏死等。

（2）氨甲环酸（止血环酸，tranexamic acid, AMCA） AMCA与EACA的作用原理相同，但抗纤溶作用比EACA大8～20倍。AMCA的标准剂量为1～2g/d，分为2～4次，口服或静脉输入均可。为防止动脉瘤破裂，每日用量可达6g（每4h一次1g）。口服后3～5h可达最大抗纤溶效果，静脉注射后30min血中即达抗纤溶浓度。AMCA大部分从尿中排出，肾功能不良者可在体内潴留。用药的并发症与EACA相似。

抗纤溶疗法确有减少动脉瘤性SAH后早期再出血的作用。Tsementzis 等（1990）对一组479例SAH的病人随机分为氨甲环酸治疗组和对照组，结果治疗组的早期再出血率为9%，而对照组为24%。但治疗组的脑缺血并发症的发生率为24%，而对照组为15%。Beck等（1988）为了减少抗纤溶疗法的脑缺血并发症，联合应用抗纤溶药物6-氨基己酸和抗脑血管痉挛药物尼卡地平。还有作者缩短抗纤溶疗法的疗程试图减少脑缺血并发症，但未进行随机临床研究。由于抗纤溶疗法使蛛网膜下腔积血的溶解缓慢，加重了蛛网膜下腔的粘连，使脑积水的发生率增高。此外静脉血栓性栓塞的发生率也增高。

二、手术后处理

由于动脉瘤手术时机的提前，所以手术后处理显得更为重要，有的是手术前处理的延续，有的是手术后新发生情况的处理。

1. 麻醉苏醒的观察

手术后由于麻醉药物的作用影响了对神经症状的观察。老年病人和肝、肾功能不良者，麻醉药物的半衰期会延长。病人恢复后又迅速恶化者可能由于出血或脑积水，应立即进行CT扫描，并采取相应的处理。

2. 颅内高压的处理

排除了手术后出血后，对颅内压＞20mmHg的病人应积极采取降低颅内压的措施。

（1）脑脊液引流 脑脊液引流是降低颅内高压最有效的方法，多采用脑室插管引流。引流瓶应高于外耳孔（相当于室间孔）10～20cm，引流时间超过1周者应更换引流位置或行脑脊液分流术。

（2）脱水和利尿 甘露醇为渗透性脱水剂，可减少细胞外水分，减轻脑水肿，并可降低血液的黏稠度和改善红血球变形，因而可改进脑灌注。剂量为0.25～1g/kg（体重），每4～8h一次，保持血渗透浓度＞320mmol/L。甘露醇的脱水效果有赖于健全的血-脑屏障，在有广泛的血-脑屏障破坏时，甘露醇可进入组织中反可引起脑水肿，故用量不可过大。利尿性脱水剂可降低血容量，对防治脑缺血是不利的。应用脱水剂最好在颅内压监测下进行。

（3）激素 一般来说，激素对降低颅内压力无明显效果，但地塞米松对减轻手术创伤引起的脑水肿有效。地塞米松为糖皮质类固醇药物，可增加细胞内葡萄糖浓度，增加乳酸的形成而引起细胞内酸中毒。大剂量的激素可引起胃肠道出血和易发生感染。故地塞米松的应用只能着眼于减轻手术后脑水肿。

（4）头位 抬高头位有利于头部静脉回流和降低颅内压，但抬高到何种角度是最恰当的有不同意见。Feldman曾对此进行研究，发现30°的头高位时颅内压和平均颈动脉压均有明显降低，而脑灌注压、脑血流量、脑代谢率、动脉与静脉血中乳酸盐之比以及脑血管阻力均无明显变化，超过30°以上则有改变。故 30°的头高位具有降低颅内压效果而又不至影响脑供血，是最合适的头位。

3. 防治脑血管痉挛

动脉瘤破裂后的手术治疗时机趋向于提早，其目的是防止动脉瘤再次破裂和脑血管痉挛。手术中夹闭动脉瘤后，应尽可能清除蛛网膜下腔积血。但完全清除是不可能的。实验研究证明，在 SAH 的 48h 后即便清除了积血仍不能完全防止脑血管痉挛的发生。故手术后防治脑血管痉挛仍是一个重要课题。SAH 后蛛网膜下腔积血的量与血管痉挛发生率有关，手术前 CT 扫描显示积血量多者，发生血管痉挛的可能性也较大。此外，手术操作也是引起血管痉挛的因素。手术后应严密观察病情变化，TCD 是一种非侵袭性检查方法，对大脑中动脉痉挛的诊断准确率达 90%，对血管痉挛有高危险因素者，术后应每日检查 1 次。如大脑中动脉流速的增加 > 50cm/s 则发生缺血性神经功能障碍的可能性很大。

治疗脑血管痉挛和脑缺血的方法详见第三章。其中 3H 治疗是一种有效的方法。动脉瘤夹闭术后由于不必顾虑动脉瘤的破裂，可积极采用这项治疗。手术中如果已在脑池内置入导管，可经导管注入纤维蛋白溶解剂 rt-PA，每日 1.5mg，有助于加快蛛网膜下腔积血的溶解和廓清。

4. 营养支持

中枢神经系统损伤后对营养的需求增多，早期营养支持对切口愈合、抵抗感染和防止并发症都很重要。每日热量摄入至少维持在 40cal/kg（体重）。

5. 防治并发症

（1）肺部并发症 SAH 后约有 20% 的病人发生吸入性肺炎，特别是有意识障碍和球麻痹的病人。接受扩容治疗者约有 23% 发生不同程度的肺水肿，

这是用 3H 疗法治疗脑血管痉挛和脑缺血中的一个主要矛盾。治疗肺水肿需限制液体摄入量和利尿以降低血压和血容量，这对脑血管痉挛是不利的。遇此情况要权衡两种危险何者更为重要。应充分供氧，利尿剂的用量宜小，血压不可降低过多。如果肺水肿严重，则宁可加强肺水肿的治疗，因为肺水肿的死亡率更高。

成人呼吸窘迫综合征（adult respiratory distress syndrome，ARDS）可发生于 4% 的 SAH 后的病人。在处理时应吸入高浓度氧并保持较高的呼气末正压（positive end-expiratory pressure，PEEP）。PEEP > 15cmH$_2$O 即可引起颅内压增高，在病人意识不清和需要增高 PEEP 时，应监测颅内压。

（2）心脏功能失调 SAH 后可发生心律不齐和心脏传导阻滞。SAH 后有 50% ～ 100% 的病人发生各种心电图异常。心律不齐的发生率达 35%，其中有 5% 可危及生命。如应用 24h Holter 监测器，则 91% 的病人可发现心律不齐，其中 41% 较为严重。SAH 可引起血中儿茶酚胺增高，直接作用于心脏产生心内膜下缺血性坏死，约有 1% 的 SAH 病人发生心肌梗死。SAH 后血清中肌酸激酶 MB 增高，血中儿茶酚胺增高还可引起心室过度兴奋，发生室性心律紊乱，严重者可导致死亡。应用 β 肾上腺能阻滞剂心得安（propranolol）和氨酰心安（atenolol），可降低血清中肌酸激酶浓度，有助于改善其预后。

（3）控制感染 SAH 后约有 30% 的病人有发热，最常见的原因是吸入性肺炎，此外脑室内积血和 SAH 引起的化学性脑膜炎均可有发热。手术前半小时静脉输入抗生素，并在手术过程中持续输入抗生素，对防止手术后颅内或切口感染最为有效。如果手术中在脑室内置管引流而且必须在手术后继续引流者，对引流管的无菌处理必须十分严格，一般不得超过 1 周，如需继续引流，最好改做分流术或重新钻孔插管引流。

（刘承基）

第十节 手术时机的选择

颅内动脉瘤破裂后，病人从初次出血的打击下存活后立即面临再次出血的威胁。再出血多发生于初次出血后的近期，其死亡率和致残率比初次出血更高。这给医生提出一个迫切的问题，就是尽早对动脉瘤进行确定性处理。但是动脉瘤破裂后引发的一系列病理改变制约着手术时机的选择，必须全面加以权衡，才能既挽救病人的生命又使病人获得最佳的处理后果。对于动脉瘤破裂后最佳手术时机的争论已持续了数十年，自从 1991 年 Guglielmi 发明用可脱性弹簧圈（GDC）栓塞颅内动脉瘤，并在 1995 年被美国食品药品管理局（FDA）正式批准应用于临床以后，手术时机问题的讨论又沿另一条思路展开。本节只讨论显微直接手术处理颅内动脉瘤的手术时机问题。

在 20 世纪 50 年代，多主张在动脉瘤破裂后尽早进行外科处理以防止再出血。但手术的致残率和死亡率都很高。据 Pool 等（1959）报告，动脉瘤破裂后病情分级良好的病人术后死亡率和致残率为 33%，老年病人和分级不良的病人则高达 71%～100%。而 Norlen 和 Olivecrona（1953）报告晚期（SAH 3 周以后）手术的结果比早期手术要好得多，因而提出了晚期手术的策略。至 70 年代，一些学者从总体处理后果（overall management results）来评论手术的时机，认为动脉瘤破裂后意识清醒、无局灶性神经症状和体征的病人应尽早进行手术处理。Suzuki 等（1971）注意到 SAH 后病情良好的病人中有 10%，病情不良的病人中有 33% 的病人有脑血管痉挛。并在其 1976 年的报告中在 SAH 后 48h 内手术的 17 例病人只有 1 例（5.9%）死亡，90% 的病人恢复良好，而在其后的 48h 内行手术的病人死亡率最高。Tamaki 等（1976）主张对 SAH 后病情良好的病人在入院后 24h 内行手术以防止再出血，争论仍在持续。

一、影响手术时机的因素

1990 年 Kassell 等对动脉瘤性 SAH 后的手术时机进行了广泛的国际协作研究（International Cooperative Study on the Timing of Aneurysm Surgery, ICSTAS），考虑到各种影响处理后果的因素，结论是早期手术（SAH 后 0～3 天）与延期手术（SAH 10d 后）的总体处理后果不相上下。Brown 等（1996）认为这些结论应该用现代的标准加以修正，理由是：第一，这些研究不是前瞻性随机研究；其次，这些研究已经过去了 10 余年，10 年来在诊断方法、电生理监测手段、治疗措施和脑保护方法等方面进步很大，其处理后果自然有所不同。医生应根据当代条件来决定手术时机。影响手术时机的因素有：①再出血的危险；②脑血管痉挛；③病人的临床分级（grading）；④蛛网膜下腔积血量；⑤病人的年龄和全身状态；⑥动脉瘤的部位和大小；⑦脑肿胀；⑧医生处理动脉瘤的能力；⑨病人转送至神经外科中心的时间等。分述如下。

（一）再出血

动脉瘤初次出血的死亡率约为 40%，存活下来的病人面临的最大危机是再出血，而再出血的死亡率更高（40%～75%）。再出血多发生于初次出血后的近期。很多报告指出，再出血高峰时间是在初次出血后的 24h 之内，Juvela 报告 236 例在初次出血后 72h 内入院的病人，在 24h 内的和第 1 周之末再出血率最高，分别为 4.1% 和 4.5%，头 2 周内累计为 20%，再出血的死亡率为 75%。1983 年 Kassell 和 Torner 在一项关于颅内动脉瘤再出血的协作研究报告中指出，动脉瘤再出血的高峰是在初次出血后的 24h

内，为 4.1%。在随后的 48h 内每天降为 1.5%，2 周之内累计为 19%。一般文献中初次出血后 2 周内的再出血率约在 20% 左右，只是再出血的高峰时间有所差异。从防止再出血和避免因之而发生的死亡率和致残率的角度来看，手术应尽可能提早。

（二）脑血管痉挛

脑血管痉挛是动脉瘤破裂后影响预后的另一个重要因素。多发生于初次出血的 3 天以后，高峰时间为第 6～8 天，在第 10～12 天逐渐缓解。因此很多学者主张在出血后 3 天以内行手术夹闭动脉瘤，同时清除蛛网膜下腔积血，除去导致血管痉挛的氧合血红蛋白及其他血块溶解后释放的血管活性物质。动脉瘤夹闭后还可积极地进行扩张血管（扩血管药物、球囊血管成形术）和增加脑灌注防止脑缺血并发症的治疗，例如 3H 治疗。

1982 年 Suzuki 等报告其 1978—1980 年治疗的 263 例动脉瘤的经验，认为如果为了防止脑血管痉挛，除非病人昏迷或症状恶化，均应在 SAH 后 48h 内进行手术，称之为超早期手术（ultra-early surgery）。因为蛛网膜下腔血块在 48h 后即溶解，而且 48h 后脑水肿明显，手术中易造成损伤，这一观点得到一些神经外科医生的支持。

1987 年 Handa 等用猴做实验，以探讨何时清除蛛网膜下腔积血方足以防止脑血管痉挛，经开颅在脑池内放入自体血，然后在第 24、48、72、96h 取出血块。发现在 48h 以前取出血块者不发生痉挛，而 72h 以后取出血块者均发生痉挛，痉挛的严重性与血块接触血管时间长短成正比。认为从防止脑血管痉挛的角度来看，手术应在 SAH 后 48h 内进行。

近年来主张早期（3 天内）手术者渐趋增多，手术中先夹闭动脉瘤，然后尽量清除蛛网膜下腔积血。广泛打开脑池进行冲洗，并在脑池中置管，引流出血性脑脊液，称之为"清道夫手术"（scavenger operation）。但广泛清除的概念受到非议，因为可造成脑的附加损伤，主张只限于清除手术显露途径可及部位的积血。然后在脑池内留置抗纤溶药物，如重组组织型纤溶酶原激活剂（rt-PA）或尿激酶（urokinase）。此外，夹闭动脉瘤后，用湿以罂粟碱的棉片覆盖痉挛的脑血管，5min 后揭去，可立即缓解局部脑血管痉挛。

rt-PA 在血液中的半衰期为 5～8min，而在脑脊液中为 2～3h，Findly（1990）用猴做 SAH 的模拟实验，在出血后 72h 内用 rt-PA 0.5mg 分 3 次注入鞘内，可溶解血块 4.38mL。临床应用 rt-PA 时，可在清除积血后一次留置 2～5mg，超过 10mg 有可能导致出血，也可经预置于脑池内的导管分次注入。Usui 等将 rt-PA 1mg 溶于 10mL 生理盐水中从导管内注入，夹闭导管 3h，然后放开引流，每 8h 一次，疗程 5 天，可显著减少症状性脑血管痉挛和缺血性脑梗死。尿激酶也可用于手术后溶解血块，将 60000 IU 尿激酶溶于乳酸林格液 500mL 中，经导管以 25mL/h 的速度输入，同时引流脑脊液，疗程 7 天，也可降低血管痉挛和脑梗死的发生率。这些治疗只能用于 SAH 后 3 天以内的早期手术者，脑血管痉挛一旦发生，再清除血块即无预防作用。

早期手术是否真正能够减轻脑血管痉挛仍存在争论。有些学者认为，在 SAH 后脑血流量本来已有减少，脑血管的自动调节功能不良，脑血管对 CO_2 的反应减弱，加以麻醉时降压，手术中脑牵拉、操作和暂时阻断血管等，都会加重脑缺血和脑血管痉挛。Sundt 回顾性分析 244 例动脉瘤手术的结果，发现在 SAH 后 0～3 天手术者血管痉挛的发生率比 4 天后手术者更高。早期手术中清除蛛网膜下腔积血的作用力也受到怀疑，"广泛清除"（aggressive removal）将加重脑损害，局限性清除仍会残留足以引起血管痉挛的血管活性物质。纤溶药物（rt-PA、尿激酶等）的应用，为早期手术在手术时机的争论中增添了砝码。

大多数研究中均指出，在脑血管痉挛的高峰期（SAH 后 4～10 天）进行手术将会加重脑缺血。但并不是所有学者都同意手术时机对脑缺血和脑血管痉挛有确定性影响。Ohman 等报告 211 例前部循环动脉瘤手术后 3 个月时的回顾性随机分析，早期手术组（0～3 天）因再出血引起的致残率和死亡率最低，随时间延迟而增高。但因血管痉挛引起的死亡率和致残率在早期手术和延期手术之间无明显差别。这一结果与 Kassell 和 Torner 等在 1990 年报告的"动脉瘤手术时机国际协作研究"（ICSTAS）的结论相同。

（三）SAH 后的病情分级

SAH 后病人的临床分级的方法很多，在讨论手术时机的问题时，通常还是用 Hunt-Hess 5 级分级法。Ⅰ～Ⅱ级的病人神志清楚，Ⅲ级病人已有嗜睡现象，

Ⅳ级病人有昏迷，Ⅴ级的病人已有深昏迷。Ⅰ～Ⅱ级病人属"状态良好"（good condition），表示无或只有轻度脑血管痉挛，无脑内血肿，脑水肿轻微，无急性脑积水。这类病人在文献的各病组中因入院时间的早晚和收治的对象不同，所占的比例也不尽相同。在Kassell 和 Torner 收集的 14 个国家 68 个神经外科中心，SAH 后 3 天以内入院 的 3521 例动脉瘤中Ⅰ～Ⅱ级病人占 75%～80%。这类病人（有人包括Ⅲ级者）无论早期或延期手术的效果都好，为了防止再出血和血管痉挛，都应尽早（3天内）进行手术。有的作者认为Ⅰ～Ⅱ级的病 人由于脑灌注压未受影响，其再出血率甚至比高级别的病人更高，应早期手术。对Ⅴ级的病人，手术危险性极大，除非有威胁生命的血肿，一般都主张延期手术。对于Ⅳ级的病人，如果昏迷的原因是由于急性脑积水，应予以脑室引流，如因有较大的脑内血肿应早期行手术清除，同时行动脉瘤夹闭术，如果有严重的脑血管痉挛，则应延迟手术，待病情稳定或好转后，再行手术夹闭动脉瘤。

目前对Ⅰ～Ⅱ级的病人应早期手术已成共识，对于"状态不良"（poor condition）的病人的手术时机问题争论较多，这类病人属Ⅳ～Ⅴ级或Ⅲ～Ⅴ级。不少学者认为即便病人入院时病情属Ⅲ～Ⅳ级，也应早期进行手术。Auer 报告 159 例在 SAH 后 8～28h 以内入院的病人手术后 6 个月时的结果，其中Ⅲ～Ⅳ级病人早期手术的后果良好率为 75%，而延期手术为30%；Ⅴ级病人的早期手术的后果良好率也有 12%，而延期手术者无一例得到良好后果。Winn 等报告 79例住院时属Ⅳ～Ⅴ级的动脉瘤破裂病人在 72h 内手术的后果，在 6 个月随访时，其Ⅲ级病人的处理死亡率（management mortality）为 13%，Ⅳ级病人为 35%，Ⅴ级病人为 41%。类似的报告尚有很多。可见对于"状态不良"的病人，经过积极的手术治疗也可获得较好的后果。

（四）蛛网膜下腔的积血量和分布

1980 年 Fisher 将动脉瘤破裂后 CT 所见的颅内积血分为 4 级（表 3-8）。蛛网膜下腔积血的量和分布与脑血管痉挛的发生有关，如果 CT 显示无积血或虽有薄层积血但分布弥散，很少（12.5%）发生严重的血管痉挛；如在脑池或脑裂中有较厚的积血，则严重血管痉挛的发生率很高（96%）。据ICSTAS 统计 3521 例动脉瘤破裂的病人，其中 3451

例（98%）在 SAH 后 5 天内作了 CT 扫描，有 2940例（85.2%）发现蛛网膜下腔积血，其中 49% 为弥散性积血，30% 积血较厚，18% 有薄层积血。

对于 SAH 后积血量较大，且主要分布于脑底诸池或脑裂中者，应早期手术，清除大动脉周围的积血，冲洗并在脑池内置管引流出血性脑脊液，注入溶解纤维蛋白的药物，有助于防止严重的脑血管痉挛。但脑脊液引流的时间不宜过长，引流脑脊液的量不可过多。Ogura 报告，引流超过 14 天者，有 3% 发生感染，引流脑脊液总量＜3000 mL 者，有 20% 发生脑积水，其中 8% 需行分流术；而引流总量＞3000 mL者，有 39.2% 发生脑积水，其中 17% 需行分流术。脑池引流易引起脑积水的原因，可能是造成蛛网膜下腔空虚，加重蛛网膜粘连，妨碍脑脊液的吸收所致。未行脑池引流者，脑血管痉挛的发生率为 19.4%（其中 Fisher Ⅲ级者占 25%），而行脑池引流术者，脑血管痉挛的发生率为 15.8%（其中 Fisher Ⅲ级者占17.5%）。

（五）病人的年龄和全身状态

约有 1/4（23%～26%）的动脉瘤性 SAH 病人年龄在 60 岁以上，总的说来年龄愈大手术的效果愈差。在 ICSTAS 的统计中，18～29 岁的病人手术后恢复良好率达 90%，手术死亡率为 3.2%，以后随年龄的增高，恢复良好率递减，手术死亡率递增，60～69 岁的病人恢复良好率降为 56%，而手术死亡率增高至 20%。但是 65 岁以上的病人早期手术（3天内）的死亡率并不比延期手术（10天后）高，因此不应将高龄视为早期手术的禁忌。高龄病人不管早期或延期手术，其恢复良好率均比低年龄组低，手术死亡率都比低年龄组高。高龄病人的再出血率较高，并发脑内或脑室内出血者较多，脑血管的储备能力弱，因而更易发生脑缺血。早期夹闭动脉瘤后可更积极地进行脑缺血的治疗，这些因素都支持对高龄病人早期手术的倾向。

关于"高龄"（elderly）的概念随着人口老龄化和治疗条件的进步也逐年有所改变。在 20 世纪50—60 年代，50 岁以上即称为高龄，到 80 年代 60岁以上才称为高龄。目前，很多文献将 70 岁以上称为高龄。而颅内动脉瘤的报告中，高龄病人所占的比例也愈来愈高。Inagawa 等在 1988 年和 1993 年分别报告了两组共 503 例颅内动脉瘤病人的早期手术和处理结果。第一组包括 1980—1985 年收治的 SAH 后 0～3 天入院的病人，其中年龄 70 岁以上的病人占 17%；第二组包括 1986—1990 年收治的同类病人，其中年龄在 70 岁以上者占到 34%，增加了一倍。这些病人中 80% 进行了早期（0～3 天）手术夹闭了动脉瘤。在手术后 6 个月时评价后果，第一组病人的死亡率为 21%；第二组为 13%。恢复"良好"或"中等"的病人在第一组中为 30%～35%；第二组为 60%。动脉瘤经夹闭后在处理方面要容易得多。结论认为：高龄（>70 岁）并不能构成早期手术的禁忌。Adams（1988）根据 150 例高龄病人的治疗结果，也认为高龄不应成为早期手术的禁忌证。

近年来，很多作者如 Inagawa（1988）、Winn 等（1988）和 Bailes（1990）等对于 SAH 后分级不良（Hunt-Hess Ⅳ～Ⅴ级）的病人也主张进行早期手术处理，因为这些病人用保守疗法的死亡率太高，达 70%～90%。如果早期手术夹闭动脉瘤，术后进行积极的治疗，可能将死亡率降至 50% 左右。

（六）手术的难度

后部循环的动脉瘤和巨大动脉瘤，由于技术上的困难有人主张延期手术。显露后部循环动脉瘤和巨大动脉瘤时需更多地牵拉脑组织，这在早期手术时脑肿胀的情况下是不利的。而且这类动脉瘤的发生率低，医生处理这种动脉瘤的经验较少，其手术后果自然较差。据 ICSTAS 的资料分析：椎 - 基底动脉瘤病人在手术后 6 个月时进行随访，恢复良好率和死亡率分别为 52.6% 和 31.2%，而前部循环动脉瘤分别为 55%～61% 和 20%～30%。椎 - 基底动脉瘤早期手术（0～3 天）的恢复良好率和死亡率分别为 60% 和 26%，前部循环动脉瘤（颈内动脉瘤、大脑前动脉 - 前交通动脉动脉瘤、大脑中动脉瘤）分别为 63%～69% 和 15%～20%，不论是前或后部循环动脉瘤，延期手术（10 天以后）的恢复良好率均有增高，死亡率均有降低，但在手术前有部分病人因再出血而死亡。

Peerless 等报告 200 余例后部循环动脉瘤早期手术的结果，手术中动脉瘤破裂率在早期和延期手术中无差别，但早期手术中有 41% 的病人需暂时阻断载瘤动脉，而延期手术中只有 19%，主张对 Hunt-Hess Ⅰ～Ⅲ级的病人进行早期手术。

至于巨大动脉瘤，由于显露较困难且瘤颈较宽，有时需阻断载瘤动脉较长时间，其恢复良好率比小型的动脉瘤低，而手术死亡率较高，理应等待初次出血的组织反应消退后再进行手术。

（七）脑肿胀

SAH 后早期常有脑肿胀，显露动脉瘤时困难，牵拉脑组织时易造成损伤，手术中动脉瘤破裂率也较高。有人描写早期手术时会遇到一个"红色的愤怒和肿胀"的脑。在 ICSTAS 统计的 2922 例动脉瘤手术中，这种脑组织坚硬（tight）者占总例数的 34%，需切除脑组织以利显露者占 3%，医生因此而认为"手术困难"者占 46%，手术中发生小量出血者占 6%，发生大出血者占 13%。这种"坚硬"的脑在早期手术中约占半数，在 10 天以后则只有 20%。医生们虽不认为早期手术会增加脑挫伤和脑裂伤的发生率，也不需要因此而切除大块脑组织，但都承认早期手术比延期手术困难，手术中动脉瘤破裂率在早期和延期手术时则无明显差别。

（八）颅内血肿、脑积水

动脉瘤破裂后合并发生脑内血肿和脑室内出血者各有 17%，少数病人（1.3%）还发生硬脑膜下血肿，有 15% 发生脑积水。这些情况均可导致病情恶化，应早期手术清除血肿，同时夹闭动脉瘤。血肿较大者还可引起脑疝，应行紧急手术清除血肿并夹闭动脉瘤。小的血肿不引起颅内压增高和神经症状者，可不作为选择手术时机的因素，而脑积水经引流脑室液后有助于显露动脉瘤，不应因此而延迟手术。

（九）手术组对处理颅内动脉瘤的经验和技术

并非所有最先收治颅内动脉瘤出血病人的手术组都具备在任何时机都能正确处理动脉瘤的经验和技术。在有良好设备和有经验的手术组的医院，可以在早期进行颅内动脉瘤手术，并可保持较为合理的手术死亡率和致残率。但早期手术毕竟较延期手术的困难和危险性大，对于设备和经验不足的医院和医生，在选择手术时机方面的自由度较小，特别对于手术较困难的后部循环动脉瘤和巨大动脉瘤。医生应揣度自身处理动脉瘤的能力和手术条件，然后选择对病人最为有利的手术时机。

（十）病人转送到治疗中心的时间

动脉瘤性 SAH 有一定的误诊率。有的基层医疗单位对应如何处理 SAH 病人认识不足，以致不能尽早转送到神经外科中心。甚至经保守治疗好转后，即不再进行进一步检查而令其出院。此外转送病人的渠道不健全，转送工具不具备等，所有这些都影响病人在其最佳时机接受确定性治疗，包括手术治疗和介入治疗。

二、结论

关于动脉瘤手术时机的争论仍在继续进行之中。主张早期（0～3天）手术的理由有：①可防止动脉瘤再次出血；②早期清除蛛网膜下腔积血可防止或减轻脑血管痉挛，动脉瘤夹闭之后可以更积极进行 3H 治疗或血管成形术；③早期手术时脑肿胀并不妨碍手术，也不增加手术中动脉瘤破裂的危险；④缩短住院时间，减轻病人心理紧张。主张延期（8～10天以后）手术的理由是：①早期手术时脑肿胀，脑损伤大，病人情况不稳定，手术死亡率和致残率高，抵消了防止再出血的优点；②早期手术并不能有效地防止或减轻脑血管痉挛，甚至反而可以加重；③早期手术时手术中动脉瘤破裂率高。至于所谓中期（intermediate stage）是指 SAH 后 4～7 天或 10 天，此时正值脑血管痉挛向高峰发展的阶段，既失去早期手术的优点，又不具备延期手术的优点，很少作者认为是最佳的手术时机。Ohman 和 Heiskanen 报告 216 例动脉瘤破裂后72h 内入院，病情良好（Ⅰ～Ⅲ级）的前循环动脉瘤病人，手术后 3 个月时的总处理结果，其中期（4～7天）手术者的死亡率与早期手术相同，恢复良好率比早期和延期手术者均低，而致残率却比早期和延期手术者均明显增高。在 ICSTAS 的统计资料中也表明SAH 后第 4～10 天行手术者，其恢复良好率低于 0～3天和 10 天以后行手术者，而死亡率却高于这两个时间阶段。

关于早期和延期手术的讨论已经持续多年，文献浩繁，莫衷一是。有的病组缺乏对照，有的病组入院时间早迟不一，有的病例数太少，有的则出自名家高手，其处理手术中难题的能力自然要高于一般水平，但总的趋势多倾向于早期手术。1990 年Kassell 和 Torner 等对手术时机进行了国际性专题协作研究（ICSTAS），总结了世界上 14 个国家，68 个神经外科中心，3521 例在 SAH 后 3 天内入院的动脉瘤病人，在各个时间阶段进行手术，对术后 6 个月时的结果进行了分析。结论是：延期手术（SAH 10 天后）与早期手术（0～3天）的总处理后果不相上下。早期手术确可减少再出血率，但不能防止脑血管痉挛的发生，这可能与手术中清除血块不彻底或还不够早有关。早期手术时虽然有脑肿胀，但一般认为尚不足以妨碍动脉瘤的夹闭。手术中动脉瘤的破裂率在各时间阶段中不相上下。延期手术的手术死亡率比早期手术低，分别为 7% 和 17%。但如果延迟手术 2 周，将会有 12% 的再出血率和 30% 的脑缺血性神经功能障碍发生。这些互相抵消的因素导致得出早期和延期手术的总体处理后果无明显差别的结论。但有一点是明确的，即分级良好（Ⅰ～Ⅱ级）的病人无论何时手术效果均好，而早期手术的效果尤佳，既可防止再出血，又可防止或便于处理脑血管痉挛。对于分级不良（Ⅳ～Ⅴ级）的病人，也有学者主张早期手术。

争论的尘埃尚未完全落定，2002 年 de Gans 等收集自 1974—1998 年发表在世界 11 种著名神经内、外科杂志上的有关破裂动脉瘤的论文共 268 篇，从中筛选出有关动脉瘤破裂后手术时机并具有可比性、统一性条件的论文 11 篇，包括 2025 例病人。这些病人必须符合以下条件：在 SAH 后 72h 内入院；入院时病情按 Hunt-Hess 分级法分级，Ⅰ～Ⅲ为分级良好，Ⅳ～Ⅴ级为分级不良；手术时机按早期（0～3天）、中期（4～7天）和晚期（7、8、10天后）划分；手术中必须使用显微镜；处理后果用格拉斯哥后果计分（GOS），然后用统计学方法加以处理。结论是：入院时病情良好者早期手术和中期手术比晚期手术的处理后果好；病情不良者早期手术和中期手术的处理后果也有比晚期手术好；早期手术与中期手术的处理后果无显著差异。

目前，普遍认为动脉瘤破裂后应尽可能早地进行处理，如果不行外科手术就应进行介入治疗，特别是对于病情危重、老年病人和后循环的动脉瘤。

（刘承基）

第十一节 手术的麻醉

颅内动脉瘤是潜在的高风险疾病，若并发蛛网膜下腔出血，病情凶险，除了因颅内压急剧升高而出现意识障碍、甚至昏迷以外，还可引起血压升高、心律失常等严重并发症，甚至危及生命。鉴于颅内血管疾病本身对脑循环的影响，以及麻醉与手术对脑灌注压、脑血管阻力、脑血流量、脑血管调节机制以及血-脑屏障完整性等方面的影响，麻醉与手术期间重视脑循环状态的调控，减少继发性脑损伤，改善脑血管疾病的预后具有十分重要的意义。本节还对脑动静脉畸形和脑血管介入手术的麻醉做了叙述。

一、脑的生理与麻醉

（一）脑的生理

1. 脑代谢与脑血流

正常成人脑组织的质量(1350g左右)约占全身质量2%，脑血流量（CBF）为750mL/min，平均为50mL/(100g·min)，占心排出量总量的12%~15%。脑氧代谢率（CMRO$_2$）为3.5mL/(100g·min)，脑氧耗量约为全身氧耗量20%，其中大约60%能量用于维持脑的电生理功能及脑的兴奋性，40%用于脑细胞的内环境的平衡及脑细胞膜的稳定。与脑的高氧耗量相比，脑的高能磷酸键和葡萄糖的储备均最低，需要持续供应氧和葡萄糖以维持脑功能的正常。脑的高代谢率以及高血流灌注的特征决定了脑组织易遭受缺血和低氧性损害。脑氧耗和氧供失衡造成的局灶性或弥漫性缺血、缺氧是多种因素导致脑损伤的共同途径。

（1）CBF 在部分或全脑CBF降低时，神经细胞是否受损取决于CBF降低的时间长短和脑代谢状况。CBF＞25mL/(100g·min)时，脑细胞的结构和功能维持良好；当CBF在20~25mL/(100g·min)时，细胞功能受损，EEG呈现慢波，但此时恢复CBF可逆转受损的脑功能；当CBF＜20mL/(100g·min)，EEG呈等电位，脑细胞活力与缺血时间的长短有关，如果缺血的程度超过脑细胞的耐受能力，细胞的能量储备很快耗尽，细胞膜受损，进而引起脑细胞死亡。如果CBF＜10mL/(100g·min)，脑细胞即发生不可逆性损害。

（2）脑灌注压 脑灌注压（CPP）是影响CBF的直接因素。正常情况下，脑血管具有自身调节机制，当平均动脉压（MAP）在60~160mmHg范围内时CBF变化较少。当CPP降低，脑血管即扩张；CPP增高，则脑血管收缩，以保持CBF的相对恒定。脑血管的自身调节机制除受神经因素调节外，还受多重因素的影响。

（3）PaCO$_2$ CO$_2$是极强的脑血管扩张剂，当PaCO$_2$在20~60mmHg范围内，PaCO$_2$每增减1mmHg，CBF相应增减2%~3%。CBF可在PaCO$_2$变化的2min内开始增减，12min后达到新的稳定水平。PaCO$_2$变化对脑血管张力的影响与其引起的pH改变有关，其作用位点在血管壁。PaCO$_2$增高导致CBF增多是与pH降低，致使细胞内一氧化氮（NO）、前列腺素（PGs）、环磷腺苷酸增多、K$_{ATP}$通道激活，导致电压依赖性钙通道关闭有关。PaCO$_2$＞20mmHg，一般不引起脑缺血。PaCO$_2$为10~12mmHg时，CBF减少，仅表现为脑功能的变化，但ATP正常，尚不构成脑缺血，但应避免长时间低CO$_2$血症。慢性PaCO$_2$升高可引起适应性反应，迅速排出CO$_2$，可引起CBF骤降导致脑缺血。

（4）PaO$_2$ PaO$_2$在60~300mmHg对CBF没有影响。PaO$_2$＜60mmHg，CBF增多；PaO$_2$升高，CBF中度下降；PaO$_2$达一个大气压（1atm = 760mmHg）时，CBF减少15%。

（5）血液黏度 血液黏度增加可增加脑血管阻力，降低CBF；而血液黏度降低，则可降低脑血管阻力，增加CBF。因此对有局灶性脑缺血的病人，适度血液稀释有益于改善缺血区的血流灌注。影响血液黏度因素包括血细胞比积、红细胞聚集、红细胞变形性、血小板聚集和血浆黏度改变等。当血液浓缩（脱水、利尿等情况下）或低氧、酸中毒引起红细胞变形性下降或血小板激活，可导致血小板聚集，并使 CBF 降低。

病理情况下，脑循环自身调节受到损害时主要表现在 3 个方面：① CBF 与脑代谢的匹配关系改变；②压力 - 自主调节机制部分或完全破坏；③脑血管对 $PaCO_2$ 的反应性改变，致使部分或全脑的代谢性自主调节丧失。当血管反应性不一致时，血管扩张剂可使未受伤脑区的 CBF 增加，而受伤区血流则减少，产生所谓的"盗血效应"。相反，血管收缩剂可增加受伤区的 CBF。当脑损伤引起 CPP 下降，而脑血管的自主调节还存在时，可采用扩容或使用血管收缩剂来进行控制性升压，以维持 CPP 在 80～100 mmHg 这个范围内，并降低脑血容量（CBV）和颅内压（ICP），以改善损伤区的血供，防止缺血性损害程度的恶化或扩大。当脑血管的自主调节机制对 CO_2 的反应性丧失、或伴有血 - 脑屏障完整性受损时，MAP 可直接传递到毛细血管，液体仅依赖静水压即可进入间质而引起脑水肿。此时可采用控制性降压并维持一段时间，以待血 - 脑屏障的修复，同时维持适当的胶体渗透压和选择性使用静脉血管收缩剂，如二氢麦角胺来减少脑血容量，并减轻间质性水肿。

2. 颅内压

成人平卧时的 ICP 正常上界为 15 mmHg，咳嗽和躁动可使 ICP 突然暂时升高，甚至高达 100 mmHg，但这种 ICP 升高仅在持续 1 min 以上才有病理意义。ICP 升至 15～20 mmHg 为轻度颅内压增高；ICP 达 20～40 mmHg 为中度颅内压增高；ICP 升至 40 mmHg 以上为重度颅内压增高。ICP ＞40 mmHg 会严重影响脑血流量，导致脑缺血缺氧性损害。ICP 增高还可引起脑移位，导致天幕疝或枕骨大孔疝致使脑干受压、移位与缺血，甚至出现呼吸循环停止。

颅腔内容物包括脑血容量（CBV，占 4%，约 50 mL），脑实质及细胞内外水分（占 84%，约 1100 mL）和脑脊液（CSF，占 12%，约 150 mL）。由于颅腔是一个不能伸缩的容器，脑组织、CSF 和血液三种内容物均不能压缩，因此任何一种体积的增加均可导致其他两种内容物代偿性的减少，从而维

持 ICP 相对稳定。颅内容积代偿机能对维持生物体的生命非常重要，但颅内容积的代偿有一定限度。理论上允许最大的颅内体积增加约为 10%，临床上实际允许增加的颅内临界体积约为 5%，在此范围内 ICP 增加缓慢，超过此范围可引起严重的 ICP 增高。

CSF 在容积代偿中起着主要作用，原因为：① CSF 吸收加快；② CSF 可被排挤出颅腔，蛛网膜下腔与脑室可被压缩。血液在容积代偿中的作用主要是颅内静脉系统的血液被排出颅外。脑组织仅能在较长时期受压的情况下发生萎缩及很少量的水分减少，因此脑组织本身在容积代偿中起的作用很有限。

CSF 生成速度和动脉与 CSF 间的压力梯度及滤过阻力成比例，而吸收速度则有赖于 CSF 和静脉的压力梯度及吸收阻力。CSF 生成和吸收速度对于颅内压的维持有重要意义，当 CSF 生成增加或吸收减少时可引起 ICP 增加和 CPP 的改变。

$$ICP = I_f \times R_0 + P_0$$

式中，I_f 为脑脊液的生成率，R_0 为脑脊液的吸收阻力，$I_f \times R_0$ 仅起 10% 的作用；P_0 是矢状窦的压力，起 90% 的作用，因此保持颅内静脉回流的畅通对控制颅内压非常重要，静脉高压或吸收受阻是 CSF 容量增加最常见的原因。

CBV 可分为 3 个部分：75% 在静脉系统，5% 在毛细血管系统，20% 在动脉系统。CBV 主要由血管张力决定：血管收缩时 CBV 减少，血管扩张时 CBV 增加。在适当的范围内，ICP 升高可通过 CBF 的等压空间代偿（isobaric spatial compensation）来缓冲，由胶质细胞产生的大量化学物质和代谢产物，作用于血管内皮细胞，调节 CBF，从而使占颅内容物 4% 的 CBV 发生变化。

颅内占位性病变（肿瘤、血肿、脓肿等）以及脑细胞性水肿均可增加脑实质的体积，使 ICP 增高。血 - 脑屏障（BBB）由脑血管内皮细胞和星形细胞足突间的紧密连接所构成。脑间质内压由 BBB 所控制，它可以限制水向间质内流动。在生理情况下，脑细胞容量是由血浆渗透量（osmolarity）所控制。脑细胞对血浆渗透量的变化有一定抵御能力，并拥有很强的适应机制，可在数分钟内纠正细胞的容积。当 BBB 的完整性因各种损伤而受到破坏时，自由水仅依靠静水压梯度即可跨越 BBB，导致脑间质水肿。

ICP 可影响脑血流自主调节机制。正常状态下，全身动脉血压增高时脑阻力血管收缩，脑血流量减

少；血压下降时脑阻力血管扩张，脑血流量增加。因而灌注压在 $50 \sim 150\,mmHg$ 范围内可保持恒定。$CPP = MAP - ICP$，正常 CPP 为 $75 \sim 100\,mmHg$，CBF 与 CPP 成正比，与脑血管阻力（CVR）成反比，表示为 $CBF = CPP/CVR$。

ICP 的高低直接影响 CPP。在一定范围内，ICP 增高时，CPP 降低，脑小动脉扩张，脑血管阻力降低，CBF 仍维持正常范围。如果 ICP 长时间 $>40\,mmHg$ 或 $CPP < 50 \sim 60\,mmHg$，CBF 严重不足，阻力血管麻痹，自动调节功能即丧失；如果 MAP 低于 $50\,mmHg$ 或高于 $160\,mmHg$，突破阻力血管的舒缩能力，自动调节功能也会丧失，脑血管麻痹，脑血管极度扩张，CBF 增加，导致更加严重的脑水肿，促使 ICP 进一步增高。

（二）麻醉药物与麻醉技术的影响

麻醉对脑循环及脑代谢的影响包括麻醉药物和麻醉技术对 CPP、CVR、CBF、$CMRO_2$、脑血管调节机制以及 BBB 完整性等方面的影响。由于脑循环自身的调节机制尚未完全阐明以及麻醉过程的复杂性，许多问题还有待于进一步的探讨和商榷。这里强调麻醉对脑循环的影响，目的在于使脑循环在麻醉与手术期间处于有控状态，以减少继发性脑损伤的发生。

1. 麻醉药物对脑生理的影响

（1）吸入性全身麻醉药　吸入性全身麻醉药如氟烷、恩氟烷和异氟烷等均可使脑血管扩张，增加 CBF 和 CBV，进而引起 ICP 升高。其脑血管扩张的作用强度依次为：氟烷 > 恩氟烷 > 异氟烷。在增加 CBF 的同时，$CMRO_2$ 呈剂量相关性降低。氟烷升高 ICP 的作用最强，目前已较少使用。恩氟烷对正常 ICP 影响较小，而对颅内占位病人 ICP 增加明显，尤其使用高浓度恩氟烷时。恩氟烷增加 ICP，不只是与脑血管扩张和 CBV 增加有关，还可能与 CSF 的产生增多和 CSF 的吸收阻力增加有关。

异氟烷较多用于神经外科麻醉，其降低脑代谢的作用较其他吸入麻醉药更为显著。异氟烷吸入浓度为 1.5MAC 时，其脑血管扩张和 CBF 增加的作用较氟烷低 65%。1% 异氟烷升高 ICP 的作用可由过度通气或巴比妥类药物所预防或部分控制。有的报道提示，异氟烷吸入浓度增加到 1.5% 时 ICP 才增加。此外，异氟烷不减少 CSF 的产生，但可减少

CSF 的吸收阻力。这些结果表明，异氟烷用于神经外科麻醉即使升高 ICP，幅度也较小，而且可用过度通气预防。

七氟烷和地氟烷对 CBF 的影响与上述 3 种吸入麻醉剂相似。七氟烷在 $0.5 \sim 1.5MAC$ 时对 CBF 和 $CMRO_2$ 的影响较轻，且可使 CBF 与 $CMRO_2$ 相匹配。Gupta 等通过观察脑血管自主调节指数（即 CVR 估计值变化百分比与 MAP 变化百分比的比值）的变化情况，发现吸入七氟烷的浓度在 $0.5 \sim 1.5\,MAC$ 时，脑血管自主调节指数不变，说明脑血管自主调节功能在该浓度范围内得以保留。七氟烷对 ICP 的影响同异氟烷，但在实验条件下有脑保护作用，七氟烷也许是将来神经外科麻醉较好的选择。地氟烷因可增加术中 ICP，对颅内高压的病人应避免使用。

N_2O 引起 ICP 增高已在人类和动物实验中反复证明。与卤族全麻药降低脑代谢不同，N_2O 增加 CBF 的同时可增加脑代谢。预先给予硫喷妥钠、地西泮、吗啡或过度通气能减弱 N_2O 增高 ICP 的作用。由于空气中的主要成分为氮气（73%），氮气在血中溶解度很小，血/气分配系数仅为 0.013，N_2O 在血中溶解度比氮气高，血/气分配系数约为氮气的 35 倍。当颅内存在空气时，一方面血液中 N_2O 顺浓度梯度向颅腔内空气扩散，另一方面颅腔内空气中氮气吸收入血，但前者的扩散速度远快于后者吸收的速度，因而可使颅内积气增多，形成张力，使 ICP 增高。因此，神经外科手术应避免使用 N_2O。

（2）静脉麻醉药　静脉麻醉药可降低 CBF 和脑代谢率。静脉麻醉药降低 CBF 的作用可能不是收缩脑血管的结果，而似乎是静脉麻醉抑制脑代谢的结果。静脉麻醉药中氯胺酮可能是唯一的引起 CBF 和脑代谢增加的药物。使用静脉麻醉剂时，脑血管的自主调节机制及其对 CO_2 的反应性均存在，但每一种静脉麻醉药物对脑循环的影响各有其特点。

巴比妥类药物可剂量依赖性降低 CBF、$CMRO_2$ 和 ICP。在麻醉起效时，可使 CBF 和 $CMRO_2$ 降低 30% 左右；而应用大剂量硫喷妥钠使脑电图 (EEG) 出现等电位点时，可使 CBF 和 $CMRO_2$ 降低 50%。即使在低温时，使用巴比妥类药物仍能保留脑血管的自主调节机制和脑血管对 CO_2 的反应性。巴比妥类药还可减弱由其他麻醉药如 N_2O 和氯胺酮引起的脑血管扩张，从而降低 ICP。

丙泊酚在神经外科麻醉中有其特殊的优点。丙

泊酚对 CBF、$CMRO_2$、ICP 的影响与巴比妥类药物相似，麻醉中除降低 $CMRO_2$、CBF 和 ICP 外，也能保留脑血管压力自主调节机能和脑血管对 CO_2 反应性。此外，研究表明，丙泊酚还可抑制兴奋性氨基酸的释放，减少钙离子内流和清除氧自由基，从而减轻兴奋性氨基酸的神经毒性，保护细胞膜，对脑缺血–再灌注损伤具有防治作用，但其脑保护作用未得到证实。

苯二氮䓬类药物可降低 CBF 和 $CMRO_2$，但对脑血管的压力性自主调节和脑血管对 CO_2 的反应性无明显影响。

依托咪酯可直接收缩脑血管降低脑代谢，从而有效地降低 ICP 而不降低 CPP。依托咪酯无巴比妥和丙泊酚导致的低血压，但长时间使用可抑制肾上腺皮质功能。在对严重脑外伤病人的研究中，对皮质电活动存在的病人依托咪酯可降低 ICP，而对皮质电活动已被最大抑制的病人无效。这表明，在人体依托咪酯降低 ICP 的作用可能是因为依托咪酯抑制了脑代谢，降低 CBF，从而降低 ICP 所致。

麻醉性镇痛药对 CBF、$CMRO_2$ 及 ICP 的影响较小，对脑血管的自主调节功能以及对 CO_2 的反应性也无明显影响。清醒病人静注芬太尼（$2.5\mu g/kg$）可引起 CBF 流速增加，而过度通气引起的 $PaCO_2$ 降低可消除这种效应。苏芬太尼和阿芬太尼对脑循环影响的报道并不一致。快速注射阿芬太尼可引起 MAP 降低和 ICP 的升高，但 CBF 的变化不太明显。小剂量雷米芬太尼（$1\mu g/kg$）对 CBF 的绝对量无明显影响，但大剂量雷米芬太尼（$5\mu g/kg$）在 $PaCO_2$、CPP 不变时，可以降低大脑中动脉的血流速度。

去极化肌松药琥珀胆碱在麻醉诱导期可引起 CBF 和 ICP 显著增加，其增加 ICP 的作用可被非去极化肌松药预防或减弱。而非去极化肌松剂右旋筒箭毒碱可因组胺释放而降低 CPP，同时扩张脑血管，使 ICP 增加。新型苄异喹啉类肌松药如美维松、阿曲库铵等的组胺释放作用较弱，对脑循环和 ICP 的影响均较小。甾体类肌松药如罗库溴铵、哌库溴铵、维库溴铵几无组胺释放作用，不影响 CPP，对 ICP 影响甚微，即使对颅内高压的病人，也不诱发 ICP 进一步升高。

2. 麻醉药物与脑保护

除氯胺酮而外，静脉麻醉药和吸入麻醉药均有降低脑代谢，抑制脑电生理活动的作用。因而以往的理论认为：麻醉药物以及药物导致的麻醉状态能够减少脑电生理活动，降低脑代谢，保存 ATP，因而在发生缺血缺氧性损害时具有脑保护作用。然而最近的证据表明，麻醉药介导的脑保护作用与麻醉药在正常条件下对脑电活动的抑制作用无关，而是麻醉药物的直接影响。由于脑的高代谢性，以及神经元活动的非静止性，需要大量的能量维持跨细胞膜的离子梯度，仅 Na^+-K^+-ATP 酶的能量消耗就占脑能量需求的 40%。因此一旦发生缺血缺氧性损害，ATP 消耗殆尽，Na^+-K^+ 泵失活，神经细胞内 K^+ 外流，细胞膜缓慢去极化，一旦达到阈值，Na^+、Ca^{2+} 快速内流，K^+ 快速外流，细胞膜完全失去膜电位，即所谓缺氧性去极化。同时，兴奋性介质谷氨酸释放，激活 α–氨基–3–羟基–5–甲基–4 异唑丙酸酯（AMPA）受体和 N–甲基–D–天冬氨酸（NMDA）受体，进一步增加神经细胞 Na^+、Ca^{2+} 内流和 K^+ 外流。由于 NMDA 受体活化，电压敏感性 Ca^{2+} 通道开放，逆转细胞内 Ca^{2+} 流动，Ca^{2+} 从细胞内线粒体和内质网释放。细胞内 Ca^{2+} 超载，是导致细胞损害的元凶。麻醉药物预期的抗缺氧脑保护能力似乎与其阻断缺氧时 Na^+、Ca^{2+} 和（或）谷氨酸兴奋性毒性损害作用的能力有重要关系，而与其阻断正常神经元兴奋性的能力似乎无关。硫喷妥钠和七氟烷可促进缺氧后大脑皮层 CAl 区锥状细胞的恢复，而丙泊酚和异氟烷则无此作用。低浓度的利多卡因虽然在正常供氧状态下并不能减少神经元的电生理活动，但能阻断缺氧引起的细胞内 Na^+ 升高，阻断缺氧性的去极化，实验中有促进缺氧后脑细胞恢复的作用。由此看来，利多卡因对神经元的保护作用，并不是药物阻断神经元电活动的作用，而是阻断缺氧性改变，从而能促进神经元的恢复。这些结果虽很诱人，但仅仅是离体研究所获得的结论（表 4–5），还需要在体和临床研究加以证实。

在体和临床研究表明，利多卡因和大剂量巴比妥类可能有脑保护作用。使用巴比妥类药物使中枢产生深度的爆发抑制时，可使 $CMRO_2$ 降低 50%。对于需要长时间阻断动脉的病例，使用巴比妥类药物可有效减少术后神经系统并发症。部分医疗中心倡导于动脉瘤夹闭前和手术中常规使用公认的脑保护药物（如巴比妥）使中枢产生爆发抑制，并监测 EEG 以判断脑电抑制深度，指导药物用量。然而，

表 4-5 离体实验中神经元缺氧时和缺氧后麻醉药物的作用

麻醉药物	缺氧					NMDA/AMPA
	保护生理反应	延缓缺氧性去极化	改善Na^+内流	减少ATP消耗	改善Ca^{2+}内流	保护生理反应
硫喷妥钠(600μM)	是	是	是	是	是	是
咪唑安定(100μM)	是	—	—	是	是	—
丙泊酚(20μg/mL)	否	否	是	是	是	否
乙咪酯(3μg/mL)	否		否	否		
利多卡因(10μM)	是	是	是	是	否	—
利多卡因(100μM)	是	是	是	是	是	—
N_2O(50%)	否	—	否	否	否	—
异氟烷(2%)	否	否	是	是	否	—
七氟烷(4%)	是	是	是	是	是	—

由于对血流动力学的显著抑制和苏醒时间延长等副作用限制了大剂量巴比妥类药物的临床应用。有研究显示，小剂量巴比妥使 EEG 产生轻度抑制与大剂量巴比妥产生的 EEG 爆发抑制具有同样的脑保护效应，且无明显的心血管抑制作用，如此低剂量的巴比妥可安全用于心血管手术中。

丙泊酚与巴比妥类一样可降低脑代谢，对 EEG 的作用与巴比妥相仿，也可产生脑电爆发抑制，对心血管的抑制作用与巴比妥相仿。丙泊酚无蓄积作用，清醒迅速，目前在临床上应用较普遍。但在人体的脑保护作用尚无定论。

乙咪酯是短效的麻醉药，无明显心血管抑制作用，对 EEG 的作用与巴比妥相仿，但长时间使用，可能抑制肾上腺皮质功能，因而限制了该药的应用。

挥发性麻醉药物异氟烷的在体和临床脑保护效果有不同意见。有些在体研究表明，相对于非麻醉状态而言，挥发性麻醉药具有脑保护作用。七氟烷

因可以阻断缺氧性去极化，阻断缺氧时 Na^+、Ca^{2+} 及兴奋性氨基酸的毒性，是目前唯一的具有脑保护作用的吸入麻醉药，因而推荐使用于神经外科手术。

3. 麻醉操作的影响

全麻诱导不平稳或麻醉过深、偏浅以及气管插管导致的血流动力学的紊乱可影响脑循环。若血压过高或过低，超出脑血管压力自主调节范围或吸入麻醉药使脑血管压力自主调节机制丧失时，可引起 CBF 的较大变化。病人呛咳、机械通气压力过高或固定体位不当而引起脑静脉回流受阻时，都可使 CBV 增加和 ICP 升高，并影响 CPP。

术中输血、输液过多将增加 CBV，特别是生理盐水或含糖液等晶体溶液将增加毛细血管的静水压；伴有 BBB 破坏或压力调节受损时，可加速脑水肿的形成。

二、颅内动脉瘤手术的麻醉

（一）麻醉前评估与准备

动脉瘤破裂 SAH 的病人除有神经系统症状外，还常伴有高血压、心律失常、心肌梗死、神经源性肺水肿、急性呼吸衰竭、胃肠道出血、深静脉栓塞、电解质紊乱等并发症，麻醉前正确判断和维护病人的全身状况和重要脏器功能，合理选择麻醉药物和方法，对改善病人的愈后有重要意义。

1. 神经功能状态的判断

常用于 SAH 病人神经功能状态分级的方法是 Hunt-Hess 分级和世界神经外科医师联合会（World Federation of Neurologic Surgeons, WFNS）分级（见第三章表 3-11，表 3-12），级别越高神经功能损害越重，预后越差。

目前观点认为，对于神经功能评分较好的病人，即 Hunt-Hess 分级 I～Ⅲ级的患者或 WFNS 分级 I～Ⅲ级甚至Ⅳ级的病人，应该早期手术，在发生 SAH 72h 内夹闭颅内动脉瘤，以减少再次出血、降低血管痉挛的发生率及严重程度、减少长期卧床引起的医源性并发症（如深静脉血栓、肺不张、肺炎等）的发生，改善病人的愈后。如果早期手术不能进行，则手术时间应延至 2 周以后以避开血管痉挛的高峰期。

2. 脑血管痉挛

脑血管痉挛一般多发生于 SAH 后 4～12 天，也可能更早。脑血管痉挛早期症状是嗜睡，经过初期病情稳定后再度恶化。如果临床上怀疑或血管造影证实有血管痉挛，则往往延期手术。值得注意的是，如果在血管痉挛期进行手术，与通常采用的控制性低血压的术中管理模式相反，术中应将 MAP 维持在较高水平，应更加关注术中低血压可能导致或加重血管痉挛患者脑缺血的可能。

钙通道拮抗剂尼莫地平可减轻 SAH 后脑缺血的程度，但是否能降低血管痉挛的发生率尚有不同意见，有人认为尼莫地平的有益作用可能是作用于神经元而非作用于血管平滑肌；另有多中心研究显示，虽结局无改善，尼莫地平可以降低症状性血管痉挛的发生率。因此，尼莫地平仍然是标准的治疗用药。

高血压 - 高容量 - 血液稀释（3H）疗法是治疗血管痉挛的常用方法。采用高容血液稀释将红血球压积（HCT）降低至 30% 以下，并维持高血容量。同时使用多巴胺将 MAP 增高至基础收缩压之上约 20～30 mmHg。此法可以撑开闭合的脑血管，改善脑血流，提高氧供，利于脑功能恢复，多用于尼莫地平治疗无明显作用的病人。治疗前需放置中心静脉导管（年老体弱病人最好放置漂浮导管），监测 CVP 或 PCWP。静脉输入胶体和晶体液使 CVP 升高至 10～12 mmHg，或 PCWP 升至 15～18 mmHg，同时心输出量增加，使血压升高，必要时可给予适量的多巴胺或多巴酚丁胺。目前对此法尚未普遍推广，主要原因为：①有可能诱发肺水肿（7%～17%）、脑水肿或心律失常；②没有明确的治疗终止指标，只能根据神经功能损害是否有所改善而定；③量 - 效关系不恒定。

3. 再出血

未经手术止血的动脉瘤出血病人，7% 在 24～48 h 内发生再出血，20%～30% 在 14 天内发生，所以手术是解决再出血的根本措施。是否早期手术一直是争论的焦点。过去认为由于早期脑肿胀及手术后神经系统并发症和血管痉挛的发生率较高，需要先保守治疗而"等待"手术时机。目前大量的研究结果表明，在给予尼莫地平和高容量治疗的情况下，应尽早手术，尤其是危重病人，这样可防止再出血，降低病死率。

以往曾试图应用抗纤维蛋白溶解药以减少再次出血的发生率，但是后来的研究显示，不良事件的总体发病率更高，还可能加重脑缺血和脑积水。

4. ECG 异常

SAH 后常出现 ECG 改变，如：T 波倒置、T 波形态改变、Q-T 延长，ST 段压低和出现 U 波。这些改变的意义尚有争议，可能是与 SAH 发作初期极度高血压，心室壁张力急剧增高，引起心内膜下或心内膜外局部心肌损伤有关。动脉瘤性 SAH 时的 ECG 改变与心肌功能的关系尚不清楚，一般认为，不会引起心脏功能的严重损害。除非观察到典型心肌缺血表现，不推荐特异性干预和用药。但是，这种非特异性 ECG 异常可能诱发心律失常，特别是 Q-T 间期延长（＞550 ms）可导致恶性室性心律失常，包括尖端扭转性室性心动过速。

若有明显的 ECG 改变并伴有心肌酶谱升高，应注意有无急性心肌梗死的发生。此类病人不宜使用抗凝药，因而不能先行溶栓及冠状动脉成形术或搭桥手术，以免增加颅内出血。如若等待 3 个月，待心血管功能稳定后再行开颅手术，则可能增加动脉瘤再次破裂的机会而导致死亡。有临床资料表明，动脉瘤性 SAH 病人因术后心血管并发症而导致的死亡病例较少。因此，原则上应根据病人当时的心功能状态，尽早行开颅手术。如果延误手术时机，即便是改善了心血管功能，但中枢神经功能严重受损是不可逆的，其总体结局依然不尽如人意。对于心功能差的病人，应待心力衰竭或致命的心律失常得到纠正和心功能稳定后尽早实施开颅手术。

5. 血容量不足与电解质紊乱

有些患者在 SAH 后可发展成为抗利尿激素分泌失调综合征（SIADH）。SIADH 的特征是低钠、正常或轻度的高血容量，主要通过容量限制来治疗。

SAH 后的低钠血症也有可能是脑盐耗综合征（cerebral salt wasting syndrome）的结果，后者是由于利钠肽的释放导致肾脏排钠异常增高，导致低容性低钠血症。其特征是具有以下三联征：低血钠，容量收缩和高尿钠（＞50 mmol/L）。应注意与 SIADH 的鉴别诊断，进行相应的治疗。脑盐耗综合征与血管内容量收缩有关，进一步限制液体可能导致血容量进一步减少，导致病情恶化，应予以避免。

SAH 病人还可因卧床、负氮平衡、脱水治疗、红细胞生成减少、医源性血液丢失（较多的抽血化验等）和自主神经系统调节不良等出现低血容量。术前等待时间越长，低血容量的可能性越大，程度越重。术前应仔细检查并给予适当纠正。

6. 麻醉前用药

对于动脉瘤没有破裂的病人，麻醉前用药的目的是消除病人的紧张情绪及由其引起的血压升高，防止动脉瘤破裂。术前一日晚可给予安定 10 mg 口服，术前给予咪达唑仑 5 mg 肌内注射。术前有高血压的病人，应保持血压稳定，抗高血压药应服用至手术当日晨。对于动脉瘤破裂 SAH 的病人，Hunt-Hess 分级Ⅰ～Ⅱ级，神志清楚且 ICP 接近正常，术前可给予咪达唑仑，但应注意避免抑制呼吸及颅内压升高。对于 Hunt-Hess 分级Ⅲ级或更重的病人，通常术前不用镇静药。

（二）麻醉监测

1. 基本生命指标的监测

基本生命指标监测包括心电图、动脉血压、脉搏血氧饱和度、潮气末 CO_2、体温、尿量等。由于动脉瘤手术期间需要对血压进行精确调控，应选择动脉内穿刺置管，连续监测动脉内压。为了能够在术中动脉瘤破裂后快速输液及监测中心静脉压，应在麻醉后手术开始前放置中心静脉导管，对于心功能较差的患者，尤应如此。

2. 神经系统功能监测

神经外科常用神经诱发电位监测神经功能，包括体表诱发电位（SEP）和脑干听觉诱发电位（BAEP）。脑电图（EEG）在动脉瘤手术中的应用价值尚不肯定。SEP 可以判断手术对传导通路的影响，但首先要排除麻醉药物对其造成的影响。

（1）脑电图　EEG 是大脑皮层的突触后兴奋与抑制电位在时间和空间上的综合表现。导致脑功能障碍的各种因素几乎均能影响 EEG，因此 EEG 监测具有很高的敏感性。EEG 主要由脑皮质锥体细胞产生，对缺血缺氧十分敏感，当 CBF 降至 $20\sim25$ mL/（100g·min）时 EEG 活动开始减慢，随着脑缺血加重，EEG 波幅减小，CBF 降至 <12 mL/（100g·min），脑电的自主活动完全消失。一般而言，

在脑皮质发生不可逆损害之前，EEG 已呈等电位。近年在颈动脉内膜切除术中也证实了局部脑血流与 EEG 变化之间的关系。EEG 与脑代谢关系密切，在脑组织 ATP 水平下降之前以及细胞膜功能衰竭之前，EEG 就表现出明显异常。这说明 EEG 出现缺血性异常后，尚存在脑损伤的治疗时机，这正是脑血管手术中监测 EEG 的意义所在。目前，EEG 监测仍是唯一可以显示脑功能动态变化的客观指标，是术中监测脑缺氧的金标准。

常规 EEG 按其频率范围划分为 α、β、θ、δ 四个区段，采用 16 道导联记录，用目测分析计算的精确度较差，不适合手术中使用。用于围手术期监测的脑电监护仪，仅用 $2\sim4$ 道导联，采用计算机分析技术，定量分析脑电功率谱，比常规 EEG 用目测分析具有更高的敏感性，是目前用于脑外科手术中神经功能监测的主要方法。功率谱分析仪如压缩谱阵 EEG（compressed spectral array EEG，CSA-EEG）在监测局灶性脑缺血、早期脑缺血和轻度脑缺血优于常规 EEG。

CSA-EEG 是监测术中局部脑缺血的有效方法。当一侧大脑半球缺血时，患侧与健侧 EEG 频率和功率呈不对称样改变，在 CSA-EEG 监测中很容易辨认。在颈动脉内膜切除术中，大约 10% 患者在暂时阻断颈总动脉时出现上述现象。许多情况下，CSA-EEG 出现脑缺血样改变提示术中需要放置分流导管以恢复阻断部位远端的血流灌注。CSA-EEG 出现脑缺血缺氧改变同样可发生在动脉瘤和分流手术暂时夹闭主要相邻脑动脉时。如果 CBF 下降，低于前述的缺血阈值，EEG 可在 $10\sim20$ s 内发生变化，并可辨认大脑皮层受损的区域。如果脑血流在 20 min 内恢复，可无神经损伤发生。EEG 的恢复时间越长，神经损伤越重，术后恢复越差。

CSA-EEG 还可用于高危脑血管手术，作为指导阻断脑血流以及指导血管阻断前使用麻醉药降低脑代谢的参考。一方面可进行动脉瘤夹闭效果的评价，即临时阻断动脉瘤，观察 EEG，如果 EEG 显著减慢，则应调整钳夹的位置，应用苯肾上腺素提高血压，减浅麻醉，直到 EEG 无异常。如果不能达到要求，且需要长时间阻断，则应使用巴比妥类药物，使 EEG 产生深度的爆发抑制。另一方面，当需要使用麻醉药物脑保护时，可用以判断脑电爆发抑制的深度，指导药物用量，以求发挥最大脑保护效应，而又避免药物的心血管抑制作用。例如：导致脑电

爆发抑制的巴比妥剂量，可使脑氧耗量减少50%，而对心血管抑制轻微。

EEG对许多因素敏感，但特异性差，可能影响EEG的因素有：年龄、氧分压、缺血、体温、电解质失衡、低钙、内分泌疾病、低糖血症和麻醉药等。

（2）躯体感觉诱发电位　SEP是以微弱电流刺激患者的肢体，该冲动经感觉通路传入大脑皮层，有关的神经元产生电活动，相应部位的监测电极记录的电位。SEP在监测中枢神经系统功能有一定的优势。其特征是SEP与刺激存在明显的锁时关系，重复刺激时波型和波幅基本相同。应用叠加和平均技术可将SEP信号从噪声中分离，避免背景电活动的影响。由于SEP的神经发生源已明确，可根据临床需要进行有目的的监测。将监测电极放在不同的部位，可定位分析神经传导通路上不同层次的变化，如皮质、皮质下、脑干、脊髓和外周神经的诱发电位。

皮质SEP的早期成分比较固定，起源于大脑皮质感觉区，可基本反映皮质功能状况。如皮质下损害，其特征是中枢传导时间延长伴波幅降低，而皮质损害仅引起波幅的变化而中枢传导时间正常。SEP对脑缺血反应敏感，但略慢于EEG。大脑半球灰质CBF降低时，同侧SEP波幅降低，潜伏期随CBF的降低逐渐延长，波幅比潜伏期的变化更加明显。因此，SEP用于脑血管手术中监测，可以及时发现脑缺血，减少术后神经并发症。SEP在较低的CBF[15～20 mL/（100g·min）]和体温较低（20～30℃）时仍可测得，而此时EEG已受抑制。这一特点对于动脉瘤手术暂时夹闭脑血管后判断大脑半球的血流灌注是否充分十分有用。

一些伴有隐性颈椎管狭窄的病人，摆放体位时，颈项过度屈曲，可引起脑血流减少，对于这些高危病人，摆放体位前后监测SEP，可避免体位不当造成的脑损伤。

SEP易受吸入麻醉药的影响，对皮质SEP的影响随剂量增加而增强。对大多数麻醉药而言，最低肺泡气有效浓度高于1.5%，此时SEP的信噪比<3∶1，皮层的反应难以识别。静脉麻醉药对SEP的影响小于吸入麻醉药。因此对于术中需要用SEP监测神经功能的手术推荐使用静脉麻醉药。但乙咪酯和氯胺酮可增加SEP的波幅，而潜伏期无变化。

（3）脑干听觉诱发电位　BAEP较SEP稳定，BAEP由皮质下脑桥听神经核起源，不易受药物的影响，易于记录和分析。主要反映第7、8对脑神经和部分脑干的功能，常用于监测后颅窝手术。由于BAEP所涉及的传导通路较少，故对脑功能的监测，尤其是后颅窝脑循环的监测不敏感。

（三）麻醉药物的选择

基于前述麻醉药物对脑生理的影响，静脉麻醉药如巴比妥类、丙泊酚、乙咪酯、咪唑安定及阿片类药物是颅内动脉瘤手术麻醉的常用药物。吸入麻醉药异氟烷和七氟烷也常用于颅内动脉瘤手术麻醉，但对于颅内高压的病人，宜选用全静脉麻醉。去极化肌肉松弛药可引起ICP增高，麻醉诱导时应避免使用。

（四）麻醉

1. 麻醉诱导与维持

麻醉诱导与维持的原则是：①绝对避免急性高血压，以免引起动脉瘤再次破裂的危险；②控制ICP，提供脑松弛，以利于外科手术；③维持较高的MAP，避免CBF减少；④当外科医生准备夹闭动脉瘤或控制破裂的动脉瘤出血时，应精确地调控血压。

麻醉诱导插管期的关键问题是预防气管插管引起的血压升高、心率增快、心律失常等心血管不良反应，防止动脉瘤破裂。常用的药物组合为：芬太尼6～8μg/kg、维库溴铵0.1mg/kg、硫喷妥钠6～8mg/kg或丙泊酚2mg/kg或依托咪酯0.4～0.5mg/kg，肌肉完全松弛后，放置喉镜时，静注艾司洛尔1mg/kg，显露声门后，咽喉及气管内喷雾1%丁卡因或2%～4%利多卡因2mL，然后行气管插管。整个插管过程在20s内完成。插管持续时间越长，心血管不良反应越重。如果反复气管插管，每次操作不应超过20s。必要时静脉注射艾司洛尔30～50mg和尼卡地平0.5mg，防止血压升高和心率增快。对于气管插管困难的病例，必要时考虑纤维光导喉镜辅助气管插管。

麻醉维持可以选用静脉、吸入或静吸复合麻醉，因麻醉医师的习惯和客观条件而定，但均应维持一定的麻醉深度。颅骨钻孔前可静注芬太尼2μg/kg。术中应控制呼吸，适当过度通气，维持呼气末PCO_2为28～30mmHg。术中根据需要精确地调控血压。

第十一节 SECTION 11

2. 麻醉恢复期处理

麻醉恢复期高血压和心动过速十分常见。平顺的麻醉恢复期意味着避免咳嗽、挣扎和高血压。高血压可导致颅内出血，并加重脑水肿。事实上，由于脑血管自主调节机制受损，高血压还可直接增加 CBF 而增高 ICP。咳嗽、挣扎亦有同样作用，突然增高的胸内压使脑动、静脉压同时增高，导致脑水肿、出血和 ICP 增高。

常用的方法是：手术结束前给予适量阿片类药，降低气道反应性。给予适量艾司洛尔、拉贝洛尔、肼苯哒嗪等控制高血压。术中使用吸入 N_2O 维持麻醉时，可在手术结束前先停用 N_2O，以异丙酚 $25 \sim 100 \mu g / (kg \cdot min)$ 替代。应避免手术结束时过早停用麻醉药，因为在包扎头颅时气管导管移动引起咳嗽，麻醉药应在头颅包扎完毕后停用。

在麻醉恢复期，利多卡因 $1.5 mg/kg$ 静注，可减轻因麻醉减浅和气道反应恢复而可能出现的咳嗽。此外，应特别注意浅麻醉下应用肌松药拮抗剂而引发的躁动和咳嗽。

对于一般情况较好，手术相对简单，麻醉恢复较快的病人，可在意识完全清醒前拔除气管导管，以减少拔管期咳嗽、挣扎和血压增高。但应特别警惕外科手术可能引起神经损伤、意识恢复延迟、后组颅神经受损。此类病人应待其意识完全恢复，能充分配合，气道反射完全恢复时拔除气管导管。

（五）特殊麻醉处理

1. 血压的控制

（1）控制性低血压 近年来的观点认为，脑动脉瘤手术中应维持血压正常或略高于正常水平，尤其是动脉瘤破裂 SAH 的病人，存在脑动脉痉挛，局部 CBF 减少，脑血管自主调节功能降低。中度低血压就可导致脑缺血，甚至在正常血压时也可能有 CBF 减少，此外，局部脑组织牵拉也可导致局部的有效灌注压下降，此类病人一般不宜使用控制性降压。

尽管关于控制性降压对颅内动脉瘤手术病人是否有益，目前尚有争议。但对于择期动脉瘤手术以及不处于血管痉挛期的病人，在处理动脉瘤时，控制性降压仍是常用的方法。一旦术中动脉瘤破裂出血，有些外科医生甚至会要求将血压降低到 MAP

50 mmHg 或更低，此时控制性降压的风险常大于其益处，应尽可能暂时夹闭载瘤动脉以控制出血，而不能依靠控制性降压来减少出血。

实施控制性降压前，通常应建立有创动脉压和 CVP 监测。准备连接 CVP 或静脉管道的三通接口。精确控制血压的手段因人而异，应选择起效迅速、持效短暂、恢复迅速、可控性好的降压药，常用异氟烷深麻醉和硝普钠。

对血压正常者而言，控制性降压的最低限度是 MAP 为 $50 \sim 55 mmHg$，降压时间 $< 30 min$。鉴于动脉瘤手术所需要降压时间较长，降压的程度应控制在收缩压为 $90 \sim 100 mmHg$，平均动脉压为 70 mmHg。控制性降压之前，应适当扩容，避免降压期间的低血容量。高血压病人，脑血管自主调节曲线（CBF 与 MAP 曲线）右移，自主调节低限明显提高。文献报告，如果术前 MAP 为 145 mmHg，CBF 自主调节低限为 $113 \pm 17 mmHg$。术前妥善的抗高血压治疗，可使 CBF 自主调节功能趋于正常，在此基础上实施控制性降压有利于减少脑缺血缺氧并发症的发生。老年、糖尿病、脑动脉硬化的病人，血管舒缩能力下降，脑组织的小动脉临界关闭压相应增高，所能耐受的控制性降压的低限亦相应增高。

原有颅内高压的病人，切开硬脑膜前不应实施控制性降压，以免 CPP 过低导致脑缺血缺氧。控制性降压时应注意颅内手术操作对 CBF 的影响。如牵拉脑组织，脑动脉或静脉受压，均可能造成局部 CBF 降低。

在实施控制性降压时，应尽量维持 $PaCO_2$ 接近正常。正常血压时，$PaCO_2$ 每增减 1 mmHg，CBF 相应增减 2.65%，而在中度控制性降压时，CBF 可随 CO_2 的降低而降低。如 MAP $< 50 mmHg$，则 CBF 不受 $PaCO_2$ 高低的影响。

（2）控制性高血压 动脉瘤手术中暂时性阻断载瘤动脉时，常要求使用控制性高血压。可使用苯肾上腺素，使收缩压达到 150 mmHg，或使 MAP 较基础值增高 10%。研究显示，大脑中动脉阻断后，缺血区域脑血管自主调节功能丧失，提高 MAP 就可以提高 CBF。另外，动脉阻断期间使用控制性高血压的动物，其 CBF 减少的程度较轻。

夹闭动脉瘤后，有时可短暂性升高血压以增加脑血流，并用细针穿刺动脉瘤以确定夹闭是否完全。为避免动脉瘤夹闭远端脑组织进一步缺血，也可使用控制性高血压。

应用控制性高血压要考虑心血管系统的耐受性，应严密监测心血管功能。

2. 颅内压控制与脑松弛

（1）$PaCO_2$ 的控制　过度通气作为降低 ICP 的措施之一，已广泛应用于临床。过度通气可使正常脑血管收缩，而脑梗死区周围血管麻痹不受 $PaCO_2$ 影响，血液由正常脑区"分流"到梗死区（逆行盗血），改善梗死区供血。对正常人而言，$PaCO_2$ 急剧降低的安全界限为 25 mmHg，在此条件下，一般不会发生脑损伤。

脑损伤时，过度通气可导致脑缺血，尤其是在基础脑血流低的情况下。许多研究结果显示，降低过度通气的程度，可使较低的颈内静脉血氧饱和度增高，并降低颈内静脉血的乳酸含量。在中度脑损伤的病人，分为 $PaCO_2$ 正常组（$PaCO_2$ 为 35 mmHg）和过度通气组（$PaCO_2$ 控制在 25 mmHg），观察 3～6 个月，结果 $PaCO_2$ 正常组的愈后较好。这一结果提示：过度通气并不是降低 ICP 的必需方法，且益处有限，不应作为神经科麻醉中的常规方法，而是有指征地应用，并警惕其潜在的副作用。对于颅内动脉瘤破裂 SAH 的病人，应避免使用过度通气，以免加重脑缺血。在颅脑损伤的病人，如要通过降低 $PaCO_2$ 来调节颅内压，应注意寻求最佳的过度通气程度。此外，术中若使用过度通气，应在脑牵开器移除后，关闭硬脑膜前，将 $PaCO_2$ 恢复正常，以减少颅内残余积气。

低 CO_2 血症对 CBF 的影响不是持续的。过度通气开始时，CSF 和脑细胞外液 pH 增高，CBF 急剧减少。然而，脑的碱中毒不能维持，由于碳酸酐酶功能的变化，CSF 和脑细胞外液碳酸氢浓度下降，6～18 h 后 pH 可恢复正常，同时 CBF 增至正常水平。临床上应避免在需要颅内压降低的整个时段长时间持续使用过度通气的做法。

（2）激素　激素用于预防和治疗脑水肿，降低 ICP 有明显的效果，已广泛用于神经外科。激素能降低毛细血管通透性，改善血－脑屏障功能，影响脑细胞水盐代谢，减少细胞内 Na^+，从而减轻脑细胞水肿；激素还有明显的抗炎作用，使脑毛细血管对蛋白质的通透性降低，防止或减轻间质性脑水肿的发生；此外激素还可在一定程度上减少脑脊液的产生。

激素起效较慢，选择性手术应在术前 48 h 给予，给药后 24 h 起效，维持 48～72 h。常用地塞米松静脉注射 10 mg，其后每 6 h 静脉注射 5～10 mg，术中和手术后能有效减轻脑水肿，降低 ICP，改善临床状况。

（3）利尿药　利尿药可通过减少脑细胞外液和脑细胞内液容量，从而降低 ICP。由于神经细胞和胶原细胞具有快速强效的细胞容量调节机制，利尿药的影响主要是细胞外液。渗透性利尿药和襻利尿药均常用。尽管有资料表明襻利尿药较渗透性利尿药更为有效，但渗透性利尿药甘露醇起效快，作用强，仍为临床首选药物。

甘露醇产生的渗透梯度可将脑组织中水分吸出，从而缩小脑组织容积，降低牵张压，利于术中手术野暴露。此外，甘露醇对 CBF 中度降低的区域有增加脑血流灌注的效应。其作用机制尚不明了，可能与降低毛细血管周围间质压和（或）改善血液流变学的作用有关。甘露醇常用剂量 1～2 g/kg，但 0.25 g/kg 即可使 ICP 下降。快速输注甘露醇可一过性增加血容量，增高血压，在重度颅内压增高并有脑血管自主调节障碍的病人，血压增高可增加脑血流量，导致 ICP 增高而非降低 ICP。甘露醇还导致明显的血浆渗透浓度增高，血浆水分增多而致稀释性低钠血症。

襻利尿药因其利尿脱水作用，也使血液渗透浓度增高，与脑组织间形成渗透浓度梯度，使脑组织脱水而缩小脑容积，从而降低 ICP。其优点是不必同时输入大量液体，缺点是降低 ICP 的效果较差，易引起电解质紊乱。常用的襻利尿药为呋塞米，成人常用剂量为每次 20 mg，静脉注射 30 min 后 ICP 开始明显下降，可持续 5～7 h 以上，平均可使颅内压降低 41.7%。不良反应是血压下降 10 mmHg，血清钾暂时轻度降低。

渗透性利尿药和襻利尿药联合应用，可提高降颅压效果，延长降低 ICP 时间，减少 ICP 反弹和不良反应。如联合使用甘露醇和呋塞米，呋塞米将血管内水排出，利于维持甘露醇的渗透梯度。神经细胞和胶原细胞有较强的内环境调节机制调节细胞的容量。使用甘露醇后，神经细胞和胶原细胞外环境渗透量的增加，细胞反应性积聚"内在"渗透颗粒（氯离子等），迅速恢复自身容量，以降低细胞内外的渗透梯度。实验资料已证明，襻利尿药能抑制氯离子通道，从而抑制上述细胞容量恢复，此为联合用药的另一机制。

神经细胞和胶原细胞的容量调节机制同样可导

致反弹性肿胀，反弹性肿胀与先前使用甘露醇有关，脑组织似乎有积聚甘露醇的功能。因此事实上这种反弹与其说是"甘露醇反弹"不如说是"高张反弹"。部分持续高血渗的病人，其神经细胞和胶原细胞的反弹性肿胀甚至可以发生在血渗透量急剧降至正常水平的情况下。反弹性脑肿胀也可发生在血糖急剧增高的情况下。目前还不能肯定，输注高渗盐水是否能避免这种现象。

（4）腰段脑脊液引流 手术开始前，选择性行腰段蛛网膜下腔穿刺置管 CSF 引流，是一种特别有效的脑松弛措施，有利于术中暴露手术野。但应避免 CSF 的过度流失和颅内压力突然降低，以免增加再次出血的危险。通常的做法是，引流管放置后，确认脑脊液引流通畅，而后夹闭引流导管，当手术切开硬脑膜后再打开引流管，让 CSF 自行流入引流袋中，当动脉瘤夹闭后，引流应立即终止。手术和麻醉结束后或在 ICU 中拔除引流管。

3. 术中脑保护

（1）保证脑的血流灌注 需要强调的是，动脉瘤手术中尽可能缩短载瘤动脉阻断时间，维持有效的脑血流灌注、充分的脑松弛和减少手术器械对脑组织的牵拉是最重要也是最有效的脑保护措施。

暂时性阻断动脉瘤两端的载瘤动脉是手术中常用的方法，复杂的动脉瘤手术甚至可能暂时性阻断大脑中动脉或颈内动脉，因此术中发生一过性脑缺血在所难免。Samson 等认为，常温下耐受暂时性阻断时间为 14 min，阻断时间长于 31 min 时，100% 出现脑缺血性损伤。另一组研究显示，用控制性高血压技术，维持高于正常的 MAP，出现脑缺血损伤的阈值为 20 min。比较一致的观点是常温下阻断时间不应超过 15 min。术中监测相应部位的 EEG，有助于及早发现脑缺血，及时恢复脑血流。在暂时性阻断动脉期间和恢复血供后，可酌情使用控制性高血压（见前述）。

（2）缺血预适应与促红细胞生成素 缺血预适应的效应最初见于心脏，随后在脑中也发现这一现象。缺血预适应是指组织一次或多次缺血再灌注后，该组织对以后较长时间缺血产生耐受，表现为组织细胞的死亡明显减少，梗死范围缩小，器官功能损害明显减轻。缺血预适应的保护作用实际上是短暂缺血后，启动内源性保护机制，提高组织对缺血的耐受性。脑缺血预适应的机制尚不十分清楚，可能与

能量消耗降低、腺苷释放、热休克蛋白和凋亡抑制基因表达等有关。近年来，有关脑缺血预适应研究集中在通过药物或其他方法激发或模拟机体内源性物质而发挥脑保护作用。研究结果提示，缺血前高压氧、100% 氧吸入、电惊厥休克、钾通道开放剂均有一定的作用。而促红细胞生成素（EPO）在脑的缺血预适应效应最令人瞩目。

EPO 是一种细胞因子生长激素，能促进红细胞的生成，阻止其分化过程中凋亡性自身降解。最近的研究表明，EPO 是脑缺血缺氧后脑内产生的内源性修复物质，脑内还存在 EPO 受体。EPO 可由成年哺乳类脑缺血半影区的脑星形细胞产生，脑缺血半影区的神经元可上调 EPO 受体。在缺血区域和其他区域，脑细胞和脑血管细胞的 EPO 和 EPO 受体相互作用，从而刺激修复蛋白，消除神经兴奋毒性，减轻炎症反应，抑制神经元凋亡。在实验性脑缺血、缺氧和毒性损伤后，EPO 还可刺激神经再生和血管再生。临床实验所见，对缺血性卒中的病人，在症状出现后 8 h 以内，静脉注射重组 EPO，每日 1 次，连续 3 天，可使中枢神经系统 EPO 增高 60～100 倍，同时降低脑损伤标识物 S-100 的血浆浓度，减小梗死区域并促进恢复。如果这些是多中心、随机、双盲的研究结果，则 EPO 作为预防性脑保护药物将有前途。可以利用 EPO 预适应效应，于手术前 24～48 h 给药；术中在脑内使用 EPO（将 EPO 注入脑室效果更佳）；并在 ICU 中维持给药。然而，EPO 缺点是可增高红细胞压积，血液黏度增高是潜在的缺血性损伤的相关因素。针对上述情况，可实施等容血液稀释，既可避免红细胞压积增高，又可以避免或减少异体血输入。目前已研制出无造血功能的 EPO 的类似物，如 asialoEPO，具有与 EPO 同样有效的脑保护作用。

（3）麻醉药物 常用药物为巴比妥和丙泊酚。巴比妥类药物有硫喷妥钠和戊巴比妥，两者用量相同，首剂可用 50～100 mg 静脉注射，大剂量可用 2～5 mg/kg，加入适量生理盐水或葡萄糖溶液中，20～30 min 静脉滴入。然后以每小时 2 mg/kg 的速率持续滴注。缺点是术后清醒延迟。

麻醉剂量的丙泊酚亦有降低脑代谢的作用，且无巴比妥清醒时间延长的缺点。常用剂量为首剂 2 mg/kg，而后 6～10 mg/h 维持。为减轻巴比妥和丙泊酚的心血管抑制作用，手术中可在 EEG 监测下调整用量，静脉注射巴比妥或丙泊酚抑制脑电爆发，

可使 CMRO$_2$ 减少 50%。

（4）**浅低温**　低温可降低脑代谢率，延缓 ATP 耗竭，促进高能磷酸盐的恢复，减少酸性代谢产物的堆积。由于 CMRO$_2$ 可分为供应脑电生理活动和维持脑细胞膜、细胞器稳态两部分，低温对这两部分均起作用。低温既能降低维持离子梯度所需的能量，减少 Na$^+$、Cl$^-$、Ca^{2+} 内流，也能降低维持细胞结构的能量需要，因此低温的最大益处是有利于维持细胞的完整性。低温还可抑制兴奋性氨基酸的合成、释放和摄取，减轻兴奋性毒性损害；减轻氧自由基造成的脂质过氧化级联反应，减轻氧自由基损害和减轻细胞内 Ca^{2+} 超载等，从而减轻缺血缺氧的神经损伤，减少神经元凋亡或坏死的发生。

低温可分为浅低温（32～35℃，mild）、中低温（28～32℃，moderate）、深低温（15～28℃，deep）、深切低温（10～15℃，profound）和超深低温（< 10℃，ultraprofound）。研究发现，体温的降低与脑代谢率的变化几呈线性关系，即体温每下降 1℃，脑代谢率降低 5%～7%。18℃ 时的 CMRO$_2$ 还不到正常值的 10%，18℃ 以下的深低温可允许完全阻断脑血流 1h 而无明显的神经损害。在常温下，脑缺血 60 min，海马锥体细胞和纹状体背外侧区神经元表现出 100% 的异常，而在 34℃ 时仅有 20% 异常，30～33℃ 时无任何异常。近几年来，许多实验表明，体温下降 1～3℃（33～35℃），即有明显的脑保护作用。动物在低氧状态下 20 min 后，34℃ 低温处理组的动脉血 pH 值和氧含量均显著高于 37℃ 组；34～36℃ 组的 ATP 含量几乎与正常供氧组相同，而 37℃ 组则明显降低；34℃ 组乳酸含量亦明显低于 37℃ 组。浅低温综合治疗可明显减轻缺血的狗神经细胞及毛细血管的损害，并促进脑功能的恢复。鉴于浅低温简单易行，不良反应少，值得在神经外科中推广。

浅低温通常使用变温毯进行体表降温和体表复温。体表降温期的总原则是：保持循环稳定，防止御寒反应，维持肌肉松弛和血管扩张。手术进颅后，局部用冷盐水冲洗，可降低脑温，有利于加强浅低温的脑保护作用。体表复温期应维持一定的麻醉深度，以便患者能有足够的时间缓慢复温，从而避免苏醒时的高血压、心动过速以及寒战等。

浅低温复合使用巴比妥或丙泊酚麻醉，更有利于脑保护。

（5）**血液稀释**　适度的血液稀释可以增加缺血区的血流，改善缺血组织的供血和供氧。对局灶性脑缺血病人，血液稀释疗法作为预防和复苏治疗均可减轻脑损伤。其机制主要是通过血液稀释以降低血液黏度和增加脑血流。据研究，最佳治疗作用的血液稀释程度为血细胞压积（HCT）30%。理论上如果用非携氧性稀释液行血液稀释，稀释不能过度（HCT < 30%），否则其治疗作用将被血液中氧含量的下降所抵消。如果使用携氧性稀释液，则稀释程度可大大降低，其脑保护效果亦可能有所增强。美国 Loma-Linda 大学的 Cole 等对具有携氧能力的交联分子血红蛋白（DCLHb）进行了研究，但到目前为止，有关 DCLHb 脑保护作用的研究仅限于动物实验阶段，尚未见有关病人的临床报道。

（6）**其他药物**

1）利多卡因：能减少缺血损害后 Na$^+$ 内流，阻断谷氨酸受体，减少氧自由基连锁反应，减轻对内源性修复机制的影响。此外，利多卡因还可减少缺血后神经元损伤。新近的在体研究提示，利多卡因可减轻缺血半影区神经元损害，这一作用与抑制线粒体细胞色素 C 释放和半胱酶 – 3 活化，从而阻断细胞凋亡通路有关。离体和在体研究均证实，低剂量的利多卡因具有脑保护效应。临床研究所见，利多卡因对心脏瓣膜病和冠状动脉搭桥的手术病人有明显的脑保护作用。麻醉诱导时开始使用利多卡因，血药浓度控制在 6～12 μmol/L，持续 48 h，与对照组相比，可显著增加术后病人的神经精神评分和记忆评分。

2）镁：能阻断电压依赖和受体依赖性 Ca^{2+} 通道，扩张脑血管，增加 CBF，在动物实验中有脑保护作用。在产妇临产前使用镁负荷的新生儿研究，显示镁有神经保护作用。但最近的一项关于硫酸镁用于脑中风病人的研究显示，镁负荷无神经保护作用。

3）替拉扎特（tirilazad）：为一氧化氮合酶抑制剂和抗氧化剂。两个多中心研究显示，替拉扎特治疗的患者具有较好的脑功能结局，而且对 3H 治疗的需求减少。替拉扎特在女性患者的治疗效果不佳，这可能是由于雌激素的存在引起代谢率增高所致。早期研究显示，替拉扎特可降低症状性血管痉挛的发生率，而对死亡率无影响；后来的研究表明，替拉扎特可降低神经功能为 Ⅳ～Ⅴ 级患者的死亡率。最近的一项研究认为，替拉扎特可以减轻血管痉挛，使血流动力学治疗的需求减少，但是不改善神经学功能的结局。

4）TKA-044：是内皮素拮抗剂。内皮素是一种强大的血管收缩剂，最近一项 TKA-044 的二期试验显示，该药可轻度减轻延迟性缺血损伤。其副作用是低血压。

新近的研究提示，其他药物如钙拮抗剂尼莫地平、兴奋性氨基酸受体拮抗药等，均无脑保护作用。

4. 深低温停循环

深低温停循环技术已广泛应用于心脏和大血管手术，以保护脑组织。对于巨大和复杂的动脉瘤，采用深低温停循环技术有利于手术操作，并能有效地减少脑缺血缺氧性损害。然而，由于深低温对生理状态有较大的影响，因此采用这一技术时，应重视注意避免其不良反应和副作用。

（1）深低温停循环的生理影响及副作用 深低温停循环需在体外循环下进行，采用深低温停循环技术实施巨大和复杂的动脉瘤手术，需要神经外科、心胸外科、麻醉科医生共同参与，是一项系统工程。深低温对循环系统、呼吸系统、肝肾功能、凝血机制、酸碱血气均有明显的影响。

低温可降低心肌收缩力和传导，导致收缩和舒张功能障碍，P-R 间期延长，以及 QRS 异常。体温低于 28℃时，心肌应激性明显增高，可出现各种形式的心律失常，甚至室颤，在降温和复温的过程中应予以注意。深低温停循环时可有 CVP 增高，与血液在静脉系统滞留有关。循环停止的时间越长，CVP 增高越明显，同时脑静脉压增高，并导致血管通透性剧增，诱发脑水肿和脑肿胀。临床研究发现，低温下循环全停后，动脉系与静脉系的压力有趋于平衡趋势，其间上腔静脉压于阻断循环 $5 \sim 7 \mathrm{min}$ 时可升高达峰值，平均为 $25 \sim 27 \mathrm{cmH_2O}$，之后在整个循环全停期间不低于 $20 \sim 22 \mathrm{cmH_2O}$。这种脑静脉压增高对循环全停时间在 $20 \sim 25 \mathrm{min}$ 以内者，尚不致出现明显的脑功能影响，但循环全停超过 $30 \sim 40 \mathrm{min}$ 时，脑水肿的可能性显著增高。因此，有人推荐采用上腔静脉导管引流，以随时降低脑静脉压，并强调此乃深低温长时间全停循环手术的必备条件。

低温增加血液黏度，为避免这一影响，应进行等容血液稀释，将 HCT 降至与体温数值接近（如：体温 18℃时，HCT 为 18%）。

低温可增加 O_2 和 CO_2 的溶解度。在体外循环中，由于血气管理方式的不同，对脑循环的影响也有所不同。pH 稳态管理（即以降至深低温时的 $PaCO_2$ 和 pH 为准，在体外循环机中充氧时应用纯氧加 CO_2）可使 CBF 增加，可加速脑组织的温度降低，延缓脑组织的氧耗竭，延长脑组织对深低温停循环的耐受时间。但在脑血管手术时却可能导致不必要的脑水肿和 ICP 增高。而循环恢复后，出现洗出性代谢性酸中毒，可加重脑水肿。因此，应采用 α 稳态管理（以 37℃ 条件的 $PaCO_2$ 和 pH 为准，在体外循环机中充氧时不加 CO_2）。

低温体外循环可导致血小板功能障碍和凝血酶反应迟缓，从而导致凝血功能障碍。低温还可延长肝素的作用。

深低温还可引起低胰岛素血症，从而导致高糖血症，应注意监测，避免输入含糖溶液，避免高糖血症对神经系统的损害。长时间低温可使肾上腺皮质激素分泌减少。此外深低温体外循环若操作不当，还可导致肺损伤（灌注肺）、肾功能损害、轻度肝功能损害等。

尽管深低温有一定的脑保护作用，但长时间深低温停循环手术，神经损害仍时有发生。年龄和原有心血管疾病是主要风险因素。深低温停循环同时使用巴比妥可降低并发症的发生。

（2）病例的选择和术前准备 由于深低温停循环的潜在风险，术前应对病人进行挑选和评估，一般主张选择无冠状动脉疾病，无心脏瓣膜病，无肺部疾病，血压控制平稳，无肝、肾功能及凝血功能异常（表 4-6）。术前进行超声心动图仔细评估主动

表 4-6 深低温停循环脑动脉瘤手术的适应证和禁忌证

	适应证	禁忌证
巨大动脉瘤		
后颅循环	+++	
邻近颈动脉	+	
大脑中动脉分支	++	
前交通动脉	++	
瘤颈部动脉粥样硬化		
基底部位	++	
其他	+	
与重要结构粘连		
视神经	+	
脑干	++	
病人		
>65 岁		++
严重动脉栓塞疾病		+++
近期 SAH（<10 天）		+
主动脉病变		+

脉瓣功能。如有主动脉瓣功能异常，则应选择胸骨切开，左心室插管。对可能实施外周动脉插管的病例，应确定其有无外周血管疾病及动脉血管的状态。

（3）**麻醉与监测** 对于深低温停循环手术病例，除全身麻醉常规监测以外，还需放置肺动脉导管、经食道超声心动图探头，监测心肺功能；放置皮层脑电图电极，监测 CSA-EEG；放置脑温探头，监测脑温，同时监测鼻咽温、肛温；并需使用变温毯、体外循环全套设备及心电除颤器等。

麻醉前常规给予皮质激素、抗生素、抗惊厥药。常规使用咪唑安定、芬太尼、硫喷妥钠或丙泊酚、肌松药静脉麻醉诱导，气管插管后，接呼吸机控制呼吸，维持 $PaCO_2$ 在正常范围，吸入异氟烷（<0.75%）以便进行电生理监测。术中结合 CVP 和尿量监测，维持血容量稳定。输入液体为无糖等渗晶体液，必要时输入胶体液红细胞和白蛋白。

（4）**深低温停循环的实施** 与浅低温的降温方式不同，深低温除了需要体表降温而外，主要依靠体外循环血流降温。于麻醉后开始用变温毯体表降温，1～2h 后体温降至 33℃，同时脑外科医生完成开颅手术，并最终确定需要实施深低温停循环，方开始实施体外循环血流降温。目标温度为鼻咽温（间接反映脑温）降至 18℃。

体外循环心肺转流灌注导管的位置，既可选择股动脉和股静脉，也可开胸后作主动脉和右心房插管。插管前常规肝素化，使激活凝血时间（ACT）延长至 450～500 s。体外循环机用生理盐水和非血胶体溶液预充，并加入甘露醇。灌注流率一般为 2.5 L/(min·m²)。

心肺转流前，监测 CSA-EEG，并给予负荷量硫喷妥钠或丙泊酚，抑制脑电爆发，随后给予维持剂量，直至体温降至 25℃，脑电呈等电位，方停止硫喷妥钠或丙泊酚输入。在开放循环，复温期间继续持续输注丙泊酚。

体温降至 27℃时可出现心室纤颤，给予高氯化钾冷停跳液使心跳停止于舒张期。继续心肺转流直至脑温降至 18℃，停止心肺转流，通过静脉管道继续引流放血，直至脑血管充分减压。因此时动脉血压为零，应避免过度放血导致空气栓塞和并发小血管不再流入现象。

虽然，有报告循环停止时间可长达 72 min，而无明显的并发症，但一般认为循环停止时间应控制在 45～60 min。如果需要更长时间停循环，需要进行 20 min 再灌注后，方可进行。

一旦动脉瘤处理完毕，即刻开始心肺灌注和血流复温。复温的速度宜缓慢，控制灌注血温不超过静脉血温 10℃（不宜超过 37℃），以减少组织缺氧、代谢性酸中毒和空气栓塞的危险。复温至 26～30℃，心脏出现窦性节律或出现心室纤颤。对于出现心室纤颤的病例可用直流电电除颤（200～400 J）。有些病例可能出现心肌功能低下，需要暂时性使用强心药。血流复温目标为 37℃，而后以变温毯继续复温至肛温 > 35℃。心肺转流停止后，给予鱼精蛋白以拮抗肝素，并输入自体全血、血小板和新鲜冰冻血浆，补充血小板和凝血因子。

手术结束后，患者送入 ICU，并用 CT 监测有无颅内出血。

（5）**并发症** 深低温停循环的并发症主要有深静脉栓塞以及肺动脉栓塞、出血、体温不稳定、清醒延迟等，应注意预防和处理。

三、颅内动静脉畸形手术的麻醉

（一）疾病特点

颅内动静脉畸形(AVM)是一种先天性的、非肿瘤性的血管异常，由一团盘绕成团的动、静脉组成，中间可夹有被压缩的硬化性神经组织。以脑动静脉短路为主要病理生理改变，以癫痫、出血、偏瘫为主要症状。发病部位以顶、额叶最多，颞叶及枕叶次之，丘脑、脑干及脑室系统均可发生。其供血动脉以大脑中动脉分布区为多，约 50%，其次为大脑前动脉分布区。发病年龄多在 20～40 岁之间。

AVM 的手术主要有供血动脉结扎术、畸形血管切除术、血管内栓塞术等。较为理想的方法为血管畸形切除术，不仅能杜绝以后的再出血，而且能阻止脑盗血，从而改善脑组织血供。重要功能中枢的 AVM 不宜手术者，可用血管内栓塞术。

AVM 手术的最大危险是出血、癫痫和神经功能缺损。手术后的恢复程度与 AVM 的大小、位置、供血动脉的多少、血流速度的快慢、静脉引流情况、是否毗邻重要功能区、周围脑组织的缺血程度等因素有关。

（二）麻醉管理

AVM 手术麻醉管理的特点：AVM 切除或栓塞前要保持血流动力学平稳，防止破裂出血；AVM 切除中要严密监测出血量，可施行控制性降压，减少出血，及时补充血容量，纠正水、电解质和凝血功能的紊乱；AVM 切除或栓塞后要注意预防和治疗正常灌注压突破综合征（normal perfusion pressure breakthrough syndrome，NPPBS）。

1. 麻醉与监测

AVM 切除多选用全麻。麻醉诱导和维持与颅内动脉瘤相似，尤其是伴有动脉瘤的 AVM，要按动脉瘤的麻醉处理。麻醉监测与颅内动脉瘤手术相同，常规监测动脉内压、ECG、留置导尿管监测尿量等。因 AVM 切除术中出血量较多，尤其是供血丰富的巨大 AVM，应在手术开始前开放两条外周静脉，必要时放置中心静脉导管监测 CVP、鼻咽温度及凝血功能。

2. 血液稀释与控制性降压

麻醉后手术开始前，可采用等容或高容血液稀释，相对减少出血量。并可和术前贮血结合使用。

控制性降压可降低血管张力，减少出血量，使术野清晰，便于手术操作，从而缩短手术时间。控制性低血压的"安全限"个体差异较大，应根据病人重要器官功能状况、手术创面出血渗血状况来确定。一般降压期间保证尿量大于 50 mL/h，心电图无 ST 段压低，脑电波良好。对无心脑血管疾病者，可将平均动脉压降低到 55～60 mmHg。对有脑梗死、心肌缺血、严重糖尿病或颈动脉内膜炎的病人，应谨慎使用。

3. 预防和治疗 NPPBS

由于较大的 AVM 供血相当丰富，造成其周围的脑组织呈慢性低灌注状态，此现象称为 AVM 的盗血现象。当 AVM 切除或栓塞后，已适应低灌注的周围脑组织的供血恢复，而这一区域的脑血管对血压、二氧化碳等变化的自主调节能力受损，尽管脑灌注压在正常范围，仍呈现充血、水肿，甚至出血，称为正常灌注压突破综合征（NPPBS）。NPPBS 的发生率为 1.4%～18%。体积大、供血丰富、血流速度高、多条动脉供血、位于上顶部、脑血管造影有明显盗血征的 AVM 易发生 NPPBS。AVM 直径大于 4 cm，NPPBS 的发生率为 19%～37%。1993 年 Al-Rodhan 等又从静脉阻塞的角度提出了 AVM 切除后发生充血性并发症的可能性，认为 AVM 的引流静脉同时也引流 AVM 周围脑组织的血液，AVM 切除后由于引流静脉被夹闭、切除或血栓形成，使周围脑组织引流不畅而发生充血、水肿，甚至出血。

NPPBS 的预防方法尚存在争议。分期夹闭或栓塞供血动脉，也可使 AVM 的体积缩小，亦有利于 AVM 周围脑组织对血压、二氧化碳等变化自主调节功能的恢复，便于后期的手术切除。但也有人认为此法可能增加 AVM 破裂出血的危险。

NPPBS 的治疗包括降低颅内压（脱水、利尿、激素、头高位、脑脊液引流等）、术中和术后给予巴比妥类药物、浅低温等。对于术后出血形成血肿者，应再次开颅清除血肿并彻底止血。

四、脑血管介入手术的麻醉

神经放射介入技术或血管内神经外科已广泛应用于脑、脊髓血管疾病的治疗，它通过血管内的介入操作使药物和治疗装置发挥作用，从而达到治疗目的。随着神经放射介入技术的迅速发展，对麻醉管理提出一定的要求：①保持成像过程中的病人不动；②术后麻醉苏醒迅速，以利神经功能检查和监测，或在术中提供评估神经生理功能的麻醉间歇；③抗凝处理；④治疗和处理介入手术特有的突发意外并发症，合理控制全身和局部的血压；⑤指导危重病人在进出放射科途中的医疗处理；⑥与辐射安全相关的自我保护。

（一）麻醉前准备

仔细评估基础血压和心脏储备功能，尤其是预计需要控制血压和血压有波动的病例。术前应用钙通道阻滞药可以预防脑缺血的发生，但也可能影响血流动力学的管理。对使用静脉镇静剂而不实施气管内插管的病例，应常规评估在紧急情况下是否能够顺利进行气管内插管。此外，对躯体的压力支撑点仔细铺垫，以使病人能耐受长时间的仰卧和无法活动。减少镇静药、抗焦虑药及镇痛药的用量。

常规监测 ECG、BP、SpO_2，对使用静脉镇静剂的病例有条件可采用经鼻导管采样的 PCO_2 监测。SpO_2 探头可放置在接受股动脉穿刺置管侧的大足趾，以便在发生股动脉栓塞或者远端血栓栓塞时提供早期警报。有创的动脉压监测利于监测和控制血压，便于血气分析。

建立安全可靠的静脉通路，用足够的延长管，以便在透视检查时可远距离给药和输液。应当确保静脉或动脉导管及其连接安全可靠。抗凝药物、主要麻醉药物及血管活性药物的输注，应当通过近血管端的输液通路给药，尽可能缩短在延长管内的无效时间。

（二）麻醉管理

1. 麻醉方式

大多神经血管造影过程本身并不引起疼痛，却可引起病人心理紧张，还可能有造影剂注入脑动脉的灼烧感和脑动脉的扩张或牵拉引起的头痛等不适。长时间仰卧于检查台亦能引起明显的疼痛和不适。麻醉目的在于减轻痛苦、焦虑和不适，保证病人不动，并能迅速恢复清醒以便进行神经系统功能检查。

静脉镇静主要用于神经血管造影或较为简单的手术，其用药方法可基于医师的经验和麻醉管理的目标来选择。通常所有的静脉镇静都有发生上呼吸道梗阻的可能，应予及时处理。对于抗凝治疗的病人，由于可能引起比较棘手的鼻咽部出血，应避免使用鼻咽通气道。

气管内插管全身麻醉除了较静脉镇静更为安全外，还可减少病人活动对成像的干扰，从而提高图像质量，尤其适用于小儿和无法合作的成人。特别适用于需要大范围多层面血管造影的脊柱病变的神经介入治疗。

2. 抗凝治疗

手术开始前应测定基础 ACT，静脉内应用肝素（70 U/kg），使目标 ACT 延长达基础值的 2～3 倍。每小时监测 ACT，必要时间段注射肝素。手术结束时，用鱼精蛋白中和肝素的作用。对可疑有凝血酶Ⅲ缺乏症的病例，可输注新鲜冷冻血浆。

抗血小板药物正在越来越广泛地应用于脑血管疾病和血栓栓塞并发症的治疗。其共同作用途径是影响血小板聚集。由于这些药物药效时间长，迅速逆转被抑制的血小板活性只能通过输注血小板来解决，因此联合应用肝素时应考虑可能产生协同作用导致出血倾向。

3. 超选择性功能缺失检查

在治疗性栓塞术开始前，如果导管的头端误入脑或脊髓重要功能区的营养血管近心端，应进行此项检查。这一检测是 Wada 和 Rasmussen 试验的扩展，通过向颈内动脉注入异戊巴比妥来确定优势半球和语言功能。这项技术主要用于脑动静脉畸形（AVM）的治疗，也用于肿瘤和其他血管畸形的治疗。所选用的麻醉药物应当能够迅速使神经功能恢复，以便进行神经系统检查。

4. 控制血压

在进行颈动脉阻塞时应测试病人的脑血管贮备，或在注胶前为了减慢 AVM 营养动脉的血流，可用控制性降压。在维持病人生理功能稳定的前提下，选择降压药物以能安全而又快速地达到预期的低血压为上选。

当发生急性动脉闭塞或者血管痉挛时，唯一可行的办法就是通过提高体循环的压力来升高侧支循环的灌注压，以达到增加血流的目的。血压升高的程度主要取决于病人的状况，以及疾病本身的特点。经典的方法是，把基础血压提高 30%～40%，或者直到缺血症状得到改善。去氧肾上腺素是控制性高血压的首选药物，应用时逐渐增加剂量，以达到理想的血压水平。在改善缺血区域灌流的同时亦要权衡其发生出血的危险性。

5. 术中紧急情况的处理

在脑血管系统内操作时，一旦发生并发症，往往病程进展迅速，而且威胁病人生命，需要多学科的合作进行治疗。麻醉科医师和介入小组之间及时而有效的交流，对预后十分关键。

首先应确保病人良好的气体交换和气道安全。同时先与神经介入医师及时交流，对所发生的情况作出判断，以确定所出现的并发症是出血性的还是阻塞性的。当出现血管栓塞时，不管用不用直接溶栓，主要目标是提高血压来增加远端灌注。如果问题是出血性的，要立即停用肝素并用鱼精蛋白中和。ACT 可以作为调整鱼精蛋白最终剂量的参考。

介入治疗颅内动脉瘤，术中可能会出现瘤体的自发破裂以及手术操作对瘤壁的直接损伤，应随时准备好应对瘤体破裂和急性 SAH 的发生。头痛、恶心、呕吐以及与穿孔区域相关的血管疼痛往往提示大出血的发生。突然的意识丧失并不总是缘于颅内出血，造影剂反应或者短暂缺血所致的癫痫发作，及发作后状态会导致病人反应迟钝。麻醉状态下，突然发作的心动过缓可能是进行性出血的迹象，见到造影剂外渗即可明确诊断。绝大多数血管破裂的处理可以在导管室完成，不一定需要紧急开颅手术。

（三）术后管理

术后应观察血流动力学指标和神经系统症状，注意血压的调控。一旦出现病情变化，应首先行 CT 或其他断层摄影检查。病人在转运与检查的途中仍需要严密的监测与处理。

（四）辐射安全

在介入放射治疗室中有三种辐射源：直接的（X 线球管的辐射），泄漏的（透过防护屏的部分），散射的（从病人及躯体成像部分周围区域所反射的部分）。辐射量与放射源距离的平方成反比，数字减影血管造影术所带来的辐射远大于透视检查。

最佳的保护是要求所有的人员穿着铅围裙、护颈和放射暴露测定器。铅围裙应该定期进行检查，避免射线穿透任何铅垫层的裂缝引起意外的辐射暴露。可移动的铅玻璃屏能给麻醉小组提供额外的保护。神经放射介入医师和麻醉医师之间良好的沟通对减少辐射暴露也很重要。

（王永光）

第十二节　治疗方法

治疗颅内动脉瘤的基本要求是既能将动脉瘤排除于血循环之外以免发生破裂出血，又能保持载瘤动脉的通畅以保证远侧的供血。由于颅内动脉瘤的复杂性和多样性以及病人的临床状态和手术医生的技术条件不同，不能用单一的方法去处理所有的动脉瘤，有时还需要用不同的方法来处理同一个动脉瘤。因此，神经外科医生应该熟悉各种治疗方法的性能和优、缺点，才能运用自如，使病人得到最好的治疗。

一、动脉瘤颈夹闭术

自 1938 年 W. E. Dandy 首次开颅用银夹夹闭一个后交通动脉动脉瘤以来，瘤颈夹闭术便成为治疗颅内动脉瘤的金标准。瘤颈夹闭术可满足治疗颅内动脉瘤的基本要求。在手术显微镜下将瘤颈仔细分离出来，根据瘤颈的粗细、形态和载瘤动脉瘤走行，选择适合的瘤夹将瘤颈夹闭。瘤夹叶片的长度应超过压扁后瘤颈宽度的 2 mm 左右，以保证夹闭完全。原来被血液充盈的近于圆柱形的瘤颈被夹扁后其宽度要增加 20%～30%，应估计在内。瘤夹内慎勿包含相邻的组织和细小的穿动脉。瘤夹最好与载瘤动脉的长轴一致，以免缩窄载瘤动脉。瘤夹与载瘤动脉之间不可留下间隙，否则这种瘤颈残余（neck remnant）在血流的冲击下会继续扩大以致再次破裂出血（图 4-16）。关于瘤夹的各种类型和性能见本章第十三节。

大型或巨大型动脉瘤内常有血栓形成和钙化。Atlas 报告，当颅内动脉瘤的最大径超过 2.25 cm 时，有 76% 的瘤内有血栓形成，19% 的血栓有钙化，这种动脉瘤的瘤颈厚而质硬，不易完全夹闭，而且瘤夹常会从厚硬的瘤颈滑到载瘤动脉上将其阻断。遇此情况常需暂阻断载瘤动脉，切开瘤壁，清除瘤颈中的血栓和钙化斑块，然后夹闭瘤颈。暂时阻断载瘤动脉时应适当提高血压，以增加动脉远侧的侧

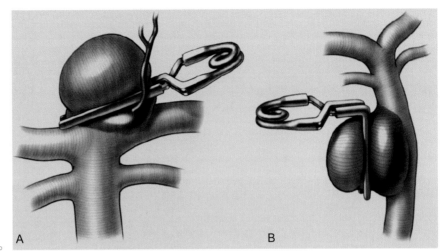

图 4-16　瘤颈残余
(David CA. J Neurosurg, 1999)
A. "狗耳" (dog ear) 形残余。
B. "宽基" (broad base) 残余。

支循环灌注并给以脑保护剂。Samson 等报告颈内动脉一般可耐受阻断达 60 min，大脑中动脉可耐受 35 min，基底动脉上段可耐受 19 min，下段可耐受 4.5 min。这些数据仅可供参考，因为存在个体差异。而 Heubner 回返动脉、豆纹动脉和一些穿动脉都属终末动脉 (terminal artery)，相互之间缺乏吻合，不能耐受阻断。

动脉瘤颈的宽窄不一，宽大的瘤颈不能用一个瘤夹将其完全夹闭，可采用多个瘤夹将其夹闭 (图 4-17) 或用串列瘤夹 (tandem clips) 夹闭之 (图 4-18)。

瘤颈夹闭术是一项技巧性很强的工作，如何巧妙地运用各种样式的瘤夹，完美地夹闭瘤颈，堪称是一种艺术。

Yaşargil 对治疗颅内动脉瘤经验丰富，技术精湛，将看来凶险的动脉瘤处理得轻松自如。他不仅设计出以其命名的一系列瘤夹，为世界神经外科医生所乐用，还创造了"逐步夹闭术" (stepwise clipping)，使瘤颈的夹闭更为准确可靠 (图 4-19，图 4-20)。

二、动脉瘤缝术

动脉瘤缝术 (aneurysmorrhaphy) 的适应证为：①大型或巨大型动脉瘤无明显瘤颈以致无法夹闭者；②瘤体较大，有占位症状必须切除以解除压迫者；③载瘤动脉很重要且侧支循环不足，不能用动脉瘤孤立术治疗者；④瘤囊上发出重要分支，不能用栓塞法处理者。动脉瘤缝法包括以下步骤：①暂时性阻断动脉瘤近、远侧的载瘤动脉；②切开瘤壁清除其中的血栓和硬化斑块；③切除多余的瘤壁；④缝合瘤壁重建血流通道 (图 4-21)。如果切除瘤壁时不得不切断从瘤壁上发出的重要动脉分支，可将此分支吻合在载瘤动脉上 (图 4-22)。

在进行动脉瘤缝术时必先暂时孤立动脉瘤，由于阻断时间较长，为防止发生脑缺血须采取脑保护措施。Heros 等 (2000) 在阻断载瘤动脉之前先进行扩容，并升高血压以增加远侧的侧支供血。一次性注射甘露醇 50 g 和巴比土酸盐 300～500 mg，然后持续输入巴比土酸盐以抑制脑细胞的电活动，降低能量消耗，避免脑缺血的发生。Sundt 等 (1979) 建议在缝合术前先进行载瘤动脉远侧的旁路吻合术以保证其供血。应注意不可将瘤壁切除过多以免最后无法缝合。

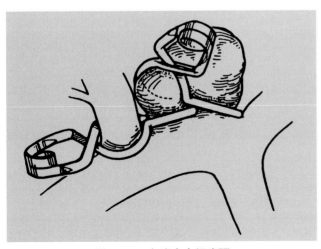

图 4-17　多瘤夹夹闭瘤颈

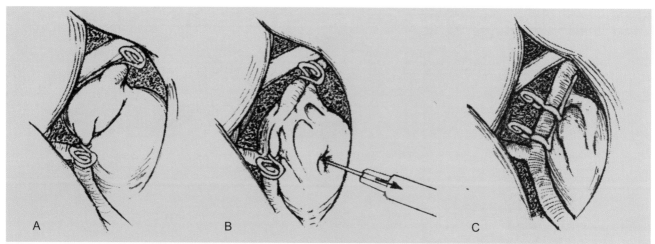

图 4-18 串列瘤夹法夹闭瘤颈
A. 暂时阻断载瘤动脉。B. 穿刺抽空瘤囊。C. 夹闭瘤颈。

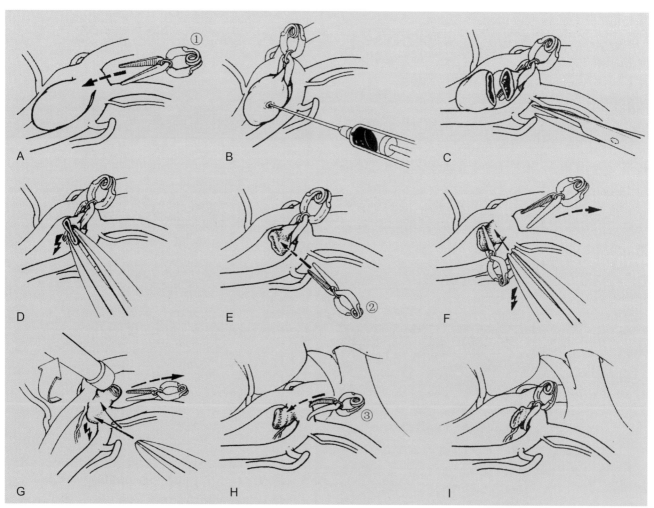

图 4-19 前交通动脉动脉瘤的逐步夹闭法 (Yaşargil MG. Microneurosurgery, 1984)
A. 先用瘤夹夹闭瘤颈。B. 穿刺瘤囊抽空血液。C. 切除瘤体。D. 用双极电凝封闭切口。E. 当瘤颈有硬化时用第二个瘤夹夹住瘤壁。F. 取去第一个瘤夹。G. 将动脉瘤向前翻转,取去第二个瘤夹,将丘脑穿动脉从动脉瘤下面突出部分离出来,用电凝收缩动脉瘤的其余部分。H、I. 用一个合适的瘤夹夹闭瘤颈。

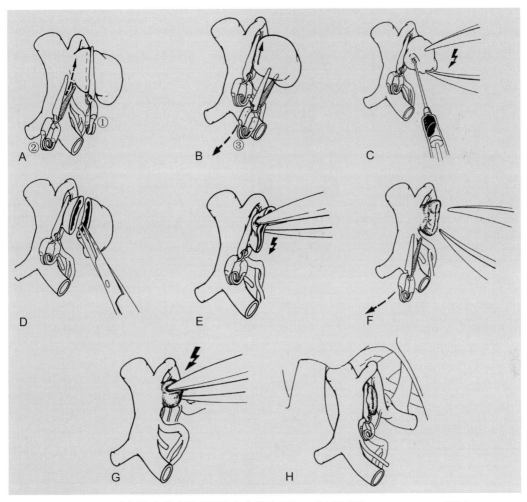

图 4-20 后交通动脉动脉瘤的逐步夹闭法 (Yaşargil MG. Microneurosurgery, 1984)

A. 先用瘤夹夹闭动脉瘤体部塑形。**B.** 夹闭动脉瘤颈，退下体部瘤夹。**C.** 穿刺瘤囊抽空血液。**D.** 切除瘤体。**E.** 用双极电凝封闭切口。**F.** 退下瘤夹。**G.** 用电凝收缩动脉瘤颈。**H.** 换用合适瘤夹夹闭瘤颈。

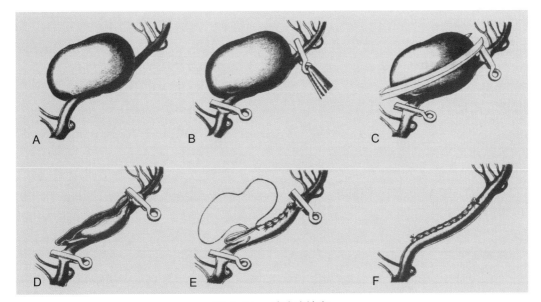

图 4-21 动脉瘤缝术

A. 巨大动脉瘤。**B.** 用动脉夹暂时夹闭载瘤动脉。**C.** 切开瘤体。**D.** 清除血块或斑块。**E.** 缝合瘤壁。**F.** 取除动脉夹，恢复正常血流。

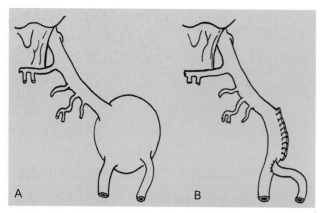

图 4-22　大脑中动脉巨大动脉瘤切除缝合和动脉吻合术
A. 远侧动脉从瘤壁发出。**B.** 动脉壁切开塑形后缝合术联合动脉端 - 侧吻合术。

Heros（1984）就曾报告自己失败的教训，最后不得不牺牲载瘤动脉导致病人术后偏瘫和失语。他这种不掩饰失败以警示他人的精神值得钦敬。在阻断载瘤动脉时应监测脑电活动和脑血流，有助于避免脑缺血。

三、动脉瘤壁加固法

　　早在 1931 年 Dott 首次用肌肉包裹一个曾发生蛛网膜下腔出血并在术前得到诊断的颈内动脉分叉部的颅内动脉瘤，术后病人生存良好。此后发展了用各种材料加固瘤壁的方法。

　　加固瘤壁的方法有被覆法（coating）和包裹法（wrapping）。前者是用高分子聚合胶涂布于动脉瘤表面，待其凝聚之后形成一个外壳以保护动脉瘤；后者是用不同的加强物包裹动脉瘤，使之发生粘连以加固瘤壁。这两种方法都不能完全防止动脉瘤破裂，而且需要将动脉瘤从周围组织中完全分离开来才能完整地将其加固，增加了手术的困难和破裂的机会。Heros 认为，只有大脑中动脉瘤能够从周围组织中完全分离出来，而从未能将前交通动脉动脉瘤、床突旁颈内动脉瘤或基底动脉瘤完全分离开来。

　　通常用于包裹动脉瘤的加强物有肌肉、筋膜、止血海绵（明胶海绵、止血纱等），这些材料都很快被吸收，而且需经一段时间才能形成粘连，不能立即起到保护动脉瘤的作用。1958 年 Gillingham 报告用细网眼纱布（muslin）包裹动脉瘤，将细网眼纱布剪成 4mm×4mm 的小块，蘸些血贴在动脉瘤外面，像叠瓦样一层层覆盖，再用棉片盖上吸干，20 min

后揭去棉片，纱布块即紧贴在动脉瘤上。纱布块不吸收，待其形成粘连后可长期保护动脉瘤。但纱布为异物，可引起异物反应或形成异物性肉芽肿。近来关于此种肉芽肿的病例屡有报告，Chambi 称之为"纱布瘤"（gauzoma）。纱布瘤与周围组织粘连严重，可能产生神经症状，而且很难将其清除。

　　用于被覆动脉瘤的高分子聚合物种类很多。曾用于临床的有甲基丙烯酸甲酯、2 - 氰基丙烯酸甲酯（methyl 2-cyanoacrylate, Eastman 910）、EDH 黏胶（Biobond）、Selverstone 合剂、Pudenz 合剂（Silastic RTV 502）、α - 氰基丙烯酸甲酯（Ad/here）、Ioplex、AAA（Aron Alpha A）、纤维蛋白胶（fibrin glue）等。这些物质的共同缺点是聚合为固体时产热和有程度不同的细胞毒性，对血管和神经组织有损害。所形成的外壳与动脉瘤壁之间有潜在的空隙，仍可出血到此空隙。此外，2 - 氰基丙烯酸甲酯、EDH 黏胶等还有生物降解性，不能长期保持外壳的完整，以致动脉瘤仍可再度破裂出血，现已很少使用。目前只有纤维蛋白胶和细纱布偶尔用于加固动脉瘤经处理后的某些薄弱区。

四、动脉瘤颈结扎术

　　动脉瘤颈结扎术与动脉瘤颈夹闭术有同样的治疗效果，只是在技术上比较困难，因而用途受限。但在熟练的外科医生手中仍不失为一种有用的方法。

　　动脉瘤颈结扎术的优点是：①动脉瘤颈闭锁较为可靠；②结扎线的组织反应较小，无电化学腐蚀性；③无磁性，因而有良好的磁共振相容性；④ CT 或 MRI 检查无伪影或影像变形。

　　动脉瘤颈结扎术的缺点是：①技术上较困难，瘤颈周围需要较多的分离；②瘤颈较宽时结扎后可能造成载瘤动脉扭折、狭窄或阻断；③有的动脉瘤根本没有瘤颈，因而无法结扎，例如梭形动脉瘤等。

　　动脉瘤颈结扎法有时可与夹闭法合用，当动脉瘤颈较粗时先用结扎法使其缩窄，然后再用瘤夹将其完全夹闭。结扎瘤颈需用特制的穿线器（图 4-23）。穿线器是中空的，便于穿过结扎线，前端弯成各种角度，以适应各种形状和粗细的瘤颈。这种穿线器有一缺点，即带线绕过瘤颈时，结扎线常位于顶端开口的背侧，在狭小的空隙内不易看到和牵出。笔者设计一种银质穿线器，前端扁平，靠顶

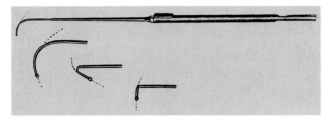

图 4-23 动脉瘤穿线器

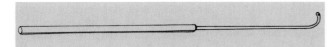

图 4-24 银质穿线器（刘承基）

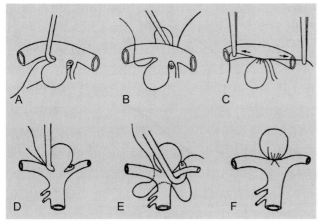

图 4-25 动脉瘤颈结扎法之一
A-C. 后交通动脉动脉瘤结扎法。**D-F.** 颈内动脉分叉部动脉瘤结扎法。

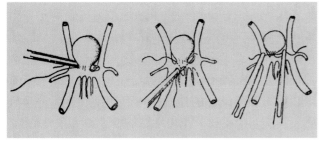

图 4-26 动脉瘤颈结扎法之二
前交通动脉动脉瘤结扎法。

端开一小孔，带线套过瘤颈后在小孔处看到结扎线，极易牵出（图 4-24）。银质穿线器前端柔软，可根据瘤颈的粗细、角度和与周围结构的关系弯成任何所需要的曲度，使用甚为方便。

结扎线要求牢固，不滑不涩，组织反应小。最

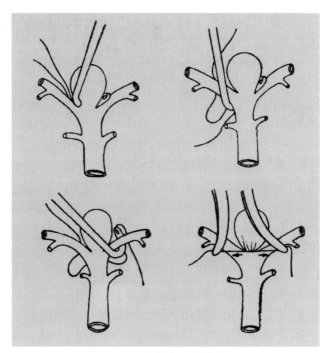

图 4-27 动脉瘤颈结扎法之三
基底动脉分叉部动脉瘤结扎法。

好选用医用编织线，这种线不是麻花样扭成的，结扎时阻力适中，而且较为牢固，既易拉紧又不易拉断，是一种较好的结扎线。结扎线的粗细应根据瘤颈的粗细选择，粗颈用粗线，细颈用细线。

结扎前先将穿线器弯成适当曲度。紧贴瘤颈外壁试行绕过瘤颈，以能在瘤颈另一侧看到头端为准，然后带线通过。如果不能直接通过，可分次绕过，但这样在结扎颈内动脉分叉部动脉瘤和基底动脉分叉部动脉瘤时，容易将细小的穿动脉包括在内，应尽量避免（图 4-25～图 4-27）。

结扎线绕过动脉瘤颈后，用两把止血钳夹住结扎线打结，两手平均用力慢慢拉紧，以完全闭锁瘤颈为度，结扎过紧有勒破动脉瘤颈之虞。结扎 3 次形成外科结，紧靠线结用一普通银夹夹紧两根线，留下 2mm 的线头剪断结扎线，这样线结不致自行松开。结扎瘤颈的操作必须事先演练，待娴熟之后方可用于手术中。

五、颈动脉结扎或阻断术

用颈动脉结扎术治疗某些不能手术的颅内动脉瘤（inoperable intracranial aneurysm）已有 100 余年

第十二节 SECTION 12

的历史。早在 1785 年，J. Hunter 给一只驯鹿结扎一侧颈动脉，术后发现该侧的鹿角变冷且停止生长，经过一段时间后鹿角又转暖并继续生长，至今学者们仍把颈部动脉结扎以治疗颅内动脉疾病的方法称为"Hunter 氏结扎"（Hunterian ligation）。1805 年 Cooper 首先结扎颈总动脉以治疗颈内动脉颅外段的动脉瘤。在 19 世纪，颈动脉结扎术的应用渐多，治疗的病种也增多。1868 年 Pilz 共收集到 586 例颈总动脉结扎的病例，当时的死亡率达 38.5%，并指出其原因是 Willis 环对侧不能提供足够的侧支循环供血所致。1885 年 V. Horsley 为 1 例临床诊断为右侧中颅窝肿瘤的病人行开颅术，术中发现是一个从颈内动脉长出的巨大搏动性肿块，经结扎右颈总动脉后症状好转，5 年后因肺炎死亡。1911 年 Matas 首次用手指经皮压迫颈动脉 15 min 以测试病人能否耐受颈动脉阻断，这就是著名的 Matas 试验（Matas test）。1924 年 Birley 和 Trotter 首次有计划地结扎颈动脉来治疗 1 例颈内动脉颅内段的外伤性动脉瘤。1926 年 Tuner 根据临床症状诊断 1 例颈内动脉海绵窦段的动脉瘤，用结扎颈内动脉进行治疗。1942 年 Dandy 建议分两期结扎颈内动脉，两期相隔 1 周，第一期手术将颈内动脉缩窄，以促进侧支循环的开放，第二期手术将动脉完全结扎。这一理念导致了用器械来逐步阻断颈动脉方法的诞生。Selverstone（1952）和 Crutchfield（1959）相继设计出颈动脉逐步阻断器。但是结扎颈动脉的并发症还是太高。据 1966 年的一宗协作研究报告，结扎颈内动脉的并发症为 41%，结扎颈总动脉为 24%。1976 年 Yaşargil 和 Donagh 同时发明了颅外 – 颅内动脉吻合术（EC-IC bypass），可以为不能耐受颈动脉阻断的病人提供人为的侧支供血，增加了颈动脉阻断的安全性。在显微技术和介入治疗发展的今天，颈动脉阻断术的应用已很少，但是在某些既不能夹闭又不能栓塞的颅内动脉瘤仍有其用途。

（一）颈动脉阻断后血流动力学改变

颈动脉阻断后其远侧的动脉压降低，有防止动脉瘤破裂的作用。同时其远侧动脉的血流动力学发生改变，血流变慢，动脉瘤内易形成血栓，血栓机化后可加固瘤壁，甚至使瘤腔完全闭塞，可达到治愈的目的。

（1）阻断远侧动脉压力的改变　Sweet 等在脑血管造影时暂时阻断颈内动脉后，测量其远侧动脉压，发现收缩压降低 49%，脉压降低 69%，平均动脉压降低 43%。后来又在开颅后直接测量颅内动脉压，发现颈内动脉结扎后结扎处远侧颈内动脉压降低的百分比与大脑前动脉和大脑中动脉压降低的百分比相近。颈动脉结扎后其远侧动脉压降低的程度因人而异，有的可降低原血压的 70% 以上，有的则不到 30%。这与颅内动脉侧支循环状态有关，一般可降低原有血压的 1/4～1/3。以后由于侧支循环的逐渐代偿，血压又有所回升，少数病人甚至可恢复到接近结扎前的水平，但大多数病人可维持较长时期的血压降低。Christiansson 为 13 例颈动脉结扎术后的病人测量视网膜动脉压，发现结扎后 1～13 年仍比结扎前降低 20% 以上。Tindall 在结扎颈动脉 9.5～13.9 个月后再次直接测量结扎处远侧颈内动脉压，仍比结扎前低 25% 以上。在结扎后立即测量时，血压降低的幅度在各病人之间虽然差别较大，但数月之后则相差不多。结扎后远侧动脉压的高低与动脉瘤的保护作用有关，Wright 等报告一组动脉瘤病人结扎颈动脉的后果，如果残余动脉压＞100 mmHg，有 88% 的病人发生再出血，85～99 mmHg 者有 25% 的病人发生再出血，70～84 mmHg 者有 17% 再出血，＜70 mmHg 者有 11% 发生再出血，如果残余血压超过原有血压的 60% 则有 42% 的病人发生再出血，如果低于 60% 者只有 11% 发生再出血。一般认为，阻断后晚期动脉内压降低 20%～50% 才足以使动脉瘤内发生长期性和完全性血栓形成。

（2）颈动脉结扎后血流量和血流方向的改变　Dorrance 发现结扎颈总动脉后颈内动脉中血流量减少 50%，再结扎颈内动脉才能完全无血液流动，说明结扎颈总动脉后仍有颈外动脉的血反流到颈内动脉中去。Hardesty（1960）发现结扎颈总动脉后有半数病人颈外动脉的血反流入颈内动脉，另外半数病人其流向则相反，颈内动脉的血逆流入颈外动脉。血流的方向主要取决于颅内侧支循环是否充分，如果侧支循环充分，则结扎颈总动脉后颈内动脉内压大于颈外动脉，颈内动脉即呈反向逆流；如侧支循环不充分，则颈外动脉的血反流入颈内动脉，颈内动脉血流方向为顺流。对于血流方向的意义有不同的认识，导致对结扎动脉的选择有不同的意见。有人认为颈内动脉血液逆向流入颈外动脉会引起脑内盗血，应结扎颈内动脉以阻断逆流而不应结扎颈总动脉。也有人认为颈内动脉逆流说明颅内侧支循环充分，不致引起脑缺血，如果颈内动脉内血流呈顺流，反而表示颅内侧支循环不充分，需要颈外动脉的血灌注到颅内，结扎颈内动脉易引起脑缺血，而结扎颈总动脉较为安全。根据 Youmans 等的观察，结扎颈总动脉后颈内动脉血流为反流者，经过 $1/2\sim14\,h$（平均 $9\,h$）后，由于侧支循环的开放都转变为稳定的顺流状态。

（3）结扎颈动脉后对侧颈动脉压力和血流量的改变　结扎一侧颈总动脉可使对侧颈总动脉的血流量增加 $13\%\sim38\%$。结扎一侧颈内动脉可使对侧颈内动脉血流量增加 $40\%\sim50\%$，与此同时动脉压也有所升高，其作用是补偿因结扎动脉引起的脑血流量不足，即便如此仍比结扎前两侧颈内动脉的总血流量少。这种现象对于用结扎颈动脉来处理双侧颈动脉系统动脉瘤是不利的，因为可使对侧动脉瘤承受更多的血流量和更高的压力，以致对侧动脉瘤更易发生破裂。曾有报告结扎一侧颈动脉后，在对侧颈动脉系统形成一个新生颅内动脉瘤，而这个动脉瘤在前次血管造影时证明尚不存在。

动物实验证明，结扎一侧颈总动脉后，由于侧支循环的建立，使组成脑底动脉环的血管发生解剖上的变化，同侧眼动脉、后交通动脉、颈外动脉、脑膜前动脉和脑膜中动脉以及对侧颈内动脉都增粗。如果结扎幼年动物的一侧颈动脉，则同侧大脑半球的发育将受到影响，脑的体积只有正常大脑半球的 $86\%\sim94\%$。

（4）颈动脉缩窄的程度与远侧动脉内压力和血流量的关系　有的病人在立即、完全阻断颈动脉后可引起脑缺血和脑梗死，但如用可调节的动脉钳在几天或几周的过程中逐步阻断血流，使侧支循环逐渐建立，则当血流完全阻断时，侧支循环已经建立到能够代替阻断的颈动脉灌注同侧大脑半球时，就可不致发生脑缺血和脑梗死。因此有的病人虽不能耐受立即阻断，但可耐受逐步阻断颈动脉。

颈动脉管腔必须缩窄到一个临界程度以后才可以使远侧的动脉压降低和血流量减少。Tindall 发现将颈总动脉原有管腔面积缩窄 90.5% 以上才能使远侧血流量减少和血压降低。Cannon 也发现，将颈总动脉管腔面积缩窄 94%，血流量仍无明显减少，缩窄到 99% 后血流量减少 70%，如继续缩窄，血流量即急骤减少。Kindt 也发现，在动脉管腔面积缩窄 94.24% 以前，远侧血流量无明显减少，逾此界限即有显著减少。

Brice 等测量人的颈动脉管腔面积为 $17\sim55\,mm^2$（平均 $30\,mm^2$），在管腔面积狭窄到 $5\,mm^2$ 以前血流量无明显减少，此时相当于管腔缩窄 $84\%\sim93\%$。当管腔面积缩小到 $5\sim2\,mm^2$ 时血流量即减少，缩小至 $2\,mm^2$ 以下即显著减少。Wright 也指出，当动脉管腔狭窄 $70\%\sim90\%$ 以上后远侧血流量和血压即平行地降低。由此可见，用逐步阻断法结扎颈动脉时，只是在管腔行将完全闭锁时才有防止动脉瘤破裂的作用。

Jain 认为，结扎颈动脉后远侧动脉压的降低并非防止动脉瘤破裂的主要因素，而血流的搏动才是造成动脉瘤破裂的主要原因。他用狗做实验，因狗的颈动脉直径为 $8\,mm$，与人的颈动脉粗细相近，用 Poppen 动脉钳逐步压闭，当管径缩窄到 $4\,mm$ 之前无任何改变，但当缩窄到 $3.5\,mm$ 时血流搏动的幅度明显减小，而流量则不减少，缩窄到 $2.5\,mm$ 时血流量仍维持原有水平的 90% 以上，搏动侧明显减弱。在人的测量中与动物实验结果相似，当颈动脉血流只减少 25% 时搏动即消失。因此，建议只将动脉不完全阻断，这样既可造成无搏动的血流，又可保持相当大的血流量，既可防止动脉瘤破裂又可不造成脑缺血。这种设想在实践中有待进一步研究。

（二）适应证和禁忌证

1. 适应证

（1）症状性海绵窦段颈内动脉瘤引起以下症状者　①进展性眼球运动瘫痪或视力减退；②顽固性同侧面部或眼部疼痛；③曾有蛛网膜下腔出血或鼻衄。

（2）无症状性海绵窦段颈内动脉瘤伴有以下情况者　①动脉瘤延伸到硬脑膜腔内，有发生蛛网膜下腔出血危险者；②经影像学随访动脉瘤继续长大者。

（3）头、颈部肿瘤累及颈内动脉者　①根据肿瘤的发展必须切除所累及的颈内动脉；②保留颈内动脉在技术上有困难者；③颈内动脉有即将破裂的危险性。

（4）颈内动脉因以下情况发生破裂者　①肿瘤侵蚀；②颈部放射治疗或颈部根治性手术；③颈部手术切口感染累及颈内动脉；④颈部钝器伤或穿通伤导致颈动脉破裂。

2. 禁忌证

（1）绝对禁忌证　①同侧脑供血不足；②心源性或低血容量性休克；③对侧颈动脉有严重阻塞性

疾病；④脑血管造影显示有脑血管痉挛；⑤不能耐受阻断试验；⑥对侧颈动脉系统有动脉瘤；⑦对侧有颅内肿瘤侵犯或压迫颈内动脉。

（2）相对禁忌证 ①病人全身状况不良，有充血性心力衰竭、慢性肾病或呼吸衰竭等；②对侧颈动脉有轻度或中度狭窄；③有重度致血管病的危险因素者，如糖尿病、大量吸烟等；④颈动脉阻断试验有轻度或中度脑血流量不足；⑤有抗凝治疗的禁忌证，例如近期有蛛网膜下腔出血或脑出血者；⑥近期有脑手术或脑外伤者。

（三）颈动脉阻断耐受性的预测

为了预测颈动脉阻断后是否会发生脑缺血，Matas 在 1911 年创用手指经皮压迫颈部动脉 10~15min，以观察有无脑缺血的症状出现，称为 Matas 试验。由于颈总动脉的分叉部很高，很难选择性压迫颈内动脉，而且很难判断是否将颈动脉完全压闭。因此，现已被球囊闭塞试验（BOT）所取代。经皮穿刺将一个不可脱硅胶球囊导管送到欲阻断的动脉内，经导管充盈球囊至将动脉完全阻断，维持 30min，并给以肝素抗凝。同时观察是否有脑缺血症状出现。Linskey 等（1994）温习文献，如果不进行 BOT 而永久性阻断颈内动脉的死亡率为 12%，缺血性卒中的发生率为 26%；使用 BOT 后分别降为 0 和 4.7%。

BOT 的可靠性和危险性仍存在争论，因为能耐受 BOT 的病人，或称 BOT 阴性的病人，在阻断颈内动脉后的近期或远期仍有发生脑缺血的可能。由于血流动力的改变，对侧脑循环中或提供侧支供血的其他动脉上还可发生新生动脉瘤。据文献统计，颈动脉阻断后发生新生动脉瘤的几率为 0~10%。Miller 等对 620 例阻断颈动脉的病人随访 16 年，共发现 7 例（1%）新生动脉瘤，发生率为 0.07%/年。Somach 等对 20 例病人随访 4 年，发现 2 例（10%），发生率为 2.5%/年。此外，BOT 本身还可引发血栓性栓塞。

Tarr 等（1991）报告 300 例用 BOT 测试阻断颈内动脉的耐受性的病人，因 BOT 本身引起的并发症发生率为 3.7%，其中 0.7% 为永久性并发症。能够耐受 BOT，但永久性阻断该动脉后仍然发生脑缺血者称为"BOT 假阴性"。Larsen 等（1995）为 55 例"无法手术"的颈内动脉瘤病人施行 BOT，有 10% 的病人发生脑缺血症状。通过了 BOT 的病人，即 BOT 阴性的病人经永久性阻断颈内动脉后的死亡率

和致残率为 5.4%。在 1997 年又报告 60 例 BOT 假阴性的病人行颈内动脉阻断，经长期随访，2 例发生晚期卒中，2 例发生新生动脉瘤出血。可见能通过 BOT 的病人并不能完全保证永久性阻断该动脉后不发生脑缺血性并发症。

为了增加阻断颈内动脉的安全性，除了在 BOT 时连续观察病人的神经功能以外，可用以下方法测试其侧支循环的储备能力：①在进行 BOT 的同时行对侧颈动脉血管造影，从形态上观察两侧交叉侧支供血状况；② BOT 时注射示踪剂 ^{99m}Tc – 六甲基丙二胺肟（^{99m}Tc-HMPAO）进行 SPECT 扫描，从质的方面评估两侧脑血流量（CBF）不对称的程度；③进行 BOT 时用氙增强 CT（Xenon-enhanced CT），从量的方面估计颈内动脉阻断后该侧的 CBF；④低血压激发（hypotensive challenge）试验，进行 BOT 后 15min 时注射硝普钠，将收缩压降至其基础值的 70%，继续观察 15min，总共 30min，以观察有无脑缺血的症状出现。

Link 等（1998）认为，如果病人 BOT 无症状恶化，SPECT 显示两侧 CBF 基本对称，氙增强 CT 扫描该侧 CBF > 30mL/（100g·min），则永久性阻断该侧颈内动脉是安全的。虽然如此，也不能完全避免脑缺血的发生。Origitano 等（1994）报告一组颅底肿瘤的病人，术前通过了 BOT、SPECT 和多普勒脑血流的测试，术中连同肿瘤切除了颈内动脉，术后仍有 22% 的病人发生不同程度的脑缺血性并发症。Linskey 等（1994）报告一组病人，通过了 BOT 和氙增强 CT 测试，但阻断颈内动脉后 1 例发生神经功能障碍的临床症状，5 例经影像学检查发现有脑梗死灶。其中 1 例经脑血管造影证实为血栓栓塞造成，1 例与手术中损伤了穿动脉有关，其余 3 例则因脑血流量不足所致。由于目前尚无法保证永久性阻断颈内动脉的绝对安全，于是颅外 – 颅内动脉吻合术便担当起由颈外动脉向颅内输送血液的任务。

（四）颈动脉阻断的时机

从防止动脉瘤早期再次破裂的观点出发，应尽早进行颈动脉阻断术，但前次出血后常有血管痉挛和脑水肿，结扎颈动脉后的并发症和死亡率都较高。据 Nishoka 在"颅内动脉瘤和蛛网膜下腔出血协作研究组"的报告，在前次出血后 7 天内结扎颈动脉的死亡率为 33%，缺血性并发症发生率为 45%，

在 7～14 天结扎的死亡率为 15%，缺血性并发症发生率 27%。距前次出血时间愈久愈安全，但过迟的结扎不利于防止早期再出血。如果需要早期结扎而 BOT 试验耐受不佳，最好采用逐步阻断法。

（五）结扎动脉的选择

　　结扎颈动脉主要问题是结扎颈总动脉还是结扎颈内动脉。结扎颈总动脉较为安全，但降压效果不及结扎颈内动脉。据协作研究组调查英、美 24 个医疗中心 814 例颈动脉结扎的病例，其中 89% 的病人采用颈总动脉结扎，只有 9% 的病人结扎颈内动脉，其余的病人先结扎颈总动脉，然后第二期再结扎颈内动脉或颈外动脉（图 4-28）。分期结扎的目的是暂时保留从颈外动脉向颈内动脉供血的途径，待脑内侧支循环建立之后再结扎颈外动脉或颈内动脉。结扎颈总动脉后再结扎颈外动脉可使颈内动脉血压再降低 22%。结扎颈内动脉的缺血性并发症的发生率为 40%～49%，而结扎颈总动脉为 14%～28%。在颈部结扎颈内动脉的一个缺点是结扎处远侧的动脉成为一个盲袋，其中容易形成血栓，血栓向上延

伸可堵塞较大的脑血管而发生脑梗死。结扎颈总动脉后，血液从颈外动脉流向颈内动脉，不致形成血栓。为了使颈内动脉内有血液流动，又可加强结扎颈总动脉的效果，Smith 提出，结扎颈总动脉和分出甲状腺上动脉以远的颈外动脉，这样有少量血液经甲状腺上动脉反流到颈内动脉，以保持血液的流动，防止血栓形成。

（六）颈动脉阻断的方法

1. 颈动脉结扎法

　　结扎法的优点是不需要特殊器械，并立即起到保护动脉瘤的作用，缺点是发生脑缺血的机会较多。一般是在局部麻醉下进行，先暂时夹闭欲结扎的动脉，观察 30～45 min，如果无缺血症状发生，即可进行结扎。结扎颈总动脉时应在分叉部近侧 1.5～2.0 cm 处和 3～4 cm 处各结扎一道，不可距离分叉部过近，以便颈外动脉的血可经过分叉部反流入颈内动脉，也为了避免刺激颈动脉窦发生减压反射。先结扎近侧处，后结扎远侧处。结扎不宜过紧，只要管腔闭塞即可，以免勒伤血管内膜，因为一旦发生脑缺血，还需松开结扎重建血流，内膜如受损伤易形成血栓。为了避免结扎线勒伤内膜，Hamby 用一片筋膜衬在动脉外面然后在筋膜片上用线结扎（图 4-29）。Poppen 用几针褥式缝合将动脉壁折叠起来以闭塞管腔（图 4-30）。Kerr 则用筋膜包在动脉

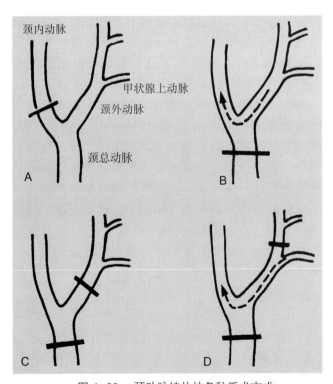

图 4-28　颈动脉结扎的各种手术方式
A. 颈内动脉结扎。B. 颈总动脉结扎。C. 颈总动脉＋颈外动脉结扎。D. 颈总动脉＋颈外动脉分出甲状腺上动脉以远处结扎。

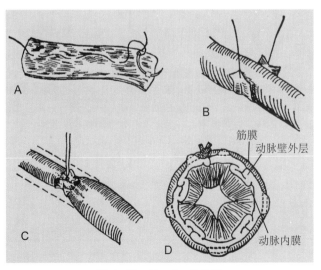

图 4-29　Hamby 结扎法
A. 准备筋膜片。B. 筋膜片包绕颈动脉。C. 丝线结扎筋膜片。D. 结扎后动脉内膜保持完整。

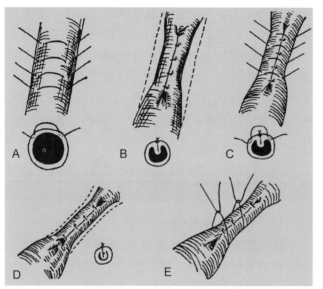

图 4-30　Poppen 动脉折叠缝合结扎法

A. 丝线缝合动脉壁外层。**B.** 缩窄动脉管腔。**C.** 再缝合动脉壁外层。**D.** 进一步缩窄动脉管腔。**E.** 丝线结扎动脉，闭塞动脉。

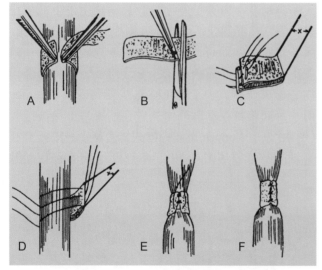

图 4-31　Kerr 筋膜折叠缩窄动脉法

A. 筋膜片试行包绕颈动脉。**B.** 剪裁合适大小的筋膜片。**C.** 在筋膜一端预留缝线。**D.** 包绕颈动脉，缝线从筋膜另一端穿出。**E.** 拉紧缝线，逐步缩窄动脉管腔。**F.** 完全闭塞动脉管腔。

外面，缝紧筋膜以缩窄管腔。其目的都是为了不损伤动脉内膜（图 4-31）。

2. 逐步阻断法

逐步阻断是在欲结扎的动脉上安置一种可以在皮肤外面调控的动脉钳。手术后可以在床边逐步压闭动脉，压闭的过程视病人的耐受可急可缓。通常

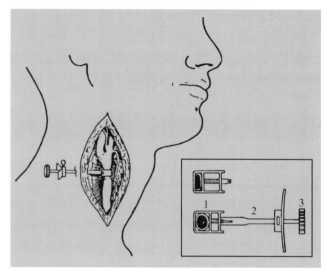

图 4-32　Crutchfield 动脉钳阻断动脉

用的有 Crutchfield 动脉钳和 Selverstone 动脉钳。这种动脉钳包括两个部分，即动脉压闭钳和控制旋杆。安置时需手术显露动脉，将压闭钳套在动脉上，再经另一皮肤戳口伸入控制旋杆，将旋杆顶端的螺丝起子嵌入压闭钳上的缺口中。旋杆上有一旋钮，顺时针方向转动旋钮，即可将压闭钳中的压板推下。在直视下记下从压板压到动脉至将动脉完全压闭所需要旋转的转数，以便术后计算旋转的转数来判断动脉压闭的程度，然后将旋钮倒转至动脉开始受压处，缝合切口。术后在床边根据病人的耐受性在 3～7 天内逐步压闭动脉，同时严密观察病人肢体活动和生命体征的变化。特别是当动脉将近完全压闭时其远侧动脉压急骤下降，如有脑缺血症状出现，即刻将旋钮倒旋到未发生症状之前的位置，间隔数日后以更缓慢的速度旋紧。动脉完全压闭后不可立即取出旋杆，因为在 4 天之内仍可发生脑缺血。拔出旋杆的方法是用示指、中指两指托住把手，拇指顶在旋钮上，用相反的力量即可不牵动动脉而使螺丝起子与缺口脱开。压闭钳可长期留在动脉上，或再次手术将其取出（图 4-32）。

3. 球囊阻断法

自 1974 年 Serbinenko 首次用球囊导管法阻断脑的大血管以后，球囊阻断法已逐渐取代了结扎法。球囊阻断法的优点是：①可在病人清醒的状态下进行颈动脉阻断，便于观察阻断后的反应；②微侵袭性，可以不经手术显露动脉即可将其阻断；③可以在尽

量高的部位阻断颈内动脉，以避免阻断处远侧的盲袋内形成的血栓脱落后的栓子堵塞脑血管。一般应将球囊送到欲阻断的动脉的最远侧以减小阻断处远侧的盲袋。如果欲阻断颈内动脉，则将球囊送到眼动脉发出点的近侧。充盈球囊后观察 30～45min，如无不良反应即将球囊卸脱，并在其近侧再卸脱第二个球囊，以防血流的冲击使第一个球囊发生移位。

（七）并发症和死亡率

1. 手术死亡率

1961 年 Scott 等温习文献中 909 例颈动脉结扎的手术死亡率为 0～18%。1996 年 Wilkins 总结 1960—1987 年文献中 2966 例颈动脉结扎的手术死亡率为 0～29%。各组之间差异很大，与病人年龄、脑动脉侧支循环状况、距前次蛛网膜下腔出血的间期长短等因素有关。

2. 并发症

颈动脉结扎后脑缺血的发生率为 15.5%～30%。与病人年龄、Willis 动脉环形态、手术距出血的间隔时间、立即阻断或逐步阻断、结扎技术、手术后低血压、低血容量、贫血等因素有关。对侧颈动脉有严重狭窄者，双侧大脑后动脉均由颈动脉供血的婴儿型后交通动脉者，结扎术距前次出血在 10 天以内者，结扎时动脉内膜损伤严重以致有延伸性血栓形成者和结扎部位不当者，脑缺血发生率高。一般来说结扎颈内动脉的脑缺血发生率（20%）比结扎颈总动脉的发生率（11%）高。立即阻断的发生率（34%）比逐步阻断的发生率（25%）高。发生脑缺血后松开结扎线或动脉钳，不一定能使所有病人的脑缺血症状得到恢复，不松开也有部分病人得到恢复，但松开后的恢复率为 56%，不松开的恢复率只有 33%，毕竟相差甚多。

（八）效果

1. 再出血率

颈动脉结扎的目的是防止动脉瘤再次破裂，文献中报道所有病组均有结扎后动脉瘤再出血的病例（2%～8.4%），可见结扎术并不能完全防止动脉瘤破裂。据协作研究组 577 例颈动脉结扎的报告，再出血率为 6.8%，而且各部位动脉瘤的再出血率不同，

颈内动脉瘤为 30%，前交通动脉动脉瘤为 9.4%，大脑中动脉瘤为 19%。Roski 和 Spetzler 总结 12 组 1067 例颈动脉结扎术后因动脉瘤再次破裂而致死者平均为 10.9%（3.4%～23.9%）。Winn 等报告颈总动脉结扎后 6 个月内，对后交通动脉动脉瘤有保护作用，6 个月以后与保守疗法的再出血率相差不多。

2. 动脉瘤的改变

颈动脉结扎后通过其他动脉途径进行脑血管造影以显示动脉瘤，发现动脉瘤缩小或不显影者占 70%～78%，瘤体增大者有 3% 左右，其余动脉瘤无明显变化。实验证明，结扎颈内动脉后远侧的血流量和流速均有降低，对于瘤腔容积（V）与瘤颈面积（A）之比（V/A）>25 的动脉瘤易发生血栓闭塞。Turek 认为在临床上计算 V/A 值有困难。建议采用动脉瘤的长径与瘤颈直径之比来估计，长径与瘤颈直径之比超过 3∶1 者易形成血栓。此外，动脉瘤的长径与载瘤动脉呈锐角者，易发生瘤体缩小或闭塞。

3. 颈动脉结扎后的存活率

根据文献中 9 组 648 例动脉瘤用颈动脉结扎治疗，随访 1～17 年的生存率为 40%～87%。

（九）颈动脉阻断与颅外－颅内动脉吻合术

由于阻断了颈动脉有发生脑缺血的危险，自 1967 年 Yaşargil 和 Donagh 发明颅外－颅内吻合术（EC-IC）后，学者们即将 EC-IC 应用于需要行颈动脉阻断而又有可能发生脑缺血卒中的病人，用手术方法将颅外动脉的血液灌注到因阻断颈动脉而缺血的脑中。由于 EC-IC 本身也有一定的危险性和技术上的困难，因此形成了两种策略：一种是对所有行颈动脉阻断的病人都预先进行 EC-IC，称为普遍性血管重建策略（universal revascularization strategy）；另一种是只对有发生脑缺血危险的病人行 EC-IC，称为选择性血管重建策略（selective revascularization strategy）。选择病人的方法是行 BOT 和用氙增强 CT 测定脑血流量（CBF）。Sekhar 等（1990）将病人分为三组，即低危组、中危组和高危组。低危组病人能通过 BOT，即 BOT 阴性，两侧大脑半球的 CBF 仅有轻度对称性降低，但 CBF>30mL/（100g·min）。这类病人不一定需要行 EC-IC；中危组病人虽能通过 BOT，但两侧大脑

半球的 CBF 明显不对称，CBF ≤ 30 mL / (100g·min)。这类病人需要行 EC-IC；重危组病人不能耐受 BOT，这类病人必须进行 EC-IC 才能阻断颈动脉。

　　关于阻断颈动脉的病人究竟应采取何种策略存在着争论。主张普遍性血管重建的理由是：即便 BOT 为阴性的低危组病人，阻断颈动脉后仍可能发生脑缺血，而 EC-IC 有助于防止脑缺血发生。主张选择性血管重建的理由是：EC-IC 本身也有一定的危险而且技术的要求较高，以至两种策略的总缺血率相差不多。Carter 等（1998）主张多采用选择性血

管重建，因为只有最有经验的医生才能使血管重建术的并发症降低。而 Lawton 等（1996）则认为病人虽属于低危组，但阻断颈内动脉后的急性卒中率为 2% ~ 22.7%，晚期卒中率为（0 ~ 1.9%）/ 年；如果普遍进行血管重建术，则急性卒中率为 7% ~ 10%，晚期卒中率只有（0.2% ~ 0.3%）/ 年。主张对所有需阻断颈动脉的病人都进行血管重建术。他报告 61 例共 63 个位于前、后循环的颅内动脉瘤，采用了多种血管重建方式，可供在处理颅内"不能手术的动脉瘤"时的参考（图 4-33，图 4-34）。

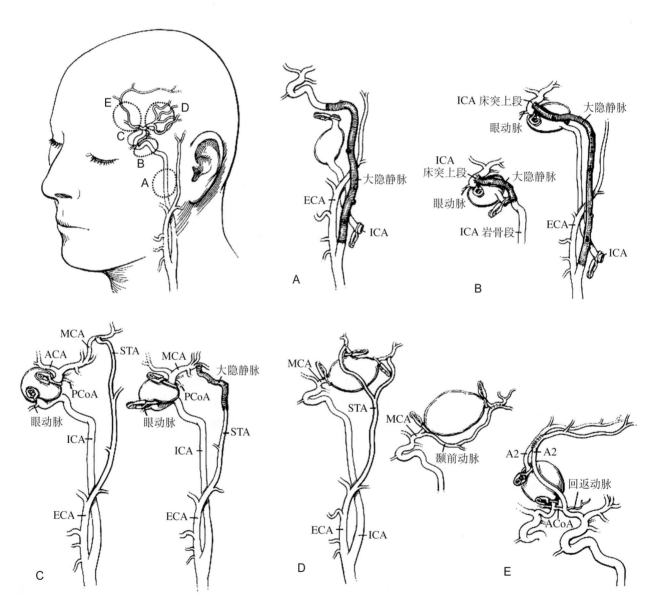

图 4-33　前循环动脉瘤的血管重建方法（Lawton MT. Neurosurgery, 1996）

A. 颈内动脉岩骨段动脉瘤孤立术和大隐静脉移植。**B.** 颈内动脉海绵窦段动脉瘤孤立术和大隐静脉移植的两种方法。**C.** 颈内动脉床突上段动脉瘤孤立术和颞浅动脉 – 大脑中动脉吻合或大隐静脉移植。**D.** 大脑中动脉瘤孤立术和颞浅动脉 – 大脑中动脉吻合或颞前动脉 – 大脑中动脉侧 – 侧吻合。**E.** 大脑前动脉孤立术和 A2 – A2 侧 – 侧吻合术。ECA：颈外动脉；ICA：颈内动脉；MCA：大脑中动脉；ACA：大脑前动脉；ACoA：前交通动脉；STA：颞浅动脉；PCoA：后交通动脉；A2：大脑前动脉远侧段。

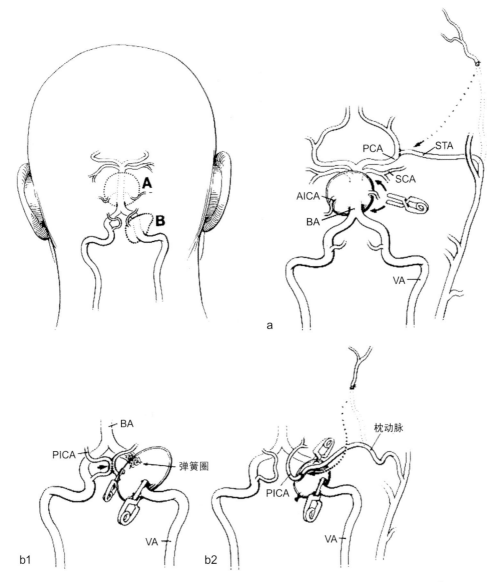

图 4-34　后循环动脉瘤的血管重建方法（Lawton MT. Neurosurgery, 1996）

A. 基底动脉中段动脉瘤。**B.** 椎动脉动脉瘤。**a.** 近侧或远侧阻断基底动脉和颞浅动脉 – 大脑后动脉吻合。**b1.** 椎动脉瘤孤立术和两侧小脑后下动脉侧 – 侧吻合。**b2.** 椎动脉瘤孤立术和枕动脉 – 小脑后下动脉吻合。BA：基底动脉；AICA：小脑前下动脉；PICA：小脑后下动脉；VA：椎动脉；SCA：小脑上动脉；PCA：大脑后动脉。

六、颅内动脉瘤的介入治疗

自 1974 年 Serbinenko 首次经皮血管内途径用可脱性球囊栓塞颅内动脉瘤以来，颅内动脉瘤的介入治疗发展迅速，在栓塞技术和栓塞材料方面日新月异。由于其具有微侵袭性的优点，已逐步取代显微手术动脉瘤夹闭术，在有的国家应用介入疗法治疗颅内动脉瘤的病例已超过显微手术。但是，由于颅内动脉瘤的复杂性和多样性，任何一种方法都不能单独而完美地治疗所有的颅内动脉瘤。目前仍处于多种治疗方法并存和互补的状态，今后的消长要根据科学技术的发展而定。关于颅内动脉瘤的介入治疗见本章第十四节。

（刘承基）

第一部　脑血管外科学

第十三节　手术治疗

当颅内动脉瘤被确诊后，需要对患者的全身状况、病情严重程度、动脉瘤的位置和特点、手术风险、医院设备及医生的医疗水平进行全面评估，在合适的时机进行合理的治疗。

颅内动脉瘤手术治疗的目的是完全、永久地阻断动脉瘤的血流，防止其发生破裂，同时保持载瘤血管的通畅，保护脑组织不受破坏。

本节介绍颅内动脉瘤夹闭术的基础内容，关于特殊的方法和处理特点参见各部位不同类型的动脉瘤外科治疗章节。

一、手术器械和设备

选择合适的手术器械是顺利进行手术的保障，应用相关的特殊设备是提高手术质量的条件。①除了常备的神经外科手术器械外，专用的显微外科器械是必备的，术者应熟练掌握这些手术器械的特点和使用方法。一般来说，夹闭动脉瘤的操作均应在手术显微镜下进行。②术者要根据动脉瘤的位置和形状，选择适当的动脉瘤夹和持夹器。③需要磨除前床突等骨性结构时，还需准备高速气钻或有足够转速的电钻，要特别小心避免撕破动脉瘤壁。④为了更加安全，也可应用超声吸引器的挖骨功能，配备挖骨器来吸除骨性结构。⑤术中还可应用多普勒超声探测以确定载瘤动脉的通畅性及被夹闭的动脉瘤内有无血流，以证实夹闭是否完全。有条件的手术室还可以进行术中血管内吲哚绿荧光造影来观察动脉瘤被夹闭的程度以及周围血管是否通畅。

在以上的手术器械和设备中，动脉瘤夹是手术中应用的一类特殊的设备，故在此仅对动脉瘤夹作一适当介绍。

1938 年 Dandy 首先用银夹夹闭动脉瘤颈，但这种银夹并非专为治疗动脉瘤而设计制作的。到 50 年代 Schwartz 和 Mayfield 专为夹闭动脉瘤设计制造了

弹力性瘤夹。此后陆续有新的瘤夹问世，至今已有百余种类型的动脉瘤夹应用于临床。

随着技术的进步，动脉瘤夹的类型及金属构成也在不断地改良。动脉瘤夹的改进主要反映在瘤夹的类型或形状、瘤夹的金属成分等方面。以蛇牌 Yaşargil 动脉瘤夹为例，第一代动脉瘤夹于 1968 年进入市场，当时是半圈弹簧不带外加锁的不锈钢瘤夹；第二代于 1970 年进入市场，是一圈半弹簧并带圈状锁的不锈钢瘤夹；第三代于 1983 年进入市场，是一圈半弹簧并带盒状锁的钴铬镍合金瘤夹；第四代于 1995 年进入市场，是一圈半弹簧并带盒状锁的钛合金瘤夹（图 4-35）。

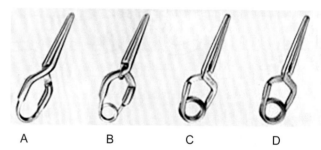

图 4-35　Yaşargil 动脉瘤夹的型号演变
A. 第一代。**B.** 第二代。**C.** 第三代。**D.** 第四代。

（一）动脉瘤夹的金属构成

早期的动脉瘤夹以不锈钢为主要材料，主要成分是铬（Cr）、镍（Ni）、钼（Mo），是由多个部件组成的瘤夹，例如 Heifetz 瘤夹、Lougheed 瘤夹等均由不同金属制成的部件组合而成。在各种金属成分之间有一异质界面，形成阴极和阳极，可发生氧化和还原的电化学反应腐蚀金属。故文献中有报告使用 Heifetz 瘤夹夹闭动脉瘤 10～11 个月后，因金属腐蚀导致瘤夹的叶片和体部交界处发生折断，再发生蛛网膜下腔出血的病例。

以钴为基础的合金（Phynox），其表面上可形成一个氧化铬的保护层，有防腐蚀的作用。Yaşargil 瘤夹、MaFadden 瘤夹、Sugita 瘤夹和 Sundt 瘤夹均为钴合金制成的瘤夹，其抗腐蚀的能力比用不锈钢制成的瘤夹强。而且由单一部件制成，避免了不同金属部件之间异质界面的电腐蚀作用。

在磁共振广泛应用的今天，在临床上使用的瘤夹绝大部分为钛合金（titanium alloy）制作的瘤夹。钛合金瘤夹不但生物相容性好，更重要的是瘤夹无磁性，患者在术后仍可行磁共振检查。

了解动脉瘤夹的金属构造有助于医生评价动脉瘤夹闭术后患者进行磁共振检查的风险性，特别是在早年接受手术的患者，行 MRI 检查前要详细了解所用瘤夹的类型。

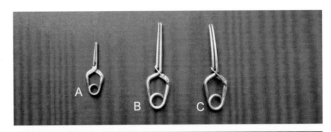
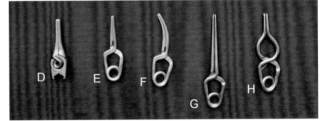

图 4-36　不同类型的动脉瘤夹
A. 迷你暂时夹。**B.** 直型暂时夹。**C.** 弯型暂时夹。**D.** 内撑式夹。**E.** 直型夹。**F.** 弯型夹。**G.** 长叶片夹。**H.** 窗式夹。

（二）动脉瘤夹的种类

目前动脉瘤夹的种类多达百余种，基本构造由基部的弹簧圈和腭部的叶片组成。叶片有各种长度和角度，以便夹闭各种方向和粗细的瘤颈。在手术显微镜下的操作，要求动脉瘤夹轻巧，夹闭力好，基部窄，不阻挡视野。最常用的瘤夹类型为不同长度的直叶片和弯叶片形状的瘤夹，尾部形状各有不同。有时需套过一条主要动脉夹闭从其对侧长出的动脉瘤，为此设计出环套式瘤夹或称窗式瘤夹（fenestrated clip）。在夹闭宽大的瘤颈时有时需要用到 T 型瘤夹（T-bar clip）。对于巨大动脉瘤或深部动脉瘤，可用叶片更长的瘤夹，如 Sugita 设计的特殊瘤夹叶片长达 4cm（超长瘤夹，ultra long clip）。对于特别小的动脉瘤，可用微型或称迷你型瘤夹（mini clip）。

新近又出现一种造型不同的动脉瘤夹（L-aneurysm clips），或可叫作内撑式动脉瘤夹，是用持夹器从瘤夹尾部的内侧撑开，视野阻挡更小。瘤夹的张开角度也较大，更有利于手术操作（图 4-36）。

早先的动脉瘤夹制作不规范，有的瘤夹会发生滑脱现象，或瘤夹生物相容性缺陷会使瘤夹发生腐蚀，曾有过因此而发生颅内出血的不良后果。后来，美国的测量和材料委员会开始制定了严格的标准，淘汰了一些瘤夹。为保证质量，很多厂家要求专业工人只制作几种特定型号的瘤夹。

为了保证手术中正确地选择及使用动脉瘤夹，不同用途的瘤夹被覆以不同的颜色，这样在狭小的手术野中有多个不同用途的夹子时，可以辨认出暂时性动脉夹和永久性瘤夹，避免操作失误。不同厂家对颜色的标注是不同的，在使用前必须熟悉所用瘤夹的标记特征。例如，在 Yaşargil 钛系列瘤夹中，用于夹闭动脉瘤的永久性瘤夹的叶片为银色，用于临时阻断载瘤血管的暂时性瘤夹的叶片为金黄色。标准型的瘤夹尾部均为蓝色，微型的瘤夹尾部标为紫色。而在 Rebstock 的钛系列瘤夹中，标准型永久性瘤夹通体均为蓝色，迷你型为红色，暂时性瘤夹均为金黄色。

与动脉瘤夹相对应的，有不同类型的持夹钳或称施夹钳（applying forceps）和除夹钳（removers）。持夹钳和除夹钳都设计成枪刺形以免遮挡视线，有的持夹钳还设计成双关节枪刺形（bouble bayonet clip appliers），更有利于术者根据情况调整为更合适的角度。选用轻质材质增强稳定性。根据瘤夹大小又可分为标准型和迷你型持夹钳和除夹钳（图 4-37）。持夹钳与动脉瘤夹接触处应该是由相同材质制成，因为在夹闭过程中可能会有金属残留在瘤夹上，不同的金属接触可能会引起电化学腐蚀（galvanic corrosion），所以，严格意义上讲，术者应该使用同一厂家的动脉瘤夹和持（除）夹钳。

（三）瘤夹的闭合力

夹闭不同的动脉瘤要选用不同闭合力的动脉瘤夹。夹闭的动脉瘤颈所需的闭合力与载瘤动脉的动脉压、瘤颈的粗细和硬度、瘤夹叶片的宽度等因素有关。有学者测量，通常的动脉瘤颈被夹闭之后的

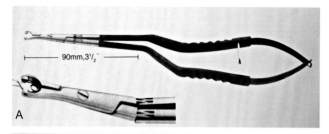

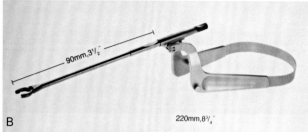

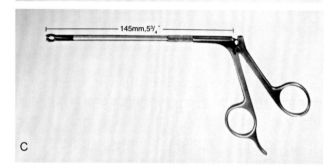

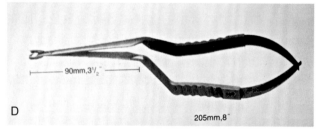

图 4-37　持夹钳和除夹钳
A-C. 持夹钳。D. 除夹钳。

厚度为 0.5 mm。在一定的血压和瘤颈粗细的条件下，夹闭这样厚度的瘤颈所需的闭合力较小。在血压高、瘤颈粗、瘤颈的壁厚而坚硬时，则需用闭合力较大的瘤夹。如果瘤夹的闭合力不足以使瘤颈闭合，这样的夹闭是无效的，仍会有血流冲过瘤夹进入动脉瘤中，动脉瘤仍可破裂。

不同的闭合力对血管壁组织造成的损伤程度不同。Dujovng 等在测出各种不同管径的动脉在不同血压时的最小闭合力（MOF）后，用闭合力不同的动脉夹阻断动脉，1 h 后除去动脉夹，然后观察动脉壁的变化。结果显示：①用与 MOF 闭合力相等的动脉夹时，动脉内皮细胞只有轻度扁平；②闭合力为 MOF + 20 g 时，内皮细胞变形，有轻度血栓形成；③闭合力为 MOF + 50 g 时，在夹子叶片边缘处产生横行压痕，其沟槽中有中度血栓形成；④闭合力为 MOF + 100 g 时，内皮细胞碎裂，在叶片压成的平行沟内有重度血栓形成；⑤闭合力为 MOF + 150 g 时，内皮完全被切断，碎裂，管壁中胶原组织和肌层暴露在血流中，有重度血栓形成。结果说明，无论是临时阻断载瘤动脉还是永久夹闭动脉瘤颈，都需要合适闭合力的动脉瘤夹。一般来说，永久性瘤夹的闭合力至少应在 80 g 以上，而暂时性动脉夹的闭合力不应超过 70 g。

早先的动脉瘤夹制作不规范，瘤夹的闭合力是用瘤夹夹住术者的手指皮肤的痛觉强弱来判断。后来，美国的测量和材料委员会开始制定严格的标准。根据国际 ISO9713 标准，动脉瘤夹闭合力是指瘤夹叶片前中 1/3 处叶片张开 1 mm 时的闭合力，测量方法如图 4-38。正规厂家出品的瘤夹，在每个单独包装盒上均标明其夹闭力，以供手术者选用。

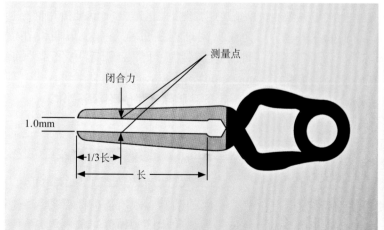

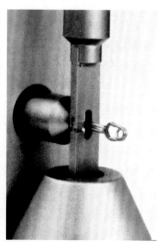

图 4-38　动脉瘤夹闭合力测量方法及装置

（四）瘤夹的磁共振相容性

动脉瘤夹的磁共振相容性是从磁共振检查应用于临床后出现的新的问题。在高磁场条件下，动脉瘤夹可能会发生位移、旋转、产热和伪影等现象。

早期制作瘤夹的材料主要是不锈钢合金。含铁元素或其相近元素（如钴）的瘤夹会有磁性，置入此类瘤夹的病人行 MRI 检查是危险的。瘤夹在强磁场内可能会发生移位，撕破动脉而引起出血。Klucznik 等报告 1 例曾做过动脉瘤夹闭术的病人，当病人被抬到 1.5 T MRI 的检查台边，距扫描孔 1.2 m 时，突然头痛剧烈，随后的头部 CT 扫描见瘤夹处有一巨大血肿，尸检发现颅内有一带有磁性的变角型瘤夹。Romner 等对几种常用的动脉瘤夹在 0.3 T 磁场下造成的影像变形进行研究，结果发现，Drake 瘤夹（301 不锈钢）、Heifetz 瘤夹（不锈钢）、Mayfield 瘤夹（301 不锈钢）和 Scoville 瘤夹（EN-58J 不锈钢）都带磁性，其影像变形严重。Kanal 等用一个 28 cm × 36 cm 的玻璃平板，分别对 1765 个 Yaşargil FE 型号瘤夹，54 个 Yaşargil FD 型号瘤夹，11 个 Sugita 瘤夹和 15 个 Perneczky 瘤夹进行试验，这些瘤夹有的从原包装盒中取出，有的已经过多次消毒。将瘤夹送到磁共振扫描孔中心 30 cm 深处，观察其在静止和滑动时的移位情况。结果：Yaşargil FD 瘤夹均有移位；Yaşargil FE 瘤夹有的移位有的无移位；Sugita 瘤夹均无移位；1 个 Perneczky 瘤夹在静止时移位，10 个在运动状态下移位，4 个完全无移位。这一试验说明有些因素可影响其磁性，如消毒、包装、储存和使用之前的操作等。也说明即便是同一厂家出品的同一类型瘤夹，其磁性也不尽相同。有的无磁或弱磁性的瘤夹，在多次行磁共振检查后，瘤夹也有可能发生磁化，呈现潜在的风险。

对每个应用于病人的动脉瘤夹，应该明确瘤夹是否无磁性。从 1994 年开始，美国 FDA 已要求瘤夹生产厂家提供瘤夹具有磁共振相容性的所有检测资料，否则必须在产品说明中注明瘤夹没有经过磁共振相容性测验，为病人的安全性提供了保障。目前，动脉瘤夹绝大部分是由纯钛或钛合金制成，均具有良好的磁相容性。Kangarlu 用 8.0 T 的 MR 系统检测目前常用的以钛为材料的瘤夹，显示用纯钛（pure titanium）制成的 Spetzler 瘤夹、钛合金的 Yaşargil 瘤夹、MP35N 制成的 Sundt 瘤夹均是安全的。

展望未来，血管成像技术的进步将使我们能充分了解动脉瘤的解剖特征，便于术中选择最合适的瘤夹。随着生产技术的改进，瘤夹生产商将可能允许医生定制瘤夹，快速提供适合每一个具体动脉瘤的瘤夹。制作材料的进步会出现更轻巧、生物相容性更好的瘤夹。未来也许会出现"智慧型"瘤夹（intelligent clips），在瘤夹的尖端有感应器，可以防止尖端处组织的损伤。机器人技术的发展，已经能感知和控制物体 10 nm 差别的移动距离，如果与动脉瘤手术结合，就能进行精微的手术，效果可能会优于血管内治疗，这样就又会有一部分动脉瘤的治疗从血管介入治疗的领域重归于外科手术的范围内。

二、手术入路

根据动脉瘤的部位和手术者的习惯，有多种手术入路应用于动脉瘤的处理，将在各部位动脉瘤的处理中叙述，常用的手术入路及其应用范围如下。

（1）翼部入路（pterional approach）　1942 年 Dandy 首先报告经此入路处理前交通动脉动脉瘤。称这一入路为额外侧入路（frontolateral approach）。后经 Yaşargil 多次改进，特别注意到避免损伤支配额肌的面神经分支，成为处理颅内动脉瘤的经典入路。适用于处理前交通动脉动脉瘤、颈内动脉瘤、后交通动脉动脉瘤、大脑中动脉瘤、基底动脉分叉部动脉瘤，以及位于上述部位的多发性动脉瘤。

（2）眶颧入路（orbitozygomatic craniotomy）　与翼点入路比较，此手术入路更接近颅底，术中视野角度扩大，减少了手术距离，对脑组织牵拉少。有利于处理位置较高的前交通动脉动脉瘤、基底动脉顶端动脉瘤等。

（3）单侧额下入路（unilateral subfrontal approach）　最初用于处理鞍区病变，可用于处理前交通动脉动脉瘤、颈内动脉瘤和后交通动脉动脉瘤。

（4）双侧额部入路（bifrontal approach）　1959 年 Pool 首先用于处理前交通动脉动脉瘤，开颅后经额下达到动脉瘤，但常损伤两侧嗅神经。后改经半球间经纵裂进入来处理前交通动脉动脉瘤。此入路也可处理大脑前动脉上升段动脉瘤。

（5）颞部入路（temporal approach）　颞部开颅后可切开颞上回处理合并右颞叶内血肿的大脑中动脉瘤。经颞下入路（subtemporal approach）可处理大脑后动脉瘤、基底动脉分叉部动脉瘤、小脑上动脉瘤等。

（6）矢状窦旁入路（parasagittal approach） 适用于处理胼周动脉瘤。

（7）枕下入路（suboccipital approach） 单侧枕下外侧入路用于处理基底动脉远侧段动脉瘤、小脑上动脉瘤、小脑后下动脉瘤、椎动脉瘤。枕下正中入路用于处理小脑上动脉和小脑下动脉周围支动脉瘤。

（8）迷路后乙状窦前入路（retrolabyrinthine-presigmoid approach） 适用于处理基底动脉瘤、椎–基底动脉交界处动脉瘤等。

（9）经斜坡入路（transclival approach） 经口腔经斜坡入路（transoral transclival approach）或经下颌经斜坡入路（submandibular transclival approach）可用于处理椎–基底动脉交界处动脉瘤。但这一入路操作范围狭小，动脉瘤如与硬脑膜粘连，切开硬脑膜时容易造成动脉瘤破裂，而破裂后止血困难。这一入路有发生脑脊液漏和颅内感染的危险，故很少应用。

（10）"一半加一半"入路（half and half approach） 由 Drake 首先介绍，此手术入路兼有经翼点入路和经颞下入路所显露的范围，更有利于处理基底动脉顶端及附近大脑后动脉区域的动脉瘤。

（11）经眉弓眶上小骨窗入路（supraorbital eyebrow minicraniotomy） 随着微侵袭神经外科技术的发展，此入路也得到了不少经验丰富的术者的青睐。经此入路可以处理前交通动脉动脉瘤和大脑中动脉瘤。此入路切口小，对病人损害少，但必须有熟练的技术和经验，否则一旦动脉瘤破裂，止血困难。

选择正确的手术入路是手术成功的基础条件，在有多种入路可供选择时，可根据术者喜好和经验加以选择。随着影像技术的发展，外科医生在术前可以模拟不同手术入路，比较不同动脉瘤夹闭方式，采取最佳的手术入路，有利于提高手术效果，还能训练年轻的外科医生提高手术技能。

三、脑脊液引流

颅内动脉瘤绝大多数发生于组成 Willis 动脉环的大动脉上，位于颅底的中部，显露困难。在动脉瘤破裂后 0～3 天内手术时，有 50% 的病人脑组织坚实，以后脑肿胀逐渐减轻，至第 10 天时仍有 20% 的病人开颅后因脑坚实而不易显露。由于 SAH 后血–

脑屏障破坏及脑血管对 CO_2 反应不良，用甘露醇脱水和过度通气常很难使脑组织回缩。勉强牵位会造成牵拉处脑挫伤，并且易招致脑动脉瘤破裂。所以，术中引流脑脊液，减少脑组织张力，促使脑回缩是手术中重要的一环。

最常用的方法是术中打开脑池或脑裂放出脑脊液。在手术路径上，找到较宽大的脑池或脑沟，在显微镜下仔细分开蛛网膜，由浅入深地敞开，耐心地吸除脑脊液使脑组织逐渐回缩。

开颅后先穿刺脑室并引流脑室液也有助于显露动脉瘤。在脑肿胀的情况下，从脑表面穿刺脑室并不容易。有学者提出了一些穿刺点。如 Paine 等人介绍，经翼点入路的手术，打开硬脑膜后，穿刺侧脑室前角，可以在距离前颅窝底和外侧裂各 25 mm 处的交叉点上垂直进针穿刺，约 4～5 cm 即可进入侧脑室前角（图 4-39），沿穿刺针通道纳入引流管持续引流。脑室引流管在手术后仍可保留，继续引流

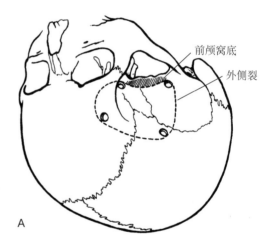

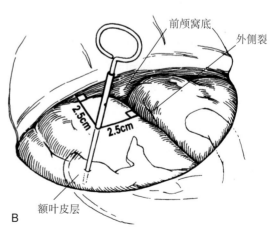

图 4-39 经翼点开颅术中经皮层穿刺脑室示意图
A. 骨窗的位置。B. 穿刺点的位置。

数日，有进行颅内压监测及降低颅内压之功效。

有时蛛网膜下腔粘连或出血堵塞了脑池，不能吸除足够的脑脊液。为此，有人常规在麻醉后做腰椎穿刺，在腰池内置入一根细导管，接在台下的消毒瓶内，先用夹子夹闭，待切开硬脑膜后打开夹子，缓慢放出部分脑脊液，等到需要牵拉脑组织时，脑张力已减低，不需过多牵拉即可显露动脉瘤。需要注意的是，要切开硬脑膜后再开始脑脊液引流，可能会减少剥离性硬脑膜外血肿的发生。在脑室不扩大的情况下，从腰池引流比脑室穿刺更有便利性。还应注意在切开硬脑膜前不宜放液过快，否则可急剧增加动脉瘤壁内外的"穿壁压"，导致动脉瘤过早破裂。

四、动脉瘤的显微分离

进行动脉瘤手术的神经外科医生必须具备良好的显微镜下解剖分离技术，否则会增加术中动脉瘤破裂的可能性，损伤手术区的神经血管，给病人造成不应有的伤害。

正确选择手术入路及良好的显露是分离动脉瘤的前提。颅骨窗必须设计合理：经翼部入路时应尽量切除蝶骨嵴，经颞下入路时骨窗下缘应尽可能低，经纵裂入路时骨窗内侧缘应超过矢状窦。切开硬脑膜后应采取一切方法使脑塌陷以减轻对脑的牵拉。可进行过度通气、腰穿脑脊液引流、脑室穿刺引流和敞开各脑池等方法。经翼部入路时从远端至近端敞开外侧裂池，耐心吸除脑脊液，依次打开颈动脉池、视交叉池和终板池。在处理基底动脉分叉部动脉瘤时，还需切开 Liliequist 膜，引流脚间池和桥前池的脑脊液。敞开外侧裂池后可以减轻对额叶或颞叶的牵拉，有助于防止动脉瘤破裂。在出血后早期或有蛛网膜粘连时脑池中的脑脊液引流量小，此时脑室引流是最有效的减压方法。

接近或分离动脉瘤的操作应在显微镜下进行。首先显露载瘤动脉近侧段，以便在必要时暂时阻断血流利于分离和控制出血。沿动脉瘤颈对侧的载瘤动脉壁由近向远侧分离，至将载瘤动脉的近远侧段分离出来以备暂时阻断，然后仔细分离瘤颈。手术中根据情况尽可能采取锐性分离，锐性分离对动脉瘤囊壁的搔扰少，不主张过多使用钝性分离技术。瘤颈的壁一般较厚，是最能耐受分离的部分，动脉

瘤破裂很少发生在瘤颈（破裂发生率只占2%）。尽量不去触动瘤顶，该处较为菲薄，而且粘连较重，是最常发生过早破裂的部分，分离时容易破裂。瘤壁的厚薄不均，薄处呈紫红色，有时可透过瘤壁看到瘤腔内血流的漩涡。厚处呈灰白色，有的呈蜡黄色，是动脉硬化改变。只要能分离出瘤颈可供安放瘤夹即可，过多的分离是不必要和危险的。分离瘤颈时尽量保全纤细的穿动脉并使之与瘤颈分开，以免连同瘤颈一并被夹闭。

五、动脉瘤术中破裂

动脉瘤颈被妥善夹闭之前发生破裂称为术中破裂（intraoperative rupture）或过早破裂（premature rupture）。因动脉瘤多发生于 Willis 环的大动脉上，故破裂后出血猛烈。Hamby 形容神经外科医生小心翼翼地分离动脉瘤时突然发生破裂的情景，恰如"一个猎人在偷偷接近一头驯鹿时突然惊起一只猛虎"。

任何神经外科医生在处理颅内动脉瘤时，都不可能绝对不发生手术中动脉瘤破裂，文献中术中破裂的发生率为7%～51%，一般发生率则为15%～20%。Batjer 和 Samson 报告307例动脉瘤手术，术中破裂率为19%。发生破裂的时间可分为三个阶段：①动脉瘤分离前期，此期破裂率占7%；②分离动脉瘤期，此期破裂率占48%；③夹闭瘤颈期，此期破裂率为45%。Yaşargil 报告375例前交通动脉动脉瘤，发生术中破裂90例（24%），其中麻醉时破裂3例（3.3%），开颅时破裂2例（2.2%），分离动脉瘤时破裂46例（51.1%），电凝动脉瘤时破裂18例（20%），夹闭动脉瘤时破裂21例（23.3%）。可见动脉瘤破裂可发生于手术过程中的任何时期，而最多发生于分离和夹闭动脉瘤时。

1. 分离前期动脉瘤破裂

麻醉诱导时病人情绪紧张、挣扎可致血压升高，增加动脉瘤壁内外的穿壁压，可导致动脉瘤破裂，故要求麻醉诱导应迅速、平稳。在上紧头架固定钉和切开头皮时，如麻醉不够深可引起疼痛，故从麻醉开始即应达到足够的深度，并建议辅助应用头皮切口局部麻醉。钻颅孔时的机械性震动也可能是造成破裂的原因，但这一因素未被证实。切开硬脑膜时脑压突然降低至大气压力，使动脉瘤的穿壁压突

第十三节 SECTION 13

然升高，是导致破裂的原因。经腰穿放出部分脑脊液可以防止切开硬脑膜后动脉瘤壁内外压力差骤然变化，但腰穿放液，应在将切开硬脑膜时再开始放出脑脊液，过早降低颅内压同样是危险的。

如果在未切开硬脑膜时发生动脉瘤破裂，应快速切开硬脑膜，尽快控制出血。如果切开硬脑膜后发生动脉瘤破裂出血，应尽快控制载瘤动脉。

2. 分离动脉瘤时破裂

动脉瘤破裂最常发生于分离动脉瘤时，特别是分离到最后阶段。最好用锐性分离动脉瘤周围结构，因为钝性分离会增加动脉瘤破裂的危险性。分离动脉瘤应在显微镜下进行，视路必须清楚，操作务求准确，这样即便破裂其破口一般较小，因而较易止血。无论动脉瘤手术在术前估计困难或容易，建议进行动脉瘤手术时均应准备双套吸引器。

一旦发生破裂后出血凶猛，手术者应沉着冷静，切莫惊慌失措，如果盲目用棉片填塞，结果反使血液灌入颅内，使脑迅速膨胀嵌顿于骨窗中，阻塞了血液流出的途径，也无法再进入颅内止血，其后果严重。破裂后应用强力吸引器迅速吸去血液，看准破口用一小块止血海绵准确地堵在破口上，外用一块棉片，用吸引器加压吸干，等待片刻即可止血。如已分离出载瘤动脉，可在其近、远段离开动脉瘤颈适当距离各上一个暂时性动脉夹，然后分出瘤颈予以夹闭。如尚未分离出载瘤动脉，可在压迫止血后小心揭去棉片，继续分离瘤颈，如所用的止血海绵太大就会妨碍操作。破裂处在瘤顶部时可用瘤夹夹在破口近侧的瘤体上，继续分离瘤颈予以夹闭。破口很小时用双极电凝镊使破口收缩也可止血。破裂口位于颈部并延伸至载瘤动脉壁时，有时需行显微缝合术修补血管。

3. 夹闭瘤颈时破裂

在用动脉瘤夹夹闭动脉瘤时也可发生动脉瘤破裂，多与显露不良或夹闭技术不熟练有关，包括：①瘤夹未完全超过瘤颈即夹闭可刺破瘤颈；②瘤颈与载瘤动脉之间有薄弱点，上瘤夹时被撕破；③瘤颈周围分离不充分，与周围组织有坚固的粘连，夹闭时撕破瘤颈；④瘤夹制作不良，叶片相互交错，剪破瘤颈；⑤手术者紧张以致手抖；⑥瘤夹与持夹钳未能顺利脱开，抽回持夹钳时带动瘤夹，撕破瘤颈；⑦夹闭不牢，瘤夹滑脱。处理方法同上述分离

中破裂后的处理，争取控制载瘤动脉，在看清瘤颈的情况下，换用更合适、更有力的瘤夹夹闭动脉瘤。

Pertuiset 等在一组 241 例动脉瘤手术中有 124 例（51.4%）发生破裂。最后的 52 例是在降低血压（平均动脉压 30～50mmHg）和显微手术下进行的，其中 34 例（65%）可以看清破口部位：①瘤颈部破裂，占 10%，在分离瘤颈或上瘤夹时发生破裂；②在动脉瘤固有瘤囊和瘤壁上新生成的膨出部之间破裂，占 47%；③在固有瘤囊壁上红色的菲薄处破裂，占23%；④在瘤顶处破裂，占 20%，在尚未分离瘤颈之前就先分离瘤顶部而引起破裂。

4. 动脉瘤术中破裂的后果

动脉瘤术中破裂是一个不幸而又无法完全避免的情况，术后并发症多，脑血管痉挛的发生率高，这与蛛网膜下腔积血增多、止血操作中血管和神经组织损伤、暂时性阻断载瘤动脉引起脑缺血等因素有关。发生术中破裂后动脉瘤的处理死亡率和致残率约为 30%～35%，而未发生破裂者约为 10%。Batjer 组中发生术中破裂者其后果良好率、后果不良率和死亡率分别为 62%、22% 和 16%，而未发生破裂者分别为 88%、5% 和 7%。发生破裂者不得不暂时性阻断载瘤动脉者超过 50%，而未发生破裂者只有 10%～15% 的病人需要暂时阻断载瘤动脉。

六、暂时性动脉阻断

为防止动脉瘤手术中破裂出血、清除瘤颈钙化和血栓以便更稳妥地安放瘤夹，或是要行动脉瘤缝术，都需要暂时阻断载瘤动脉。阻断载瘤动脉可以减少或阻断流经动脉瘤的血液，降低分离动脉瘤时发生术中出血的可能性。

（一）暂时性动脉阻断方法

施行暂时性载瘤动脉阻断的部位多在邻近动脉瘤颈的载瘤动脉近心侧或近心和远心两侧，需要专用的临时性动脉夹。1948 年 Schwartz 首先设计出暂时阻断动脉的专用动脉夹。目前各动脉瘤夹产品系列中都有暂时性动脉夹，目的是为了减轻动脉壁的损伤。动脉夹的夹闭力应小于 70g，是普通动脉瘤夹的夹闭力的一半。动脉夹镀成金色，以便在手术

野中与永久性瘤夹相区别。

如果无法施行动脉瘤邻近的载瘤动脉阻断，可于颈部行颈内动脉颅外段暂时性阻断。例如眼动脉瘤、垂体上动脉动脉瘤和床突旁动脉瘤（paraclinoid aneurysm）等颈内动脉近侧段的动脉瘤，由于其解剖上的特殊性，瘤颈显露困难，需用微型钻磨去前床突和视神经管的顶部以显露瘤颈，为防止操作中动脉瘤破裂或破裂后控制出血，常需控制颈部颈内动脉。其操作方法是手术前先显露颈部的颈内动脉，在动脉上绕过一条细带，套入一根硬橡皮管，引入手术野中。当需要控制动脉时，拉紧细带连同硬橡皮管一同夹住即可阻断血流。

刘承基、史继新等在 Heifetz 的设计启发下，利用 Selverstone 可调性颈动脉阻断器，制成可在手术野中随意控制颈动脉血流的动脉阻断器。需阻断颈动脉时只要将压板推下，并旋紧螺丝固定器加以固定，即可压闭颈动脉，应用起来非常方便（图4-40）。

暂时性动脉阻断也可经股动脉插入顶端带有球囊的导管至颈内动脉颈段，需要时将导管顶端的不可脱离球囊扩张以阻断颈内动脉，待阻断需结束时抽空并退出球囊。但这种操作需要术中 X 线透视设备以定位球囊位置。

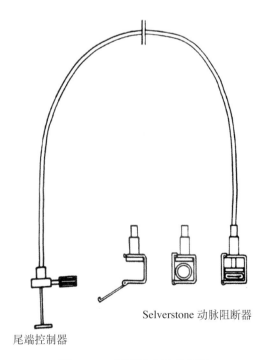

Selverstone 动脉阻断器

尾端控制器

图 4-40　颈动脉血流阻断器

（二）暂时阻断动脉后脑缺血的预防

暂时阻断动脉最主要的问题是如何避免因脑缺血而造成的永久性神经功能缺失。缺血对脑组织的损害因细胞的类型不同而有很大差异，血管内皮细胞比胶质细胞对缺血的耐受性强，而胶质细胞又比神经细胞的耐受性强。即便同为神经细胞，对缺血的耐受性也不相同，例如海马回的 CA1 细胞和小脑的蒲肯野细胞（Purkinje cell）对缺血最为敏感。脑的各个部分对缺血的耐受性依下列次序而降低：脑干＞丘脑＞脑皮质，显示在神经轴中，愈向下其耐受性愈强。暂时阻断动脉后使其供血区的脑血流量降低，造成两种灌注区：其核心部分缺血最为严重，而其周围区由于邻近动脉的侧支循环供血，其血流量相对稍高，称为半暗区。正常脑血流量为 55 mL/（100g·min），缺血时因脑血流量降低的程度不同，造成的神经功能损害也不同。血流量降到 35 mL/（100g·min），即有神经介质谷氨酰胺的释放，能量代谢开始发生紊乱，并可能开放钙离子通道。CBF 降到 15～18 mL/（100g·min）（约为正常的 25%），神经轴突传导即告停止，神经细胞功能丧失。CBF 降到 10 mL/（100g·min）以下（约为正常的 18%），神经即破坏而不可逆转。半暗区的 CBF 为 10～23 mL/（100g·min）。在此区内如果 CBF 在 18 mL/（100g·min）以上虽然超过 3h 仍可能逆转，在此水平以下则将在 1/3～3h 之内发生永久性缺血性脑梗死，CBF 愈低所耐受的时间愈短。

1. 脑缺血的术中监测

暂时阻断动脉的安全时限因个体脑血管解剖学差异及所阻断动脉的侧支循环供血而有不同。因此需要术中监测动脉阻断后供血区的缺血阈。术中监测的方法如下。

（1）脑血流量的监测　脑缺血损害与局部脑血流量（rCBF）直接相关，因此术中连续测量 rCBF 应该是最好的方法。但在实际应用中却存在困难，因为 ^{133}Xe 廓清法在开颅状态下无法用探测器检查。激光多普勒探针测定的结果不可靠。热扩散血流量探针测得的 rCBF 与神经功能改变有良好的相关性，但这种方法只能监测表浅部分的血流量。因此用以预测脑缺血是不可靠的。近来用光电分光镜测定脑血管中血色素的氧饱和度来判断脑缺血状态，可测定探头下数厘米深的静脉氧饱和度，可间接地反映脑缺血状态。

（2）电生理监测 实验和临床均能证明，人类脑电活动与血流量密切相关，故可用脑电图或体感诱发电位来判断脑缺血状态。CBF 降到 16～17 mL/（100g·min）以下，脑电波的幅度即逐渐消失；降至 15 mL/（100g·min）时，脑电活动即停止，但锥体细胞仍然存活，如在 30 min 内恢复足够的 CBF，则电活动可以恢复。CBF 降到 10 mL/（100g·min）则神经细胞膜的离子泵功能丧失，细胞即死亡。在发生急性脑缺血的过程中，脑的电活动的失常发生于离子泵衰竭之前，故监测脑电活动可以在不可逆的损害发生之前采取措施恢复脑血流，避免发生脑梗死。

用体感诱发电位（SSER）来监测脑缺血是目前常用的方法。其 N14 波峰为薄束核和楔状核的电位，N20 波峰为感觉运动皮质的电位，两个波峰之间的峰间潜伏期称为中央传导时间（central conducting time，CCT），在 CBF＞30 mL/（100g·min）时这两个波峰均可出现。据 Symon 报告，人类正常的 CCT 为 5.4±0.4 ms，在 SAH 后病情严重的病人 CCT 可显著延长，两侧半球 CCT 的正常差别为 0.2±0.2 ms。如果超过 0.6 ms 即认为对预后有影响。手术前测定每个病人的 CCT 基值，并在手术中连续监测。牵拉脑时对 CCT 无影响，但有的病人在安放牵拉脑组织的自动牵开器时 CCT 延长，放开后即恢复。Kidooka 等报告 12 例正常人的 CCT 为 6.1±0.6 ms，如果延长＞1.2 ms 即认为有意义。在麻醉后 CCT 稍有延长，而在牵拉脑、清除血块和分离动脉瘤时均无影响。

虽然电生理监测的进步可预测脑缺血的发生，但仍存在个体差异，而且在实践中也不可能连续监测被阻断的每条动脉的所有供血区。例如刺激腕部正中神经引起的体感诱发电位相当于手的运动感觉区，该区由大脑中动脉的上支供血，故不能监测大脑前动脉和基底动脉供血区的缺血状态。而相当于下肢的运动感觉皮质区由大脑前动脉供血，理应刺激胫后神经才能监测大脑前动脉供血区的电位改变。此外，基底动脉顶端和大脑后动脉的穿通支缺血时，脑干中的感觉神经束的诱发电位可不发生任何改变。在暂时阻断动脉时如不慎将豆纹动脉包括在内，手术中或手术后的诱发电位可无任何改变，但术后仍可造成偏瘫。这些都是用诱发电位监测脑缺血的缺陷。

2. 暂时阻断脑动脉的时间极限

由于脑缺血监测的技术缺陷，有人试图探索脑动脉暂时阻断的安全时限，但因脑血管的解剖及侧支循环的个体差异，每条动脉阻断血流后的安全时限差别很大。因此阻断的时间应尽可能缩短，只是在分离动脉瘤的最后阶段和夹闭瘤颈时应用。Jabre 等报告 185 例动脉瘤手术，其中 66 例（35.7%）在手术中应用暂时动脉阻断，其后果与不用暂时性阻断的 119 例无明显差别。暂时夹闭动脉而术后不发生神经功能障碍的病人，其阻断血流最长时限为：大脑前动脉 A_1 段为 23 min，大脑中动脉为 40 min，颈内动脉为 27 分 44 秒，基底动脉为 13 分 30 秒。但同时阻断大脑前动脉 A_1 段和大脑中动脉 M_1 段上发出穿动脉的近、远侧段者，只能耐受 5～6 min，而只阻断近侧或远侧段者，则可耐受 10～15 min。Pool 报告在低温条件下可安全地阻断双侧大脑前动脉 20 min。Ljunggren 等认为在常温下阻断大脑中动脉的安全时间为 20 min。一般认为阻断 15 min 以内是不会发生脑梗死的，但也有人报告阻断达 90 min 而无神经功能障碍者。至于基底动脉耐受暂时阻断的时间，则根据两侧颈内动脉通过后交通动脉的侧支循环供血而定。

有人按动脉瘤患者的 Hunt-Hess 分级进行比较，Ⅰ～Ⅱ级患者能耐受 19 min 左右的暂时性阻断，Ⅲ～Ⅳ级能耐受 15 min。超过 30 min 将可能导致脑梗死。暂时阻断动脉导致脑梗死与下列因素有关：①年龄＞60 岁；②手术前病情较重（Hunt-Hess 分级Ⅲ～Ⅳ级）；③暂时阻断时间过长；④未采用保护脑组织的措施。

3. 暂时阻断脑动脉的脑保护措施

（1）增加残余脑血流量

1）提高血压：在脑血管自动调节的限度内，脑血流量与脑灌注压成正比。当暂时阻断脑动脉时，其远侧小动脉处于最大扩张状态，此时轻度提高全身动脉压（提高手术前血压的 10%～30%）将会通过侧支循环增加阻断动脉远侧的 rCBF。

2）血液稀释：血液稀释有益于脑的血液灌注，但血液稀释必将发生血球压积减少，血液的氧含量也降低。据计算，如将血球压积保持在 30%～32%。其增加 CBF 的益处超过降低血氧含量的害处。

（2）增加脑对缺血的耐受

1）低温保护：低温可降低脑代谢率，减少神经介质的释放，减少钙内流和钾外流，降低白三烯的产生，因而可减轻脑缺血造成的损害，延长阻断动脉的耐受时间。但低温对脑缺血的保护受低温深度、降温速度等因素影响。深低温（10～18℃）对脑缺血有肯定的保护作用，史继新等采用体外循环深低温停心跳方式下处理复杂性椎-基底动脉瘤，脑供血停止达 20min，术后病人意识清醒，无肢体瘫痪。但深低温需要特殊设备，操作繁琐，术后可能有凝血功能障碍、易发生感染等并发症。浅低温或称亚低温（32～34℃）的实验研究提示也有明显的脑保护作用，手术中采用降温毯方法行全身亚低温，操作简便，又可避免深度低温对心脏的影响。但从降温开始到达目标温度的速率较慢（数小时），温度维持不稳定，临床中应用效果未获一致的认可。

2）药物保护：甘露醇可减轻脑水肿，增加血容量，降低血黏稠度，改善脑灌注，甘露醇还是自由基清除剂。Ogilvy 等在实验中证明，联合应用亚低温、提高血压和输入甘露醇对减轻脑梗死比单独应用其中任何一种更为有效。1984 年 Suzuki 用"仙台鸡尾酒"作为脑保护剂，其成分为 20% 甘露醇 500mL + 维生素 E 300mg + 地塞米松 50mg。后发现苯妥英钠的作用更好，故后来改为每千克体重静脉给以 20% 甘露醇 10mL + 维生素 E 10mg + 苯妥英钠 10mg。一个上述剂量的"鸡尾酒"的保护作用可维持 100min，在此时限内可暂时阻断任何脑动脉达 40min，如需阻断更长时间才能完成手术，可放开血流 5min，然后可再阻断 40min。如果阻断时间超过 100min，需再给一个剂量的"鸡尾酒"。

巴比妥类药物有剂量依赖性抑制脑代谢率和 CBF 的作用，已广泛用为脑缺血的保护剂。根据动物实验，巴比妥药物在缺血发生之前应用效果最好。也有报告在缺血发生之后 30min 给药仍有保护作用。巴比妥类药物可以降低脑代谢水平和脑电活动，在脑电图上表现为爆发性抑制波形。由于脑代谢率降低，使正常脑区的血管收缩，血液向自动调节功能不良的缺血区灌注，引起"逆向盗血"（reverse steal）。巴比妥类药物还可减轻脑水肿，并有自由基清除剂和稳定细胞膜的作用，但此药有抑制心血管和呼吸的作用，易引起低血压。

依托咪酯是一种短效应的麻醉剂，也是一种剂量依赖性脑代谢率抑制剂而无抑制心血管的作用。与巴比妥类药物的效果一样，可使脑电呈爆发性抑制波形，但不会使血压明显下降。在 EEG 达到等电位时脑代谢降低 50%。本药物半衰期短，能够在撤药几分钟后清醒。Batjer 等报告，大型或巨大型动脉瘤手术中，在暂时阻断动脉时用依托咪酯作为脑保护剂，耐受缺血的时间根据脑灌注区域有所不同，颈动脉阻断可耐受 60min，大脑中动脉可耐受 35min，基底动脉可耐受 19min，基底动脉近侧段阻断可能耐受 4.5min。

异氟烷也是一种麻醉剂，可降低脑代谢率，抑制脑皮质电活动，减少钙内流，因而也具有脑保护作用。

总之，暂时阻断动脉瘤的供血动脉，对安全地分离和夹闭动脉瘤是有益的，但并非每一例都需要。对于巨大动脉瘤需行动脉瘤缝术者，动脉瘤颈部有血栓、钙化或粥样硬化斑块需清除者，及动脉瘤分离困难有破裂危险者，需暂时阻断供血动脉。每条动脉的安全阻断时限有个体差异，应尽量缩短阻断时间。只阻断载瘤动脉近侧段比阻断多条进入动脉瘤的动脉发生脑缺血的几率低。至于阻断动脉期间是否要间断开放血流存在着争论，有人认为这样可延长总的阻断时间，有人则认为无此需要，而且还可能加重脑损害，因为短暂的血液再灌注对缺血脑究竟有益还是有害尚无定论。

七、动脉瘤的夹闭

夹闭动脉瘤是指用专门的持夹钳将动脉瘤夹置于动脉瘤颈部，阻断血液流入动脉瘤的通路。夹闭动脉瘤的技术是手术中看似简单实属错综复杂，而且变数很大的操作。

根据动脉瘤颈的位置、粗细、形状、角度、弹性等因素选择合适的动脉瘤夹。原则上，动脉瘤夹的叶片应与载瘤动脉方向平行，防止宽颈的动脉瘤夹闭后张力太大撕破动脉壁导致出血或将载瘤动脉扭曲。但动脉瘤颈较细时，动脉瘤夹叶片可平行于载瘤动脉的长轴，也可垂直于载瘤动脉夹闭，均无大碍。

动脉瘤夹最好能在直视下放置，叶片的长度要超过瘤颈夹闭后宽度，使得夹闭后瘤颈的两端仍有约 1～2mm 的叶片留出，以防止夹闭不全。夹闭瘤颈后，要确定瘤夹的远端没有误夹动脉穿支，如果有穿支被夹，可将瘤夹退回少许，或取下瘤夹重新调整。

大型或巨大动脉瘤的瘤颈处有血栓或钙化时质地坚硬不易夹闭，且瘤夹容易滑向载瘤动脉，以致血流被阻断。遇此情况应暂时夹闭载瘤动脉近、远段，切开动脉瘤清除血栓，方可妥善夹闭瘤颈。大型动脉瘤还常常会因瘤内压力高而不易夹闭。为便于安置动脉瘤夹，Flamm 建议用吸引减压的方法。在分出瘤颈后用一带导管的针头接连在吸引器上，将针头斜向经瘤壁较厚部穿刺瘤囊，连续吸引即可使瘤内压降低。此时夹闭瘤颈即不困难，可以不必暂时阻断载瘤动脉。作者将此法用于 6 例病人，其中 5 例失血不到 50 mL，只 1 例失血达 100 mL。

有的动脉瘤没有瘤颈，或者动脉瘤的一部分是载瘤动脉，为保证载瘤动脉的通畅，只能行动脉瘤壁部分夹闭术，也就是动脉瘤的塑形夹闭。在这种情况下，术者最容易犯的错误是想尽可能多地夹闭动脉瘤但造成载瘤动脉内腔过细或闭塞，术中荧光血管造影或多普勒超声检测有助于防止载瘤动脉闭塞。

根据情况，有时可用一枚动脉瘤夹夹闭动脉瘤颈，有时也可能要被迫用多枚动脉瘤夹才能完全夹闭瘤颈，特别是在宽颈动脉瘤或不规则动脉瘤的情况下。因血管壁钙化或厚薄不匀致瘤颈变硬的动脉瘤，单用一枚动脉瘤夹可能不会完全夹闭瘤颈内腔，可于第一枚瘤夹外侧面再用一枚瘤夹加强夹闭力。

夹闭瘤颈后，小的动脉瘤囊可直接用弱电凝使其收缩成一团焦化组织，较大的瘤囊可用长针头穿刺抽出瘤囊内积血或切开瘤壁，以减小体积。巨大型的动脉瘤可压迫周围神经组织或有占位效应，应切开瘤囊，清除积血或血栓。一般不主张完全切除动脉瘤囊壁，因为分离动脉瘤壁可增加不必要的组织损伤，特别是后交通动脉动脉瘤与动眼神经粘连时，分离时可损伤神经造成持久的眼睑下垂。

完成瘤颈夹闭后应检验闭锁是否完全，方法有：①用细针穿刺瘤囊，如果瘤颈夹闭完全，只能抽出少量血液，动脉瘤即塌陷，并且不再充盈；如抽出的血量超过动脉瘤的容量，拔针后针孔中仍有血不断流出或喷出，表示瘤颈闭锁不全。②手术中脑血管造影，观察动脉瘤是否仍然显影。如果发现瘤颈闭锁不全，应调整动脉瘤夹或在原来的动脉瘤夹的远侧再夹上一个瘤夹，或在原来的瘤夹上加上一个辅助瘤夹，直到将瘤颈完全闭锁为止。

若瘤颈夹闭完全，而仍有血液充盈动脉瘤，则可能另有途径使血液进入动脉瘤。最可能的原因是有迷生动脉（aberrant artery）存在，血液从瘤颈以外的途径流入动脉瘤（图 4-41），这种现象多见于前交通动脉动脉瘤。遇此情况应将动脉瘤完全分离

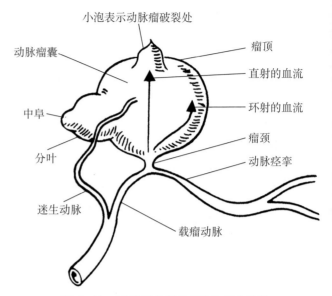

图 4-41　动脉瘤各部分名称和迷生动脉

出来，切断任何通入瘤囊的动脉。

对于未能直接完全夹闭的动脉瘤，可在动脉瘤周围用网眼纱或小棉片行动脉瘤包裹术。此方法似可起到加固动脉瘤壁、防止动脉瘤长大或破裂的作用。Deshmukh 长期随访（1～120 个月，平均 44.1 个月）了 63 例不能夹闭而行包裹术的动脉瘤病人，仅有 1 例继发蛛网膜下腔出血，对其中 34 例病人进行了脑血管造影复查，结果未发现动脉瘤长大或变形，认为对于不能夹闭的动脉瘤行包裹术是安全的。但也有不同结果的报道。

夹闭失败或无法夹闭的动脉瘤，也可以行动脉瘤孤立术或结扎术。

如果手术处理失败，术后视条件许可仍可选择行血管内治疗。

八、动脉瘤夹闭不全的处理

动脉瘤夹闭时，在瘤夹近侧有部分动脉瘤壁未完全夹闭残余，术后脑血管造影残余部分仍可充盈，称为动脉瘤残余（aneurysm rest）。由于手术后并不都常规进行脑血管造影，故其确切的发生率不明，据估计约为 1%～5%，Murphy 对 86 枚经手术夹闭的动脉瘤复查发现夹闭不全的病人有 4 例，占

4.6%。动脉瘤夹闭不全的原因甚多，例如动脉瘤颈较宽、动脉瘤形态复杂无明显瘤颈、瘤颈处有动脉硬化、瘤夹滑移、瘤夹安放不当、手术者在夹闭瘤颈时因顾虑瘤夹阻断载瘤动脉而有意稍离开动脉等。有的残余在手术中即发现，有时手术中认为已夹闭完全，术后脑血管造影或再次出血才发现夹闭不全。手术中如发现夹闭不全应立即进行处理，可重新调整动脉瘤夹，用棉花丝或细纱布包裹，用各种医用胶加固，或者联合应用包裹和胶来加固。

　　手术后发现动脉瘤残余应如何处理尚未达成共识。Allcock 和 Drake 报告 13 例夹闭不全的动脉瘤，虽用肌肉包裹，但其中 4 例再次破裂而死亡。后来又报告 115 例失败的动脉瘤手术，其中 3 例在术中认为夹闭完全，术后造影发现颈部夹闭不全，留下一个"狗耳"（dog ear），在瘤夹的近侧形成一个

新的瘤囊。有 2 例分别追访至 5 年和 11 年时发生破裂，另 1 例在 13 年后长成巨大动脉瘤，因此主张再做手术予以纠正。而 Feuerberg 等报告 715 例手术，术后造影有 27 例（3.8%）发现动脉瘤残余，最常发生于前交通动脉动脉瘤，其次为大脑中动脉瘤，再次为后交通动脉动脉瘤。观察 4～13 年后只 1 例（3.7%）发生破裂，每年的破裂率为 0.38%～0.79%。认为动脉瘤残余虽不可忽视，但再出血率很低。Sengupta 主张动脉瘤手术后应常规进行脑血管造影，如发现动脉瘤残余，应定期随访，如发现有增大，应再次手术或经血管内用弹簧圈栓塞治疗。但动脉瘤夹闭不全除了术者经验不足之外，本身说明术中处理比较困难，如果第二次手术治疗，会遇到结构粘连等问题，可能情况更复杂，所以于此情况选择血管内治疗不失为一个首选的方法。

　　　　　　　　　　　　（刘承基　成惠林）

第十四节　血管内治疗

一、颅内动脉瘤血管内治疗的历史

　　1933 年 Egas Moniz 首先应用脑血管造影在活体上显示了颅内动脉瘤，从此，选择性脑血管造影成为患者生前诊断动脉瘤的重要手段，使有计划地治疗动脉瘤成为可能。20 世纪 60 年代，McKissock 等人进行的一组前瞻性随机对照研究，证实了动脉瘤破裂后手术夹闭明显优于保守治疗，在此后的数十年中，动脉瘤的外科治疗有了长足的进步。虽然显微外科手术技术达到了很高的境界，但动脉瘤的治疗仍然是神经外科领域较困难的手术，有些病变无法手术或手术效果很差，人们在不断探索新的治疗方法。

　　1974 年，苏联的 Serbinenko 等人报道了将可脱式乳胶球囊用于载瘤动脉闭塞和动脉瘤囊内栓塞，开辟了颅内动脉瘤血管内治疗的新途径。随后，美

国、加拿大、法国等部分医疗中心也开始应用这一新的技术，并对材料进行了改进，将乳胶改为顺应性更好的硅胶球囊，降低了术中动脉瘤破裂的风险，并将填充剂改为乳胶或甲基丙烯酸 2 - 羟基乙酯（HEMA），以降低术后球囊早泄导致动脉瘤再通的几率。到了 80 年代末期，已经积累了一定数量的病例，Shcheglov（1989）等作者报道的治疗效果令人鼓舞，囊内栓塞的技术成功率可以达到 91%，并发症仅为 10%。虽然随访时间尚短，但从此激起了神经外科医师和介入神经放射医师之间的争论——动脉瘤是应该手术治疗还是介入治疗？

　　尽管各家报道了较好的结果，但是应用球囊进行动脉瘤囊内栓塞尚具有难以克服的缺点：由于动脉瘤壁非常脆弱，球囊不能按照动脉瘤的形态膨胀，对动脉瘤壁的张力可以造成动脉瘤术中破裂，导致灾难性的后果；长期随访发现由于球囊贴壁不良、球囊泄漏以及"水锤效应"，还有部分病例动脉瘤复

发和再出血。

因此，当时被大家接受的动脉瘤囊内栓塞适应证仅限于：①症状性、未破裂、无法夹闭的动脉瘤（如海绵窦内动脉瘤、巨大动脉瘤）；②由于病人的状况或病变部位，不适合夹闭的破裂动脉瘤；③动脉瘤大小均为 1 cm 以上（Higashida，1990）。

20 世纪 90 年代初期，随着可控式弹簧圈的出现，应用球囊进行动脉瘤囊内栓塞的技术基本上被淘汰，但载瘤动脉球囊闭塞（parent artery balloon occlusion，PAO）技术直到目前仍然在临床上应用，后面将会作详细说明。

在 20 世纪 80 年代末期，有部分作者开始使用游离弹簧圈对动脉瘤进行囊内栓塞，但由于不可控性，没有被广泛推广。1990 年，电解脱的可控式弹簧圈（GDC）用于临床，1995 年得到美国食品药品监督管理局（FDA）的批准上市，动脉瘤的血管内治疗从此有了飞速的发展。随后，不同解脱方式的微弹簧圈不断被开发出来，例如电解脱、机械解脱、水解脱等。弹簧圈的材料也不断地改进，钨丝曾经一度作为栓塞材料，后来发现在血液中可被降解而逐步被放弃，目前临床上使用的主要上是以铂为基础材料的各种合金制成的弹簧圈。

由于动脉瘤囊内填塞可以有效地防止动脉瘤破裂，加上创伤微小的特点，这一技术很快被患者和医生所接受，大量的动脉瘤患者更加倾向于接受血管内栓塞治疗，从而引起了第二次更大范围的关于动脉瘤是适合栓塞还是手术夹闭治疗的学术争论。随着多中心的随机对照研究——国际蛛网膜下腔出血动脉瘤治疗的随机对照研究（ISAT）结果的公布，初步证实了血管内栓塞治疗的安全性和有效性。尽管存在着参加单位和病例入组的局限性，但是对动脉瘤的血管内治疗起到了巨大的推动作用，更多的神经放射、神经外科、神经内科医生加入到介入治疗的工作中，逐渐形成一个治疗颅内动脉瘤的团队。

血管内栓塞治疗可以防止动脉瘤出血已经成为定论，随着长期随访资料的积累，人们把更多的注意力逐步转向了如何促进动脉瘤的长期解剖愈合，预防栓塞后动脉瘤的再生长。尽管目前动脉瘤栓塞后的再破裂率很低，但是如果能获得长期的解剖治愈，将会给医生和患者更大的信心。目前的研究主要集中在栓塞材料的改进和动脉瘤的血流动力学等方面，其中在如何安全地增加动脉瘤填塞率、瘤颈覆盖率和诱发栓塞后的动脉瘤机化等方面已经取得了可喜的进步。

二、基于血管内治疗意义的颅内动脉瘤分类

从病理解剖意义上来分，平时所指的动脉瘤，应当分为两大类：囊状动脉瘤和动脉瘤样动脉病变。最常见的是囊状动脉瘤，中膜很薄或缺如，内弹力层缺如或断裂严重。

根据囊状动脉瘤的大小可分为巨大动脉瘤（直径 > 25 mm）、大型动脉瘤（直径 25 ~ 10 mm）、小型动脉瘤（直径 < 10 mm），在介入治疗中往往将直径 < 3 mm 的动脉瘤称作微小动脉瘤。巨大动脉瘤和部分大型动脉瘤一般采用载瘤动脉闭塞术进行治疗，也有的病例采用囊内栓塞，目前用带膜支架可以治疗部分大型和巨大的侧壁动脉瘤。小型动脉瘤最为常见，大部分采用动脉瘤囊内栓塞进行治疗。

根据瘤体 / 瘤颈之比，可将动脉瘤分为窄颈动脉瘤（瘤体 / 瘤颈之比 > 1∶1 和瘤颈 < 4 mm）和宽颈动脉瘤 [瘤体 / 瘤颈之比 ≤ 1∶1 和（或）瘤颈 ≥ 4 mm]。大部分巨大动脉瘤，尽管瘤体 / 瘤颈比 > 1∶1，但瘤颈一般 > 4 mm，均属于宽颈动脉瘤。栓塞窄颈动脉瘤时，弹簧圈不容易突到载瘤动脉中，栓塞比较简单。而治疗宽颈动脉瘤时，就相对困难一些，可能需要应用特殊的栓塞材料和技术，例如三维弹簧圈、球囊辅助技术和支架辅助技术。宽颈动脉瘤栓塞后的再生长率明显高于窄颈动脉瘤。

根据动脉瘤与载瘤动脉的解剖关系可分为分叉部位动脉瘤、侧壁动脉瘤和顶端动脉瘤。这样的分类与动脉瘤的血流动力学、治疗方式和影像学随访结果密切相关。动脉的分叉部位是动脉瘤的好发部位，有的两支分叉动脉直径相似，例如前交通动脉动脉瘤、大脑中动脉分叉部动脉瘤，有的两支分叉动脉直径相差很大，例如颈内动脉 - 后交通动脉动脉瘤、颈内动脉 - 脉络膜前动脉动脉瘤、椎动脉 - 小脑后下动脉瘤、基底动脉 - 小脑前下动脉瘤等。侧壁动脉瘤多发生在动脉的弯曲处，如颈内动脉海绵窦段动脉瘤、颈内动脉眼动脉段动脉瘤、基底动脉瘤等。顶端动脉瘤是较容易复发的动脉瘤，例如基底动脉顶端动脉瘤和颈内动脉顶端动脉瘤等。

动脉瘤样动脉病变在病理基础上与囊状动脉瘤不同，主要包括动脉夹层（dissection），梭形动脉瘤，巨型动脉扩张症（megadolicho arteries），蛇形动脉瘤（serpentine arterial aneurysms），感染性、免疫性或炎性

动脉瘤和创伤性假性动脉瘤等。部分需要药物或针对病因的周身治疗，如巨型动脉扩张症，蛇形动脉瘤，感染性、免疫性或炎性动脉瘤；大部分动脉夹层、梭形动脉瘤、创伤性假性动脉瘤，如果需要血管内治疗，一般采用闭塞病变及载"瘤"动脉的方式，目前也有应用带膜支架进行病变血管的重建或裸支架加固内壁的报道。

部分动脉瘤的形成与某些疾病相关，如多囊肾、Ehlers-Danlos 病、I 型神经纤维瘤病、Bourneville 病或肌纤维发育不良等。它们是基因缺陷导致的颅内动脉结构不良，加上血流动力学因素，形成囊状动脉瘤或动脉瘤样动脉病变。

三、用于动脉瘤血管内治疗的材料和设备

（一）栓塞材料

目前可脱式球囊主要应用于闭塞载瘤动脉和栓塞动静脉瘘，最常使用的是乳胶球囊（Balt Inc.），尾端有一个橡胶塞，使用等渗的造影剂进行充盈，微导管为 Magic BD，头端是一段不可脱的 PE 或 TE 细管，PE 管的摩擦力较大，解脱拉力约 40 g，TE 管的摩擦力较小，解脱拉力约 20 g。

在 Serbinenako 等使用可脱式球囊进行动脉瘤囊内栓塞的同时，有的作者进行了另一个方向的尝试，即诱发动脉瘤内形成血栓，随着血栓的机化，使薄弱的动脉瘤壁得到加固。Mullan 利用立体定向技术，将镀铜的钢针插入动脉瘤中通电，57 名患者中，有 49 名的动脉瘤内成功形成血栓，闭塞了动脉瘤，8 名患者的动脉瘤未能完全栓塞，在 1～66 天内因再出血死亡，认为可以与当时的手术效果相比。但因为设备复杂，还需要穿刺动脉瘤，因而此技术没有得到推广。

随后，一些介入神经放射科医生开始尝试使用游离弹簧圈进行动脉瘤囊内栓塞，对动脉瘤腔进行机械性填充，并在弹簧圈的缝隙中诱发血栓形成。尽管该技术的安全性比可脱式球囊有了很大的提高，但是缺乏可控性。为了将移位的弹簧圈收回，还设计了一些捕获系统。

上述两方面的尝试为后来 GDC 的开发提供了思路。在早年的电化学和生物电化学的实验中，人们发现荷有正电极的金属丝在血液中可以吸附红细胞、白细胞和血小板，形成血栓。铂金丝与其他金属丝相比，电致凝的效果最好；不锈钢丝在生理盐水中通入电流后，仅 10 min 内会被电解，而铂金则不会被电解。Guglielmi 最初的想法就是将上述的基础结合在一起，即选用柔软的铂金弹簧圈对动脉瘤囊进行机械性填塞，并且通入正电流后在弹簧圈的缝隙中形成血栓，同时利用不锈钢丝可被电解，而铂金不会被电解的特性，在不锈钢导丝和铂金弹簧圈的连接处电解离断，这样就发明了电解脱的可控式弹簧圈（GDC）。后来的动物实验和临床结果，否认了在活体中通电导致稳定的血栓形成，但是弹簧圈的致密填塞可以防止和减少血流对动脉瘤壁的冲击。1990 年 3 月—1991 年 8 月，Guglielmi 和 F. Vinuela 成功地使用 GDC 治疗了 39 例病人，从此 GDC 的发明成为介入神经放射学发展过程中一个重要的里程碑。随后还出现了机械解脱、水解脱和电致热解脱等方式。

随着临床经验的积累，可控式弹簧圈仍在不断地改进，目的是提高栓塞的安全性，降低术中动脉瘤破裂的风险；降低栓塞的难度，使该项技术更容易普及；提高长期的解剖治愈率，减少瘤颈残余、再生长率、复发率和弹簧圈压缩率。这些改进主要表现在以下几个方面。

（1）提高栓塞的安全性 为了提高栓塞的安全性，设计出不同硬度、尺寸、直径和抗解旋的弹簧圈。一般导入的第一个弹簧圈需要有一定的硬度，形成较稳定的框架。随后填塞的弹簧圈需稍柔软一些，用于封堵动脉瘤颈，用于微小动脉瘤的弹簧圈需要更加柔软而且短小。当弹簧圈推出微导管头时，需要很快折返，以免刺破动脉瘤壁，多种直径的弹簧圈就是为此目的而设计的。为了达到更均匀和更致密的填塞，经常需要反复推送和拉出弹簧圈，在弹簧圈中加入丝线或金属丝，可以增强弹簧圈一级螺旋的抗解旋能力。

（2）降低栓塞的难度 为了防止弹簧圈从宽颈动脉瘤的瘤颈突出，三维弹簧圈（3D-coil）在很多情况下可以简化操作，避免用球囊或支架辅助等复杂技术。复杂形的设计（Trufill DCS Orbit，Cordis；360°GDC，Boston Scientific Cooperation；1D Microplex，Microvention 等）可以使弹簧圈更好地贴壁，逐渐向心性填塞，从而可以达到对动脉瘤的均匀致密栓塞，在一定程度上，避免了反复调整微导管和弹簧圈的过程。

（3）提高长期的解剖治愈率 随着长期影像

学随访的病例逐渐增多，尤其是通过栓塞后病例的尸检、手术和一些动物实验的研究，人们发现有14%～33%的患者会出现瘤颈部位的复发和残余部分的再生长。为了避免这些现象，目前从材料上有两个方面的改进：一方面是弹簧圈与生物活性物质的结合，具有代表性的有 Matrix 系列，在铂金弹簧圈的表面覆盖聚乳酸/聚乙醇酸共聚物（polyglycolic/poly-L-lactic acid），以促进血栓的机化过程，使之在填塞的动脉瘤中形成稳定的结缔组织。另一个方面是增加填塞的致密度和瘤颈的覆盖率，例如，Trufill DCS Orbit 水解脱铂金圈通过改进弹簧圈形状，达到更好的向心性填塞，Cloft 等（2004）设计的 HydroCoil（Microvention）是在铂金弹簧圈外面覆盖着一层可膨胀的水凝胶涂层，来增加填塞的致密度。Slob（2005）则提出弹簧圈的压缩是动脉瘤复发的主要原因，专门针对这一方面，增加了弹簧圈的弹性和形状的保持能力。Raymond 等（2003）在弹簧圈上加载放射性物质，可促进动脉瘤的瘢痕化。

除了弹簧圈，液态或半固态的栓塞材料也很有前途，通过球囊辅助，可以将动脉瘤腔完全填塞，并且可将动脉瘤颈很好地塑型，Onyx（EV3）是目前已应用于临床的液态栓塞剂，对于一些复杂动脉瘤和使用弹簧圈栓塞困难的动脉瘤，起到了一定的作用。

Saatci 等（2004）借鉴周围血管和心脏的介入治疗经验，冠状动脉的覆膜支架已被应用在颅内动脉瘤的治疗，用以覆盖动脉瘤颈及相邻的薄弱结构，并在血管内重建血流通道，在一些病例中起到了即刻解剖治愈的效果。但是目前缺乏为颅内动脉专用的覆膜支架，所以临床应用受到很大的限制。

（二）辅助栓塞系统

应用球囊和支架来保护栓塞宽颈动脉瘤大大地拓宽了动脉瘤血管内治疗的适应证。保护球囊一般采用单孔的硅胶球囊，由导丝封堵球囊的远端，用稀释的造影剂充盈球囊，目前临床上广泛应用的 Hyperglide 和 Hyperform 球囊（EV3），为高顺应性球囊，充盈时可按照血管的形态膨胀，对血管壁的张力很低。

在颅内专用的保护支架问世以前，曾经使用过冠状动脉狭窄的球囊扩张支架来保护瘤颈，但是由于较坚硬，进入颅内动脉较困难，风险较大。Neuroform（Boston Scientific Cooperation）是颅内动脉专用的自膨式保护支架，细而柔软的材料和较大的网格，使得支架可以通过很锐利的弯曲，并可以应用在很细小的动脉中（如 A_2 和 M_3 段）。由于第一代 Neuroform 过于柔软、网格过宽，有支架塌陷或弹簧圈突出的报道，第二代 Neuroform 增加了网格之间的连接点，很大程度上解决了上述问题。

Leo 支架（Balt）也是目前临床上应用的颅内保护支架，为编织型自膨式支架。网格较密而且在部分释放后，还可以调整支架位置。

对于一些宽颈的位于动脉顶端的动脉瘤，曾经使用"三叶草"形状的保护装置，但由于适合的病例太少，并且可以用其他保护装置取代，很快就不再生产了。

（三）输送系统

高质量的导引导管、微导管和微导丝的出现，也为安全有效地栓塞动脉瘤提供了条件。目前使用的导引导管具有较强的支撑力、薄壁大腔，抗折能力强，顶端柔软等特点。

微导管的改进主要是为了降低输送的摩擦力、增加支撑力、增加头端的形状保持能力，同时降低顶端刺破动脉瘤的风险。

微导丝具有柔软的头端、容易塑形，并具有精确的可控性。

（四）影像系统

数字减影血管造影机和三维成像技术的进步，对动脉瘤血管内治疗技术的推广起到了很重要的作用。双 C 型臂血管造影机、高清晰度的路图（甚至实时的三维路图）、精确的三维成像技术、与术中 CT 的结合等，很大程度上提高了动脉瘤治疗的安全性和彻底性。同时 CTA 和 MRA 的进步，为动脉瘤的影像学随访提供了微侵袭或无创的检查手段，为更全面、深入地认识动脉瘤的特性和改进治疗方法开辟了新的途径。

四、动脉瘤的血管内治疗技术

动脉瘤的栓塞治疗是通过血管内途径将动脉瘤及其所累及的动脉病变部分与载瘤动脉的血流隔绝，针对于是否保持载瘤动脉的通畅，可分为损毁性和重建性两类。损毁性主要是载瘤动脉闭塞，或将动脉瘤及载瘤动脉一起闭塞；重建性主要是动脉瘤囊内栓塞或带膜支架隔绝术。

（一）载瘤动脉闭塞

保留载瘤动脉向脑组织供血是介入治疗所追求的目标，并且随着栓塞技术的进步和介入材料的改进，绝大部分动脉瘤的治疗都是重建性的，但是直到今天，有些特殊的动脉瘤或动脉瘤样血管病变，载瘤动脉闭塞（PAO）仍然是一种安全有效的治疗方法，其适应证主要包括：①大型或巨大动脉瘤；②部分血栓的大型或巨大动脉瘤；③创伤性、假性动脉瘤；④动脉夹层；⑤巨型动脉扩张症、蛇形动脉瘤，感染性、免疫性或炎性动脉瘤，经过药物治疗，仍然有缺血、出血及占位的事件或风险发生者；⑥在栓塞或手术过程中，动脉瘤出现无法控制的出血。

上述病变采用载瘤动脉闭塞术治疗之前，都需要进行仔细的评估：①是否无法保留载瘤动脉的通畅；②根据患者的身体状况、病变部位和性质，从手术的风险和长期的效果上，评估闭塞载瘤动脉是否明显好于保留载瘤动脉的通畅；③闭塞的载瘤动脉供血区域是否可以通过侧支循环得到充分的代偿。

1. 不同部位的动脉闭塞

（1）颈内动脉球囊闭塞 颈内动脉球囊闭塞是最常遇到的，首先要评估患侧半球的血供代偿情况，一般采用的是球囊闭塞试验（BOT）。一般采用不可脱球囊，在患者清醒状态下进行。从 20 世纪 70 年代开始，学者们尝试用各种方法和标准对半球血供的代偿情况进行评估，并已基本达成了共识。目前，临床上比较常用的 BOT 方法如下。

术前将患者的血液循环和水、电解质调整稳定，仔细地进行神经系统检查。进行 Matas 试验，即压迫患侧的颈动脉 30 min，观察患者是否有脑缺血表现，若患者可以耐受，则可以进行 BOT。如果不能耐受，一般不能进行 BOT，但是要鉴别患者是因为颈部局部受压造成的症状，还是因为脑缺血造成的。

穿刺双侧股动脉置鞘，通过导引导管将球囊放置在载瘤动脉病变段的近心端，用造影剂充盈球囊，进行血管造影证实载瘤动脉被完全闭塞。立即进行神经系统查体，着重检查意识状况、语言、受累侧的肌力和感觉。

如果与术前没有变化，经另一侧的动脉鞘进行正常侧的颈内动脉和椎 - 基底动脉造影，观察通过前、后交通动脉和侧支动脉向患侧大脑半球的代偿供血情况（图 4-42）。血管造影显示代偿良好的标准是：患侧半球的动脉期和毛细血管期显影充分、皮层静脉出现的时间与健侧相差短于 2 s（Vazquez Anon，1992；Abud，2005）。同时还要观察病变是否有逆向或侧支供血。

如果通过了血管造影的影像学评价，并且球囊闭塞载瘤动脉 15～30 min 后，患者无脑缺血症状发生，一般认为 BOT 阴性，可以进行载瘤动脉的闭塞。

为了防止患者术后由于血压波动，造成迟发的缺血反应，通常需要进行加强实验：即保持颈内动脉的闭塞，用药物（硝普钠或钙离子拮抗剂）缓慢而稳定地将患者血压降低 20～30 mmHg，并保持 15～20 min，观察患者的神经功能变化。如果患者无脑缺血症状发生，则 BOT 加强试验为阴性，术后出现迟发性脑缺血的可能性就很小。

为了进一步提高闭塞试验（BOT）的可靠性，在进行球囊闭塞试验和加强试验的过程中，可采用一些客观的评价指标：利用经颅超声多普勒（TCD）观察大脑中动脉波幅的变化；利用脑电图监测脑细胞的活动功能；利用 ^{99m}Tc HMPAO SPECT 定性或半定量测量 CBF；利用氙增强的 CT 扫描（Xe-enhanced CT）定量测量 CBF，如果 CBF > 30 mL/(100g·min)，则闭塞后的风险较低，CBF 位于 20～30 mL/(100g·min) 之间，风险中等，可耐受 BOT 试验，如果 < 20 mL/(100g·min)，一般不能耐受 BOT 试验，否则缺血的风险较高。

通常使用可脱式球囊闭塞颈内动脉，球囊一般放置在靠近动脉瘤处，最好横跨在转弯上，这样不容易移位。也可以使用弹簧圈进行颈内动脉的闭塞，比较稳定和准确，但是费用较高。

如果动脉瘤位于颈内动脉海绵窦段，单纯的球囊闭塞颈内动脉就可以阻断动脉瘤的供血。如果动脉瘤位于颈内动脉眼动脉段，累及眼动脉或在眼动脉以远，在进行闭塞试验时，发现通过颈外动脉的吻合，由眼动脉向动脉瘤有较明显的供血，闭塞前需要在动脉瘤内用弹簧圈进行部分填塞，或调整球囊的位置，将眼动脉的开口一起闭塞（图 4-43）。

位于床突旁段（眼动脉与后交通动脉之间）的动脉瘤，在闭塞试验中如果发现后交通动脉或颈内动脉远端逆行向动脉瘤供血，则需要考虑用弹簧圈

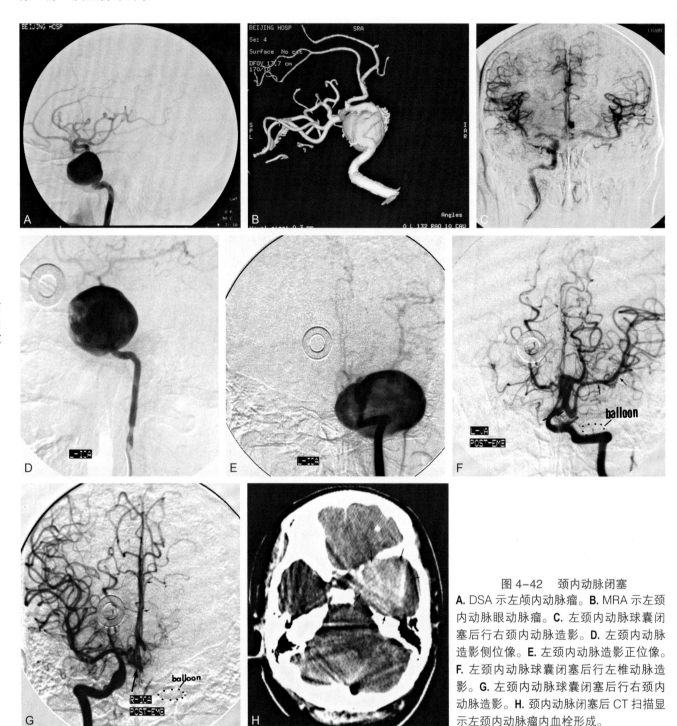

图 4-42　颈内动脉闭塞
A. DSA 示左颅内动脉瘤。B. MRA 示左颈内动脉眼动脉瘤。C. 左颈内动脉球囊闭塞后行右颈内动脉造影。D. 左颈内动脉造影侧位像。E. 左颈内动脉造影正位像。F. 左颈内动脉球囊闭塞后行左椎动脉造影。G. 左颈内动脉球囊闭塞后行右颈内动脉造影。H. 颈内动脉闭塞后 CT 扫描显示左颈内动脉瘤内血栓形成。

将瘤体和载瘤动脉一起闭塞，或者在近端用球囊闭塞后，开颅夹闭动脉瘤远端的颈内动脉，将动脉瘤完全孤立。床突上段动脉瘤在一般情况下要将动脉瘤和载瘤动脉一起进行囊内闭塞。

　　在解脱闭塞球囊后，一般在颈内动脉的近端要放置一枚或两枚"保险"球囊，防止第一个闭塞球囊过早泄漏，冲入远侧脑动脉造成脑梗死。"保险"球囊的位置应尽量靠近颈动脉分叉，以减小颈内动脉的"残株"。但要小心，因为充盈球囊时，有可能刺激颈动脉体，引起低血压。

　　（2）椎动脉闭塞　椎动脉夹层动脉瘤往往需要应用弹簧圈闭塞动脉瘤和载瘤动脉，椎动脉能否闭

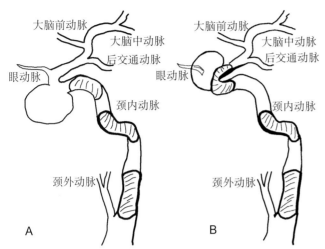

图 4-43 动脉瘤与眼动脉的关系及闭塞方法
A. 海绵窦段动脉瘤，单纯行球囊闭塞。**B.** 累及眼动脉的动脉瘤，先行弹簧圈填塞，再行球囊闭塞。

塞，主要通过解剖结构进行评估。一般情况下，双侧的椎动脉均向基底动脉供血，闭塞一侧的椎动脉不会引起椎–基底动脉系统缺血。如果对侧的椎动脉发育不良、狭窄或者不向基底动脉供血，则不能闭塞椎动脉。有的椎动脉病变累及小脑后下动脉，除了评估椎动脉向基底动脉供血状况以外，还需要评估小脑后下动脉的代偿情况。操作时患者保持清醒，并在脑干诱发电位和体感诱发电位的监测下进行闭塞试验，使用不可脱球囊闭塞椎动脉和小脑后下动脉的开口，通过对侧的椎动脉造影，观察小脑前下动脉是否可以通过皮层吻合支向小脑后下动脉代偿性供血。同时进行严格的神经系统查体，观察有无小脑和脑干的缺血症状和体征，如眼球震颤、眩晕等，脑干诱发电位和体感诱发电位的变化也有一定的参考价值。

（3）**基底动脉闭塞** 部分基底动脉瘤需要通过闭塞基底动脉的某一段进行治疗，在闭塞试验中，要观察后交通动脉和基底动脉顶端复合体是否沟通，来自前循环的血供能否很好地充盈基底动脉的上段。同时，症状、体征和诱发电位的监测也有很重要的参考价值。部分椎–基底动脉分叉部位的复杂动脉瘤是通过闭塞双侧椎动脉进行治疗的，要通过闭塞双侧椎动脉，观察前循环的血供能否很好地充盈整个基底动脉系统。

（4）**分支动脉的闭塞** 部分累及大脑前动脉、大脑后动脉、大脑中动脉、小脑上动脉、小脑前下

动脉和小脑后下动脉的各级分支的动脉瘤或动脉瘤样病变，需要通过闭塞载瘤动脉来治疗。由于通常在全麻下进行，所以主要通过观察周围的侧支循环逆行供血情况来决定是否能够闭塞。部分患者可以在局麻下进行，但是症状和体征无阳性发现并不能预测迟发的脑缺血。

2. 载瘤动脉闭塞后的处理

载瘤动脉闭塞后处理主要是为了防止迟发性脑缺血发生。因为术前患者被禁止饮水，处于相对低血容状态，在闭塞载瘤动脉后，应立即补充液体量，并给予适量的扩容治疗。肾上腺糖皮质激素可以提高脑组织对缺血和占位压迫的耐受能力，常规应用 3 天。术后 3～5 天内，应该从严格的卧床休息，逐渐过渡到坐起和站立行走，早期要严格监测血压的波动，防止体位性低血压的发生。

3. 闭塞载瘤动脉的并发症

闭塞载瘤动脉的并发症主要包括脑缺血、占位效应加重和出血。脑缺血的发生可以分为术后急性期发作和迟发性发作，术后很快出现的脑梗死，一般与闭塞试验不充分或位于临界值相关。患者术前状况较差，尤其脱水较严重者，术后也可出现急性脑缺血；迟发性脑缺血一般与液体摄入量不足和体位性低血压密切相关，颈内动脉残株产生的血栓也可以造成脑缺血发作。也有报道动脉瘤内的血栓延伸到正常动脉，会造成动脉闭塞。动脉瘤在形成血栓的过程中，体积会一度增大，位于海绵窦区的动脉瘤可能会引起头痛加重、颅神经障碍等压迫症状，一般都可以逐渐缓解；基底动脉瘤内的血栓形成，可以造成脑干压迫症状加重，但也可能与血栓延续闭塞了脑干穿支有关。载瘤动脉闭塞后的动脉瘤再出血较为少见，当闭塞载瘤动脉后的动脉瘤仍然有供血来源时，即有可能发生。颈内动脉闭塞后远期的不良后果包括患侧的卒中发生率上升，对侧颈内动脉出现动脉瘤的机会增加，部分病例可能由于对侧原来已存在动脉瘤，只是在治疗时没有被发现。

（二）动脉瘤囊内栓塞

1. 动脉瘤囊内栓塞的基本原则

经过十余年的实践，应用可解脱式弹簧圈进行动脉瘤囊内填塞，已经成为动脉瘤安全有效的治疗

第十四节 SECTION 14

方法之一，尤其是在 ISAT 总结了短期和长期的治疗结果证明了这一点（结果分别发表于 2001 年、2005 年）。有很多因素都会影响动脉瘤患者的疗效，例如动脉瘤曾否破裂、患者术前的状况、治疗过程中的材料和技术、术后处理、蛛网膜下腔出血及脑血管痉挛的自然转归等，其中成功的栓塞治疗为进一步处理其他方面的问题提供了条件。下面主要探讨治疗过程中应遵循的基本原则，即如何提高栓塞治疗的安全性和有效性。

（1）**安全性** 动脉瘤栓塞过程中的并发症主要是由来自于动脉瘤术中破裂、载瘤动脉内血栓形成、弹簧圈移位、操作动脉夹层和血管痉挛等。如何提高栓塞的安全性，取决于操作过程中的每一个步骤，包括动脉鞘的置入、导引导管的位置、微导管和微导丝的操作、弹簧圈的选择和填塞、麻醉和术中用药等方面。

1）麻醉：动脉瘤的栓塞应该在气管插管全麻下进行，尽管栓塞治疗对于患者的干扰非常小，但是全麻可以保证图像的清晰和准确，手术医生能够专心致志地进行操作。更重要的是，当出现动脉瘤术中破裂、弹簧圈移位或血栓形成等意外情况时，医生可以从容地进行处理，不会因为患者的躁动和不配合而延误抢救。

2）抗凝：由于栓塞材料在人体中会引起血栓，尤其当患者处于出血的急性期或高凝血状态下。因此，在操作过程中，应当给予患者适量的肝素防止凝血，使用肝素的方式各家有所不同，有的是通过周围静脉给予，进行全身肝素化，有的是在导引导管中持续滴注一定浓度的肝素盐水，保持操作局部动脉内的肝素浓度。肝素给予的时机也有所不同，有的在置入动脉鞘后，立即给予；有的在导引导管或微导管到位后给予；有的是在置入第一枚弹簧圈后给予。无论什么样的给药方式，都是使患者的活化凝血时间（ACT）达到 250～300 s，部分凝血活酶时间（APTT）>180 s。我们给予肝素的经验是：以每千克体重 1 mg 肝素计算，第一次给予总量的 2/3。例如患者体重为 60 kg，第一次给予的肝素量为 60×2/3 = 40 mg。每过 1 h 再给予上次量的一半，当肝素量减到 10 mg 时，保持 10 mg/h 不变。蛛网膜下腔出血发病后 4 h 之内的患者，在成功放置第一枚弹簧圈后再给予肝素。通过这样的给药方式，可以计算出任何时间患者体内的肝素量，如果需要停止肝素化，可以立即用鱼精蛋白进行中和（肝素：鱼精蛋白 = 1∶1.5）。

3）滴注：即使是在全身肝素化的情况下，血液如果逆流入导管腔中，停滞下来，仍然可以形成血栓，因此所有的输送导管内均要有生理盐水进行持续滴注。

4）血管痉挛的防治：蛛网膜下腔出血的患者可以发生血管痉挛，介入材料在血管内也可以诱发血管痉挛。操作轻柔是预防血管痉挛和防止血管痉挛加重的最主要措施。对于没有血管痉挛的患者，一般在术前和术中给予钙离子拮抗剂，可以预防血管内操作造成的血管痉挛，已经有血管痉挛的患者，除了常规静脉给予钙离子拮抗剂以外，酌情在术中经动脉内给予解痉药物，如罂粟碱和钙离子拮抗剂。

5）弹簧圈栓塞的致密程度：动脉瘤的破裂是在动脉瘤壁结构缺损的基础上，血流动力学因素造成瘤壁上的某一点破损。而弹簧圈无论怎样填塞，都会存在缝隙，最大的填塞率只能达到 30%。从理论上讲，弹簧圈填塞得越致密，并且分布越均匀，就越能阻挡血流接触到动脉瘤壁，减少出血的可能，降低出血的复发率。小于一定程度的不全栓塞会导致动脉瘤的再生长和（或）压缩，增加再破裂的风险。但是在实际操作过程中，是否应当将动脉瘤填塞得非常致密（即感觉到很大的摩擦力，直到最后一个弹簧圈填不进去为止），各家有不同的看法，过多的填塞势必会增加治疗风险和经济负担。需要从几个方面来考虑风险 / 效益比率，例如动脉瘤的大小、瘤颈的宽度、瘤颈部位的血流方向，还有医生个人的操作经验等，目前尚没有一定之规。总的原则是在不增加动脉瘤壁的张力和弹簧圈不突出瘤颈的前提下，尽量致密地填塞，尤其对于瘤颈入流段，要求填塞得更加致密。

（2）**有效性** 弹簧圈栓塞动脉瘤的有效性主要反映在近期防止再出血和远期防止动脉瘤再生长等方面。

目前，临床实践已经否定了利用弹簧圈通电的过程形成血栓来闭塞动脉瘤的推论，通过动物实验和动脉瘤栓塞后意外死亡患者的尸检结果，发现只有在动脉瘤内进行致密均匀的弹簧圈填塞，或者利用特殊材料加工的弹簧圈（如水凝胶弹簧圈和纤毛弹簧圈等）来增加填塞的致密度，随后通过异物反应，产生血栓、血栓的机化和上皮生长，才能很好地保护动脉瘤壁，防止破裂。但是在大宗病例的报道中，成功栓塞的动脉瘤仍有 1% 左右的再破裂率。因此，如何更有效地防止动脉瘤的再破裂还需要进一步研究。

栓塞后动脉瘤的再生长是目前大家最为关注的问题，也是介入栓塞治疗能否取代开颅手术夹闭的关键问题。动脉瘤的再生长与动脉瘤本身的生物学特性、血流动力学因素、残余部分的大小和位置、弹簧圈是否被压缩等因素有关。单纯铂金弹簧圈的致密栓塞并不能将载瘤动脉的病变部分完全覆盖，但是建立在致密栓塞基础上的人体自身修复机能对于长期治愈起到决定性作用。生物活性栓塞材料的应用，比单纯铂金弹簧圈更加强了人体自身的修复，有助于瘤颈的完全愈合。但是哪一种材料最佳，目前尚缺乏横向的对比。

2. 可脱式弹簧圈囊内栓塞动脉瘤的一般技术

（1）动脉穿刺 绝大部分病例都采用 Seldinger 技术穿刺一侧股动脉，一般选用 6F 动脉鞘。直接穿刺颈动脉置管进行栓塞仅在无法经过股动脉和主动脉输送导管的个别病例中应用，其缺点是操作麻烦、有颈部出血造成窒息的风险。部分病例可以采用穿刺桡动脉来进行栓塞。

（2）导引导管的选择及摆放位置 好的导引导管应具备以下特点：近端硬，支撑力强；远端软，对血管壁的损伤小；内有金属编织网，可以抗折、薄壁腔大，有充分的输送空间。目前我院主要使用 5F 或 6F 的 Envoy（Cordis）和 Fasguiding（Boston Scientific）导引导管。导管头端尽量接近病变，这样尽量多的微导管走行在直而光滑的导引导管内，可以减少迂曲的血管壁对微导管的摩擦力，使微导管头更加稳定和容易操控。在过于迂曲的血管中，导引导管无法接近病变时，可考虑使用长鞘来增加导管的支撑力。有时动脉内灌注钙离子拮抗剂有利于导引导管的到位。

（3）微导管和微导丝的选择和操作 近几年来微导管不断改进，出现了一批性能很好的微导管，如 Exceior（Boston Scientific）、Enchlon（EV3）、Prowler（Cordis）等，其共同的特点是：近端硬、头端软、内部有抗折的金属编织网、表面和管腔内有超滑亲水膜涂层、薄壁大腔、外径小、头端的形状保持能力强。微导丝一般需要具备头端软（多为铂金弹簧圈编织）、X 线下可视性好、容易塑弯且形状保持能力强、有超滑的亲水膜涂层、近端容易操控等特点。目前比较常用的微导丝有 Synchro、

Transend（Boston Scientific）、Silverspeed（EV3）等。微导管头要根据动脉瘤与载瘤动脉的关系、动脉瘤的大小和形状进行塑型，微导丝要根据利于导引微导管在动脉中前进和进入动脉瘤的原则进行塑形。

微导管和微导丝的操作一般采用"单人双手"技术，即左手在前控制导管的进退，右手在后把握 Y 形阀和微导丝，并控制导丝的进退。微导管和微导丝的前进过程要很柔滑，导丝在前，微导丝头要与微导管头有一段距离，如果太近，微导丝头将会像针一样坚硬。当遇到阻挡时，应转动和进退微导丝来避开障碍，不能过度用力，否则会造成小穿支的损伤，或导管突然跳跃，刺破动脉瘤。微导管头接近动脉瘤颈时，微导丝要撤回微导管内，靠微导管头自己的弯度进入动脉瘤，如果无法进入，将微导丝小心地送进动脉瘤内，右手拉住微导丝保持头端不动，左手推送微导管，使其沿微导丝"爬入"动脉瘤内。后撤微导丝时，左手拉住微导管，防止向前跳跃，微导丝撤回后，要在微导管内来回运动，以释放微导管推送过程中聚集的张力。

微导管的最初位置根据动脉瘤的形状和准备填塞的策略来确定。中小型动脉瘤，导管头一般放置在动脉瘤体的中后 1/3，使弹簧圈有充分的盘旋空间；大型动脉瘤，导管盘曲在动脉瘤内，头端指向动脉瘤颈，使弹簧圈在动脉瘤颈处很好地成篮。

（4）弹簧圈的选择与填塞 动脉瘤壁非常脆弱，弹簧圈及微导管施加过多的张力均可以导致术中破裂。弹簧圈应该尽量柔软，但又需要有一定的形状保持能力，各个厂家的产品一般都具有成篮型、填充型和收尾型等不同质地和形状的弹簧圈，在填塞过程中，利用栓塞技术和材料的特性，使弹簧圈在动脉瘤内尽量均匀地分布。

对于常见的囊状动脉瘤，第一个弹簧圈要在动脉瘤内成篮，要求在瘤颈处形成"栅栏"，防止随后纳入的弹簧圈突出，弹簧圈与瘤壁贴合紧密，在动脉瘤腔内形成均匀的骨架。一般选择稍硬的弹簧圈，为了减少弹簧圈在折曲过程中对动脉瘤壁的影响，可以选择双直径（2D）、多直径（MD）或三维（3D）弹簧圈。第一枚弹簧圈的直径一般稍大于或等于动脉瘤体的最大径，如果动脉瘤处于破裂的急性期，可以选用质地偏软而长的弹簧圈，或者在第一枚弹簧圈填完后，再填入一枚直径相同的弹簧圈，使框架更加稳定。随后的弹簧圈直径依次减小，在填塞过程中，要注意微导管头的位置和弹簧圈盘曲的方向，理想的填

塞应当是形成"洋葱样"结构，没有分隔，有时需靠不断调整导管头的位置才能达到。瘤颈处的致密填塞往往是困难的，但对于降低栓塞后再生长的几率是非常关键的，首先，在前面的弹簧圈填塞过程中，要注意在瘤颈处形成框架，再使用直径小、质地软和复杂型弹簧圈，小心地在瘤颈处填塞。

在用弹簧圈填塞动脉瘤的过程中，要不断运动微导管头，达到均匀致密的填塞，这叫作微导管的"抽送"技术，即右手推送弹簧圈遇到阻力时，左手要稍稍抽回微导管，紧接着再推进，用微导管的力量将弹簧圈均匀地摆放在空隙中。这一技术，在栓塞瘤颈时非常重要。

"香肠形"或分叶状的动脉瘤可以采用"蚕食"技术，即使用适当的弹簧圈分块进行填塞，也可以通过微导管头和弹簧圈的相对运动，先用一枚弹簧圈在整个动脉瘤中形成一个网架，再分块填塞。

破裂的动脉瘤壁上往往有一个"小阜"，是动脉瘤最薄弱的部位，有的甚至没有完整的瘤壁结构，由血块和脑组织挡住破口。栓塞过程中，一般不去填塞小阜，但要求将瘤体填塞得更加致密，确保没有血液进入小阜。如果动脉瘤呈"花生"样，顶端的部分很有可能与小阜的结构相同，如果近端的瘤颈较宽，或估计不能致密填塞时，要将顶端部分一起栓塞。

动物试验和部分临床随访结果证明选用生物活性弹簧圈（Matrix, Boston Scientific）、膨胀弹簧圈（Hydrocoil, Microvention）和纤毛弹簧圈（EV3）有助于降低动脉瘤的复发率，这些弹簧圈的填塞技术和原则与裸圈基本类似。

3. 宽颈动脉瘤弹簧圈囊内栓塞技术

宽颈动脉瘤是指瘤颈/瘤体之比＞1∶1或瘤颈直径＞4 mm的动脉瘤。由于受累及的载瘤动脉范围广、弹簧圈在动脉瘤内不能形成稳定的框架、在瘤颈处很难达到致密填塞，因此单纯使用弹簧圈进行栓塞较为困难，并且栓塞后的动脉瘤容易复发。目前有如下方法，改进了栓塞的结果。

（1）**无辅助装置的栓塞**　三维弹簧圈的使用：三维弹簧圈的形状保持能力有助于在动脉瘤体中形成稳定的框架，但是一般要求瘤体大于瘤颈，或瘤体的深度大于瘤体的宽度，解脱前一定要根据填塞时的手感和观察，确认弹簧圈的稳定程度。进一步的填塞要尽量选用较柔软的弹簧圈，以免将成篮的三维弹簧圈挤出瘤颈。

双导管技术是将两枚微导管头放入动脉瘤体的不同位置，同时用两枚弹簧圈进行填塞，弹簧圈互相纠缠在一起，形成稳定的扁圆形状，撑在瘤腔内。

相对于单导管弹簧圈栓塞，双导管技术能避免弹簧圈移位脱落，减少球囊及支架的使用，减少操作中的并发症。

（2）**球囊辅助可脱式弹簧圈囊内栓塞技术**　自从 J. Moret 于 1994 年在第二十届欧洲神经放射会议（ESNR）上介绍了球囊辅助栓塞技术之后，宽颈动脉瘤栓塞技术的成功率得到了很大的提高。需要球囊保护的病例可以选用稍粗的动脉鞘，或者穿刺两侧股动脉置双鞘。通过两根导引导管或同一根内腔较大的导引导管，将保护球囊在载瘤动脉中横跨于动脉瘤颈，将微导管置入动脉瘤中，在导入弹簧圈时，充盈球囊，防止弹簧圈突入载瘤动脉，解脱弹簧圈以前，松开球囊，观察一段时间，如果弹簧圈很稳定，就可以解脱（图4-44）。重复这样的操作，直到动脉瘤得到满意的填塞。填入较多的弹簧圈后，整个弹簧圈团就相当稳定。每次充盈球囊阻断血流

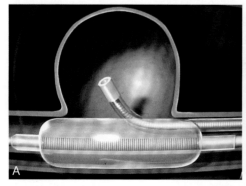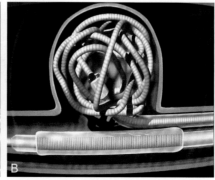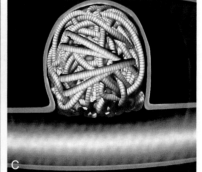

图4-44　球囊辅助下动脉瘤内弹簧圈栓塞技术
A. 置入导管，充盈球囊。**B.** 置入弹簧圈。**C.** 治疗完成。

的时间一般不超过5min，与开颅手术中的载瘤动脉临时阻断类似。

在动脉分叉部位的宽颈动脉瘤的栓塞过程中，有时需要使用两枚球囊进行保护。在某些没有瘤颈的动脉瘤，可以靠球囊形成载瘤动脉的通道。

目前最常使用的是微导丝内衬的单孔高顺应性球囊（Hyperglide和Hyperform球囊，EV3），对血管壁的损伤很小。顶端不可脱球囊有时也用于分叉部位动脉瘤的栓塞。

球囊辅助栓塞技术的优点在于：不仅可以成功地填塞大部分宽颈动脉瘤，而且有利于瘤颈部位的致密栓塞；在动脉瘤术中意外破裂时，可以迅速临时阻断血流；在血管痉挛明显的病例中，可以当作扩张球囊进行血管成形术。其缺点是，在载瘤动脉中有两套导管系统，容易造成血栓，增加了栓塞的风险，因此球囊辅助栓塞应限于用普通栓塞技术有困难的动脉瘤，并且持续的滴注和抗凝是非常重要的。

（3）支架辅助可脱式弹簧圈囊内栓塞技术　使用支架辅助弹簧圈栓塞的最初目的在于：在宽颈动脉瘤或梭形动脉瘤中，重造载瘤动脉通道；用支架的网格将宽颈动脉瘤的瘤颈分成几个小孔隙，防止弹簧圈的脱出；改变动脉瘤内及载瘤动脉的血流动力学；有利于上皮细胞在瘤颈处的生长和覆盖，达到解剖愈合。

一般先通过导引导管将支架输送到瘤颈处释放，覆盖瘤颈和一小段正常的载瘤动脉，然后通过支架的网格，将微导管导入动脉瘤内，栓塞时弹簧圈受到支架的阻挡，不会突到瘤颈之外（图4-45）。在

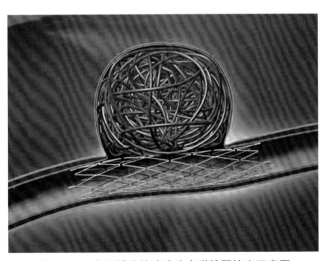

图4-45　支架辅助的动脉瘤内弹簧圈栓塞示意图

瘤颈处填塞时，要非常小心，如果弹簧圈缠在支架上，进退将会非常困难。

目前最常使用的是颅内动脉专用的自膨式支架（Neuroform，Boston，Leo Balt），质地较柔软，可以较顺利地通过迂曲的颅内动脉，并且在血管内不会造成过高的张力。由于自膨式支架的径向支撑力弱，大动脉瘤过度填塞会造成弹簧圈的塌陷，导致载瘤动脉的闭塞。Fiorella（2005）提出对于瘤颈过宽的动脉瘤，应当使用支架内衬球囊辅助栓塞。径向支撑力较强的球囊扩张式冠脉支架也经常被用于宽颈动脉瘤的栓塞，但因为材料较硬，在很多病例中，无法通过载瘤动脉的迂曲部分，而且引起出血的并发症较高。

应用支架辅助栓塞动脉瘤，术前必须大剂量服用抗血小板药物，目前常用的方法是每日阿司匹林300mg和氯吡格雷75mg，服用3～5天。对于急诊病人，可在术前1h服用氯吡格雷300mg。术后还要继续服用阿司匹林300mg和氯吡格雷75mg6周以上。服用抗血小板药物是这种治疗技术最不利的方面，因为动脉瘤患者，尤其是近期内曾破裂的患者，可能需要进行脑室穿刺或其他手术，并且常伴有应激性胃肠道溃疡等并发症，而在抗凝和抗血小板的情况下，如果发生出血是非常危险的。

支架植入血管内产生的异物反应有利于动脉瘤颈的解剖愈合，但也可能造成颅内动脉狭窄。

（4）其他辅助栓塞技术　液态材料动脉瘤囊内栓塞技术：早在20世纪80年代，有人提出用液态物质栓塞动脉瘤，并研制出EVAL和水凝胶进行试验，由于EVAL的溶剂二甲基亚砜（DMSO）的血管毒性太大，没有被推广，但后来通过减缓注射速度来降低DMSO的毒性，研制出目前的Onyx。用Onyx栓塞动脉瘤时，先将导管放入动脉瘤内，将保护球囊（Hyperglide或Hyperform，EV3）放置在瘤颈处，充盈球囊覆盖瘤颈，然后向动脉瘤腔中缓慢注入少量造影剂，如果造影剂可以稳定地停留在动脉瘤腔中，没有外溢，则可以注入Onyx，每5min放开一次球囊，随着溶剂DMSO的挥发，溶质充填了动脉瘤，可以将动脉瘤完全闭塞，甚至重建瘤颈。在部分病例的报道中，栓塞后的再生长率远远低于弹簧圈栓塞的结果（Cekirge，2006）。但是由于Onyx栓塞的操作较为复杂，与传统的栓塞方式不同，在应用的早期可能会有较高的并发症，以及人们对溶剂毒性的担心，大型和巨大型动脉瘤的仍然有较高的复发率（36%），而且有

些载瘤动脉发生闭塞，因此目前多用于治疗常规技术无法栓塞的动脉瘤。

由于水凝胶膨胀的方向无法控制，因此无法单独使用水凝胶进行动脉瘤的栓塞，但可将它附着在铂金弹簧圈上，即成为现在的 Hydrocoil（Microvention），可以增加动脉瘤填塞的致密度。

五、覆膜支架动脉瘤隔绝术

覆膜支架是在裸支架上固定一层组织相容性薄膜，将其置于血管内可以将血管病变隔绝在血流之外，建立一段人工的血流通道。利用覆膜支架覆盖病变及相对不正常的移行部分，从理论上可以即刻达到解剖治愈的效果。目前覆膜支架（Stent graft 或 Covered stent）已经广泛应用在主动脉、周围血管和冠状动脉的某些病变上。有一些报道将覆膜支架应用于颅内动脉瘤的治疗中，主要应用的是球囊扩张式覆膜支架（Jostent graft stent，Abbott）。

患者术前 2 天口服抗血小板聚集药物：氯吡格雷 75 mg + 阿司匹林 300 mg/d。出血急性期的患者可以在麻醉前 1 h 口服氯吡格雷 300 mg。在"工作角度造影"及三维成像后进行测量，根据靶血管直径和病变的长度，选择支架的直径和长度。

手术均在气管插管全身麻醉下进行，全身肝素化，经股动脉穿刺，使用 6F 或 8F 导引导管进入目标动脉，尽量靠近病变位置。使用较硬的 0.014 in 微导丝（包括 BMW、PT2、Whisper 等）跨过病变到达责任动脉远端。沿微导丝将支架置入病变位置，标记两端跨过病变。在路径图下，用压力泵充盈球囊，达到命名压（nomination pressure）后，回抽球囊，即刻复查造影，若支架贴壁或展开不良，有对比剂漏入病变时，重新使用球囊在原位或在支架近端增加压力，行支架内扩张。术后服用上述抗血小板聚集药物 4～6 周后，改服阿司匹林 300 mg/d，持续 3 个月，终身服用阿司匹林 100 mg/d 或氯吡格雷 75 mg/d。

病变长于最长的覆膜支架的动脉瘤，可以先使用裸支架横跨于动脉瘤两端正常的动脉，再同轴导入覆膜支架，覆盖部分动脉瘤颈和近端一小段正常动脉。或应用"架桥"技术：先用一枚覆膜支架覆盖部分动脉瘤颈和近端一小段正常动脉，再同轴导入另一枚支架，一部分与第一枚支架的远端重叠，另一端覆盖一小段正常动脉。

动脉弯曲的角度是覆膜支架能否被输送到病变部位的决定因素。颅内动脉在通过颅底部位时有较多弯曲，在大部分病例中颈内动脉的岩骨段、海绵窦段、椎动脉的寰椎水平段均有较锐利的成角，覆膜支架通过困难。当动脉进入脑内，均发出穿支和分叉，使用覆膜支架会造成这些血管的闭塞，这样就决定了目前覆膜支架在颅内动脉中应用的范围比较狭窄。首先是动脉的弯曲角度不能过于锐利，其次病变附近不能有不可闭塞的穿支或分支。由于支架的性能所限，目前使用覆膜支架的适应证比较局限，所治疗的动脉瘤主要位于颈动脉岩段、海绵窦段、眼动脉段，床突上段的脉络膜前动脉以近和椎动脉入颅段。

覆膜支架治疗侧壁动脉瘤是一个非常好的方法，将来需要研发更加柔软的覆膜支架，以利于通过弯曲度较锐利（呈 U 形）的颅底血管。应研发带有抑制血小板聚集和血栓的药物的覆膜支架，以避免大剂量服用抗血小板药物。支架置入体内是一种异物，如果支架带有促进血管修复的药物，并且能够逐步降解，在神经介入领域将会有更广阔的应用前景。

六、动脉瘤栓塞治疗的适应证

（一）破裂动脉瘤的栓塞适应证选择和治疗时机

随着栓塞技术提高和材料改进，大宗病例组报道的动脉瘤栓塞技术成功率均在 90% 以上。但是动脉瘤破裂后急性期的患者的治疗并不单单是防止动脉瘤再破裂，而是要综合考虑患者的机体和脑功能状况。颅内动脉瘤破裂对患者的影响主要来自于破裂时的颅压骤然升高、颅内血肿压迫、急性和继发血管痉挛、继发脑水肿以及合并的其他脏器问题。动脉瘤的血管内治疗无法解决血管以外的问题，因此当需要开颅清除血肿或去骨瓣减压时，应选择手术夹闭动脉瘤，而不适合进行栓塞治疗。结构复杂的宽颈动脉瘤，估计需要使用支架辅助栓塞，如近期可能进行脑室穿刺等有创操作，而手术夹闭又是可行的，应当选择开颅手术治疗，因为在应用支架辅助栓塞的术前和术后，需要服用大剂量抗凝和抗血小板药物，会增加颅内手术操作的风险。未破裂或非急性期的动脉瘤的治疗，应该根据栓塞和手术的难易程度以及治疗组的技术能力来选择治疗方式。

由于栓塞治疗对患者机体造成的影响非常小，所以栓塞的时机主要取决于患者的一般状况。破裂动脉瘤近期再破裂的机会非常高，尽早地处理动脉瘤有助于挽救患者的生命。如果患者处于 Hunt-Hess 分级Ⅳ～Ⅴ级，需要尽快稳定生命体征后，再进行介入治疗。文献报道动脉瘤破裂后病情分级较高的动脉瘤，在急性期经栓塞治疗后的生存率和生活质量均明显高于保守治疗。但与手术治疗效果相比较，还没有定论。

（二）治疗后动脉瘤残余或复发的治疗

1. 手术夹闭后残余或复发的动脉瘤治疗

文献中报道手术夹闭后的动脉瘤造影随访，动脉瘤颈残余或复发的比例大约是 18%（Molyneux，2005），由于手术造成的脑组织及瘤颈部位粘连，再次开颅手术的难度和创伤很大，在可能的情况下，一般都考虑血管内栓塞治疗。可以将动脉瘤夹闭后残余或复发部分看作一个新的动脉瘤，一般瘤颈较宽、瘤体深度小于瘤体宽度，多需要支架或球囊辅助栓塞。瘤颈经动脉瘤夹夹持后，结构较为脆弱，容易破裂，栓塞时应小心轻柔。

2. 栓塞后残余或复发的动脉瘤治疗

动脉瘤栓塞后留有残余的比例大约为 12%～64%，复发的比例大约为 14%～33.6%。残余或复发较明显时，有破裂的危险，需要考虑再次栓塞。目前各单位治疗的病例分布和再治疗的标准并不统一，再次栓塞率为 5%～19%，再次栓塞的并发症为 0～11%。美国多中心的回顾性研究，随访时间平均 3.7 年，最长 8.9 年，再次栓塞的比例第一年为 13.3%，第二年为 4.5%，以后每年 1.1%，再治疗的并发症约 11%（CARAT Investigators，2006），而法国多中心的调查，在平均 9.5 个月（3～48 个月）内，再次栓塞率为 4.7%（Gallas，2005）。如果大型或巨大动脉瘤明显复发，常考虑采用闭塞载瘤动脉、手术或其他手段。

（三）未破裂动脉瘤栓塞的争议

根据对未破裂动脉瘤自然史的回顾性研究，认识到偶然发现的小动脉瘤年破裂率很低，越大的动

脉瘤破裂的机会越高（ISUIA-1998）。所以目前对于无症状的未破裂动脉瘤是否需要治疗，尚无统一的定论。根据笔者医院的经验，如果患者年轻，动脉瘤＞5mm，动脉瘤形状不规则、窄颈、造影剂流出缓慢、伴有缺血性疾患，需要长期服用抗凝或抗血小板药物者，应尽可能将动脉瘤去除，而且首选栓塞治疗。

Feinberg 等 2001 年统计的 2069 例未破裂动脉瘤栓塞和手术的比较，结果不良：手术组为 25%，栓塞组为 10%。多因素校正后手术/介入 = 3.1（95% CI，2.5～4.0；$P<0.001$）。院内死亡：手术组 3.5%，介入组 0.5%。并且介入治疗的不良后果从 1991 年至 1998 年逐年下降，而手术组未变。说明治疗未破裂动脉瘤，栓塞比手术更为安全。

七、动脉瘤囊内栓塞的治疗效果和随访

动脉瘤的治疗效果应该依据临床随访和影像学随访的结果来评价。但各家报道的结果缺乏统一的标准，而且存在以下问题，所以很难统计：①各病例组内所包括的病例不同，其中各种动脉瘤所占比例也不同；②没有将载瘤动脉闭塞与动脉瘤囊内栓塞分开；③破裂动脉瘤的病人状况不同，直接影响治疗效果；④未破裂动脉瘤与破裂动脉瘤混杂在一起；⑤动脉瘤的性质不同，例如囊状动脉瘤、夹层动脉瘤和与血管畸形血流有关的动脉瘤等。

（一）临床随访

动脉瘤血管内治疗后的临床随访内容主要包括动脉瘤是否再次破裂、大型或巨大动脉瘤造成的压迫症状是否解除或稳定、血管内治疗本身以及栓塞物对机体的影响、患者的生活质量、神经功能状态、有无再出血等。

动脉瘤栓塞是一种微侵袭治疗方法，只有在出现并发症时才会给患者增加新的损伤，后面将在并发症部分详细阐述。

有占位效应的大型或巨大型动脉瘤一般不宜行囊内弹簧圈栓塞，中小型的后交通动脉动脉瘤常导致动眼神经瘫痪，有部分病例栓塞后很快能够恢复，但总体上栓塞术比夹闭术恢复得要差。以缺血起病

的动脉瘤多是因为内壁不光滑而形成血栓，血栓脱落形成栓子造成栓塞，治疗的方法主要是孤立病变段血管、隔绝病变或用支架保护并辅助以抗血小板药物治疗，因为没有大宗病例的统计，所以对这一亚型很难作出评价。

（1）破裂动脉瘤的临床疗效 患者术前的病情分级与治疗效果密切相关，目前介入治疗的总体结果良好，但各作者的报道结果有所差异，可能与病例选择或术者的技术有关。目前还没有一种评分方法能够全面反映动脉瘤的疗效。

国际蛛网膜下腔出血动脉瘤临床试验（ISAT）是目前最权威的评价，其中包括急性期行血管内治疗的破裂动脉瘤1065例，术后2个月时，有73.9%的患者没有症状或生活自理（改良的Rankin分级0~2级），26.1%生活不能自理或死亡（3~6级）；术后1年有76.5%没有症状或生活自理，23.5%生活不能自理或死亡。但是，该临床试验有一定的局限性：入组病例中，88%术前状况良好（WFNS分级Ⅰ~Ⅱ级），95%是位于前循环的动脉瘤，90%的动脉瘤<10mm。对于这一部分患者，血管内治疗的效果优于开颅手术，术后第一年死亡及重残的相对风险，栓塞术比开颅手术降低23.9%（12.4%~33.9%），绝对风险降低7.4%（3.6%~11.2%），目前已随访到第8年，栓塞术仍然保持着优势（ISAT-2005，2002）。

术前状况差（WFNS分级Ⅴ~Ⅵ级）的患者预后很差，但是积极地处理动脉瘤，对于提高生存率和生活质量仍有所帮助。通过血管内治疗后的临床结果约为30%~52.5%患者状况良好，8.75%状况差，37.5%~59%死亡。但也有作者报道开颅手术的效果略优于血管内治疗（Ross，2002；Bergui，2004；Kato，2005）。

后循环动脉瘤由于手术较为困难，大部分都采用了血管内治疗。Lozier等（2002）回顾了文献中报道的495例后循环动脉瘤，其中82%位于基底动脉顶端，81%未破裂或患者状况较好，63%为小型动脉瘤，栓塞的并发症发生率为12.5%，致残率为5.1%，与手术相关的死亡率为1.4%，30天时死亡率为6.7%，栓塞后的年再破裂率为0.8%，85%的患者可以独立生活，5.3%生活不能自理，总死亡率为9.8%。

（2）未破裂动脉瘤的临床疗效 未破裂动脉瘤患者的影响因素比较单一，临床疗效与治疗过程和动脉瘤的生物学特性直接相关，大宗报道较少。Gonzalez（2004）等回顾了217例动脉瘤的患者，共有247个未破裂动脉瘤的治疗结果，93.9%的患者状况保持不变，5.1%由于手术并发症造成症状加重，1例患者（0.5%）死亡。

防止破裂的动脉瘤再出血和预防未破裂动脉瘤发生破裂是栓塞动脉瘤最基本的目标。虽然大量的临床实践已经证实了动脉瘤囊内栓塞可以防止再出血，但是仍然有一定的再出血率，与开颅手术后的再出血率没有统计学差异。栓塞术后30天之内的再出血率可达1.4%~1.9%，以后平均年再破裂率为0.11%~0.2%。动脉瘤栓塞之后再出血的原因，与栓塞不全有关，但也有一部分是由原来未发现的动脉瘤，或新生动脉瘤破裂导致的。

（二）影像学随访

大部分的动脉瘤如果不破裂，不会产生任何症状，治疗后的临床随访不能反映动脉瘤的结构变化，而且动脉瘤的栓塞不全、瘤颈或瘤体的复发以及弹簧圈的压缩导致动脉薄弱部分暴露在血流中，可能会导致远期的再出血，所以术后影像学随访非常重要，可以对动脉瘤及周围血管结构的变化过程有较清晰的认识。

（1）影像学随访的方法 目前动脉瘤栓塞后影像学随访的金标准仍然是选择性脑血管造影，在造影过程中应采用多角度投照，尤其是工作角度投照，可以将动脉瘤颈清晰地显示出来，三维成像有助于显示动脉瘤残余或复发部分与弹簧圈的关系。弹簧圈在CT上可以造成伪影，所以CTA不适合弹簧圈栓塞后的影像学随访。有研究证实，MRA（尤其是3D TOF MRA）对动脉瘤内的残余血流有较高的敏感性，将来有可能替代动脉血管造影，成为动脉瘤弹簧圈栓塞后的首选影像随访方法。

（2）评价标准 影像学的评价标准在各单位有所不同，一般分为完全栓塞、次全栓塞或瘤颈残余和不全栓塞。由于动脉瘤的栓塞程度在各个投照角度上很难进行量化，比较公认的评价标准分为三级：Ⅰ级代表完全栓塞，即瘤颈和瘤体都不显影；Ⅱ级代表瘤颈残余，但瘤体不显影；只要从任何一个投照角度可以看到瘤体，则为Ⅲ级，即瘤体残余（图4-46）。在随访造影中，只要残余部分有所增大，都叫作复发；当残余部分增大很明显，足可以再进行

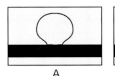 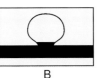 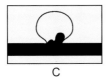

图 4-46　动脉瘤残余程度
A.I 级。**B.**II 级。**C.**III 级。

栓塞治疗，叫作明显复发；随访时残余部分比术后即刻减小，叫作改善；随访时残余部分与术后一样，叫作稳定。

由于影像学评价没有量化标准，同时受到造影投照角度的影响，各家的数据相差较大。栓塞后即刻的影像学结果：完全栓塞（或 I 级）约 35.9%～88%，次全栓塞或瘤颈残余（或 II 级）约 11%～46.3%，不全栓塞（或 III 级）约 2%～13.8%。

栓塞后的动脉瘤在一段时间内，发生或快或慢的变化。一部分栓塞不完全的动脉瘤其残余部分逐渐缩小，最高可有 25%～46% 左右的动脉瘤会发生这样的变化；有一部分（26%～86%）保持稳定；还有一部分复发，包括完全栓塞的动脉瘤出现造影剂充盈和残余部分增大，复发率大约为 14%～33.6%。复发的最主要原因有：动脉瘤曾经破裂、直径 > 10 mm、瘤颈 > 4 mm 和栓塞不全等，但与动脉瘤的部位没有明显的相关关系，弹簧圈被血流压缩或原来动脉瘤内有血栓也与复发相关。大型或巨大动脉瘤的复发率很高，可高达 50%；完全栓塞的动脉瘤有 20% 的复发率，瘤颈残余的复发率高达 48%；明显复发的动脉瘤再次栓塞治疗后，还会有 48.6% 的动脉瘤会继续复发。

（3）随访的时间　有将近一半的复发在 6 个月内出现，96.9% 的复发可以发生在 3 年之内，如果术后 3 年动脉瘤的形态仍保持不变，以后就比较稳定。所以动脉瘤栓塞后的影像学随访，至少持续到术后 3 年。随访的频率没有一定之规，一般在破裂急性期治疗的动脉瘤，重复造影的时间是栓塞后半年、1.5 年和 3 年。如果栓塞时有明显的血管痉挛，或明显的瘤体残余，最好在术后 3 个月以内进行一次造影随访。随访造影发现有明显复发时，应考虑再次治疗。

通过影像学随访，动脉瘤栓塞 1 年以上的结果：完全栓塞的占 38.3%～79%，次全栓塞或瘤颈残余为 18%～45.5%，不全栓塞为 0.1%～17%。

（三）减少动脉瘤复发的措施

从长期影像学随访的结果来看，完全和致密的栓塞可以减少动脉瘤的复发，这一点是可以通过技术达到的。另外，如果要达到更大程度地减少复发率，需要对栓塞材料进行改进。

复杂型弹簧圈（Trufill DCS Orbit，Cordis）有利于均匀而致密的填塞，填塞率可以达到 39% 甚至更高，从而降低了动脉瘤的复发率（Lubicz，2005；Poitin，2003）。Hydrocoil（Microvention）的水凝胶膨胀后，增加了动脉瘤的填塞率（与裸圈相比为 84.8%：29.8%）和瘤颈覆盖率，复发率降低（与裸圈相比 17%：24%）。

带有生物活性物质聚乳酸 / 聚乙醇酸共聚物（polyglycolic/poly-L-lactic acid）的 Matrix 弹簧圈栓塞后的平均 8 个月的总体复发率为 19.5%，其中有瘤颈残余的复发率为 15%，完全栓塞的没有复发，明显低于裸圈的复发率，并且可以见到弹簧圈团与载瘤动脉之间的隔离带（图 4-47）。获得此治疗结果的基础是致密填塞。也有报道 Matrix 栓塞后的动脉瘤复发率高于裸圈（Niimi，2006; Fiorella，2006）。

在支架辅助下栓塞宽颈动脉瘤，可以增加动脉瘤颈填塞的致密度，支架的网格也可以改变动脉瘤内及载瘤动脉的血流动力学，有利于上皮细胞在瘤颈处的生长和覆盖，部分报道证实可以降低动脉瘤的复发率，但是支架的操作与抗血小板药物的应用引起的并发症也不容忽视。

上述结果都是建立在小样本、单中心、中期随访、回顾性研究的基础上，是否真正降低了动脉瘤的复发率还有待于大样本、多中心、随机对照和长期的研究。

小结：目前，从长达 7 年的随访结果来看，栓塞治疗给患者带来的益处远远大于无症状的复发而存在的潜在再出血风险，对于大部分动脉瘤，其效果优于手术治疗。致密均匀的动脉瘤栓塞，完全的动脉瘤颈覆盖，可以提高永久的解剖治愈率。在致密填塞的基础上，生物活性物质和支架可能有助于降低动脉瘤的复发率。

八、并发症及预防和处理措施

总体来说，动脉瘤血管内治疗的并发症可分为技术意外事件和临床并发症。技术意外，是指没有

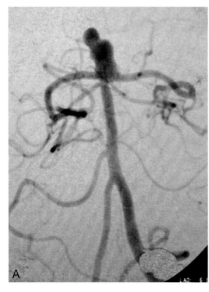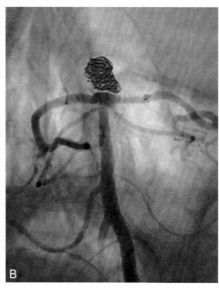

图 4-47 带生物活性物质的弹簧圈栓塞后
DSA 表现
A. 基底动脉顶端动脉瘤栓塞前。**B.** 栓塞后
复查可见隔离带。

给患者造成损害的事件，主要包括导丝、导管或弹簧圈刺破动脉瘤、弹簧圈突入载瘤动脉、弹簧圈解旋、弹簧圈或导管滞留体内等。如果处理不得当，有可能造成临床并发症，甚至有生命危险。临床并发症会给患者造成不同程度的暂时或永久的损害或死亡，其发生率约为 8.4% ~ 11%。导致并发症的原因主要是脑梗死、动脉瘤破裂、其他血管损伤及机体对栓塞物的反应等。

1. 动脉瘤破裂

动脉瘤术中破裂是最为危险和紧急的，有几种原因可导致术中破裂：①未治疗时动脉瘤就自然破裂；②栓塞过程中导丝、导管或弹簧圈刺破动脉瘤；③过度填塞导致瘤颈处破裂。动脉瘤栓塞术中破裂如果处理恰当，结果仍良好。

当动脉瘤被刺破时，切勿慌张，应立即中和肝素、加深麻醉、降低血压，给予降颅压药物。①如果是导丝穿出动脉瘤时，应尽量保持导丝不动，将微导管置入动脉瘤内，同时准备好弹簧圈，撤出微导丝的同时，立即用弹簧圈填塞；②如果是导管刺破动脉瘤，不要抽回导管，用弹簧圈先在动脉瘤外填塞，然后小心地将微导管撤回到动脉瘤中，并不断地用弹簧圈填塞破口；③如果弹簧圈刺破动脉瘤，要稍微松解微导管后，继续填塞。出现上述情况时，应选择较软的、容易成型的弹簧圈，并争取致密填塞。如果有球囊保护时，应立即充盈球囊，直到填塞满意时再放开。

操作过程中不要急于造影，否则会浪费时间，同时会增加对动脉瘤的冲击，当填塞到一定程度时，再行造影，了解是否还有造影剂外溢和脑灌注状况。如果颅内压很高，脑灌注不良，应立即加大脱水药物剂量，同时进行脑室穿刺。在栓塞完毕和脑灌注充分的前提下，立即行头颅检查 CT，如果有较大的血肿，应考虑开颅手术清除血肿。所以气管插管全麻、准备中和肝素的药物和急救药物、常备脑室穿刺器械以及与外科手术团队的配合对于提高动脉瘤栓塞的安全性非常重要。

2. 弹簧圈突出或解旋

弹簧圈突出，可以造成载瘤动脉闭塞。如果弹簧圈在解脱前突入载瘤动脉中，应重新调整位置。如果弹簧圈在解脱后突入载瘤动脉中，无法重新送回到动脉瘤时，可有几种方式进行处理：如果突出的弹簧圈长度很短，仅有一小段弹簧圈尾或一个环，不会影响血流，可以不予处理，如果动脉瘤填塞得很完全，术后可给予适量的抗血小板药物；如果突出的弹簧圈较长，或有几个环，可考虑用支架覆盖，将其压在动脉瘤壁上；如果突出的弹簧圈很长，甚至完全从动脉瘤中脱出，要考虑用捕获器将其拉出。

弹簧圈解旋一般是在栓塞过程中过度牵拉弹簧圈所造成的，用没有抗解旋结构的弹簧圈时容易出现。弹簧圈一旦解旋，很难将它塞入动脉瘤中，可以用微导管头顶住动脉瘤内的弹簧圈，将解旋弹簧圈的一级螺旋完全拉直，如果尾端能够到达胸主动脉，可以解脱。如果能够到达颈总动脉或锁骨下动脉，可以用微导管将尾端送入颈外动脉或锁骨下动脉后解脱，一般不会飘入颅内。术后应给与适量的抗血小板药物。

在动脉瘤填塞得较致密，一部分弹簧圈未进入动脉瘤，而该弹簧圈也无法收回时，可考虑在球囊保护下取出，或将弹簧圈解旋，与上述的处理方法相同。

3. 血栓形成

血栓形成是血管内治疗常见的并发症，一般是由于抗凝措施不足、导管内没有滴注或在使用支架辅助栓塞前未给予足量的抗血小板药物等原因造成的。当出现血栓时，要尽快地将动脉瘤致密栓塞，然后再进行溶栓。在致密栓塞动脉瘤前进行溶栓，很容易导致动脉瘤致命性的破裂，而血管闭塞的溶栓时间窗为3~6h。有充分的时间进行动脉瘤的栓塞。争

取进行接触性溶栓，即将微导管靠近血栓或插进血栓内给药，这样可以加快溶栓的速度，并可减少用药量。溶栓药物的剂量要尽可能小，不断用造影验证溶栓的效果，只要血栓完全被溶解，应立即停药（图4-48）。溶栓药物有抗血小板药物（Ⅱb/Ⅲa阻滞剂）、重组组织纤维酶原激动剂（rt-PA）和尿激酶等。在肝素抗凝下形成的血栓多为白血栓，应首选Ⅱb/Ⅲa阻滞剂。

通过术前和术后的MRI检查发现，在动脉瘤栓塞过程中会出现一些无症状的小梗塞，这些在造影中是无法发现的，可能与微小血栓形成、斑块脱落、异物被带入体内等有关。因此严格的抗凝、术前用药、操作轻柔、持续滴注等措施都是不能缺少的。

铂金弹簧圈的组织相容性较好，但带有生物活性物质的弹簧圈会出现异物反应，如无菌性脑炎、发热等。

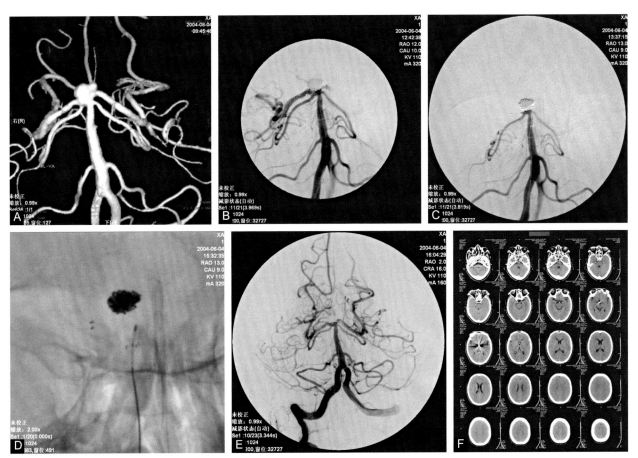

图4-48 动脉瘤栓塞术中溶栓治疗

A. DSA示基底动脉顶端动脉瘤。**B.** 弹簧圈栓塞过程中出现血栓。**C.** 继续行栓塞治疗。**D.** 动脉瘤致密填塞。**E.** 血栓溶解后血管再通。**F.** 术后CT扫描未见脑梗死表现。

九、动脉瘤血管内治疗的前景

虽然目前动脉瘤的血管内治疗还不完善，但是近期的临床结果明显优于开颅手术，已经广泛地被患者和医生所接受，但是能否取代开颅手术，成为动脉瘤治疗的首选方法，还有待栓塞材料的改进和长期随访的结果，以证明动脉瘤栓塞后的长期稳定性。

随着对动脉瘤的生物学和血流动力学特点更深入的了解，通过改进栓塞材料的性能，使治疗更加安全，长期的效果更加可靠，使动脉瘤得到永久的生物学治愈。

（张鸿祺）

第十五节 神经内镜辅助颅内动脉瘤手术

神经内镜（neuroendoscope）的应用成为微侵袭神经外科的重要技术之一，它有助于一些颅内病变的手术治疗。动脉瘤手术的目的是将动脉瘤排除在循环之外，同时保留载瘤动脉及其主要分支和穿支血管，避免损伤邻近的脑神经和脑组织。要达到这个目的，必须在动脉瘤夹闭前、夹闭中和夹闭后充分显露局部解剖关系，包括瘤颈与载瘤动脉、分支血管、穿动脉和脑神经的相互关系。有一些动脉瘤手术，即使经验丰富的神经外科医师使用最好的显微镜也很难完全显示上述解剖关系，因为显微镜下总存在视角不能达到的盲点，术中使用神经内镜可以解决上述问题。近年来，神经内镜被广泛用于颅内动脉瘤手术，尤其在复杂动脉瘤外科，通过内镜良好的观察视野，不但可以清晰地了解动脉瘤结构，还可以探察到瘤颈具体位置以及动脉瘤后壁下隐藏的穿支血管，从而减少对周围脑组织、重要神经和血管的损伤，保证动脉瘤手术夹闭的准确性，降低手术后并发症的发生率，提高了治疗效果。

一、神经内镜的发展史

Fukushima 将神经内镜的发展分为三个阶段：第一个阶段是 1910—1960 年，系初期尝试阶段，主要用于诊断和电凝脉络丛治疗脑积水；第二个阶段是 20 世纪 70 年代早期，系中期发展阶段，涉及软性（flexible）纤维内镜的使用；第三个阶段是最近出现的内镜辅助显微神经外科手术。1910 年美国泌尿外科医生 Lespinasse 首次应用小儿膀胱镜，对 2 例婴儿病人实施脉络丛电烙术，治疗儿童脑积水，开创了神经外科应用内镜的先河，但手术效果较差（1 例术中死亡，1 例术后存活 5 年）。1922 年，被誉为"神经内镜之父"的 Dandy 也采用了相同的技术，应用膀胱镜对脑积水病人的脉络丛实施烧灼。一年后，Mixter 应用小儿尿道镜插入前囟，实施内镜下第三脑室造瘘术，使梗阻性脑积水得以缓解。随后，Fay 和 Grant 拍摄了第一张脑室内镜的照片。1936 年，Putnam 和 Scarff 报道了他们应用内镜电凝脉络丛治疗脑积水的结果。这一阶段并没有真正的神经内镜，多是借用其他临床学科的内镜进行操作，而且仅仅是用来尝试治疗脑积水。由于当时所用的内镜管径粗大，光学质量和照明差，又缺少相应的手术器械，灵活性差，因此手术创伤大，疗效差，死亡率高，内镜在神经外科的应用一直发展缓慢。到了 1949 年，Nulsen、Spitz 和 Holter 开发了脑室－腹腔分流的阀门系统，使脑积水的手术死亡率大大降低，应用内镜治疗脑积水的尝试逐渐被放弃。

20 世纪 60—70 年代，随着 Hopkins 柱状透镜系统的出现及附属设备的质量和精密度的明显提高，使神经内镜又进入了一个新的时期，在神经外科手术应用领域的范围也逐步扩大，已不只限于脑室内的简单操作。1975 年，Griffith 报道应用这种内镜技术进行第三脑室造瘘术和脉络丛烧灼，手术效果较以往明显提高。由于神经内镜结构的进一步改进，其应用不仅仅局限于治疗脑积水，而且扩展到其他神经外科手术中，如应用内镜辅助观察手术时难以直视到的结构。1977 年，Apuzzo 等使用带有侧视角的内镜观察鞍内病变和 Willis 环周围动脉瘤，取得良好的手术效果，并且提出应该在显微神经外科手术中应用神经内镜来提高手术效果。在这一时期，还出现了软性内镜 (flexible endoscope)。1978 年，Fukushima 用直径 1.45 mm 的内镜在尸体上观察了枕大池、桥小脑角池、颈 1~2 蛛网膜下腔和 Mechel 氏囊，同时使用带有显微玻璃镜片的软性内镜来处理多种神经外科疾病。

1986 年，Griffith 总结神经内镜技术，提出了"内镜神经外科"这一名称，从此神经内镜发展进入一个新的阶段，这个阶段有两个明显特点：①由于 CT 及 MRI 的出现，加上手术显微镜的应用，神经外科进入了一个快速发展阶段，从经典外科过渡到显微神经外科，以及后来的微侵袭神经外科；②在相关学科进步带动下，内镜及其配套器械更新改进的速度明显加快，逐步向小型、高分辨率和立体放大方向发展。通过内镜可进行照明、冲洗、吸引、止血、切割、球囊扩张、摄影和录像等复杂操作，同时内镜与立体定向、术中 B 超导向、超声吸引 (CUSA) 以及激光等技术相结合，初步解决了内镜在使用中出现的定位差和止血困难的缺点，使得内镜的应用范围越来越广，除了用于治疗脑积水外，还常用于动脉瘤、桥小脑角和鞍区病变手术的观察以及经蝶垂体瘤、表皮样囊肿的治疗。这期间有几位神经外科专家做出了突出贡献。奥地利神经外科医生 Auer 于 1985 年发表文章介绍应用直径 6 mm 的内镜治疗颅内血肿，他仅在颅骨上钻 1 cm 大小的骨孔，应用内镜进行血肿的抽吸，手术中借助超声进行血肿辅助定位，并且将激光用于内镜下止血。三年后，他将上述技术又用于脑肿瘤活检、脑内囊性病变囊壁切除以及实质性肿瘤的激光照射，手术均取得较好的效果。当时他报道完成内镜手术 133 例，手术并发症仅占 1.6%，致残率为 1.6%，无手术死亡。1992 年，他又将超声、立体定向、激光同时用于内镜手术，称为超声立体定向内镜术 (ultrasound stereotaxic endoscopy)，认为与传统神经外科手术相比，内镜神经外科手术创伤更小。

德国神经外科医生 Bauer 于 1989 年将内镜应用于立体定向手术，称之为内镜立体定向术 (endoscopic stereotaxy)，最初仅用于立体定向活检，但随着内镜操作的熟练，进一步应用于脑积水、脑实质或脑室内囊肿、脑脓肿、脑内血肿、脊髓空洞症等疾病的治疗，以及低级别胶质瘤的间质内放射治疗等，手术取得了良好的效果，至 1997 年期间，共完成微侵袭内镜手术 400 余例，手术死亡率不到 1%，致残率也低于 3%。1994 年，Bauer 提出"微侵袭内镜神经外科 (minimally invasive endoscopic neurosurgery，MIEN)"；1998 年，Perneczky 和 Hopf 提出 "内镜辅助显微神经外科 (endoscopic-assisted microneurosurgery)" 的概念，强调了内镜在显微神经外科中的重要作用，并与神经导航及立体定向手术相结合，为锁孔入路 (keyhole approach) 提供了设备保证。

二、神经内镜的特点及应用形式

1. 神经内镜的特点

显微镜所显示的是直线结构，对位于后方和侧方的结构常不能清晰视及，即存在死角或盲区。由于显微镜显示的局限性，动脉瘤术中难以避免要牵拉动脉瘤和过多的分离以增加显露，因而会增加一些危险性。典型的例子是位于手术入路对侧的动脉瘤壁及其相关的分支、穿支和脑神经无法在显微镜下被直接视及。尽管调整显微镜角度或暂时性控制动脉可增加显露，但仍会存在或多或少的手术盲区。神经内镜可改善视野和观察范围，是一个很好的选择。显微手术中使用神经内镜可提供更大范围的观察视野，对深部狭小的区域能更好地显示，有助于检查处于手术死角中的血管和神经 (图 4-49)。总之，与手术显微镜相比，神经内镜下手术有三个优势：①内镜视管本身可带有侧方视角，到达病变时可获得全景化视野，能对病变进行"特写"，放大图像，显示一些手术显微镜下所无法视及的死角或盲区，有助于辨认病变侧方和周围重要的神经和血管结构，引导切除或处理病变组织；②在较深的术野，手术显微镜的光源亮度已经出现衰减，而神经内镜系近距离照明，虽然图像的立体感较显微镜图像略有差距，但是深部术野的清晰程度明显优于手术显微镜，可增加局部照明，光亮度更加柔和；③内镜镜身长，横截面小，适合于在狭长的腔隙或孔道内操作。神经内镜的这些特性有助于更好地

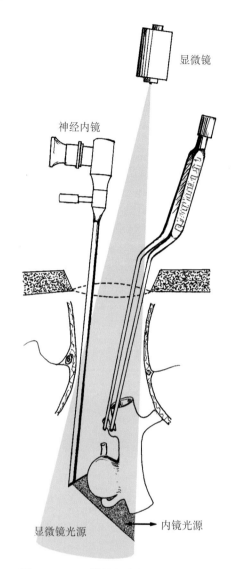

显微镜

神经内镜

显微镜光源

内镜光源

图 4-49 显微镜与内镜的光源特点

显示病灶周围重要神经血管结构，尤其是在显微外科手术中狭小间隙内进行深部病变操作（如基底动脉瘤）十分有帮助。

2. 神经内镜在神经外科手术中的应用形式

Perneczky 根据神经内镜在神经外科的应用形式，将神经内镜操作细分为四类：内镜神经外科（endoscopic neurosurgery, EN）、神经内镜辅助显微神经外科（endoscope-assisted microneurosurgery, EAM）、内镜控制显微神经外科（endoscope-controlled microneurosurgery, ECM）和内镜观察

（endoscopic inspection, EI）。由于神经内镜有：①增加手术野局部照明强度；②对观察物体局部放大；③增大可视角度等优点。因此神经内镜可以使显微外科手术更安全，侵袭性更小。随着神经内镜不断普及，逐渐被广大神经外科医生所接受，内镜手术已经成为现代微侵袭神经外科的一个重要组成部分，神经内镜与超声、导航技术（有框架或无框架方式）结合，实现了优势互补。

（1）内镜神经外科　EN 是指所有的手术操作完全是通过内镜来完成，它需要使用专门的内镜器械通过内镜管腔来完成手术操作。常用于脑积水（如第三脑室底部造瘘）、颅内囊性病变和脑室系统病变的治疗。对有症状的脑室系统发育异常（如侧裂蛛网膜囊肿、脑实质内囊肿和透明隔囊肿等），可在神经内镜下将原来封闭的囊肿与临近的脑室沟通。对于脑室内的肿瘤可以在内镜下取活检，对小型或窄蒂的肿瘤（脉络丛乳头状瘤、黏液囊肿）亦可以做到全切除。

（2）内镜辅助显微神经外科　EAM 是指在显微神经外科手术中用内镜辅助完成术中难以发现的死角部位的操作。对显微镜直视术野以外的区域进行观察，不但能增加手术视野的显露范围，避免遗漏病灶，同时也减轻了对脑组织的牵拉，减少手术后并发症和减轻手术后反应。用于动脉瘤夹闭术、三叉神经减压术以及颅底肿瘤切除术等，可辨明病变周围的解剖结构和动脉瘤蒂夹闭状态，是当前神经内镜应用最广泛的领域。

（3）内镜控制显微神经外科　ECM 是在内镜影像的导引下借用内镜的光源及监视系统，使用常规显微神经外科手术器械完成神经外科手术，称为"图－图"内镜外科。它与 EAM 的区别在于主要操作都是在内镜下完成，而与 EN 的区别在于 EN 是在内镜管道内进行手术操作，而 ECM 是在内镜外进行操作。典型的 ECM 是在神经内镜下经单鼻孔入路切除垂体腺瘤，目前已成为常规手术，也可在内镜直视下夹闭动脉瘤，可以充分地发挥内镜的优势。但是，由于内镜的体积占据较大手术空间，以及手术医师掌握内镜的熟练程度，直接在内镜下夹闭动脉瘤尚难达到得心应手的水平。

（4）内镜观察　EI 是指在神经外科操作中利用内镜进行辅助观察，不进行其他操作。目前主要用于颅内动脉瘤周围结构、桥小脑角区或其他颅底肿瘤的观察。

三、神经内镜的主要构成

神经内镜主要由镜体、光源及成像系统、监视器及图像记录装置等部分构成（图4-50，图4-51）。根据结构和形状，神经内镜通常分为硬性内镜（rigid endoscope）和软性内镜（flexible endoscope）两种类型。有许多不同类型的硬性和软性神经内镜已应用于临床，各种内镜的应用范围不同，必须根据手术操作的需要进行选择。

硬性内镜分为工作镜和观察镜，其外径一般在2～6 mm之间，工作镜内可有多个通道，如照明、冲洗、吸引、工作通道。物镜可有不同的视角，如0°、30°、60°、70°、110°等。神经内镜焦距短、视野宽，具有良好的照明和图像质量。软性内镜头端直径2～4 mm，非常灵活，可在脑室或脑池内移动，可抵达硬性内镜无法到达的部位，进行观察和操作。软性内镜在使用时，控制方向比较困难，在内镜移动过程中容易损伤脑组织。内镜辅助的显微神经外科手术，多使用硬性内镜，其光学系统由一系列柱状透镜组成，图像清晰明亮，对比度好。内镜的视角范围较大，有鱼眼效应，即硬性内镜的物镜焦距短，如同照相机的广角镜头，视角宽大，但周边影像会发生变形。0°内镜的放大作用和良好照明及鱼眼效应有助于观察局部解剖结构，但显示的直线视野在显微镜下即可获得，因此，多使用外径为2.7 mm的30°或70°侧视内镜，可观察到显微镜下难以直接看到的角落，可获得额外信息。少数情

况下，也可根据具体情况选择使用110°内镜。外径4 mm的神经内镜显得太大，术中需要足够的间隙才能方便其操作，一般不主张使用。

神经内镜操作需要安全和稳定的固定系统，主要为可多向调节并能固定镜体的支持臂系统。在手术操作期间，该系统为整个内镜系统提供了必要的牢靠的固定，不妨碍显微手术操作，避免术中内镜移动而造成神经组织损伤，同时可施行内镜控制下的显微手术操作。常用的内镜固定装置有机械固定臂与气压支撑臂两种，均可固定在手术床上。

支持设备的最新发展使内镜的安全性和方便性极大提高，手术适应证有所扩大。传统的操作过程中，术者的眼球在显微镜和内镜显示器之间变换时，内镜总会发生移动，即使移动幅度很小，也可引起周围结构的损伤。最近出现的"图-图"显像系统

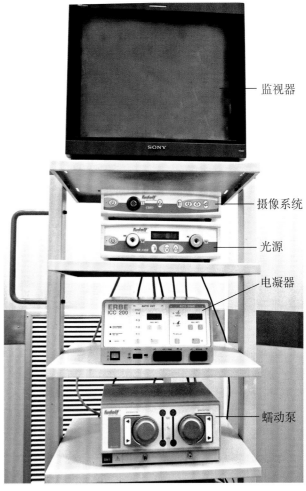

图4-51　神经内镜光源、成像系统及附件

监视器

摄像系统

光源

电凝器

蠕动泵

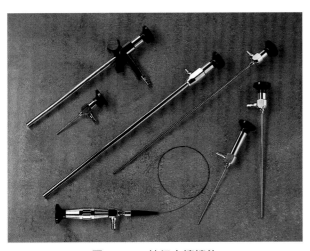

图4-50　神经内镜镜体

则有助于避免这种危险。显微镜与内镜图像的整合装置将内镜的视频信号直接输入显微镜，可同时观看和记录内镜与显微镜图像（即"画中画"功能），使术者无需离开手术显微镜的目镜，即可看到监视器上的内镜图像，根据手术需要决定继续在显微镜下或内镜控制下进行的操作。

四、神经内镜辅助颅内动脉瘤手术的优势

自20世纪60年代以来，显微神经外科使动脉瘤的夹闭成功率明显提高，术后并发症显著下降。但是，颅内复杂性动脉瘤的直接手术夹闭仍具有一定挑战性，例如，在显微镜下由于受视角的限制，动脉瘤颈以及载瘤动脉的重要穿支血管不易看到；宽颈动脉瘤的瘤颈和眼动脉瘤的瘤颈很难判定；基底动脉顶部的动脉瘤周围有双侧大脑后动脉、基底动脉和动眼神经，在夹闭动脉瘤颈时可能造成误夹等。术者可在神经内镜辅助下，或在神经内镜直视下操作，可有效地克服显微镜下视角和显露的困难，减少对周围脑组织、重要神经和血管的损伤，从而降低手术后并发症的发生率，使患者很快康复。与显微镜相比，神经内镜技术在颅内动脉瘤手术中有其独特的优点，具体体现在以下几个方面。

（1）**扩大视角**　在不同管径、长度和角度的神经内镜辅助下，手术者可根据需要，在较小的暴露范围内，从各个角度近距离、广角视野观察动脉瘤及其与周围结构的关系，可显示手术显微镜所无法达到的死角或盲区，减少对脑组织的牵拉和过多探查瘤颈周围结构，降低了动脉瘤术中破裂的机会。同时可观察瘤颈是否夹闭完全和穿支血管是否被误夹闭，有助于提高手术质量。Lindert报道197例神经内镜辅助动脉瘤手术，仅有4例发生术中破裂，破裂的比例明显下降，而且经术后DSA检查未发现动脉瘤残留，而单纯显微镜下动脉瘤夹闭后通过脑血管造影复查评价，Sindou发现动脉瘤夹闭不全的发生率高达5.9%。

（2）**增强影像显示**　神经内镜可增加手术径路中的局部照明，放大图像，对病变进行"特写"，尤其是对在狭小间隙内进行深部病变操作（如基底动脉瘤）很有帮助；对局部解剖结构进行"第二次透视观察"（second perspective），有助于术者对动脉瘤及其周围结构形成立体概念，对手术的成功具有重要价值。

（3）**多角度观察解剖结构**　对于特殊部位的动脉瘤如颈内动脉眼动脉段动脉瘤，由于瘤颈位于前床突下方，经典手术常需要磨除前床突，手术风险较大，而使用有侧角的内镜，可帮助术者在不磨除前床突的情况下了解瘤颈情况以及动脉瘤与颈内动脉和海绵窦的关系。国内赵继宗等报道的一组病例中，使用神经内镜辅助手术的4例眼动脉段动脉瘤，3例避免磨除前床突而成功地夹闭动脉瘤颈。

（4）**辨认穿支动脉**　神经内镜有助于观察动脉瘤周围一些穿支血管，对于深部动脉瘤、尤其是后循环动脉瘤周围的小穿支血管，往往在血管造影中很难发现，甚至在手术显微镜下也很难判断它的走行，而一旦损伤这些血管将会带来严重的后果。内镜可为此提供许多有用的信息，有助于术者更好地完成手术。

（5）**同步结合显微图像**　具有内镜/显微镜图像自由切换系统的手术显微镜的出现，使内镜和显微镜实现了真正意义上的结合，它可将内镜下见到的图像在显微镜的目镜上同步显示（即"画中画"功能），从而方便了术者的操作，也避免了因内镜移动可能造成的损伤。

（6）**优化锁孔外科技术**　神经内镜结合锁孔外科，可以减小动脉瘤手术开颅范围，缩小头皮切口，避免过多地暴露脑组织，达到真正意义上的微侵袭手术。

五、神经内镜辅助动脉瘤手术的适应证

由于神经内镜需要有干净的手术野和适当的操作空间，因此内镜最适用于未破裂动脉瘤或蛛网膜下腔出血已被吸收的破裂动脉瘤手术。轻度蛛网膜下腔出血（Hunt-Hess分级Ⅰ～Ⅱ级）的病人也可考虑使用，但Ⅲ级以上的破裂动脉瘤或术中采取各种降低颅内压措施后脑压仍偏高者不宜使用神经内镜。由于神经内镜弥补了手术显微镜的不足，更适用于复杂或深部动脉瘤手术，不但可以清晰地显示动脉瘤周围解剖关系，还可以帮助术者观察到瘤颈的具体位置以及动脉瘤后壁下隐藏的穿支血管，从而减少对周围脑组织、重要神经和血管的损伤，有助于降低手术后并发症的发生率。

六、神经内镜辅助颅内动脉瘤手术的技术

1. 术前手术方式及计划的制订

自 20 世纪 90 年代，神经内镜已广泛用于动脉瘤夹闭手术。目前，神经内镜用于动脉瘤手术主要是采用神经内镜辅助显微神经外科（EAM）方式，即在显微镜下分离显露动脉瘤，在动脉瘤夹闭前和夹闭后利用神经内镜辅助观察动脉瘤结构、动脉瘤与周围血管神经关系以及观察动脉瘤夹的位置是否合适，是否存在误夹和夹闭不全，内镜在手术中主要起到辅助观察的作用。

采用神经内镜控制的显微神经外科（ECM）方式完成动脉瘤夹闭是指在显微镜下显露动脉瘤及其周围结构后，采用内镜观察动脉瘤具体情况，然后在内镜下完成动脉瘤的夹闭等操作。以 ECM 方式进行动脉瘤手术的优点是避免了频繁地进行内镜 – 显微镜的交换，可根据内镜所见的情况，选择最佳视角来夹闭动脉瘤，减少误夹或夹闭不全的几率；缺点是内镜占用一定的手术空间，有时会妨碍进一步的手术操作。它对术者有更高的要求，术者不但要有高超的显微血管外科技术和丰富的临床经验，而且还能熟练地掌握内镜操作及熟悉内镜下解剖和内镜下放大扭曲的图像，一般情况下在处理颅内动脉瘤时很少采用这种方式。不宜采用过粗的内镜，一般外径应在 3 mm 以内为宜；同时需要配有合适的固定臂、可控手术床和气钻等设备。

在开展神经内镜辅助动脉瘤手术时，常规的操作过程是术者的眼球要在显微镜和内镜显示器之间频繁变换，容易引起内镜发生移动，即使移动幅度很小，也可引起周围结构的损伤。Perneczky 和 Fries 采用以下五种方法，保证显微镜和内镜图像能同时看到：①通过显微镜的目镜观察显微镜图像，通过放置于手术医师前面的视频显示器观察内镜图像；②通过显微镜的目镜观察显微镜图像，通过固定于头颅上的液晶显示器观察内镜图像；③通过"画中画"模式同时看到显微镜和内镜图像；④通过特制的显微镜目镜系统同时观察显微镜和内镜图像；⑤通过固定于头部的液晶显示器同时观察显微镜和内镜图像。通常情况下，将内镜图像传输到 19 英寸监视器上，同时将显微镜图像显示在另一台监视器上，两台监视器紧邻，这样可同时看到两种模式下的图像。

术前应根据影像学资料，了解动脉瘤的数目、部位、大小、瘤顶指向、瘤颈情况等，有无颅内血肿、脑积水等，推测动脉瘤术中破裂的可能性，制定出详尽的个体化手术计划。动脉瘤的术前计划还应考虑蛛网膜下腔的宽度，颅底骨的形态和硬脑膜结构，有无足够的空间，以控制载瘤动脉的近端和远端。并以直接而微侵袭的方式抵达动脉瘤颈进行最佳的显露，尽可能不进行动脉瘤体及邻近神经的操作。通常多选择同侧入路手术，但起源于颈内动脉内侧壁、基底动脉顶部的前外侧或大脑后动脉 P_1 段动脉瘤，瘤颈会被瘤体遮挡，从对侧入路则可能是更好的选择。对于多发性动脉瘤，应选择一条能达到多个或所有动脉瘤的最佳入路。

2. 手术步骤及技巧

常规开颅并显露动脉瘤后在显微镜或监视器监视下，选择适当角度和管径的内镜，缓慢而平稳地置入动脉瘤周围。观察动脉瘤与载瘤动脉以及周围结构的局部解剖关系。用有侧角的内镜观察动脉瘤背后的结构和一些手术死角（如颈内动脉眼动脉瘤等）。然后在显微镜下分离和显露动脉瘤颈，在暂时阻断载瘤动脉后再用内镜观察，进一步了解动脉瘤与载瘤动脉、分支、穿支血管及邻近脑神经的关系，特别是显微镜不能视及的部位，如动脉瘤的后壁，仔细检查有无与动脉瘤粘连的神经血管结构，如果有，可在显微镜或内镜下分离。某些情况下，由于内镜可预览需要分离的血管，如动脉瘤背侧的穿支血管或大脑前动脉 A_2 段，有助于减少术中载瘤动脉的阻断时间。选用合适的动脉瘤夹夹闭动脉瘤，动脉瘤夹闭后，可用内镜检查瘤夹位置，有无载瘤动脉或穿支血管被误夹，瘤颈夹闭是否完全及瘤夹对周围神经是否造成压迫。如有夹闭不全或误夹，可做相应的调整。如果术中需磨除前床突，可用内镜通过视柱（optic strut）检查动脉瘤向蝶窦内延伸情况。术中使用 Doppler 超声了解相关血管的通畅性，以代替术中造影。一般采用硬性工作镜，直径 2.7 mm，角度 0°、30° 或 70°。最近推出的 Zeiss 显微镜可实现"图 – 图"显示，可通过目镜同时看到显微镜和内镜图像。

内镜可以手持或固定于装置上。一般情况下，主刀医师用手持内镜，在动脉瘤夹闭前后的观察中，不必将内镜固定在手术野中，除非需在内镜下分离和夹闭动脉瘤时才用固定装置固定内镜，即使在这

种情况下，笔者建议手术者手持内镜，助手持吸引器。在动脉瘤分离后使用内镜观察显微镜无法看到的解剖结构时，建议暂时阻断载瘤动脉后再使用内镜，以防止在观察中导致动脉瘤破裂。如果暂时不阻断载瘤动脉，用内镜观察时要特别小心，避免内镜接触动脉瘤而引起动脉瘤破裂。

神经内镜使用过程中，要充分利用神经血管间隙，保证神经内镜能顺畅通过这些间隙观察相关解剖结构。因此，熟悉这些神经血管间隙对术者非常重要。常用的鞍区神经血管间隙有：①视神经 - 颈内动脉间隙：视神经与颈内动脉床突上段之间形成的间隙称为视神经 - 颈内动脉间隙，有蛛网膜分隔视交叉池和颈内动脉池，该间隙的指向与手术入路方向一致，应仔细分离切断周围的蛛网膜小梁，充分游离血管及其分支，可显露同侧颈内动脉、后交通动脉、脉络膜前动脉及其穿支，通过此间隙打开Liliequist膜即可到达脚间窝，可见基底动脉分叉、大脑后动脉、小脑上动脉及其穿支血管和动眼神经出脑处及其行程；②颈内动脉外侧间隙：由颈内动脉与同侧动眼神经形成的间隙，神经内镜通过该间隙即进入脚间窝，在大脑后动脉下方可见同侧大脑脚、双侧动眼神经起始部和基底动脉分叉部、双侧后交通动脉及其发出的穿支动脉、小脑上动脉、后床突、岩斜区和脑桥中、上段的腹侧；③视交叉间隙：包括视交叉前方和上方间隙，通过该间隙可见脑垂体、垂体柄及其周围的血管穿通支，在视交叉上方终板池内，见大脑前动脉复合体。

七、神经内镜在颅内不同部位动脉瘤手术中的应用

（一）前循环动脉瘤

前循环动脉瘤约占颅内动脉瘤的90%，包括颈内动脉眼动脉段动脉瘤、垂体上动脉动脉瘤、后交通动脉动脉瘤、脉络膜前动脉动脉瘤、颈内动脉分叉部动脉瘤、前交通动脉动脉瘤和大脑中动脉瘤等。尽管显微神经外科手术可准确处理其中的大部分动脉瘤，但由于显微镜的直线视野造成观察盲区或死角，术中难免造成一些重要穿支或分支血管的误夹闭，或者动脉瘤的瘤颈夹闭不全。神经内镜辅助下的显微外科手术可以避免上述问题，具体介绍如下。

1. 床突旁动脉瘤（眼动脉和垂体上动脉动脉瘤）

床突旁动脉瘤起自颈内动脉近侧环至后交通动脉起始部之间，约占颅内动脉瘤的1.3%～5%，其中大型或巨大型动脉瘤占25%～50%。广义的床突旁区是指位于前床突上、下、后方的1 cm³大小的区域，有颈内动脉海绵窦段、床突段、床突上段及其分支、视神经、动眼神经等结构，许多硬脑膜返折如颈内动脉远环和近环、鞍膈、前岩床襞、床突间襞、海绵窦上壁及眶上裂硬脑膜等均属此范畴。眼动脉段位于颈内动脉远环与后交通动脉起始部之间，长约1～1.5cm，其近端内上壁发出眼动脉，但约2%～16%的眼动脉起自颈内动脉远环近端。垂体上动脉多起自颈内动脉眼动脉段近侧半的后下内侧壁，由1～5支组成，但也有起自颈内动脉窝或海绵窦段颈内动脉的报道。影响床突旁动脉瘤手术难度的主要因素有：①动脉瘤位置靠近颅内颈内动脉远侧硬脑膜环，使术中控制颈内动脉近端异常困难；②动脉瘤颈往往被前床突、视柱或镰状韧带掩盖，需首先完成硬脑膜剥离和骨质切除方能显露瘤颈；③大型或巨大型动脉瘤常见，难以充分显露动脉瘤颈或瘤体；④术中需解除动脉瘤对视觉通路的压迫并避免进一步加重对视神经或视交叉的损害。

使用有侧角的内镜，可帮助术者在不磨除前床突的情况下了解瘤颈情况以及动脉瘤与颈内动脉及其分支、硬脑膜环和海绵窦的关系。由于床突旁动脉瘤的瘤颈常被前床突或视神经遮挡，显微镜下很难明确瘤颈与硬脑膜环的关系。术中使用神经内镜观察，内镜通过视神经内侧或外侧间隙，即可了解瘤颈与硬脑膜环的关系（图4-52），有可能在不磨除前床突的情况下即可夹闭动脉瘤（图4-53），此时多选用窗式瘤夹，可以在不显露瘤颈近侧端的情况下夹闭动脉瘤。国内赵继宗等报道的一组病例中，使用神经内镜辅助手术4例眼动脉段动脉瘤，3例避免磨除前床突而成功地夹闭动脉瘤瘤颈。另外，使用神经内镜观察还可以进一步了解动脉瘤与视神经和眼动脉的关系（图4-54），保证眼动脉不被误夹。动脉瘤夹闭后可使用神经内镜来检查动脉瘤是否夹闭完全（图4-52），有无动脉分支被误夹闭，动脉瘤夹的位置是否合适，动脉瘤夹是否对视神经造成新的压迫等。对于颅内多发动脉瘤，可在一次手术中分别使用神经内镜进行观察，了解动脉瘤与其相应载瘤动脉的关系。图4-55

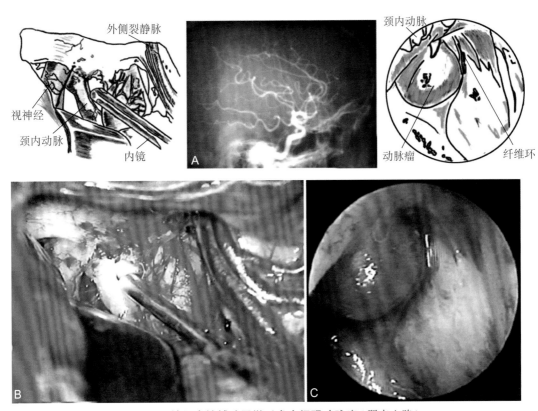

图 4-52 　神经内镜辅助显微手术夹闭眼动脉瘤（翼点入路）

A. 术前造影显示动脉瘤指向颈内动脉腹内侧。**B.** 部分切除前床突后瘤颈因被视神经和颈内动脉遮挡仍显示不清。**C.** 神经内镜通过颈内动脉外侧间隙证实瘤颈完全位于纤维环的远侧。

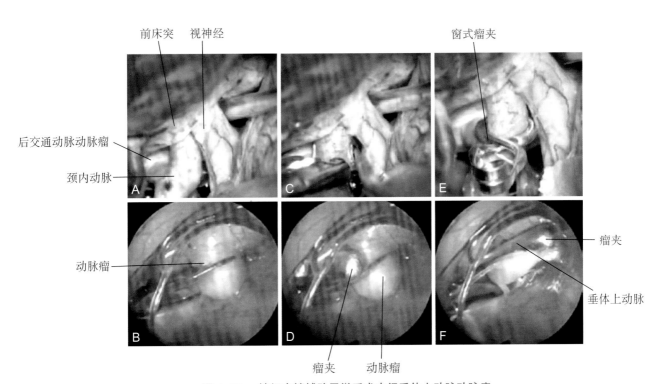

图 4-53 　神经内镜辅助显微手术夹闭垂体上动脉动脉瘤

A. 显微镜下无法看见位于颈内动脉后内侧壁的垂体上动脉动脉瘤。**B.** 内镜可清晰显示位于颈内动脉的后内侧壁的动脉瘤，紧邻硬脑膜环。**C.** 未磨除前床突，显微镜下用直角窗式瘤夹夹闭动脉瘤。**D.** 内镜检查显示动脉瘤夹闭不全。**E.** 显微镜下重新调整瘤夹位置。**F.** 再次内镜观察显示动脉瘤完全夹闭。

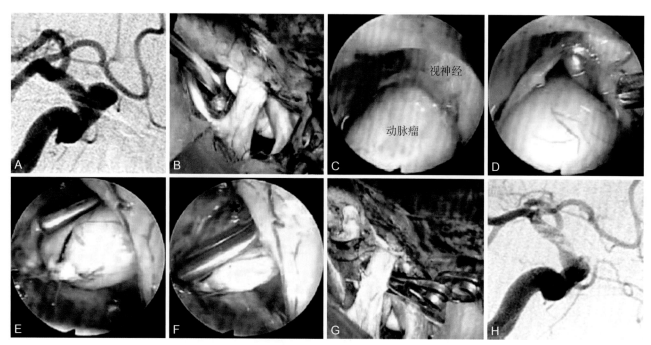

图 4-54　神经内镜辅助显微手术夹闭眼动脉瘤（翼点入路）

A. 术前颈动脉造影显示右侧眼动脉瘤，指向内侧。**B.** 显微镜下仅能显示部分动脉瘤，很难看到瘤颈。**C.** 通过视神经内侧间隙，内镜显示动脉瘤与眼动脉（*所示）和视神经的关系。**D.** 用动脉瘤剥离子将动脉瘤从视神经上分离。**E.** 打开视神经管和切除前床突，动脉瘤夹闭后用内镜观察眼动脉（*所示）情况。**F.** 内镜显示动脉瘤被完全夹闭，眼动脉（*所示）通畅。**G.** 动脉瘤夹闭后显微镜所示。**H.** 术后脑血管造影示动脉瘤夹闭完全。

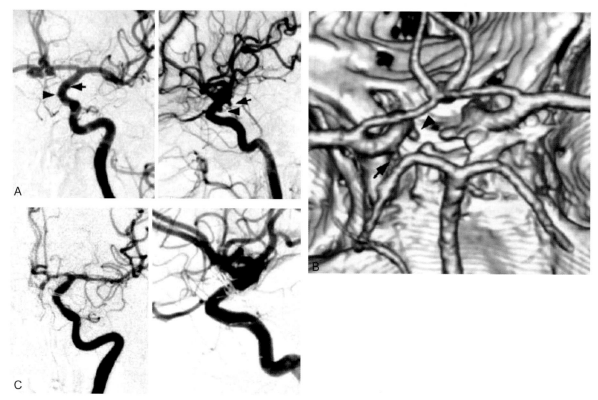

图 4-55　颅内多发动脉瘤

A. 左侧颈内动脉造影示垂体上动脉动脉瘤和后交通动脉动脉瘤。**B.** 术前 CTA 示垂体上动脉动脉瘤和后交通动脉动脉瘤。**C.** 术后造影复查证实垂体上动脉动脉瘤和后交通动脉动脉瘤被完全夹闭。

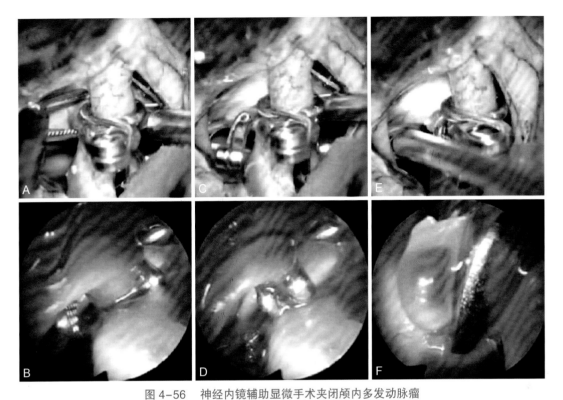

图 4-56 神经内镜辅助显微手术夹闭颅内多发动脉瘤

A、C、E. 显微镜下所见，显示左侧垂体上动脉动脉瘤和后交通动脉动脉瘤的夹闭情况。**B、D、F.** 夹闭前、后分别用内镜观察后交通动脉，显示瘤颈被完全夹闭，后交通动脉被保留。

示一例颅内多发动脉瘤，患者男性，47 岁，表现为 SAH 和右侧动眼神经麻痹，入院时 Hunt-Hess 分级Ⅲ级，脑血管造影显示右侧破裂的后交通动脉动脉瘤和左侧未破裂的垂体上动脉动脉瘤和后交通动脉动脉瘤，出血后第 2 天夹闭右侧后交通动脉动脉瘤，25 天后行脑室腹腔分流术。半年后采用左侧翼点入路，直接显露左侧后交通动脉动脉瘤，但即使牵拉颈内动脉或视神经也无法直接看到垂体上动脉动脉瘤。遂用 30°外径 2.7mm 硬镜经视交叉前池进行观察，可明确地观察到动脉瘤、硬脑膜环、垂体上动脉和视神经之间的相互关系，证实动脉瘤完全位于硬脑膜内间隙，瘤颈近侧端位于垂体上动脉的起始部、硬脑膜环以远，因此无需切除前床突。用一直角窗式瘤夹完全夹闭动脉瘤，并保全了垂体上动脉，然后再夹闭后交通动脉动脉瘤。动脉瘤夹闭前和夹闭后分别用内镜观察后交通动脉与瘤颈的关系（图 4-56），显示动脉瘤已被完全夹闭，后交通动脉则被保全。术后造影复查显示动脉瘤夹闭完全（图 4-55）。

2. 颈内动脉床突上段动脉瘤

颈内动脉床突上段通常指从眼动脉至颈内动脉分叉部之间的一段，主要分支血管为后交通动脉和脉络膜前动脉。后交通动脉动脉瘤多发生于颈内动脉与后交通动脉交界处的远侧角和后交通动脉与脉络膜前动脉之间的颈内动脉壁上；动脉瘤顶常指向后外下方，瘤顶伸向小脑幕缘之下，指向脚间池，与动眼神经靠近。后交通动脉动脉瘤夹闭术常采用翼点入路。开始时先充分解剖侧裂池、颈内动脉池、视交叉池、终板池等鞍周脑池，在分离和夹闭动脉瘤时需辨明与动脉瘤有关的重要解剖结构：①后交通动脉：其起源处刚好在动脉瘤近侧的颈内动脉的后外侧壁上，由于动脉瘤阻挡，有时不能看到后交通动脉的行程；②脉络膜前动脉：由于被瘤顶所遮盖或粘连到瘤顶上而影响辨认；③动眼神经：动脉瘤与动眼神经之间可发生粘连，影响分离和显露。在处理后交通动脉动脉瘤和脉络膜前动脉瘤过程中，借助神经内镜的观察，辅助夹闭动脉瘤，具有重要作用。术中使用神经内镜观察动脉瘤时，可充分利用动脉瘤周围的脑池，必要时打开 Liliequist 膜，从颈内动脉内侧间隙，了解动脉瘤周围的神经血管关系，明确后交通动脉和脉络膜前动脉的走行方向，判断瘤颈与颈内动脉及其分支血管的关系。动脉瘤夹闭后通过内镜观察明确瘤颈是否夹闭完全，颈内动脉是否扭曲，瘤夹是否影响邻近的重要结构，如动眼神经、后交通动脉及其丘脑穿通动脉等。如果动脉瘤近侧壁被前床突遮挡，也可用内镜观察其近侧壁，有时可避免磨除前床突。图4-57示一例左侧大型后交通动脉动脉瘤，患者男性，64岁，脑血管造影显示左侧大型后交通动脉动脉瘤。从左侧翼点入路，显微镜下见后交通动脉的近侧段与动脉瘤共颈，将内镜置入视交叉前池并固定，内镜显示后交通动脉的多根穿动脉与动脉瘤的内侧壁粘连，在内镜监测下将这些穿动脉与动脉瘤壁完全分离，然

后将一小棉片插入动脉瘤与穿动脉之间，以保证有足够的间隙让瘤夹叶片穿过，暂时性控制颈内动脉，用一枚直窗式瘤夹平行后交通动脉部分夹闭动脉瘤并重建后交通动脉，用另一枚直角窗式瘤夹垂直前一枚瘤夹夹闭动脉瘤，内镜显示瘤夹位置正确，后交通动脉和颈动脉重建良好，穿动脉没有被误夹闭。再用一枚带角度的瘤夹于大脑中动脉下方从远端向近端的方向夹闭动脉瘤。内镜显示脉络膜前动脉被避开，术后脑血管造影显示动脉瘤被完全夹闭，后交通动脉和脉络膜前动脉保留完好。图4-58系另一例后交通动脉动脉瘤，表现为蛛网膜下腔出血，动

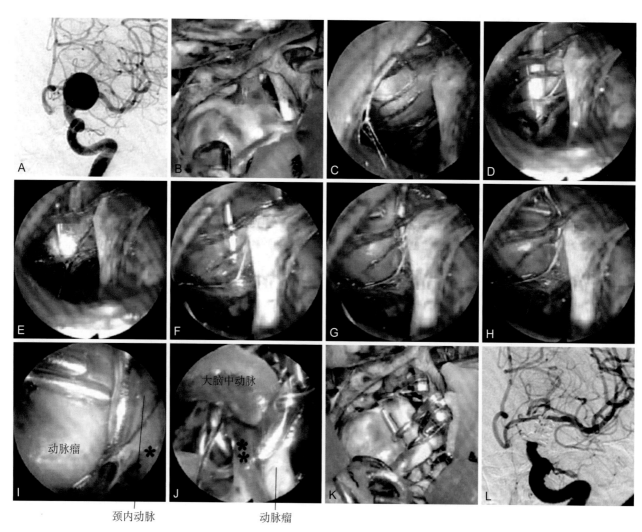

图 4-57　神经内镜辅助显微手术夹闭大型后交通动脉动脉瘤

A. 脑血管造影示起源于左侧颈内动脉后方的大型后交通动脉动脉瘤。**B.** 显微镜下见后交通动脉的近侧段与动脉瘤共颈。**C.** 内镜显示后交通动脉的多根穿动脉与动脉瘤的内侧壁粘连。**D.** 在内镜观察下分离穿动脉与动脉瘤壁的粘连。**E.** 小棉片将穿动脉与动脉瘤隔开。**F.** 一枚直环套式瘤夹平行后交通动脉部分夹闭动脉瘤并重建后交通动脉。**G.** 内镜显示环套式瘤夹的夹闭情况。**H.** 另一枚直角环套式瘤夹垂直前一枚瘤夹夹闭动脉瘤。**I.** 内镜显示后交通动脉（*所示）和颈内动脉重建良好。**J.** 内镜显示脉络膜前动脉（**所示）被避开。**K.** 显微镜下示瘤夹位置良好。**L.** 术后脑血管造影示动脉瘤消失及分支动脉保留完好。

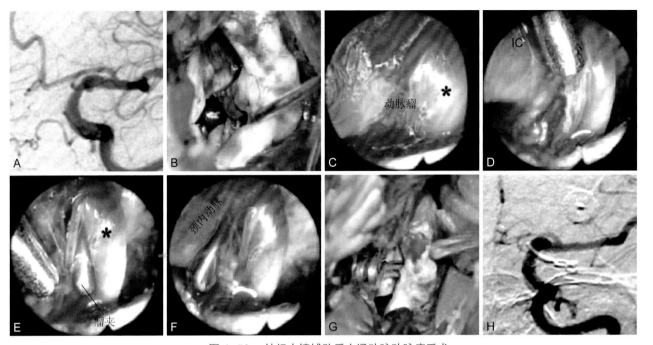

图 4-58 　神经内镜辅助后交通动脉动脉瘤手术

A. 脑血管造影示左侧后交通动脉动脉瘤。**B.** 显微镜下见后交通动脉的穿动脉隐藏在瘤体下方。**C.** 内镜显示后交通动脉（＊所示）的穿动脉与瘤颈近端粘连。**D.** 内镜示穿动脉和瘤颈近侧端与颈内动脉被完全分离。**E.** 内镜示瘤夹避开了后交通动脉（＊所示）的穿动脉。**F.** 内镜示瘤颈内侧壁被完全夹闭。**G.** 显微镜下不能视及瘤夹与瘤颈内侧壁和穿动脉之间的关系。**H.** 术后造影显示动脉瘤被夹闭。

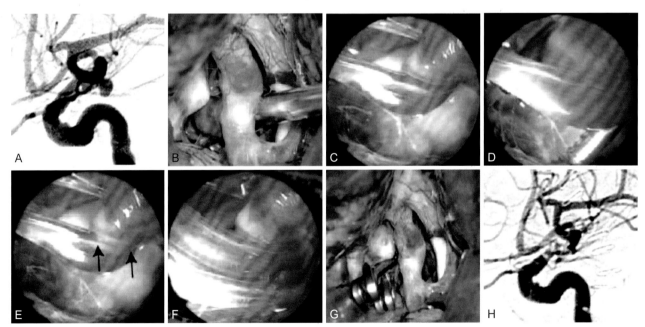

图 4-59 　神经内镜辅助显微手术夹闭脉络膜前动脉动脉瘤

A. 脑血管造影显示指向后方的左侧脉络膜前动脉动脉瘤。**B.** 显微镜下见动脉瘤起源于颈内动脉的后表面。**C.** 内镜下显示瘤颈内侧面、颈内动脉和穿动脉。**D.** 动脉瘤夹闭时脉络膜前动脉的穿动脉的情况。**E.** 动脉瘤夹闭后穿动脉变得透明（箭头所示）及来回血流。**F.** 重新调整瘤夹后穿动脉血流恢复。**G.** 显微镜下示动脉瘤被完全夹闭。**H.** 术后脑血管造影显示动脉瘤完全夹闭和脉络膜前动脉被保留。

脉瘤指向后方，显微镜下见后交通动脉的穿动脉隐藏在瘤体下方，内镜通过颈动脉和视神经间隙发现后交通动脉的穿动脉与瘤颈近端粘连，将穿动脉与瘤颈近端分离后再夹闭动脉瘤，内镜显示瘤夹完全避开了后交通动脉的穿动脉，而且瘤颈内侧壁被完全夹闭，但显微镜下并不能直接视及瘤夹与瘤颈内侧壁和穿动脉之间的关系。图4-59示一例左侧脉络膜前动脉动脉瘤，患者女性，54岁，磁共振成像诊断为未破裂的颈内动脉动脉瘤，脑血管造影示动脉瘤指向后方，显微镜下见动脉瘤起源于颈内动脉的后表面，术中使用神经内镜观察瘤颈内侧面、颈内动脉和穿动脉，然后夹闭动脉瘤，起初，根据动脉搏动和血流充盈程度判断脉络膜前动脉的穿动脉是通畅的，突然间穿动脉变得透明，可见来回血流，表明动脉只有搏动没有血流，重新调整瘤夹，内镜显示瘤夹重新调整后避免了脉络膜前动脉的穿动脉被误夹闭，穿动脉血流恢复，术后脑血管造影显示动脉瘤完全夹闭，脉络膜前动脉被保留。图4-60示神经内镜辅助夹闭小型后交通动脉动脉瘤，尽管显微镜下清晰可见动脉瘤

瘤颈，但颈内动脉后外侧面的后交通动脉分支及其邻近的穿支血管被动脉瘤遮挡，显微镜下不能被直接视及，用70°外径4 mm内镜进入颈动脉外侧间隙，内镜可清晰显示动脉瘤下方的后交通动脉分支及其邻近的穿支血管，成功夹闭动脉瘤，内镜显示无其他血管被误夹闭，穿动脉保留。

3. 颈内动脉分叉部动脉瘤

颈内动脉分叉部动脉瘤发病率较低，约占所有颅内动脉瘤的2.9%～7.1%。颈内动脉分叉部动脉瘤周围毗邻一些重要的穿支动脉，如Heubner回返动脉、大脑前动脉A_1起始端的豆纹动脉内侧组、大脑中动脉M_1近端的豆纹动脉外侧组以及丘脑前穿支等，损伤这些穿支动脉可以影响到下丘脑、基底节区等重要结构的血供，出现严重的神经功能障碍。若分叉部动脉瘤较大，手术夹闭动脉瘤时完整保存这些穿支动脉是十分困难的，术中借助神经内镜可以视及动脉瘤的各个方位，尤其是位于动脉瘤下壁的穿支血管，有助于完整地保留动脉瘤周围穿支动

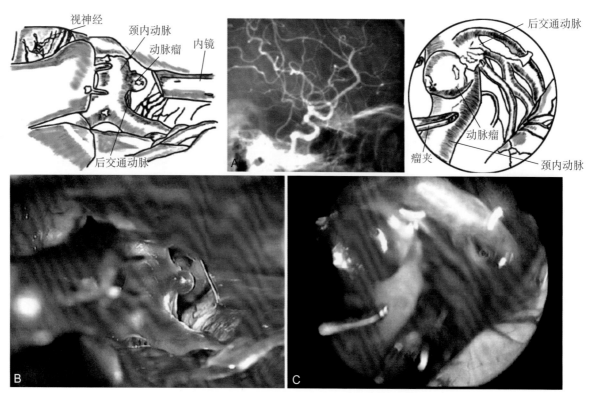

图4-60 神经内镜辅助显微手术夹闭小型后交通动脉动脉瘤
A. 术前脑血管造影示右侧小型后交通动脉动脉瘤。B. 后交通动脉及其分支因被动脉瘤遮挡而无法在显微镜下直接视及。C. 内镜清晰显示后交通动脉分支及其邻近的穿支血管。

脉的解剖结构，将风险降到最低。

图 4-61 示内镜辅助显微外科处理多发动脉瘤。患者女性，46 岁，表现为进行性左眼视力下降，检查示颅内多发动脉瘤，3 个位于左侧，4 个位于右侧，一个位于中线（图 4-61，A-C）。患者第一次经左侧额颞部入路，夹闭了左侧眼动脉动脉瘤、颈内动脉动脉瘤和大脑中动脉分叉部动脉瘤，内镜用于夹闭后观察瘤夹位置是否适当。然后行右侧额颞部

第十五节

SECTION 15

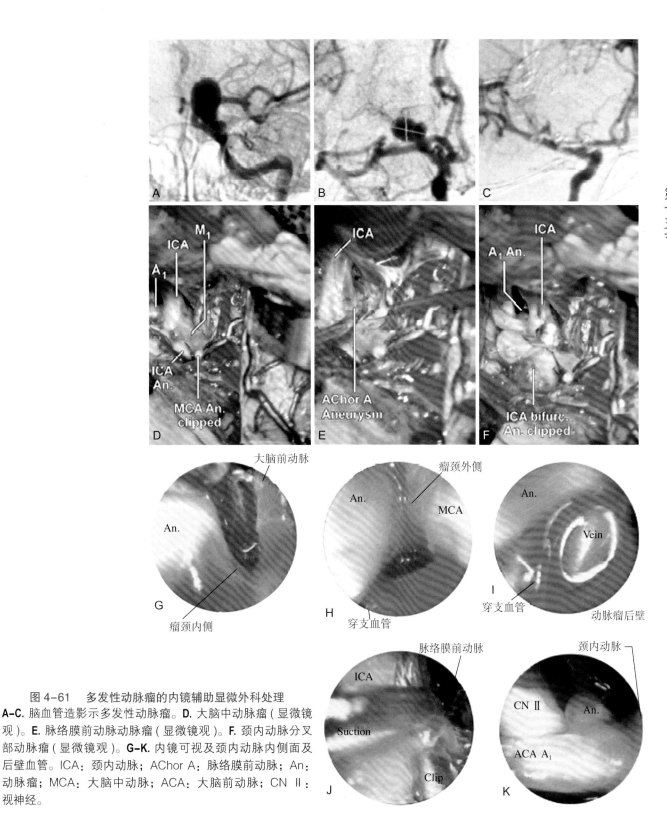

图 4-61 多发性动脉瘤的内镜辅助显微外科处理
A-C. 脑血管造影示多发性动脉瘤。**D.** 大脑中动脉瘤（显微镜观）。**E.** 脉络膜前动脉动脉瘤（显微镜观）。**F.** 颈内动脉分叉部动脉瘤（显微镜观）。**G-K.** 内镜可视及颈内动脉内侧面及后壁血管。ICA：颈内动脉；AChor A：脉络膜前动脉；An：动脉瘤；MCA：大脑中动脉；ACA：大脑前动脉；CN Ⅱ：视神经。

入路，顺利夹闭大脑中动脉分叉部小型动脉瘤、脉络膜前动脉动脉瘤和 A_1 段动脉瘤。但对于颈内动脉分叉部大型动脉瘤，显微镜下无法视及瘤颈的内侧和对侧面以及动脉瘤的后壁，但用神经内镜可清晰地视及动脉瘤的各个方位，在动脉瘤壁的后方可见穿支血管和一条静脉。暂时性阻断颈内动脉后分离上述血管，夹闭动脉瘤。本例中，内镜有助于减少术中动脉阻断时间，确定瘤夹的位置，避免了穿动脉被误夹闭。还有一个小型胼周动脉动脉瘤突向右侧，与右侧胼周动脉粘连，在这种情况下，由于使用内镜节省了分离动脉瘤的时间，因而就缩短了暂时性控制动脉的时间（图 4-61，D-K）。

4. 前交通动脉动脉瘤

前交通动脉是颅内动脉瘤好发部位之一，其发生率约占所有颅内动脉瘤的 30% 左右。由于前交通动脉复合体处解剖关系较为复杂，尤其是在处理大型或巨大型动脉瘤时，分离的早期不易辨认复合体的全貌，容易在分离和夹闭过程中造成被动脉瘤阻挡的动脉分支或穿支血管的损伤，因此对显微手术的技巧性要求较高。但是，前交通动脉动脉瘤由于距离颈内动脉主干较远，局部血流量相对较小，载瘤动脉易被控制，即使手术过程中发生动脉瘤破裂出血，对后续的手术操作影响也不大，因此术中因出血导致的风险较小。但对于指向后上及后下的动脉瘤，尤其是体积较大者，因动脉瘤受到同侧 A_2 的阻挡，直接影响动脉瘤夹的放置，且不能直接视及对侧 A_2，可能造成动脉瘤颈的残留和对侧 A_2 被误夹，而且对起源于前交通动脉的穿动脉也难以直视，在分离和夹闭动脉瘤时可能导致误伤。此时若借助神经内镜辅助手术，在内镜下可视及主要血管及其分支和穿支血管，可有效避免损伤或误夹闭这些血管，判断动脉瘤夹的位置和动脉瘤夹闭程度，防止瘤颈残留。

图 4-62 示神经内镜在前交通动脉动脉瘤夹闭中的应用。患者男性，45 岁，脑血管造影示前交通动脉动脉瘤，经左侧额颞部入路，在显微镜下分离外侧裂，分离动脉瘤后用直径 4mm、0° 角内镜观察动

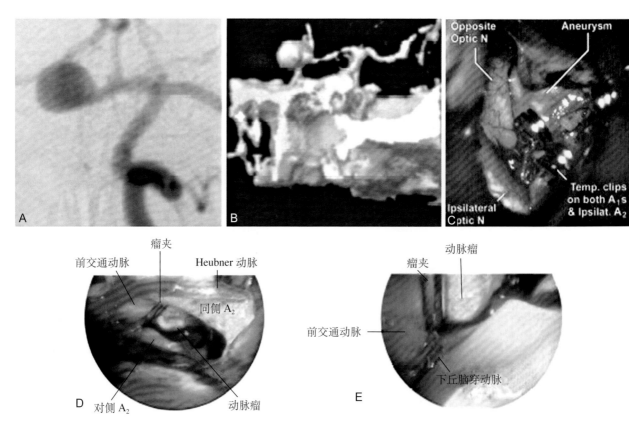

图 4-62　前交通动脉动脉瘤夹闭中内镜的应用

A. DSA 示前交通动脉动脉瘤。**B.** CTA 显示前交通动脉动脉瘤。**C.** 显微镜下不能视及右侧 A_2 和穿支血管。**D.** 内镜显示双侧 A_2，尤其是对侧 A_2。**E.** 内镜显示下丘脑穿动脉。

瘤和血管的解剖关系，发现瘤颈较宽，左侧 A_2 从瘤颈发出，但显微镜下不能视及右侧 A_2 和穿支血管，再次使用内镜观察，可清晰显示右侧 A_2 和穿支血管（尤其是下丘脑穿动脉），在显微镜下顺利夹闭动脉瘤，最后再用内镜检查，证实夹闭完全满意，并保留了穿动脉。

（二）后循环动脉瘤

椎－基底动脉系统动脉瘤的发病率占颅内动脉瘤的 3.8%～15%，以基底动脉分叉部动脉瘤最为常见，其次分别为大脑后动脉、基底动脉主干和椎－基底动脉交界处动脉瘤。基底动脉分叉部动脉瘤的瘤顶指向与手术难度及手术疗效密切相关。瘤顶指向可分为三个基本类型：①瘤顶指向前方和前上方，动脉瘤位于脚间池前部，朝向鞍背，动脉瘤可与鞍背相接，但远离大脑后动脉 P_1 段和后交通动脉穿支，此类型动脉瘤约占基底动脉分叉部动脉瘤的 10%；②瘤顶指向上方或后上方，朝向间脑，动脉瘤可挤压下丘脑后部和第三脑室，瘤颈不与丘脑穿动脉相接，此类型约占基底动脉分叉部动脉瘤的 28%；③瘤顶指向后下方，动脉瘤位于脚间窝内，部分动脉瘤可被大脑脚掩盖，动脉瘤可与小脑上动脉和基底动脉的旁正中支、长旋支或短旋支及大脑后动脉 P_1 段的丘脑后穿动脉和脉络膜后内侧动脉等血管紧密粘连，此类型约占基底动脉分叉部动脉瘤的 62%，手术中显露困难。遇此情况，若采用神经内镜辅助观察，可避免动脉瘤或载瘤动脉的过分牵拉，明确动脉瘤与载瘤动脉和穿动脉的关系，避免误夹动脉瘤周围的穿动脉或扭曲载瘤动脉，有助于完全夹闭动脉瘤。

椎动脉颅内段动脉瘤占椎－基底动脉瘤的 20%～30%，以椎动脉－小脑后下动脉动脉瘤最常见，约占 68%，其次为椎动脉与基底动脉交界处动脉瘤，约占 30%。该部位的动脉瘤与后组脑神经、脑干、椎动脉－基底动脉分支和穿支血管关系密切，手术中要非常熟悉局部解剖，采用神经内镜辅助动脉瘤处理，可明确动脉瘤与周围神经、血管的关系，有助于正确夹闭或处理动脉瘤，减少术后并发症（图 4-63，图 4-64）。

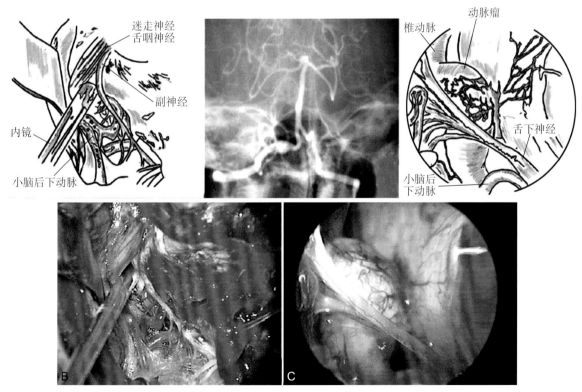

图 4-63　内镜在后循环动脉瘤显微外科手术中的应用

A. 脑血管造影示右侧椎动脉梭形动脉瘤。**B.** 70° 外径 4mm 内镜经过迷走神经和副神经间隙进行观察。**C.** 内镜显示动脉瘤的形状及其近、远侧端。

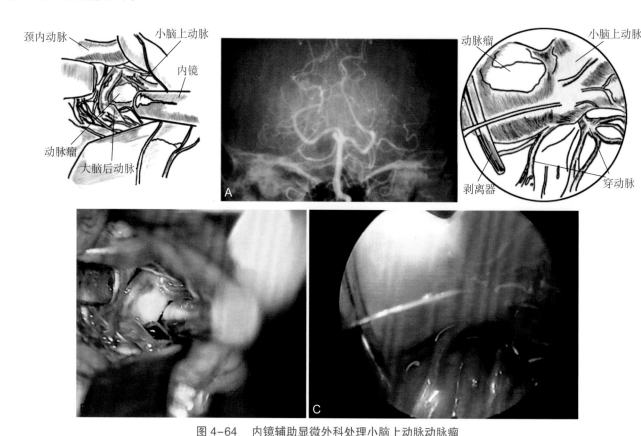

图 4-64 内镜辅助显微外科处理小脑上动脉动脉瘤

A. 脑血管造影示右侧基底动脉（BA）– 小脑上动脉 (SCA) 动脉瘤。**B.** 用 70° 外径 4mm 内镜经颈动脉外侧间隙观察（右侧眶颧入路）。**C.** 内镜下见动脉瘤附近有两根起源于基底动脉的穿动脉。

八、神经内镜辅助锁孔外科治疗颅内动脉瘤

随着"微侵袭神经外科"的提出及现代科学技术成果在神经外科领域中的应用，神经内镜辅助下的显微神经外科已越来越受到国内外神经外科医生的青睐，尤其是动脉瘤手术，因其病灶有特定的解剖部位及特性，适于行"锁孔"显微神经外科手术。

（一）历史回顾

1960 年 Scoville 和 Ore 提出了所谓的"大环钻开颅术"，与以往的标准开颅术相比骨窗较小。之后，Wilson 于 1971 年提出了"锁孔外科"这一名词。虽然 Wilson 提出的锁孔开颅方法的基本观点是正确的，但由于其并不是现代意义上的"锁孔"概念，手术显露仍然受限，因此并没有被大多数神经外科医生所接受。1981 年 Oppel 报道了桥小脑角肿

瘤和微血管减压等手术中应用内镜的情况，也就是今天所说的内镜辅助下的显微神经外科，然而，该技术被广泛接受却是近 20 年以后的事。随着显微神经外科的发展，在追求最佳疗效的同时，力求将手术创伤降至最低。影像学的进步，设备与器械的更新，显微神经外科技术与新兴的神经内镜技术不断磨合，出现了内镜辅助的显微神经外科，并诞生了锁孔（keyhole）手术技术。锁孔开颅（keyhole approach）是指开颅面积较常规开颅小，病变所在解剖视窗决定了手术入路。解剖视窗是一个自然解剖间隙，选择正确手术入路以最小创伤到达特定解剖部位是关键。锁孔开颅有两个重要原则：①进入颅内后术区视野角度随着锁孔开颅距离的增加而增加；②能够看清对侧解剖结构。由此 Perneczky 提出了"锁孔显微神经外科"的概念，强调了个体化开颅，缩小开颅范围，选择精确的径路，以最小的创伤进行手术操作，达到最佳疗效。

1982 年 Jane 首次描述了眶上锁孔入路，但由于手术器械的性能限制了其推广应用。1995 年

Perneczky 报道了眶上锁孔入路解剖学研究，采取眶上孔外侧至额骨颧突横向切口，钻孔点选在额骨颧突后方，用铣刀形成骨窗，避免损伤颞浅动脉分支和面神经颞支。颅底部的手术通道位于额底骨嵴和蝶骨嵴之间的蝶骨大翼表面平坦的浅凹沟内，避开了额底骨嵴的阻挡，不但能达到视交叉池、终板池和双侧颈内动脉池，而且能经多个间隙进入脚间池到达岩斜区。从骨性解剖结构测量结果看，锁孔入路中额骨颧突与对侧前床突之间角度最大，与对侧后床突之间距离最长。应根据术中定位标志如颅底的骨性结构（前、后床突和蝶骨平台）、视神经、颈内动脉床突上段及其分叉等解剖结构，作为手术入路的"路标"，指导手术器械准确到达特定的解剖部位或病变区域，完成鞍区、海绵窦区、岩斜坡区病变以及 Willis 环附近动脉瘤的治疗。

内镜有助于我们真正认识和感知锁孔的概念，正如内镜前端代表一锁孔，从而形成一矢状切面图。由于骨窗小，术野照明受限，显微镜下锁孔入路的最大缺陷是深部手术野光照比较弱，术中要反复调整手术显微镜的光源和投照角度，有时某些结构可产生阴影。此时，术中若使用神经内镜可改善深部照明，神经内镜增大的视角及 0°镜的"鱼眼"效应可消灭手术显微镜下的死角。可以直接在显微镜下使用内镜，用固定臂将内镜固定在需要位置，可保证术者双手进行显微操作。术中使用内镜可以无需牵拉神经结构而观察到一些死角，动脉瘤周围的脑池及蛛网膜下腔给神经内镜提供了良好的观察空间，空气又是内镜镜头和病变之间理想的媒介，使神经内镜可获得极佳的观察效果。有学者认为，内镜辅助动脉瘤手术术中牵拉范围小，观察范围广，能有效地减少因牵拉和探查瘤颈周围结构而导致瘤体术中破裂的可能性。

（二）锁孔技术在治疗颅内动脉瘤中的应用

目前，前循环动脉瘤锁孔手术入路主要有眶上锁孔入路、颞下锁孔入路、翼点入路。几乎所有的前循环动脉瘤均可通过眶上入路而达到，但胼周动脉瘤是个例外，其最佳入路为经额部的两半球间入路。1998 年 Van Lindert 等报道了 1989—1995 年间采用眶上锁孔入路进行的 600 例锁孔手术，其中 139 例为动脉瘤，在此入路中，病人仰卧，头部

以头架固定，将头稍微向后仰 10°～15°，可使额叶离开眶顶，以减少对脑的牵拉。Paladino 等报道了 37 例 40 个动脉瘤经眉弓锁孔手术的经验，他认为有经验的血管神经外科医生应用锁孔入路治疗脑动脉瘤并不困难，使用神经内镜可很好地了解动脉瘤颈的情况，术后病人恢复快，且不影响容貌。Ramos-Zuniga 等应用此方法治疗 22 例幕上动脉瘤，认为眶上锁孔入路可为神经血管提供充分的暴露空间。Steiger 等经眉切口经眶入路治疗 33 例前交通动脉动脉瘤，唯一特殊的并发症是 1 例病人出现了复视，因此认为该入路损伤小，不需切除直回，提供了较眶上入路更为广阔的操作空间，可通过纵裂池更好地控制大脑前动脉复合体。Van Lindert 等在他治疗的病人中有 18 例选择了对侧入路，尤其是在处理眼动脉瘤时，如动脉瘤位于颈内动脉的内侧壁，采用对侧入路时，不需磨除前床突。1997 年 Taniguchi 等报道了经颞下锁孔入路显微外科治疗肿瘤和动脉瘤的应用及效果，认为颞下锁孔入路能提供一个到达鞍上区后侧方和岩骨区上半部的较短路径。Czirjak 等经眶上锁孔入路手术治疗 102 例动脉瘤，认为该入路可提供足够的操作空间，对于有经验的神经外科医生来说，可顺利完成幕上动脉瘤、前颅窝或鞍区肿瘤的手术。Revuelta 等还尝试了一次手术夹闭颈内动脉瘤和切除垂体瘤。锁孔手术还可以经一侧入路治疗多发性动脉瘤或双侧动脉瘤。Martellotta 等采用单侧眶上入路一次性治疗双侧大脑中动脉瘤，Czirjak 等用锁孔手术治疗 155 例共 180 个动脉瘤，36 例为多发，18 例一侧开颅，11 例一次手术双侧开颅，只有 1 例病人死于肺栓塞，认为可以用来治疗双侧多发性动脉瘤。

（三）眶上锁孔入路技术

仰卧头钉固定头部，头转向对侧 10°～60°，后仰 10°～15°，这样可保证额叶自然脱离眶顶，减少不必要的脑组织牵拉。大多数病例不需要牵拉脑组织。如果病变位置较高，如高位基底动脉顶端动脉瘤，将头后仰角度增加到 30°，有助于使脑与颅底充分分离。

首先标记出颅骨的重要解剖标志，如颞上线、颧弓、眶上神经孔等。切口选择在眼眉的外 2/3 处，内侧以眶上孔为界，以免损伤眶上神经，外侧以不伸出眼眉为准，切口长 3～4 cm（图 4-65B）。如果需

第十五节 SECTION 15

要扩大开颅，可于切口任何一端延长 5～10 mm。颞浅动脉和面神经分支不在手术野。在颞线处切开颞肌筋膜 2～3 cm，额筋膜从颞线处向内侧呈半圆形切开，基底位于眶上缘，根据骨窗大小和部位，将颞肌钝性分离向后外侧牵开 1～2 cm。开颅前常规行腰椎穿刺，并置管于蛛网膜下腔以便术中脑脊液引流。

用高速磨钻在额骨的颞上线的稍后方钻一骨孔，避免打开眶骨膜，用高速铣刀游离骨瓣。骨窗的大小和形状要个体化设计，但必须注意以下三个方向的显露：①额内侧；②额眶上；③额外侧基底（图 4-65C）。骨窗左右宽约 2～2.5 cm，上下长约 1.5～2 cm。对于位置较高的病变，如基底动脉顶端动脉瘤，切除眶缘和眶顶，可获得更大的颅底显露。在分离眶骨膜后，眶上缘和眶顶前部可以与额骨骨瓣一并游离。对于右利手的术者，在经左侧入路时骨窗应向内侧扩大。眶缘内侧的骨皮质予以磨除使之与眶顶成一线（图 4-65D），有利于显微器械的操作。如果需要打开外侧裂，则要磨除蝶骨嵴，甚至前床突。由于锁孔手术的入路较小，必须充分切除妨碍手术操作的颅底骨性突起。瓣形切开硬脑膜，其基底位于眶顶。开放预置于腰池的导管引流脑脊液以利脑的回缩，在显微镜下初步分离显露动脉主干

及动脉瘤。

眶上锁孔入路可以视及和分离 Willis 动脉环的同侧及对侧（图 4-66），包括颈内动脉内侧壁、大脑中动脉 M_1 段、大脑前动脉 A_1 段、后交通动脉、对侧眼动脉、基底动脉分叉、大脑后动脉 P_1 段和小脑上动脉，并可夹闭发生在上述动脉上的动脉瘤颈。除脑血管造影外，还要进行 MRI 检查了解动脉瘤与周围脑神经的关系，了解是否有前置型视交叉以及蛛网膜间隙的形状和大小。CT 3D 重建既可显示骨性结构，又可显示动脉瘤位置，有助于确定骨窗的合适位置。在某些病例，从对侧入路显露瘤颈时创伤更小（如起源于颈内动脉眼动脉段内侧壁的动脉瘤）。

由于骨窗较小，显微镜的光照线路与手术器械几乎平行，可能无法清晰显示常规手术器械和持夹钳的头端，在夹闭动脉瘤前持夹钳处于张开状态，在显微镜光照不良的情况下无法准确控制，尤其是在通过狭小的空间处理深部动脉瘤时更为困难（如基底动脉顶端动脉瘤）。因此，已设计出新型瘤夹和持夹钳，在锁孔入路中具有更好的操作性，同时采用神经内镜有助于改善深部照明和解剖结构显露。

应用手术显微镜初步显露动脉瘤后，选择适当角度的神经内镜，在显微镜下将内镜安全地置入鞍区

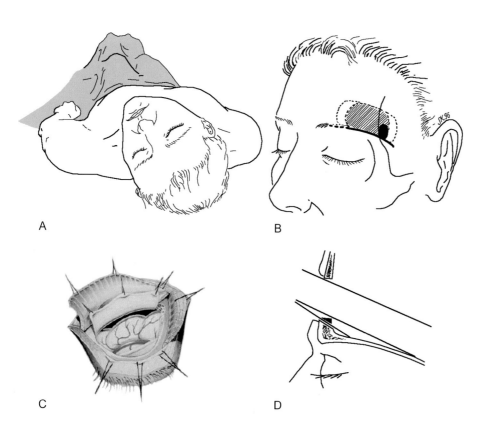

A   B

C   D

图 4-65　眶上锁孔入路的手术技术
A. 根据病变部位确定头部转向和后仰的程度。B. 虚线表示眶上锁孔开颅的范围。C. 额肌筋膜与颞肌筋膜翻向前和外侧。D. 磨除眶上缘内侧皮质使之与眶顶成一线。

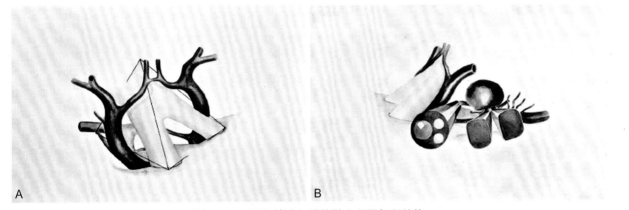

图 4-66　眶上锁孔入路的鞍上所见解剖结构
A. 鞍上神经血管构成的手术间隙。B. 术中内镜有助于改善深部照明和夹闭动脉瘤。

神经血管间隙（图 4-66）。神经内镜的影像画面显示在另外一台监视器上，该监视器正对术者，并向术者提供一个放大的内镜影像。如内镜不影响进一步解剖分离及夹闭动脉瘤的操作过程，可用固定臂将内镜固定，如有影响可用手持法。在了解动脉瘤周围的解剖关系后取出内镜，在显微镜下进一步分离瘤颈和夹闭动脉瘤，再用内镜仔细检查夹闭情况，如有夹闭不全或动脉误夹，则随时调整动脉瘤夹。

　　眶上锁孔入路治疗颈内动脉眼动脉段动脉瘤也具有充分的操作空间，术中切开镰状壁、打开视神经管顶部及切开视神经鞘可增加视神经活动度，减少术中的牵位损伤并扩大操作空间。视神经颅内段的长度、两侧视神经形成的角度、视交叉类型、鞍结节隆起的高度和眼动脉段颈内动脉的长度都是影响操作空间的因素。如果视神经颅内段及眼动脉段颈内动脉过短，则两者活动度较小，操作空间就小。因手术侧颈内动脉近端内侧壁和眼动脉被视神经及视交叉所遮挡，同侧入路仅适用于治疗指向外侧（外上方或外下方）的动脉瘤。如果采用动脉瘤对侧的手术入路，术中磨除鞍结节，通过视交叉下间隙可观察到颈内动脉的内侧壁及后壁，对内上方、内下方、后上方、后下方指向的动脉瘤能方便地处理，但如有鞍结节隆起过高或视交叉前置则不利于显露和夹闭对侧眼动脉段动脉瘤。内镜的光学特性能在该入路中发挥独特的优势，不同角度的内镜可扩大视野和改善对细节的观察，术中可以分辨并防止损伤视神经和视交叉的供血动脉，避免术后视力恶化，防止动脉误夹。在磨除前床突或鞍结节过程中辅以内镜观察可及时发现蝶窦或筛窦的开放情况并作相应处理，

能有效防止术后脑脊液漏的发生。

　　图 4-67 示内镜辅助眶上锁孔入路夹闭颅内多发动脉瘤，患者女性，47 岁，脑血管造影示基底动脉分叉部和左侧大脑中动脉分叉部动脉瘤。因基底动脉顶端动脉瘤指向右侧后上，瘤颈较宽，采用左侧眶上入路，开 2.5cm×1.5cm 骨窗，术中首先分离左侧大脑中动脉瘤，但未夹闭，以免瘤夹会妨碍进一步的分离操作。然后分离显露基底动脉分叉部，由于颈内动脉和视神经之间的间隙较小，使用 2mm 内镜观察动脉瘤及其周围血管关系，首先夹闭基底动脉顶端动脉瘤，然后夹闭大脑中动脉瘤。

九、神经内镜辅助显微手术治疗颅内动脉瘤的注意事项

　　目前神经内镜的应用价值在于：①观察瘤体、瘤颈背面穿支动脉走行；②瘤颈背面夹闭效果；③瘤体或瘤颈背面存在钙化或薄弱点的可能；④巨大型或梭型动脉瘤，在切开瘤体去除血栓后可以用内镜观察载瘤血管内及其周围情况，为血管重建提供方案。

　　我们的体会是：①即使在手术显微镜下操作，在分离动脉瘤颈的过程中，由于对局部解剖了解不全面，仍有损伤动脉瘤周围血管及重要结构的可能。而显露这些结构往往需牵拉载瘤动脉及动脉瘤本身，因此具有极大的危险性。应用神经内镜辅助显微外科进行颅内动脉瘤手术，可在对动脉瘤周围结构最小侵袭的基础上，明显增加动脉瘤及其周围结构的可视范围，提供许多有价值的局部解剖信息，增加

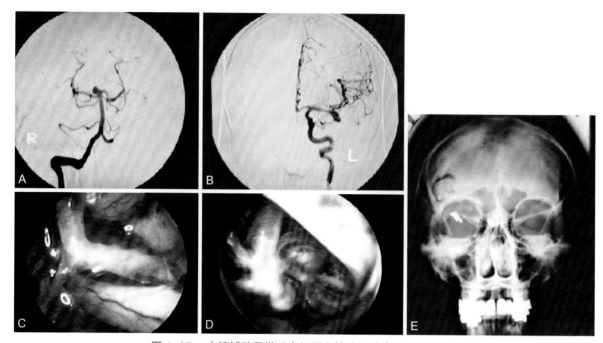

图 4-67　内镜辅助显微手术经眶上锁孔入路夹闭多发动脉瘤

A. 脑血管造影示基底动脉顶端动脉瘤。**B.** 合并左侧大脑中动脉分叉部动脉瘤。**C.** 内镜显示颈内动脉内侧和外侧间隙。**D.** 内镜显示基底动脉及其分支动脉、对侧动眼神经和动脉瘤。**E.** 术后 X 线平片示骨窗大小和位置以及瘤夹情况。

手术的安全性和完美性，提高颅内动脉瘤的手术效果。对于术前血管造影片、甚至在手术显微镜下难以见到的小动脉穿支，通过内镜可清楚视及。②与应用手术显微镜一样，神经内镜的操作也应经过特殊的训练，以减少操作不当引起脑的重要结构的损伤。③目前我们应用的 0°（2.7mm 外径）、30°（2.7mm 及 4mm 外径）及 70°（2.7mm 外径）硬性神经内镜均可用于椎 - 基底动脉瘤手术。4mm 外径的硬性神经内镜应用于前循环动脉瘤时，占用空间大，置入时可能有一定困难，应注意防止损伤神经血管结构。较细的神经内镜操作方便、安全性高，但图像的清晰度可能有所下降。④熟练的内镜下操作，特别是手术显微镜与内镜结合下熟练操作，建立手术显微镜内"画中画"切换功能，可使神经内镜在颅内动脉瘤显微手术的应用中发挥更大的作用。术中动脉瘤周围结构粘连较重及破裂出血的病例会给内镜操作带来困难。⑤锁孔手术时，手术者需有扎实的显微神经外科手术基础，因骨窗狭小，处理一些突发情况比较困难，所以术前需周密设计及精确定位。狭小的手术野中照明有限，但可通过不断调整显微镜角度并辅以内镜予以解决。根据病变、手术器械及术者自身情况等综合因素选择开颅方式，不应勉强

用"锁孔"开颅。⑥锁孔手术要求术者具备娴熟的显微手术技术和扎实的显微解剖知识，术前结合临床检查和影像学资料作出个体化的手术计划，才能在纵深的手术视野中熟悉内镜下放大扭曲的图像，并在头脑中建立三维立体解剖图像。⑦经翼点入路开颅为多数学者所熟悉，可与经眉弓眶上锁孔开颅酌情应用。随着神经内镜技术的迅速发展及手术显微镜内"画中画"技术的应用，内镜在显微手术、特别是锁孔外科手术方面将发挥更加重要的辅助作用。

十、神经内镜辅助显微手术治疗颅内动脉瘤的结果

Perneczky 等报道了 66 例应用内镜辅助显微手术治疗脑动脉瘤的经验，其中有巨大动脉瘤 5 例，前循环动脉瘤 39 例；在手术过程中单纯用于检查动脉瘤周围解剖结构 16 例，在内镜控制下分离动脉瘤颈 43 例，在内镜观察下夹闭动脉瘤 7 例，仅 1 例基底动脉顶端动脉瘤在手术中破裂，3 例后循环动脉瘤术后出现一过性神经功能障碍，1 例并发与手术相关的轻瘫。认为神经内镜的应用改善了动脉瘤的可

视范围及周围解剖结构，减少了神经结构本身的牵拉，降低了并发症的发生率。

Kalavakonda 于 1998 年 7 月至 2001 年 6 月使用神经内镜辅助显微手术治疗 55 例病人，其中男 11 例，女 44 例，年龄 28~84 岁，共有 79 个动脉瘤，13 例为多发动脉动脉瘤，前循环动脉瘤 71 个，包括 17 个床突旁动脉瘤，1 个颈内动脉海绵窦段动脉瘤，20 个后交通动脉动脉瘤，3 个脉络膜前动脉瘤，1 个颈内动脉床突上段动脉瘤，4 个颈内动脉分叉部动脉瘤，1 个颈内动脉巨大动脉瘤，7 个前交通动脉动脉瘤，13 个大脑中动脉瘤，4 个胼周动脉瘤；后循环动脉瘤 8 个，包括 2 个基底动脉顶动脉瘤，1 个小脑上动脉瘤，1 个大脑后动脉瘤，4 个小脑后下动脉瘤。37 例表现为蛛网膜下腔出血，5 例表现为占位效应，2 例有一过性脑缺血，11 例为偶然发现的未破裂动脉瘤，其中 78 个动脉瘤被夹闭，1 个包裹加固。内镜在 75 个动脉瘤的处理中起辅助作用，在 4 例中无帮助。其中 26 个动脉瘤内镜能充分显露局部解剖关系（包括载瘤动脉、分支血管及其穿支、瘤颈及动脉瘤后壁）和瘤夹夹闭是否完全等。发现 2 例瘤夹夹闭了后交通动脉起始段，4 个动脉瘤瘤颈有残留，重新调整瘤夹直至满意。直接借助内镜夹闭 3 个动脉瘤（2 个大脑中动脉瘤和 1 个床突旁动脉瘤），分别有 1 例胼周动脉动脉瘤和颈内动脉分叉部动脉瘤因使用内镜而使载瘤动脉暂时性控制时间明显缩短。有 1 例瘤夹顶端挤压了视神经而重新加以调整。1 例前交通动脉动脉瘤，术中未暂时性控制载瘤动脉，使用内镜观察时引起动脉瘤破裂，但易于处理。没有因使用内镜而引起其他并发症。

Sindou 等报道单纯应用显微手术夹闭动脉瘤后，血管造影动脉瘤显示夹闭不全的发生率达 5.9%。而动脉瘤夹闭后应用内镜可以判断夹闭是否完全，必要时可调整瘤夹位置，就能有效地避免夹闭不全。Taniguchi 等报道 48 例动脉瘤在夹闭前及夹闭后应用内镜观察局部解剖结构，夹闭前 2 例病人发现了显微镜下未能发现的穿通支，2 例在瘤颈夹闭后内镜检查显示瘤颈夹闭不全，有 2 例误夹了穿通支，均调整瘤夹重新夹闭；另有 3 例内镜检查发现动脉瘤夹与动眼神经接触，其中 1 例压迫明显，均重新调整夹闭。对于特殊部位的动脉瘤，如颈内动脉眼动脉段动脉瘤，由于动脉瘤颈位于前床突下面，以往手术常需要磨除前床突，手术风险较大，而使用有侧角的内镜，可帮助术者了解动脉瘤颈情况以及与

颈内动脉和海绵窦的关系，避免了磨除前床突而成功地夹闭了动脉瘤颈。Paladino 报道 37 例共有 40 个动脉瘤经眉弓锁孔手术的经验，认为有经验的神经外科医生应用锁孔入路治疗脑动脉瘤并不特别困难，与常规手术一样不会给病人带来因为锁孔手术造成的危险，使用神经内镜有助于了解脉瘤颈的情况，无手术死亡，术后病人恢复快，且美容效果好。

十一、神经内镜辅助动脉瘤手术存在的问题

1. 神经内镜手术的并发症

神经内镜的手术并发症发生率较低，与内镜操作本身有关的并发症主要有以下几种：①最为常见的是因操作不当造成的副损伤，由于使用神经内镜手术时，手术野位置深在，手术空间狭小，硬性内镜在术野中移动很容易造成邻近的血管、神经损伤，尤其是当使用有角度的内镜时，监视器上显示的为内镜侧方的图像，更易引起副损伤。因此应进行神经内镜操作培训，熟悉解剖结构及熟练掌握镜下纵深感，手术操作时手法一定要轻柔准确，避免大幅度地移动和转动内镜，导入和导出内镜应尽量在手术显微镜的监视下进行，以减少对周围组织的损伤。同时手术室还要配备完善的显微神经外科的基础手术器械（如可控手术床、气钻、头架、显微器械、内镜的气动固定壁等硬件），以此作为保障，才能使内镜充分发挥作用。②感染：除了因为器械消毒不彻底外，另一个原因是在内镜与显微镜交替使用的过程中污染内镜。手术中应严格无菌操作，用含抗生素的生理盐水持续冲洗内镜管道，对预防感染有一定作用。③颅内出血：多因手术操作不当或对内镜下解剖不熟悉而损伤血管，由于内镜必须在清晰的视野下进行操作，因此对每一处出血必须完全止血后才可进行下一步操作。出血部位分为手术通道周围脑组织出血及脑室内组织出血，后者常来源于脑室壁血管或脉络丛；而前者多与内镜粗暴操作有关。因此进行内镜操作时一定要轻柔，避免大幅度地移动内镜以及"划桨样"地转动内镜。出血的来源有动脉性出血和静脉性出血，小的静脉性出血经反复冲洗后即可止血，但对动脉性或较粗的静脉出血有时止血很困难，必须借助于激光或双极电凝，而且要防止血液沿脑室或蛛网膜下腔流到其他部位，

影响患者术后的恢复。Taniguchi 等报告 54 例动脉瘤手术时因内镜引起无症状脑挫伤和动眼神经麻痹各 1 例；Kalavakonda 等报道 1 例内镜造成动脉瘤破裂出血，Van Lindert 在 197 例动脉瘤手术中有 4 例发生破裂。

2. 应用神经内镜的缺陷

神经内镜手术可降低手术的损伤，使手术疗效更加明显。但是，神经内镜手术仍然存在一定的局限性，在有些情况下神经内镜并不能为手术提供更多的信息，特别是使用不当，或随意扩大应用范围，会给病人带来不良的后果和经济负担。神经内镜主要有以下不足：①内镜用于动脉瘤手术时如果操作不当，可引起动脉瘤破裂，尤其在载瘤动脉未暂时性阻断的情况下；②不能实现三维显示；③如果术野有血，内镜就无法使用，即使镜头前面有很小的血块，也会影响观察，因此，要经常取出内镜进行清洗。尽管内镜有冲洗装置，但带有冲洗通路的内镜增加内镜的外径，减少了操作空间；④大部分操作仍需在显微镜下完成，目前显微镜和内镜图像的整合观察技术仍显不足；⑤如果用手持内镜，势必影响双手操作；⑥还缺乏为内镜手术所特制的器械；⑦需要良好的内镜解剖知识和手眼协调。

神经内镜手术本身受管径限制，视野狭小，操作空间小，难于观察到手术野全貌，如若术者对术野周围组织解剖不清楚，应付手术意外的能力差，极易导致操作的失误。目前常用的神经内镜的止血设备有待进一步完善，特别是在术区有较多出血时，处理较困难，因而要求术者对于相关解剖结构有清楚的认识，并且接受过良好的内镜操作训练。另外，神经内镜手术时常常需要更换手术显微镜或其他内镜器械，容易造成手术中污染。再者，神经内镜手术，需要配备较纤细的、特定形状的、适合深部操作的器械，器械的配套程度及合理程度对手术时间的长短和手术效果有很大影响。若手术医师左手持神经内镜，右手持动脉瘤持夹器夹闭动脉瘤，只能由助手掌握吸引器，一旦动脉瘤破裂，很难做到很好地配合以处理紧急出血。因此，神经内镜只是为手术提供一个工具，不能单纯追求在手术中应用神经内镜，任意扩大手术适应证，以免造成严重的医源性损伤。

十二、神经内镜辅助动脉瘤手术的展望

神经内镜在我国起步较晚，最初在 20 世纪 90 年代中期才尝试开展，能开展这一技术的城市主要集中在北京、上海和广州等地，但后来的发展却较快，尤其是进入 2000 年后全国各地许多市级医院先后购置了内镜，并在临床上广泛开展，无论是手术例数，还是手术效果都有明显提高。总体来说，我国神经内镜的前景是良好的，尤其是现在微侵袭神经外科中，神经内镜更是一个必要的工具。但是仍存在以下不足：①没有建立一套完整的神经内镜培训制度和资格审查标准；②有些医院应用内镜存在盲目性，为了应用神经内镜而不适当地扩大手术适应证；③与使用内镜相关的并发症比较高。这些都是有待改进和提高的。

作为神经外科医生，应该努力提高显微手术基本技能，不断丰富自己对内镜下操作所涉及的解剖知识，只有这样才能更大限度地发挥神经内镜的优越性。

神经内镜本身尚待改进，软镜的分辨率较低，用于术中观察的内镜主要依赖于硬镜，而硬镜在连接摄录系统和光源后显得过于笨重，操作起来很不方便，易造成副损伤。其次，带有"画中画"功能的显微镜尚未普及，术者的注意力需要反复从内镜监视器和显微镜之间转换。此外，神经内镜及相关设备价格昂贵，不易在基层医院推广。这些不足直接影响着这项技术的发展，但同时也说明它有着更为广阔的发展空间。如何改进神经内镜、尤其是软镜的分辨率，使其更方便于手术操作，将是生产厂家亟待解决的问题。

内镜外科的发展在某种程度依赖于仪器和器械的进步。国外关于人工智能机器人的研究正在内镜外科领域内进行，目前已经可以完全取代扶镜手的工作，靠听从术者的语言命令自动调节视野，机器人在计算机控制下进行内镜手术的研究正在实施，使远距离遥控手术有可能实现。三维图像的摄像机已经面市，能反馈触觉的传感器也正在研究，旨在克服目前内镜技术上术者触觉丧失的缺点。可以断言，不久的将来神经内镜外科将会迎来更为崭新的时代。

（杭春华）

第十六节 颈内动脉主干动脉瘤

在讨论颈内动脉主干动脉瘤之前，首先有必要复习一下颈内动脉的解剖分段。Fisher 于 1938 年根据血管造影显示将颈内动脉主干按照逆血流方式分成 5 段，即目前血管造影仍在使用的颈动脉末段（C_1）、脑池段（C_2）、颈动脉膝段（C_3）、海绵窦段（C_4）、三叉神经节段（C_5）。1981 年，Gibo 和 Rhoton 按照顺血流方式将颈内动脉分为颈段、岩段、海绵窦段和床突上段（从海绵窦上壁到颈内动脉分叉部之间）。随着显微手术的发展，特别是为了适应海绵窦区显微手术的需要，1996 年 Bouthillier 按照顺血流方式将颈内动脉分成 7 段，并详细描述了每一段与周围结构的解剖关系。他将 ICA 起始部至岩骨的颈内动脉管外口之间的一段称为颈段（C_1）；岩骨颈内动脉管内的一段称为岩骨段（C_2）段；增加了岩骨颈内动脉管内侧开口与岩舌韧带之间，即颈内动脉穿出岩骨颈内动脉管之后至进入海绵窦之前的一段，称为破裂孔段（C_3）；岩舌韧带至颈内动脉近侧硬脑膜环之间称为海绵窦段（C_4）；近、远侧硬脑膜环之间的一段称为床突段（C_5）；将床突上段分成两个部分，分别是远侧硬脑膜环至后交通动脉起始点近侧的眼段（C_6）和后交通动脉起始点近侧至 ICA 分叉部的交通动脉段（C_7）。其中除 C_1 段外，其余的 6 段均为颈内动脉的颅内段部分（见第一章图 1-3）。

由于对颈内动脉分段的差异和颈内动脉主干动脉瘤起源和形态的多样性，有关颈内动脉主干起源的动脉瘤分类非常混乱（表 4-7），但复习文献可以发现，真正混乱的还是近侧硬脑膜环开始至后交通动脉起始点之前的一段颈内动脉动脉瘤的命名。

自从 1968 年 Drake 将起始于眼动脉起始部的动脉瘤称为眼动脉瘤后，以后不同作者对该段动脉瘤进行了各种不同的命名，且不论根据动脉瘤大小和形状的分类或分型，单就囊性动脉瘤来说，大致有如下命名。

1）根据动脉瘤与动脉分支关系的命名：以 Drake、Kothandaram、Batjer、Pia 以及 Day 等为代表，

虽然命名不尽相同，但都是以该段颈内动脉分支作为依据，如与眼动脉起始点有关的命名为眼动脉瘤，眼动脉旁动脉瘤、眼动脉上动脉瘤、眼动脉下动脉瘤

表 4-7 文献中提出的床突旁动脉瘤的分类对照

作 者	动脉瘤分类	分类的基础
Kothandaram, et al.	视交叉下 视交叉上 床突旁	术中所见
Almeida, et al.	视神经视交叉外侧型 视神经视交叉下型	血管造影所见
Thurel, et al.	视交叉上型 球形（global）	术中所见
Day	眼动脉 垂体上动脉（床突旁） 垂体上动脉（床突上）	血管造影所见
Al-Rodhan, et al.	眼动脉上型 眼动脉型 眼动脉下型 过渡性 海绵窦内	血管造影
Batjer, et al.	颈眼动脉瘤 垂体上动脉动脉瘤 近侧颈动脉后型（proximal posterior carotid）	血管造影
Kunon, et al.	视交叉下 视交叉外侧 视交叉上 床突旁	血管造影
De Jesus, et al.	床突段 眼动脉 垂体上动脉 后床突旁	血管造影
Barami, et al.	眼动脉瘤（Ⅰa） ICA 背侧动脉瘤（Ⅰb） ICA 腹侧型（Ⅱ） 鞍膈上（Ⅲa） 鞍膈下（Ⅲb） ICA 床突段（Ⅳ）	血管造影

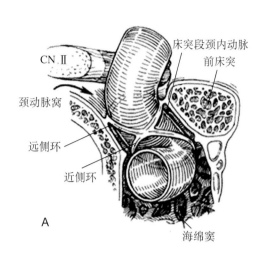
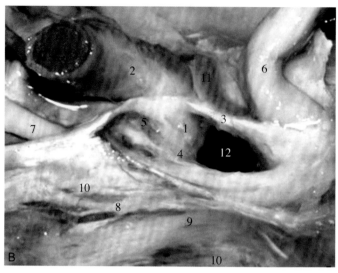

图 4-68　颈内动脉床突段

A. 床突段颈内动脉示意图。**B.** 去除前床突后显露的颈内动脉床突段。1. 颈内动脉床突段；2.ICA 床突上段；3. 远侧环；4. 近侧环；5. 静脉丛；6. 视神经；7. 动眼神经；8. 滑车神经；9. 三叉神经第 I 支；10. 海绵窦侧壁内层；11. 眼动脉；12. 视柱区域的蝶窦。

等；与垂体上动脉有关的命名为垂体上动脉动脉瘤。

2）根据动脉瘤与前床突的关系命名：根据动脉瘤与前床突关系的命名被越来越多地使用，如床突旁、床突上或床突下动脉瘤，尤其是床突旁动脉瘤，在近年来的文献中常被使用。但床突旁动脉瘤究竟何指，不同作者又赋予了不同概念。Bouthillier 所描述的硬脑膜内、外环之间的一段颈内动脉为床突段（图 4-68），此段既短又很少发生动脉瘤。Knosp 给出的床突旁颈内动脉的定义是颈内动脉近侧环至后交通动脉之间的一段，Kim 则将前床突上、下及后方约 1 cm³ 大小的区域统称为床突旁区，涉及的颈内动脉从颈内动脉海绵窦段至后交通动脉起始点之间，因此也就将海绵窦内一直到后交通动脉起始点之间的动脉瘤统称为床突旁动脉瘤，在此基础上，又分成不同的类型。Barami 等也根据血管造影的表现将床突旁动脉瘤分成 I a、I b、II、IIIa、IIIb、IV 等六型，实际上与 Kim 的分类并没有根本区别。但又有作者给出床突旁段颈内动脉的定义是海绵窦上壁硬脑膜远侧环至后交通动脉之间的一段颈内动脉，显然，床突旁段颈内动脉概念的差异造成了对起源于该段的动脉瘤命名的差异。

3）根据动脉瘤与视神经或视交叉的关系命名：将硬脑膜内段颈内动脉动脉瘤命名为视神经旁动脉瘤、视交叉下动脉瘤和视交叉上动脉瘤等。

4）根据动脉瘤起源于颈内动脉壁的不同部位而命名：如颈内动脉背侧动脉瘤，颈内动脉腹侧动脉瘤等。

临床分类的目的是为了更方便治疗，也便于不同作者在可比性一致的情况下进行工作总结。从手术角度来说，就目前文献中最常使用的床突旁动脉瘤一词，即使从狭义的概念，也至少包括颈内动脉的眼段和后交通段，而起源于该段的动脉瘤的神经影像学表现和手术方式差别很大，即使就眼段动脉瘤来说，典型的眼动脉瘤和垂体上动脉动脉瘤的手术方式也不尽相同。因此，本书仍沿用颈内动脉的经典分类，即按照颈内动脉岩骨段、海绵窦段、眼段、后交通段和脉络膜前动脉段等概念进行命名。

一、颈内动脉岩骨段动脉瘤

颈内动脉经破裂孔进入颅底、走行在岩骨管内的一段称为岩骨段或岩段，由于该段颈内动脉位于骨管内，动脉外膜层之外还有一层坚韧的骨膜层包裹，因此原发于该段的动脉瘤极为少见。

（1）**病因**　岩段颈内动脉动脉瘤最常见的原因包括：①创伤：颅底骨折或岩骨周围肿瘤手术损伤颈内动脉，产生假性动脉瘤；②炎症：岩段颈内动脉与耳部结构相邻，慢性中耳炎或慢性乳突炎可累及该段动脉，产生感染性动脉瘤；③颈内动脉壁先天性发育缺陷：胚胎期中此段动脉上有与基底动脉系统相沟通的血管，在以后的发育成熟过程中虽然这些沟通动脉消失，在其残余部位仍留有动脉壁缺陷，在极少数人这些交通动脉依然存在，是动脉瘤的发生基础，例如原始三叉动脉动脉瘤。

（2）临床表现 岩段颈内动脉动脉瘤的临床表现主要为头痛和相邻结构受动脉瘤压迫而引起的症状，约有半数病人出现前庭、耳蜗受损，表现为耳鸣、听觉过敏、搏动性耳鸣、听力减退或听力丧失等症状；少数病人可出现因面神经受损而产生的周围性面瘫；大型动脉瘤可影响到三叉神经甚至后组脑神经，出现相应神经受损害的症状。约有 1/5 病人发生鼻或耳中出血，有时在进行耳科检查时可见到骨膜下有紫色的搏动性肿物，可被误认为颈静脉球瘤。

（3）诊断 岩段颈内动脉瘤诊断的主要根据是神经影像学检查，MRI 检查可见岩骨管内肿块，有时可见血管流空现象或血栓特征，对可疑病人应进行 CTA、MRA 或 DSA 检查以确诊（图 4-69）。

（4）治疗 小型无明显症状的动脉瘤可不予治疗，但应定期随访，动脉瘤若有增大趋势或出现症状再进行治疗。创伤性和感染性动脉瘤因易发生出血，应积极治疗。

因岩段动脉瘤的直接手术显露困难，故不适宜直接手术；间接手术方法包括颈部颈内动脉结扎术或动脉瘤孤立手术。但在目前血管内治疗已经十分普及的情况下，应推荐血管内治疗。

二、海绵窦段颈内动脉瘤

（一）海绵窦的局部相关解剖

海绵窦是位于蝶鞍两侧、由硬脑膜折返所形成，是内有颈内动脉和相关脑神经通过的富含静脉丛的腔隙，前方呈锥形指向前床突。正常海绵窦的大小约为 2.0cm×1.0cm×1.0cm，由 5 个壁组成。上壁呈三角形，由前床突形成三角形的尖顶，内侧界为后床突外侧缘与颈内动脉 C_2 段出海绵窦处内侧缘的连线，外侧为前岩床皱襞和前床突外侧缘，后界为后岩床皱襞。其中前、内侧大部分结构被前床突覆盖，显露非常困难。

有关颈内动脉海绵窦段的定义仍存在分歧，较早的教科书中将颈内动脉出岩段进入颅底硬脑膜后至出海绵窦上壁之间的一段均称为海绵窦段，Bouthillier 将海绵窦段定义为从岩舌韧带至颈内动脉近侧硬脑膜环之间的一段颈内动脉，而将近侧硬膜环和远侧硬膜环之间仍位于硬脑膜外的一段从海绵窦段中分出，按此定义，海绵窦段颈内动脉长度约 3cm，行走在蝶骨体两侧的颈内动脉沟。海绵窦内颈内动脉有 3 个动脉分支，分别命名为脑膜垂体干、海绵窦下动脉和 McConnel 包膜动脉。

动眼神经、滑车神经和三叉神经的 I、II 支实际上并不在海绵窦腔隙内，而是行走在由两层硬脑膜构成的外壁之间（图 4-70），外展神经则从斜坡 Dorello 管进入海绵窦，行走在海绵窦腔隙之内。

事实上，虽然海绵窦间隙在正常状态下非常狭小，但当海绵窦内病变尤其是有较大病变存在的情况下，由于病变的扩张作用，海绵窦的容量、形态以及海绵窦内和海绵窦周围结构均发生很大变化，神经外科医师不仅要熟悉正常的海绵窦解剖结构，更要根据病变的情况分析推断发生变异的海绵窦结构。

海绵窦内动脉瘤约占所有颅内动脉瘤的

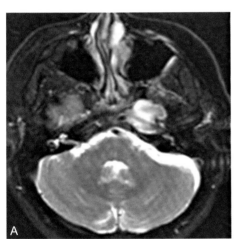
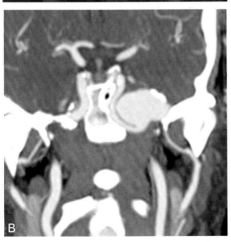

图 4-69 岩段动脉瘤的 MRI 及 CTA 表现

第十六节 SECTION 16

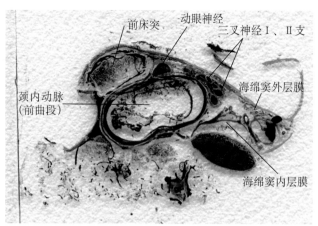

图4-70　经前床突中部的海绵窦横切面
采用胶原染色后的图像。最上方的结构为前床突；其下方为颈内动脉的前曲段，位于前床突右下方、颈内动脉上方的类三角结构为动眼神经，颈内动脉右侧紧靠海绵窦外侧壁硬脑膜下方的是三叉神经Ⅰ、Ⅱ支。

3%～5%，占前循环动脉瘤的14%，且有向大型、巨大型动脉瘤生长的倾向。海绵窦内颈内动脉虽然也有3个分支动脉，但与硬脑膜内段动脉瘤的好发于动脉分支部不同，海绵窦内动脉瘤并不好发在血管分支起始部位。根据Linskey一组37例44个海绵窦内动脉瘤资料，前曲段的动脉瘤发生率最高，其次是水平段，后曲段最少，其中1/4的病例位于水平段内侧或前曲段外侧等非动脉分支处，可能与海绵窦内段颈内动脉胚胎发育特点、特殊解剖结构和血流动力学有关。

海绵窦段动脉瘤因其局部解剖关系复杂，手术显露困难，直接夹闭手术需要有详细的局部解剖学知识和娴熟的显微神经外科技巧。随着对海绵窦显微解剖结构的深入了解、颅底手术入路和操作技术的改进，海绵窦内动脉瘤用直接手术治疗的病例越来越多，疗效也大为提高。即使如此，海绵窦内动脉瘤的直接手术仍然是对神经外科医师的挑战。

幸运的是，动脉瘤的血管内治疗技术和材料越来越成熟，在很多病例，血管内治疗已经完全取代了复杂的海绵窦内动脉瘤的直接手术治疗。

（二）临床表现

海绵窦内动脉瘤多见于中年女性，男女之比约为1∶5～1∶6。小型动脉瘤多无明显临床症状，常在因其他原因行头颅影像学检查时偶然被发现。但由于海绵窦内动脉瘤倾向于发展为大型或巨大型动脉瘤，当动脉瘤体积达到一定程度时，即产生海绵窦壁硬脑膜受牵张所引起的症状以及局部刺激和压迫症状，如头痛、眼眶后疼痛、面部疼痛和麻木等。行走在海绵窦内的脑神经功能障碍也是常见的症状，如眼睑下垂、眼球活动受限甚至眼球固定等。视神经也常受到影响，出现视力减退甚至失明。动脉瘤对眶上裂的搏动性压迫可出现眶上裂综合征、向后外侧生长侵及岩骨的动脉瘤可表现为耳聋及出血性耳炎，动脉瘤向内侧压迫垂体也可出现垂体功能低下或高泌乳素血症。

由于动脉瘤周围被形成海绵窦壁的硬脑膜所包裹，因而海绵窦内动脉瘤破裂出血的发生率很低，即使破裂，也多表现为自发性海绵窦动静脉瘘，发生蛛网膜下腔出血的机会很少。偶因巨大动脉瘤向内下方发展侵及筛窦和蝶窦，破裂后可发生致命的鼻腔大出血。另外，海绵窦内巨大动脉瘤也可因瘤内发生急性血栓而出现剧烈头痛、面部疼痛和迅速进展的眼球运动障碍。

临床上，少数海绵窦内动脉瘤因体积增大后瘤体的一部分突破海绵窦壁的包围进入蛛网膜下腔，Al-Rodhan将这类起源于海绵窦内，瘤体突入蛛网膜下腔的动脉瘤称为移行性海绵窦内动脉瘤（transitional cavernous aneurysm）。这部分动脉瘤通常是体积较大的动脉瘤，瘤体向蛛网膜下腔扩展的方向通常是海绵窦壁较为薄弱的内侧壁，因此动脉瘤常经海绵窦内侧壁突向鞍内和鞍上池或者小脑幕游离缘的下方。这部分动脉瘤具有特殊的临床意义，因其一旦破裂即可发生致命的蛛网膜下腔出血。

（三）海绵窦内动脉瘤的治疗

海绵窦内动脉瘤的治疗可分为直接手术治疗、间接手术治疗和血管内栓塞治疗。

1. 手术指征

鉴于海绵窦内动脉瘤手术治疗的复杂性和高风险性，以及海绵窦内动脉瘤较低的破裂发生率，且破裂后一般不致造成致命的SAH，因此对海绵窦内动脉瘤的手术治疗应持谨慎态度。一般来说，对无症状的海绵窦内动脉瘤可观察随访，尤其是老年病人或存在其他不适合进行手术的全身性疾病时。当发现动脉瘤有增大趋势或出现局部占位效应引起临床症状时，再考虑进行治疗。

在治疗方式的选择上，Dolenc认为，海绵窦内动脉瘤成功治疗的标志是既消除动脉瘤，又保持颈内动脉通畅，治疗方式应根据这个原则选择。他认为，通过栓塞治疗能完全消除动脉瘤又能保持颈内动脉通畅的病例应优先选择血管内栓塞治疗，但对动脉瘤颈的口径超过了颈内动脉1/3周径的病例，选择显微手术切除动脉瘤并重建颈内动脉无疑优于通过血管内栓塞牺牲颈内动脉的治疗。但随着血管内治疗材料和方法的改进，尤其是血管内支架的大量使用，血管内治疗更应该优先考虑。主要应根据病人情况、医师的经验和医院的条件等综合因素加以考虑。

一般来说，具有下列情况的海绵窦内动脉瘤可考虑手术治疗：①发生蛛网膜下腔出血及鼻衄；②大型或巨大型动脉瘤，存在严重的局部压迫症状如剧烈头痛、顽固性面部疼痛、进行性眼肌麻痹或视力减退等临床症状；③海绵窦移行性动脉瘤。

但即使是具有这些表现的病人，血管内治疗也同样能达到良好治疗目的，而且治疗的风险也较低。

手术治疗的方式大致可分为两类：①动脉瘤的直接手术：以夹闭动脉瘤颈为目的；②间接性手术：包括动脉瘤同侧的颈部颈内动脉结扎术、动脉瘤孤立术和动脉瘤孤立术＋载瘤动脉重建术。在目前显微技术已经比较完善的条件下，对那些必须以牺牲颈内动脉为代价来处理动脉瘤的方式，不应优先考虑，即使对那些必须牺牲载瘤动脉才能处理的动脉瘤，也应努力争取重建载瘤动脉。

2. 海绵窦内动脉瘤的直接手术

海绵窦内动脉瘤直接手术仍然十分困难，为了稳妥地处理此类动脉瘤，要求神经外科医师必须具备详细的海绵窦显微解剖知识、精湛的操作技巧和临危不乱的心理素质；术前认真复习影像学资料制定周密的手术方案，开颅前先显露颈部ICA以备术中暂时性阻断，磨除前床突等骨性结构和充分地显露瘤颈等对成功地处理动脉瘤是十分重要的。

海绵窦前曲段动脉瘤一般采用翼点入路或眶颧入路，前曲段以后的动脉瘤可经颞下经Parkinson三角进入海绵窦来处理动脉瘤，但海绵窦内小型动脉瘤均可经单纯翼点入路完成手术。

（1）翼点入路或眶颧入路 为了手术的安全，在开颅前先做病变侧颈部切口将颈总动脉和颈外动脉显露，或单纯分离出颈内动脉以备术中暂时性阻断，必要时在颈总动脉内放置造影用导管鞘以备术中施行逆行抽吸。

外侧裂应广泛打开，将颞极部分向外侧牵拉后广泛显露出视神经、前床突和海绵窦区域。大型或巨大型动脉瘤可见到明显隆起的海绵窦壁。

将海绵窦前内侧骨性结构去除，包括视神经管上壁、部分眶上壁、前床突和视柱等骨结构应予磨除或用超声刀切除，切除范围超过处理眼段动脉瘤所需的骨质切除范围，尤其是视柱应尽可能磨除（图4-71）。而处理眼段动脉瘤时只需显露动脉瘤近侧瘤颈，视柱常不必切除，但处理海绵窦内动脉瘤时，视柱可能阻挡动脉瘤和载瘤动脉的显露。但磨除视柱时必须格外小心，应采用小型钻石钻头在显微镜高倍放大下细心磨除。尤其是大型动脉瘤，瘤壁压迫视柱时，稍不小心很容易造成动脉瘤早期破裂。

去除骨性结构后，沿视神经鞘的外侧切开硬脑膜，切口向后延伸并切开部分颈内动脉的远侧环和床突间隙下方的薄层结缔组织膜（近侧环），即进入海绵窦，海绵窦内的静脉出血可用明胶海绵填塞止血。进入海绵窦后，首先看到的是动脉瘤体部，沿颈内动脉远侧环向海绵窦内分离，首先找到动脉瘤的远侧瘤颈，因颈内动脉位于蝶骨体外侧颈内动脉沟内的位置固定，剥离时沿颈内动脉内侧向后方寻找并分离近侧瘤颈，小型动脉瘤不需过多打开海绵窦壁。显露出瘤颈后即可将其夹闭。但大型或巨大动脉瘤，瘤颈常宽大，海绵窦上壁切开的范围也要足够方能充分显露瘤颈。

为了减少分离瘤颈时动脉瘤破裂的危险，可将颈

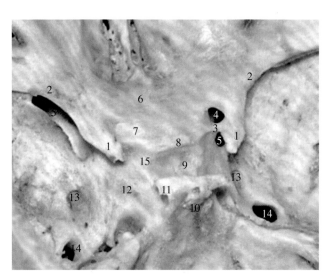

图4-71 颅底左俯视观

1. 前床突；2. 蝶骨嵴；3. 视柱；4. 视神经管；5. 眶上裂；6. 蝶骨平台；7. 视交叉沟；8. 鞍结节；9. 垂体窝；10. 鞍背；11. 后床突；12. 颈动脉沟；13. 圆孔；14. 卵圆孔；15. 中床突。

第十六节

SECTION 16

内动脉在颈部和床突上分别暂时阻断，必要时通过逆行抽吸降低动脉瘤内张力，瘤颈确认后，如果瘤颈宽大，动脉瘤夹难以放置时，可切开动脉瘤，清除动脉瘤内血栓，或用吸引器将动脉瘤抽吸萎陷后，再选择合适的一个或多个瘤夹夹闭瘤颈（图 4-72）。

（2）动脉瘤孤立或切除后颅内颈内动脉重建术　Dolenc 曾对不能施行动脉瘤瘤颈夹闭手术的病人，将动脉瘤孤立或切除后，采用瘤颈缝合修补术；动脉瘤近、远侧的颈内动脉端 – 端吻合术；以及对血管长度不足以行端 – 端吻合术者，可在近、远端之间植入一段大隐静脉再行吻合等术式处理。但此手术的关键是需要显露出足够的动脉瘤近侧端颈内动脉，有时甚至需要显露岩段颈内动脉，手术非常困难（图 4-73）。

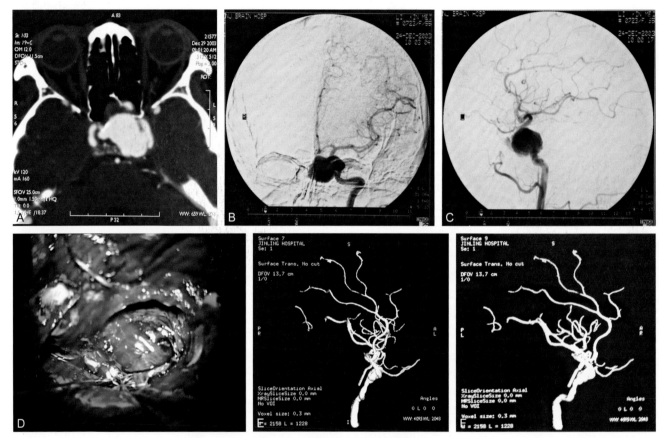

图 4-72　海绵窦内巨大动脉瘤

病人因难以忍受的剧烈头痛、面部疼痛和眼肌麻痹入院。**A.** 术前 CT 所见。**B、C.** 术前血管造影显示海绵窦内动脉瘤。**D.** 术中显示的动脉瘤。**E、F.** 手术后，血管造影复查显示动脉瘤基本消失，颈内动脉通畅。

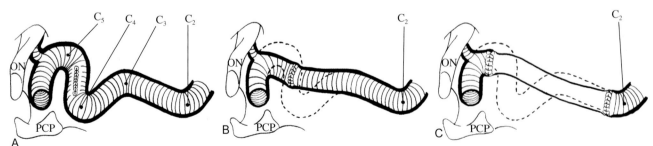

图 4-73　动脉瘤孤立或切除后颅内颈内动脉重建术

A. 动脉瘤切除后修补颈内动脉。**B.** 动脉瘤切除后行颈内动脉端 – 端吻合。**C.** 动脉瘤切除后，取一段大隐静脉作为植入血管行颈内动脉重建。

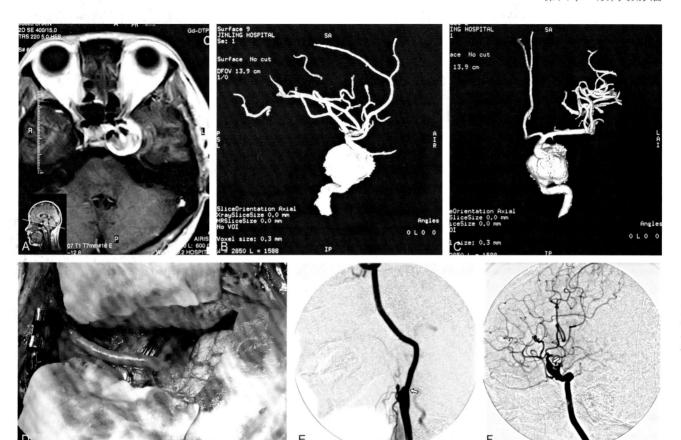

图 4-74　海绵窦内梭形动脉瘤，动脉瘤孤立后行颈外动脉 - 大隐静脉 - 大脑中动脉主干吻合术
A. 术前 MRI 表现 。**B、C.** 术前脑血管造影表现。**D.** 术中完成高流量颅内外动脉搭桥术。**E、F.** 手术后血管造影复查。

3. 海绵窦内动脉瘤的间接手术

对宽颈的海绵窦内巨大动脉瘤、梭形动脉瘤等不能进行直接手术的病例，也可选择间接手术方式，包括颈部颈内动脉结扎术、动脉瘤孤立术，以及对侧支循环发育不好者施行颅内外动脉分流手术等（图 4-74）。

三、颈内动脉眼动脉段动脉瘤

颈内动脉眼动脉段是指颈内动脉从外侧环到后交通动脉起始点近侧之间的一段颈内动脉，长度约 4.6~11 mm，平均 7.6±1.5 mm，主要分支是眼动脉和垂体上动脉。颈内动脉眼动脉段的行程虽然很短，却是颅内动脉瘤易发部位，文献报道的发生率占所有颅内动脉瘤的 5% 左右。在一些大型医院和动脉瘤收治中心，眼段动脉瘤的发生率可达到

7%~9%。眼段动脉瘤有向大型、巨大型动脉瘤生长的倾向，同时伴发其他部位颅内动脉瘤的几率也较高。由于颈内动脉眼动脉段动脉瘤与颅底复杂的骨性结构、硬脑膜结构和视神经等关系密切，因此该段动脉瘤的手术治疗一直被认为是颅内动脉瘤手术中最困难的部位之一。

（一）临床表现

起源于该段的动脉瘤以女性病人为多见，约 1/3 的病人出现进行性视力障碍，表现为视力减退和视野缺损，部分病例可发现因视神经直接受压导致的原发性视神经萎缩。1/3 的病人以蛛网膜下腔出血为首发症状，其他非特异性症状包括头痛、短暂性脑缺血发作和脑垂体受压引起的内分泌功能障碍症状。部分病人在体检或因其他原因行头部影像学检查时偶然被发现。Batjer 报道的 89 例该段动脉瘤的临床表现能大致反映眼段动脉瘤的临床特征，这组病人中，78% 的病

例为女性，表现为 SAH 者占 44%，有多发性动脉瘤者占 43%（89 例病人共发现 149 个动脉瘤和 6 例动静脉畸形），25% 的动脉瘤为巨大型动脉瘤。

（二）眼段动脉瘤的分型

起源于颈内动脉眼段的动脉瘤命名很不一致，是颈内动脉主干动脉瘤中命名最为混乱的部分，有关命名方式已在颈内动脉主干动脉瘤概述中谈到。本节以"颈内动脉眼段动脉瘤"来命名。根据动脉瘤起源于眼段颈内动脉的具体解剖部位及其与该段动脉分支的关系，再进一步分成 3 种亚型：分别是眼动脉瘤（或称典型眼动脉瘤）、垂体上动脉动脉瘤和颈内动脉窝动脉瘤（carotid cave aneurysms）。文献中报道的起源于眼段动脉腹侧的动脉瘤非常少见，其治疗方式与垂体上动脉动脉瘤类似。

以上各种类型的动脉瘤从形态上大多为囊状动脉瘤。临床上，这三种动脉瘤亚型分别有着不同的临床和影像学表现，手术方式差别也很大。

除此之外，眼动脉段还有梭性动脉瘤、剥离性

动脉瘤和疱状动脉瘤（blisterlike aneurysms），这些动脉瘤实际上是正常动脉壁在病理情况下发生的动脉瘤状扩张，无明显瘤颈，手术治疗更加困难。

1. 眼动脉瘤

根据 Rhoton 的解剖学研究，在 78% 的标本中，眼动脉从颈内动脉上壁的内 1/3 发出，22% 从颈内动脉上壁中 1/3 发出。由于颈内动脉虹吸段行程中的转折，使眼动脉起始点及其附近承受了颈内动脉最大的血流冲击力，因此眼动脉起始部及其附近就成为颈内动脉主干动脉瘤的好发部位之一。所谓眼动脉瘤并不一定完全起源于眼动脉的起始点，有些是起源于眼动脉起始点附近的颈内动脉壁，但动脉瘤的瘤颈多位于颈内动脉眼段的上壁或上内侧壁，瘤顶的指向与血流冲击的方向一致，部分甚至全部瘤颈位于前床突下方。随着动脉瘤体积的增大，视神经可被挤向内侧，颈内动脉则被挤向下外方。大型或巨大型动脉瘤的瘤体则常在视神经的前方向额叶底面生长，甚至突入到额叶脑内。

该型动脉瘤有典型的影像学表现（图 4-75），

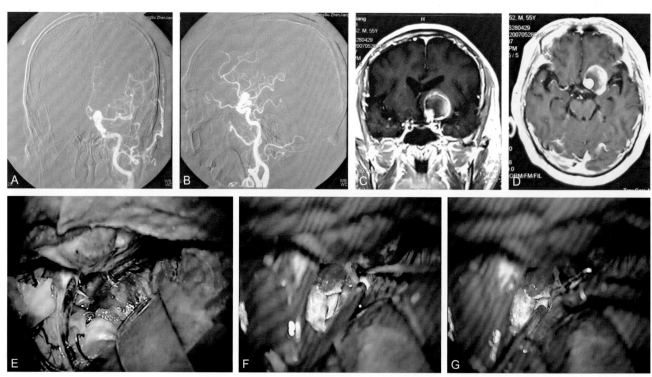

图 4-75　眼动脉巨大血栓性动脉瘤

A. 正位 DSA 像显示的眼动脉瘤像。B. 侧位 DSA 像显示的眼动脉瘤像。C、D. 增强 MRI 检查显示的动脉瘤及不典型"靶环征"征象，动脉瘤的位置在鞍旁并突入额叶脑内。E. 手术中见动脉瘤壁周围出血后黄染的脑组织和部分瘤壁。F. 磨除前床突后显露出瘤颈和载瘤动脉的关系，瘤颈位于颈内动脉的上壁，颈内动脉被推向外后方。G. 瘤颈显露后，用普通动脉瘤夹即可将其夹闭。

在 MRI 图像上，动脉瘤位于鞍旁，有流空现象，多数动脉瘤内有血栓形成的表现。DSA 正位像可显示动脉瘤的瘤颈位于颈内动脉上壁，动脉瘤的瘤顶指向颈内动脉分叉部或略偏向内侧；侧位像中可见动脉瘤位于颈内动脉虹吸段的上方，瘤顶也指向颈内动脉的上方。

眼动脉瘤也可发生在眼动脉远端，但非常罕见。1 例 44 岁男性病人，因反复发作右额叶脑内自发性出血而入院，经 MRI 及 DSA 检查证实为脑内海绵状血管瘤，同时偶然发现眼动脉远侧端有一小型动脉瘤。该例病人采用经颅经眶内手术入路，成功地夹闭了动脉瘤，并保全了眼动脉远端的通畅（图 4-76）。

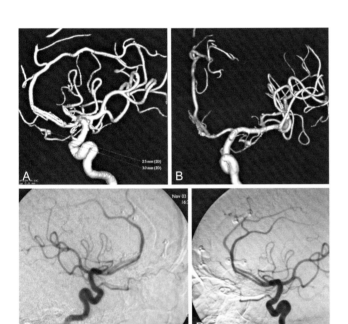

图 4-76 眼动脉远侧动脉瘤
A、B. 术前 DSA 造影显示位于眶内的眼动脉远侧端动脉瘤。
C、D. 手术后脑血管造影复查，动脉瘤消失，眼动脉保持通畅。

2. 垂体上动脉动脉瘤

垂体上动脉往往是一丛血管，多数为 1～5 支，起源于靠近远侧硬脑膜环段的颈内动脉内侧壁或后壁。因其管径细小，在血管造影检查时常很难被发现。但起源于垂体上动脉的动脉瘤是颈内动脉眼段动脉瘤中最常见的类型，动脉瘤起自颈内动脉眼段的内侧壁或后、内侧壁，瘤体在视神经下方指向鞍上方向。由于该处有宽大的蛛网膜下腔空间，动脉瘤生长

不受任何限制，动脉瘤体积常较大，甚至完全占据鞍上和颈内动脉后方的空间，视神经和视交叉则被推向前上方，颈内动脉被挤向前上方或前外侧。当动脉瘤占据鞍上及颈内动脉后方蛛网膜下腔时，在宽大的瘤颈处的颈内动脉多被扩张成动脉瘤壁的一部分，以致手术中见动脉瘤类似梭形动脉瘤。

MRI 检查中发现，动脉瘤虽然起源于鞍旁，但由于其生长方向指向鞍上方向，因此动脉瘤主体部分常在鞍内或鞍上。DSA 检查正位像可见动脉瘤的瘤颈起源于颈内动脉内侧或后内侧壁，瘤顶指向鞍内或鞍上的方向；侧位像可见动脉瘤位于颈内动脉的内、后方向（图 4-77）。

3. 颈内动脉窝动脉瘤

颈内动脉窝是在颈内动脉远侧环平面，由硬脑膜远侧环在颈内动脉的后、内侧形成的小窝状结构。硬脑膜远侧环处的颈内动脉外侧与硬脑膜牢固相接，但在颈内动脉内侧的硬脑膜结构则较为冗长，以致下陷形成一个潜在性腔隙，即称颈内动脉窝（图 4-78A）。解剖研究显示，此种小窝状结构只出现在 70% 的标本中，窝的内侧是蝶骨体（颈内动脉沟），外侧是颈内动脉。窝的形状可分成三型：①裂隙型：此型窝的形状狭小且很浅，与颈内动脉之间有疏松结缔组织相连；②袋型：有明确的硬脑膜袋，袋的顶部附着在血管壁上；③网眼型：裂隙型或袋型的硬脑膜窝被网眼样脑膜顶所覆盖。

起源于颈内动脉窝的动脉瘤被命名为颈内动脉窝动脉瘤，动脉瘤位于眼动脉起始点的下方，但仍在颈内动脉远侧环以远的部位，文献中仍将其归类于眼段动脉瘤的范畴，也有人称之为床突旁腹侧动脉瘤或床突下动脉瘤。由于窝底有硬脑膜与海绵窦隔开，因此起源于该窝内的动脉瘤实际上位于蛛网膜下腔内，但由于受到周围结构的限制，该型动脉瘤一般体积较小，破裂出血的机会也相对较少。如果动脉瘤向腹内侧生长，则可突入到海绵窦内；如向上方生长，则可超出颈内动脉窝的范围（图 4-78）。

在血管造影正位像上，颈内动脉窝动脉瘤位于颈内动脉的内侧。在侧位像上常与颈内动脉重叠或指向后方，斜位片更有助于清楚地显示动脉瘤。动脉瘤颈的位置处于鞍结节水平之下，位于眼动脉起始点近侧，低于一般的眼动脉瘤，有时可能难以与海绵窦内动脉瘤鉴别（图 4-79）。

由于该窝位置隐蔽，深藏于前床突、颈内动脉

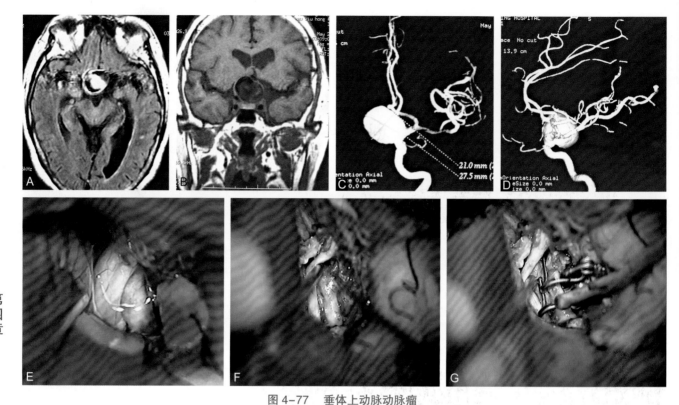

图 4-77　垂体上动脉动脉瘤

A、B. MRI 检查显示动脉瘤朝向中线生长。**C、D.** DSA 显示的动脉瘤起源于颈内动脉内侧或后、内侧壁，正位像瘤顶指向颈内动脉内侧，侧位像瘤顶指向内侧或后内侧。**E.** 术中显示动脉瘤被视神经和颈内动脉遮盖。**F.** 磨除视神经管前壁和前床突，将视神经向内侧移动后才能显示瘤颈。**G.** 用窗式动脉瘤夹夹闭瘤颈。

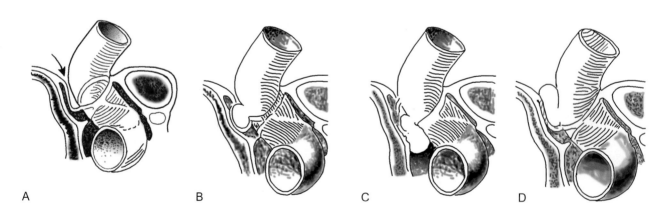

图 4-78　颈内动脉窝动脉瘤

A. 图示颈内动脉窝的形成和位置。**B-D.** 分别显示不同生长方式的颈内动脉窝动脉瘤。

和蝶骨体之间，即使将前床突磨除后，由于颈内动脉受远侧环的限制，近侧瘤颈仍难以显露，必须将远侧环切开后才能显露，因此手术具有很大难度和风险。

（三）颈内动脉眼段动脉瘤的治疗

眼段动脉瘤可以采取直接手术治疗和血管内治疗，由于该段动脉瘤手术治疗的难度和风险较大，

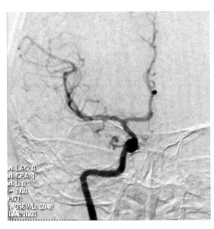 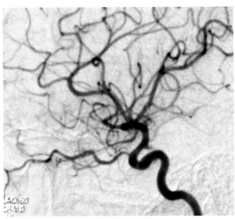 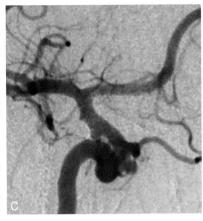

图4-79　DSA显示颈动脉窝动脉瘤

A. 正位显示动脉瘤位于颈内动脉内侧。**B.** 侧位像显示动脉瘤位于眼动脉起始点的下方，与颈内动脉重叠。**C.** 斜位片可更清楚地显示动脉瘤及其与颈内动脉和眼动脉的关系。

采用血管内治疗的病例在逐年增多。

1. 手术策略

一般选择翼点入路，对巨大或估计处理很困难的动脉瘤可选择眶颧入路开颅，可获得更良好的显露范围。

2. 载瘤动脉控制

在颈内动脉眼段动脉瘤的手术中，很难在分离的早期阶段就能显露动脉瘤瘤颈的近侧部分和近侧载瘤动脉，因此不能早期施行载瘤动脉控制。为了安全起见，一般应先将同侧颈部颈内动脉显露，或将颈部与头部手术区一并消毒，标记出切口线，在开颅显露动脉瘤后再决定是否有显露颈部颈内动脉的必要。但对破裂后急性期手术的动脉瘤和大型或巨大型动脉瘤，均应预先显露颈部颈内动脉，以备术中暂时性阻断或施行动脉内逆行抽吸之用。

显露颈部颈内动脉的切口可采用以下颌角为中心的斜形切口或横切口，笔者多采用沿皮肤横纹的横切口，在下颌角后斜向后上方，游离颈总动脉和颈外动脉，如果预计术中需要施行逆行抽吸术的病人，在颈总动脉内置入血管造影用的5F动脉导管鞘。这一操作较游离并直接阻断颈内动脉更为简便，并且可以避免因对颈内动脉操作过多而导致动脉内粥样硬化斑块脱落。

手术中，如需暂时性阻断颈内动脉，将颈总动脉和颈外动脉分别加以阻断即可达到与阻断颈内动

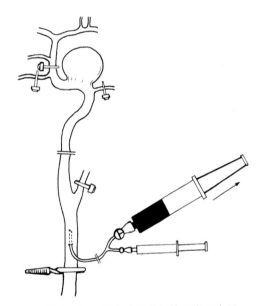

图4-80　颈内动脉逆行抽吸术示意图

术中将颈总动脉和颈外动脉暂时性阻断，同时阻断动脉瘤远侧颈内动脉和后交通动脉，通过放置在颈总动脉内的导管鞘抽吸，达到降低动脉瘤内张力的作用。

脉同样的效果。对需要逆行抽吸的病人，在阻断颈部颈总动脉和颈外动脉后，将动脉瘤远侧的颈内动脉也同时暂时阻断，如果后交通动脉较为粗大且能显露者，可一并予以阻断。由眼动脉和海绵窦内分支逆流入颈内动脉的血液通过放置在颈总动脉内的导管抽出，使动脉瘤萎陷，能为动脉瘤的显露、分离和夹闭提供良好的条件（图4-80）。

3. 显露动脉瘤瘤颈

　　磨除动脉瘤周围骨性结构包括视神经管上壁和前床突等骨质结构对充分显露眼段动脉瘤瘤颈是十分重要的步骤。对典型眼动脉瘤和垂体上动脉动脉瘤，所磨除的骨结构并不完全相同。起源于颈内动脉上壁的眼动脉瘤，阻挡瘤颈显露的主要是前床突，因此需要磨除较多的前床突，视神经管上壁常不需要磨除；而垂体上动脉动脉瘤常指向内侧，术中需要将视神经向内侧牵开，因此视神经管的上壁应尽可能多地开放，使向内侧牵开视神经时不致造成视神经扭曲或被残留视神经管内侧骨质所阻挡，在一般的情况下，只需磨除前床突内侧部分即可达到这个目的。但磨除这些骨性结构毕竟有一定的风险而且费时，因此对部分小型或前床突长度对近侧瘤颈的显露影响不显著者，可先切开视神经和前床突之间的硬脑膜镰状结构，有可能

在不磨除前床突的情况下显露出近侧瘤颈，并在不磨除这些骨结构的情况下将动脉瘤夹闭。对有些体积较大，近侧动脉瘤颈也隐藏在前床突下方的非血栓性动脉瘤，可试用暂时性孤立动脉瘤并借助颈部逆行抽吸的方法使动脉瘤充分萎陷，在动脉瘤无张力而颈内动脉可稍加移位的情况下夹闭瘤颈（图4-81）。

　　目前已有能够切除骨质的超声吸引器出售，可用于前床突和视神经管上壁的切除。因超声吸引器接触骨质后即可将骨质破碎，其磨除方向与动脉瘤位置相反，是一种比高速磨钻更安全、效率更高的工具。

4. 动脉瘤夹的放置

　　床突旁动脉瘤大小、形状、瘤颈的位置和宽度以及动脉瘤的指向等差别很大，术前必须准备充足各种形状的动脉瘤夹，包括不同角度、不同长度的窗式动脉瘤夹以备术中选用。

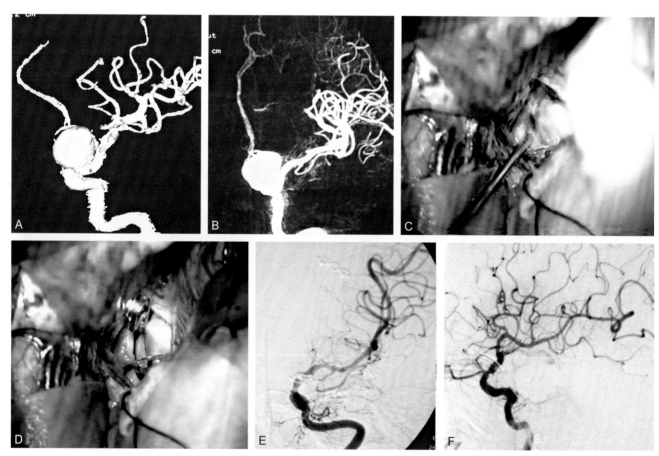

图4-81　利用术中暂时性阻断和逆行抽吸技术处理眼段动脉瘤未破裂动脉瘤

A、B. 术前 DSA 造影显示眼段动脉瘤。C. 术中将颈部颈总动脉和颈外动脉以及床突上颈内动脉暂时性阻断后，经过预置在颈总动脉内的导管逆行抽出动脉瘤内残余血液，显示动脉瘤区萎陷，近侧瘤颈已被显露。D. 在未磨除前床突的情况下夹闭动脉瘤。E、F. 手术后血管造影复查显示动脉瘤已消失。

眼动脉瘤的瘤颈位于颈内动脉背侧，在瘤颈显露后，一般能用一枚或多枚非窗式夹将其夹闭。但垂体上动脉动脉瘤则不同，除小型动脉瘤外，大型或宽颈动脉瘤的瘤颈常被颈内动脉不同程度地遮挡，常需用一枚或多枚窗式动脉瘤夹来夹闭瘤颈，或先用一枚窗式动脉瘤夹夹闭部分瘤颈，再用大弯型非窗式瘤夹从颈内动脉下方夹闭残存的已被缩窄的瘤颈。

大型眼段动脉瘤多有视神经受压现象，当瘤颈夹闭后，应穿刺动脉瘤并将动脉瘤抽空，或切开动脉瘤，清除瘤内血栓，以消除动脉瘤的局部占位效应。

5. 经对侧翼点入路夹闭眼动脉瘤

采用翼点入路夹闭对侧眼段动脉瘤 1977 年由 Yaşargil 首先报道，优点是可直视经同侧开颅隐藏在前床突和视神经下方、起源于眼动脉近侧段的动脉瘤及其瘤颈，并且可在不磨除前床突的情况下夹闭动脉瘤，避免了磨除前床突的麻烦和风险。尤其是同时存在眼段动脉瘤的双侧颈内动脉系统动脉瘤，可以经一侧手术入路处理，避免了再次手术的痛苦。缺点是需要良好的脑松弛状态和充裕的视交叉下方的空间；有时需要牵拉对侧视神经以增加显露以及手术路径较长等。

对一侧颈内动脉系统动脉瘤破裂出血同时存在对侧眼段动脉瘤的颅内多发性动脉瘤病人，经一侧翼点入路将颈内动脉系统动脉瘤如大脑中动脉瘤、后交通动脉动脉瘤等处理妥善后，可探查并夹闭对侧眼动脉段动脉瘤。对单个眼段动脉瘤，选择对侧翼点入路时必须非常慎重，避免开颅后不能夹闭动脉瘤的尴尬。不适于经对侧手术入路处理的眼段动脉瘤包括已破裂的动脉瘤、巨大动脉瘤和前置型视交叉的病人。鉴于经对侧翼点入路显露眼段动脉瘤的优势以及经验的积累，经此种入路处理眼动脉段动脉瘤甚至整个床突上段颈内动脉动脉瘤的报道已经越来越多，经对侧翼点入路夹闭眼动脉段巨大动脉瘤的报道也已经屡见于文献。

手术的步骤：在动脉瘤对侧行标准的翼点开颅，分开外侧裂池和鞍上脑池，外侧裂应充分敞开，脑压较高者应打开同侧 Liliequist 膜进一步释放脑脊液减压。先后抬起同侧和对侧额叶底面，如果是处理垂体上动脉动脉瘤，如果视神经有足够的长度，且视交叉间隙足够大，在打开视交叉下方和对侧视神经下方的蛛网膜后，即可看到位于对侧颈内动脉内侧壁的动脉瘤（图 4-82）。如视野受限，可将对侧

视神经向前外侧轻轻牵开，显露的范围会更广泛。除非动脉瘤体积很大，占据鞍上池并阻挡瘤颈分离外，一般都能顺利将其夹闭。但对位于颈内动脉上壁，向前、上方指向的动脉瘤，动脉瘤常突入对侧额叶脑内，在抬起额叶时应特别小心。此种动脉瘤经视神经下方难以看到瘤颈的远侧端，可将视神经轻轻向后内侧牵开，经视神经前方显露动脉瘤颈。有时近侧瘤颈的显露可能受前床突阻断，必要时可磨除对侧前床突，或采用分步夹闭动脉瘤的方法，先在靠近瘤颈的动脉瘤体上放置一枚瘤夹，使动脉瘤缩小后能获得更多显露空间，然后在该瘤夹近侧再放置一枚瘤夹，取下远侧的瘤夹，继续交替接近瘤颈予以夹闭，最终将动脉瘤完全夹闭。

如系双侧多发性动脉瘤，一般先处理对侧的动脉瘤，然后再处理同侧的动脉瘤，避免因同侧已经放置的动脉瘤夹阻挡对侧动脉瘤的分离和夹闭操作。

四、颈内动脉后交通动脉动脉瘤

后交通动脉从颈内动脉后内侧壁或后壁发出，起始点大致相当于眼动脉从颈内动脉发出处与颈内动脉分叉部之间的颈内动脉中点，后交通动脉从颈内动脉的主干发出后在动眼神经的上内侧并与之平行向后、内方向走行，穿过 Liliequist 膜与大脑后动脉相连。后交通动脉的管径粗细差别很大，一般在颈内动脉起始点处的管径大于与 P_1 段相交处，但很少超过 1mm，如果超过过多，可称为功能性扩张或"漏斗"，后交通动脉发自漏斗的顶端，较大的漏斗有时需与小的后交通动脉动脉瘤相鉴别。

大约 15% 的人大脑后动脉的 P_1 段细小，遇此情况后交通动脉要担负大脑后动脉 P_2 段以后的主要血供，因此动脉管径粗大，解剖上称此为"胎儿型"后交通动脉。

后交通动脉呈单干发出，沿途发出 4～14 支穿支动脉，其中多数位于靠近颈内动脉侧，分别供应视束、乳头体、灰结节、下丘脑和丘脑的部分区域，在夹闭动脉瘤瘤颈时应注意保留这些穿支，有时比保留后交通动脉主干更为重要。

从眼动脉起始点到后交通动脉起始点之间的一段颈内动脉称为颈内动脉后交通段，理论上该段颈内动脉都有发生动脉瘤的可能性，但实际上，后交通动脉动脉瘤均起源于后交通动脉的起始部，该处

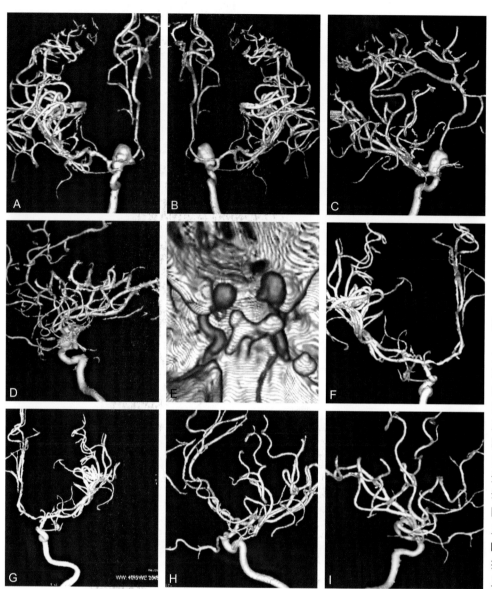

图 4-82 单侧翼点入路夹闭
双侧眼动脉瘤

女性，43 岁，因 SAH 入院，DSA 检查显示双侧眼动脉瘤，经出血侧翼点入路开颅，磨除同侧前床突，夹闭同侧动脉瘤后，继续分离显露并夹闭对侧眼动脉瘤，夹闭对侧动脉瘤时因不需磨除前床突结构，夹闭过程很短。手术后复查见双侧动脉瘤消失，载瘤动脉通畅，眼动脉保留完好。A-D. 术前血管造影显示双侧眼动脉瘤。E. 术前 CTA 显示的双侧眼动脉瘤。F-I. 手术后血管造影复查显示动脉瘤消失。

是颅内动脉瘤的最好发部位之一，约占颅内动脉瘤总数的 25%，仅次于前交通动脉动脉瘤的发生率而居颅内动脉瘤单一部位发生率的第二位。

由于后交通动脉位于颈内动脉主干的中点，是颈内动脉硬化后最容易受到扭曲的部位，受血流冲击方向和动脉瘤形成后局部涡流形式的影响，动脉瘤的瘤顶可指向不同方向。在 VanderArk 的一组 78 例后交通动脉动脉瘤中，25% 的瘤顶指向外侧的小脑幕游离缘上方；24% 指向外下的小脑幕缘下方；36% 位于颈内动脉的后下方；13% 指向上方；3% 指向内下方。Yaşargil 将动脉瘤瘤顶的指向分为 5 型：①前外侧型：动脉瘤指向颈内动脉的前外侧；②上外侧型：瘤顶位于蝶骨嵴和小脑幕游离缘之间；③

后外侧上型：瘤顶指向小脑幕游离缘上方，可突入颞叶内；④后外侧下型：最常见，瘤顶指向小脑幕游离缘下方，常使动眼神经受压，在出血或增大后可引起动眼神经麻痹；⑤后内侧下型。

（一）临床表现

（1）**无症状型** 多为小型动脉瘤或动脉瘤顶指向幕上者，此类病人多在施行神经影像学检查时被偶然发现。

（2）**动眼神经麻痹** 当动脉瘤压迫动眼神经时，可出现不同程度的动眼神经麻痹症状，病人常因眼睑下垂或复视就诊。但也有文献报道，病人动眼神经受压的最早期症状可能只表现为瞳孔扩大和对光反射减弱，很容易被病人和医师所忽视。有人将后交通动脉动脉瘤引起的动眼神经麻痹当做动脉瘤可能即将破裂的预警症状（warning sign），因此对突然出现一侧动眼神经麻痹的病人应积极检查，采用非侵袭性的 CTA 和 MRA 检查基本都能发现该区是否存在动脉瘤，必要时需行 DSA 检查以确诊。如能在动脉瘤破裂之前消除动脉瘤，预后将显著改善。

（3）SAH　　后交通动脉动脉瘤破裂后发生 SAH，但指向小脑幕游离缘上方的动脉瘤破裂后可发生颞叶脑内血肿，甚至破入侧脑室的颞角形成脑室内出血。极少数瘤顶突向幕上的病人可能因动脉瘤周围粘连，出血不能进入蛛网膜下腔，而单纯表现为硬脑膜下血肿。如果病人发生蛛网膜下腔出血的同时又伴有动眼神经麻痹，则强烈提示后交通动脉动脉瘤的存在。

（4）头痛　　一部分病人经常感觉头痛，单侧前额部疼痛或眼眶后疼痛可能是动脉瘤增大或出血刺激三叉神经眼支所致，必要时对此类病人行 CTA、MRA 等无创性血管检查来进行筛选。

（二）治疗

后交通动脉动脉瘤可采取血管内栓塞治疗或直接手术治疗。

手术治疗采用标准翼点入路开颅，对未破裂的动脉瘤也可采用颞部小切口小骨窗（锁孔手术）开颅方式，通过腰穿等方式引流脑脊液充分降低颅内压力后，打开外侧裂池，分开外侧裂，并逐步深入解剖颈动脉池和鞍上脑池，显露出颈内动脉分叉部和颈内动脉主干。也可在脑组织充分松弛的基础上，抬起额叶底面，只打开外侧裂池的内侧部分，然后继续解剖颈动脉和鞍上脑池。如果局部有血块积聚，小心清除积血后，首先在显微镜下确定动脉瘤和瘤颈的大体位置，不要急于分离瘤颈，先将动脉瘤近侧载瘤动脉分离以备必要时作暂时性阻断。一般来说，起源于后交通动脉以远的动脉瘤多能显露近侧载瘤动脉，但少数病人的前床突发育过长，或颈内动脉因动脉硬化向前外侧迂曲时，难以显露近侧载瘤动脉，此时必须磨除部分前床突才能控制近侧载瘤动脉。对起源于颈内动脉主干的动脉瘤，笔者习惯在剪辑减影的血管造影片时，保留一帧未减影的造影侧位片，以便于评估前床突与动脉瘤瘤颈之间的关系（图4-83）。

将载瘤动脉的近侧分离后，即开始分离动脉瘤的瘤颈，进一步确定动脉的指向和瘤颈的宽度及其与载瘤动脉和其分支动脉的关系，以便选择适合的动脉瘤夹。对出血后局部蛛网膜下腔粘连严重的病例，应尽可能采用锐性分离，以避免钝性分离牵拉动脉瘤引起破裂出血。瘤颈分离的范围适可而止，只要能顺利通过动脉瘤夹的叶片即可。瘤颈分离时重要的步骤是辨认后交通动脉的位置，并将其从瘤颈上分开，避免误夹。有时后交通动脉与动脉瘤难以分开，或动脉瘤瘤颈的一部分起自后交通动脉起始部，强行分离将导致瘤颈破裂时，只要后交通动脉不是特别粗大的所谓"胎儿型"（大脑后动脉 P_1 段未发育），可将后交通动脉近侧主干连同瘤颈一并夹闭。只要不损伤后交通动脉行程中的穿支血管，一般不会造成严重后果。笔者

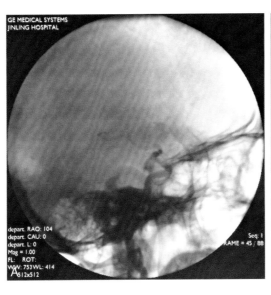
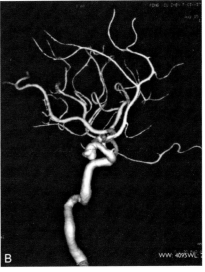

图4-83　颈内动脉–后交通动脉动脉瘤
A. 未减影的侧位片，可非常清晰地辨认动脉瘤的瘤颈与前床突的关系，该病人近侧瘤颈显然高出前床突，术前即可预测瘤颈夹闭时不会受到前床突的阻挡。**B.** 减影后侧位像。

曾遇到 2 例后交通动脉参与动脉瘤颈形成的大型后交通动脉动脉瘤病例,术中瘤颈被可靠夹闭后,穿刺动脉瘤仍有搏动性动脉出血,检查发现后交通动脉参与动脉瘤颈的形成,在动脉瘤夹的远侧继续向动脉瘤供血,此时只能靠近动脉瘤阻断后交通动脉主干,术后 2 例病人均恢复良好。

瘤颈分离后,选择适合瘤颈的动脉瘤夹,包括瘤夹的长度、角度、最大张开的宽度等,不宜使用不合适的动脉瘤夹强行夹闭瘤颈,以免发生瘤颈撕裂的危险局面。瘤颈宽大的动脉瘤,可用吸引器轻轻压迫缩窄瘤颈,协助瘤夹叶片顺利进入。释放瘤夹时应缓慢,尤其是有明显动脉粥样硬化的病人,应逐渐放松持夹钳,释放过快有可能导致瘤颈撕裂。

如果动脉瘤内有血栓,尤其是瘤颈部血栓,多会影响瘤颈的夹闭。此时可将动脉瘤近、远侧载瘤动脉暂时性阻断,然后切开动脉瘤,清除瘤颈附近的血栓后再夹闭瘤颈。

对大型、巨大型动脉瘤以及术前存在动眼神经麻痹的病人,在动脉瘤夹闭后,应穿刺或切开动脉瘤,抽空动脉瘤内血液,清除瘤内血栓,消除动脉瘤的占位效应。笔者不主张动脉瘤夹闭后无选择地切除动脉瘤,过度的操作有可能带来神经和血管的附加损伤。

当巨大动脉瘤瘤颈特别宽大时,可采用成角的窗式动脉瘤夹进行夹闭。实在难以夹闭的巨大梭形动脉瘤,因术中难以显露动脉瘤的全部,采用动脉瘤包裹术对防止出血的作用甚小,可将动脉瘤孤立,然后采用颅内外搭桥的方式重建动脉瘤远侧的血供(图 4-84)。

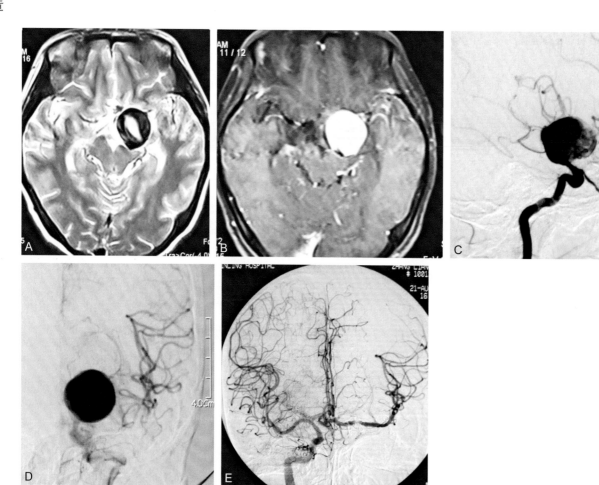

图 4-84 巨大后交通动脉动脉瘤孤立术

女性病人,35 岁。MRI 显示鞍旁有一巨大血栓性动脉瘤,DSA 造影显示动脉瘤累及的范围从后交通动脉起始点到颈内动脉分叉部。术中见颈内动脉床突上段呈梭形扩张,ACA 和 MCA 分别从动脉瘤体的两侧发出。术中采用多枚动脉瘤夹塑形夹闭动脉瘤,保留颈内动脉分叉部的部分动脉瘤壁,经塑形后其与 MCA 主干粗细相当,从而保证了 A_1 段与 MCA 相通,然后从动脉瘤近侧夹闭颈内动脉使动脉瘤孤立。A、B. 术前 MRI。C、D. 分别为术前血管造影正位、侧位所见。E. 动脉瘤孤立并用多动脉瘤夹重塑颈内动脉分叉部后的血管造影复查,MCA 血流来自保留的 A_1 段和 M_1 段之间的部分动脉瘤。

五、脉络膜前动脉瘤

脉络膜前动脉是颈内动脉分叉前的最后一个分支，从颈内动脉的后外侧壁（66%）或后壁（28%）发出，极少数可从外侧壁发出（6%），极少情况下，脉络膜前动脉也可从MCA或后交通动脉主干发出。一般为单干，有时为两支血管直接从颈内动脉发出，或单干发出后很快就分成两个主干血管。脉络膜前动脉的管径比后交通动脉细，大致与眼动脉类似。动脉发出后，开始走行在颈内动脉的后内侧，因此在显影良好的血管造影正位片可在颈内动脉内侧看到该血管的主干。然后继续沿视束下方绕中脑向后方走行，主干延续部分进入颞叶内侧的脉络裂。近侧主干分支供应视交叉、视束、灰结节、乳头体等区域，远侧发出分支供应海马旁回、钩回、杏仁核等脑区以及大脑脚、下丘脑和部分丘脑脑区。

脉络膜前动脉瘤少见，约占颅内动脉瘤的2%～5%。未破裂动脉瘤很少出现临床症状，少数大型动脉瘤可能压迫动眼神经引起动眼神经麻痹症状。多数病人因动脉瘤破裂出血后就诊。

脉络膜前动脉与后交通动脉距离很近，如果同时合并后交通动脉动脉瘤，两个动脉瘤可以相接而形成"吻动脉瘤"（kissing aneurysms）（图4-85）。

脉络膜前动脉瘤的治疗可以采用血管内治疗或直接手术治疗。

手术治疗方法与后交通动脉动脉瘤类似，但因脉络膜前动脉细小，分离与夹闭瘤颈时勿损伤动脉主干及其分支，否则可造成Abbie综合征，表现为不同程度的偏瘫、偏身感觉障碍和同向性偏盲。

六、颈内动脉分叉部动脉瘤

颈内动脉在分出大脑前动脉后，颈内动脉本身自然延续成为大脑中动脉。颈内动脉分叉部的位置差别较大，分叉点越高，硬脑膜内段颈内动脉的长度越长，分叉点也越接近脑组织。颈内动脉分叉部的形态差别较大（图4-86），但基本上类似大写的

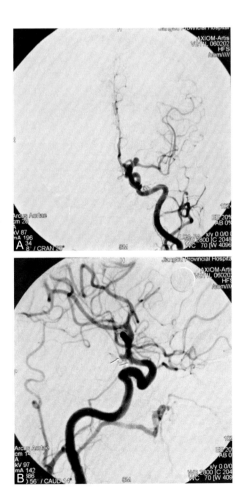

图4-85 同时合并存在一侧脉络膜前动脉、后交通动脉和颈内动脉分叉部动脉瘤
A. 正位DSA。B. 侧位DSA。

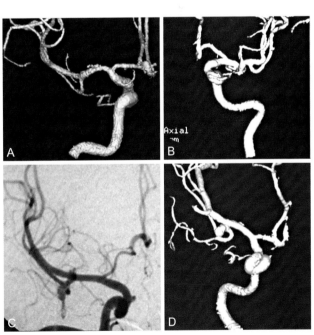

图4-86 颈内动脉分叉部的形态
A. 分叉部呈T型或伞型，为最常见的一种类型。B、C. MCA呈水平型，A$_1$段呈V型走向中线。D. A$_1$段呈水平型，M$_1$段呈V型走行。

英文字母"T"字，分叉部形成的夹角大小对该区血流动力学变化影响较大，在某种意义上，也决定了动脉瘤瘤体的指向。

颈内动脉分叉点的上方是前穿质，从 A₁ 段和 M₁ 段发出的穿动脉行走在鞍上脑池内，最后在分叉点附近集中后进入前穿质。当分叉部动脉瘤较大且向上方生长时，瘤顶的部位恰是前穿质的部分，而动脉瘤颈处则是经过脑池内向前穿质聚集的穿动脉，这些穿支血管多走行在动脉瘤瘤颈的后方，如果在未完全明确穿动脉与瘤颈的关系前就夹闭瘤颈，有可能误夹穿动脉。

颈内动脉分叉部也是颅内动脉瘤好发的部位之一，文献统计其发生率居颅内动脉瘤的第 5 位。动脉瘤顶最常见的指向是分叉部的上方，其次是指向分叉部的后下方，不管是向上还是向后下指向的动脉瘤，都可能向分叉点的内侧或外侧倾斜。

颈内动脉分叉部动脉瘤的临床表现主要与动脉瘤的大小以及是否破裂出血有关。小型动脉瘤一般不产生临床症状，大型或巨大的动脉瘤虽可向上突入额叶脑内，但由于该区脑组织并无特异性临床表现，因此单纯根据临床表现很难作出分叉部动脉瘤的诊断。当动脉瘤破裂出血后，小型动脉瘤多只表现为 SAH，而突入脑组织内的动脉瘤发生破裂，常出现与高血压脑出血类似的位于基底节前部的脑内血肿。

颈内动脉分叉部动脉瘤可选择血管内治疗或直接手术治疗。

手术治疗选择翼点入路，广泛打开外侧裂后，沿 MCA 分离到颈内动脉分叉部，越过动脉瘤，继续分离显露颈内动脉和大脑前动脉 A₁ 段。若动脉瘤体积较大，阻挡对颈内动脉的显露时，可轻轻将动脉瘤牵开。当颈内动脉和 A₁ 段均被显露后，即使术中动脉瘤发生破裂，可将颈内动脉和 A₁ 段暂时性阻断。

瘤颈分离时，重要的是辨认瘤颈周围、尤其是瘤颈后方的穿动脉和脉络膜前动脉。对于瘤体指向后或后下方的动脉瘤，由于动脉瘤的阻挡和推挤，穿动脉和脉络膜前动脉的主干或分支可能与瘤颈和瘤体紧密附着，分离时必须加以辨认并保留。夹闭瘤颈后，抽吸动脉瘤内血液以缩小体积后，进一步辨认有无穿动脉和脉络膜前动脉被误夹。

当动脉瘤瘤颈宽大时，直接夹闭瘤颈可能造成载瘤动脉的扭曲和缩窄，此时可将颈内动脉、A₁ 段、甚至 M₁ 段均暂时性阻断，抽空动脉瘤，辨认瘤颈周围穿支血管后，塑形夹闭瘤颈（图 4-87）。

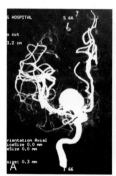 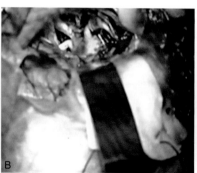 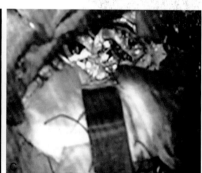 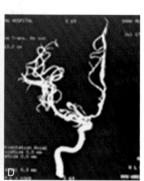

图 4-87　颈内动脉分叉部动脉瘤夹闭术

A. 颈内动脉分叉部动脉瘤，瘤体指向上方，进入前穿质。**B.** 术中显露动脉瘤与主要载瘤动脉的关系，注意瘤颈右侧的穿动脉。**C.** 将颈内动脉、A₁ 段和 M₁ 段均暂时性阻断后，塑形夹闭瘤颈。**D.** 术后显示动脉瘤消失，载瘤动脉通畅。

（史继新）

第十七节 大脑中动脉瘤

大脑中动脉（MCA）是颈内动脉颅内段的延续部分，在行程中不断发出分支，最终形成复杂的动脉树状结构，承担大脑半球的主要血供。Rhoton 将 MCA 分为 4 段，分别是 M_1 段（蝶骨段）、M_2 段（岛段）、M_3 段（岛盖段）和 M_4 段（皮层段）。M_1 段是 MCA 主干，自颈内动脉分叉部开始，终止在 MCA 主要分支的分叉部，沿途分出深穿支血管和皮层支，供应脑深部重要结构、颞叶前部和内侧皮层。M_2 段为 MCA 主要分支的主干，约 85% 为双支，12% 为三支，其余的为多支。M_3 段是 M_2 段的延续及其分支，起始于岛叶的环状沟，终止在外侧裂的表面，形成 M_3 段的分支附着在外侧裂远侧额、顶和颞叶岛盖的表面，因此也称为岛盖段。M_4 段起始于外侧裂表面，作为大脑中动脉的皮层支供应到大脑半球，因此也称皮层段。

MCA 是颅内动脉瘤的好发部位之一，发生率仅次于颈内动脉主干动脉瘤和前交通动脉动脉瘤，约占所有颅内动脉瘤的 20%。起源于 MCA 的动脉瘤可发生在 MCA 的任何部位，但最常见的部位是 M_2 段起始部和 MCA 的主干，动脉瘤瘤顶的指向通常与动脉的血流方向一致。

Roberto 等将 MCA 动脉瘤分成三类：①近侧动脉瘤：指位于 MCA 主干，起源于额颞、颞前等动脉分支或穿支动脉发出处的动脉瘤，此类动脉瘤约占所有 MCA 动脉瘤的 10%～15%；② MCA 分叉部动脉瘤：位于 M_2 段的起始部，因该处也是 M_1 主干的末端，典型的分叉部动脉瘤看起来像是 MCA 主干的延伸，受 M_1 主干走行的影响，动脉瘤体常指向外侧颞叶方向，或突入颞叶脑内，动脉瘤周围被 M_2 段起始部主干包绕或与之紧密粘连，此型动脉瘤最为常见，约占所有大脑中动脉瘤的 80%～85%；③远侧动脉瘤：位于主要分支的远侧分支上，很少见，占所有 MCA 动脉瘤的 5% 左右。

由于 MCA 复杂的分支结构和动脉瘤多位于动脉分叉部的特点，起源于 MCA 的动脉瘤往往不像起源于颈内动脉主干的动脉瘤那样具有明显的瘤颈，动脉瘤可能呈梭形，且有形成巨大动脉瘤的倾向，如 M_1 段动脉瘤。起源于 MCA 主要分叉部的动脉瘤，与动脉瘤相关的动脉分支起始部实际上已经构成了动脉瘤壁的一部分，因此一些大型或巨大型动脉瘤看起来也无明显瘤颈，MCA 的主要分支好像直接从动脉瘤发出，给手术治疗带来诸多困难。再加上 MCA 属于终末血管供血，供应的范围是解剖上非常重要的脑区，不管是 MCA 主干还是主要分支，损伤后均会导致严重的神经功能障碍。这些特点使得 MCA 动脉瘤手术治疗具有相当大的特殊性，采用一般常规夹闭瘤颈的操作在处理 MCA 动脉瘤时经常会遇到很大困难，这也是 Dandy 曾经将 MCA 动脉瘤视作不能手术治疗的动脉瘤的主要原因。近年来，随着显微神经外科技术的迅速发展和手术技巧的不断提高，MCA 动脉瘤手术的致残率和死亡率均显著降低。

一、临床表现

MCA 动脉瘤的临床表现取决于动脉瘤的大小和是否曾发生出血等因素。除非破裂出血，小型动脉瘤多无症状，一般难以被发现。临床上出现与动脉瘤相关的症状多与下列三种情况有关：①动脉瘤破裂出血，超过 90% 的 MCA 动脉瘤是因出血才被发现。突发性头痛，短时意识丧失和局灶性神经功能障碍，出血后仍旧清醒的病人出现局灶性神经体征，或单侧头痛等应考虑大脑中动脉破裂出血的可能。由于 MCA 动脉瘤深藏于外侧裂内或突入额、颞叶脑内，破裂后除出现以一侧外侧裂为主的蛛网膜下腔出血外，常伴有外侧裂内或脑内血肿，脑内血肿的发生率占破裂 MCA 动脉瘤的 30%～50%。血肿部位取决于动脉瘤的部位和指向，位于外侧裂内的小型动脉瘤破裂后血肿多局限在外侧裂内；发生于 MCA 主干上的动脉瘤因瘤体多指向额叶，血肿常位于额叶脑内；MCA 分叉部或分叉部之后的动脉瘤，瘤体多指向颞叶方向，破裂后形成的血肿常位于颞叶脑内。血肿破入脑室或引起脑积水的发生率在 MCA 动脉瘤较低。②大型或巨大型动脉瘤因压迫周围神经组织引起局灶性神经功能障碍，如对侧肢体肌力减弱、失语等。③少数巨大血栓性动脉瘤可因动脉瘤内血栓脱落引起脑缺血表现。

二、手术治疗

对破裂的 MCA 动脉瘤并伴有外侧裂或脑内血肿者，应积极进行手术治疗。清除血肿，缓解颅内压力增高，消除动脉瘤。对破裂后仅有少量 SAH 的病人，也应积极施行治疗。鉴于 MCA 动脉瘤，尤其是 MCA 分叉部动脉瘤，常缺乏明确瘤颈而使血管内治疗存在一定困难，而直接手术治疗可进行动脉瘤塑型夹闭或载瘤动脉重建手术，因此对 MCA 动脉瘤采用直接手术治疗应视为一种合理方案。另外，对未破裂的 MCA 动脉瘤，为了减轻病人心理上的巨大压力，防止发生破裂所造成的危险，也应该进行积极治疗。

MCA 动脉瘤因病变比较容易显露，近侧载瘤动脉容易被控制，即使手术中发生动脉瘤破裂出血，一般不会导致灾难性后果，因此手术风险相对较小。但因 MCA 解剖的复杂性，动脉瘤多位于动脉分叉部以及缺乏明确的瘤颈等特点，动脉瘤的分离和夹闭常很困难，需耐心游离动脉瘤周围的动脉分支或穿支血管，必要时采用多个动脉瘤夹塑型以保全载瘤动脉，有时还必须用多种方法重建载瘤动脉。

急性破裂的动脉瘤，一般多存在颅内压增高，开颅前应进行腰椎穿刺放置脑脊液引流导管，在切开硬脑膜前先通过引流脑脊液以降低颅内压力，这样有利于手术中显露动脉瘤，并可避免脑组织因过度牵拉而损伤。如果 CT 显示脑内血肿位置非常表浅时，则清除血肿后颅内压多可得到有效缓解，术前可不必要行腰池置管。

1. 手术入路

MCA 动脉瘤一般采用翼点入路开颅，对存在严重颅内压增高，Hunt-Hess 分级 IV 级以上，或已发生脑疝的病人，可采用扩大的额颞部入路，以备必要时施行去骨瓣减压手术。对未破裂的动脉瘤，也可经颞部小骨窗开颅（图 4-88）。

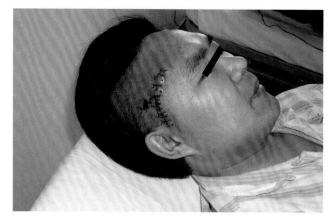

图 4-88 经颞部小骨窗开颅施行 MCA 动脉瘤夹闭术的切口

手术时病人取平卧位，头部向对侧旋转 30°，使颧突处于手术区的最高点。由于 MCA 动脉瘤位置较浅，开颅时将头皮、颞肌与颅骨骨膜一并从骨膜下向前下方推开，既可缩短开颅时间，又可避免损伤到面神经的额支和眶上神经。

切开硬脑膜后，可根据病人动脉瘤的位置、大小、是否破裂、血肿的部位、颅内压增高的程度等具体情况选择经外侧裂入路或经颞上回入路来显露动脉瘤。

（1）经外侧裂入路 这是显露 MCA 最常采用的途径，通过颅内自然间隙显露动脉瘤，对脑组织创伤很小。除有严重颅内压增高或外侧裂池发育特别狭小者，或颞叶内存在大型脑内血肿等病人外，应尽量选择经外侧裂入路显露动脉瘤。

经外侧裂入路又可细分为经外侧裂内侧入路（medial transsylvian approach）和经外侧裂外侧入路（lateral transsylvian approach）。

经外侧裂内侧入路主要用于颅内压不高，不需过分牵拉脑组织即可将额叶底面牵开，或预测打开外侧裂清除动脉瘤附近血块后动脉瘤可能破裂的病人。先将额叶抬起，在靠近颈动脉池处打开外侧裂池表面的蛛网膜，分开外侧裂。此种入路的优点是先显露动脉瘤近侧的载瘤动脉，然后逆向分离外侧裂，沿已经显露的 MCA 主干向远端逐步分离找到动脉瘤，一旦动脉瘤发生破裂，可以很方便地暂时性阻断动脉瘤近侧载瘤动脉。缺点是急性出血期病人存在颅内压较高时，可能因过分牵拉造成脑组织的牵拉性损伤。

经外侧裂外侧入路是指打开硬脑膜后，先打开靠近脑表面的外侧裂池，由外向内将外侧裂分开。打开外侧裂池时应沿额叶侧切开外侧裂池的蛛网膜，这样有助于保留侧裂静脉主干和引流到蝶顶窦的血管。当遇到额、颞叶之间相互交通的静脉分支或向蝶顶窦的引流静脉影响动脉瘤显露时，可将其电凝后切断，一般不致出现不良后果，但侧裂静脉主干必须保留。分开部分外侧裂后可见到 MCA 的 M_3 段分支，继续向内侧分离即可显露 M_2 段分支和 MCA 主干。因动脉瘤多数位于 MCA 分叉部，分叉部的位置距离颅骨内板很近，因此容易发现动脉瘤。对动脉瘤破裂后急性期手术的病人，术中动脉瘤发生过早破裂（premature rupture）的可能性较大，在发现动脉瘤之后，不要急于清除动脉瘤周围的积血，先跨过动脉瘤继续向颈内动脉方向分离，找到动脉瘤近侧的 MCA 主干，将其游离以备必要时暂时性阻断，然后再清除动脉瘤周围积血，分离动脉瘤。当必须使用暂时性阻断时，在不影响进一步分离和夹闭动脉瘤的情况下，暂时性动脉瘤夹的位置应尽可能靠近动脉瘤，使暂时性阻断期间发生脑缺血的范围尽可能小。外侧裂池内积血较多时，尤其是存在较韧的血块时，分离时应仔细辨认从 MCA 主干发出的动脉分支，这些在外侧裂池内的动脉分支是豆纹动脉等穿支血管，应避免损伤。

（2）经颞上回入路　颞上回入路实际上是经外侧裂外侧入路的一种变异，即通过在颞上回的脑皮层做切口达到外侧裂。对动脉瘤急性破裂后存在严重的颅内压增高，或外侧裂池被挤压得过分狭小，或存在颞叶脑内血肿的病人，可选择经颞上回入路显露动脉瘤。

采用此种入路时，头位可向对侧更多地倾斜，可倾斜到 60°，使之更利于操作。先在靠近外侧裂处切开颞上回前部皮层，深入 2 cm 左右或清除颞叶脑内血肿后，再切开外侧裂侧的软脑膜和外侧裂的蛛网膜进入外侧裂内，分离和处理动脉瘤的步骤与经外侧裂入路相同。

2. 动脉瘤的夹闭

MCA 主干动脉瘤通常与从 MCA 发出的穿动脉关系密切，应将动脉瘤颈与穿动脉分开，以确保在夹闭动脉瘤时能保全穿动脉，除非考虑将动脉瘤切除或夹闭瘤颈遇到困难，一般无须分离动脉瘤瘤体，以免增加动脉瘤周围组织的附加损伤。

对于起源于 M_1 段的小型动脉瘤，即使采用微型动脉瘤夹也难以夹闭时，可在确保不损伤穿动脉的情况下，使用弱电流双极电凝动脉瘤将其缩小或消除。为了降低电凝时动脉瘤破裂的可能性，可将大脑中动脉主干暂时性阻断，待动脉瘤内张力降低后再行电凝。动脉瘤完全或基本消失后，取少许棉片

丝包裹在原来动脉瘤的部位，使局部发生粘连以增加局部血管的强度。

MCA 分叉部动脉瘤除小型动脉瘤外，瘤颈与 M_2 段血管起始部的关系常很密切，应该在显微镜下仔细辨认，确认每一支分支与瘤颈的关系并将其仔细从瘤颈上分离开。有时需将动脉瘤完全游离，牵开动脉瘤看清动脉瘤下方瘤颈与动脉分支的关系然后夹闭瘤颈，因为任何一个分支被误夹均可能产生严重后果。

3. 复杂 MCA 动脉瘤的处理

处理有明确瘤颈的 MCA 动脉瘤一般多无困难，但呈梭形或宽颈的 MCA 动脉瘤常常无法用单纯夹闭的方法处理，为了消除动脉瘤而又保留载瘤动脉及各主要分支的通畅，可采取下列措施处理。

（1）多个动脉瘤夹塑型夹闭　先用 1 枚既适合瘤颈，又与主要动脉分支角度匹配的动脉瘤夹夹闭部分动脉瘤，同时保留主要分支的通畅性，然后再用 1 枚甚至多枚动脉瘤夹消除其余部分的动脉瘤（图 4-89）。对有些实在难以与动脉瘤颈分离的主要分支，先用窗式动脉瘤夹跨过该血管夹闭部分瘤颈，然后用上述方法处理残余瘤颈，常可获得良好效果。也可先将 M_1 段和所有 M_2 分支暂时性阻断，然后切开动脉瘤，在动脉瘤没有任何张力的情况下从容采用多动脉瘤夹塑型夹闭动脉瘤。对经努力仍难以完全消除的动脉瘤残体，将其完全游离后用网眼纱布

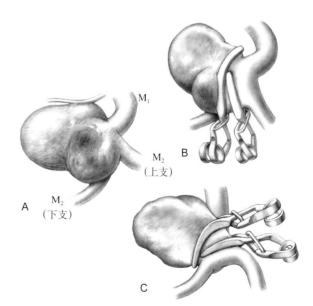

图 4-89　多瘤夹夹闭 MCA 动脉瘤示意图
A. MCA 分叉部复杂动脉瘤。**B.** 用 2 枚动脉瘤夹夹闭瘤颈。
C. 显示载瘤动脉及其分支通畅。

第十七节　SECTION 17

或棉片丝将其妥善包裹。因为 MCA 分叉部动脉瘤不像其他深部动脉瘤，有可能将瘤体完全游离，经过妥善包裹后不会有包裹不到的地方，因此对动脉瘤壁的加固是可靠的，术后一般不致再发生出血。

（2）保留部分瘤颈，残余动脉瘤壁与 MCA 主干吻合　对分叉部附近大型或梭形动脉瘤，无法施行动脉瘤塑形夹闭时，可保留靠近分叉部的部分动脉瘤壁，切除含有血栓的动脉瘤部分，将残余的动脉瘤通过缝合或动脉瘤夹塑形后与 MCA 主干吻合。

（3）动脉瘤切除缝合术　适用于处理梭形动脉瘤或瘤颈特别宽大的动脉瘤，且瘤壁条件较好，没有钙化和严重动脉硬化的病例。将动脉瘤近、远侧载瘤动脉阻断后，切开动脉瘤壁，取出瘤内的血栓并切除多余动脉瘤壁，缝合后重建载瘤动脉（图4-90）。完成缝合后，应观察重建血管的通畅情况，以防止重建部分的血管因内膜粗糙而形成血栓。笔者曾经在 1 例巨大 MCA 动脉瘤采用这种方法处理，但在完成缝合后的观察期间发现重建的血管内逐渐出现血栓而影响通畅。因此当考虑吻合后血栓形成的可能性较大时，应毫不犹豫地将该段血管切除进行载瘤动脉端－端吻合术，如切除后血管长度不够，可取一段静脉或桡动脉进行插入吻合。

（4）动脉瘤切除载瘤动脉吻合术　对不能夹闭的 MCA 主干的巨大动脉瘤，尤其是梭形动脉瘤，可采用此种方式。先将动脉瘤两侧载瘤动脉用暂时性动脉瘤夹阻断，阻断点应留有供作动脉吻合的长度，然后切除动脉瘤。充分游离动脉瘤两端的载瘤动脉，切断所有动脉周围的蛛网膜纤维，使动脉瘤两端的载瘤动脉尽可能游离，以减少吻合口张力，然后用无损伤缝合线进行血管吻合。如果动脉瘤两端载瘤动脉经游离后张力仍较高，两端靠拢困难时，可取静脉或桡动脉作为插入血管进行吻合。

（5）动脉瘤孤立＋颞浅动脉－大脑中动脉搭桥术　对于只能施行动脉瘤孤立手术的病人，为确保动脉瘤远侧血供，应施行远侧血管的重建手术。一般多选择颞浅动脉作为供血动脉，根据动脉瘤孤立后远侧 MCA 分支情况，行颞浅动脉与远侧 MCA 主干或某一分支端－端或端－侧吻合术（图4-91）。

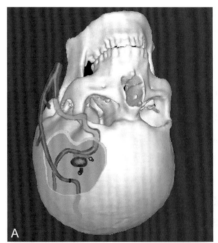

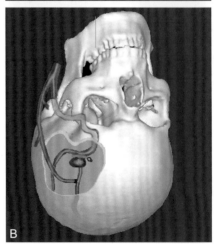

图 4-91　动脉瘤孤立＋颞浅动脉－大脑中动脉搭桥术
A. MCA 分叉部动脉瘤，动脉瘤夹闭后，其中一个主要分支被阻断，采用颞浅动脉与该主支动脉行端－端吻合术。**B.** 端－侧吻合术。

图 4-90　动脉瘤切除缝合术
A. MCA 分叉部梭形动脉瘤。**B.** 将 M_1 和 M_2 分支暂时性阻断，切除多余动脉瘤壁。**C.** 缝合动脉瘤壁。**D.** 重建载瘤动脉。

（史继新）

第十八节 前交通动脉动脉瘤

一、大脑前动脉和前交通动脉的局部解剖

大脑前动脉从颈内动脉分出后可分为 3 个部分，即大脑前动脉近侧段（A_1 段）、前交通动脉区和大脑前动脉远侧段（A_2～A_5 段）。

（一）大脑前动脉近侧段

A_1 段为大脑前动脉起始部至前交通动脉发出部之间的一段动脉，起于颈内动脉分叉部，走向内侧，越过视神经或视束，位于前穿质下方。平均长度左侧为 14 mm，右侧为 15 mm。血管外径为 0.9～4 mm，平均左侧为 2.7 mm，右侧为 2.2 mm。

正常人一侧 A_1 段发育不良出现率约 10%，有的可完全缺如，多见于右侧。发育不良的 A_1 段较细，外径为 0.5～0.8 mm。较小的 A_1 段易被误认为 Heubner 回返动脉或眶额动脉。对侧 A_1 段粗大，可发出左右侧 A_2 段供应两侧大脑半球。在前交通动脉瘤病人中 A_1 段发育不良出现率高达 80%，显然这种血管变异与前交通动脉动脉瘤的发生有关，可能因两侧血管不对称使局部血管的流体力学发生改变，促使动脉瘤发生。

从 A_1 段发出 1～11 支（平均 6.4 支）穿动脉，其中 80% 以上从近侧 1/2 段发出，进入前穿质，供应视交叉、前联合、下丘脑前部、内囊膝部和苍白球前部。Heubner 回返动脉是最大的一个穿支，平均外径为 0.3～1.5 mm，长度为 12～28 mm，35% 从前交通动脉水平发出，57% 从 A_2 段的近侧 5 mm 之内发出，8% 由 A_1 段距前交通动脉 5 mm 之内发出，两侧起点对称者占 30%，供应尾状核头部、壳核和内囊的前肢。

（二）前交通动脉区

前交通动脉沟通两侧大脑前动脉，长度为 2.5～3 mm，管径为 0.2～3.4 mm（平均 1.5 mm），从前交通动脉发出 3～10 支穿动脉，向后走行供应下丘脑、视交叉和前穿质。下丘脑动脉常发自前交通动脉后下壁，可有 2～3 支，其中一支较为粗大。Heubner 回返动脉的发出点和大小变异也很多，多见于前交通动脉与 A_1 段的连接部。从起点发出后，转向外侧至前穿质，常可紧贴或隐藏在 A_1 段下数毫米处，造成识别困难。眶额动脉和额极动脉的起始点相距约数毫米，两者均可在终板池或胼胝体池内紧贴动脉瘤体。

前交通动脉区的动脉解剖结构复杂，故称为前交通动脉复合体。在处理前交通动脉动脉瘤时必须分离和识别以下 14 根主要的邻近动脉：①左、右大脑前动脉近侧段（A_1 段）；②前交通动脉，可呈单支、双支或多支，偶有网状；③下丘脑动脉（2～5支）；④左、右大脑前动脉远侧段，即胼周动脉（A_2段）；⑤左、右 Heubner 回返动脉；⑥左、右眶额动脉；⑦左、右额极动脉；⑧左、右起源于 A_2 近侧段的胼缘动脉；⑨第三支胼周动脉（第三支 A_2 段）（图 4-92）。

与前交通动脉动脉瘤手术有关的脑池及脑池内所包含的血管、神经如下：①颈动脉池主要内容为颈内动脉；②侧裂池主要内容为大脑中动脉和大脑中静脉；③嗅池主要内容为嗅束；④交叉池主要内容为视神经、视交叉和垂体柄；⑤脚间池主要内容为后交通动脉及其分支和动眼神经；⑥脚池主要内容为脉络膜前动脉；⑦终板池主要内容为大脑前动脉 A_1 段和前交通动脉。

前交通动脉复合体的解剖学变异在正常脑中就很常见，而在动脉瘤患者就更常见，因此在手

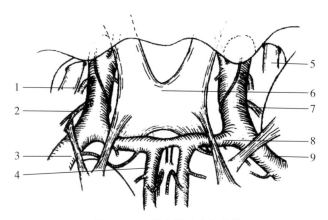

图 4-92 前交通动脉复合体

1. 左侧后交通动脉；2. 左侧脉络膜前动脉；3. 左侧大脑中动脉；4. 左侧大脑前动脉 A_2 段；5. 右侧动眼神经；6. 视交叉；7. 右侧颈内动脉；8. 右侧大脑前动脉 A_1 段；9. 右侧大脑中动脉。

术前要充分估计前交通动脉复合体的解剖学变异。Sengupta 提出经 Willis 环前部循环的 4 种类型（图4-93）：

Ⅰ型 又称单侧型，有66%的患者属此型。血管造影表现为一侧颈动脉注入对比增强剂可充盈动脉瘤和同侧或双侧 A_2 段，对侧颈动脉注入造影剂仅充盈同侧 A_2 段。这种循环状况在需要手术闭塞前交通动脉时基本没有风险。如果载瘤的 A_1 段发生血管痉挛，其支配区可由对侧颈动脉和经后交通动脉的后循环血流通过对侧 A_1 段供血。

Ⅱ型 又称双侧型，有14%的病例发生此种变异。血管造影表现为任一侧颈动脉注入造影剂时均可充盈动脉瘤和双侧 A_2 段。由于有极好的对侧血流，故血管痉挛的影响轻微。事实上，双侧大脑前动脉很可能在延续为分离的两条 A_2 段前已融合。在这种情况下，应用动脉瘤夹夹闭瘤颈时很可能会导致双侧大脑前动脉的扭曲。

Ⅲ型 又称主侧大脑前动脉型，12%的病例发生此种变异。此型中一侧增粗的 A_1 段分为两条 A_2 段，动脉瘤位于分叉处并被造影剂充盈。在对侧颈动脉内注入造影剂时只显示大脑中动脉，而大脑前动脉不充盈。因为无对侧颈动脉系的交叉血供，故血管痉挛的后果严重。

Ⅳ型 又称主侧大脑前动脉合并大脑后动脉 P_1 段发育不全，发生率有8%。这型病例造影剂的充

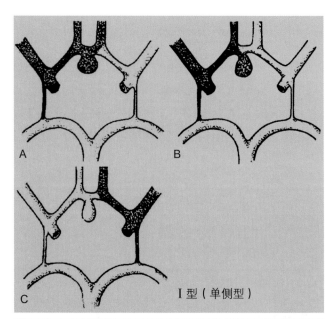

Ⅰ型（单侧型）

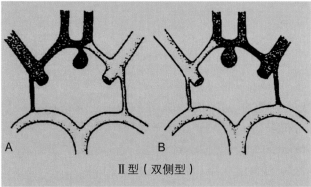

Ⅱ型（双侧型）

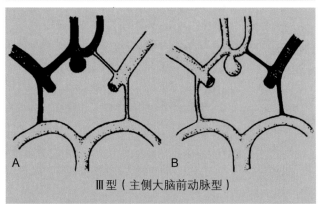

Ⅲ型（主侧大脑前动脉型）

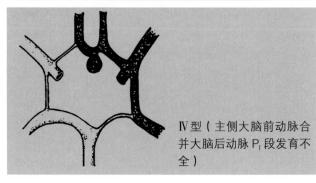

Ⅳ型（主侧大脑前动脉合并大脑后动脉 P_1 段发育不全）

图 4-93 Willis 环前部循环分型（Sengupta）

盈情况同Ⅲ型，可见一侧或双侧大脑后动脉起源于颈内动脉，椎动脉造影显示起源于基底动脉分叉处的 P_1 段发育不全。此种类型中血管痉挛的影响最重，因为痉挛血管的支配区不仅缺乏对侧半球的血液供应，还缺乏后循环的供血。

其中Ⅰ、Ⅲ、Ⅳ型为单侧前部循环，即颈内动脉的"前部三分叉"。一侧大脑前动脉 A_1 段粗大，另一侧发育不良或缺如。两侧大脑前动脉的 A_2 段均由粗大的一侧（主侧） A_1 段所供应，前交通动脉比正常者粗大。由于这种血管异常，"主侧"血流量增大，冲击 A_1 段与前交通动脉交界处，形成动脉瘤。故"主侧" A_1 段与前交通动脉交界处动脉瘤的发生率比非主侧高3倍。

此外，前交通动脉本身也有很多变异。"正常"的前交通动脉应该只有一支，但实际上可以呈现为双支、多支、窗状、桥状或网状，在前交通动脉动脉瘤病人中占 10%～40%（图4-94）。胚胎早期前交通动脉呈多个管腔结构，到胚胎后期融合成一个管腔。当这种融合不完全时，即形成重复畸形。这种异常形式多样，并可发出穿动脉，但动脉瘤和穿支多发生于较大的一支前交通动脉上。这与 Yaşargil 报道的 375 例前交通动脉动脉瘤的手术解剖所见相似。

大脑前静脉在大脑前动脉深面走行，从术者视线看，被动脉瘤所遮盖。在分离时，这些静脉可能被损伤引起出血，造成动脉瘤破裂的假象。在终板池前，视神经和筛板附近有小静脉丛，也常是分离动脉瘤时出血的来源。Rosenthal 基底静脉在大脑前动脉起源处的深面，放置暂时性动脉夹时必须考虑到这一点。

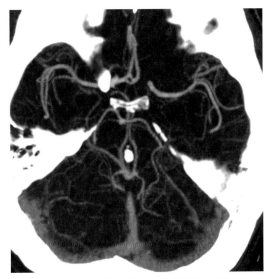

图4-94 前交通动脉成窗畸形（CTA）

（三）大脑前动脉远侧段

前交通动脉以远的大脑前动脉均属大脑前动脉远侧段。从前交通动脉起始后沿终板向上，在两侧额叶之间上行至胼胝体膝部，此段为 A_2 段，发出的分支有眶额动脉和额极动脉。 A_3 段绕过胼胝体膝部转向后，胼缘动脉起于此段。 A_4 段在胼胝体上面向后行，为胼周动脉，分出前、中、后额支。在胼胝体中部发出旁中央动脉后即为 A_5 段，终于顶枕动脉和楔前动脉。

约有 1.1% 的病人只有一支 A_2 动脉，称为奇大脑前动脉，还有 4.5% 的病人可有第三支 A_2 动脉，又称胼胝体正中动脉（图4-95）。这些变异和前交通动脉复合体本身复杂的血管关系增加了手术中辨认的困难。

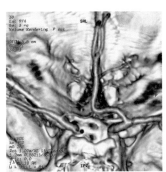
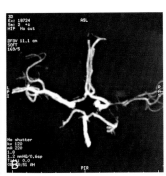
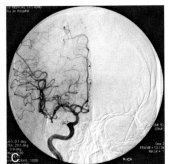
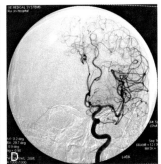

图4-95 大脑前动脉 A_2 段变异
A. 奇大脑前动脉（CTA）。**B.** 胼胝体正中动脉（CTA）。**C.** 胼胝体正中动脉（右DSA）。**D.** 胼胝体正中动脉（左DSA）。

二、发生率和部位分布

前交通动脉是颅内动脉瘤三个最常见的好发部位之一。其发生率占所有颅内动脉瘤的 25%～30%，在国外资料中居第一位，在我国的报告资料中，少于后交通动脉动脉瘤而居于第二位。

前交通动脉动脉瘤发生于大脑前动脉与前交通动脉相会处的远侧角。80% 的前交通动脉动脉瘤病人的两侧大脑前动脉 A_1 段管径不相等。文献中也多证明前交通动脉动脉瘤多发生在 A_1 段管径较大的一侧，只有 2% 的病人动脉瘤发生于 A_1 段管径较小的一侧，20%～30% 的动脉瘤位于前交通动脉的中间部位，这些事实证明血流动力因素对动脉瘤的发生有重要作用。Yaşargil 报告 375 例前交通动脉动脉瘤，占所有颅内动脉瘤的 37.1%，占整条大脑前动脉瘤的 91.2%。在其病人中，两侧 A_1 段大小相等者仅占 18.7%，这些病人中动脉瘤起于前交通动脉中间部位者占 96%。而一侧 A_1 发育不良者占 81.3%，其中左侧较大者占 52.6%，右侧较大者占 28.8%。在这些病人中，动脉瘤位于 A_1 较大一侧与前交通动脉交界处者占 97.3%，而位于较小一侧者只占 2.6%。

了解动脉瘤顶的指向，有助于手术入路的选择、手术计划的考虑和手术中动脉瘤的显露及夹闭。前交通动脉动脉瘤位于终板池，根据瘤体生长的方向，瘤顶有 4 种基本的指向，不少动脉瘤可处中间指向（图 4-96）。

（1）指向前方（12.8%）　动脉瘤伸向前方，指向视交叉或鞍结节，位于视神经上面，可以被交叉池的蛛网膜覆盖，巨大动脉瘤可以紧贴鞍结节和蝶骨翼上的硬脑膜。在这个位置，动脉瘤可以将整个前交通动脉复合体推向前，露出于大脑纵裂，从上面压迫视交叉或在两侧视神经之间延伸，从翼部入路时阻挡手术者视线，不能看到对侧发育不良的 A_1

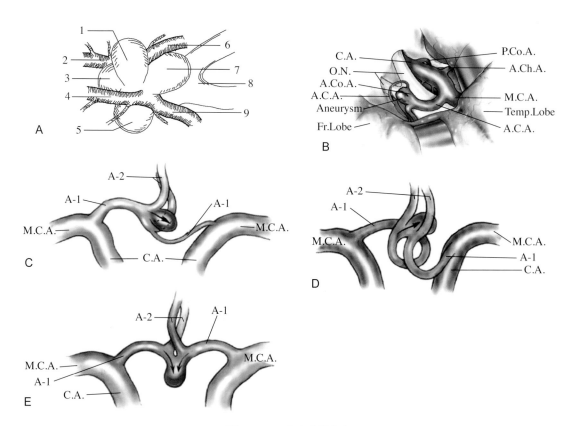

图 4-96　动脉瘤的指向

A. 动脉瘤的指向示意图 。1. 指向前方；2. 左侧大脑前动脉 A_2 段；3. 指向上方；4. 右侧大脑前动脉 A_2 段；5. 指向后方；6. 左侧大脑前动脉 A_1 段；7. 指向下方；8. 视交叉；9. 右侧大脑前动脉 A_1 段。**B.** 动脉瘤瘤顶指向上方。**C.** 动脉瘤瘤顶指向前方。**D.** 动脉瘤瘤顶指向后方。**E.** 动脉瘤瘤顶指向下方。

A-1：大脑前动脉 A_1 段；A-2：大脑前动脉 A_2 段；AChA：脉络膜前动脉；ACA：大脑前动脉；ACoA：前交通动脉；Aneurysm：动脉瘤；CA：颈内动脉；Fr.Lobe：额叶；MCA：大脑中动脉；ON：视神经；PCoA：后交通动脉；Temp.Lobe：颞叶。

段和降低的垂体柄。

（2）**指向上方**（22.7%） 在胼周动脉前瘤顶指向半球间大脑纵裂，可以偏向左或右，部分埋藏在邻近的直回中，对侧 A_2 段和回返动脉可能被遮挡，额眶动脉和额极动脉可与瘤体粘连。

（3）**指向后方**（34.4%） 动脉瘤夹在两侧 A_2 之间，遮挡对侧 A_2 段和其分支眶额动脉和额极动脉的起源处，而且这些动脉也常粘连于动脉瘤壁上。从翼点入路看，这些动脉瘤是藏在同侧直回后面。

（4）**指向下方**（14.1%） 动脉瘤顶指向终板，位于 A_2 段的后面，A_1 段和 Heubner 回返动脉的下面，也可以向外侧伸展，通常遮挡向前或后移位的前交通动脉的下丘脑分支，并且紧密相贴，也可以压迫大脑前静脉，手术中分离 A_1 段和 Heubner 回返动脉可能很困难。

（5）**多方向**（16%） 这些动脉瘤通常是巨大型，形态复杂，呈多叶形，瘤顶指向上述两个以上方向，在手术时分离困难。

前交通动脉动脉瘤的形状多种多样，以圆形最常见，其他还有小叶形，椭圆形，瘤体较大时可成为不规则形、双叶形或三叶形等。动脉瘤长大时，蛛网膜随之延伸，在动脉瘤与邻近结构之间总是保留蛛网膜层，提供可分离的平面。

三、临床表现和诊断

前交通动脉动脉瘤以男性多见，男女之比为 2 ：1.4，巨大动脉瘤和多发性动脉瘤的发生率不高。除绝少数为偶然发现或出现视交叉受压症状外，绝大多数病人（99%）的首发症状为蛛网膜下腔出血。即使与其他部位动脉瘤并发，前交通动脉动脉瘤也常常是出血来源。前交通动脉动脉瘤在破裂前很少引起症状，但是一旦破裂出血后可有很多病灶症状：①视神经和视交叉受压症状；②下丘脑和内分泌症状：由下丘脑动脉分布区出血和缺血引起；③精神症状：由于巨大动脉瘤的压迫，或者由于内侧穿支、下丘脑支、额眶动脉和胼周动脉等分布区的前穿质、额眶回或扣带回的缺血所引起，表现为情绪波动、人格改变、精神运动和智能减退、记忆力衰退或意识错乱等；④下肢瘫或偏瘫：由于胼周或胼缘动脉分布区的大脑半球内侧损害引起；⑤锥体外系症状：由于内侧穿支动脉和 Heubner 回返动脉分布区的基底节损害所引起。前交通动脉动脉瘤破裂后继发低钠血症的发生率很高，达 50% 左右，也可引起意识障碍和局灶神经症状加重。

前交通动脉动脉瘤破裂后比其他部位的动脉瘤更易形成脑内血肿，发生率为 33%。血肿可发生于一侧或双侧额叶内，穿破额角底面进入脑室。血肿发生于两侧额叶之间，形成纵裂间蛛网膜下血肿。终板池血肿可穿破到透明隔腔，再破入脑室内。故前交通动脉动脉瘤破裂并发脑室内出血的几率也较高，约 25%，并可因破入脑室引起相应的症状和体征。额叶血肿可引起精神症状，脑室内血肿常发生意识障碍，血肿还可破坏丘脑下部引起丘脑下部 - 垂体功能受损的症状。

CT 扫描见脑底池两侧对称的积血，特别是鞍上池积血和前额叶内侧血肿是其特征性表现（图 4-97）。透明隔腔积血也是特征性的出血类型，但甚

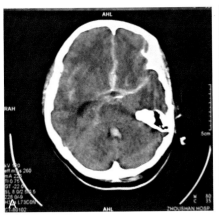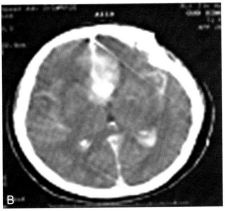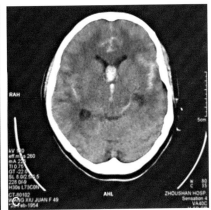

图 4-97 破裂的前交通动脉动脉瘤的 CT 表现
A. 鞍上池积血。**B.** 前额叶内侧血肿。**C.** 透明隔腔内积血。

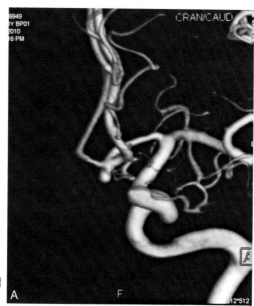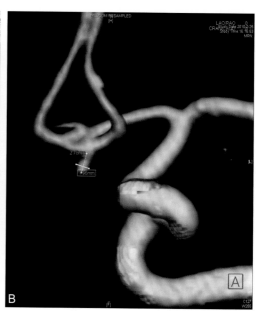

图4-98　前交通动脉动脉瘤
A. 3D-DSA。**B.** 3D-CTA。

为少见。3D-CTA 和 MRA 可以发现大部分最大径 > 3 mm 的前交通动脉动脉瘤。脑血管造影可判断动脉瘤的指向和两侧 A_1 段的大小，并可做交叉充盈试验。这些对制定手术计划有重要参考意义。由于前交通动脉复合体血管众多，小的动脉瘤常因重叠而不能显示清楚，此时 CTA 和 DSA 的结合应用很有价值（图4-98）。

四、手术治疗

目前主要的治疗方法为动脉瘤颈夹闭术和血管内栓塞术。前交通动脉动脉瘤的直接手术入路有多种，例如：经单侧额下入路、翼部入路、颞部入路、双额半球间入路、前半球间环钻入路、单侧矢状窦旁经胼胝体入路、前颅底半球间入路、眶上锁孔入路、额下经眼眶入路和眶－颅－颧入路等。最常用的手术入路是翼部入路、眶上锁孔入路和经额半球间入路。

1. 翼点入路要点

患者取仰卧位，上身抬高，头低15°，转向对侧45°。由于前交通动脉动脉瘤位于中线，故从左或右翼点入路均可达到，一般右利手的医生从右侧进入。以下情况应从左侧进入：①除前交通动脉动脉瘤外，左侧颈内动脉或大脑中动脉仍有一动脉瘤，可在一个入路中夹闭多个动脉瘤；②左额叶内有一较大的血肿需

加以清除；③瘤体较大的动脉瘤从左侧大脑前动脉与前交通动脉交界处长出，瘤顶指向右侧，如从右侧进入无法分离瘤颈；④左侧 A_1 段较粗大，是动脉瘤的主要供血动脉，为了手术中控制动脉瘤破裂出血，可从左侧进入；⑤左利手的医生认为从左侧进入便于操作。

在外侧裂静脉的额叶侧切开蛛网膜，向内侧分开外侧裂，打开颈动脉池和交叉池，放出脑脊液。在视神经外侧沿颈内动脉向后追寻，即可达到颈内动脉分叉部。沿 A_1 段向内侧分离，达到前交通动脉区。在视交叉的背侧表面上打开终板池的对侧面，识别对侧 A_1 段，分离其近侧段，以备必要时应用暂时性动脉夹。切开额叶的直回，切开的部位由以下结构围成：①后面为 A_1 段与额叶的交界线；②外侧为嗅束；③内侧为眶额动脉。此区域呈三角形或四边形，切开的长度为 1 cm 左右（图4-99）。

因动脉瘤的指向不同，在分离动脉瘤时的操作亦不尽相同：①瘤顶指向前方的动脉瘤位于终板池，一般先分离和确认术侧 A_1 段和 A_2 段。对侧 A_1 段常被遮盖，可先显露对侧 A_2 段，逆向分离至前交通动脉，在此处显露对侧 A_1 段，同时识别对侧的 Heubner 回返动脉。②瘤顶指向上方的动脉瘤比指向其他方向的动脉瘤较易显露，先分离术侧 A_1 段和 A_2 段，再分离对侧 A_1 段。对侧 A_2 近段和 Heubner 回返动脉以及与前交通动脉的结合点可被动脉瘤遮盖。③瘤顶指向后方的动脉瘤，先分离和确认术侧 A_1 和 A_2 段，再分离对侧 A_1 段，将动脉瘤稍向下方压，即可显露对侧 A_2

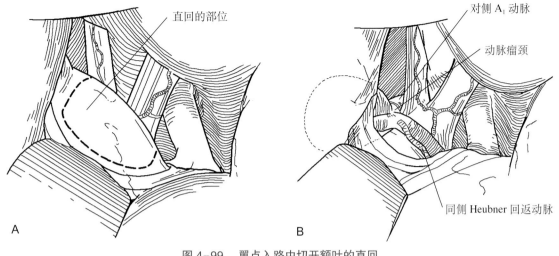

图 4-99 翼点入路中切开额叶的直回

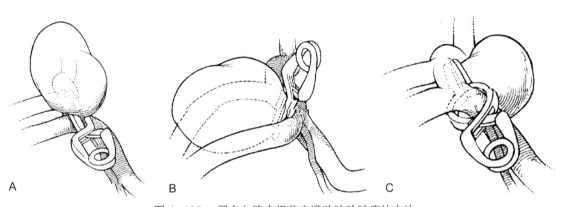

图 4-100 翼点入路夹闭前交通动脉动脉瘤的方法

A. 动脉瘤指向前上，选用直夹或面弯夹夹闭瘤颈。**B.** 动脉瘤指向后，选用直夹或侧弯夹夹闭瘤颈。**C.** 动脉瘤指向下，选用窗式直夹跨过右侧 A_1 夹闭瘤颈。

段并进行分离。下丘脑动脉常位于瘤颈下方，多被瘤体所遮盖，抬高术侧 A_2 段，即可见走向后方的下丘脑动脉。④瘤顶指向下方的动脉瘤，显露双侧 A_1 和 A_2 段较容易，但分离和识别下丘脑动脉及在完全夹闭动脉瘤时不影响这些穿动脉则是十分困难的。

在识别清楚 14 支邻近动脉、视神经、视交叉、垂体柄和大脑前静脉后，分离好瘤颈，然后根据瘤颈的宽度、形状和方向以决定从哪个方向放置瘤夹。此外，亦需根据动脉瘤的指向进行操作（图 4-100）：①瘤顶指向前方和上方的动脉瘤：瘤夹一侧叶片应从瘤颈与视交叉之间伸入，另一片则在瘤颈之上、对侧 A_2 段和 Heubner 回返动脉之前伸入，瘤夹与前交通动脉平行，缓缓夹闭；②瘤顶指向后方的动脉瘤：瘤夹应用在两侧 A_2 段之间，或多或少垂直于前交通动脉，叶片指向下，其中不包括下丘

脑动脉；③瘤顶指向下方的动脉瘤：瘤夹在术侧 A_2 段上面、对侧 A_2 段的下面通过，有时从术侧 A_1 段和 Heubner 动脉之间、A_2 段的下面通过，夹闭比较困难；④形态复杂的动脉瘤，处理时应根据具体情况而采取不同的方法。

施行前交通动脉动脉瘤夹闭术采用翼点开颅入路的主要优点为：①可借助于手术显微镜在脑池内进行分离，减少对脑组织的牵拉损伤；②必要时切除少量直回，可从最短的距离到达前交通动脉；③必要时随时可以暂时阻断大脑前动脉 A_1 段，控制动瘤破裂出血。因此适合处理各种类型的前交通动脉动脉瘤，尤其瘤顶指向前上方的动脉瘤。不足之处为：①不宜用于合并额叶内侧底面血肿的前交通动脉动脉瘤，因该入路无法清除脑内血肿；②当前交通动脉位置较高，动脉瘤顶指向后下方时，分离和夹闭动脉瘤颈比较困难。

2. 半球间入路要点

患者取仰卧位，头保持正中位，抬高约20°，最好用手术头架固定。隐于发际内的半冠状切口，切开头皮和帽状腱膜，将皮瓣翻向前下。亦有人在额部发际外沿皮肤皱纹作横切口，切开头皮全层，长约10cm，牵开切口，显露额骨，用环钻开颅。采用跨越中线单侧前额部骨瓣开颅，其中心偏于右侧，骨窗下缘近前颅底。硬脑膜沿骨窗边缘切开，向矢状窦翻转。轻轻牵开脑组织，从纵裂进入，缓缓吸除从纵裂和胼胝体池中流出的脑脊液。在显微技术条件下，只需将脑牵离矢状窦1.5～2cm即可进行手术操作。必要时通过术前在腰蛛网膜下腔内预置导管或穿刺侧脑室引流出脑脊液（图4-101）。

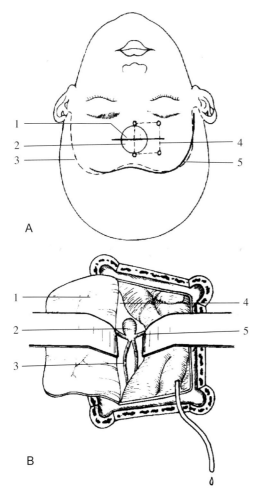

图4-101 半球间入路显露前交通动脉动脉瘤
A. 头皮切口。1. 前额部直切口；2. 中线环锯骨瓣；3. 冠状切口；4. 半冠状切口；5. 旁中线骨瓣。**B.** 显露动脉瘤。1. 硬膜瓣翻向中线侧；2. 前交通动脉动脉瘤；3. 大脑前动脉A₂段；4. 大脑镰；5. 大脑前动脉A₁段。

仔细分离大脑内侧面的粘连，沿纵裂逐步深入，打开胼胝体池的蛛网膜，释放脑脊液，直达胼胝体膝部。在胼胝体嘴之前找到两侧胼周动脉，循之逆向分离即可到达前交通动脉区。沿两侧A_2段由远侧向近侧分离，发现动脉瘤后根据瘤顶不同的指向，采用不同的分离方法。①瘤顶指向前方时，沿A_2段向近侧分离到前交通动脉，分离和识别两侧的A_1段和Heubner回返动脉，在A_1段与前交通动脉的交角处找到瘤颈。②瘤顶指向上方时，首先显露的是动脉瘤顶或后下壁，分离两侧A_2段与动脉瘤外下壁的粘连，至前交通动脉。通过切除部分直回内侧面脑组织，循A_2段在瘤颈的外方识别两侧A_1段。③瘤顶指向后方时，显露的是动脉瘤顶和前上壁，循A_2段深入，切除两侧直回，分离和识别两侧的A_1段。然后分离A_2段与动脉瘤外侧壁的粘连，直到前交通动脉，显露瘤颈。④瘤顶指向下方时，循A_2段可直接显露前交通动脉，并向外侧追踪至两侧A_1段。沿A_2段的深面，分离A_2段和动脉瘤之间的粘连，直至前交通动脉，分离出瘤颈。⑤多方向分叶状动脉瘤的分离比较困难，首先应该切除两侧较多的直回，采用双极电凝逐步缩窄动脉瘤壁和逐步分离瘤体与周围结构粘连相结合的方法，逐步分离出瘤颈。

自大脑纵裂伸入瘤夹，与前交通动脉几乎都是垂直的方向。①对于瘤顶指向前方的动脉瘤，应在前交通动脉的前下方和视交叉的上方伸入瘤夹，缓缓夹闭；②对于瘤顶指向上方的动脉瘤，应在两侧A_2段之间、前交通动脉前方伸入瘤夹，将瘤颈夹闭；③对于瘤顶指向后方的动脉瘤，应在两侧A_2段之间、前交通动脉后下方伸入瘤夹，不要过深，以免夹闭下丘脑穿动脉；④对于瘤顶指向下方的动脉瘤，应将下丘脑动脉牵向一侧，在两侧A_2段之间、前交通动脉的下方伸入瘤夹叶片，夹闭瘤颈。

半球间入路很易显露两侧A_2段和动脉瘤，特别是瘤顶指向前方、上方和后方的动脉瘤。也便于清除纵裂中和额叶内的血肿，且可避免损伤嗅神经。但其不足之处有：①不能首先显露A_1段，故当动脉瘤过早破裂时，无法控制A_1段以止血，但在显微技术操作中这种情况较少见；②入路不通过基底池，不能充分释放脑池的脑脊液，故需腰穿置管或脑室穿刺以引流脑脊液；③要牺牲桥静脉，打开额窦。Yeh等在前额部正中用直径3cm的环钻开颅，经半球间锁孔入路夹闭前交通动脉动脉瘤。认为有以下优点：①脑牵拉轻，创伤小；②节省操作时间；③保全嗅神经和额叶直回。但这种入路狭小，从硬脑膜到前交通动脉的距离约 6 cm，因很难控制 A_1 段，如果动脉瘤破裂很难处理。

3. 额下经眶入路要点

患者取仰卧位，头稍抬高，后伸，转向对侧 45°，用三钉头架固定。自耳屏前 1 cm 发际内行弧形头皮切口，直到中线发际处，将皮瓣翻向前下，具体操作参考翼点入路。切开骨膜和颞肌前部附着处，进行骨膜下分离，显露眶上缘和眶外侧壁。再在眶内将眶周筋膜与眶上、外侧壁钝性分离，用咬骨钳或磨钻打开或扩大眶上切迹，游离眶上神经和血管（图 4-102）。

常规带颞肌的额颞骨瓣开颅，翻向外侧。蝶骨

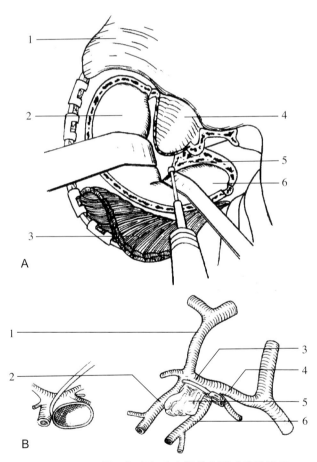

图 4-102　额下经眶入路夹闭前交通动脉动脉瘤
A. 头皮切口。1. 皮瓣；2. 额叶硬脑膜；3. 颞肌；4. 眼眶筋膜；5. 磨除蝶骨嵴；6. 颞叶硬脑膜。**B.** 夹闭动脉瘤。1. 左侧大脑前动脉 A_1 段；2. 左侧大脑前动脉 A_2 段；3. 前交通动脉；4. 右侧大脑前动脉 A_1 段；5. 前交通动脉动脉瘤；6. 右侧大脑前动脉 A_2 段。

嵴切除达眶上裂，并妥善止血。用微型钻或铣刀行眶上缘、眶外侧壁、眶顶切开，形成眶上缘和眶顶的游离骨瓣。以翼点为中心弧形切开硬脑膜，呈瓣状翻向前下，与其下的眶内容一起轻轻牵开，缝吊在皮瓣上。稍微抬起额叶，直接打开嗅池，然后打开颈动脉池释放脑脊液。待额叶自动退缩后再打开外侧裂池的内侧部分和视交叉池，进一步释放脑脊液，降低颅内压。

抬起额叶，直接显露同侧大脑前动脉 A_1 段起始部，并游离一小段，以备必要时放置暂时性动脉夹。电凝切断嗅束后，沿其内侧分离，显露视交叉，再识别和分离对侧 A_1 段。切开纵裂的蛛网膜并牵开纵裂后，前交通动脉和瘤颈即可窥见。再沿纵裂分离，识别双侧 A_2 段。最后分离瘤颈并将其夹闭的操作技巧参考经翼点入路和半球间入路。

Jane（1982）首次推荐采用眶额入路处理前交通动脉动脉瘤。这是位于翼点入路和半球间入路之间的一种中间入路。将眶上缘切开和眶内容向下牵开，可在垂直方向增加 20° 的显露，几乎不需要牵拉脑组织和切除直回，故具有以下优点：①可以从额下或外侧裂等方向、多角度达到动脉瘤；②充分切除颅底骨质，很少需要牵拉脑组织；③额颞骨瓣小，故脑暴露范围也较小；④提供更广泛和更良好的前交通动脉动脉瘤显露。与半球间入路相比，具有双侧 A_1 段易于显露，载瘤动脉可以暂时控制的优点。与翼点入路相比，具有易于分离动脉瘤与对侧 A_1 段的粘连，易于显露双侧 A_2 段以及易于放置动脉瘤夹的优点。该入路也有与入路有关的并发症，如术中发生眼心反射，引起心动过缓，术后发生额肌无力、颞肌萎缩、暂时性或永久性偏瘫、眼球内玻璃体出血、视力下降等。因此，该入路仅适用于大型或巨大动脉瘤，和向上指向的动脉瘤或在急性期手术的动脉瘤。

4. 眶上额下锁孔入路要点

患者仰卧位，用 Mayfield 头架固定头部。头部向对侧旋转 45°，后伸 10°～15°，向对侧侧曲 5°～15°。重要的解剖标志用画笔标出，如前颞线、颧弓、额突的外缘、眶上孔和眶上神经的位置。然后，标出开颅的边界和最佳皮肤切口线。皮肤切口可做在眉毛内，术前需剃去眉毛，也可做在眉毛上缘，则不需剃去眉毛。通常皮肤切口在眉毛外侧半，始于眶上孔之眶上神经外侧，向外止于眉外侧的额骨颧突。切开后用缝针固定在铺巾上来拉紧皮肤，皮下组织

与眶肌轻度向下推，以保留眶肌（图4-103）。

颞线前额筋膜和骨膜从额骨上切开，基底朝向眶缘。颞肌筋膜从颞线前用单极电刀切开20～30mm，颞肌翻向后，在颞线后10～15mm用缝线固定。在颞沟内颞线后，用高速磨钻钻孔，在额窦外侧缘外用高速铣刀作游离骨瓣，一般宽25～30mm，高15～20mm。在开骨瓣后，重要的一步是用脑压板保护硬脑膜，磨去眶缘上的骨内缘，以使眶顶的视觉成一直线，眶顶小的骨突起也应从硬脑膜外磨去。通过切除眶缘和部分前部眶顶，很容易取得向基底扩展的开颅。稍弧形打开硬脑膜，基底向眶缘。显露和夹闭动脉瘤的操作可参考翼点入路。

眶上锁孔入路夹闭前交通动脉动脉瘤的主要优点有：①切口小，骨窗小，创伤小，省时，美容；②脑外手术，径路短，显露良好；③适应证广，可用于大部分前循环动脉瘤，故也可用于多发性动脉瘤；④与手术有关的并发症少，手术效果好，病人恢复快。但也有其固有的不足之处：①手术显露范围有限，术中改变手术计划的回旋余地很小；②技术要求高，不宜用于急性期动脉瘤和巨大动脉瘤手术；③需要精细的显微外科专用器械和某些特殊器械，否则操作困难，可望而不可及。

前交通动脉动脉瘤的手术有很多特殊性，术中应注意以下几点：①暂时性阻断大脑前动脉有时是必要的，一般只要阻断较粗大的一侧A$_1$段就足以控制出血和动脉瘤内减压。一般应尽可能先分离动脉瘤，仅在发生出血和放置瘤夹时才应用暂时性动脉夹，以尽可能缩短阻断血流的时间。②前交通动脉动脉瘤的患者中，约有43%伴有1～4条迷行动脉（aberrant artery），这些动脉不经瘤颈通入瘤囊内，在血管造影中一般都不能发现，忽视此点将会影响治疗效果。遇此情况只分离和夹闭瘤颈不能完全阻断注入动脉瘤的血液。如瘤颈夹闭满意而抽空瘤囊后复又充盈，应想到迷行动脉存在的可能，应将瘤囊与周围完全分离，

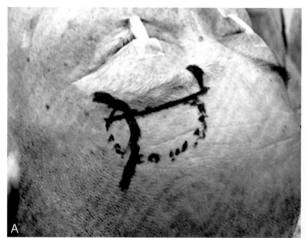
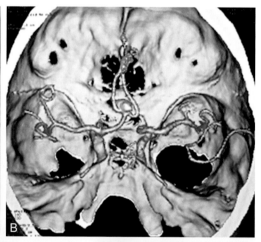
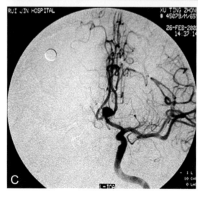
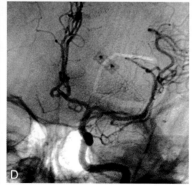
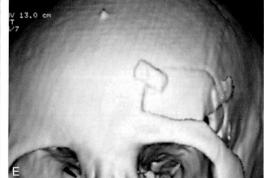

图4-103 眶上锁孔入路夹闭前交通动脉动脉瘤

A. 皮肤切口。B. 术前 CTA 显示前交通动脉动脉瘤。C. 术前 DSA 显示前交通动脉动脉瘤。D. 术后 DSA 示动脉瘤夹闭。E. 术后 CT 显示开颅骨窗。

切断任何通入瘤囊的动脉，或者将瘤体切除，方可认为处理妥善，而前交通动脉动脉瘤可能是最适合将瘤囊完全分离出来的动脉瘤。③巨大动脉瘤伴有部分或全部血栓形成，动脉瘤壁有硬化时，放置瘤夹可导致前交通动脉、A_1 段、A_2 段扭曲。在瘤夹远侧 5 mm 处切断瘤体，切缘电凝，再放第 2 个瘤夹。然后取出第 1 个瘤夹，重新放置到理想的位置，无其他动脉的绞窄。切断的瘤体可以分离后取出，如有紧密粘连，也可遗留在原处。④无法夹闭者可用其他方法处理，如瘤壁加固法、血栓闭塞法等。但要慎用在瘤颈两侧夹闭前交通动脉以孤立前交通动脉动脉瘤的方法，因会引起 A_1 段发育不良一侧的大脑前动脉远侧缺血和从前交通动脉发出的穿动脉缺血。⑤注意保全下丘脑穿动脉，它供应穹窿、胼胝体、透明隔和扣带回前部，阻断后可引起下丘脑和额叶症状，表现为严重的近记忆丧失。

五、手术结果和术后并发症

近年来，前交通动脉动脉瘤直接手术的死亡率显著下降（达 1.2%～2.4%）。手术前病情较轻者，手术后生存状态良好者可达 80% 以上。Yaşargil（1984）报告前交通动脉动脉瘤 375 例，良好恢复者 328 例（87.5%），死亡 5 例，总的手术死亡率为 1.3%。Hunt-Hess 分级 Ⅰ～Ⅱ级病人的死亡率为 0.67%，良好恢复率为 92.0%。Sengupta（1993）报告前交通动脉动脉瘤 274 例，良好恢复者 202 例（73.7%），死亡 10 例，总的手术死亡率为 3.5%。Ⅰ～Ⅱ级病人的死亡率为 0.49%，良好恢复率为 84.5%。

前交通动脉动脉瘤的术后并发症较多，除一般的并发症外，特有的并发症有：①静脉性脑梗死：经半球间入路切断汇入矢状窦的桥静脉，可引起静脉性脑梗死；②经半球间入路或翼部入路均可能造成单侧或双侧嗅觉丧失，即便嗅神经被解剖学保留，也可能出现嗅觉功能障碍；③额叶挫伤；④ Korsakov 综合征：表现为记忆缺失和精神症状，是因前交通动脉发出的动脉穿支损伤所致，故采用夹闭动脉瘤颈两侧的前交通动脉行动脉瘤孤立术，及用修补瘤夹套过前交通动脉夹闭瘤颈的方法，现均已少用或废用；⑤尿崩；⑥视力减退或视野缺损：因分离动脉瘤时损伤视神经和视交叉，或损伤其供血动脉所致；⑦损伤 Heubner 回返动脉，可引起偏瘫、失语。

（沈建康）

第十九节　大脑前动脉瘤

大脑前动脉近侧段（A_1 段）的动脉瘤很少见，仅占所有颅内动脉瘤的 1.5% 左右。Sengupta 报告 703 例颅内动脉瘤，其中 4 例位于 A_1 段，发生率为 0.6%。这些动脉瘤常较小，呈囊状且引起 SAH，男性较多且常为多发性。当其与前交通动脉动脉瘤并发时，出血常为后者，但不可遗漏 A_1 段动脉瘤的存在和破裂。在治疗上无特殊处，一般经翼部入路夹闭瘤颈，只是毗邻的动脉穿支较多，手术时应避免伤及。本节着重叙述大脑前动脉远侧段动脉瘤。

一、发生率和好发部位

大脑前动脉远侧段动脉瘤较少见，占所有颅内动脉瘤的 2%～9.2%（平均 4.4%）。发生的原因有感染、外伤、肿瘤、动脉硬化和"先天性因素"。感染性动脉瘤可由脓毒栓子停留于远端大脑前动脉而引发，其发生率仅次于大脑中动脉。而开放性和闭合性脑外伤性动脉瘤也有报告。脑外伤时由于脑在颅内的大块移动，锋利坚硬的大脑镰下缘可挫伤与其靠近的胼周动脉而损伤动脉壁，形成动脉瘤。动脉瘤还可形成于动静脉畸形的供血动脉上；而恶性动脉瘤则可能由于肿瘤栓子栓塞于远端 ACA 区域而发生。

大脑前动脉远侧段动脉瘤可发生于其走程中任何部位，与颅内其他部位的动脉瘤相似，多呈囊状，并可能与血流有关，多发生于动脉的分叉处。远端大脑前动脉瘤最常见的部位是胼周和胼缘动脉的分叉处；也常在眶额支起始的前交通动脉远端发生；也有额极支起源处发生的；还有较少见的由胼缘支发生者。

二、临床表现

大脑前动脉远侧段动脉瘤在破裂之前很少引起临床症状，有时在血管造影中偶然被发现。该部位动脉瘤在相对较小时即容易出血，破裂后出血可发生脑内血肿、脑室内积血和血管痉挛，并引起相应症状，例如对侧偏瘫或下肢单瘫、括约肌障碍（尿急、尿频、尿失禁）、感觉障碍、精神症状、认识不能、颅内压增高等症状。影像学研究通常表现为半球间出血或有时为额叶内侧面血肿，也可表现为广泛的蛛网膜下腔出血、脑室内出血、胼胝体出血或半球间硬脑膜下血肿。CTA 和 MRA 各有其优缺点，一般来说 CTA 可以显示动脉瘤中的缓慢涡流及血栓，扫描也比 MRA 快速，CTA 的费用约相当于普通血管造影的 30% 和 MRA 的 70%。就动脉瘤的大小而言，MRA 和 CTA 均限于显示直径 > 3 mm 的动脉瘤。3D-CTA、MRA 和 3D-DSA 都能提供详细的影像资料，在术前更好地评估脑血管病变。脑血管造影是诊断动脉瘤的最佳方法（图 4-104），但当两侧大脑前动脉均由一侧颈动脉供血时，很难分辨动

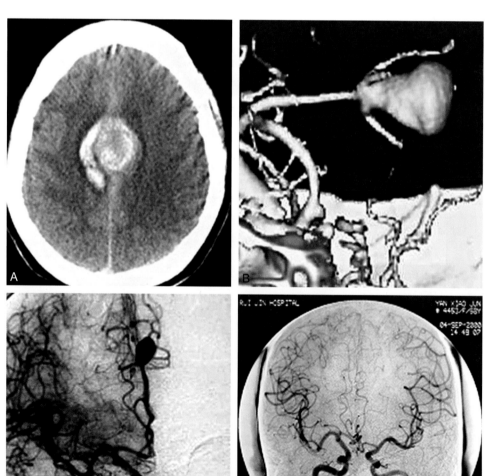

图 4-104　大脑前动脉 A₂ 段
　　　　　动脉瘤
A. 术前 CT。B. 术前 CTA。
C. 术前 DSA。D. 术后 DSA。

脉瘤究竟位于何侧大脑前动脉，而 3D-DSA 可以很清楚地辨别。随着 MRA 的广泛应用，偶然发现的动脉瘤患者人数有所上升。

三、手术治疗

大脑前动脉远侧段动脉瘤的治疗以直接手术治疗为首选，尽管这些动脉瘤相对较小，但手术治疗也相当困难。如疑为感染性动脉瘤且瘤体较小者，可先用抗生素治疗 2 周，如果脑血管造影见动脉瘤无改变或有增大，应行手术治疗。这类动脉瘤的直接手术有以下特点：①术中情况要比预期的动脉瘤的大小和血管造影显示的动脉瘤形态困难得多，特别是发生在从 AComA 到胼胝体膝部顶端的 A$_2$ 段动脉瘤更显著。困难的原因很多，包括半球间的间隙狭窄，限制了显露；半球间蛛网膜下腔（胼胝体池）小，因此脑脊液的释放不能提供像其他部位一样的最佳显露；大脑镰较窄者，两侧扣带回粘连很紧不易分开；部分原因系该部位不常操作，入路也困难。②动脉瘤与脑粘连严重者，分离时易破裂，其术中破裂率达 50%，而其他幕上动脉瘤的术中破裂率为 13%。易破裂的原因在于动脉瘤顶常埋于额叶内，当术中牵拉时动脉瘤顶可被撕破。③处理较大的动脉瘤在技术上比较困难，动脉瘤颈通常有粥样硬化且宽，并累及分支，分离瘤颈困难，夹闭时可能影响载瘤动脉的管腔，有时不得不牺牲该分支。

根据部位不同，大脑前动脉远端动脉瘤可采用 3 种不同的手术入路。对于前交通动脉远端 1 cm 内的 A$_2$ 近侧段动脉瘤，例如起于眶额动脉分支处者可采用标准翼点开颅术，常需切除部分直回以利显露。若动脉瘤位于前交通动脉远端 1 cm 以上达胼胝体膝部，则采用前额底半球间入路。其他的动脉瘤均采用半球间入路，根据动脉瘤部位的前后，选择最近的入路。以下介绍半球间入路的手术要点（图 4-105）。

患者取仰卧位，颈略伸直，头保持直位或向左转向 5° 左右，并用头架固定。大脑前动脉远端动脉瘤一般均须经右侧入路，除非左侧有血肿或病人为左利手，或如动脉瘤顶较大且位于右侧半球内而牵拉有危险者。做双侧冠状皮瓣，右侧略向颞突延伸，皮瓣翻向眶上嵴。做单右侧额下骨瓣，自眶上嵴到中线其上 8 cm 处。骨瓣纵向要足够长以提供足够空

间来处理引流静脉而不损伤较大的静脉。如果额窦较小，则前内侧骨洞可钻于其上方，使得骨瓣内侧边缘达到中线右缘。如果额窦较大被打开，需常规修补。骨瓣必须抵达前颅窝底，矢状窦侧方必须暴露，跨越中线可减轻脑牵拉。

剪开与骨瓣同等大小的硬脑膜瓣并翻向矢状窦，

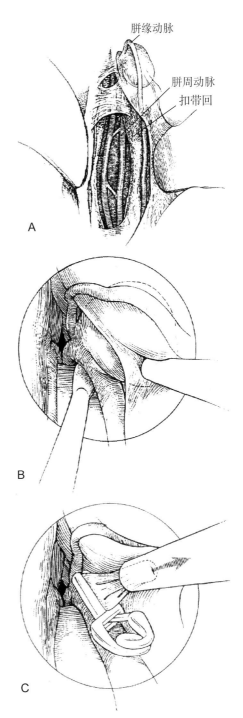

图 4-105　半球间入路的手术要点
A. 显露胼周动脉。**B.** 显露动脉瘤。**C.** 夹闭动脉瘤。

当抬起硬脑膜时，需小心勿撕裂其下的导静脉。由于胼胝体池很小，且最后才能达到，故需经腰椎穿刺或脑室引流脑脊液才能使脑回缩。1 或 2 条引流到矢状窦的小静脉常需电凝及分离，以便牵开半球。尽可能保全汇入矢状窦的桥静脉，故牵拉脑离开大脑镰不宜超过 1.5cm。分开纵裂后先达到动脉瘤近侧的载瘤动脉，以便控制出血。动脉瘤接近前交通动脉，需要尽可能地向颅底方向分离，小心牵开右侧半球，显露与鸡冠相连的大脑镰。鸡冠确认后，锐性分离两额叶间的粘连，向后牵开显露视交叉，前交通动脉和动脉瘤即位于其上方，锐性游离双侧胼周动脉。动脉瘤位于胼胝体膝部的远端，直接向下分离到动脉瘤而无需繁琐地从前交通动脉进行游离。当到达动脉瘤颈时需辨别和分离胼周动脉的近端和远端。

因为动脉瘤颈常较宽，最好沿载瘤动脉的长轴应用动脉瘤夹。如果动脉瘤颈粥样硬化严重，在夹闭时需小心避免夹碎斑块。有时临时阻断动脉瘤的近、远端可降低动脉瘤的张力从而可有利于分离和夹闭。夹闭后，通过抽吸或电灼进一步缩小动脉瘤体积，以便彻底检查瘤夹四周以确保载瘤动脉的通畅。

大脑前动脉远侧段动脉瘤好发于胼周动脉与胼缘动脉交界处，此处恰位于胼胝体膝部，载瘤动脉的近侧段位于膝部的下方，无法从上面看到并用暂时动脉夹控制。遇此情况可切开胼胝体前部少许（0.5~2.5cm），这样可以显露位于胼胝体膝部下面的载瘤动脉近侧段，暂时夹闭后再分离和夹闭动脉瘤。应避免牺牲胼周动脉来孤立动脉瘤。在不得不阻断胼周动脉时，应考虑在颞浅动脉与胼周动脉阻断处远侧之间架桥。也有人认为结扎胼周动脉无不良影响，即便有也可部分或全部恢复。

Ellegen 等报告经对侧入路经大脑镰夹闭胼周动脉瘤。因为动脉瘤位于大脑镰与脑内侧之间，牵拉同侧以显露动脉瘤时易破裂，而从对侧进入时的视角良好，切开大脑镰处理动脉瘤较容易（图 4-106）。

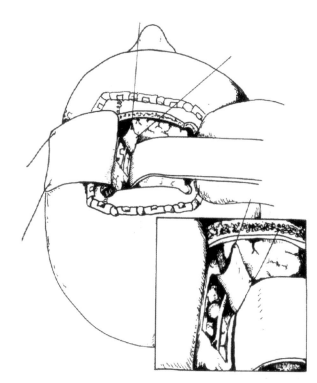

图 4-106　经对侧入路经大脑镰夹闭胼周动脉瘤

四、手术结果和术后并发症

外科手术和麻醉技术方面已有进步，大脑前动脉远侧段动脉瘤的手术效果明显改善，但报告的手术死亡率差异较大，为 0~25%，致残率约为 15%。

这是由于大多数研究的病例数较少，因而少数几个病例的变化对百分比影响很大。

这些动脉瘤的手术并发症包括近期记忆缺失、偏瘫（通常下肢受累重于上肢）以及一过性但可持续数月的语言障碍。

半球间暴露有其自身的问题，尤其对扣带回牵拉过度和时间过长时更明显，可导致类似于运动不能性缄默综合征，不过常为一过性。有意或无意损伤额叶内侧的引流静脉，会导致静脉出血性梗死。这种危险可以通过精细的操作、有限的牵拉和避免有意阻断引流静脉来减少到最低程度。胼周动脉较细且动脉瘤颈常有粥样硬化，有造成载瘤动脉管腔狭窄的危险，这种解剖状况可能在术中较难评估，术中用多普勒超声探测可确定载瘤动脉是否通畅。罂粟碱可以暂时扩张胼周动脉，从而有助于评估夹闭是否恰当以及对载瘤动脉管腔的影响。经常伴随这些动脉瘤而发的小血肿可不予处理，除非其体积较大或阻碍分离。

（沈建康）

第二十节 椎－基底动脉瘤

椎－基底动脉系统包括椎动脉、基底动脉以及由椎－基底动脉发出的动脉支，如大脑后动脉、小脑上动脉、小脑前下动脉和小脑后下动脉。这些动脉组成脑的后部循环系统。

椎－基底动脉瘤的发生率在各家报告中相差悬殊，Weibel 等统计 6 组 1031 例颅内动脉瘤的尸检资料，后部循环动脉瘤平均占 8.2%（5%～10.4%）。Pia 等统计 7 个临床组共 12529 例颅内动脉瘤，椎－基底动脉系统动脉瘤平均占所有颅内动脉瘤的 8.67%（3.3%～29.5%）。由于并非都常规行四血管造影，估计发生率比这一数字要高，约占所有颅内动脉瘤的 15%。Spetzler 对双侧颈内动脉造影为阴性的 SAH 病人做双侧椎动脉造影，有 26.6% 的病人发现椎－基底动脉系统有血管性病变，其中半数为动脉瘤。Drake 认为每 4 例双侧颈内动脉造影为阴性的 SAH 病人中，有 1 例是椎－基底动脉系统动脉瘤。

椎－基底动脉瘤可发生于这一系统的任何部位，最多见于基底动脉分叉部，或称基底动脉顶端动脉瘤，占这一系统动脉瘤的 51%～66%。

一、基底动脉分叉部动脉瘤

由于基底动脉分叉部动脉瘤位置深在，周围结构复杂，瘤周存在供应脑干的重要穿支血管，稍有损伤即可导致灾难性的后果，因此直至今日，手术夹闭该部位动脉瘤仍然非常具有挑战性。Drake 和 Yaşargil 是手术治疗基底动脉分叉部动脉瘤的先驱，他们的工作奠定了目前治疗该部位动脉瘤的基础。经典的手术入路是 Drake 提出的前方颞下入路，Yaşargil 提出的翼点入路和 Sano 在 Drake 的 "half and half" 入路基础上提出的颞极入路。随着颅底外科技术的发展，在上述 3 种入路的基础上，又演变出多种切除颅底骨质的改良入路。

（一）临床表现

未破裂的基底动脉分叉部动脉瘤，小的无症状，大的可以有压迫症状：压迫动眼神经致动眼神经麻痹；压迫大脑脚致偏瘫或四肢瘫；压迫中脑导水管致梗阻性脑积水等。最常见的症状仍是蛛网膜下腔出血。

（二）影像学检查

CT 可以证实蛛网膜下腔出血。出血部位以鞍上池为显著，与前循环动脉瘤破裂所致的出血难以区分。脚间窝的团形高密度影提示基底动脉分叉部动脉瘤的可能性大。特发性中脑周围出血表现为局限于脚间窝的少量蛛网膜下腔出血，不扩展到鞍上池，出血可能来源于小静脉的破裂，症状不重，不需手术，预后良好，需靠全脑血管造影鉴别。

数字减影的全脑血管造影（DSA）是最重要的影像学检查。三维重建特别有利于从不同角度对动脉瘤空间形态进行观察。全脑血管造影应了解以下几个问题：①动脉瘤的大小与瘤颈的宽窄：动脉瘤越大，瘤颈越宽，显露越困难，瘤周穿支血管的分离越困难，手术难度也越大。②动脉瘤的指向：此部位的动脉瘤主要有 3 种指向：瘤顶指向前和前上方（10%），瘤顶指向鞍背，此型最利于手术，因瘤颈与动脉穿支血管分开；指向上和后上方（28%），瘤顶可抵在下丘脑后部和第三脑室，动脉穿支位于其后面，易分开；指向后下方（62%），此型最多见，夹闭瘤颈也最困难，因瘤顶指向大脑脚间窝，并部分被掩盖，大脑后动脉 P_1 段发出的丘脑后穿动脉、小脑上动脉的分支旁中央动脉和旋绕动脉较难显露和分离。③后交通动脉的开放情况及其粗细，大脑后动脉 P_1 段是否发育不良。④是否合并其他部位动脉瘤。⑤最后一点，对动脉瘤夹闭术来说也是最重

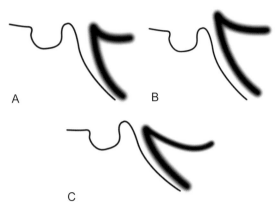

图 4-107　基底动脉分叉部高度与后床突的关系
A. 与后床突平齐。B. 高于后床突。C. 低于后床突。

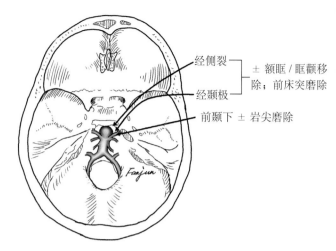

图 4-108　基底动脉分叉部动脉瘤手术入路示意图

要一点，就是基底动脉分叉部位置与鞍背的关系。这要从标准侧位的不减影血管造影图像上加以判断：约有半数的人分叉部的位置与后床突平齐；30% 的人高于后床突，称为高位分叉；20% 低于后床突，称为低位分叉（图 4-107）。分叉部位置的高低与手术入路选择有关。

对于大型或巨大型动脉瘤应行 MRI 检查。一来可以更好地判断动脉瘤与周围脑组织尤其是脑干的关系，并观察脑干的受损程度以判断预后；二来可以观察瘤内血栓形成的程度和显示动脉瘤的实际大小（DSA 仅能显示动脉瘤无血栓部分的大小）。

（三）治疗

1. 血管内治疗

随着栓塞材料和血管内治疗技术的不断发展，选择血管内栓塞动脉瘤的医生和患者越来越多。即使是宽颈动脉瘤，仍可通过球囊辅助或支架辅助的方法进行栓塞治疗。但栓塞仍有填塞不够致密、瘤颈残留、动脉瘤复发和用支架辅助者需长期口服抗血小板聚集药物等问题。目前仍然不能完全替代手术夹闭。

2. 动脉瘤夹闭术

开颅手术夹闭动脉瘤目前仍然是治疗动脉瘤的金标准。基底动脉分叉部动脉瘤的夹闭手术是最具挑战性的手术之一，手术效果取决于手术医生的技巧和经验。施行手术部位的脚间池解剖结构复杂，显露困难，任何单一的手术入路并不能适合所有类型的病变，因此，熟悉多种手术入路的优劣，根据

患者个体情况选择合适的手术入路，是取得良好治疗效果的前提（图 4-108）。

（1）翼点入路　又称侧裂入路或额颞入路。由 Yaşargil 首次提出后被广泛使用（图 4-109）。他报告 50 例经此入路夹闭基底动脉分叉部动脉瘤的手术，结果优良的占 82%，效果差的占 10%，死亡者占 8%。从翼点入路观察，基底动脉分叉部位于颈内动脉深部 15～17 mm 处，广泛开放 Lilliequist 膜可以很好地显露基底动脉分叉部和小脑上动脉及大脑后动脉近端。翼点入路的主要优点是：①大多数神经外科医生熟悉此入路的解剖结构；②手术中对颞叶的牵拉最小；③对动眼神经的损伤小；④可处理合并发生的前循环动脉瘤。主要缺点是：①术野深在且狭小，后床突，颈内动脉及其分支、穿支血管等会阻挡视野；②手术路径由动脉瘤的前上方进入，分离动脉瘤后壁的穿支血管困难而且危险，对于向后生长的动脉瘤处理尤为困难；③空间狭小，对放置动脉瘤夹有诸多限制；④对于低位分叉的动脉瘤，临时阻断近端血管十分困难。

1）手术要点：病人仰卧，头转向对侧 30°～45°，头位略高于心脏，头顶略向下垂（利用重力牵引额叶和颞叶），同侧垫肩以避免气道和颈部血管受压。切开头皮，颞肌向后下牵引，以翼点和蝶骨嵴为基底游离骨瓣，咬除蝶骨嵴至前床突基底部。半弧形切开硬脑膜，从蝶骨嵴上方 2～3 cm 处的额侧开始，广泛分离外侧裂，显露大脑中动脉 M_2、M_1 段，并沿 M_1 段进入颈动脉池，此时额颞叶离开蝶骨嵴并远离眶上壁。根据术中具体情况，可选择 3 个路径进入脚间池：①颈内动脉 - 动眼神经间隙；②颈内动

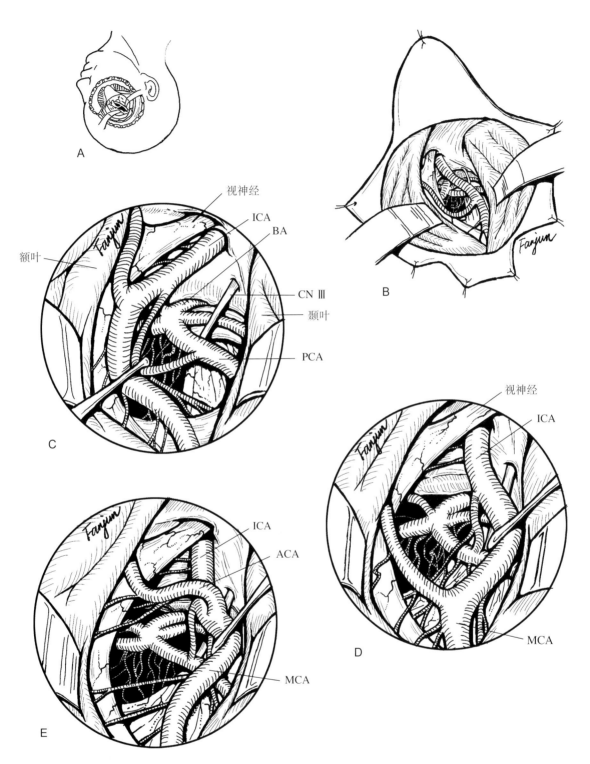

图 4-109　翼点入路示意图

A. 翼点开颅。**B.** 分离侧裂。**C.** 位于颈内动脉后方的第三间隙。**D.** 颈内动脉内侧的第二间隙。**E.** 颈内动脉上间隙。ICA：颈内动脉；BA：基底动脉；PCA：大脑后动脉；MCA：大脑中动脉；ACA：大脑前动脉；CN Ⅲ：动眼神经。

脉 – 视神经间隙；③颈内动脉上间隙。大部分病例的最佳显露途径是颈内动脉 – 动眼神经间隙。对于基底动脉高位分叉者及颈内动脉床突上段较短的情况，经颈内动脉上间隙显露较好。沿着后交通动脉，剪开或撕裂 Liliequist 膜后显露大脑后动脉 P_1、P_2 段交界处。分离动眼神经和小脑上动脉内侧的蛛网膜系带，沿 P_1 段向近端分离，到达基底动脉时，可见动脉瘤颈。进一步显露基底动脉和对侧 P_1 段，在小脑上动脉近端分离出一段基底动脉干，预留为临时阻断夹的位置。前方和侧方的穿支相对容易分离，但与后壁粘连的穿支则难以显露和分离，常常需将动脉瘤体将前方和侧方推移，此时应予临时阻断基底动脉。动脉瘤周围所有的穿支血管必须分离，以避免被夹闭，否则可能带来严重后果。

2）手术入路的改进：为了克服标准翼点入路的缺点，Dolenc 首先提出经海绵窦 – 经侧裂入路（transcavernous-transsylvian approach），或称额 – 眶 – 颧 – 翼点入路。此入路通过硬脑膜外切除前床突和围绕颈内动脉的硬脑膜环，增大颈内动脉的移动范围而改善显露；在硬脑膜内磨除后床突利于显露低分叉的动脉瘤。

手术在翼点入路的基础上，行眶颧骨截骨术。从硬脑膜外分离前颅窝的硬脑膜，内侧分离到筛板，后方到蝶骨嵴。分离眶上壁及外侧壁的眶筋膜。用摆动锯首先在根部横断颧弓；再从颧骨下外缘中点及眶下外侧角，切向眶下裂；然后从眶上缘及眶顶向后延伸 3.0～4.0cm 达眶上裂的外缘；最后从眶下裂外缘打通眶上裂外缘，这样就形成了包括眶顶、眶外侧壁及颧弓在内的游离骨瓣。在硬脑膜外磨除前床突，若遇到海绵窦的出血可用明胶海绵压迫止血。切开硬脑膜，分离外侧裂，切断视神经管上的镰状韧带，沿视神经外侧纵行切开上方的硬脑膜，同时切开颈内动脉周围的硬脑膜束带，使颈内动脉和视神经松弛，可向内侧牵开。如此就扩展了颈内动脉 – 动眼神经间隙。对于低分叉的动脉瘤，需在硬脑膜内后床突的前方切开横行的鞍膈，显露后床突的基底和尖端，然后用金刚钻磨除，窦出血可用明胶海绵压迫止血。

（2）前方颞下入路　Drake 最早提出经侧方颞下入路（lateral subtemporal approach）来夹闭基底动脉分叉部动脉瘤，但早期的病例死亡率高达 50%，颞叶挫伤和血肿是这一入路的缺陷。随后，Drake 将其改良为前方颞下入路（anterior subtemporal

approach），使颞叶损伤机会减少，病人预后大为改善，成为该部位动脉瘤手术的经典入路之一（图 4–110）。此入路的优点是：①手术空间大，工作距离比翼点入路短；②从侧方观察基底动脉分叉部和动脉瘤，对穿支血管的显露和处理较容易；③可平行于载瘤动脉放置动脉瘤夹，更接近夹闭术的理想条件，特别利于处理宽颈动脉瘤。缺点是：①动眼神经损伤的发生率高；②颞叶挫伤；③无法夹闭伴发的前循环动脉瘤。

1）手术要点：患者平卧，同侧垫肩，头位稍高于心脏，头向对侧偏转 90°，头顶稍向下垂。头皮切开似翼点入路，但向后方颞骨扩展，肌肉切开后向前方牵拉。颞骨切除尽量接近颅底，额骨切除范围比翼点入路少，但蝶骨嵴的磨除范围相同，因为颞叶的抬高可被蝶骨嵴限制。颞骨切除范围前方达颞极，后方达中颅窝底，显露颞叶前中部。磨除颧弓后部的上缘，可减少对视野的遮挡。弧形切开硬脑膜并翻向下，利用缓慢释放脑脊液、过度换气和给予甘露醇等方法以使脑松弛，这时耐心等待十分重要，这是避免颞叶牵拉伤的关键。用自动牵开器抬起颞叶，此时需不断检查 Labbé 静脉的情况，注意防止损伤和血栓形成。颞叶底面的桥静脉可以切断，但回流到蝶顶窦的粗大静脉应保留，以保证前颞叶的静脉回流，减少脑肿胀。手术路径从颞叶前部分离，斜向经过中颅窝底，到达小脑幕缘后，在动眼神经的下方打开蛛网膜，保留其与钩回的蛛网膜系带，释放基底池的脑脊液。向上抬起颞叶和钩回，此时动眼神经会随之上抬显露出动脉瘤。对于高分叉动脉瘤，需将动眼神经与钩回分离并向下方牵拉，这一动作常会导致动眼神经麻痹。在滑车神经入口后方及岩上窦的后方平行于窦切开小脑幕，用丝线缝合后折叠牵开，可见大脑后动脉由脚间池进入环池。沿同侧大脑后动脉和小脑上动脉的前下缘向近端分离，逐步显露基底动脉。此时可见动眼神经在大脑后动脉和小脑上动脉之间穿出，这是最恒定的定位标记。沿基底动脉向上分离显露其分叉部，指向后方或上方的动脉瘤，可从前方分离显露对侧的 P_1 段，再分离后壁及大脑脚间的穿动脉；而指向前方的动脉瘤常与斜坡或鞍背有粘连，故先分离后壁，前方只需分离瘤颈即可。分离后予以夹闭。相对而言，指向前方的动脉瘤更易夹闭，因其与穿支容易分离。

2）手术入路的改进：同样，随着颅底外科的发展，为克服此入路的缺点，后人做了改良。

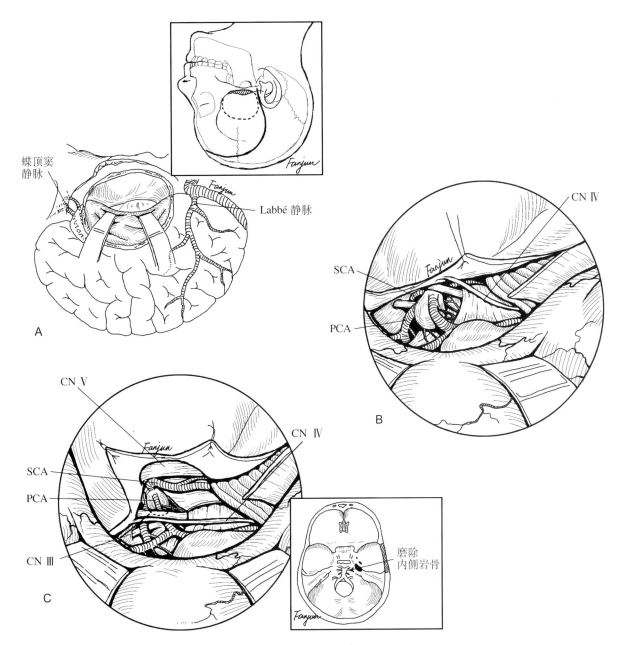

图 4-110 前颞下入路示意图

A. 牵拉颞叶。**B.** 小脑幕切开、折叠后显示滑车神经、动眼神经、小脑上动脉、大脑后动脉和动脉瘤。**C.** 磨除内侧岩骨后显示的空间更大。CN Ⅲ：动眼神经；CN Ⅳ：滑车神经；CN Ⅴ：三叉神经；PCA：大脑后动脉；SCA：小脑上动脉。

　　对于低分叉动脉瘤，此入路会被岩骨以及后床突、岩尖和斜坡间的硬脑膜所遮挡。此时联合 Kawase 入路，可提供额外 1～1.5cm 范围的显露，对处理低位动脉瘤十分有用。如前述开颅后，将硬脑膜从中颅窝底剥离，显露脑膜中动脉和棘孔。切断脑膜中动脉后，在岩浅大神经和三叉神经第三支及弓状隆起间磨除一块菱形骨质。打开硬脑膜后，轻抬颞叶，显露小脑幕切迹，平行于岩上窦切开小

脑幕，再垂直于此切口附加一切口，向前外横过岩上窦达三叉神经边缘。这样，三叉神经就会塌陷入磨除的骨缺损处，增加显露基底动脉上段、斜坡、中脑和脑桥上部。

　　而对于高分叉动脉瘤，由于颞肌会阻挡自下而上的术野，此时可切除颧弓，使颞肌摆脱颧弓的束缚，增加对颅底方向的显露。

　　（3）颞极入路　颞极入路（temporopolar approach）

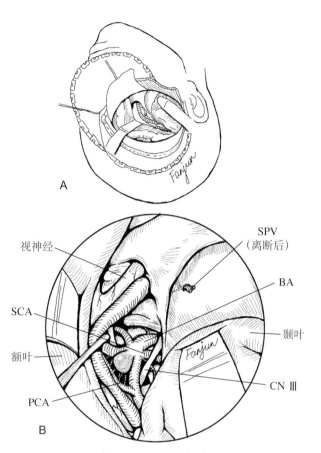

图 4-111 颞极入路

A. 开颅同翼点入路。**B.** 电凝、切断蝶顶静脉，向后外侧牵拉颞叶显露基底动脉分叉部动脉瘤。BA：基底动脉；PCA：大脑后动脉；SCA：小脑上动脉；CN Ⅲ：动眼神经；SPV：蝶顶静脉。

实际上是翼点入路和前颞下入路的融合（图 4-111）。Drake 首先提出，称之为" half and half "入路。Sano 称之为颞极入路，Sundt 则称之为改良翼点入路。

颞极入路比翼点入路增加了对颞骨前部和下部的骨质切除。广泛分离侧裂后，切断回流到蝶顶窦的引流静脉，向后外方牵拉颞极，显露小脑幕切迹。此入路的优点是：①对颞叶牵拉伤小；②显露范围大，兼有前两种入路的视野，可从前方和侧方显露动脉瘤；③可同时处理合并的前循环动脉瘤。缺点是：①切断颞极的静脉可能导致静脉性梗塞；②向后外牵拉颞极可能损伤颈内动脉上的穿支血管、脉络膜前动脉等；③对于低分叉动脉瘤，后床突和鞍背仍会阻碍视野。

1）手术要点：体位基本同翼点入路，但头偏转角度略大，达 60°。头皮切口将翼点入路向颞骨方向扩大。骨切除范围是翼点入路和前颞下入路的总和。硬脑膜打开后，广泛分离侧裂，电凝、切断回流到

蝶顶窦的引流静脉，开放颈动脉池。切断动眼神经和颞叶钩回间的蛛网膜小梁，显露小脑幕切迹。在滑车神经入口处后方切开小脑幕，即可显露脚间池。此入路显露的范围是上述两种入路的叠加。

2）手术入路的改进：对于高分叉动脉瘤，可移除颧弓或眶颧。对于低分叉动脉瘤，则需磨除后床突。

（4）手术入路的选择 以上 3 种入路及其改进各有优缺点，没有一种入路适合处理所有的基底动脉分叉部动脉瘤。如何选择主要取决于三点：①手术医师个人最熟悉和擅长的入路：笔者多采取颞极入路或翼点入路。②后床突与基底动脉分叉部的关系：分叉部与后床突平齐者，可采用前颞下入路；分叉部高于后床突 1 cm 以上者，需采用颞极入路 + 颧弓切除，或翼点入路 + 眶颧入路；分叉部低于后床突者，可采用前颞下或颞极入路 + 内侧岩骨磨除。③动脉瘤的指向：瘤顶指向后方的动脉瘤，由于瘤颈后部和后下部的穿支血管被基底动脉遮挡，不适合从前方进入的翼点入路。指向前方的动脉瘤常与鞍背粘连，翼点入路可能使动脉瘤过早破裂，故选用颞极入路或颞下入路从侧方接近可能更安全。

（四）预后

基底动脉分叉部动脉瘤曾经被认为是仅在"再出血将危及生命的情况下"才采用手术治疗。Drake 首先改变了这一观点，通过颞下入路夹闭动脉瘤，取得了良好的结果。Yaşargil 使用翼点入路夹闭此部位动脉瘤 50 例，手术结果为 74% 优，8% 良，10% 差，8% 死亡。1999 年 Samson 报告18 年来 302 例的手术效果，结果为 76% 良好，17% 中重度残疾，7% 死亡。并提出与手术效果不良相关的统计学因素：年龄 >65 岁，Hunt-Hess 分级 Ⅳ~Ⅴ级，动脉瘤直径 >2 cm，CT 示基底池积血较多和有脑干受压症状。2002 年 Lawton 报告 57 例手术，结果良好者占 84%，有永久神经功能障碍者占 5%，死亡 9%；他将前半数病人的手术结果与后半数病人的手术结果作了比较，结果显示前半数病人手术结果良好的占 79%，而死亡高达 21%；后半数病人手术结果良好占 90%，而死亡仅 4%。表明对此部位手术的熟练程度与手术结果有相关性。总体来讲，对于有经验的神经外科医生而言，外科治疗能使 80%~85% 的基底动脉分叉部动脉瘤的患者获得良好的结果。

二、小脑上动脉瘤

小脑上动脉瘤比较少见，约占后循环动脉瘤的 5%～17%。大多数发生在小脑上动脉发出部，文献报道发生在小脑上动脉远端的动脉瘤仅占后循环动脉瘤的 0.25%～0.66%。

（一）临床表现

小脑上动脉近端动脉瘤多数表现为 SAH，也可表现为动眼神经麻痹，有的是合并动静脉畸形的血流动力学性动脉瘤。小脑上动脉远端动脉瘤可表现为 SAH 或滑车神经麻痹，偶有以小脑梗死起病的报道。部分远端小脑上动脉瘤的病因为动脉夹层或感染性动脉瘤。

（二）治疗

1. 血管内治疗

小脑上动脉远端动脉瘤常常表现为宽颈、夹层或为感染性动脉瘤。多数情况下，手术的目标也是孤立动脉瘤。由于此部位侧支循环丰富，即使将载瘤动脉闭塞，一般也不会出现脑梗死；或即使发生梗死，范围也十分有限，不会有明显得神经功能缺失。因此，通过血管内栓塞动脉瘤或闭塞载瘤动脉，都可取得良好效果。

2. 手术治疗

近端小脑上动脉瘤多位于基底动脉分出小脑上动脉处。瘤顶大多指向外、前方，如指向后方则嵌入大脑脚。如瘤体较大和瘤颈较粗，则会占据小脑上动脉和大脑后动脉之间的整段基底动脉，其瘤体几乎都与动眼神经根紧贴，如动脉瘤损坏了动眼神经并压迫大脑脚，则可出现 Weber 综合征。小脑上动脉没有穿支动脉发出，但大脑后动脉发出的穿支血管可与动脉瘤相贴。手术入路可参照低分叉基底动脉分叉部动脉瘤的入路考虑，磨除内侧岩骨将有利于显露。Yaşargil 通过翼点入路夹闭 4 例，包裹 1 例此部位动脉瘤，4 例结果优良，1 例遗留动眼神经瘫痪，1 例在夹闭术后 4 周死亡，尸检显示动脉瘤的基底部突出形成了一个新的动脉瘤并发生破裂。

三、大脑后动脉瘤

大脑后动脉通常比后交通动脉粗，有 20%～40% 的人比后交通动脉细，并主要由颈内动脉通过后交通动脉供血。大脑后动脉的分段方法很多，一般分为 4 段（图 4-112），文献中常引用 Zeal 和 Rhoton 的分类方法。

大脑后动脉瘤较少见，约占所有颅内动脉瘤的 1%，占后循环动脉瘤的 7%～15%。

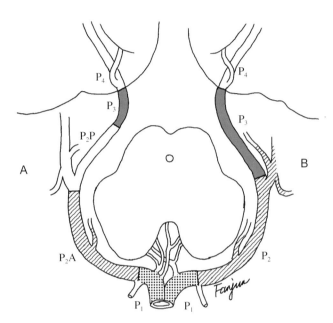

图 4-112　大脑后动脉分段法
A 侧：Zeal 和 Rhoton 分段法。B 侧：解剖分段法。

（一）临床表现

大脑后动脉瘤具有独特的形态学特点和特殊的临床表现：①常见于青年人，平均年龄 38 岁，而其他部位动脉瘤的平均发病年龄是 50～60 岁；②此部位动脉瘤的体积常偏大，以致临床早期就可呈现出肿瘤样症状；③大型或巨大型动脉瘤的发生率高，几乎占 PCA 动脉瘤的 23%，而其他部位大型或巨型动脉瘤只占 3%～5%。

大脑后动脉瘤的主要临床表现是 SAH，发生率为 70%～80%。由于 P₁ 段与动眼神经邻近，故常造成该神经瘫痪，如同时压迫大脑脚可致 Weber 综合征。虽然大脑后动脉是视放射和视皮质的主要供血来源，但很少引起偏盲，可能因侧支循环丰富之故。

（二）好发部位

全脑血管造影上看，大脑后动脉瘤好发于 4 个部位：①P_1 段上大的穿支血管起始部；②后交通动脉和大脑后动脉的交会部；③颞下动脉发出部或顶枕动脉发出部；④大脑后动脉的皮质分支处。P_2 段是 PCA 动脉瘤的好发部位。大脑后动脉瘤常为大型或巨大型动脉瘤，并常常难以辨认瘤颈，给手术带来困难。

（三）治疗

1. 血管内治疗

大脑后动脉瘤常为宽颈、梭形或夹层。为保持载瘤动脉通畅，栓塞治疗常需球囊或支架辅助。由于丰富的侧支循环，P_2 段以远的动脉瘤可以采用动脉瘤连同载瘤动脉一并栓塞的治疗方法，这样操作较简单，据文献报告多数病人可以耐受。

2. 手术治疗

手术入路取决于动脉瘤的部位和与脑池的关系。对于 Zeal 和 Rhoton 分段法的 P_2A 段动脉瘤，因其位于环池前方，可通过颞极入路、翼点入路或前颞下入路。P_2P 段动脉瘤，位于颞叶下表面的上方，经前颞下入路时，常需切除海马旁回方可显露。由于显露时上抬颞叶的幅度较大，易挫伤颞叶或损伤 Labbé 静脉导致颞叶静脉性梗死或出血。此时，可用经颞叶（颞下回）经脑室（颞角）入路，打开脉络裂进入环池，显露动脉瘤（图 4-113）。P_3 段动脉瘤或距状裂内的动脉瘤（P_4 段），可通过枕部经后纵裂入路夹闭动脉瘤（图 4-114）。

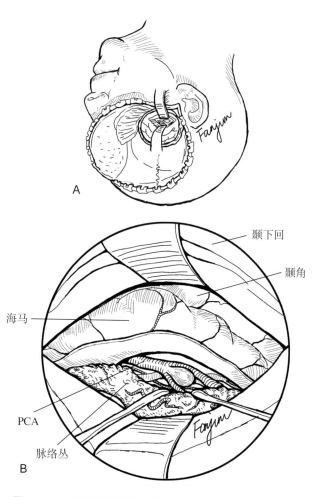

图 4-113　经颞下回经颞角入路处理大脑后动脉 P_2P 段动脉瘤
A. 开颅同前颞下入路。**B.** 经颞下回进入颞角，分开脉络裂即可见大脑后动脉。

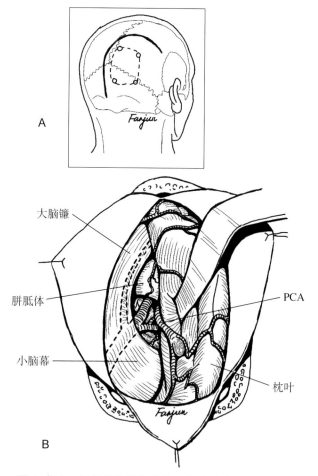

图 4-114　经枕后纵裂入路处理大脑后动脉远端动脉瘤
A. 头皮切口和骨窗，显露横窦、上矢状窦和窦汇。**B.** 牵开枕叶，可在胼胝体上方见到大脑后动脉 P_3 段和 P_4 段。PCA：大脑后动脉。

病人采用俯卧或侧俯卧位，手术床应能侧倾以适应硬脑膜外和硬脑膜内操作时所需的不同角度。开颅的骨窗要求显露矢状窦边缘、横窦边缘和窦汇。给予甘露醇静脉滴注及过度换气，"十"字形切开硬脑膜，先进入纵裂池，缓慢释放脑脊液，等待脑塌陷。上矢状窦的后半很少有桥静脉，可将枕叶脑牵离大脑镰和小脑幕，深入达胼胝体压部，其下方即为四叠体池。平行于直窦切开小脑幕，在 PCA 进入距状裂的近端寻找载瘤动脉，沿血管向远端分离，直至显露动脉瘤。如果动脉瘤位于四叠体池的 P_3 段，则须先进入中脑外侧的环池，分离显露动脉瘤近端的大脑后动脉。

（四）预后

Yaşargil 报告 14 例大脑后动脉瘤，5 例位于 P_1 段，3 例位于 P_1 与 P_2 段交界处，3 例位于 P_2 段，3 例位于 P_3 段，其中夹闭 7 例，孤立 5 例，包裹 1 例，缝合 1 例。结果 12 例优，1 例良，1 例差，无死亡。Ferrante 报告一组 7 例大脑后动脉瘤的手术治疗结果，指出无论是夹闭、孤立或是近端载瘤动脉阻断，都不影响手术效果，影响预后的因素只有病人术前的神经功能状态，据分析可能与此部位有丰富的侧支循环有关。但是，Terasaka 报告 14 例 P_2 段动脉瘤的手术结果，死亡率和致残率达 35.7%，显示其风险性比处理前循环动脉瘤要高得多的。

四、椎－基底动脉瘤

椎－基底动脉瘤包括基底动脉干、椎－基动脉交界处和小脑前下动脉瘤，约占后循环动脉瘤的 20%～25%，相对少见。由于位置深在、空间狭小、显露困难、局部解剖复杂、动脉瘤与脑干及穿支血管关系密切，加之手术经验较少，因此手术难度较大。

（一）临床表现

基底动脉干动脉瘤常为梭形动脉瘤，瘤内有部分血栓形成，巨大型者可产生脑干和脑神经的压迫症状，也可发生蛛网膜下腔出血。椎－基动脉交界处动脉瘤可致展神经瘫痪、后组颅神经症状、Horner 综合征等。发生于内听道的小脑前下动脉瘤，可引起听力下降、面瘫、眩晕等症状。如蛛网膜下腔出血进入第四脑室和第三脑室可致梗阻性脑积水。

（二）影像学检查

基底动脉干动脉瘤多发生于小脑前下动脉与小脑上动脉之间，很少呈囊状。基底动脉干有成窗畸形时，动脉瘤可发生于成窗部的近侧隆突上。椎动脉与基底动脉交界处动脉瘤常发生于双侧椎动脉交会处的前壁或后壁，瘤顶指向前上方或后上方。Peerless 等认为，所有椎－基交界处动脉瘤的起点处都有完全或不完全的成窗畸形，这种畸形所构成的隆突正是血流冲击的部位，因而易形成动脉瘤。

全脑血管造影应行三维重建，以便从多角度观察动脉瘤的形态及其与周围血管的关系。3D-CTA 有利于观察动脉瘤和骨质的关系及钙化情况。MRI 可显示动脉瘤内血栓形成的情况及其与周边神经组织的关系。这些检查均对制定手术计划很有帮助。

对于动脉瘤形态和载瘤动脉情况复杂，估计有可能进行孤立术的病例，术前应行球囊闭塞试验，以判断病人能否耐受。在全脑血管造影时，还应观察侧窦的开放程度，评价是否可以行术区侧窦的结扎和切断。

若计划在深低温和停循环条件下进行手术，术前应行超声心动检查，下肢动静脉超声多普勒检查，并请心胸外科医生会诊，判断病人能否耐受停循环状态。

（三）治疗

1. 血管内治疗

基底动脉干的动脉瘤常为梭形或巨大型动脉瘤，单纯的微弹簧圈栓塞往往很难将其闭塞，常需用支架辅助以防止弹簧圈突出到载瘤动脉。近年有报道，单纯用密网支架覆盖瘤颈后，动脉瘤内可逐步形成血栓，直至闭塞。远端的小脑前下动脉瘤往往缺乏瘤颈，可以连同载瘤动脉一起闭塞，由于其供应区有丰富的侧支吻合，一般不会出现脑梗死，或即使出现脑梗死，范围也十分有限。

2. 手术治疗

（1）相关解剖 此区域解剖复杂，掌握相关的血管、肌肉、骨骼和神经组织的解剖对手术治疗十分重要。

双侧椎动脉离开寰椎横突孔后，穿越寰枕筋膜，经枕骨大孔进入后颅窝，80%的病例为左椎动脉居优势。进入颅内的椎动脉走行在延髓的前外侧方，舌下神经根的腹侧，副神经的内侧。在舌下神经根的水平发出小脑后下动脉（PICA），但有8%的人PICA发自椎动脉的颅外段。在PICA远端，双侧椎动脉在桥延沟水平，双侧展神经间的中线部位汇合，形成基底动脉。基底动脉在桥前池内向上走行，此段长3cm，宽1.5～4mm。在行程中发出旁中央穿支供应中线深部结构和周围穿支供应脑桥侧部。此处最大的分支是小脑前下动脉（AICA），常起于基底动脉下1/3，4%发自基底动脉上1/3，2%发自中1/3，1%发自椎动脉，直径与同侧PICA互补。AICA从桥前池走向桥脑小脑池，在面、听神经下方经过或在面听神经束之间穿过，供应面神经、听神经、脑桥下外侧部、小脑中脚、绒球和小脑半球岩骨面。AICA远端分出外侧支绕过绒球进入水平裂，内侧支向内下供应二腹叶。

枕下和岩骨区域的肌肉和骨骼的分离和切除对于显露此区域的血管和神经组织十分重要。如果肌肉分离和骨切除不够，那么显露不能满意。枕下肌肉分3层：第一层，即最浅表层，由外侧的胸锁乳突肌和内侧的斜方肌组成。胸锁乳突肌位于寰椎横突的上方，附着于乳突。中层肌肉包括头夹肌、头长肌、头半棘肌和颈夹肌。其中头夹肌起于颈椎棘突，止于乳突和上项线的深面；头半棘肌起于胸椎横突，止于枕骨和上项线，位于头夹肌深面。深层肌肉包括头上斜肌、头下斜肌和头后大直肌。头上斜肌起自寰椎横突，止于上项线和下项线之间；头下斜肌起于枢椎棘突侧面，止于寰椎横突；头后大直肌起于枢椎棘突侧板，止于枕骨下项线中1/3。这三块肌肉形成枕下三角，被一层致密的纤维脂肪组织覆盖，内含椎动脉和第一颈神经，是定位椎动脉的主要标志。肌肉的下方是枕骨和颞骨。外侧是颞骨岩部和乳突，内侧是枕骨。成人乳突有气房，通过乳突小房与中耳相通。岩骨形似指向内侧的锥体，其外侧和腹侧含内耳、中耳、面神经降支和乙状窦。星点是枕乳缝、顶枕缝和"人"字缝的会合点，为重要的骨性标志，其下方是横窦和乙状窦交界的后缘。枕骨侧方近枕骨大孔处有枕髁，其与寰椎上关节面形成关节。舌下神经管位于枕髁上方，内含舌下神经、咽升动脉脑膜支和静脉丛，颈静脉结节将其与颈静脉孔分开。舌下神经管颅内段位于枕髁中后1/3交界处上方约5mm，颈静脉结节下方约5mm，走行方向与正中矢状位呈45°角。在枕髁的颅内面有一卵圆形隆起，为颈静脉结节，位于舌下神经管的正上方，岩斜裂的下方内侧。颈静脉孔位于枕髁的前部上外侧，后缘为颈静脉结节，前缘和上缘为颞骨岩部的颈静脉凹。颈静脉孔内有乙状窦、颈静脉球、岩下窦、咽升动脉脑膜支、枕动脉、舌咽神经、迷走神经、副神经及相关神经节。

由于颅底骨质的限制，外科手术中只能从侧方显露基底动脉干和椎-基底动脉交界处。从这个角度，我们能看到四边形的小脑上半月小叶和下半月小叶。牵开上半月小叶，可见绒球，绒球下可见第四脑室侧孔和脉络丛。牵开小脑腹侧，靠近小脑幕和岩骨嵴的交界处可见滑车神经和三叉神经。滑车神经沿小脑幕缘走行，与小脑上动脉的头侧分支伴行。三叉神经从脑桥发出，走向Meckel腔，常需切断岩上静脉方能完全显露。展神经从桥延沟内侧发出。面、听神经从绒球下方、桥延沟外侧发出。舌咽、迷走、副神经从延髓灰结节的外侧发出。舌下神经由橄榄内侧的延髓前外侧沟发出。

（2）手术入路和手术要点

1）枕下远外侧入路和枕下极外侧入路：Hammon于1972年首次描述枕下远外侧入路行椎-基底动脉瘤手术，术中未磨除枕髁。Seeger在1978年在该入路的基础上增加磨除枕髁来扩大显露范围。后来又有不少作者提出改良。目前枕下远外侧入路在文献中的名称还比较混乱，如远外侧入路、极外侧入路、远外侧经髁入路、远外侧经髁经结节入路、枕下经髁入路等，命名的差异与术者的观点不同有关。2000年Rhoton对枕下远外侧入路进行了详细描述及总结，认为基本的远外侧手术入路并不包括磨除枕髁后侧，他认为基本的远外侧入路包括：①解剖颅颈交界处的肌肉，充分显露C₁横突及枕下三角；②手术早期显露及保护椎动脉；③枕下去除骨瓣或开骨窗，但应去除寰椎的后侧。在此基本入路的基础上，围绕枕髁的处理，分为经髁途径、髁上途径和髁旁途径。经髁途径在磨除枕髁后，能够增加前方视野，对下斜坡及延髓腹侧具有较好的暴露；髁上途径主要为磨除颈静脉结节增加暴露；髁旁途径主要包括磨除枕髁侧方的静脉突，到达颈静脉孔的后方，并可显露附近的面神经及乳突。

2003年Kawashima则认为，远外侧入路是枕下

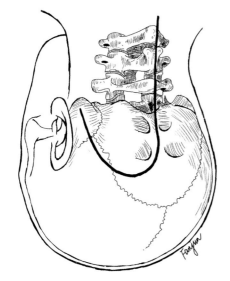

图 4-115 倒 "U" 形切口的枕下远外侧入路

采用倒 "U" 形、"C" 形或 "S" 形切口。倒 "U" 形切口从乳突尖开始，向上越过乳突基底部，达耳廓上缘弯向内到枕外粗隆，再沿枕下中线向下达 C_4 棘突（图 4-115）。"C" 形切口从耳廓上 4cm 弧形向下，穿过上项线的内 1/3，到乳突下 7cm（图 4-116）。"S" 形切口起自耳廓上缘、乳突内侧 3 横指，直向下再转向中线，沿中线向下达 C_4 棘突（图 4-117）。

翻开肌瓣后，寻找并显露枕下三角，椎动脉就位于三角内。C_1 椎板的骨膜下剥离有利于分离椎动脉。动脉周围的椎静脉丛出血可用明胶海绵压迫或电凝止血。骨切除的范围内达中线，下达枕大孔，外侧达乙状窦和枕髁后缘，上方根据情况可达横窦。如果不磨除枕髁，就是所谓的髁旁入路。若需增加对腹侧和对侧的显露，则需磨除枕髁后 1/3（6~10mm）。一般认为如磨除枕髁超过 1/2 可造成颈椎不稳，需行植骨融合。髁导静脉需切断。切除 C_1 半椎板，达到椎动脉穿过硬脑膜前方约 10mm 处，可增加自下向上的显露，减少对脑干和小脑的牵拉。弧形切开硬脑膜，翻向下外，缝合固定。开放枕大池，切断第一齿状韧带，向上、内抬起小脑扁桃体，沿 VA 向上分离，可见小脑后下动脉开口，再远端可见 VA 下方的副神经，上方的舌咽神经和迷走神经，在这两组神经间很容易显露椎 - 基底动脉交界处（VBJ）。对于高位 VBJ，可从舌咽神经和迷走神经的上方显露。此入路可显露 VBJ，还可显露对侧椎动脉，便于控制动脉瘤近端的载瘤动脉。大型动脉瘤可能遮挡基底动脉，需将动脉瘤体完全分

入路向外侧的扩展，经胸锁乳突肌和椎动脉的后方、寰枕关节内侧达到颅颈交界区；极外侧入路是经胸锁乳突肌和椎动脉前方、颈内静脉后方显露颅颈交界区。二者均可切除枕髁或寰枕关节，但因入路的方向不同，显露的结构也不完全一样，极外侧入路可以显露对侧和下斜坡结构。

病人采取 "park bench" 或 3/4 侧俯卧位，患侧在上，头前屈，下颌角距胸前约 2 横指，同时稍转向患侧，并稍向对侧倾斜。将患侧肩膀略向下拉并加以固定，使头肩间空间尽量扩大以利操作。手术切口可

第二十节　SECTION 20

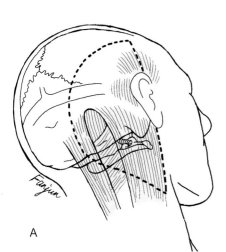

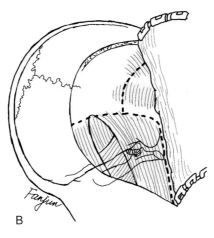

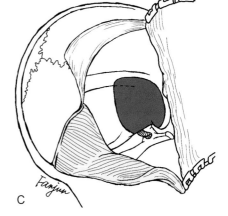

A　　　　　　　B　　　　　　　C

图 4-116 "C" 形切口的枕下远外侧入路
A. 皮肤切口。B. 肌肉切口。C. 骨切除范围。

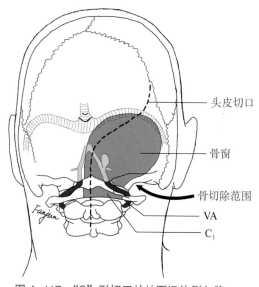

图 4-117 "S" 形切口的枕下远外侧入路

离、推移后才能将基底动脉显露清楚。关颅时需修补硬脑膜并严密缝合，开放的颅骨气房用骨蜡封闭，防止发生脑脊液瘘和颅内感染。

2）迷路后乙状窦前入路和经乙状窦入路：此入路用于显露位置偏内侧的椎－基底动脉交界处动脉瘤、基底动脉下干动脉瘤和高位 VA-PICA 动脉瘤，特别是位于中斜坡的动脉瘤。经乙状窦入路需要牺牲乙状窦，术前应行乙状窦功能评估，若为优势侧，则不宜阻断（图 4-118）。

患者平卧或侧卧。"C" 形切口，显露颧弓根达到乳突尖处，磨除乳突上界达中颅底和岩上窦，下界达颈静脉球，前方达后半规管，后方达乙状窦。骨切除范围应达到乙状窦后 2 cm 处。经乙状窦入路需在乙状窦后方切开硬脑膜，并在乙状窦和颈静脉球交界

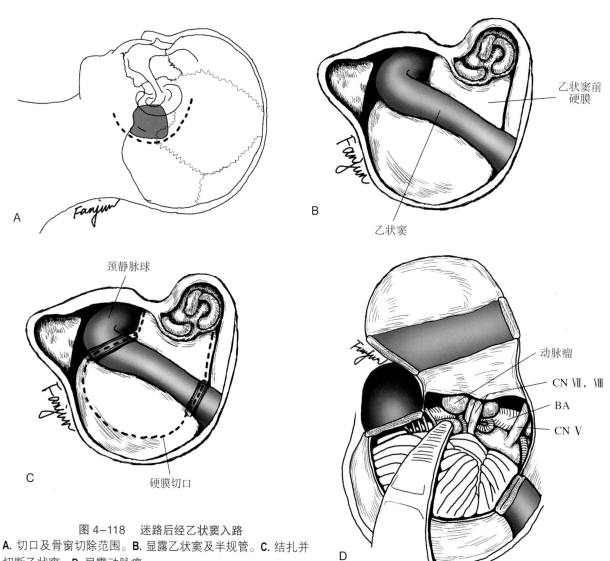

图 4-118 迷路后经乙状窦入路
A. 切口及骨窗切除范围。B. 显露乙状窦及半规管。C. 结扎并切断乙状窦。D. 显露动脉瘤。

处结扎、切断乙状窦。术中可测量窦内压以确定结扎的安全性。将硬脑膜翻向外侧，覆盖骨迷路并缝合固定。手术野以面、听神经为中心，打开蛛网膜，显露双侧 VA 及 VBJ，夹闭动脉瘤。术后硬脑膜严密缝合，用骨蜡封闭开放的气房，用自体脂肪填塞骨缺损处以防脑脊液瘘。术中尽量不切断乙状窦，可用乙状窦后 + 乙状窦前的方式来显露动脉瘤。

3）经岩入路：最早由 House 提出，用于切除内耳道内听神经瘤、面神经探查和前庭神经切断，同时不损害听力。1985 年 Kawase 首次采用经岩入路处理基底动脉中段动脉瘤。此入路可达脑桥中前部分和桥 - 小脑角，用于处理低分叉的基底动脉分叉部动脉瘤、基底动脉干动脉瘤和高位 VBJ 动脉瘤。

体位切口同颞下入路，骨质切除达中颅窝底。以岩骨嵴为中心，从颅底自后向前剥离硬脑膜，避免损伤岩浅大神经。在棘孔处切断脑膜中动脉，显露下颌神经外侧缘及需磨除的 Kawase 菱形窝：前界是三叉神经第三支，后界是内听道（弓状隆起），外界是岩浅大神经（蝶岩沟），内界是岩骨嵴。磨除时注意保护外侧的颈内动脉岩段和底面后外侧角的耳蜗。磨除内听道时注意保护硬脑膜，以免损伤面听神经。磨除深度以岩下窦为限（岩斜裂）。骨质磨除后，切开小脑凸面的硬脑膜，显露小脑幕切迹，在滑车神经后方切开小脑幕，切断岩上窦，切开乙状窦前方的硬脑膜达斜坡，这样就可以显露脑桥前外侧，VBJ 可通过三叉神经和面、听神经间显露（图 4-119）。

4）经口 - 经斜坡入路：Drake 最早使用经口 - 经斜坡入路处理 VBJ 动脉瘤和基底动脉中 1/3 动脉瘤。由于易并发脑脊液漏和颅内感染，Drake 批评并放弃了这一入路。近年，由于修补材料的进步，又有人开始使用此入路。但由于术野狭小、深在，不易控制动脉瘤近端血管，术后高感染率等，采用者并不广泛。

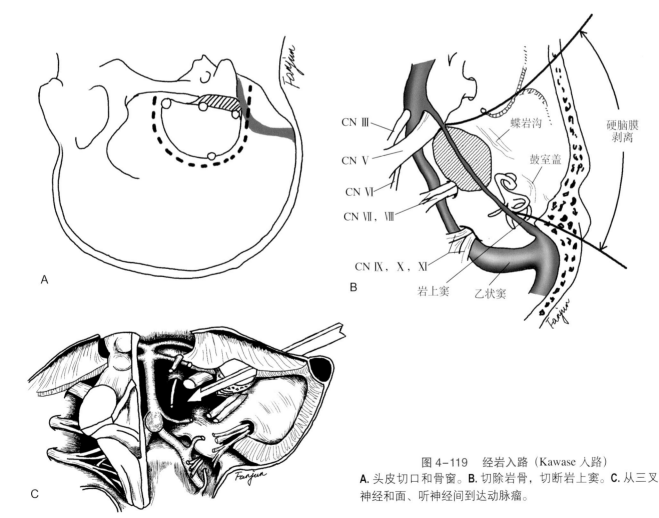

图 4-119　经岩入路（Kawase 入路）
A. 头皮切口和骨窗。**B.** 切除岩骨，切断岩上窦。**C.** 从三叉神经和面、听神经间到达动脉瘤。

5）幕上下经岩乙状窦前入路：1966 年 House 和 Hitselberger 首次描述枕下入路结合经迷路入路切除岩斜部脑膜瘤。20 世纪 90 年代后，幕上下经岩乙状窦前入路日趋成熟，Spetzler 将其规范为三个亚型，即迷路后技术（保留听力前提下的颞骨岩部切除）、经迷路技术（牺牲听力的颞骨岩部切除）、经耳蜗技术（牺牲听力并面神经移位，最大限度地切除颞骨岩部）。此入路可显露从椎动脉入颅处到基底动脉分叉部，发生于此段上的动脉瘤均可处理。此入路的缺点是手术时间长。

（四）深低温停循环技术

体外循环下的深低温停循环技术于 1959 年首次应用于心脏直视手术。1962 年 Patterson 首次在深低温停循环状态下夹闭颅内动脉瘤。后循环周围空间狭小，巨大动脉瘤往往占据了大部分的手术空间，使载瘤动脉的早期控制十分困难。在停循环条件下，可以从容地切开动脉瘤，取栓、塑形、分离和夹闭都可以在血管开放但无血的状态下进行，使后循环巨大动脉瘤的夹闭手术变得更加可行。如果没有深低温停循环的辅助，后循环巨大动脉瘤直接夹闭率仅 39%～49%。而 Lawton 在深低温停循环辅助下，巨大动脉瘤的直接夹闭率高达 97%。Samson 提出对预计临时阻断超过 20 min 的椎 - 基底动脉瘤，应采用深低温停循环技术。所谓深低温，是指体温控制在 15～18℃，此时人体新陈代谢减慢，身体和脑的能量需求暂时降低，在低温状态下因为缺血而释放的兴奋性氨基酸减少，组织对缺血的耐受性增加。在手术进行到关键时刻，将病人体温降至深体温，同时停止循环，可为手术提供无血环境，待动脉瘤夹闭后，恢复循环并逐步恢复体温。目前认为，停循环 45～50 min 是安全的。主要的并发症有血栓形成、动脉夹层、心脏功能不稳定等。

（五）预后

Yaşargil 报告 6 例基底动脉近侧段囊性动脉瘤的治疗结果，死亡 4 例，其中 1 例死于术后胃出血，2 例恢复正常；5 例基底动脉梭形动脉瘤，均予以孤立或包裹或阻断近端动脉，术后死亡 2 例，3 例效果优良；10 例椎动脉囊性动脉瘤，均夹闭，效果 7 优 1 良；3 例椎动脉梭形动脉瘤，予以包裹或孤立，1 例

术后 6 个月死亡，2 例效果优。小脑前下动脉远端动脉瘤，由于远端侧支循环丰富，即使孤立或切除，一般结果均良好。

五、小脑后下动脉瘤

小脑后下动脉瘤约占颅内动脉瘤的 3%，后循环动脉瘤的 20%。80% 的小脑后下动脉瘤发生于椎动脉发出小脑后下动脉处（PICA-VA 动脉瘤）。多发生于左侧，女性多见。远端小脑后下动脉瘤无性别差异，多发生于脉络点近端。巨大动脉瘤少见。

（一）临床表现

常见的症状是 SAH，可伴有展神经或后组脑神经症状。单纯的后组脑神经症状少见。巨大 PICA 动脉瘤可表现为脑干症状、神经受压症状和脑积水。偶可发生于颅外。PICA 远端动脉瘤可表现为第四脑室出血或脑内血肿，易误诊为自发性小脑出血；若动脉瘤血栓化，可表现为占位性病变；若多发，或合并其他部位远端动脉瘤，多考虑为感染性动脉瘤。

（二）影像学检查

CT 可见小脑延髓池和第四脑室积血，而鞍上池积血较少。应注意是否合并脑积水。全脑血管造影时必须行双侧椎动脉造影，避免遗漏（图 4-120）。对于非出血的病例，应行 MRI 检查。巨大动脉瘤可通过 MRI 了解周边解剖结构和动脉瘤内血栓情况，确定动脉瘤的真实大小。

（三）治疗

1. 血管内治疗

血管内治疗可避免对脑干和小脑的牵拉，并发症发生率低，随着球囊辅助技术和支架辅助技术的广泛使用，通过栓塞治疗的病例数越来越多，效果满意。但对于大型动脉瘤或小脑后下动脉从动脉瘤上发出的情况，手术夹闭仍是首选，因其在直视下进行，可保持穿支血管通畅以及根据动脉瘤形态行血管塑形，甚或血管重建，这些是血管内治疗所不能替代的。

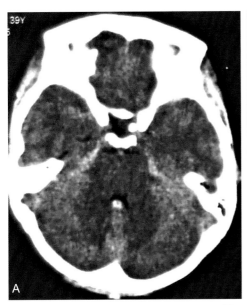 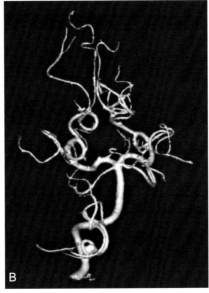 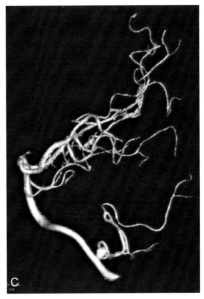

图 4-120　小脑后下动脉 CT 及 DSA 影像

A. 头颅 CT 显示脑干周围及第四脑室出血。**B**、**C.** 3D-DSA 检查，通过不同角度的旋转，明确动脉瘤、瘤颈及其与周围血管的关系。

2. 手术治疗

对于小脑后下动脉起始部的动脉瘤，宜采用枕下远外侧入路；对于远端动脉瘤，可采用枕下正中入路。枕下远外侧入路详见椎 - 基底动脉瘤相关内容。在切开硬脑膜后，分离蛛网膜，释放脑脊液，沿椎动脉向远端分离，可见 PICA 发出部，PICA-VA 动脉瘤在此处并被后组脑神经包绕。轻抬小脑扁桃体，可见动脉位于舌咽、迷走神经和副神经之间，损伤这些神经可致声音嘶哑和吞咽困难等。通常只需分离瘤颈，注意保留所有通往延髓的穿支血管。有时需要分离瘤顶，此时可能需要用双极电凝对动脉瘤进行塑形，需注意勿损伤瘤颈远侧的舌下神经。如果动脉瘤的发出部不能从 PICA 上完全游离，可用跨血管夹来夹闭动脉瘤。

对位于 PICA 第 3 段的动脉瘤，可上抬、内牵或外牵小脑扁桃体来显露动脉瘤。有时需切除扁桃体来显露动脉瘤，尤其是动脉瘤与扁桃体粘连紧密时。切除应采用软膜下吸除的方式，保持软膜完整，这样可以防止动脉瘤破裂。

PICA 末端动脉瘤可通过枕下正中入路，分开小脑扁桃体，根据情况可切除同侧小脑扁桃体来显露载瘤动脉和动脉瘤。如果是感染性动脉瘤，则需予以切除。位于第 3、4 段的远端动脉瘤，切除并不会导致严重的并发症。

第 1、2 段的巨大、梭形或夹层动脉瘤，无法夹闭时，可采用孤立 + 血管重建的办法。重建的方法有：①血管原位吻合；②颅外 - 颅内血管吻合，颅外血管可选颞浅动脉后支或枕动脉。

（四）预后

Heros 报告 17 例 PICA-VA 动脉瘤，15 例术后恢复良好，但部分病例有短暂的后组脑神经症状。1 例发生延髓外侧梗死，可能与夹闭后 PICA 成角扭曲有关。1 例为感染性动脉瘤，术后死亡。Peerless 和 Drake 报告 69 例，59 例效果优，2 例死亡。Lee 等报告 14 例，2 例死于围手术期，11 例效果好。Bexerl 和 Heros 复习文献，发现远端 PICA 动脉瘤术后 83% 的病例取得良好结果，死亡率仅为 1%，其结果主要取决于病因。

（漆松涛）

第二十一节　颅内巨大动脉瘤

最大径超过 25 mm 的颅内动脉瘤称为颅内巨大动脉瘤，发生率约占所有颅内动脉瘤的 3% ~ 13%，其中超过 60% 发生在前循环。

临床报道显示，颅内巨大动脉瘤几乎可以发生在颅内任何部位，但某些解剖部位有易发倾向，如颈内动脉海绵窦段和床突旁段、大脑中动脉、大脑后动脉、椎 - 基底动脉干等。这些部位解剖结构复杂，动脉瘤与周围脑组织、脑神经和其他动脉之间关系密切。由于巨大动脉瘤体积大、瘤颈宽、瘤颈处的载瘤动脉通常存在明显扩张，甚至成为动脉瘤体的一部分，部分动脉瘤尚存在血栓、瘤颈钙化或动脉硬化等改变，手术治疗非常困难。如果存在动脉瘤破裂出血，周围解剖结构的辨认更显困难。因此，颅内巨大动脉瘤的手术治疗具有很大的挑战性。另外，巨大动脉瘤不像一般中小型动脉瘤，常累及相当长一段载瘤动脉，瘤体或瘤颈可能跨越解剖学上的血管分段，使一些正常起源的血管分支或穿支动脉看起来是从动脉瘤上发出（图 4-121），因此有时很难用某一个具体解剖部位来命名。再加上动脉瘤本身体积的阻挡，使近

端载瘤动脉难以显露和控制等因素，用常规处理中小型动脉瘤的方法来处理颅内巨大动脉瘤时通常难以奏效，即使在显微神经外科技术相对完善的情况下，颅内巨大动脉瘤的手术治疗仍是神经外科医师的难题之一，文献中报道的手术死亡率在 5% ~ 22%，远远高于颅内非巨大动脉瘤的手术死亡率。

一、形态分类及病因

从制订手术方案上考虑，可将颅内巨大动脉瘤从形态上分为两大类，一类为囊性动脉瘤，另一类为梭形动脉瘤。从解剖学角度上来看，前者存在瘤颈，治疗上可以通过各种辅助方式力争夹闭瘤颈，并保留载瘤动脉通畅；后者则包括所有呈梭形生长、缺乏可夹闭瘤颈的动脉瘤，如梭形动脉瘤、剥离性（夹层）动脉瘤、创伤性（假性）动脉瘤以及蛇形动脉瘤等。但事实上，对巨大动脉瘤来说，单纯根据术前血管造影和术中观察，有时还是很难确定这些

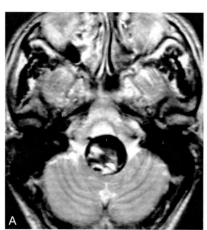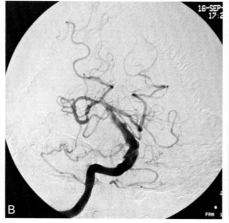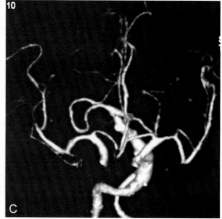

图 4-121　55 岁男性，累及椎 - 基底动脉的颅内巨大动脉瘤
A. MRI 显示病变位于脑干前方，瘤内充满血栓。**B、C.** CTA 和 DSA 显示椎动脉和基底动脉的长段扩张性动脉瘤，小脑后下和小脑前下动脉均从动脉瘤累及段椎 - 基底动脉上发出。

动脉瘤究竟是囊性动脉瘤还是梭形动脉瘤，其中重要的原因就是很多囊性巨大动脉瘤由于载瘤动脉扩张无法辨认是否存在真实的瘤颈。

1. 囊性动脉瘤

囊状的巨大动脉瘤多与动脉分叉关系密切，发病的基础可能是原来中小型囊状动脉瘤"长大"所致，增大的真正原因仍不清楚，可能与下列因素有关：①动脉瘤壁的真性增长使瘤体变大；②动脉瘤壁虽未真正增长，但由于动脉瘤壁内所含的丰富血管不断出现壁内出血，形成新的胶原组织层，动脉瘤壁变薄扩张使动脉瘤增大；③动脉瘤颈部的载动脉受血液动力学因素的影响发生扩张，成为动脉瘤体的一部分，从而增大了动脉瘤体积；④动脉瘤内血栓形成和动脉瘤破裂后破口附近形成与动脉瘤融为一体的假性动脉瘤（常称之为小阜或小泡）等因素，也会使瘤体增大。但为什么有些区域的动脉瘤有容易形成巨大动脉瘤的倾向，除以上因素外，是否还存在易使动脉瘤长大的其他因素尚待证实。

尽管囊状动脉瘤存在明确的瘤颈，理论上能够施行动脉瘤瘤颈夹闭手术，但事实上很大一部分囊状巨大动脉瘤瘤颈非常宽大，或因瘤颈处载瘤动脉已经扩张成了动脉瘤瘤体的一部分，外观上已经无法与巨大梭形动脉瘤区别，使瘤颈夹闭变得非常困难甚至无法夹闭。

2. 梭形动脉瘤

梭形动脉瘤是根据动脉瘤形态命名的一种动脉瘤，也是文献中叙述最混乱的一种动脉瘤类型。动脉硬化性梭性动脉扩张、剥离性动脉瘤（dissecting aneurysms）、蛇形动脉瘤、动脉的长段扩张（dolichoectasia）和长段巨大椎 – 基底动脉异常（megadolichovertebrobasilar anomaly）等动脉瘤类型，虽然发病机制不同，但因为这些类型的巨大动脉瘤外形上都具有梭形特征，从手术治疗的角度上没有本质区别，故将它们都归类在梭形动脉瘤范畴。这类动脉瘤的发病原因和形成病变的基础各不相同，一般意义上的梭形动脉瘤的发生与富含弹力纤维和胶原纤维的内弹力层和内膜受损后动脉壁强度降低有关，有些作者将梭形动脉瘤归类在动脉粥样硬化性动脉瘤范畴，但有越来越多的文献报道与动脉硬化无关的梭形动脉瘤，其他因素如炎症、感染、创伤和先天性因素等也可能是梭形动脉瘤的形成原因。

当动脉内弹力层和内膜发生不可逆性损害后，血液动力学应力改变可导致内弹力层和内膜进一步受损，最终使得内弹力层发生重塑、变性甚至内弹力层丧失，使内弹力层和内膜的屏障作用显著削弱或丧失，加上动脉血流的冲击因素，可能是梭形动脉瘤和剥离性动脉瘤形成的病原学基础。

颅内剥离性动脉瘤也称为夹层动脉瘤，发病原因是由于血液进入血管壁层之间导致的血管壁间剥离，也可能发生在动脉壁内自发性血肿后的壁间剥离。随着神经影像学技术的进步，近年来颅内剥离性动脉瘤的发现率呈增加趋势。颅内剥离性动脉瘤最常发生在后循环，尤其是椎 – 基底动脉主干最容易发生，前循环少见，发生在前循环的剥离性动脉瘤多位于大脑中动脉和颈内动脉主干上。剥离性动脉瘤主要分为两种类型：①在动脉壁的内弹力层和中层之间发生剥离，产生的壁间血肿及血栓常阻塞管腔，临床主要表现为缺血症状。这一类动脉瘤可累及相当长的一段动脉，从长度或最大径上符合巨大动脉瘤的诊断标准，但向外膨出的体积并不一定巨大。②动脉壁的剥离发生在中层或中层和外膜之间，其典型的血管造影和 MRI 表现是呈梭形的动脉瘤，有不规则的管壁或双管腔。该型动脉瘤临床表现凶险，病程进展快，几乎所有病例均曾破裂出血，且反复出血的比例很高。

蛇形动脉瘤（cerebral giant serpentine aneurysm）是 Dushyant 根据其独特影像学特征和临床表现提出的一个颅内动脉瘤亚型，是指动脉瘤内存在因血栓形成所产生的迂曲血流通道，并有相互分离的流入、流出口（近、远端载瘤动脉从动脉瘤的不同部位进出）的颅内巨大动脉瘤。有人认为所谓蛇形动脉瘤实际上是巨大梭形动脉瘤内血栓形成所致，特征性的影像学表现只是血栓后遗留下的曲折血流通道。但 Dushyant 和 Laurant 等详细分析了蛇形动脉瘤的特点：①无明显瘤颈；②"蛇形"通道不规则且沿瘤壁走行；③流入道和流出道是分离的，但距离可以很近；④动脉瘤体可呈分叶状或多叶状；⑤瘤腔内可见陈旧和钙化的血栓，周围有较为新鲜的血栓；⑥血栓内可有少量出血；⑦动脉瘤与周围组织无明显粘连；⑧具有占位效应；⑨供血动脉可有轻度动脉硬化，但无明显狭窄；⑩动脉瘤壁缺乏弹力层和肌肉纤维，可有增生的纤维组织；⑪动脉瘤壁偶有钙化和软骨化现象；⑫偶有小的动脉分支发自"蛇形"通道；⑬"蛇形"通道无内皮组织。根据上述

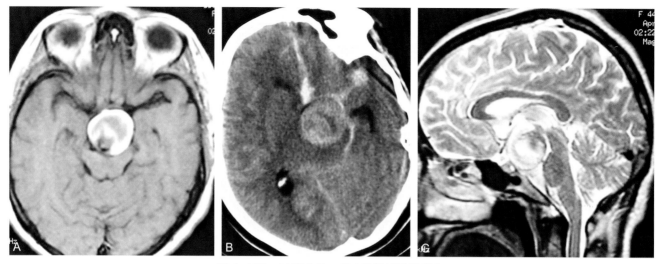

图 4-122 44 岁女性，巨大动脉瘤破裂出血
A、B. 显示基底动脉上段巨大动脉瘤。C. 显示动脉瘤破裂，发生蛛网膜下腔出血。

特征，他们认为蛇形动脉瘤完全不同于梭形动脉瘤。另外，有血栓形成的动脉长段扩张也归类于蛇形动脉瘤。

以上几种形态上呈梭形改变的巨大动脉瘤，其共同特点是动脉瘤均累及较长一段血管，动脉瘤的形成实际上是正常血管遭受某种病理改变后扩张所致，因此缺乏手术时可供夹闭的瘤颈，手术治疗往往只能采取诸如近侧载瘤动脉结扎和动脉瘤孤立术等方法。

动脉瘤体积一旦增大至巨大动脉瘤范畴，动脉瘤腔内宽敞的容积和相对狭窄的瘤颈使动脉瘤内呈现血流淤滞或涡流，是动脉瘤内附壁血栓形成的有利条件，因此相当一部分巨大动脉瘤内都伴有血栓。但瘤内的附壁血栓并不是很规则地附着在整个瘤壁，伴随着血栓的机化与再通，使得一部分瘤壁被血栓加强，变得非常厚韧甚至钙化，而其他部位的瘤壁可能仍旧非常薄弱，因此动脉瘤内的血栓并不能减少动脉瘤破裂出血的机会。

二、自然史

根据文献报道，未经治疗的颅内巨大动脉瘤的自然预后远比非巨大动脉瘤差，除部分病人因动脉瘤增大出现局部神经组织受压症状而就诊外，多数未经治疗的病人因动脉瘤破裂出血而就诊或因出血致死。曾经认为，由于颅内巨大动脉瘤内常有血栓形成，因此动脉瘤破裂出血的机会比中、小型动脉瘤少。但根据大量循证医疗资料，这种认识已经改变。Peerless 随访 31 例未治疗的颅内巨大动脉瘤，2 年死亡率为 68%，5 年死亡率达到 85%，其余生存病人也都有不同程度的神经功能障碍；Troupp 观察 13 例未经治疗的颅内巨大动脉瘤病人，5 年内死亡率为 52%；Michael 随访 7 例此类病人，2 年内死亡率达 100%；Gillingham 随访 26 例病人，3 年内死亡率达 100%。造成病人死亡的主要原因是动脉瘤破裂出血（图 4-122）。

三、临床表现

颅内巨大动脉瘤的发病年龄多在 40～60 岁之间，但有文献报道，儿童若发生颅内动脉瘤，有形成巨大动脉瘤的倾向。性别在颅内巨大动脉瘤的比例文献报道不一，男女之比约 1∶3，但也有文献认为男女的发病率没有明显差异。主要的临床表现有以下几点。

（1）蛛网膜下腔出血 巨大动脉瘤破裂出血的机会大于非巨大动脉瘤，大约 20%～40% 的颅内巨大动脉瘤病人表现为蛛网膜下腔出血，也有高达 80% 破裂出血的报道。但多数文献报道的颅内巨大动脉瘤的年破裂发生率在 3% 左右，在一组多中心研究中，年破裂发生率为 6%。

（2）局部压迫症状 巨大动脉瘤的瘤体容易使周围结构受到压迫，临床上超过 50% 的病人其首发症状是因动脉瘤压迫所致，因此巨大动脉瘤病人更可能因神经功能障碍就诊。不同部位动脉瘤产生不同的局部神经症状，前循环巨大动脉瘤常出现头痛、视力障碍、视野缺损、眼外肌麻痹、偏侧肌力减退及癫痫发作等症状；后循环动脉瘤因占位效应引起的周围神经组织受压症状更为突出，表现为脑神经功能障碍如动眼神经麻痹、面部麻木、疼痛、后组脑神经受压引起的呛咳和吞咽困难，以及脑干受压出现的偏瘫及假性延髓麻痹症状。

（3）血栓栓塞症状　巨大动脉瘤内多有血栓形成，新鲜的附壁血栓可脱落造成远端供血区血管栓塞，临床表现为短暂性脑缺血和脑梗死的相关症状。据 Lawton 和 Spetzler 报道，8% 的巨大动脉瘤存在血栓脱落导致的栓塞症状，包括 TIA 和卒中。Sano 等注意到有 5 例经保守治疗的颅内巨大动脉瘤死于脑梗死。

（4）动脉瘤内急性血栓形成　临床表现为原有症状的突然加重，或原来无症状病人突然出现症状，常见于颈内动脉海绵窦段巨大动脉瘤，病人常出现剧烈头痛，并伴随海绵窦内其他脑神经受损症状。笔者曾遇到数例此类病人，症状发生突然，进展很快，头痛和面部疼痛的程度常非常剧烈，经手术证实动脉瘤内有大量新鲜血栓形成。

（5）癫痫发作　动脉瘤引起的癫痫发作少见，但一部分大脑中动脉巨大动脉瘤可能以癫痫为首发症状。

一部分巨大动脉瘤无任何临床表现，只是在因其他原因行神经影像学检查时被偶尔发现。

四、诊断

1. 头颅 X 线平片

巨大动脉瘤在头颅平片上的表现主要有两种，一种是动脉瘤壁钙化影，巨大动脉瘤的瘤壁钙化多呈现点状、片状或蛋壳状钙化，除瘤壁外，动脉瘤内陈旧性血栓也可钙化，多呈斑点状钙化；另一种是动脉瘤引起的局部骨质受压，表现为局部骨质破坏，骨质改变多见于颈内动脉岩骨段、海绵窦段或床突旁等部位的巨大动脉瘤。

2. 头颅 CT

巨大动脉瘤均可在头颅 CT 检查时被发现，平扫时可表现为局部圆形、类圆形边缘清楚的占位性病变影像、钙化的动脉瘤壁形成的钙化影、动脉瘤造成的局部骨质破坏影像（图 4-123）。增强扫描时的表现取决于动脉瘤是否存在血栓，无血栓的动脉瘤表现为边界清楚的显著均匀性增强，有血栓的动脉瘤呈不均匀增强或呈靶环状增强影。除动脉瘤本身的表现外，CT 扫描还可发现动脉瘤出血后的表现如 SAH、脑内血肿以及脑积水和脑组织受压情况，有时在充满血性脑脊液的脑池中，可见到动脉瘤影像，犹如脑池造影所显示的动脉瘤充盈缺损（图 4-124）。值得指出的是，临床上一部分无症状病人的动脉瘤常因其他原因行头颅 CT 检查时"意外"被

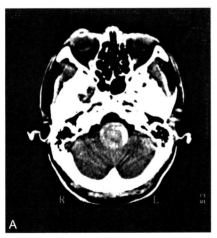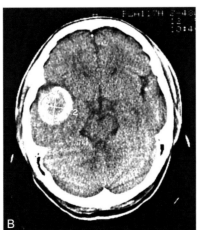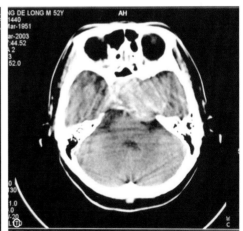

图 4-123　颅内巨大动脉瘤的头颅 CT 表现
A. 椎 - 基底动脉交汇处巨大动脉瘤，头颅 CT 显示的动脉瘤壁钙化。**B.** 右侧大脑中动脉巨大动脉瘤，头颅 CT 显示的动脉瘤壁钙化。**C.** 左侧海绵窦内巨大动脉瘤引起的前床突、蝶骨体和岩骨尖的骨质破坏。

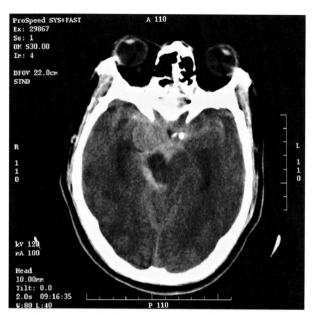

图 4-124　右侧颈内动脉 - 后交通动脉巨大动脉瘤
破裂出血后的头颅 CT 表现

除各脑池内的积血外，尚可清楚显示右侧鞍上池和鞍旁的动脉瘤影。

发现，但也有一部分血栓成分较多的动脉瘤可能被误诊为颅内肿瘤。

3. CTA

1989 年螺旋 CT 引入临床后，CT 血管成像技术相继诞生，应该说，CT 血管造影是螺旋 CT 在临床应用方面最重要的进展。通过静脉内注射造影剂，

当血管内造影剂浓度达到高峰时快速进行特定范围扫描，利用软件技术重建显示其中的血管影像。尤其在多层螺旋 CT 推出后，时间、空间的分辨率明显提高，显著提高了薄层采集速度，使对比分辨率更佳，尽可能地拉开了所要显示的血管与不需要显示的结构之间的密度差，保证了后处理重建的效果。随着新型机器的不断问世，成像质量不断改善，尤其是 64 排及更新型 CT 机的引入，扫描速度显著提高，使早期动脉期影像与静脉期影像分开成为可能。改进后的后处理软件既能显示动脉瘤与颅内骨结构的关系，又能将颅底骨结构去除，消除了由于容积效应造成的颅底骨质结构周围动脉瘤颈细微结构难以分辨的缺陷，达到了与数字减影血管造影同样的效果，其对颅内动脉瘤的诊断正确率不断提高，漏诊率和假阳性率也在不断下降。

CTA 可发现几乎所有的颅内巨大动脉瘤，通过对某一感兴趣区的最大密度透视（MIP）以及三维空间的反复回放，有助于手术医师在术前反复观察动脉瘤、瘤颈与载瘤动脉及其周围结构的关系（图4-125）。另外，CTA 检查由于快速、无创，因此不仅可应用于清醒病人的检查，对因出血而存在意识障碍的动脉瘤病人更具有优势。

4. MRI 和 MRA

MRI 和 MRA 已经广泛用于颅内动脉瘤的诊断。MRI 能否显示动脉瘤取决于动脉瘤的大小、瘤内血

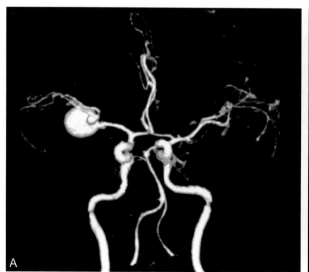
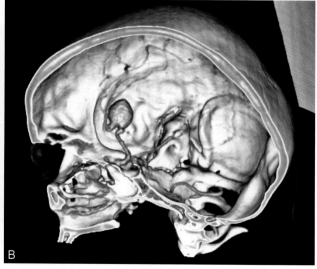

图 4-125　右侧大脑中动脉分叉部巨大动脉瘤 CTA 检查图像

流状况，是否存在血栓、瘤壁钙化和含铁血黄素沉积以及瘤周脑组织等情况。在无血栓的动脉瘤，由于血流速度快而造成动脉瘤内的"流空现象"，在 T_1 和 T_2 加权像上均呈无信号的流空影。血栓性动脉瘤则显示瘤内不规则高、低混杂信号，慢性血栓因含铁血黄素沉积在瘤壁或血栓周围出现低信号影（图4-126）。增强后，血栓性动脉瘤可显示典型的靶环征象（图4-127）。对于破裂的动脉瘤，根据血肿分解产物的演变进程，可判断出大致的出血时间。此外，MRI 检查还能显示动脉瘤与周围组织的关系，

对选择合适的手术入路提供更多供手术医师参考的信息。

　　MRA 主要反映的是血管内的血流信息，通过3D 成像，显示动脉瘤大小、形态、瘤颈与载瘤动脉和动脉分支的关系，还能将所获得的信息进行横断面、矢状面和斜位平面的图像重建，通过多角度的旋转，可更清晰地显示瘤颈与周围结构的关系。常规 MRA 成像无需注射对比剂，动态增强 MRA 是一种新的血管成像技术，通过静脉注射顺磁性对比剂（Gd-DTPA），大大缩短血流的 T_1 时间，使之比周围

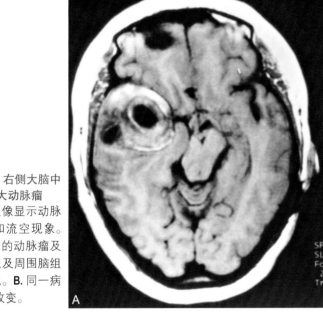
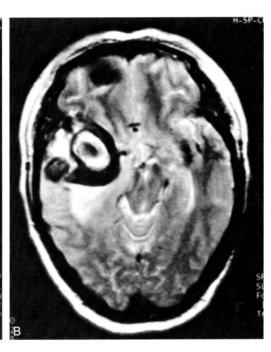

图 4-126　右侧大脑中动脉巨大动脉瘤

T_1、T_2 加权像显示动脉瘤内血栓和流空现象。**A.** T_1 像显示的动脉瘤及瘤内血栓以及周围脑组织受压情况。**B.** 同一病人的 T_2 像改变。

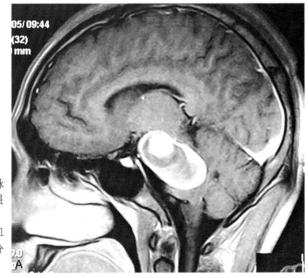
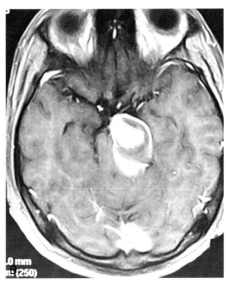

图 4-127　大脑后动脉巨大动脉瘤的 MRI 增强后的靶环征

增强部分代表瘤壁和血流部分，未被强化部分代表血栓部分。

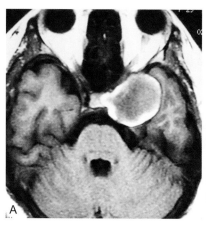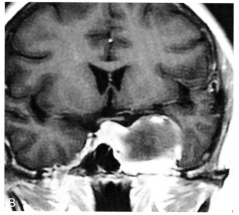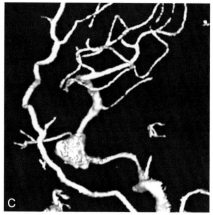

图 4-128　海绵窦内巨大动脉瘤

A、B. MRI 显示的巨大动脉瘤和瘤内血栓形成。**C.** DSA 显示动脉瘤的大小显著小于 MRI 表现。

组织的 T_1 时间更短而使血管成像，对动脉瘤的评估作用及意义更大。由于颅内巨大动脉瘤最大径都超过 25mm，所以几乎所有的病例均能在头颅 MRI 检查时被发现。但对动脉瘤内已完全形成血栓的动脉瘤，仍应与肿瘤性病变鉴别。

5. DSA

自 1927 年脑血管造影用于颅内血管病变的诊断后，早期由于受造影剂质量和 X 光机器质量的限制，血管成像质量受到很大影响。数字减影 X 光机器问世后，消除了颅骨影像的干扰，成像质量显著改善。高分辨率形成的高质量图像，不仅能显示动脉瘤的大小、形态、部位、与载瘤动脉的关系和是否存在血管痉挛，还可以动态观察动脉瘤的血流情况等，使 DSA 被誉为诊断颅内动脉瘤的金标准。1996 年，3D-DSA 技术开发应用，脑血管造影有了一次新的飞跃，它将球管旋转技术、二维数字减影血管造影技术和三维重建技术相结合，通过旋转采集获得连续的任意角度斜位的影像，消除了二维空间的血管重叠，显著提高了颅内动脉瘤的发现率和诊断正确率。它还可以模拟内镜功能观察血管腔内情况，显示动脉瘤瘤颈开口、瘤内血栓和有无动脉分支从瘤体发出等信息。DSA 还具有直接观察脑血流动力学的优势，注射造影剂后，造影剂的整个流动过程清晰可见，并能够计算出因各种因素导致的颅内循环时间改变，对巨大动脉瘤内血流情况也能清楚显示。巨大动脉瘤的充盈和排空常较缓慢，瘤腔内不规则的充盈或动脉瘤内壁不光整，提示动脉瘤内有血栓

形成。在有血栓存在的情况下，血管造影显示的动脉瘤体积常不代表动脉瘤的实际大小，应结合 CT、MRI 等检查图像进行判断（图 4-128）。

此外，血管造影还可在检查过程中了解颅底动脉环侧支循环情况。颈内动脉造影时，在注射造影剂的同时压迫注射对侧颈内动脉，可了解前循环交叉供血状态；同样在椎动脉造影时，压迫颈内动脉可了解被压迫侧后交通动脉的发育情况，这对需要阻断颅内主要供血动脉的巨大动脉瘤的手术处理具有十分重要的价值。

五、治疗

巨大动脉瘤手术治疗的目的是消除动脉瘤，解除动脉瘤对周围组织的压迫，并力争保留载瘤动脉通畅或重建载瘤动脉，避免手术后发生脑缺血并发症。

巨大动脉瘤的手术难度及手术风险均不同于中小型动脉瘤，每个动脉瘤所影响的载瘤动脉、载瘤动脉受累的长度和范围以及动脉瘤与周围结构的关系都不相同，因此术前应根据病人的临床表现和影像学检查，包括头颅 CT、MRI、DSA 等资料，作出周密的计划，选择最合适的治疗方式。尤其是对那些可能难以做到瘤颈夹闭手术的病人，应根据病人颅内侧支循环情况、球囊闭塞试验等认真评价病人颅内侧支供血情况，制定各种手术方案和应对措施。应考虑到可能出现的最复杂情况，包括主要供血动脉牺牲后的血管重建方法等。一旦术中发现必须施

行动脉瘤孤立手术时，在充分准备的基础上，最大可能缩短手术中脑缺血时间。除神经外科医师外，巨大动脉瘤的手术治疗还应有麻醉医师、术中电生理监测人员的积极参与和配合，必要时，对少数后循环动脉瘤，还需心脏外科医师参与，借助深低温停循环技术来完成颅内动脉瘤的手术。

（一）手术策略

1. 选择合适的手术入路，充分显露动脉瘤

颅内巨大动脉瘤多深藏在脑底 Willis 环附近，充分显露动脉瘤及其周围结构有利于直视下分离动脉瘤和瘤颈、控制载瘤动脉、保护动脉瘤周围组织。但有些部位的动脉瘤瘤体常阻挡手术入路，造成瘤颈显露困难，而夹闭动脉瘤瘤颈又常需要较为大型的、多角度的动脉瘤夹，放置动脉瘤夹也需要充分的视角和操作空间。对不能施行瘤颈夹闭的动脉瘤，还应考虑动脉瘤孤立后血管重建所需的操作空间。所有这些都需要手术前在认真复习影像学资料的基础上，设计最合适的手术切口。

2. 充分降低颅内压力

有效降低颅内压力，使脑组织保持松弛状态，是增加动脉瘤及其周围组织显露、提供充分操作空间、减少脑组织分离性损伤和牵拉性损伤所必需的。

3. 选择合适的手术方式

尽管术前已经周密考虑到手术中可能出现的情况并已制订出各种手术方案，但开颅后探查所见和术前影像学检查之间仍可能存在很大差距，应根据术中所见修正手术计划。对巨大动脉瘤而言，外科医师必须熟练处理颅内动脉瘤所需的各种手术操作。

（二）常用手术方式

常用的处理颅内巨大动脉瘤的手术方式包括：

1. 近侧载瘤动脉结扎术

其原理是通过阻断巨大动脉瘤近侧血供，减少被阻断血管血流量的方法，降低动脉瘤内动脉压力，从而达到减轻动脉瘤搏动效应产生的周围结构受压，同时，通过载瘤动脉结扎后动脉瘤内血流动力学改

变，使之逐渐产生血栓，从而达到闭塞动脉瘤的目的。最常用的载瘤动脉结扎术包括颈内动脉和椎动脉结扎术。但载瘤动脉结扎后有引起脑组织缺血性并发症的危险，尤其是颈内动脉结扎。另外，结扎后并非所有动脉瘤均能像想象的那样发生瘤内完全血栓。笔者采用颈部颈内动脉结扎或球囊闭塞治疗的一组海绵窦段颈内动脉巨大动脉瘤病人中，有 2 例经多年随访和多次 DSA 复查，动脉瘤依然从对侧颈内动脉系统逆行充盈。

随着显微手术以及血管内栓塞技术的进展，单纯动脉瘤近侧载瘤动脉结扎手术目前已很少采用，对需要采用颈内动脉"逐步结扎"手术的病例，其实际应用价值也越来越小。

动脉瘤近侧载瘤动脉结扎术主要适用于以下情况：①难以施行手术夹闭且颅内侧支循环丰富的颈内动脉主干巨大动脉瘤，例如海绵窦内巨大动脉瘤、一侧椎动脉的巨大动脉瘤等；②颅内侧支循环较差但已施行动脉瘤远侧血管搭桥手术的颈内动脉主干巨大动脉瘤；③老年或身体健康状况不适宜施行直接动脉瘤夹闭手术，但颅内侧支循环丰富的颈内动脉主干巨大动脉瘤。

2. 动脉瘤孤立术

动脉瘤孤立术是前循环巨大动脉瘤经常采用的一种治疗手段，将动脉瘤近、远侧载瘤动脉阻断，把动脉瘤完全排除在体循环之外，必要时还可切除或切开动脉瘤，取出动脉瘤内血栓，消除局部占位效应。

动脉瘤孤立术的治疗效果优于颈内动脉结扎术，适应证也比颈动脉结扎手术广泛，几乎适用于所有颅内不能手术夹闭的动脉瘤。但是，像颈内动脉结扎手术一样，动脉瘤孤立手术由于结扎了载瘤动脉，有引起手术后缺血性并发症的可能。因此，对颅内侧支循环发育不良的颈内动脉主干巨大动脉瘤，以及大脑中动脉巨大动脉瘤等，在动脉瘤孤立之前或孤立手术的同时应施行动脉瘤远侧载瘤动脉血流重建手术。

3. 动脉瘤包裹术

对巨大动脉瘤而言，动脉瘤包裹术所能起到的实际预防出血作用非常有限，因为手术中很难将整个动脉瘤瘤体显露，只包裹动脉瘤的一部分难以达到预期的效果。但当手术中发生动脉瘤破裂等情况使手术难以继续进行时可作为一种选择方式。

4. 动脉瘤瘤颈夹闭术

理论上，动脉瘤瘤颈夹闭术是颅内巨大动脉瘤最理想的治疗方式，在排除动脉瘤的同时，又最大限度地保留载瘤动脉的通畅性。但事实上，有相当一部分颅内巨大动脉瘤病人难以施行动脉瘤瘤颈夹闭术。根据 Lawton 和 Spetzler 的一组病例报道，高达 38% 的颅内巨大动脉瘤因动脉瘤体积过大、瘤颈过宽以及分离中的技术困难等原因难以直接夹闭动脉瘤。为了完成巨大动脉瘤瘤颈的夹闭，手术中可采用一些辅助措施，如载瘤动脉暂时性阻断、逆向抽吸、动脉瘤切开清除动脉瘤内血栓等降低动脉瘤内张力的方法以及重塑载瘤动脉等技术。

（1）载瘤动脉暂时性阻断　暂时性阻断载瘤动脉近侧段有利于巨大动脉瘤的分离和夹闭过程。通过有效降低动脉瘤内张力，减少分离过程中动脉瘤破裂和瘤颈周围动脉分支和穿支损伤的几率，降低手术风险，同时也可减少分离过程中对动脉瘤周围颅神经和脑组织的损伤。必要时甚至可将动脉瘤远侧段载瘤动脉一并暂时性阻断，进一步降低动脉瘤内张力。

根据术前影像学资料，对估计术中难以显露近侧载瘤动脉，而且在分离过程中动脉瘤破裂风险较大，起源于颈内动脉主干近侧段的巨大动脉瘤，可根据情况选择预先显露颈部颈内动脉，或术前通过血管内技术在颈内动脉内放置球囊导管等暂时性阻断措施。

对于体积非常巨大的大脑中动脉瘤，由于动脉瘤体的阻挡，显露近侧载瘤动脉亦很困难。必要时可先阻断动脉瘤远侧载瘤动脉（虽然可能使动脉瘤内压力更进一步增加，但可防止清除瘤内血栓时破碎的血栓进入远侧载瘤动脉），然后切开动脉瘤，在强力吸引器的吸引下，迅速清除瘤内血栓，待动脉瘤张力下降后，迅速将近侧载瘤动脉分离并暂时性阻断。

后循环动脉瘤受解剖因素的影响和显露范围的限制，暂时性阻断载瘤动脉常难以获得良好效果。例如对椎动脉巨大动脉瘤，虽然动脉瘤近侧椎动脉容易控制，但通过对侧椎动脉和基底动脉的逆向血流仍能使动脉瘤内保持很高的张力。对位于基底动脉顶端的动脉瘤，虽可在小脑上动脉起点的近侧阻断基底动脉干，或再加上手术侧大脑后动脉 P_1 段的暂时性阻断，但仍有来自对侧后交通动脉的血供。

暂时性阻断载瘤动脉可能导致脑缺血性并发症，由于各供血动脉的安全阻断时间不一，且个体差异

很大，文献上也缺乏人的各部位脑动脉安全阻断时限值。一般认为，对颈内动脉预计阻断时间超过20 min，基底动脉阻断时间超过13 min 的病人，应采取措施积极预防缺血性并发症的发生。对阻断时间已近阻断最大时限，但预计阻断时间仍需较长时间的病人，在可能的情况下，先恢复循环，让脑组织恢复供血数分钟后再次阻断。

另外，对载瘤动脉有钙化的病人，不能在钙化段血管上施行暂时性夹闭，以避免粥样动脉硬化斑块脱落以及动脉壁的不可逆性损伤。

（2）逆行抽吸技术　主要用于起源于颅内颈内动脉主干，近侧载瘤动脉难以显露，动脉瘤分离过程中有可能发生破裂出血的颈内动脉眼段动脉瘤病人。此技术在 1990 年由 Batjer 等人首先提出，后经反复改进，现已有几种不同操作方法。

1）手术切开法：将颈部和头颅切口区同时消毒、铺巾，以下颌角为中点作颈部胸锁乳突肌前缘直切口或横弧形切口，显露颈总动脉及其分叉部。

为了避免颈内动脉操作可能出现的颈动脉窦反射和颈内动脉硬化斑块脱落，游离颈部血管时只将颈总动脉和颈外动脉分离供暂时性阻断即可达到颈内动脉阻断同样的作用，而且操作较游离颈内动脉简便。颈总动脉及颈外动脉游离后，将颈总动脉和颈外动脉用粗丝线牵引以便于术中阻断。在直视下将 4F 动脉导管鞘插入颈总动脉，对无颈内动脉粥样硬化斑块的年轻病人，可将导管鞘的头端置入颈内动脉，但对有颈内动脉粥样硬化病人，最好将导管鞘的头端放置在颈总动脉，以避免操作中粥样硬化斑块脱落。因此在置入导管鞘时，应将导引管的尖端指向颈外动脉内，待导管鞘的前部进入颈总动脉后，拔出导引管，将导管鞘留置在颈总动脉内。术中一旦需要，将颈总动脉在导管鞘穿入点下方（近心侧）暂时性阻断，同时阻断颈外动脉和动脉瘤远侧的颈内动脉，从导管鞘向外回抽血液，可达到降低动脉瘤内张力，甚至使动脉瘤萎陷的目的。回抽的血液可通过血液回收装置再输回病人体内。

2）血管内法：术前在 X 线监视下，通过股动脉将动脉导引导管插入病变侧颈内动脉，然后沿导引导管将前端附有可扩张球囊的特制导管导入动脉瘤近侧颈内动脉。手术中一旦需要，充盈球囊，并将动脉瘤远端颈内动脉阻断后，从球囊导管回抽血液（图 4-129）。

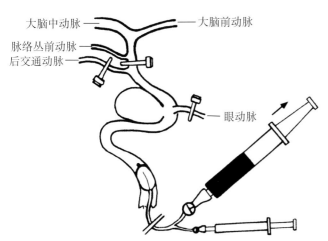

图 4-129 用球囊导管的方法施行逆行抽吸示意图
将球囊充盈同时将动脉瘤远侧载瘤动脉阻断，必要时将后交通动脉和眼动脉一并阻断，然后通过导管施行抽吸。

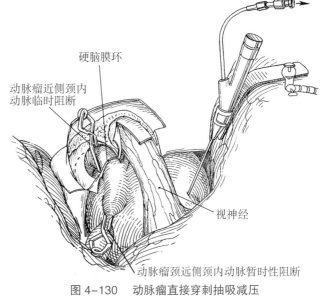

图 4-130 动脉瘤直接穿刺抽吸减压

3）动脉瘤直接穿刺抽吸：主要适用于无血栓或血栓很少的巨大动脉瘤。手术中能将动脉瘤近、远侧载瘤动脉暂时性阻断，巨大的动脉瘤体阻挡瘤颈的显露，或瘤颈过分宽大难以放置动脉瘤夹时。

将动脉瘤近、远侧载瘤动脉暂时性阻断后，用一后端通过乳胶或硅胶管与吸引器相连的粗针，直接穿刺动脉瘤体。穿刺点选择在既不影响动脉瘤的进一步分离，又不影响动脉瘤夹放置，且便于穿刺针拔出后压迫止血处。为便于穿刺针稳定放置，有人制作了专门的固定工具（图 4-130），可将穿刺针稳妥地固定在颅骨上。笔者采用将细吸引器头直接插入动脉瘤内，由助手扶持并持续抽吸动脉瘤，与术者密切配合，效果也很好。

4）动脉瘤内血栓切除：颅内巨大动脉瘤内多有血栓形成。动脉瘤内血栓，尤其是瘤颈部血栓直接影响动脉瘤颈的夹闭。特别是宽颈动脉瘤，瘤颈内血栓使得瘤颈难以被"压闭"，即使是大型动脉瘤夹，叶片张开后也不足以超过瘤颈的宽度，因此难以放置瘤夹。即使瘤夹叶片张开后能跨过瘤颈，但瘤夹的闭合力不能压闭瘤颈，或甚至将瘤颈的薄弱处损伤；也可能在放置瘤夹后，瘤颈部血栓受动脉瘤夹夹闭力作用被分成两部分，一部分被推向瘤内，而另一部分则可能进入载瘤动脉，造成载瘤动脉狭窄或闭塞；如为较新鲜的附壁血栓，可能受夹闭力的影响脱落，产生远侧载瘤动脉栓塞；另外，动脉瘤夹还可能受血栓硬度的影响，滑向较为柔软的载瘤动脉侧，造成载瘤动脉狭窄或闭塞。

将动脉瘤近、远侧载瘤动脉阻断后切开动脉瘤，取出瘤内和瘤颈处的血栓，将动脉瘤内的血栓碎屑冲洗干净再行夹闭。一般来说，动脉瘤内的附壁血栓与动脉瘤壁容易分开，借助超声吸引器可更方便地清除动脉瘤内的血栓，而且不会因过分牵拉血栓导致动脉瘤周围结构的损伤。

对必须行动脉瘤切开的病人，应根据术中所见初步评估血栓切除后动脉瘤能否被夹闭，应避免出现动脉瘤切开、血栓取出后动脉瘤难以夹闭，而动脉瘤切开处又难以止血，最后不得不施行动脉瘤孤立手术的尴尬局面。另外动脉瘤切开的位置应不影响动脉瘤夹的置放。

5）载瘤动脉重塑：文献中介绍的载瘤动脉重新塑形方法很多，但主要是采用动脉瘤夹的方法和切除动脉瘤后缝合的方法。根据载瘤动脉受累的情况、载瘤动脉与瘤颈的关系及动脉瘤的形状以及术者的操作习惯进行选择。

采用动脉瘤夹塑形主要适用于以下情况：①颈内动脉后壁或侧后壁的巨大动脉瘤；②基底动脉主干或大脑后动脉、大脑中动脉等处的动脉瘤，动脉瘤瘤颈过宽，瘤颈处载瘤动脉扩张成为动脉瘤的一部分；③动脉瘤瘤颈处有动脉分支或穿支发出，直接夹闭有可能损伤这些动脉分支或穿支。将瘤颈分离并辨认载瘤动脉后，可先将动脉瘤近侧载瘤动脉暂时性阻断以降低动脉瘤张力，便于窗式动脉瘤夹置放。选择合适角度和长度的动脉瘤夹，将计划塑形为载瘤动脉的扩张动脉瘤壁置入动脉瘤夹的窗内，通常需要 1 枚以上的动脉瘤夹才能完全夹闭瘤颈。需放置多枚窗式动脉瘤夹时应注意在相邻的动脉瘤夹之间必须紧密衔接，以免仍有血流从缝隙间进入

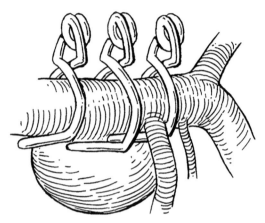

图 4-131　用窗式动脉瘤夹重建载瘤动脉并夹闭
宽颈巨大动脉瘤

动脉瘤内。对动脉瘤瘤颈处有动脉分支发出者，应尽量将分支保留（图 4-131）。

采用切除动脉瘤后缝合的方法操作相对繁琐，在精心设计并计算后，切除多余部分的动脉瘤瘤壁，然后将残留的瘤壁通过缝合的方法重塑载瘤动脉（图 4-90，图 4-132）。主要适用于动脉瘤近、远侧载瘤动脉能够暂时性阻断，能在直视情况下处理的巨大动脉瘤，如颈内动脉分叉部和大脑中动脉分叉部的巨大动脉瘤。

6）瘤颈重塑：对不能直接夹闭的巨大囊状动脉瘤，可试行瘤颈重塑的方法力争夹闭动脉瘤，如采用丝线逐步缩窄瘤颈塑形法，适用于动脉瘤瘤颈宽大，瘤颈附近血栓不多，动脉瘤近、远侧载瘤动脉能够显露的巨大动脉瘤。通过一道或多道丝线结扎，逐渐塑造出可供夹闭的瘤颈后再行夹闭，可减少直接夹闭宽大瘤颈导致的载瘤动脉扭曲和狭窄。

先将动脉瘤瘤颈的近、远侧载瘤动脉分离，借助动脉瘤穿线器将结扎线分别跨过动脉瘤瘤颈近、远侧载瘤动脉，然后将结扎线围绕宽大瘤颈轻轻结扎。第一道结扎往往由于动脉瘤的张力作用，结扎

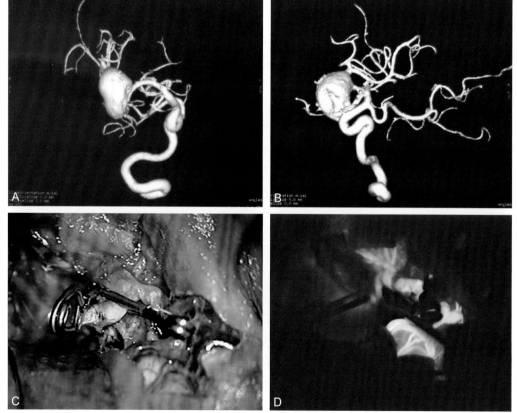

图 4-132　大脑中动脉瘤
载瘤动脉重塑
A、B. 术前 DSA 造影显示大脑中动脉梭形动脉瘤，远侧两个主要分叉分别从动脉瘤远侧的瘤壁上发出。C. 术中从动脉瘤近侧切断载瘤动脉，将动脉瘤远侧残留少量有动脉分支的瘤壁用动脉瘤夹塑型，后与近侧大脑中动脉主干吻合。D. 术中荧光血管造影显示吻合口通畅良好。

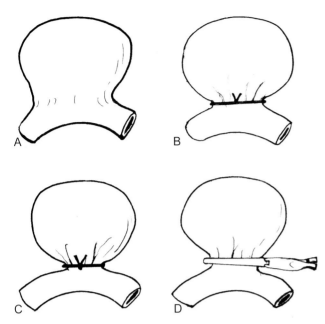

图 4-133　用丝线逐步缩窄瘤颈，然后将瘤颈夹闭示意图

线会向载瘤动脉侧移动，故第一道只可松松地结扎，以免载瘤动脉扭曲狭窄。然后重复上述操作，在第一道结扎线远侧作第二道结扎，必要时可进行多道结扎，重塑出一个可供夹闭的瘤颈后，用动脉瘤夹将其夹闭（图 4-133）。

（三）颅内不同部位巨大动脉瘤的手术治疗

1. 颈内动脉海绵窦段巨大动脉瘤

　　海绵窦内巨大动脉瘤临床上可分成两个亚型，一种是整个动脉瘤体和瘤颈都在海绵窦内，临床表现主要由动脉瘤的占位效应和搏动性压迫所致，包括头痛、复视、眼睑下垂、眼球活动障碍、视力减退等。当出现动脉瘤内急性血栓形成后，症状可能突然加重，表现为非常剧烈的头痛、面部疼痛、面部麻木以及眼肌麻痹，甚至整个眼球固定。此种亚型的动脉瘤即使发生破裂，因受海绵窦壁的限制，多形成颈内动脉 - 海绵窦瘘，而不会出现蛛网膜下腔出血。另一种亚型是动脉瘤瘤颈位于海绵窦内，但部分瘤体突破海绵窦壁的限制进入蛛网膜下腔，这种类型的动脉瘤临床上不仅表现有海绵窦受压症状，还可因动脉瘤破裂产生蛛网膜下腔出血症状，有人将此亚型称为移行性海绵窦内动脉瘤。

　　根据动脉瘤的形态，对囊状动脉瘤可采用瘤颈夹闭术，梭形的海绵窦内巨大动脉瘤，通常只能采用近侧载瘤动脉结扎术或动脉瘤孤立手术。由于海绵窦内动脉瘤手术风险大，尤其是巨大动脉瘤，手术更为复杂，手术死亡率和致残率较高，因此在血管内治疗已经取得相当经验的今天，海绵窦内巨大动脉瘤的直接手术应慎重选择。

　　（1）**近侧载瘤动脉结扎术**　适用于呈梭形或其他难以用瘤颈夹闭方式处理的海绵窦内巨大动脉瘤，以及老年或因其他健康原因不能耐受直接手术的病人。对于术前评估不能耐受立即颈内动脉阻断的病人，可采用颈内动脉逐步结扎阻断法或先建立颅内、外动脉分流手术后再行结扎。

　　（2）**动脉瘤孤立术**　适用于不能手术夹闭的海绵窦内巨大动脉瘤，因阻断了动脉瘤内的主要供血来源，故孤立手术的可靠性优于单纯近侧载瘤动脉结扎术。先结扎颈部颈内动脉，然后开颅在紧靠外环的眼动脉近侧阻断颈内动脉。孤立后可将动脉瘤切开，清除瘤内血栓，解除动脉瘤的占位效应。对存在颅内侧支循环发育不良，预料动脉瘤孤立手术后可能出现缺血性并发症的病人，应在同次开颅手术中施行颅内、外血管重建术以保证动脉瘤远侧的血供。

　　（3）**动脉瘤瘤颈夹闭术**　适用于海绵窦内巨大囊性动脉瘤，术前血管造影提示有明确的瘤颈者。

　　海绵窦内巨大动脉瘤的直接夹闭手术对神经外科医师颇具挑战性。首先显露颈部颈内动脉以备术中暂时性阻断，采用眶颧入路开颅，硬脑膜外尽可能多地磨除蝶骨嵴外侧部分。打开硬脑膜和外侧裂池，分开外侧裂，将颞叶向后外侧牵开。磨除前床突、视神经管上壁和视神经柱，切开视神经鞘并沿磨除前床突后形成的前床突间隙切开远侧硬膜环，向后扩大切开海绵窦上壁。由于动脉瘤体积的扩张效应，实际上海绵窦各间隙的分界已很难辨认，根据所需显露的范围，可将海绵窦上、外侧壁呈十字形切开。切开时，应先小心切开海绵窦壁的外层硬脑膜，然后仔细辨认行走在海绵窦内、外壁之间，紧贴动脉瘤壁表面的海绵窦内的脑神经，这些脑神经与动脉瘤壁很容易分开，将其分离并加以保护。如瘤颈宽大，海绵窦壁的切开须广泛，以利于尽可能充分显露动脉瘤颈的远侧。通常，切开海绵窦壁后，沿切开的外环分离颈内动脉，可很明确地辨认出动脉瘤颈远侧的位置，但由于巨大动脉瘤体积的阻挡，瘤颈近侧显露常很困难。因海绵窦内颈内动脉位置相对固定，寻找近侧瘤颈时应沿颈内动脉沟的位置向后寻找，必要时将颈内动脉在颈部和床突上一并暂时性阻断。对无血栓或血栓较少的动脉瘤可借助逆行抽吸技术，使动脉瘤萎陷，有助于寻找、辨认和分离瘤颈。瘤颈分离后，选择合适的动脉瘤夹将其夹闭。

对有血栓的巨大动脉瘤，可在动脉瘤暂时性孤立后切开动脉瘤，清除瘤内血栓，然后分离出瘤颈并将其夹闭。但必须注意的是，由于颈内动脉在海绵窦内由一层很薄的纤维结缔组织形成的袖套状结构包绕，颈内动脉本身被固定在该结构内无法移动或仅有很小范围的可移动性，在夹闭瘤颈时可能导致宽颈动脉瘤撕裂。此时可将瘤颈处的颈内动脉锐性游离后采用窗式瘤夹夹闭。或先清除动脉瘤内血栓、在动脉瘤无张力状态下，距离瘤颈稍远的瘤体上放置一枚动脉瘤夹，然后再用另一枚瘤夹逐步向瘤颈方向放置，直至将瘤颈妥善夹闭，然后根据动脉瘤夹闭的情况取下瘤颈远侧的动脉瘤夹。动脉瘤夹闭后，原来受压闭塞的海绵窦内静脉丛可发生出血，但很容易用止血纱布或明胶海绵填塞止血。

对于瘤颈宽大、瘤颈处的载瘤动脉已扩张成为瘤体一部分的动脉瘤，如果勉强完全夹闭动脉瘤有可能造成载瘤动脉扭曲或狭窄时，可将未能夹闭的少部分瘤壁予以充分包裹以免破裂。

Dolenc 曾介绍几种海绵窦内巨大动脉瘤的处理方法：对不能夹闭的海绵窦内动脉瘤，可将动脉瘤切除，然后将载瘤动脉裂口直接缝合；或切除动脉瘤后将颈内动脉进行端－端直接吻合；如果血管长度不足时，可切取一段自体静脉作为植入血管施行吻合等手术方式。但手术非常困难，需要对海绵窦解剖结构有详细的了解和娴熟的手术技能。

2. 颈内动脉硬脑膜内段主干巨大动脉瘤

颈内动脉硬脑膜内段是指颈内动脉进入远侧环（硬脑膜环）至颈内动脉分叉部之间的一段血管，长度约 $15.77 \pm 2.89\,mm$，解剖上将其分为眼动脉段和交通动脉段（后者包括后交通动脉段和脉络膜前动脉段），眼动脉段长度约 $8.74 \pm 2.57\,mm$，后交通动脉段 $3.71 \pm 0.72\,mm$，脉络膜前动脉段 $3.51 \pm 0.95\,mm$。颈内动脉硬脑膜内段是颅内动脉瘤最好发的部位，也是颅内巨大动脉瘤最好发的部位。发生在该处的巨大动脉瘤常跨越颈内动脉的一个分段，影响到两个甚至整个硬脑膜内段颈内动脉，故在此

一并叙述。

根据动脉瘤颈与颈内动脉的关系和瘤体的指向，可将硬脑膜内段颈内动脉的巨大囊性动脉瘤分为3种类型：①动脉瘤起源于颈内动脉主干的上壁（背侧壁）、瘤体指向前床突并突向额叶底面的动脉瘤，如典型的眼动脉巨大动脉瘤（图 4-75）。此种动脉瘤由于瘤体的遮挡，经翼点入路手术时，最先显露的是突向额叶底面的瘤体，在不牵拉动脉瘤的情况下，不能显露被瘤体遮挡的视神经和颈内动脉，前床突也多被瘤体覆盖。要显露颈内动脉，必须将动脉瘤牵离颅底内侧眶面，显露前床突并将其磨除，才能显露瘤颈和近、远侧载瘤动脉。②动脉瘤起源于颈内动脉内侧或腹内侧壁、瘤体指向内侧或腹内侧方向，如垂体上动脉巨大动脉瘤。此种动脉瘤位于视神经下方，经翼点入路手术时，首先显露的是颈内动脉和视神经，如果视神经和颈内动脉之间的间隙很小，可能难以看到动脉瘤，或仅能显露一部分远侧瘤颈，在视神经内侧的鞍上间隙中，可看到经视神经下突向内侧的动脉瘤体部。手术时，必须先磨除视神经管上壁和前床突，将视神经向内侧牵开后才能显露动脉瘤瘤颈（图 4-77）。③动脉瘤起源于颈内动脉下壁（腹侧壁）或外下壁，瘤体指向颈内动脉后方（腹侧）或后外（腹外侧）方向，后交通动脉和脉络膜前动脉瘤以及少数与动脉分支无关的动脉瘤属于此种类型。另外，还有一部分没有瘤颈呈梭形生长的巨大动脉瘤。

起源于颈内动脉主干的巨大动脉瘤瘤颈通常很宽，瘤颈部位的颈内动脉常扩张成为动脉瘤壁的一部分，如果动脉瘤跨越一个以上的正常分段，就可能使正常起源于颈内动脉主干的后交通动脉和脉络膜前脉等看起来好像从动脉瘤上发出。动脉瘤愈接近外环，手术治疗愈困难，因为这些动脉瘤的近侧瘤颈常隐藏在前床突和视神经下方，必须充分磨除前床突和视神经管上壁后才能充分显露瘤颈与颈内动脉的关系。起自颈内动脉上壁，瘤体指向前上方的巨大动脉瘤，瘤体与前床突关系十分密切，有时将前床突完全覆盖，前床突受动脉瘤搏动性压迫，常变得菲薄，在磨除时必须格外小心。另外，起源于颈内动脉近侧的巨大动脉瘤，在分离之初很难显露和控制动脉瘤近侧载瘤动脉，还有少数动脉瘤的近侧可能位于海绵窦内，需要磨除前床突和视神经管并进入海绵窦后才能予以显露和夹闭瘤颈，所有这些因素都增加了手术的难度和风险。

根据术前影像学资料选择合适的手术入路，起源于颈内动脉主干远端的动脉瘤，一般选择翼点入路，必要时可选择眶颧入路。瘤颈夹闭术的手术要点介绍如下。

（1）**磨除前床突和视神经管上壁** 起源于颈内动脉远侧段的动脉瘤，一般不需要磨除前床突。但起源于颈内动脉近侧段的动脉瘤，多需要磨除前床突和视神经管以充分显露近侧瘤颈。磨除前床突可经硬脑膜外或硬脑膜内进行。动脉瘤的指向与磨除前床突的难度和风险有关，位于视神经下方瘤体指向内侧的动脉瘤或颈内动脉后壁的动脉瘤，磨除前床突多无困难，而瘤体指向背侧（颈内动脉上壁）的巨大动脉瘤，动脉瘤与前床突之间仅隔一层菲薄的硬脑膜，笔者通常采用经硬脑膜内在直视下磨除前床突。为安全起见，当前床突被磨到仅剩余一薄层骨皮质时，可借助小型枪式咬骨钳或刮匙将其去除。南京军区南京总医院神经外科目前采用能去除骨质的超声吸引器去除前床突，与用高速气钻或微型电钻相比，更为快速且安全。

（2）**控制载瘤动脉** 暂时性阻断近侧载瘤动脉对颅内段颈内动脉主干巨大动脉瘤的分离和夹闭有很大帮助，对于估计不能从颅内显露近侧载瘤动脉的病人，应先在颈部显露颈内动脉，必要时在颈内动脉内放置动脉导管鞘，以备作逆向抽吸使用。

暂时性阻断载瘤动脉可使动脉瘤内张力降低，有助于分离并减少动脉瘤破裂的风险。必要时可将远侧载瘤动脉一并阻断，进一步降低动脉瘤内张力。

（3）**分离动脉瘤** 对起源于颈内动脉颅内段近侧的动脉瘤，经磨除前床突和视神经管上壁后，沿视神经鞘的外侧切开视神经鞘，除近侧瘤颈位于远侧环（硬脑膜环）内的动脉瘤外，一般不需打开远侧环。但打开远侧环，显露床突段颈内动脉，从该处暂时性阻断载瘤动脉近侧段的效果优于在颈部阻断颈内动脉，因为这样可以阻断海绵窦内颈内动脉的分支向颈内动脉的逆行供血。

瘤顶指向背侧的动脉瘤，虽然瘤颈受到瘤体的阻挡而难以看到，但由于颈内动脉背侧没有分支，在磨除前床突和视神经管并充分显露该区后，分离瘤颈时不会损伤动脉分支和穿支。而起源于内侧壁或后壁的巨大动脉瘤，瘤颈隐藏在载瘤动脉的下方或内下方，并可能与后交通动脉和脉络膜前动脉关系密切，分离瘤颈时辨认瘤颈与这些动脉的关系，

并将其从瘤颈上分开是避免误夹这些血管的重要步骤。如动脉瘤瘤颈宽大、瘤内有血栓或重要的动脉分支与瘤颈难以分开时，可借助一些辅助措施，如载瘤动脉暂时性阻断、逆向抽吸、动脉瘤内血栓清除等，使动脉瘤内张力降低，这样紧贴在动脉瘤壁上的动脉分支可变得容易分开，有助于防止动脉瘤过早破裂和动脉分支的损伤。

（4）**放置动脉瘤夹** 夹闭颅内巨大动脉瘤，必须准备充分各种形状和大小的动脉瘤夹。对瘤颈不宽的动脉瘤，直接夹闭多无困难，动脉瘤夹与颈内动脉长轴平行夹闭瘤颈可避免动脉扭曲或狭窄。对起源于颈内动脉后壁或内侧壁的宽颈动脉瘤，可采用一个或多个窗式动脉瘤夹夹闭瘤颈。但放置动脉瘤夹时必须注意不要误夹后交通动脉或脉络膜前动脉，小心将动脉瘤夹的一侧叶片从瘤壁和动脉分支之间穿过，将动脉分支置于瘤夹叶片之外，才能保全这些血管。

如果动脉瘤颈非常宽大，瘤颈处颈内动脉扩张明显，窗式瘤夹受到最大张开口径的限制，难以跨过宽大瘤颈处的颈内动脉时，可将动脉瘤近、远侧载瘤动脉暂时性阻断，或通过逆行抽吸技术降低动脉瘤和载瘤动脉张力，以便于瘤夹跨过颈内动脉到达瘤颈。或用吸引器轻轻压迫一侧动脉瘤颈，以助瘤夹叶片跨过颈内动脉到达瘤颈。

瘤颈夹闭后，在不造成附加损伤的情况下，可切除部分瘤体或清除瘤内血栓，以解除动脉瘤的占位效应。

3. 大脑中动脉巨大动脉瘤

大脑中动脉也是颅内巨大动脉瘤的好发部位之一，占所有颅内巨大动脉瘤的9%左右，具有下列特点：①动脉瘤多位于大脑中动脉主干或主要分支的起始部，由于瘤颈宽大或缺乏瘤颈，多数情况下这些动脉分支实际上是从动脉瘤壁上发出；②瘤体常呈梭形生长；③瘤内多有血栓形成和瘤壁钙化；④由于瘤体巨大，近侧载瘤动脉不易显露。这些特点决定了大脑中动脉巨大动脉瘤手术处理的难度，手术中常需阻断载瘤动脉、切开瘤壁清除血栓、重新塑造载瘤动脉以保证动脉瘤远端血供等技术。此外，大脑中动脉的供血一旦被阻断，其远侧脑组织的血供仅来自软脑膜下皮层动脉的逆行充盈，因此对那些预期载瘤动脉阻断时间较长的病人，手术中应采取

脑保护措施，尽量延长脑缺血的耐受时间。

一般采用翼点入路或额颞部开颅，但对那些体积特别巨大，估计难以显露近侧载瘤动脉者，切口和骨瓣的设计应考虑多显露额叶侧，以利于从额叶底面接近近侧载瘤动脉，或采用眶颧入路开颅，更利于从颅底方向接近近侧载瘤动脉。

控制近侧载瘤动脉是处理大脑中动脉巨大动脉瘤的重要步骤，在解剖外侧裂时，因巨大瘤体的遮挡，通常都会遇到近侧载瘤动脉显露困难的问题。术中根据动脉瘤的指向，采取不同途径跨过动脉瘤先将动脉瘤近侧载瘤动脉分离以备临时阻断。对指向颞叶方向的动脉瘤，可经额叶侧显露近侧载瘤动脉。抬起额叶，从动脉瘤内侧到达鞍上，然后沿 A_1 段向外侧分离，轻轻牵拉动脉瘤以显露颈内动脉和大脑中动脉。如果瘤体巨大，难以显露近侧载瘤动脉时，笔者采用双吸引器吸引下切开动脉瘤，迅速清除瘤内容物使瘤囊萎陷，然后迅速显露并阻断近侧载瘤动脉。对大脑中动脉的暂时性阻断必须在直视下进行，以免损伤动脉穿支。为防止清除血栓的过程中碎化的栓子进入远端载瘤动脉，在清除瘤内血栓前可先阻断动脉瘤远侧动脉主干或主要分支。虽然首先阻断动脉瘤远侧血管有违动脉瘤的处理原则，但确有防止碎化的栓子进入远侧血管造成重要脑区发生梗死的危险。

近侧载瘤动脉被阻断后动脉瘤张力即显著下降，为进一步分离提供空间和条件。通常，未出血的动脉瘤与周围脑组织没有粘连，容易分离，并能分辨瘤颈情况与载瘤动脉及其主要分支的关系。对起源于大脑中动脉主干的巨大动脉瘤，在分离过程中应避免损伤深穿支动脉，这些穿支动脉虽然细小，但损伤后会导致严重后果。在动脉瘤充盈状态下穿支受压，分离时容易被损伤，阻断载瘤动脉或瘤内血栓清除后，原来受压的穿支因血液充盈而管径变粗，分离就显得容易。对 MCA 分叉部的巨大动脉瘤，分叉部常常扩张成动脉瘤体的一部分，M_2 段的起始点多位于动脉瘤壁上，此时更应仔细辨认动脉分支，尤其不能漏视那些被动脉瘤体遮挡的分支。

（1）瘤颈夹闭 一般来说，大脑中动脉巨大动脉瘤很少有能够被顺利夹闭的瘤颈，常需采用多种方式进行处理，才能既满意消除动脉瘤，又能确保动脉瘤远侧脑组织的血供。

最常采用的方法是对瘤颈进行塑形，对宽颈动脉瘤可用一枚或多枚瘤夹夹闭瘤颈，瘤夹长轴尽量

与动脉主干平行，以免引起载瘤动脉的扭曲和狭窄。对有血栓的动脉瘤，可先阻断其近、远侧载瘤动脉，切开动脉瘤，清除瘤内血栓，然后进行塑形夹闭（图 4-134）。

（2）动脉瘤切除与载瘤动脉重建 位于主要动脉分叉部的巨大动脉瘤，瘤颈夹闭后有可能导致载瘤动脉扭曲和狭窄，遇此情况可切除多余瘤壁，通过缝合重建载瘤动脉。

（3）动脉瘤孤立或切除后行载瘤动脉端－端吻合 对不能施行瘤颈夹闭的梭形动脉瘤，可将动脉瘤孤立并切除后，将动脉瘤近、远侧载瘤动脉行端－端吻合。

（4）动脉瘤孤立后远端载瘤动脉颅内、外分流术 对巨大梭形动脉瘤或难以夹闭瘤颈的囊性动脉瘤，也可将动脉瘤孤立或切除后，将远端载瘤动脉与颞浅动脉吻合，重建动脉瘤远端载瘤动脉血供（图 4-135）。

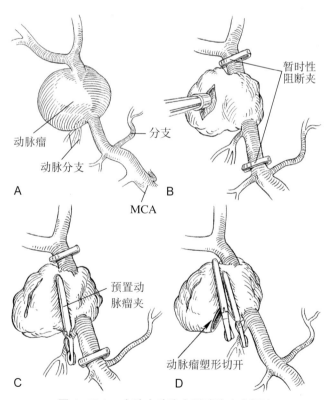

图 4-134 大脑中动脉主干动脉瘤夹闭法
A. 图示大脑中动脉主干巨大动脉瘤。B. 将近、远侧载瘤动脉暂时性阻断后，切开动脉瘤，清除瘤内血栓使动脉瘤充分萎陷，原来受动脉瘤挤压的动脉分支充盈后与动脉瘤脱开。C、D. 夹闭动脉瘤，重塑载瘤动脉。

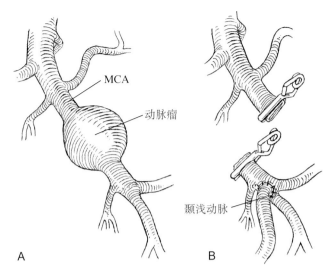

图 4-135　动脉瘤孤立后远端载瘤动脉颅内、外分流术
图示大脑中动脉梭形动脉瘤，动脉瘤孤立切除后，将颞浅动脉与动脉瘤远侧主要动脉分支进行端 – 侧吻合。

4. 前交通动脉巨大动脉瘤

前交通动脉复合体解剖复杂，该处巨大动脉瘤常同时累及前交通动脉复合体的多条重要血管。除前交通动脉外，瘤颈还可能影响到一侧或双侧 A_1 段，甚至波及 A_2 段。起源于 A_1 段和前交通动脉的穿动脉多从瘤颈附近发出，手术中容易造成损伤而导致深部脑结构梗死，术后出现严重的神经功能障碍。因此该部位巨大动脉瘤的手术治疗比中小型动脉瘤复杂得多，在动脉瘤的显露、分离和夹闭时需要十分耐心和细致。

选择 A_1 段优势侧的翼点、额颞、眶颧或额下经眶等手术入路，对复杂的前交通动脉巨大动脉瘤，选择眶颧或额下经眶入路有利于从颅底方向观察和处理动脉瘤。

沿着分开的外侧裂找到颈内动脉分叉部后，将 A_1 段分离以备暂时性阻断。然后向中线分离，如果动脉瘤不是指向前下方阻挡向对侧分离，此阶段应先将对侧 A_1 段显露以备暂时性阻断。若瘤体阻挡难以显露对侧 A_1 段而该段也较粗大，手术中需要同时阻断双侧 A_1 段时，也可从视交叉下方显露对侧颈内动脉，以备必要时将其阻断，虽然效果不及阻断 A_1 段可靠，但也能起到降低动脉瘤内张力的效果。切开前纵裂蛛网膜并打开纵裂前部，根据动脉瘤指向，常需切除部分直回以增加动脉瘤周围结构的显露。巨大前交通动脉动脉瘤的瘤体常阻挡对手术对侧前

交通复合体动脉的辨认，在大体确定瘤颈周围结构后，可将双侧 A_1 段暂时性阻断，切开动脉瘤，取出瘤内血栓，用双吸引器保持术野清晰，采用电凝、部分动脉瘤夹闭等方法缩小动脉瘤后，再继续分离动脉瘤颈、辨认瘤颈周围结构。

如果瘤颈宽大，必须注意瘤颈周围的穿支动脉与瘤颈的关系，尤其要注意分离保留双侧回返动脉和起源于前交通动脉的穿动脉。通过阻断双侧 A_1 段甚至双侧 A_2 段，切开瘤壁清除瘤内血栓，动脉瘤充分萎陷后受压的穿动脉恢复正常动脉压力更容易被分离和保留。

瘤颈分离后，根据情况使用各种类型的动脉瘤夹将其夹闭。放置瘤夹后，切开动脉瘤，清除瘤内血栓，切除多余的瘤壁，解除局部压迫。待动脉瘤体积缩小后，仔细检查是否有前交通动脉复合体的组成血管被误夹或扭曲，必要时可调整动脉瘤夹以确保瘤颈夹闭完全，重要动脉畅通。

如果巨大前交通动脉动脉瘤的瘤颈累及一侧 A_1 或 A_2 段而难以施行瘤颈夹闭者，可将动脉瘤孤立，将切断的 A_2 段与对侧 A_2 段施行端 – 侧吻合。

（四）前循环巨大动脉瘤孤立术后载瘤动脉重建手术

显微神经外科技术和血管内治疗技术的进展使越来越多的颅内巨大动脉瘤治疗在消除动脉瘤的同时，又保留了载瘤动脉的通畅性。但是，仍有一部分巨大或复杂性动脉瘤，因各种原因难以取得上述效果。退一步的选择就是动脉瘤孤立手术，孤立手术的缺点是载瘤动脉被阻断后可能出现严重脑组织缺血。另外，如果被永久性阻断的载瘤动脉是颈内动脉主干，尽管可因代偿血供充分而不立即发生脑缺血，但却加重了对侧颈内动脉和椎 – 基底动脉系统的负担，由此产生的血流动力学变化对病人远期的影响不能低估。文献报道一侧颈内动脉结扎后对侧颈内动脉系统发生新生动脉瘤的病例越来越多，而且随着病人年龄的增长以及动脉硬化加重，结扎主要供血动脉后的远期效应可能在很多年后才显现出来。因此动脉瘤孤立术后载瘤动脉重建手术越来越受到重视，包括载瘤动脉吻合手术、颅内外血管搭桥手术等。

载瘤动脉重建手术的目的是预防动脉瘤孤立或近侧载瘤动脉结扎后的缺血性并发症，但究竟哪些病人应该并且如何施行载瘤动脉重建术是外科医

师术前思考和术中面对的问题。动脉瘤孤立术后是否发生脑缺血，取决于被阻断载瘤动脉供血区脑组织的侧支循环情况。尽管术前可以通过不同的方法对病人侧支循环进行评估，但到目前为止，仍没有一种方法能够精确预测术后会不会发生卒中。一般认为，术前血管造影提示脑底动脉环发育不良者；或球囊闭塞试验在 30min 内出现神经功能缺失症状者；或在球囊闭塞试验时局部脑血流降低到 <30mL/(100g·min) 者，均应考虑施行搭桥手术。对属于终末型血管，如大脑中动脉，需施行主干或主支永久性阻断，应施行动脉瘤远端血流的重建。另外，对那些在术前评估中难以确定载瘤动脉闭塞后是否会出现脑缺血的病人，为了避免可能发生的严重后果，也最好施行血流重建手术。

1. 动脉瘤孤立术 + 载瘤动脉吻合术

优点在于恢复了载瘤动脉的通畅性，并保持正常的血流模式。主要适用于前循环动脉的动脉主干如颈内动脉海绵窦段和床突上段，以及大脑中动脉等部位无法夹闭瘤颈的动脉瘤。

将动脉瘤孤立或切除后，将近、远侧载瘤动脉充分游离以增加其长度并减少吻合口张力。如果缺失的动脉段较长，直接吻合有困难时，可取与吻合血管口径相匹配的动脉（如桡动脉）或静脉（如大隐静脉）作为插入血管进行吻合。

2. 颅外 – 颅内动脉搭桥手术

颅外 – 颅内动脉搭桥手术是恢复动脉瘤远侧载瘤动脉血供的有效措施，但是，动脉瘤孤立手术后施行搭桥手术的目的有别于缺血性脑血管病。因为常见的缺血性脑血管病是由动脉逐渐狭窄所致，是一个缓慢的过程，在狭窄形成的过程中，颅内侧支循环逐渐建立，而且搭桥手术不阻断仍残存的血供通路，通过分流手术即使仅增加少量血供，也能在不同程度上缓解缺血区的供血。而颅内动脉瘤孤立手术是在原正常供血的基础上突然阻断载瘤动脉，因此所施行的搭桥手术必须考虑载瘤动脉所承担的供血量能否被充分替代。根据搭桥后通过的血流量大小，将颅内外搭桥手术分为低流量和高流量搭桥手术。

（1）低流量搭桥手术　主要是利用颈外动脉的分支与颅内动脉进行吻合的手术方式。最常用的颅外血管是颞浅动脉和枕动脉，由于这些动脉管径较细，吻合后即刻提供的血流量较少，称低流量搭桥手术。手术方式包括最早使用的 STA-MCA 皮层支吻合，以及由此衍生出的其他手术方式，如 STA-MCA M_2 段端 – 侧吻合、颞浅动脉 – 大脑后动脉 P_2 段端 – 侧吻合、脑膜中动脉 – 大脑中动脉皮层支吻合、枕动脉 – 小脑后下或小脑前下动脉吻合等。虽然吻合后能提供的血流量有限，仅 20～40 mL/(100g·min)，但对处于缺血边缘状态的脑组织来说，此种额外血流已有可能改善缺血区脑组织的功能，或阻止缺血的脑组织向梗死病变发展。建立搭桥手术后，随着血流动力学的改变，供血动脉、吻合口和受血动脉都会进一步扩张，提供的血流量会逐渐增大。临床上可以利用这种现象，对需采取孤立手术的颈内动脉动脉瘤病人，估计颈内动脉急性阻断后由 STA-MCA 搭桥提供的血流不能满足需要时，考虑将手术分两期进行，一期手术仅建立搭桥，暂不处理动脉瘤，手术后经多普勒超声、脑血管造影等证实吻合口血流量增加后，再施行动脉瘤孤立手术。

低流量搭桥手术最有代表性的手术方式是颞浅动脉 – 大脑中动脉吻合手术。采用颞浅动脉作为供血动脉的优点在于它有足够到达颅内血管的长度，其管径与大脑中动脉分支或大脑后动脉等相匹配，手术简单易行。多用于血管造影显示颅内受体血管口径小于 2mm 并与颞浅动脉管径相匹配的病人。常用的吻合方法有两种，一种是将颞浅动脉与大脑中动脉的皮层支进行吻合（图 4-136），但吻合后立即能提供的血流有限，只有在受血血管和吻合口充分扩张后才能提供有效供血。另一种方法是将颞浅动脉直接吻合在外侧裂内大脑中动脉的主支上，吻合后即刻通过吻合口的血流量大于与大脑中动脉皮层支吻合的血流量。

（2）高流量血管重建手术　颈内动脉立即阻断后，有 30%～37% 的病人将出现急性脑缺血。为解决颅内主要供血动脉被突然阻断后的血供问题，就必须进行颅外和颅内大血管之间的搭桥，但这些大血管之间距离较远无法直接吻合，必须植入一段血管来解决血管长度不足的问题。大隐静脉与颅外、颅内大血管口径和管壁厚度相当、取材容易、切口隐蔽、能提供足够长度，取用后不致对原供血区造成损伤，吻合后即刻能通过的血流量 >100mL/min，完全能满足颅内主要载瘤动脉急性阻断后的血流需要。此外桡动脉和足背动脉与 MCA 和大脑后动脉的口径也很匹配，Sehker 认为尤其适用于与大脑

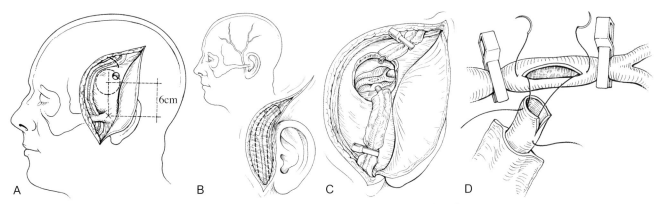

图 4-136 颞浅动脉与大脑中动脉皮层支吻合手术

A. 切口位置，也可利用动脉瘤直接手术切口。**B.** 选择较为粗大的颞浅动脉前支或后支并将其游离。**C.** 选择口径合适的皮层动脉。**D.** 将颞浅动脉与大脑中动脉皮层支进行端–侧吻合。

后动脉的吻合，但缺点是这些动脉的壁厚，与颅内动脉壁厚度不匹配，高龄病人有动脉硬化时管壁更加厚韧。高流量搭桥的方式也较多，如颈部颈内动脉–植入血管–床突上颈内动脉吻合、颈总动脉–植入血管–床突上颈内动脉吻合、颈外动脉–植入血管–床突上颈内动脉吻合以及植入血管与大脑中动脉主干的吻合等。其中以颈部颈内动脉与颅内颈内动脉段搭桥后的血流模式最接近原有的血液动力学模式，但因吻合的部位很深，操作空间有限，且两个吻合口吻合时都必须在完全阻断颈内动脉的情况下完成，手术过程中脑组织缺血时间较长，有可能出现缺血性并发症。笔者推荐颈外动脉–植入血管–大脑中动脉主干的搭桥，该手术操作简便，与大脑中动脉完成吻合的时间一般需 20 min 左右，且暂时性阻断颅内段动脉所影响的范围较阻断颈内动脉小，即使不采取脑保护措施，一般也不致导致脑缺血。在进行颈外动脉吻合时，不需阻断颅内循环，待两个吻合口均完成后，再将动脉瘤孤立。缺点是这种搭桥术式部分地改变了原有的血流动力学模式。

高流量搭桥术主要适用于必须施行动脉瘤孤立手术、而且侧支循环发育不良的颈内动脉主干的巨大动脉瘤。常用的手术方法包括：

1）颈部颈内动脉–大隐静脉–床突上颈内脉吻合术：治疗海绵窦段颈内动脉巨大动脉瘤（图 4-137）。

静脉的取材：最常采用的移植血管是大隐静脉，切取一段大隐静脉不会影响下肢静脉回流。根据所需静脉的长度和管径，选择采取静脉的部位。沿静脉走行做直切口，显露大隐静脉，将其分支紧靠静脉干用细丝线结扎，结扎一定要紧靠静脉干，否则残留的小静脉盲端在动脉压力下可能形成动脉瘤。分离静脉干时可适当保留少许结缔脂肪组织，以免损伤静脉壁。静脉取下后，用肝素盐水冲洗管腔，将静脉两端的血管外膜组织清除干净备用。

显露颈部颈内动脉：以下颌角为中心作颈部直切口或横切口，显露并游离颈内动脉，分离颈动脉窦时，先用利多卡因作动脉外膜下层浸润，然后将颈内动脉游离出足够结扎和吻合的长度备用。

颅内端吻合口的建立：因床突上颈内动脉位置深，手术视野小，为方便吻合，采用眶颧入路能缩短手术野距离，使术野变得垂直，同时也可扩大吻合区操作空间。结扎近侧载瘤动脉后，在动脉瘤远侧紧靠动脉瘤处结扎或夹闭载瘤动脉，并在拟作吻合口的远侧留出足够吻合的长度后，用暂时性动脉瘤夹阻断远侧颈内动脉，在结扎点和暂时性瘤夹之间切断颈内动脉。如为海绵窦内动脉瘤，应尽量保留后交通动脉，但如保留后交通动脉后颈内动脉血管长度不足，也可在后交通动脉远侧切断颈内动脉，将后交通动脉主干在紧靠颈内动脉处夹闭。

为方便吻合，一般先建立颅内端吻合口，此时大隐静脉可任意摆放便于操作。由于大隐静脉存在静脉瓣，吻合时应注意静脉瓣引流方向，必须将大隐静脉的近心端与颅内段颈内动脉吻合，可采用间断吻合，也可采用连续缝合的方式。吻合结束后，取下暂时性动脉瘤夹，让血液逆行充盈大隐静脉，吻合口少量渗血用明胶海绵压迫止血。

第二十一节

SECTION 21

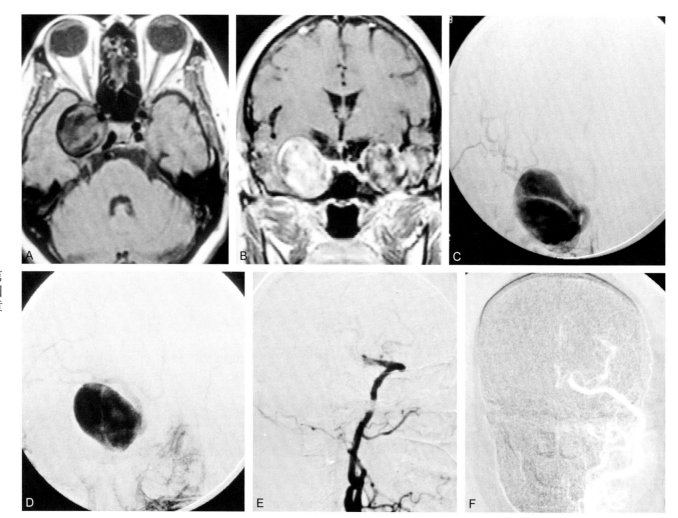

图 4-137 女性患者，53 岁，海绵窦内巨大梭形动脉瘤

A、B. 术前 MRI 显示的海绵窦内巨大动脉瘤。**C、D.** 术前血管造影。**E、F.** 行动脉瘤孤立、颈部颈内动脉 – 大隐静脉 – 床突上颈内动脉吻合术后血管造影复查情况。

将大隐静脉引入颈部：将大隐静脉的另一端通过皮下隧道引入颈部。用一能通过大隐静脉的金属或塑胶导管先贯通头部与颈部切口，注意不要伤及面神经和腮腺，将大隐静脉末端缝合一丝线，将丝线经导管引导至颈部切口，缓慢将大隐静脉牵引至颈部切口，然后小心从颈部切口拔出导引管，此时需注意避免使颅内吻合口受到牵拉，同时避免大隐静脉在导管内扭曲。

颈部吻合口的建立：将颈内动脉从颈动脉窦上方双重缝合结扎，在结扎的近侧用动脉瘤夹将颈内动脉暂时阻断，切断颈内动脉，将近侧端颈内动脉与大隐静脉进行端 – 端吻合。此时应注意大隐静脉的长度不要过长，因动脉血充盈后静脉长度增加。

采用此种吻合方式的优点是基本恢复了原有的供血模式，但由于需要建立的两个吻合口都必须在颈内动脉阻断的情况下进行，因此颈内动脉暂时性阻断需时较长，有可能出现缺血性脑损害，手术过程中应采取加深麻醉、提高平均动脉压、应用甘露醇和地塞米松等脑保护措施，必要时也可适当降低脑温。

2）颈外动脉 – 大隐静脉 – 床突上颈内动脉吻合术：手术方式与颈部颈内动脉 – 大隐静脉 – 床突上颈内动脉吻合方式的区别只是将颈总动脉、颈内动脉和颈外动脉分别游离，颈部颈内动脉结扎但不切断，然后将大隐静脉与颈外动脉进行端 – 端或端 –

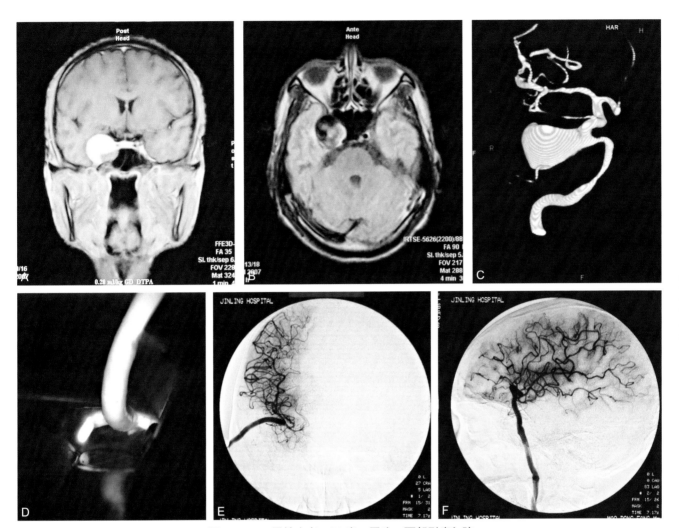

图 4-138　男性患者，36 岁，因头、面部剧痛入院

A、B. 头颅 MRI 检查提示右侧海绵窦内巨大血栓性动脉瘤。**C.** 血管造影证实诊断。**D.** 行动脉瘤孤立 + 颈外动脉 – 大隐静脉 – 大脑中动脉搭桥手术，术中荧光血管造影显示颅内吻合口通畅。**E、F.** 术后血管造影复查所见。

侧吻合。此种吻合方式仍然需要颅内和颈部两个吻合口均完成后才能恢复供血，缺血时间也较长。

　　3) 颈外动脉 – 大隐静脉 – 大脑中动脉主干吻合术：此种吻合方式的优点在于位于大脑中动脉主干上的吻合口部位较浅，外侧裂区操作空间较为开阔，吻合相对容易，吻合过程所需时间较短；相对于上述两种吻合方式，建立在大脑中动脉主干上的吻合口需要暂时性阻断的范围只限于大脑中动脉，甚至可以在重要穿动脉远侧施行阻断，对脑循环影响相对较小；颅内吻合口一旦建立，即可取下大脑中动

脉吻合口两侧的暂时性阻断夹，恢复颅内血供，在进行颈外动脉和大隐静脉吻合时，颈内动脉系统的血流不受影响；在完成颈外动脉与大隐静脉的吻合、整个分流手术已经建立后，才将颈部颈内动脉和动脉瘤远侧颈内动脉结扎，将动脉瘤孤立，消除了颈内动脉或颈外动脉 – 大隐静脉 – 床突上颈内动脉吻合时两个吻合口吻合需时过长、在吻合期间必须完全阻断颈内动脉的缺陷，可有效减少脑缺血时间。但此种吻合方式的缺点是吻合后的血流模式发生了改变（图 4-138）。

（史继新）

第二十二节　　未破裂动脉瘤

未破裂颅内动脉瘤（UIAs）是指没有破裂史或有动脉壁未完全突破的病理证据的动脉瘤，大部分 UIAs 是在患者因其他原因行影像学检查时偶然发现的。随着无创性神经影像技术，如 CT、CTA、MRI 及 MRA 的发展，UIAs 的发现率也相应增高。由于动脉瘤性蛛网膜下腔出血（SAH）对脑组织造成的原发和继发损伤，一旦 UIAs 破裂，病情危重，死亡率和致残率都较高。在破裂出血后 30 天内的死亡率高达 40%～50%，并且在半数生存者中遗留神经功能缺失。尽管神经影像学诊断水平有所发展，外科手术和血管内治疗以及神经监护水平不断进步，但是动脉瘤性蛛网膜下腔出血治疗结果仍有待于进一步提高。这就给神经外科医生提出一个问题，即如何对待这种目前虽无症状但可能发生危险的 UIAs 病变。预防出血是降低死亡率最有效的方式，因此有理由考虑在破裂前对 UIAs 进行治疗。与破裂的动脉瘤不同，UIAs 患者一般无明显症状，因此主要是预防性治疗，目的是杜绝将来可能的破裂出血及因此而产生的并发症。然而，手术治疗和栓塞治疗本身并非没有危险。目前 UIAs 病人是应该保守治疗还是应该尽早进行积极干预尚存在着争论，并主要受以下三个方面的影响：第一，随着非侵袭性神经影像学检查，如 CTA 和 MRA 的应用增加，更多无症状的 UIAs 被偶然发现。第二，大样本、随机、多中心的前瞻性研究对颅内动脉瘤手术夹闭和血管内弹簧圈栓塞的效果进行了比较，结果证明血管内治疗比手术夹闭更安全。第三，也是最重要的，最近未破裂颅内动脉瘤的国际研究（International Study of Unruptured Intracranial Aneurysm，ISUIA）评估了 UIAs 每年的出血风险，结果表明 UIAs 的自然史比以前估计的要好。目前对于 UIAs 病人该采取何种治疗方案尚无公认的标准。哪个病灶有出血的风险而需要进行干预，在什么时机和采用何种方法治疗，等等，都需要进一步的研究。

一、UIAs 的流行病学

UIAs 可分为三类：①有临床症状，称症状性动脉瘤；②因其他疾病行脑血管造影时偶然发现，称为偶然性动脉瘤，也称无症状动脉瘤；③多发性动脉瘤中有一个破裂，经数字减影血管造影（DSA）发现另外还有 UIAs。UIAs 可以是毫无症状而意外被发现，也可以有各种神经症状。Raps 等人调查了 111 例 UIAs 患者的症状，发现其中 51% 的动脉瘤是无临床症状的，17% 表现为急性症状，32% 表现为慢性症状。其中急性神经系统症状包括缺血（37%）、头痛（37%）、癫痫（18%）和颅神经症状（12%）。慢性神经系统症状包括头痛（51%）、视野缺损（29%）、乏力（11%）和颜面部疼痛（9%）。正如预料中的那样，大的动脉瘤更容易出现神经系统症状。无症状、有急性症状和有慢性症状等三组动脉瘤的平均最大直径分别是 1.1cm、1.2cm 和 2.2cm。另外，有症状的动脉瘤大多数好发于近侧颈内动脉，且直径一般都大于 3mm。

在普通人群中，UIAs 的患病率尚不清楚。为了确定 UIAs 的患病率，分析了三种主要资料来源，即尸体解剖、常规血管造影和 MRA 或 CTA 检查。每种资料都有其固有的偏差，这是由于所选择进行评估的病人的方法所决定的，但是从这些资料中仍能得出有意义的结论。据大宗尸检报告，颅内动脉瘤的发生率为 0.2%～9.9%，多数报告的发生率为 0.4%～3.6%，其中包括未破裂和曾破裂的动脉瘤。Romy 等人根据回顾性 11696 例尸体解剖的资料，指出 UIAs 的发病率为 1.2%。Fox 回顾了 20 个尸检系列共 160000 个病例，发现 1289 例 UIAs，其发病率为 0.8%。Stehbens 等报告了 1364 例尸体解剖结果，发现在 76 例尸检中至少有 1 个未破裂颅内动脉瘤，得出的患病率为 5.6%。Stehbens 还发表了一篇病理学的文献综述，并指出，未破裂颅内动瘤的发病率为 2.4%（0.2%～9%）。还指出，动脉瘤发现的数目可能会受病理学家进行尸检的经验和特定三级医疗机构申请尸检的脑血管病例数目的影响。McCormick 和 Nofzinger 在 7650 例尸体解剖中，指出未破裂颅内动脉瘤的发病率估计为 2%。值得注意的是，相比于破裂的动脉瘤，未破裂的动脉瘤往往是较小的（3.9mm：9.9mm），而且好发于年龄较大的患者（57.9 岁：46.3 岁）。

许多学者采用血管造影资料来评估颅内动脉瘤的发病率，由此得出的 UIAs 的发病率为 0.65%～3.6%。Winn 等回顾 1969—1980 年弗吉尼亚大学的 3684 例脑血管造影检查结果，UIAs 的发病率是 0.65%，几乎 80% 的 UIAs 其最大径小于 10mm。作者把 0.65% 的发病率标准换算为 1.3%，因为施行完整脑血管造影检查的病人只有 53%。日本研究者根据脑血管造影证明未破裂脑动脉瘤的流行病学发病率在 2.5%～3.0% 之间。

少数研究者根据 MRA 资料来评估，动脉瘤的发病率为 3% 左右。然而这些资料大多为日本人群，日本人群和芬兰人群的动脉瘤发病率比世界上其他人群的发病率要高。Nakagawa 等对 400 名健康志愿者依次进行 CT、MRA 和 DSA 检查，总共发现 27 例动脉瘤，占 6.7%。有理由相信，有家族史和有结缔组织缺陷病者，其动脉瘤的发生率会更高。

Rinkel 等 1998 年完成了可能是最详尽的关于颅内动脉瘤发病率的系统性回顾性评估，发现其发病率与研究的设计有关。在该回顾性研究中，在超过 43000 例尸体解剖中发现 191 例（0.4%）有颅内动脉瘤。而前瞻性的研究数据表明，在近 5500 例尸体解剖中发现动脉瘤 197 例（3.6%）。此外，在回顾性研究 2934 例脑血管造影病人，发现有动脉瘤者 108 例（3.7%），而前瞻性研究脑血管造影病人共 3751 例，发现 225 例（6.0%）。动脉瘤的检测方法显著地影响发病率的估计，回顾性尸检、前瞻性尸检、回顾性血管造影以及前瞻性血管造影的 UIAs 发病率分别为 0.4%、3.6%、3.7% 和 6%。作者认为在无危险因素例如成人多囊肾病或家族性动脉瘤性蛛网膜下腔出血（aSAH）的总体人群中，UIAs 患病率大约是 2.0%。通过对文献的全面理解和推断，在目前的成人人群中，UIAs 发生的可能性大约在 1%，在年轻人群的不到 1% 和老年人群的约 4% 之间变动。

二、诱发颅内动脉瘤的危险因素

有多种危险因素可能与颅内动脉瘤的高发病率有关。这些危险因素包括：女性、动脉瘤家族史、吸烟史、过度酗酒、高血压、心肌缺血疾病、高胆固醇血症、常染色体显性遗传性多囊性肾病（ADPKD）、埃 - 当（Ehlers-Danlos）综合征 Ⅳ 型、垂体瘤、主动脉狭窄、弥漫性甲状腺肿伴甲状腺功能亢进（Graves's disease，GD）、马凡综合征（Marfan's syndrome）、Ⅰ 型神经纤维瘤病、脑动静脉畸形，以及使用口服避孕药等。然而，这些危险因素中有的未被证实。

（一）患者的年龄和性别

在动脉瘤的形成和生长中，女性一直被认为是颅内动脉瘤发病率的一个高危因素。在多数大样本动脉瘤病例的调查发现，女性 / 男性之比约为 1.5：1。Iwamot 等经过 1230 例尸检研究后报道女性动脉瘤发病有两个年龄峰值，即 40～49 岁和 60～69 岁。这个研究发现正好与自发性 SAH 多发生在 40～60 岁的患者的报道相符。男性动脉瘤的发生在各个年龄段相差不明显。

（二）吸烟

虽然机理不清楚，但有证据表明吸烟能促进动脉瘤的生长。这些资料来自于那些 UIAs 病人的系列随访血管成像检查。经常性吸烟，同女性性别一样，是新生动脉瘤形成的重要的独立性危险因素。观察者指出，吸烟可使血浆和动脉管壁的弹性酶 /α_1 - 抗胰蛋白酶的比值发生改变，也就是弹性酶的活性增加和（或）α_1 - 抗胰蛋白酶的活性减小，这既可导致动脉瘤的形成，也可导致 SAH。动脉瘤生长得越快，就越可能发生破裂。

（三）家族史

家族史也与颅内动脉瘤的发病率增加明显相关。有几组研究显示，相对于一般人群中 UIAs 的发病率，有 SAH 或颅内动脉瘤病史者一级亲属的动脉瘤发病率升高至 4%～14%。而且，曾有颅内动脉瘤或

第二十二节　SECTION 22

有动脉瘤破裂史的家庭成员数目明显影响其发病率。譬如，家族内有两个或更多一级亲属，特别是同胞和母女俩，或两个一级和二级成员患 SAH，其他亲属患动脉瘤的危险大约有 9%～11%，明显高于一般人群。

（四）遗传因素

ADPKD 患者的颅内动脉瘤的发病率为 15%。Huston 等对 85 例没有颅内动脉瘤症状的 ADPKD 病人进行 MRA 检查，发现 11% 的病人至少有一个颅内动脉瘤，其动脉瘤发病率明显高于普通人群。有 ADPKD 且伴有颅内动脉瘤或有 SAH 家族史的病人，动脉瘤的发病率为 22%，而有 ADPKD 但不伴有颅内动脉瘤或 SAH 家族史的病人，动脉瘤的发病率为 5%。患埃－当（Ehlers-Danlos）综合征Ⅳ型、遗传性出血性毛细血管扩张症、多发性神经纤维瘤Ⅰ型、α_1-抗胰蛋白酶缺陷、克莱里菲尔特综合征（Klinefelter syndrome）、结节性硬化症、努南综合征（Noonan syndrome）或 α_1-糖苷酶缺陷症的患者，其颅内动脉瘤的发生率比一般人群高。

（五）脑血管畸形

患有脑血管畸形也是发生颅内动脉瘤的一个重要危险因素。据多数大样本的研究发现，有 6.4%～17.6% 患有脑动静脉畸形的病人有一个脑动脉瘤共存，该动脉瘤常与高流量的供血动脉有关或位于畸形血管巢内。

虽然上列几个因素与颅内动脉瘤的发病率高有关，但只有少数几个因素，如年龄（呈相反关系）、吸烟和高血压被证实是脑动脉瘤破裂的独立性危险因素。

三、UIAs自然史

当决定未破裂脑动脉瘤是否要进行手术治疗时，首先要权衡其发生自然破裂的几率和手术干预的风险。一般认为，UIAs 的破裂率为每年 1%～2.3%（表 4-8）。Juvela 等单中心的回顾性研究 1956—1978 年芬兰赫尔辛基大学中心医院 142 例共 181 个 UIAs，随访 15～37 年（平均 18.9 年），动脉瘤的

平均最大径为 10mm（4～28mm），50% 的动脉瘤在 7～13mm 之间。全组 UIAs 的年出血率为 1.4%，其中症状性动脉瘤为 3.6%，偶然性动脉瘤为 1.5%，多发性动脉瘤为 1.3%。从动脉瘤被发现至破裂的平均时间为 9.6 年（1.2～23.1 年）。年破裂率在第 1 个 10 年中为 1.1%，第 2 个 10 年中为 2.0%，第 3 个 10 年中为 1.3%，30 年累计破裂率为 30.3%。

表 4-8　文献报道 UIAs 的年出血率

作　者	年份	病人数	年出血率（%）
Wiebers, et al.	1987	130	1.4
Yasui, et al.	1997	234	2.3
Anonymous(ISUIA)	1998	2621	0.05～1
Juvela, et al.	2000	142	1.3
Wiebers, et al.(ISUIA)	2003	4060	0～10*

注：＊根据大小和部位，详细见表 4-9。

Tsutsumi 等报告了 1976—1997 年 62 例经 DSA 证实除位于海绵窦内颈内动脉的以外其他各部位的囊状、非血栓性及非钙化性 UIAs 研究，＜10mm 的动脉瘤经 CT 扫描证实发生 SAH 的 5 年和 10 年的累积危险率分别是 4.5% 和 13.9%，＞10mm 的动脉瘤 5 年及 10 年累积破裂率分别是 3.5% 和 5.9%，这个结果与 Juvela 的研究报道很相似。1998 年 Rinkel 等对 1955—1996 年发表的 UIAs 自然史的 9 个研究（不包括 ISUIA 的研究），共 3907 例 UIAs 进行 Meta 分析，总的年出血率为 1.9%，直径＜10mm 的动脉瘤年出血率为 0.7%。

2003 年 ISUIA 报道的＜10mm 的 UIAs 年破裂率为 0.05%～0.5%，低于以往公开发表的 1%～2.3% 的年破裂率。ISUIA 的研究有几个潜在的缺陷，包括病人选择性偏差、海绵窦段 ICA 动脉瘤比例较高、随访期较短（7.5 年）等，可能导致 ISUIA 报道的动脉瘤破裂的年发生率较低。除 ISUIA 的其他大多数研究中，证实 UIAs 的出血风险比早先报道的明显要高。不考虑前面提到的那些缺点，ISUIA 的这些前瞻性资料为神经外科和血管内治疗医生提供了一个科学依据，可以更好地评估动脉瘤破裂的风险。

四、UIAs破裂的危险因素

对 UIAs 潜在破裂风险的预测存在争议。1998

年 ISUIA 研究结果表明，动脉瘤的大小、位置、数目、症状以及既往有 SAH 病史对于将来破裂的可能性关系密切，其中，动脉瘤大小是最能预测 UIAs 破裂危险的因素之一。

（一）动脉瘤的大小

动脉瘤的大小是预测其破裂的独立危险因素，1998 年 ISUIA 的回顾性研究 1449 例患者中共 1937 个 UIAs，结果显示没有 SAH 史的患者，直径＜10mm 的 UIAs 的年破裂出血风险是 0.05%；曾有来自另外动脉瘤发生 SAH 史者，UIAs 的年破裂出血率大约是 0.5%；无论有无 SAH 史，直径＞10mm 的动脉瘤年破裂出血率都是约 1%；无 SAH 史患者的巨大动脉瘤（＞25mm) 的第 1 年破裂出血率是 6%。2003 年 ISUIA 前瞻性研究包括 4060 名患者，无 SAH 史的动脉瘤根据其大小分为 4 组：＜7mm、7～12mm、13～24 mm 及≥25mm。位于前循环的这 4 种大小的动脉瘤 5 年累积破裂率分别是 0、2.6%、14.5% 及 40%；位于后循环的动脉瘤 5 年累积破裂率是 2.5%、14.5%、18.4% 和 50%（表 4-9）。

表 4-9　动脉瘤大小和部位与年破裂率以及 5 年累计破裂率的关系 (White，2003)*

	＜7mm 组 1*	组 2*	7～12 mm	13~24 mm	≥25 mm
5 年破裂率 (%)					
ICA，ACoA/ACA，MCA	0	1.5	2.6	14.5	40
PCoA，后循环动脉瘤	2.5	3.4	14.5	18.4	50
海绵窦段 ICA	0	0	0	3.0	6.4
年破裂率 (%)					
ICA，ACoA/ACA，MCA	0	0.4	0.52	2.9	8
PCoA，后循环动脉瘤	0.5	0.68	2.9	3.68	10
海绵窦段 ICA	0	0	0	0.6	1.28

注：*组 1，无 SAH 史；组 2，以前有另外动脉瘤破裂出血史。缩写：ACA：大脑前动脉；ACoA：前交通动脉；ICA：颈内动脉；MCA：大脑中动脉。

Wiebers 等报告 130 例共 161 个未破裂颅内动脉瘤平均随访 8.3 年的结果，其中 102 个动脉瘤最大径＜10mm，随访期均无破裂，51 个动脉瘤最大径＞10mm，随访期中有 15 例破裂。显示能预示 UIAs 发生破裂的唯一有决定意义的危险因素是瘤体的大小，并认为 10mm 直径可作为 UIAs 发生破裂危险的临界大小。其他危险因素如病人的年龄、性别，动脉瘤的部位、分叶、症状和血压等均无明显影响，如果将瘤体大小与上述因素综合分析，则瘤体的最大径和病人年龄最有预测意义：最大径（mm）× 年龄（岁）＞1000 者破裂率明显增高。Juvela 观察到在动脉瘤破裂前的近期，动脉瘤有明显的增大（超过 1mm），要比动脉瘤未出血时的最大直径还要大。

（二）动脉瘤的部位

动脉瘤的部位与破裂出血率关系密切，是预测其破裂的独立因素（表 4-10）。过去无 SAH 史的患者中，位于后交通动脉、椎动脉、大脑后动脉、基底动脉顶端的 UIAs，更易于破裂出血。上述部位直径≥25mm、10～24mm 和＜10mm 的 UIAs，在 7.5 年随访期间的破裂率分别为 45%、15% 和 2%；而其余部位不同大小的 UIAs 在 7.5 年期间的总出血率则分别为 8%、3% 和 0。与其他位置相比，基底动脉顶部动脉瘤破裂的相对危险度是 13.8%，椎 - 基底动脉或后循环动脉分支是 13.6%，后交通动脉是 8.0%。在有 SAH 史的患者中，只有位于基底动脉顶端的动脉瘤有相对高的破裂出血率，为 5.1%。Asari 和 Ohmoto 发现椎 - 基底动脉和大脑中动脉的动脉瘤在统计学上有较高的出血可能性。

表 4-10　解剖部位与破裂动脉瘤的致残率和病死率的关系（Davld Z. Wang）

位置	大小	病死率（%）	致残率（%）
前循环	小	0.8	1.9
	大	7.4	26.9
后循环	小	3.0	12.9
	大	9.6	37.9

（三）动脉瘤的形状

形态指数（morphological index），如平均曲率（curvature）、凸率（convexity）和表面积与体积的等周率等，也可能对动脉瘤的破裂有预测价值。很少有报道关于 UIAs 的形状（多叶或带子囊）与其破裂危险率的关系。Asari 和 Ohmoto 报道 20 例多叶动脉瘤中有 5 例发生 SAH，而 50 例单叶动脉瘤中只有 2 例发生 SAH，多叶未破动脉瘤出血的危险性要明显高于单叶动脉瘤。Wieber 等和 Sampei 等在他们的小样本回顾性研究中有同样的发现。

（四）瘤囊／瘤颈比

1999 年 Ujie 等在预测未破裂动脉瘤的破裂方面引入了瘤囊／瘤颈（dome/neck）比（aspect ratio，AR）的概念。他们在实验兔颈动脉分叉部动脉瘤上，根据动脉瘤囊的最大径和动脉瘤颈的宽度计算 AR，如果 AR>1.6，可出现极低流量，从而导致颅内动脉瘤的破裂。他们推测在这样的低流量条件下可导致淤血及血栓形成，并构成了纤溶系统的级联反应，从而引起内膜和穹顶的破裂，最终使动脉瘤长大和发生破裂。他们在临床上也发现，80% 的破裂动脉瘤 AR>1.6，而在 90% 的未破裂动脉瘤 AR<1.6。

Weir 等人重新验证了 AR 与动脉瘤破裂的关系，发现 AR>3.47 者破裂率为 AR≤1.38 者的 20 倍。7% 的破裂动脉瘤 AR<1.38，而 45% 未破裂者 AR<1.38。虽然 1.6 不再作为一个分界线，但是 AR 已经被证明是一个重要的观察破裂潜在危险的指标。最近 Nader-Sepahi 等人研究发现破裂动脉瘤的平均 AR 为 2.7±1.3，而未破裂动脉瘤为 1.8±0.8，两者差别有统计学意义。

五、UIAs 的筛查

（一）影像学筛查的方式

最初影像学筛查 UIAs 的方法靠 CT 扫描和 MRI 扫描。随着非侵袭性血管成像技术如 CTA 和 MRA 的发展，绝大部分的动脉瘤都可以通过这些技术诊断出来，很多神经外科医生不再依靠脑血管造影而进行动脉瘤手术。CTA 和 MRA 避免了与脑血管造影有关的一些虽小但是真实的风险，如引起卒中或动脉剥离等，而且其检测动脉瘤的精确性在近年得到了很大的提高。因此，对于 UIAs 影像学筛查工具应首选非侵袭性技术，不仅费用少，而且有很高的敏感性和特异性。

White 等在 2000 年系统地回顾性研究了非侵袭性影像技术检测颅内动脉瘤的精确性，发现 CTA 的精确性为 89%，MRA 的精确性为 90%。≥3mm 的动脉瘤检出率，CTA 为 96%，MRA 为 94%。≤3mm 的动脉瘤检出率，CTA 为 61%，MRA 为 38%。还有人报道采用多层螺旋 CT 扫描或容积显示法（VR）血管成像技术，其动脉瘤检出的精确性和敏感性更高。

CTA 或 MRA 技术与 DSA 比较有几个优点。当病人诊断为 SAH 或脑内出血而行 CT 扫描检查时就立刻能得到 CTA 的血管成像。这种方法还能提供更完整的解剖信息，因为它是三维图像，不受视野角度的影响，能提供血管与周围骨质结构的关系，以及显示动脉瘤颈部与顶部之间的形态，并能评估是否有钙化及动脉斑块。MRA 还可避免一些与造影剂有关的并发症。

常规 CT 平扫和增强常不能明确诊断是否存在颅内动脉瘤，特别是怀疑是否存在 UIA 时。CTA 是一种较新的技术，对动脉瘤的总体检出率为 85%～98%，与 DSA 不相上下，甚至比 MRA 更准确。对于>3mm 的动脉瘤，其敏感性接近 100%，对于<3mm 的动脉瘤，其敏感性约为 64%。CTA 的禁忌证包括患者的肾功能衰竭和患者对碘造影剂过敏等。CTA 的并发症有肾功能衰竭、大剂量辐射、静脉注射部位潜在刺激和（或）静脉炎等。当病人有明确的 UIAs 而施行保守性随访时、动脉瘤已被部分夹闭或者已经行血管内栓塞治疗时，用 CTA 进行随访检查是有益的。CTA 可作为对颅内动脉瘤高危人群的筛查工具。

MRA 也是一种筛查动脉瘤的有价值的方式，其敏感性为 69%～100%，特异性为 75%～100%。很多的研究表明，用 3D-TOF MRA 探测脑动脉瘤有很高的敏感性，特别是探测未发生急性 SAH 的动脉瘤。MRA 的禁忌证包括被检查者体内有金属植入物、有幽闭恐怖症和生命体征不稳定等。但 MRA 在发现动脉瘤大小的细微改变或随访已经被治疗的颅内动脉瘤方面不太理想，且仅限于颅内未使用 MR 不相容性动脉瘤夹的病人。

经颅多普勒超声探测（TCD）易于操作，而且设备可为便携式，检测动脉瘤的敏感性为 80%～87%，而特异性可高达 100%。其优点是无侵袭性，没有禁忌证和并发症，但与操作者的经验和技术水平有明显的相关性。此外约有 10% 的患者经颞窗探测的条件不佳。TCD 可能难以发现 <5mm 的小型动脉瘤。在对已知的动脉瘤患者的随访中，TCD 检查的成本 / 效益比最佳。

几十年来，脑血管造影一直是诊断颅内动脉瘤的唯一手段。动脉内数字减影血管造影（IADSA）可呈现比其他方法分辨率更高的影像，尤其是 3D-DSA，可提供关于小穿支的信息，因此仍然是诊断颅内动脉瘤的"金标准"。但动脉内导管造影是一种具有侵袭性的操作，而且需使用对比剂，据有经验的神经放射中心最近的研究证明，与导管相关的局部并发症的发生率约为 5%，全身性神经系的并发症的发生率约为 1%，永久性神经系统致残率约为 0.5%。由于未破裂颅内动脉瘤的患病率尚未完全确定，因此 IADSA 的风险 / 效益之比较差，不宜作为 UIAs 的筛查工具，但可以用于有症状的未破裂动脉瘤的检查。

（二）UIAs 筛查的对象

由于颅内动脉瘤的发病率相对较高，约占普通人群的 2%，许多研究者正在探讨动脉瘤筛查的意义。对于 UIAs 合理的筛查对象应该是具有隐性颅内动脉瘤危险的人群，绝大多数是针对有家族性动脉瘤病的群体。

1. 具有基因综合征的人群

某些基因综合征发生动脉瘤性 SAH 的危险性较高，例如 ADPKD 和 Ehlers-Danlos 综合征 IV 型。在美国对大约 500000 人进行 ADPKD 突变基因检测，发现这是一种最常见遗传变异。ADPKD 基因突变病例与颅内动脉瘤的发生和发生 SAH 的危险有关。文献中关于 ADPKD 阳性伴有无症状动脉瘤的病例报道，在尸检或血管造影时动脉瘤的发现率为 14%～16%，但缺乏关于 ADPKD 病人动脉瘤破裂的数据。ADPKD 病例伴动脉瘤破裂的平均年龄是 35～40 岁，比一般人群要早，提示 ADPKD 是导致动脉瘤破裂一个危险因素。Butler 证实 MRA 有助于提高 ADPKD 阳性病人动脉瘤检出率，因而可延长年轻病人的寿命和减少社会财政负担。

2. 有一级亲属患 SAH 的家族成员

当有两个三级或更近的亲属经放射学检查证实有颅内动脉瘤，就可诊断为家族性颅内动脉瘤综合征。

这类病人比一般人群的动脉瘤发生 SAH 的年龄更轻。这类家族成员还可能荷有隐性的多发性颅内动脉瘤，并有更大发生出血的可能性。因此有理由对其一级亲属，特别是双胞胎、有两个以上成员在年轻时即患有动脉瘤的家族成员进行筛查。Raaymakers 在一项研究中发现，家庭成员中有两个或两个以上一级亲属发生 SAH，其隐性 UIAs 的发病率是 8%，在另一组研究报道中为 4.2%。家庭成员中仅有 1 个一级亲属有 UIAs，则有比正常人群较高，但比家族性颅内动脉瘤综合征较低的隐性 UIAs 发生率。由于这种人群的动脉瘤发病率高，因此许多学者建议对有两个或两个以上一级亲属荷有动脉瘤的人群进行非侵袭性筛查。当有其他危险因素如吸烟量多、高血压或 ADPKD 存在时，这种筛查非常重要。

在 1999 年的多中心研究中，对 160 例发生 SAH 的病人的 626 个一级亲属进行 MRA 筛查，发现其中 4% 的人患有动脉瘤。并发现最大径 <5mm 的动脉瘤的年破裂率为 0.46%，5～12mm 的为 0.95%，>12mm 的为 6.8%。尽管这一发病率比普通人群要高，但对散发性 SAH 病人的一级亲属进行筛查并没有必要。

3. 动脉瘤性 SAH 病人

曾有颅内动脉瘤破裂史的病人，发生新生动脉瘤的概率为每年 1%～2%，特别是有多发动脉瘤的患者，需要监测新生颅内动脉瘤的发生。Juvela 对 89 例未破裂动脉瘤患者随访 1789 次，在 15 例患者中发现 19 个新生动脉瘤，其中两个动脉瘤破裂出血。新生动脉瘤形成的概率是每年 0.84%，与 Tsutsumi 等报道的 0.59% 很相近。经手术或介入治愈的患者，经血管造影随访 9～10 年以后的发现也支持这个结论。另外，女性和主动吸烟者是形成新生动脉瘤的独立危险因素。因此戒烟对患颅内动脉瘤的患者及有 SAH 史的患者非常重要。

（三）筛查 UIAs 的临床价值

实行 UIAs 筛查的最佳年龄目前还不明确。在评价筛查 UIAs 的临床价值时，应权衡动脉瘤破裂的危险（自然史）和治疗的危险。假设对所有动脉瘤均行手术治疗，其并发症的发生率为 5.1%，而 UIAs 的年破裂率如为 0.05%，则筛查就没有益处，如果年破裂率 ≥1%，则筛查就有意义。

六、UIAs的治疗风险

（一）直接手术治疗

在各大宗病例报道中，手术死亡率和致残率的差异较大，分别为0～7%和4%～15.3%。1994年King综合报告28组共733例UIAs，总的手术死亡率为1%，致残率为4.1%。1998年Raaymakers分析61组共2460例UIAs，手术死亡率为2.6%，永久性致残率为10.9%。

1998年ISUIA回顾了1172例的UIAs手术治疗结果，术后1年时的死亡率为3.8%，致残率为15.7%。无SAH史和有SAH史的UIAs病人经手术治疗后30d时的死亡率分别为2.3%和0，1年时的死亡率分别为3.8%和1%。Ogilvy和Carter（2003）回顾分析马萨诸塞州总医院604例未破裂动脉瘤，患者平均年龄为53岁，动脉瘤平均大小为8.8mm，动脉瘤分别位于ICA（43%）、MCA（28%）、ACA（17%）及后循环动脉（11%）。结果手术并发症发生率和死亡率分别为15.9%和0.8%，病人的年龄、动脉瘤的大小和位于后循环，与预后较差或死亡呈独立相关性（$P<0.05$）。年轻病人的小动脉瘤（$<10\,mm$）治疗的风险为1%～2%，老年患者的前、后循环大型动脉瘤的治疗风险分别为5%和15%。Moroi等（2005）公布其在脑血管疾病研究所治疗的549未破裂动脉瘤的结果，手术死亡率和致残率分别为0.3%和2.2%。此外认知功能下降，可能是动脉瘤手术后的一种亚临床形式并发症。Ohue等（2003）阐明了在UIAs患者手术后进行神经心理学评价的重要性，43例UIAs手术前后的神经心理学测试结果和格拉斯哥预后量表（GOS）在所有患者均为"良好"，而17例（40%）在术后1个月认知功能显著下降，其中仅6例在随访6个月后完全康复。认知功能恶化的危险因素包括年龄超过65岁、AComA动脉瘤、动脉瘤位于两大脑半球之间和全身性并发症的存在等。

UIAs的手术治疗结果受以下三组因素影响：即①病人特点（年龄、症状和医疗条件）；②动脉瘤特性（大小、位置和形态）；③其他因素（医院和手术队伍的治疗经验）。在评估治疗方法时，要考虑这些因素。

（1）病人的特点 2003年ISUIA的前瞻性研究中，有1917例行外科手术治疗，术后平均随访4年，结果显示病人的年龄是与外科治疗效果直接相关的独立危险因素。术后预后不良的比例在<40岁、40～49岁、50～59岁、60～69岁、>70岁各年龄组分别为5%～9%、10%～15%、15%～20%、22%～40%。由于防止动脉瘤破裂是治疗UIAs的重要指征，发现动脉瘤时病人的年龄愈高说明其发生危险的期限愈短，而且老年患者的手术致残率和死亡率会相对增高。

（2）动脉瘤大小、形态和部位 动脉瘤的手术结果因瘤体大小、形态和部位而有不同。巨大动脉瘤（$>25\,mm$）需要特殊的手术方法及辅助技术，因而面临较大的风险，其死亡率和致残率为20%，而后循环动脉瘤为50%。Wirth等在107例偶然发现的动脉瘤的治疗中，$\leq5\,mm$的动脉瘤的致残率$<3\%$，6～15mm的动脉瘤$>7\%$，16～24mm的动脉瘤为14%。Raaymakers等认为动脉瘤大小与治疗致残率和死亡率相关，小的动脉瘤的治疗结果较好，后循环的动脉瘤手术危险较高，而巨大动脉瘤的死亡率为9.6%，致残率为37.9%。然而，随着显微手术技术和经验的积累，动脉瘤的部位对手术治疗效果的影响可能会减小。

（3）特殊症状 有脑或脑干的占位症状，脑神经受压或脑局部缺血、栓塞等症状是治疗的重要指征。例如后交通动脉动脉瘤出现动眼神经瘫痪，常显示动脉瘤在长大。症状性UIAs的手术风险更大，特别是有脑缺血症状者。因为引起占位效应或局部缺血症状的动脉瘤的瘤体一般较大，发生手术并发症的危险显著增加。

（4）医生的手术经验 经治医生的手术经验也影响颅内动脉瘤手术后的结果。1987—1993年，纽约州医院对经开颅手术治疗的UIAs的在院死亡率进行调查，发现每年平均进行10例以上UIAs手术的21所医院的死亡率为5.3%，而每年平均做10例或10例以下同类手术的89所医院的死亡率则为11.2%。纽约州的大多数医院较少进行动脉瘤手术，因而这些医院的手术死亡率超过其他医院一倍。最近资料显示，经手术完全夹闭的动脉瘤在平均4.4年时的复发率是1.5%，而夹闭不完全的动脉瘤的复发率明显较高。根据未破裂脑动脉瘤的自然史，对于患有未破裂动脉瘤的人群的治疗，让具有丰富经验的脑外科医生实施规范的低风险的治疗方法，是非常重要的。

（二）血管内治疗

目前在世界范围内已有超过 16000 例的破裂和未破裂动脉瘤进行了电解可脱性弹簧圈（GDC）栓塞治疗。早期的临床和血管造影的结果表明，与开颅手术相比，GDC 栓塞治疗发生与治疗相关的并发症较少，但对防止动脉瘤破裂或未破裂动脉瘤再长大的长期效果尚未阐明。Malisch 等报告了 100 例 GDC 栓塞治疗后随访 3.5 年的结果，发现有大型动脉瘤的再出血率为 4%，巨大型动脉瘤的再出血率为 33%，因此 GDC 栓塞后的出血率是不可忽视的。

作为美国食品药品管理局多中心临床试验的一部分，Eskridge 和 Song 对 150 例基底动脉顶端动脉瘤用血管内栓塞治疗的结果进行了评价，其中包括 83 例破裂组和 67 例 UIAs 组。动脉瘤破裂组治疗后的再出血率为 3.3%，而 UIAs 组则高达 4.1%。永久性神经功能缺失的发生率分别为 5% 和 9%，总的围手术期死亡率为 2.7%。作者认为对手术夹闭困难的破裂的基底动脉顶端动脉瘤，用 GDC 栓塞治疗的结果较好，但对未破裂的基底动脉顶端动脉瘤的处理，GDC 治疗的优越性尚不显著。血管内治疗未破裂颅内动脉瘤的关键评价标准是手术的风险以及手术的长期效果。

ISUIA 在 2003 年对 4060 例颅内动脉瘤中的 451 例未破裂颅内动脉瘤病人行血管内治疗后进行了随访，结果在曾有（因另外的动脉瘤早先发生过 SAH）和未曾有动脉瘤性 SAH 史的病人中死亡率分别为 7.1% 和 9.8%。多因素分析提示血管内治疗后有两个与预后明显相关的独立性危险因素，即动脉瘤 >12mm 和位于后循环的动脉瘤。

显然，这种微侵袭的治疗方式可使致残率降低，但有其适应证。值得注意的是，用电解可脱性弹簧圈栓塞技术治疗脑动脉瘤后，动脉瘤的再通与瘤体和瘤颈的大小相关。在窄颈（<4mm）的小型动脉瘤（4～10mm），其再通率仅为 5.1%。相比之下，宽颈的（>4mm）小型动脉瘤的再通率为 20%。此外，大型动脉瘤（11～25mm）和巨大动脉瘤（>25mm）的再通率分别为 35% 和 59.1%。Brilstra 等分析 1383 例用弹簧圈栓塞治疗的破裂动脉瘤和 UIAs，其永久性并发症发生率仅为 3.7%，但闭塞不全率高达 46%。故需要进行术后血管造影随访，以确定其疗效是否持久，因此术后随访的风险和费用也应进行评估。2003 年 ISUIA 的前瞻性研究中，有 1451 例 UIAs 行血管内治疗，发现位于后颅窝直径 >12mm 的动脉瘤预后较差。

七、UIAs 治疗的选择

（一）UIAs 治疗的原则

动脉瘤性 SAH 有很高的死亡率，在 ISUIA1998 年的回顾性研究中，有 55%～83% 的 UIAs 发生 SAH，其中 66% 的患者死亡。Juvela 等的报告中有 52% 动脉瘤破裂的患者在随访期内死亡，86% 的死亡原因是动脉瘤再破裂出血。理想的处理方法是在动脉瘤破裂之前治愈，然而关于未破动脉瘤的自然史和破裂趋势、预防性治疗的病残率及死亡率，以及动脉瘤的处理方式各家仍有很大差异，所以对每个病人要因人因病进行个体化治疗。UIAs 仅有一定比例发生出血，所以治疗的关键首先是辨别最有出血危险的动脉瘤。然而，目前对 UIAs 的自然史和治疗的后果都有争论。例如，Juvela 主张对 UIAs 患者，特别是中青年患者不论其动脉瘤的大小和是否有吸烟癖好都应行手术治疗。而 White 和 Wardiaw 则主张对 <50 岁的无 SAH 病史的患者应权衡利弊后再行治疗，对位于前循环动脉而且 >7mm 的动脉瘤应积极治疗。对于 >50 岁的患者要侧重于治疗直径 >12mm 的和位于后循环 >7mm 的动脉瘤。

对 UIAs 的处理，要权衡"危险/效益比率"。近 15 年来，关于 UIAs 外科治疗的大宗报告中，死亡率和致残率在 5%～8%，有的则报告手术死亡率为 0。对于受过显微神经外科训练的医生，在处理前部循环最大径 <20mm 的 UIAs 时，如果患者健康状况良好，年龄 <65 岁，将手术死亡率保持在 1% 以下，致残率在 7% 以下应是合理的要求。至于后部循环动脉瘤，由于手术难度和危险性大，其效果自然会差些。但 Rice 等报告 167 例共 179 个椎-基底动脉 UIAs 的外科手术死亡和致残率仅为 4.2%。在处理 UIAs 之前，医生应根据上述标准，揣度手术难度和自身能力来确定治疗方针。

对 UIAs 的处理是选择治疗还是选择观察可考虑以下因素：倾向于手术治疗的因素包括预期生存期长的年轻病人，动脉瘤曾破裂过，有动脉瘤破裂家族史，大型动脉瘤和症状性动脉瘤，以及在观察中动脉瘤长大和治疗风险低的病人。倾向于观察的因

第二十二节 SECTION 22

素包括老年人、预期生存期短、健康状况不佳和有无症状小型动脉瘤的病人。

（二）手术夹闭 UIAs 的效果

20 世纪 60 年代以后，采用直接手术夹闭颅内动脉瘤成为治疗动脉瘤的主要手段。特别是在许多外科医生报道了偶然性动脉瘤夹闭后效果满意后，对 UIAs 多采用手术治疗。到 90 年代早期，在神经学界形成了一个普遍的共识，即未破裂颅内动脉瘤是相当危险的，需要通过外科方法进行治疗。然而，自此以后，关于未破裂颅内动脉瘤自然病史的新资料研究以及血管内治疗的广泛应用，使人们对于未破裂颅内动脉瘤病人治疗的适应证和最佳治疗方案进行了重新思考，更加详尽地评估了未破裂颅内动脉瘤治疗的风险。

在 ISUIA 的两个研究中，获得了与手术治疗相关的死亡率的前瞻性评估。在 1998 年 ISUIA 报道中，总的手术致残率和死亡率在有动脉瘤性 SAH 史的病人中为 13.1%，在无 SAH 病史的病人中为 15.7%。2003 年 ISUIA 的随访结果表明，手术致残率和死亡率在有动脉瘤性 SAH 史的病人中为 10.1%，而在无 SAH 病史的病人中为 12.6%。在随访研究中，与手术结果相关的独立性危险因素有：病人年龄（＞50 岁的病人手术风险增高，而 60～70 岁的病人其风险更高），大型动脉瘤，位于后循环的动脉瘤，有缺血性脑血管病史，有除了动脉瘤破裂以外的其他症状等。除了评估与动脉瘤手术相关的风险，还要评估其效果。最能决定手术效果的标准是动脉瘤夹闭后的动脉瘤完全闭塞率。当然最终评估手术效果的标准是手术后 SAH 的发生率，这需要长期随访，尤其是对于未破裂的动脉瘤。

最近 Tsutsumi 等回顾性研究了 115 例未破裂颅内动脉瘤手术的病人，平均随访期为 8.8 年。其中有 4 例术后发生 SAH（2 例源于新生的动脉瘤，1 例是包裹后的动脉瘤，1 例是完全夹闭后的动脉瘤）。总的来讲，未破裂颅内动脉瘤手术后 SAH 的年发病率在术后前 10 年为 0.14%，后 10 年为 0.62%。迟发性出血有的是来自于新生的动脉瘤，有的是来自于那些不适宜行夹闭术的动脉瘤（例如只能进行包裹的动脉瘤）。而 105 例夹闭完全的动脉瘤，只有 1 例发生 SAH，发生于手术完全夹闭 11 年后又复发的动脉瘤。因而未破裂颅内动脉瘤手术夹闭后的年出血率很低，约每年 0.04%～0.16%。

总体上，颅内动脉瘤的手术治疗效果良好，动脉瘤完全闭塞率接近 90%～95%，而且术后 SAH 的发生率很低。虽然如此，手术夹闭未破裂颅内动脉瘤就不能允许有较高的手术死亡率。据 ISUIA 研究报道，过去无 SAH 史直径＜10 mm 的 UIAs，动脉瘤破裂的几率非常小，而手术治疗反而有较高的死亡率（13.7%）。因此认为对直径＜10 mm 的以前无 SAH 病史的未破裂颅内动脉瘤行手术无助于降低其致残率和死亡率。这一论点引起了新的争论。

（三）血管内栓塞 UIAs 的效果

众所周知，病人的年龄对于栓塞治疗的死亡率的影响较小，这与手术治疗的结果相反。ISUIA 研究中报道的血管内治疗后的死亡率比大多数回顾性分析中报道的都要高。Murayama 等报道一组单中心、非随机的回顾性研究结果，在 1990—2002 年间共进行血管内栓塞治疗 916 个未破裂的动脉瘤，总的手术死亡率为 5.3%。在另一项大规模的回顾性研究中，Henkes 等分析了 1992—2003 年间该中心收治的 1811 例用血管内栓塞治疗的动脉瘤病人。总死亡率为 6.8%，其中包括破裂或未破裂动脉瘤。据统计学分析显示，大型动脉瘤或宽颈动脉瘤进行动脉瘤重塑或支架置入治疗时，并发症发生率较高。

对动脉瘤血管内治疗效果的评价标准与手术治疗相同，其中包括动脉瘤完全闭塞率和治疗后动脉瘤的破裂率。ISUIA 报道的栓塞后完全闭塞率为 51%，部分闭塞率为 21%，未闭塞率为 23%，不能确定是否闭塞者占 5%。Murayama 等分析了该中心的 916 例血管内治疗的动脉瘤病人。根据动脉瘤的大小和动脉瘤颈的宽度将动脉瘤分为以下的几个亚型：小型窄颈，小型宽颈，大型和巨大型。术后即刻血管造影结果如下：55% 完全闭塞，35% 有明显的颈部残余，3.5% 不完全闭塞，5% 未闭塞。小型窄颈类的动脉瘤完全闭塞率明显要高（75%），而其他类型动脉瘤的完全闭塞率明显要低（26%～43%）。另外，对 53% 的病人进行长期血管造影随访的资料表明，动脉瘤总的再通率为 20.9%。小型窄颈类动脉瘤的再通率较低（5.1%），而大型或巨大型动脉瘤的再通率相当高（分别为 35.3% 和 59.1%）。虽然如此，但栓塞后 5 年的迟发性动脉瘤破裂率只有 4.1%。对于未破裂颅内动脉瘤，血管内治疗是否能明显改变其自然历程仍没有定论。Henkes 等人对 1811 例用血管内治疗的动脉瘤的分析结果显示 65.8% 完全闭塞，20.7% 有颈部残余，10.7% 部分闭塞，2.9% 未能闭塞。另外，该研究还对与高并发症发病率相关的因素进行了详尽的统计学分析。结果表明与下列因素有关：①大型动脉瘤；②宽颈动脉瘤；③采用过改良技术（如动脉瘤重塑和支架置入）治疗的动脉瘤。

目前还没有对手术夹闭和血管内栓塞治疗未破裂颅内动脉瘤的前瞻性、随机、多中心对照研究报告。因此，没有直接的证据能表明哪种方法对治疗未破裂颅内动脉瘤更好。无论是对患者还是对医生而言，血管内治疗是一种有吸引力的方法，它的主要缺点是约有半数的动脉瘤不能完全闭塞。但是对未破裂动脉瘤未完全闭塞能否改变其自然史尚未阐明，因此需要对血管内治疗和外科手术治疗进行比较，才能做出决定采取何种治疗方法。血管内治疗对老年患者更加适合，因为年龄与血管内治疗的死亡率和致残率关系不大。

（四）UIAs 处理的几点建议

UIAs 的处理是选择治疗还是选择观察？偏向于手术的因素包括预期生存期长的年轻病人，先前有破裂的动脉瘤，有动脉瘤破裂家族史，大型动脉瘤，症状性动脉瘤，观察中动脉瘤生长和治疗风险低。偏向于观察的因素包括老年人，预期生存期短，伴有全身性疾病和无症状小型动脉瘤。

在 2000 年，美国心脏协会中风分会发表了一份关于 UIAs 处理的建议："对于出血风险低的偶然发现的小型（<10mm）动脉瘤且无蛛网膜下腔出血病史者，主张观察而不进行手术治疗"，这句话现在显然已过时。目前对 UIAs 还没有标准的处理方针，根据现有资料和我们的经验提出以下虽尚不完善但有参考价值的 UIAs 处理指导原则。

1）小的偶然发现的海绵窦内的颈内动脉瘤通常不是治疗指征。对于大型症状性海绵窦内的动脉瘤，需具体地分析病人年龄、症状的严重性和进展性，以选择合适的治疗方法。

2）所有硬脑膜内症状性动脉瘤应当考虑治疗，对于急性症状性动脉瘤要进行急诊治疗。

3）除极少数的例外，所有未破裂的症状性动脉瘤均应治疗。如患有严重的内科疾病、高龄及动脉瘤解剖学外形不利等因素，使治疗的风险达到 25% 时，则为治疗干预的反指征。

4）直径 <5mm 的偶然发现的动脉瘤，应保守治疗。但有一种例外即年轻患者知道自己颅内有一动脉瘤而引起严重的心理煎熬时，应予以治疗。

5）患者年龄 <60 岁，动脉瘤 >5mm，除非有明显禁忌，否则都应给予治疗。虽然在 ISUIA 资料中 7mm 是动脉瘤破裂的临界线，但影像学测量的误差至少有 2mm，因此建议用 5mm 为标准，可使 99% 有破裂风险的病人得到治疗。对于老年患者（年龄在 60 岁以上），治疗的决定应根据病变的部位，位于 AComA、PComA 和基底动脉顶点的动脉瘤比在其他部位的动脉瘤有更高的破裂危险，对这些部位的动脉瘤应积极治疗。

6）所有 70 岁以下的健康患者发现 >10mm 的偶然发现的动脉瘤，都应积极治疗。对于年龄更高的患者或预计生存期短和治疗风险高的无症状性动脉瘤，建议观察和随访。

7）对低风险的动脉瘤患者（患者年轻，有小型前循环动脉瘤）应首选显微手术夹闭动脉瘤，而不用血管内弹簧圈栓塞治疗。尽管血管内弹簧圈栓塞的创伤较小，但显微外科手术和血管内栓塞治疗发生卒中和死亡的风险大致相同，而夹闭术的治疗效果要比弹簧圈栓塞持久。

8）在手术治疗有高风险时，如老人和合并其他疾病的病人，以及解剖位置不利（例如，向后指向的基底动脉顶端动脉瘤），血管内弹簧圈栓塞是一个合理的替代方案。对于那些手术条件很差的病人，例如宽颈动脉瘤和颈 / 囊比不良的动脉瘤，可使用改良的球囊辅助或支架辅助技术。

9）大型和巨大动脉瘤，以及颈 / 囊比较高的动脉瘤，显微手术治疗比血管内治疗更为有益。对于复杂的动脉瘤，可采用动脉旁路吻合技术后再行血管内近侧动脉闭塞术。

目前还没有对未破裂动脉瘤最佳治疗和随访的 A 级证据，显微外科手术和血管内治疗是目前治疗未破裂动脉瘤的重要手段。为了对这种疾病实施最佳的治疗，神经内科、神经外科和介入科医师之间应建立一种密切协作关系，共同对患者进行仔细检查，并做出最合理的治疗决策。

（沈建康）

第二十三节 多发性动脉瘤

颅内有两个或两个以上动脉瘤同时存在称为多发性颅内动脉瘤。文献中关于多发性颅内动脉瘤的发生率相差很大，占所有颅内动脉瘤的14%～34%，约为1/3。Wilson 等（1989）报告一组254例颅内动脉瘤，其中多发性颅内动脉瘤竟占45%。多发性动脉瘤在发病危险因素、判断出血的动脉瘤、治疗策略和处理后果均有其特点。

一、危险因素

Ellamushi 等（2001）总结392例多发性颅内动脉瘤的危险因素，发现吸烟、高血压、女性、绝经后状态、家族脑血管病史等因素具有统计学意义。Qureshi 等（1998）总结419例颅内动脉瘤的危险因素，其中127例（30%）为多发性动脉瘤，发现吸烟和女性是显著的危险因素，而高血压、糖尿病、饮酒和违禁用药等因素虽常见于多发性动脉瘤，但与单发性动脉瘤之间无显著差异。均指出吸烟与多发性颅内动脉瘤的发生有关，其发病机制尚不清楚。一种假说认为吸烟可降低 α_1 - 抗胰蛋白酶（α_1-antitrypsin）的活性。α_1 - 抗胰蛋白酶是蛋白水解酶——弹性硬蛋白酶（elastase）的抑制剂，削弱 α_1 - 抗胰蛋白酶会增强弹性硬蛋白酶的活性，致使动脉壁中的弹性硬蛋白降解，而弹性硬蛋白和胶原组织是维持动脉壁强度的重要成分，如果受到削弱，在血流动力因素作用下动脉壁凸出而形成动脉瘤。Stone 等（1995）曾发现吸烟者的尿中弹性硬蛋白酶的降解产物增高，也支持这一假说。另一假说是吸烟可促使脑动脉壁发生动脉粥样硬化性改变，而动脉瘤壁的成分与动脉粥样硬化性退变相似，认为是发生多发性动脉瘤的原因。这一学说受到质疑，因为引起动脉粥样硬化的因素很多，在单发和多发性动脉瘤之间并无显著差异。

女性病人发生多发性颅内动脉瘤的几率比男性高，显然与内分泌有关，主要是雌激素降低，经绝后期雌激素分泌减少和活性降低是多发性动脉瘤的危险因素，而吸烟也有抗雌激素的作用，但吸烟和女性是两个各自独立的危险因素。

二、数目和分布

多发性颅内动脉瘤发生的高峰年龄是50～70岁。同时有2个动脉瘤者居多，占67%～74%，3个动脉瘤者占18.6%～23.5%，4个动脉瘤以上者占7.5%～9.6%，数目愈多的病例愈少，有的病例动脉瘤多达8个。其分布的部位各作者的报告不尽相同。约有2/3～3/4的病例为双动脉瘤，其中47%分布在两侧，29%一个在中线，另一个在一侧，3%两个动脉瘤都在中线。一个动脉瘤位于前循环动脉，另一个发生在后循环动脉的概率为3%～50%。两个动脉瘤分别发生于脑的两侧相对应的动脉上称之为"镜子动脉瘤"（mirror aneurysms）。

McKissock 等报告251例共624个多发性颅内动脉瘤，位于椎 - 基底动脉系统者占3%，有46%的动脉瘤发生于大脑中动脉上。Nehls 等（1985）报告206例颅内动脉瘤，其中69例（33.5%）为多发性动脉瘤，发生部位为：后交通动脉（22%），大脑中动脉（21.5%），前交通动脉（12%），颈内动脉（14.5%）和眼动脉（11%），其他部位则较少发生。Rinne 等（1994）报告一组114例颅内动脉瘤，其中39例（34%）为多发性动脉瘤，共有95个动脉瘤，其分布顺序为：颈内动脉（35%），大脑中动脉（41%），前交通动脉（12%），胼周动脉（7%），椎 - 基底动脉（5%）。并提出如果发现一个病人有颈内动脉海绵窦段动脉瘤或胼周动脉瘤，应想到多发性动脉瘤的可能。

由于多发性颅内动脉瘤病例约占所有颅内动脉瘤病例的1/3，故对疑为动脉瘤的病例应进行尽可能全面的检查，至少应做4条脑血管（两侧颈动脉和两侧椎动脉）造影，如果仅做两侧颈动脉和一侧椎动脉造影，则可能遗漏对侧椎动脉和小脑后下动脉的动脉瘤。

三、判断出血的动脉瘤

绝大多数（91%）多发性颅内动脉瘤以蛛网膜下腔出血为表现症状。如何判断多发性动脉瘤中哪一个是出血的动脉瘤至关重要，判断错误将导致治疗错误。

Nehls等（1985）根据四条脑血管造影、CT扫描和临床表现总结出下列判断出血动脉瘤的规律：①首先应排除硬脑膜外的动脉瘤；②根据CT扫描发现的局部出血部位，可大致判断出血动脉瘤的位置；③注意脑血管造影显示的局部占位改变和脑血管痉挛；④观察脑血管造影显示的动脉瘤的大小和形状，出血的动脉瘤一般是双动脉瘤中较大的一个或多个动脉瘤中最大的一个，如果动脉瘤大小相仿，则形态不规则或有小囊突出的应是出血的动脉瘤；⑤根据临床定位症状如脑神经瘫痪、局部疼痛等定侧定位症状判断出血动脉瘤的位置；⑥观察脑电图有无局灶性异常；⑦必要时重复脑血管造影以观察有无新的征象发现；⑧如仍不能确定出血的动脉瘤，可根据各部位动脉瘤的出血几率来推测，其中前交通动脉动脉瘤为62%，大脑前动脉瘤为33%，眼动脉瘤为30%，后交通动脉动脉瘤为38%，大脑后动脉瘤为33%，小脑后下动脉瘤为50%，基底动脉顶端动脉瘤为50%，大脑中动脉瘤为27%，颈内动脉瘤为32%。根据以上规则有97.5%的病人可以正确判断出血的动脉瘤。

Hino等（2000）根据以下现象判断出血的动脉瘤：①当4条脑血管造影只发现一个动脉瘤，CT扫描显示有局部血块或弥散性出血，即可明确判断该动脉瘤有出血；②CT扫描见局限性血块中有2个以上的动脉瘤，则其中最大或形状最不规则的动脉瘤是出血的动脉瘤；③动脉瘤形状不规则（多叶状、有子囊，特别长形）比动脉瘤的大小在判断出血动脉瘤时更为可靠。根据以上原则，判断出血动脉瘤的准确率为91%，有8%的病人判断错误，1%判断不清。但应注意仅靠血块的位置来判断会发生错误，因为发生破裂的动脉瘤顶可能指向中线对侧，或者动脉瘤与局部软脑膜有粘连，以致血液流到距出血的动脉瘤较远的部位形成血块，导致定位错误。CT脑血管造影和磁共振脑血管造影有助于出血动脉瘤的判断。

四、处理

多发性动脉瘤发生破裂出血的机会比单发性动脉瘤多，因而其自然死亡率也比单发性动脉瘤高。对多发性动脉瘤的外科处理有两种策略，一是在急性期一期夹闭全部或尽可能多的动脉瘤，其优点是杜绝未破裂的动脉瘤在将来发生破裂的机会。但一期手术势必要扩大显露，增加脑的牵拉和脑血管痉挛的发生。据Rinne等（1995）报告，一期手术处理多个动脉瘤的后果不良率（poor outcome rate）为37%，而在同等困难的条件下处理单发动脉瘤的后果不良率为29%，二者相差很大，显然与过多的手术操作有关，特别是出血后病情在Hunt-Hess分级法Ⅱ～Ⅲ级以上的病人的脑血管对手术操作非常敏感，过多的操作会增加脑血管痉挛，也会增加手术后晚期癫痫的发生率。另一策略是急性期手术只处理出血的动脉瘤，待病情稳定后进行二期手术处理未破裂的动脉瘤。选择何种策略要根据很多因素来决定，包括出血后病人的状况，破裂与未破裂动脉瘤的相关部位，手术的难度以及医生的经验和技术等。对于多发性动脉瘤中未经处理的未破裂动脉瘤仍应抱积极的态度。Juvela等（1993）对131例破裂动脉瘤已被夹闭的多发性动脉瘤病人进行了平均13.9年的长期随访，未被夹闭的动脉瘤平均每年的破裂率为1.4%，10年的累计出血率为10%，20年为26%，30年为32%，比单发性动脉瘤的随访结果要差。在随访中有37例病人还发现有以往不存在的新生动脉瘤，其每年的形成率为1.6%，可能与形成多发性动脉瘤的危险因素存在有关。

自从血管内介入治疗发展以来，在栓塞技术和栓塞材料方面发展很快，用可脱性弹簧圈栓塞颅内动脉瘤已逐渐取代显微手术动脉瘤夹闭术，而且具有微侵袭性，可以在早期一次栓塞多个动脉瘤，为多发性颅内动脉瘤的治疗提供了良好的治疗方法。

（刘承基）

第二十四节 新生动脉瘤

1964 年 Graf 和 Hamby 首次报告新形成的颅内动脉瘤，并命名为"新生动脉瘤"（de novo aneurysm），这一名称至今已被普遍采用。新生动脉瘤的定义是首次蛛网膜下腔出血时行全脑血管造影或第一个颅内动脉瘤被成功地处理后，经过一段时间再次行全脑血管造影或其他影像学检查，发现另有一个或多个以前不曾存在并与原来动脉瘤不在同一部位的动脉瘤。Rinne 等（1993）认为，由于影像学技术的进步，首次全脑血管造影的假阴性率已由 20 世纪 50 年代的 10%～15% 降至目前的 2%，说明新生动脉瘤并非前次造影所漏诊，而是由于发生颅内动脉瘤的危险因素持续存在以致形成新生动脉瘤。首次脑血管造影或在前次动脉瘤被处理后，新生动脉瘤的发现率为每年 0.84%～1.8%，而且多为发生破裂后才被发现。

发生新生动脉瘤的危险因素有家族性脑动脉瘤病史、高血压、吸烟、口服避孕药、女性和遗传性结缔组织缺陷病等，这些也都是多发性动脉瘤的危险因素。此外，结扎脑的大动脉后血流动力学改变或烟雾病患者行颅外－颅内动脉吻合术后也可发生新生动脉瘤。

新生动脉瘤最大的危险是破裂出血，因此对已经治疗的颅内动脉瘤病人，特别是有明显的危险因素持续存在者应进行随访检查，以期在破裂之前发现。但是检查周期和检查方法仍存在问题，因为发生新生动脉瘤的时间很难确定，有的只需数月，有的长达数年。Obray 等（2003）报告 2 例女性颅内动脉瘤病人，分别在夹闭第一个动脉瘤后的 6 个月和 22 个月发生神经症状和蛛网膜下腔出血，经 DSA 检查发现在脑血管的其他部位发生新生动脉瘤，两个病人均为年轻并有高血压的病人，因此建议对这样的病人要定期进行复查。Yoneoka 等（2004）根据 12 例新生动脉瘤的随访结果认为，如果能在初次动脉瘤手术后 6.39 年内进行详细的复查，则有 75% 的新生动脉瘤可以在破裂之前被发现。Rinne 等指出，新生动脉瘤病人的平均年龄比一般动脉瘤病人年轻 10 岁，建议对 40 岁以下的动脉瘤病人，如果具备发生多发性动脉瘤的危险因素，在首次处理了颅内动脉瘤之后的 5 年内，至少应进行一次 DSA 或磁共振脑血管造影（MRA）复查。对于新生动脉瘤的认识仍有待提高，不能满足于成功地处理了一个动脉瘤就放松警惕。当前无侵袭性的检查方法日益发展，例如单层或多层 CT 血管造影和磁共振血管造影等对颅内动脉瘤的发现率很高，对具有高危险因素的动脉瘤病人，应进行定期随访。

（刘承基）

第二十五节　　感染性动脉瘤

颅内感染性动脉瘤是指因感染因素导致的颅内动脉瘤，主要由细菌或真菌等感染因素引起的病变血管局部血管瘤样扩张。因病变一般很小，常被伴随的其他感染性疾病症状掩盖，多数病人都是在破裂出血后才引起临床医师重视。

一、发生率

感染性动脉瘤的发生率与抗生素的临床使用有密切关系。在抗生素尚未在临床应用之前，颅内感染性动脉瘤的发生率约占颅内动脉瘤的 6.2%，其中多数病人是继发于细菌性心内膜炎。随着抗生素的广泛使用，细菌性心内膜炎病人的发生率明显减少，颅内感染性动脉瘤的发生率亦随之降低，在一些大的神经外科中心近年来治疗的颅内动脉瘤病例中，感染性动脉瘤所占比例不超过 1%。如美国加利福尼亚大学脑血管病中心，每年收治的颅内动脉瘤数量超过 300 例，其中感染性动脉瘤平均不超过 2 例（＜0.7%）。但是考虑到感染性动脉瘤在经过抗生素治疗后能够自行消失的事实，它的实际发生率可能会高于临床诊断病例。另外值得注意的是，随着器官移植病例的增加、免疫抑制剂的使用和免疫缺陷性疾病病人数量的增加，在这些特殊人群中感染性动脉瘤的发生率有上升趋势，文献中已陆续报道了这些病人发生颅内感染性动脉瘤的病例。

二、病原及病理变化

颅内感染性动脉瘤是继发于全身或局部感染性疾病的一种严重并发症，在原发性感染疾病病理生理变化的整个过程中，感染可通过不同方式累及颅内血管，导致颅内血管发生局部的病损，并在此基础上，形成局部血管瘤样扩张。

引起颅内血管局部病损的主要途径有两种，一种是携带细菌或霉菌的感染栓子脱落后经血流到达颅内（血源性），是颅内感染性动脉瘤最常见的致病方式。感染性栓子脱落后，随血流被携带到颅内，最常分布在血流量大、血流特征容易使感染栓子进入的大脑中动脉供血区。感染栓子通常被阻挡在血管分叉部或远端血管口径不允许栓子通过的地方，引起局部血管和血管周围炎症改变。因此由感染栓子引起的动脉瘤多发生于颅内血管的远端分叉部或血管的末梢部位。栓子多来源于急性或亚急性细菌性心内膜炎，据文献报道，大约 3%~15% 的细菌性心内膜炎病人合并有颅内感染性动脉瘤。偶尔因全身脓毒症引起的脓毒性栓子也可随血流到达颅内，引起此种并发症。另一种途径是颅内血管相邻部位的感染直接侵犯颅内血管，如海绵窦内化脓性感染、化脓性脑膜炎等，感染病灶直接影响到相邻血管，引起局部血管壁受损。

动物实验证实，感染栓子经血流达到颅内后，驻留在栓子难以通过的血管。栓子携带的细菌通过滋养血管到达血管外膜，首先在血管外层发生局部感染，导致血管外膜损害，并进一步向血管中层和内弹力层扩展，导致血管壁结构完整性的破坏。感染的血管壁包括血管外膜、肌层和内弹力层出现多核白细胞浸润，血管周围间隙中也出现大量多核白细胞。由于颅内血管缺乏外弹力层，肌层很薄，同时血管多位于蛛网膜下腔内，缺乏广泛的周围组织支持。因此外膜和中层结构受损后，局部薄弱的血管壁在血管腔内压力的作用下，容易形成动脉瘤样的局部扩张。细菌栓子也可能在血管内膜存在损伤或血流缓慢的情况下（如动脉硬化、局部涡流）直接侵犯血管内膜层，引发局部感染而形成局部动脉瘤样扩张。从感染栓子驻留在局部血管到形成动脉瘤性扩张的进展很快，最短可在24h之内发生。由感染引起的局部病损血管的扩张最初发生在被感染栓子闭塞处的两端，但最终出现的动脉瘤样扩张是在栓子驻留处及其周围数毫米的地方。因此感染性动脉瘤不像颅内囊性动脉瘤那样具有比较明确的瘤颈，多为梭形或偏向血管一侧的瘤样扩张。如果血管局部的感染未得到及时有效的控制，可能沿小的穿支或滋养血管扩散到周围脑组织梗死区，在动脉瘤周围形成小的脓肿。

引起颅内感染性动脉瘤的病原菌最常见的是链球菌，其次是葡萄球菌，少见的菌种包括假单胞杆菌或多种细菌联合感染等，真菌也可能成为病原之一。一部分病人经细菌培养表现为无菌生长而不能明确病原菌种类。

三、分布

感染性动脉瘤多位于大脑中动脉的远端或末梢血管，少数病人可发生在大脑中动脉较大分支的分叉部、大脑前动脉、颈内动脉海绵窦段等部位，极少数病人也可发生在椎－基底动脉供血系统。

四、临床表现

（1）**全身症状** 颅内感染性动脉瘤多在其他全身感染性疾病的基础上发生，因此病人除颅内症状外，同时伴有原发疾病的临床表现，如发热、急性或亚急性细菌性心内膜炎、脓毒血症等表现。

（2）**神经系统表现** 感染性动脉瘤本身很少出现症状，临床表现通常由动脉瘤破裂出血引起。出血可形成脑内血肿，或表现为蛛网膜下腔出血，或二者并存，血肿也可破入脑室，主要取决于动脉瘤的位置和出血量。出血量大者症状进展急速，甚至可能在短时间内出现脑疝症状。感染性动脉瘤常为多发性，因此颅内出血可能出现在不同的脑区。脑梗死也是一种比较常见的症状，多发生在大脑中动脉供血区，梗死原因是感染性栓子导致的血管闭塞。

少数病人可能发生急性血栓性海绵窦静脉炎，表现为剧烈的头痛、眼球突出、结合膜水肿、眼球活动障碍，同时伴有发热等感染症状。

五、诊断

当细菌性心内膜炎、脓毒症以及其他全身感染的病人出现神经系统功能缺失症状时，应进行头颅CT或MRI检查，一旦证实有颅内出血性病变，应及时施行脑血管造影检查，有助于发现颅内感染性动脉瘤。

脑脊液检查对诊断感染栓子引起的感染性动脉瘤帮助不大，脑脊液培养很难发现细菌，即使血培养为阳性的病人，脑脊液培养也常常无菌生长。但如果同时存在脑膜脑炎或动脉瘤周围脑脓肿的病人，脑脊液检查可能呈现阳性结果。

六、治疗

感染性动脉瘤是全身或局部感染的并发症，因此在制订治疗方案时，除考虑颅内动脉瘤外，还应充分考虑病人原发感染疾病的控制情况、心瓣膜病变的严重程度和心功能情况。对急性感染病人，除动脉瘤破裂出血已经危及病人的生命必须进行手术处理外，应首先进行内科治疗，待原发感染病灶充分控制后，动脉瘤仍未缩小或消失的病人，再进行血管内栓塞治疗或手术治疗。

（一）内科治疗

感染性动脉瘤诊断一旦确立，均应进行抗感染治疗。首先控制感染，防止感染栓子继续脱落导致更为严重的后果。未破裂的感染性动脉瘤，经过正规抗感染治疗后，动脉瘤有可能自行消失。

内科治疗除考虑心功能受损而采用的相应治疗措施外，应根据病人所处感染阶段和血培养提供的致病微生物和药物敏感试验，选择合适的抗生素。抗生素的使用一般应持续4~6周。

内科治疗期间，定期复查脑血管造影，并在治疗结束后1周重复脑血管造影检查，观察动脉瘤的变化情况及是否出现新的感染性动脉瘤。对动脉瘤体积缩小者，可继续严密随访观察；但对仍在增大或形态出现改变的动脉瘤需考虑外科治疗。

（二）手术治疗

外科治疗主要用于动脉瘤发生破裂、血肿存在占位效应、出血破入脑室引起脑室铸型或脑脊液循环障碍或发生颅内压增高的病人。手术的目的是清除血肿、降低颅内压力、消除动脉瘤、防止动脉瘤孤立手术带来的脑组织缺血性并发症。感染性动脉瘤外科治疗的难度较大，一是动脉瘤寻找困难，感染性动脉瘤多发生在末梢血管，常深藏在脑沟或脑实质内，表面缺乏明确的定位标志，再加上动脉瘤体积很小，不像一般位于蛛网膜下腔内的囊性动脉瘤那样容易在手术中被发现。二是感染性动脉瘤的病理特征决定了动脉瘤多呈梭形，缺乏典型瘤颈，瘤壁及周围组织炎症反应很重，瘤壁非常脆弱，尤其是感染急性期，很容易在动脉瘤夹闭过程中发生动脉瘤破裂甚至脱落，多数情况下只能施行动脉瘤孤立手术。另外，由于动脉瘤多位于大脑中动脉供血区，载瘤动脉一旦被阻断，脑组织缺血、尤其是重要功能区脑组织缺血可能带来严重的神经功能障碍。

1. 术前准备

主要是控制感染，纠正心脏功能异常以及控制共存的其他合并感染如细菌性脑膜脑炎等。应根据病人的具体情况，使病人的全身状况能充分支持手术。

2. 手术时机

有关感染性动脉瘤的手术时机仍有争论，由于临床病例较少，尚缺乏大宗病例的循证分析研究。一般认为，只要病人情况允许，尽可能延迟几天进行手术。因为在急性感染阶段，动脉瘤壁在急性炎症状态下非常脆弱，此时的动脉瘤壁实际上是由感染物质而非真正的血管组织构成，手术中很容易发生破裂。在充分抗感染治疗的情况下，适当推迟手术时机有利于动脉瘤壁的纤维化，因而也有利于手术中动脉瘤的分离和处理。

3. 手术技巧

（1）切口设计　感染性动脉瘤位置变异很大，可以位于颅内任何部位。加上动脉瘤体积小、深藏在脑沟深部，表面缺乏明确的解剖标记而不容易被发现，因此切口设计既要考虑保护重要功能区，又要便于发现和处理动脉瘤。神经导航技术有助于帮助设计切口位置和找到动脉瘤，超过 5mm 的动脉瘤因瘤内多存在血栓及感染成分，常能在头颅 MRI 上显示，借助导航系统，有助于找到动脉瘤并减少脑组织的损伤。

（2）动脉瘤分离和处理　对伴有出血的动脉瘤，根据术前 CT 和 DSA 显示的动脉瘤血肿和动脉瘤的位置，首先找到血肿，进入血肿并清除血肿后，动脉瘤常在血肿周围，经仔细寻找，一般均能发现。由于感染性动脉瘤常缺乏明确的瘤颈及瘤壁脆弱等特点，只有少数病人能做到瘤颈夹闭，文献中常有报道动脉瘤夹闭时发生动脉瘤脱落的个案。对那些不能做到瘤颈夹闭的病例，可行动脉瘤孤立术，将动脉瘤近、远端载瘤动脉夹闭后将病变段血管连同动脉瘤一并切除。因感染性动脉瘤多位于末梢血管，阻断这些血管一般不致造成严重后果，但对于供应功能区脑组织的较大血管，估计闭塞后可能出现缺血性脑损害者，应考虑进行载瘤动脉吻合或颅内外血管分流手术。急性感染期手术的病人，因动脉瘤及其周围常存在炎症现象，一般不宜进行动脉瘤的包裹处理，应尽量避免在动脉瘤周围放置异物。但在动脉瘤急性炎症控制后才进行手术的病人，可施行动脉瘤包裹术。

（三）血管内栓塞治疗

血管内栓塞治疗主要适用于血管造影上表现为囊状的动脉瘤、位于非重要功能区供血动脉的动脉瘤以及那些位于动脉末梢部位的动脉瘤。

感染性动脉瘤的瘤壁非常脆弱，直接进行动脉瘤瘤内栓塞有可能导致动脉瘤破裂，血管内栓塞的主要目的是阻断感染性动脉瘤的近侧端载瘤动脉。因此，对位于重要脑功能区供血动脉的感染性动脉瘤栓塞治疗应慎重施行，以避免术后出现严重的神经功能缺失。文献中已有较多零星报道，关于栓塞治疗后动脉瘤被治愈的病例。南京军区南京总医院曾对 1 例大脑后动脉供血区的感染性动脉瘤破裂出血病人施行动脉瘤近侧载瘤动脉闭塞，手术后动脉瘤消失，预后良好（图 4-139）。

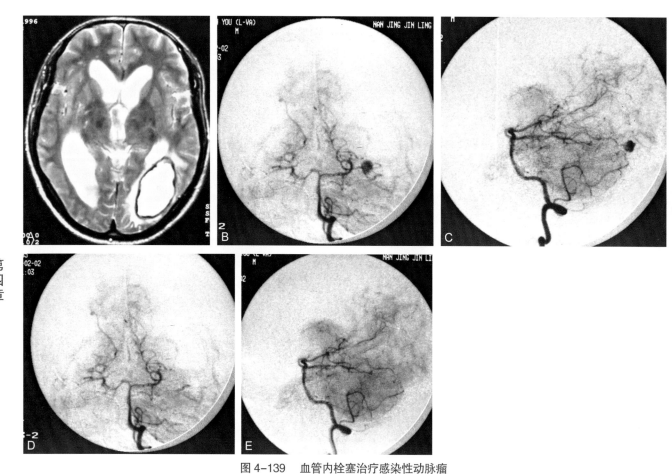

图 4-139　血管内栓塞治疗感染性动脉瘤

46 岁男性患者，急性上呼吸道感染伴有高热，病程中出现突发头痛、意识障碍。心脏多普勒超声检查提示细菌性心内膜炎，头颅 CT 检查发现左顶枕叶脑内血肿，血管造影检查发现大脑后动脉的颞下支动脉瘤。经采用血管内栓塞治疗后动脉瘤消失，无神经系统功能障碍。A. 术前 MRI 显示顶枕叶脑内血肿。B、C. 血管造影显示的大脑后动脉颞下支末梢动脉瘤。D、E. 栓塞后动脉瘤消失。

（四）术后处理

因感染性动脉瘤的周围脑组织也存在炎症反应，手术后发生术野出血的可能性较一般常规手术要高，因此手术后应加强观察。

（1）加强抗感染治疗　感染性动脉瘤是全身其他感染性疾病的并发症，动脉瘤本身及动脉瘤周围脑组织同时存在不同程度的炎症现象，手术后发生颅内感染的机会也大于常规手术。抗生素的使用应达到足够剂量和足够的时间。对细菌性心内膜炎或心瓣膜病患者，抗生素的应用至少应持续 4 周以上。

（2）加强对病人全身情况的监护　包括感染控制情况、病人的心功能受损情况等并给予相应治疗。

（史继新）

第二十六节　创伤性动脉瘤

颅内创伤性动脉瘤是颅脑损伤和颅内手术导致的少见并发症，发生率约占所有颅内动脉瘤的0.5%～1%，既可发生于开放性颅脑损伤，也可发生在闭合性颅脑损伤，因颅内手术导致的医源性血管损伤也时见报道。创伤性动脉瘤的发生率虽然不高，但临床表现和治疗均有一定特殊性，因诊断和治疗不及时导致的死亡率和致残率均较高。

一、发生机制

1. 颅内血管直接创伤

多见于颅骨骨折，骨折线或骨折碎片直接损伤相邻的动脉血管，最常见的损伤部位为颈内动脉岩段和海绵窦段、脑膜中动脉，以及与颅骨相近的大脑中动脉远端血管，此种损伤所致的动脉瘤多位于海绵窦段或岩段颈内动脉以及头颅穹窿部与骨折区一致的颅内血管。也可因进入颅内的异物或弹片直接损伤颅内血管，其所致的创伤性动脉瘤部位与损伤部位基本一致。头颅穿通伤导致的创伤性动脉瘤与异物进入颅内的速度有关，异物进入颅内的速度越慢，动脉瘤的发生率越高。据文献报道，一般异物如尖刀、棍棒等引起的颅脑穿通伤所致的颅内创伤性动脉瘤的发生率是高速子弹伤所致者的 14 倍。

2. 颅内血管间接损伤

间接损伤与颅内血管的解剖特点有关。颅内主要供血动脉如颈内动脉在进入颅内蛛网膜下腔之前，被海绵窦上壁及外环牢固固定，但当进入颅内蛛网膜下腔后，位于蛛网膜下腔内的血管具有较大游离度。颅内还有一些结构如蝶骨嵴、大脑镰、小脑幕等也相对固定了与之相邻的血管，当头部创伤引起的颅内结构发生突然大幅度移位时，这些游离度相对较大与相对固定区的血管因剪力作用或受过分牵拉而致损伤，间接性损伤所致的创伤性动脉瘤多位于颈内动脉床突上段和大脑前动脉等区域。

3. 医源性损伤

颞骨岩部手术、颅底手术以及其他各种颅内手术均可造成颅内血管损伤，这些损伤血管如未被发现或未得到妥善处理，也可导致颅内创伤性动脉瘤的发生。文献中常有因耳科手术、经鼻蝶入路垂体瘤切除手术、颅底与血管关系密切的肿瘤切除术后颅内创伤性动脉瘤的零星报道，甚至有文献报道了脑室引流手术后所致的脉络丛假性动脉瘤。

二、病理特征与分类

创伤性动脉瘤分为真性动脉瘤和假性动脉瘤两类。真性动脉瘤是由于动脉损伤未贯穿全层，但因遭到损伤的动脉壁完整性受到破坏，动脉壁显著薄弱，在动脉内压力的作用下突出形成动脉瘤。此种创伤性动脉瘤罕见，因瘤壁仍保留正常动脉壁的成分，因此称其为创伤性真性动脉瘤。

但多数创伤性动脉瘤是在血管壁全层破裂后，在动脉裂口周围形成局部血肿，随着血肿内部的纤溶过程，形成与动脉破口相通的搏动性血肿。血肿周围部分纤维化形成搏动性血肿的包膜，即创伤性动脉瘤壁。因此种动脉瘤壁完全由纤维化的血肿构成，不含正常血管壁成分，因此又将其称为假性动脉瘤。

三、分布

创伤性动脉瘤多见于前循环系统，其中最常见于颅底的颈内动脉岩段、海绵窦段、床突上段近侧、大脑前动脉和大脑中动脉周围支以及脑膜中动脉。后循环创伤性动脉瘤少见，发生率不超过所有创伤性动脉瘤的10%。

四、临床表现

颅内创伤性动脉瘤本身缺乏特异性临床征象，一般均有明确头部外伤史。出血是颅内创伤性动脉瘤的最常见症状，出血发生的时间可在动脉瘤形成后数天到数年不等，但最常见于创伤后 3～4 周。出血部位与动脉瘤部位一致，可伴有不同程度的颅内压增高征象。位于颅底、海绵窦区的创伤性动脉瘤出血可表现为突发性鼻腔大出血，出血量常较大，甚至出现休克或窒息。位于海绵窦内的大型动脉瘤可出现海绵窦内颅神经受压症状，出现不同程度的眼球运动障碍和视力减退症状。医源性损伤导致的颅内创伤性动脉瘤最常见于经鼻蝶入路行垂体肿瘤切除术后所致的颈内动脉损伤，临床上常在手术后出现突发的鼻腔大出血。出血时间常在术后 3 天～3 个月，最常见于术后 7 天左右。如未经有效治疗，出血可反复出现，严重者可能因休克或窒息致死。

五、诊断

有明确头部创伤或颅内手术病史，伴有反复鼻腔出血的颅底骨折，骨折线累及中颅窝底、蝶窦和筛窦并伴有蝶、筛窦内积血，可能累及重要血管的头部穿通伤，创伤后出现迟发性多次同一部位出血，CT 复查时发现颅骨骨折线增宽等均应警惕创伤性颅内动脉瘤的可能性，对可疑病例及时进行脑血管造影有助于早期发现动脉瘤。

六、治疗

颅内创伤性动脉瘤极少自行消失，几乎所有未被发现的病人均会发生破裂，出血后死亡率和致残率均较高。文献报道的未治疗颅内创伤性动脉瘤死亡率高达 41%～50%，因此一旦确诊，应积极治疗。治疗方案应根据动脉瘤所在部位、血管损伤类型以及动脉瘤的临床表现等具体情况进行制订。对动脉瘤破裂并伴有威胁生命的颅内血肿者，快速开颅清除血肿，同时处理破裂的动脉瘤是挽救病人生命的最合理选择。但因颅内创伤性动脉瘤多属假性动脉瘤，由纤维结缔组织形成的瘤壁常不规则而且

非常薄弱，动脉瘤缺乏瘤颈，载瘤动脉周围因血肿机化、动脉瘤破裂出血造成的严重组织粘连和解剖结构变异等因素，手术治疗十分困难。动脉瘤手术夹闭难以做到，因此直接手术风险较大，尤其是位于颅底大动脉的动脉瘤。随着血管内栓塞材料和栓塞技术的进展，通过血管内栓塞成功治疗的创伤性动脉瘤病例数量越来越多，已经取得了比较理想的治疗效果。

对正在发生鼻腔大出血的颈内动脉近侧段创伤性动脉瘤，为了争取治疗时间、避免病人因大出血导致窒息和休克，挽救病人生命，可先施行前、后鼻孔填塞暂时性止血，然后选择进一步治疗措施。

（一）手术治疗

术前应周密计划，包括详细评估血管造影显示的动脉瘤部位、大小、血管破口形成的"瘤颈"宽度及其附近动脉分支情况、整个颅内血管的侧支循环情况、头颅 CT 或 MRI 显示的伴随出血和血肿范围，手术中可能发生的动脉瘤破裂和必要时载瘤动脉闭塞及闭塞后可能产生的后果等也应在术前认真考虑并做好相应的处理对策。

1. 颈动脉结扎术

颈动脉结扎术是最早用于颅内段颈内动脉主干假性动脉瘤的治疗措施之一，早期文献显示，该手术方式可使 19.4% 的颅内段颈内动脉主干创伤性动脉瘤在血管造影时消失。对已经诊断明确的颈内动脉岩段、海绵窦段的假性动脉瘤，如果血管造影显示侧支循环良好，可考虑施行颈部颈内动脉结扎手术。该手术简单易行，甚至可在局部麻醉下在床边施行，可用于急性大出血病人的抢救手术。对非急诊病人，由于血管内治疗技术的优势，该手术已失去应用价值。

2. 动脉瘤夹闭术

由于多数创伤性动脉瘤没有明确瘤颈，文献中虽有对创伤性动脉瘤成功夹闭瘤颈的报道，但多数病人瘤颈夹闭手术实际上很难做到。但对一部分创伤性真性动脉瘤，或靠近血管破口处的假性动脉瘤壁已经比较坚固时，可试行"瘤颈"夹闭，窗式动脉瘤夹有时可收到良好效果。为防止夹闭后瘤夹脱落，可在动脉瘤夹周围采用包裹术加强。

3. 动脉壁破口修补术

手术中暂时性阻断载瘤动脉后，将假性动脉瘤显露切除，暴露出动脉壁的破口进行修补。

4. 动脉瘤孤立及载瘤动脉重建

如果术中必须牺牲载瘤动脉，而载瘤动脉牺牲后不能预计是否会出现严重缺血性并发症时，应施行载瘤动脉重建手术或颅内外动脉分流手术。

（二）血管内治疗

随着血管内治疗材料的不断改进和技术上越来越成熟，血管内治疗的优势也越来越被接受。

颅内创伤性动脉瘤血管内治疗方式包括：

1. 颈内动脉闭塞术

血管造影明确诊断并证实侧支循环良好时，使用球囊导管技术闭塞动脉瘤颈处或其下方的颈内动脉，适用于颅内段颈内动脉主干的假性动脉瘤。

2. 动脉瘤栓塞术

目前文献报道多使用 GDC 技术填塞动脉瘤腔消除动脉瘤并保留载瘤动脉通畅。虽然此种治疗方式最为理想，但由于假性动脉瘤壁较为薄弱，用于栓塞的弹簧圈有可能刺破瘤壁导致出血。但考虑到现在所用的弹簧圈已具有充分柔性，采用此种方式成功治疗的颅内创伤性动脉瘤病例数量正在不断增加（图 4-140）。

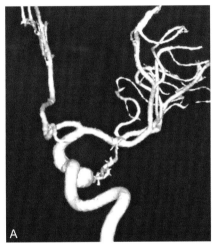
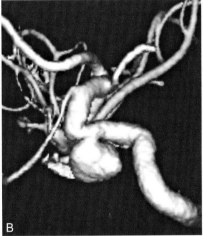
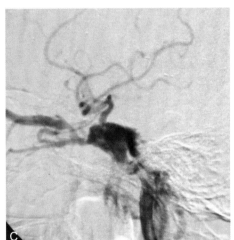
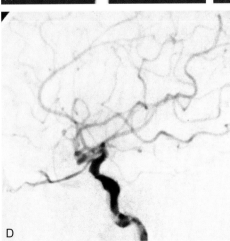
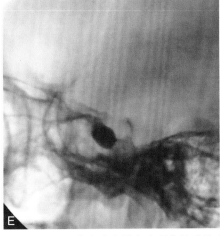

图 4-140　动脉瘤栓塞术治疗海绵窦内创伤性动脉瘤

动脉瘤破裂后形成海绵窦动静脉瘘，采用球囊导管技术闭塞瘘口，手术后病人恢复良好。**A、B.** 分别为动脉瘤破裂前血管造影正、侧位像表现。**C.** 动脉瘤破裂后形成的颈内动脉海绵窦瘘。**D.** 经球囊闭塞后瘘口及动脉瘤均消失。**E.** 头颅平片显示的球囊位置。

3. 血管内支架

用于宽颈的颈内动脉主干创伤性动脉瘤，优点是消除动脉瘤的同时保留了载瘤动脉的通畅性，缺点是支架置入后可能使支架放置处载瘤动脉发出的动脉分支或穿支闭塞；治疗后需要长时间抗凝治疗，否则有可能导致局部血栓形成；作为异物的支架可能会刺激血管内膜增生，引起远期的血管狭窄或闭塞。因此像血管内支架技术用于颅内其他类型动脉瘤治疗一样，尚需对其远期疗效作进一步观察。

（史继新）

第二十七节　剥离性动脉瘤

剥离性动脉瘤又称动脉剥离或夹层动脉瘤，是指血液进入动脉壁形成血肿或动脉壁内自发性血肿，使血管壁间剥离，导致动脉管腔狭窄或血管破裂。有关剥离性动脉瘤的研究大多数集中在颅外动脉和椎 – 基底动脉系统，随着对该病的认识加深和脑血管造影技术的广泛应用，颅内动脉剥离性动脉瘤的发现逐渐增多，其中椎 – 基底动脉系统发生率较前循环高，后者仅占所有颅内剥离性动脉瘤的 20% 左右，其部位差异与颅内囊性动脉瘤的发生情况正好相反。另外，颅内剥离性动脉瘤出血在发生机制、临床表现、治疗和预后等方面与囊性动脉瘤也有所不同。

一、流行病学

Tumbull 于 1915 年报道首例颅内剥离性动脉瘤，至今国内外已有千余例报道。颅内剥离性动脉瘤的年发生率约 3/10 万，约 2% 的脑缺血和 6.2% 的蛛网膜下腔出血由本病引起，也是中青年缺血性脑卒中的常见原因。Besselmann 等发现 50 岁以下脑卒中患者中，10% 由剥离性动脉瘤所致。前循环剥离性动脉瘤的好发年龄在 40 岁左右，平均年龄在颈内动脉床突上段为 30 岁，在大脑中动脉（MCA）为 48.2 岁，大脑前动脉（ACA）为 37.5 岁；椎动脉剥离表现为蛛网膜下腔出血的平均年龄约 49.6 岁，2/3 为男性。Koyama 等提出剥离性动脉瘤男性居多可能与性染色体关联的内弹力层异常有关。颅内剥离性动脉瘤的自然史不太明确，是否与囊性动脉瘤的蛛网膜下腔出血相同也无定论，其死亡率 7.8%～25%，致残率达 33%。

二、病理特征

颅内动脉剥离的发病原因是由于动脉内膜撕裂，血液在动脉压的作用下进入动脉壁夹层中而形成壁内血肿（图 4-141）。颅外动脉的外膜较厚，其周围尚有支撑组织，可以防止或限制血管破裂出血，而颅内动脉的肌层和外膜厚度只有颅外动脉的 2/3，且外弹力膜发育不全，滋养血管少，容易引起外膜下发生剥离，进而导致动脉扩张形成剥离性动脉瘤。与囊性动脉瘤不同的是，剥离性动脉瘤结构中有部分正常血管壁成分。大体解剖常见动脉内膜下血肿，血肿使内弹力层与中层分离，导致管腔狭窄或完全闭塞（图 4-141）；少见的情况是血肿位于外膜下层，引起动脉扩张而形成动脉瘤，如继续向外扩张并穿过外膜可引起蛛网膜下腔出血。由于剥离性动脉瘤的瘤壁系较薄弱的动脉外层，且缺乏血管周围组织支持，因而容易发生破裂出血。

颅内动脉剥离性动脉瘤的形成是一个动态的病理过程，约有 50% 的动脉在剥离后壁内血肿逐渐机化，随着时间延长可转归成良性血管结构，多可自愈。Yamaura 等报告 1 例发生缺血症状的剥离性动脉瘤，在发病后的 7 天、17 天和 28 天存在夹层动脉瘤壁破裂形成血肿，而在 36 天后手术中发现夹层动脉

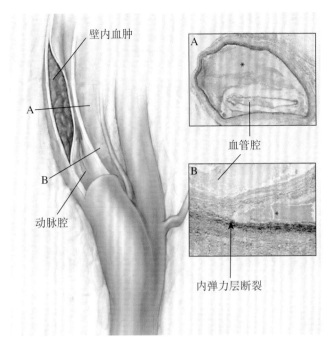

图 4-141　剥离性动脉瘤示意图
A. 经动脉瘤中部切面图：显示动脉管腔狭窄。**B.** 经动脉瘤头部切面图：显示动脉壁剥离面位于内膜与中层之间。

瘤已机化。Mizutani 等认为动脉内膜受损的类型决定了出血或再出血的危险性，如果内膜仅有一个入口或内膜漏口直接与动脉瘤交通，持续的动脉压力和血流搏动冲击夹层血管壁使出血发生率增加。

三、病因

目前，颅内剥离性动脉瘤的病因尚不明确，颅外动脉剥离多与动脉机械牵拉损伤有关。由于颈内动脉和椎动脉在入颅处被硬脑膜固定，颅内动脉很少移动，且动脉在颅内很少与骨性结构接触，机械性损伤不是颅内剥离性动脉瘤的主要发生原因。可能与以下因素有关：①动脉自身发育缺陷：包括纤维肌肉发育不良、动脉内弹力层缺陷和结缔组织病，其中遗传性结缔组织病是自发性动脉剥离明显相关的病因，例如 Ehlers-Danlos 综合征Ⅳ型、马凡（Marfan）综合征、常染色体显性多囊肾和成骨不全Ⅰ型等。约 15%～20% 肌纤维发育不良的患者发生颅内及颈部动脉内膜剥离，其中双侧颈内动脉发病者约占 50%。②动脉相关性疾病：包括烟雾病、动脉畸形、多发性结节性动脉炎、Guillian-Barre 综合征等。③高血压病和动脉硬化。④偏头痛。⑤感染：如脑炎、脑膜炎、梅毒性动脉炎等。⑥口服避孕药。⑦遗传因素：同型胱氨酸尿症（homocystinuria） MTHFR 纯合子基因型表达可能是剥离性动脉瘤发生的危险因素。

四、部位

颅内动脉剥离性动脉瘤好发于后循环，前循环仅占 20%。文献中前循环剥离性动脉瘤几乎都是个案报道，其临床特征难以作规律性总结，多发生于颈内动脉和大脑中动脉，少数发生在大脑前动脉。Ohkuma 回顾性分析 49 例颅内前循环剥离性动脉瘤，其中位于颈内动脉 19 例，大脑中动脉 12 例，大脑前动脉 18 例，平均年龄 51 ± 18 岁，32 例表现为出血，17 例表现为缺血，脑血管造影表现为单纯狭窄 15 例，狭窄伴有扩张 25 例，双腔征 15 例，单纯扩张 2 例，闭塞 2 例。目前对大脑前动脉剥离的发生情况了解较多，当累及 A_2 段时，脑缺血发作是比较典型的表现，影像显示 A_2 段血管呈双腔改变或内膜瓣形成，也可出现病变侧 A_1 段扩张或轻度狭窄。

五、临床表现

动脉的剥离面与临床表现密切相关，如果脑血管壁的剥离面累及动脉内膜并扩展到内膜与中膜之间，则表现为缺血症状；如果剥离面发生在中膜和外膜之间，则脑动脉壁膨出，发生动脉瘤样扩张，多表现为出血症状。椎-基底动脉系统的剥离性动脉瘤多表现为蛛网膜下腔出血，而前循环剥离性动脉瘤则多表现为脑缺血（2/3 以上），其中大脑前动脉 A_1 段剥离性动脉瘤多表现为 SAH，而 A_2 段剥离性动脉瘤则多表现为脑缺血。严重的偏头痛是颅内动脉剥离的常见症状，这可能与血管壁水肿、血管壁撕裂或剥离面扩大及蛛网膜下腔出血有关。大型的或有占位效应的剥离性动脉瘤也可以压迫局部脑组织和脑神经而出现相应的症状。半数以上的椎-基底剥离性动脉瘤病例会出现单侧枕部或后颈部疼痛，Wallenberg 综合征是椎-基底剥离性动脉瘤引起的脑干缺血的最常见表现，发生率为 26%～43%。

第二十七节　SECTION 27

六、影像学特征

数字减影血管造影（DSA）是最可靠的诊断方法，但表现多样（图 4-142，图 4-143），同一患者在疾病不同时期可有不同的表现。DSA 诊断标准有：①动脉不规则狭窄：最为常见，是重要的诊断依据，管腔不规则呈玫瑰花征（rosette sign）、线珠征（pearl and string sign）或呈波纹征（ripple sign），严重时呈线样征（string sign），也可见管腔闭塞；②双腔征（double lumen sign）：较少见，是最典型且有诊断意义的表现，造影剂呈双腔充盈，真腔（真正动脉管腔）与血管内膜下假腔同时充盈；③血管狭窄或完全闭塞，伴近端扩张及造影剂滞留：可作为诊

断的重要依据，因其他脑血管病变很少有血管扩张与相邻部位狭窄或闭塞同时出现，也很少出现造影剂滞留；④其他少见征象：包括内膜悬垂物（intimal flaps），常位于剥离的近侧缘，还可见纤维肌肉发育不良、颈内动脉和大脑中动脉血流缓慢、栓塞引起的远端或分支闭塞等。

MRI 检查可直接显示血管壁断面的壁间血肿，可早期诊断剥离性动脉瘤，具有无创性、检出率高等优点，已成为诊断剥离性动脉瘤的重要手段（图 4-144）。但因无法发现微小病灶，且血流速度和出血时间对病灶信号影响较大，尚不可取代 DSA。两者同时应用对诊断有互补作用，且 MRI 影像可作为保守治疗过程中影像学复查的手段，以了解病变的动态过程。MRI 的诊断标准有：①壁间血肿：

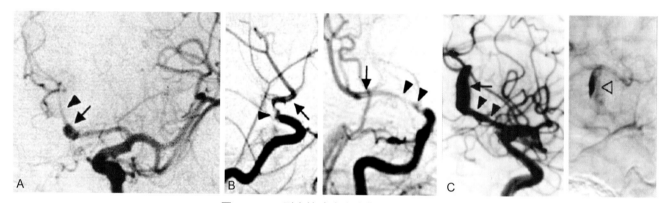

图 4-142　剥离性动脉瘤的典型影像学表现
A. 大脑前动脉狭窄（▶）和扩张（→）。**B.** 侧位和前后位显示颈内动脉和大脑中动脉狭窄（▶）合并双腔征（→）。**C.** 脑血管造影动脉期示大脑中动脉不规则扩张（▶）和梭形扩张（→），毛细血管期见梭形扩张处造影剂滞留（▽）。

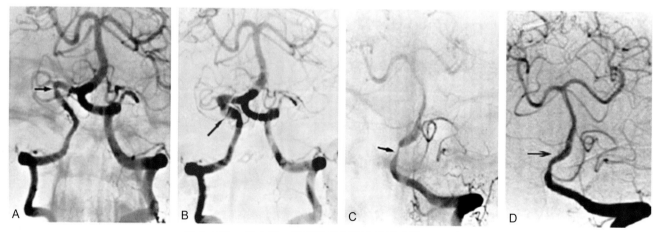

图 4-143　颅内椎 - 基底动脉剥离性动脉瘤的 DSA 表现
A. 狭窄伴近端扩张。**B.** 梭形扩张伴双腔征。**C.** 渐进性狭窄。**D.** 线珠征。

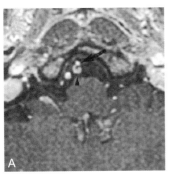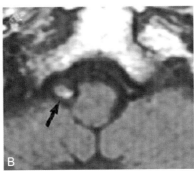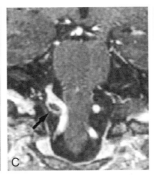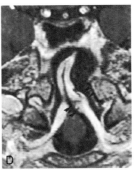

图 4-144 颅内椎 - 基底动脉瘤的 MR 表现

A. 增强型 SPGR 显示明显强化的真腔和弱强化的假腔（双腔征）。**B.** 壁内血肿。**C.** 增强型 SPGR 显示壁内血肿弱强化。**D.** 左侧椎动脉梭形扩张合并假腔。

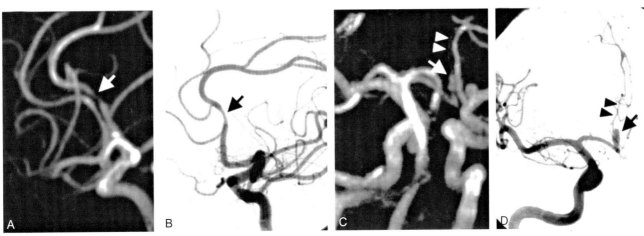

图 4-145 MRA 在诊断剥离性动脉瘤中的应用

A. MRA 示左侧 ACA 狭窄，与 DSA 造影相符（**B**）。**C.** MRA 示右侧 ACA 狭窄伴扩张，与 DSA 造影相符（**D**）。

MRI 显示壁间血肿率为 32%～100%，取决于 MRI 检查时间，发病 1 周～2 个月 T_1 加权像及质子像可见动脉壁呈新月状、曲线状、带状、点状或环状高信号（信号高低取决于出血时间及血肿大小），典型者有中心或偏心流空现象，称双腔征，属直接征象，可作为诊断确切依据；T_2 加权像因脑脊液为高信号，较难辨认壁间血肿，应用增强的三维扰相梯度回波序列（3D-SPGR）扫描可使双腔的检出率达 87%。②内膜悬垂物：是动脉壁内膜剥离，T_1、T_2 加权和质子像可见高信号瓣状物在血管腔中漂移，T_2 加权像更易见。

MRA 可无创地显示与传统脑血管造影相同的血管轮廓，对患者的血管闭塞、线珠征、动脉瘤样扩张和假性动脉瘤等有一定诊断价值，并可动态观察（图 4-145）。但 MRA 不能发现小的剥离性动脉瘤，不能精确显示狭窄程度，不能区分慢血流腔与壁间血肿，也不能显示双腔等特有征象。

CT 检查只能非特异显示颅内缺血性改变及蛛网膜下腔出血等（图 4-146），年轻人出现缺血性脑卒中时应高度怀疑颅内动脉剥离性动脉瘤的存在。有报道称动态螺旋 CT 血管造影在检测颈内动脉剥离性动脉瘤方面有高度灵敏性和特异性。TCD 可检测颈内动脉病变导致的颅内循环改变，包括血流速度下降、侧支循环方式和远端栓子等，但对剥离性动脉瘤的检出效果较差。

七、鉴别诊断

主要鉴别诊断有：①动脉粥样硬化性脑血栓形成：动脉粥样硬化是导致缺血性卒中最常见的危险因素，多见于中老年人，常合并高血压病、糖尿病

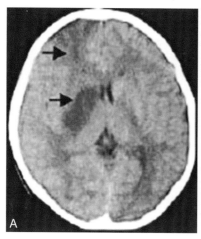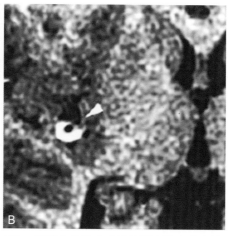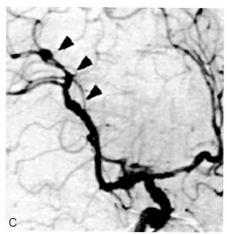

图 4-146　表现为脑缺血症状的剥离性动脉瘤的影像学表现

A. CT 示多发性脑梗死 (→)。**B.** MRI 示动脉壁间血肿 (▽)。**C.** DSA 示右侧大脑中动脉狭窄合并扩张 (▶)。

等，动脉造影表现为单纯狭窄或闭塞，病程呈缓慢进展，很少在短时间内出现闭塞或恢复正常的戏剧性变化。剥离性动脉瘤则随壁间血肿吸收或增大，病变特征可消失、加重或由不典型变为典型。②其他动脉瘤：剥离性动脉瘤 DSA 显示管腔狭窄伴近端扩张，易误诊为囊状动脉瘤伴动脉痉挛，但剥离性动脉瘤血管狭窄不规则，而血管痉挛是规则的。

鉴别剥离性动脉瘤、真性动脉瘤与单纯动脉剥离有利于临床正确治疗。非分叉部位动脉瘤发生蛛网膜下腔出血时，剥离性动脉瘤的可能性比真性动脉瘤大。不明原因的动脉瘤，间隔数月的随访中逐渐改善，则提示为剥离性动脉瘤而不是真性动脉瘤。在后循环，颅内段椎动脉的动脉瘤样扩张常发生于小脑后下动脉起始处或其附近，动脉瘤近端或远端动脉常有狭窄，易被误认为是血管痉挛。前循环剥离性动脉瘤容易误诊，主要是影像学表现常不典型，发生蛛网膜下腔出血后动脉呈现节段性狭窄或玫瑰花征易误认为血管痉挛。

八、治疗

颅内剥离性动脉瘤的处理十分复杂，没有固定的治疗模式可循。表现为缺血者，可采用保守或外科治疗，保守治疗主要给予抗凝治疗，外科干预包括血管重建和介入治疗。有出血倾向者禁忌抗凝治疗；血栓引起卒中者行抗血小板治疗，每 3 个月复查 MRI 或（和）DSA，受累动脉恢复正常则停止抗

血小板治疗。急性卒中是否要进行溶栓治疗仍存在着争议，理论上讲溶栓治疗可引起血管壁出血加重，但有主张行动脉溶栓的报告。在行动脉内溶栓时，将导管尖端超过动脉剥离段行血栓远端溶栓。

对于出血型剥离性动脉瘤，外科治疗方式取决于病变部位和程度，常用的方法有重建血管真腔、包裹、孤立、手术切除、弹簧圈栓塞、支架辅助的弹簧圈栓塞、可脱性球囊栓塞等。血管真腔的重建是利用支架缓慢扩张作用使夹层段管壁逐渐恢复，使血管真腔再现，同时闭塞血管假腔，以减少动脉栓塞的危险。对一些位于颈内动脉床突上段、大脑中动脉、大脑前动脉、小脑后下动脉的局限性剥离性动脉瘤，也可采用包裹术，包裹的方法见图 4-147，但单纯包裹是一种姑息性治疗，其远期疗效较差，一般不建议使用。

孤立手术也是剥离性动脉瘤的治疗方法之一，适用于动脉远端的剥离性动脉瘤，如大脑中动脉 M_3 段、大脑后动脉 $P_{4\sim5}$ 和小脑后下动脉远侧段等。孤立术的主要并发症是相应动脉闭塞后引起的脑缺血，必要时需行血管搭桥术或血管重建术，如利用大隐静脉或桡动脉移植来搭桥、颞浅动脉 - 大脑中动脉搭桥、小脑后下动脉侧 - 侧吻合术、剥离性动脉瘤切除后供血动脉重建术等。近来有报告对动脉剥离广泛或形成蛇形扩张并伴有多支穿通动脉发出的大脑中动脉剥离性动脉瘤或蛇形动脉瘤，可直接切除动脉瘤，再行载瘤动脉端 - 端吻合或高流量血管搭桥。

随着血管内治疗技术的发展，支架结合弹簧圈

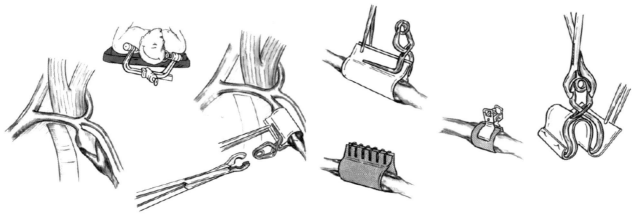

图 4-147　包裹术治疗剥离性动脉瘤

第二十七节 SECTION 27

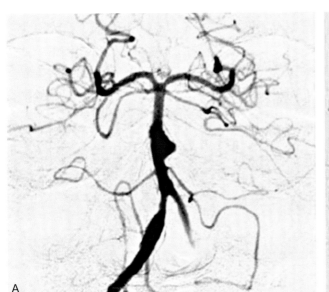
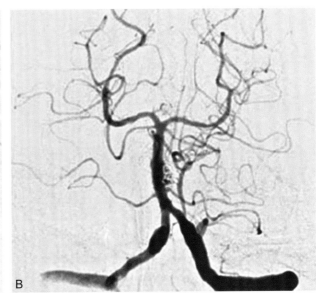

图 4-148　基底动脉剥离性动脉瘤的血管内治疗
A. 基底动脉剥离性动脉瘤。**B.** 支架结合弹簧圈栓塞治疗。

栓塞是目前治疗后循环剥离性动脉瘤的首选治疗方法（图 4-148）。Irie 等报告了一系列采用血管成形术和支架辅助弹簧圈栓塞治疗的剥离性动脉瘤病例，可达到完全治愈或者有效地防止再出血，尤其适用于处理椎动脉和基底动脉的剥离性动脉瘤。

对药物难以控制或者形状不规则的椎动脉剥离性动脉瘤，如果球囊闭塞试验提示有充分的侧支循环，可以进行近端球囊闭塞。近端闭塞的优点是导管和导丝不必跨过狭窄或不规则的血管段，使危险性减少，并可促使侧支循环更好地建立，这对于小

脑后下动脉起始部或脊髓前动脉的剥离性动脉瘤较为适合。

九、预后

剥离性动脉瘤破裂后的再出血率（44%）远远高于囊性动脉瘤（14%），这也是剥离性动脉瘤预后较差的主要原因。最早报告的颅内段椎动脉剥离性动脉瘤都是在尸检时发现，认为该病有致

命危险，随着无创性脑血管成像技术的逐渐广泛使用，有些临床症状轻微的颅内动脉剥离被发现。最近的资料显示该病的预后比以往预想的要好得多。Yamada 等的一项研究中，24 例椎动脉剥离性动脉瘤病例，血管造影显示病变狭窄或闭塞，采用了保守治疗，认为有蛛网膜下腔出血的串珠样改变的剥离性动脉瘤或有再出血和病情反复者

预后不良，其他病例获得了良好的效果。Chavers 等的 10 例颈内动脉段剥离性动脉瘤病例，6 例立即接受了抗凝治疗，所有病例效果良好，经 3 个月随访未发现异常或仅有轻度肢体无力。在大脑前动脉剥离性动脉瘤患者中，所有患者在随访中均显示狭窄部分逐渐改善，2 个月后完全恢复，结果表明该病具有自愈的可能性。

（杭春华）

第二十八节　小儿和青少年动脉瘤

小儿和青少年颅内动脉瘤（intracranial aneurysm in childhood and adolescence）是指发生于 18 岁以前的颅内动脉瘤，临床上非常少见，仅占所有颅内动脉瘤的 0.5%～4.6%。儿童颅内动脉瘤的病因、发生部位、形态、临床表现、自然史和脑血管痉挛发生率及处理与成人颅内动脉瘤有所不同，好发于男性、颈内动脉分叉部，常合并其他疾病，其远期预后较好。1871 年 Eppinger 首次报道 1 例经尸检证实的儿童颅内动脉瘤，1960 年 Kimbel 首次报道 1 例经手术成功治愈的儿童颅内动脉瘤，1939—2004 年文献共报道 706 例小儿和青少年动脉瘤，其中患者年龄最小的为出生后 1 个月。

一、病因

儿童颅内动脉瘤的病因与成人明显不同。成人颅内动脉瘤多为后天获得性因素所致，如血管病、酗酒、吸烟、高血压、高血脂和高胆固醇饮食及口服避孕药等；儿童颅内动脉瘤多为先天性因素，少数为后天获得性因素所致，如外伤、感染等。先天性因素包括多囊肾、主动脉缩窄、镰状细胞贫血、Ⅳ型 Ehlers-Danlos 综合征、胶原缺乏症Ⅲ和Ⅳ型等，这些病人的脑动脉分叉部可能存在着先天性中层平滑肌细胞缺陷、弹力纤维紊乱和逐渐减少的现象，

儿童（特别是婴幼儿）颅内动脉瘤的发生可能与这些因素有关。先天性因素引起的动脉瘤与感染性或创伤性动脉瘤有本质区别。

创伤可造成动脉壁的损伤变性、内弹力层断裂，加上血流动力学的作用而形成动脉瘤。创伤性动脉瘤占所有颅内动脉瘤的 1%，占儿童颅内动脉瘤的 20%～39%，损伤原因包括闭合性颅脑损伤、头部穿通伤、颅底骨折等，骨折片或异物可直接刺伤动脉壁，或者在损伤过程中发生脑移位使颅内动脉受到牵拉、扭转和挫伤。Ventureyra 等报道 500 例创伤性动脉瘤，60% 以上为 10 岁以下儿童；38% 的动脉瘤位于大脑前动脉远端，29% 位于颈内动脉（多为床突旁段），25% 位于大脑中动脉远端，8% 位于后循环动脉。创伤性动脉瘤以男童较多见，且多位于颅内动脉末梢部位。

感染性动脉瘤占颅内动脉瘤的 2.6%～6%，2004 年文献报道的 706 例儿童颅内动脉瘤中仅 14 例系感染所致，发生率为 2%。尽管如此，很多人认为感染仍是儿童动脉瘤的重要原因，其中以细菌性感染多见，可分为血管内源性和血管外源性感染。80%～90% 细菌性动脉瘤为血管内源性感染所致，多继发于儿童感染性心内膜炎（2.5%～10%）和败血症（占 33%），病原菌最常见的是葡萄球菌和链球菌。血管内源性细菌性动脉瘤多见于动脉末梢，尤其是大脑中动脉分布区（图 4-149），如果发现有 1

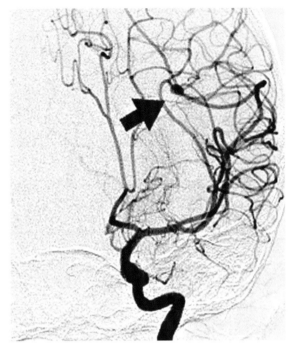

图 4-149 大脑中动脉颞顶支梭形动脉瘤，经血管内
途径闭塞载瘤动脉（患者 2 岁）

表 4-11 文献中儿童动脉瘤的特征性分析

内 容	Hetts, et al.	Lasjaunias, et al.	Huang, et al.	Agid, et al.
病例数	77 例 (103 枚)	59 例 (75 枚)	706 例	33 例 (37 枚)
病因 / 形态				
梭形	31%	56%	—	19%
囊性	46%	27%	—	46%
感染性	12%	14%	—	8%
创伤性	14%	3%	—	14%
巨大动脉瘤	11%	—	20%	
多发动脉瘤	16%	15%		—
后循环动脉瘤	22%	27%	17%	24%
年龄 (平均)	3 个月~ 18 岁 (12 岁)	8 天~15 岁 (7.6 岁)	0~18 岁	1 天~17 岁 (10.2 岁)
性别 (男性 %)	48%	59%	63%	48%
出血	32%	54%	80%	27%
死亡率	1.3%	10.4%	28%	15%

个囊性动脉瘤位于动脉远端或纺锤形动脉瘤位于动脉近端，应高度怀疑是感染性动脉瘤，18% 的感染性动脉瘤属于多发动脉瘤。血管外源性细菌性动脉瘤的发生部位取决于感染的部位。

霉菌性动脉瘤主要见于 HIV 感染者和有免疫缺陷的患者，通常累及脑底大血管。随着器官移植、骨髓移植和 HIV 感染者增多，霉菌性动脉瘤的发生率也在增加。HIV 感染后发生动脉瘤的机制尚不清楚，可能与病毒直接感染、免疫反应及机体免疫抑制等因素有关。受 HIV 感染的儿童颅内动脉瘤，血管造影显示有动脉炎。

有报道儿童经颅脑放射治疗可引发颅内动脉瘤，放疗引发的颅内血管病理改变通常是血栓形成和血管闭塞，导致动脉瘤者极为罕见。

二、特点

小儿和青少年颅内动脉瘤的主要特点有（表4-11）：

（1）性别分布上与成年人不同 儿童颅内动脉瘤以男性居多，男女比例为 2∶1，与成人颅内动脉瘤性别比例正好相反。2004 年前文献报道的 706 例儿童颅内动脉瘤中，男性占 63%。

（2）在分布上与成年人动脉瘤不同 位于颈内动脉分叉部、大脑中动脉、前交通动脉和基底动脉上的动脉瘤比例较成年人高。Yoshimoto 等报告 39 例 30 岁以下的动脉瘤病人，35.1% 位于前交通动脉，41% 位于颈内动脉。Heiskanen 等报告 38 例 20 岁以下的动脉瘤病人，50% 位于颈内动脉分叉部，21% 位于前交通动脉。Arai 等温习文献中 5 岁以下的动脉瘤病人，40% 发生于大脑中动脉。

（3）巨大动脉瘤较为多见 Hacker 等复习文献中 500 例 21 岁以下的动脉瘤病人，有 20% 为巨大动脉瘤，可能与其血管壁顺应性好有关。有的病例报告中巨大动脉瘤比例甚至高达 40%~50%，而且巨大动脉瘤多发生在后循环动脉上，占到 48%~62%。儿童自发性颅内剥离性动脉瘤较少见，主要发生于后循环的椎 - 基底动脉。另一特点是随着儿童年龄的降低，末梢型动脉瘤的发生率明显增高。

（4）多发性动脉瘤较成人少见 多发性动脉瘤在成人组中占 10%~20%，而在儿童及青少年组动脉瘤中只占 3%~5%。

（5）常合并其他先天性畸形 如多囊肾、主动脉弓狭窄、胼胝体发育不全、导水管狭窄、原始三叉动脉残留、脑动静脉畸形、结缔组织缺陷病等。

SECTION 28

第二十八节

三、临床表现

首发症状包括头痛、颅神经功能障碍、恶心呕吐、视觉障碍、创伤史、癫痫和感觉障碍等。20世纪90年代前报道的儿童动脉瘤多以蛛网膜下腔出血而就诊。随着影像技术的进步，越来越多的儿童未破裂动脉瘤被确诊。未破裂动脉瘤主要表现为占位效应或癫痫发作，如颈内动脉巨大动脉瘤可以表现为视野缺损、复视。动脉瘤破裂出血后意识障碍和呕吐是主要临床表现，而婴幼儿则主要表现为抽搐、嗜睡和呕吐。SAH症状较成人组轻微，脑血管痉挛和脑缺血发生率低。儿童各种类型的动脉瘤中，囊性动脉瘤最容易发生出血（图4-150），儿童动脉瘤性蛛网膜下腔出血的发生率为27%~80%。Kakarla等报道48例儿童动脉瘤，其中35%为偶然发现，17%表现为动脉瘤性蛛网膜下腔出血，13%表现为缺血性卒中，10%表现为外伤性蛛网膜下腔出血。

来判断是否存在SAH。MRI、MRA及CTA检查因其无创性而具有一定优势。非侵袭性脑血管成像技术对直径＜3mm的动脉瘤检出率较低，而这种动脉瘤占无症状动脉瘤的1/3；另外，如载瘤动脉发生痉挛或动脉瘤腔内血流过缓，均会导致动脉瘤漏诊。因此，MRA或CTA常被用于动脉瘤的筛查，而脑血管造影仍是发现颅内动脉瘤的金标准。根据脑血管造影的影像表现及临床特征，动脉瘤可分为4类：①梭形动脉瘤；②囊性动脉瘤；③感染性动脉瘤；④创伤性动脉瘤。动脉瘤部位与其形态的关系见图4-151。

大多数儿童梭形动脉瘤发生在前循环动脉，约占77%。Huang统计分析2004年前文献报道的儿童动脉瘤，其中约1/3儿童颅内动脉瘤位于颈内动脉分叉部，约19%位于前交通动脉复合体，17%位于大脑中动脉分叉部，17%位于后循环动脉，巨大动脉瘤占20%。由于儿童后循环动脉瘤发生率较高，应行四条血管的全脑造影。

脑血管造影有助于区别外伤性动脉瘤和真性动

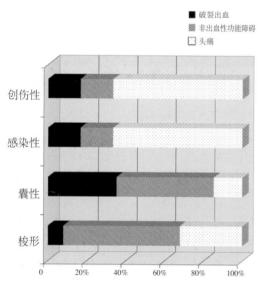

图4-150　动脉瘤类型与其临床表现的关系
(Hetts SW. Am J Neuroradiol, 2009; 30:1315-24)

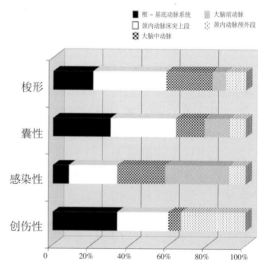

图4-151　动脉瘤部位与其形态的关系

四、影像学检查

儿童颅内动脉瘤尽管很少见，但对于儿童发生不能解释的头痛、颅内出血、癫痫，仍应考虑颅内动脉瘤的诊断。CT检查可以发现动脉瘤破裂引起的SAH，若出血量很少，也可以通过腰大池脑脊液检查

脉瘤，其特点如下：①延迟充盈和排空；②发生于周围血管比血管分叉处多见；③囊腔不规则；④无明显瘤颈或瘤颈不规则。86%~90%的非外伤性动脉瘤可通过MRA或CTA确诊。

目前还没有MRI或MRA对外伤性动脉瘤诊断效率的报道，SAH、脑出血、脑室出血会干扰外伤性动脉瘤的诊断。细菌性和霉菌性动脉瘤血管造影显示为动脉炎表现。

　　许多文献报道儿童颅内动脉瘤术后造影存在中、重度脑血管痉挛，但几乎没有患者出现永久性神经功能障碍，表明脑血管痉挛不是儿童动脉瘤患者的主要危害，可能与儿童脑侧支循环开放良好及对脑缺血耐受性较强有关。

五、治疗

　　儿童破裂动脉瘤的治疗原则及外科技术与成人相同，其处理方法包括开颅手术、血管内介入治疗或者保守治疗。动脉瘤夹闭是最常见的手术方式，此外还有动脉瘤包裹术、颅内外动脉吻合和载瘤动脉结扎术等。窄颈、中小型动脉瘤是血管内栓塞治疗的最好适应证，随着介入技术的发展，目前越来越多的病例可以行介入治疗，尤其是后循环动脉瘤，对末梢型动脉瘤可以闭塞载瘤动脉。Hetts 报道的 77 例中，血管内栓塞治疗 19 例，颈动脉闭塞 11 例，夹闭 19 例，孤立和搭桥 10 例，随访观察 18 例，在随访的 18 例中 12 例系梭形动脉瘤，随访过程中未发生出血。

　　儿童颅内动脉瘤早期再出血的发生率高，因此应该进行积极治疗。出血后临床分级良好的患儿应尽早进行手术，即使临床分级较差的患儿，也应积极治疗，预后常较好。儿童耐受手术的能力并不比成人差，其耐受载瘤动脉近端暂时性阻断的能力甚至比成人更好。有人认为儿童动脉瘤破裂后发生脑血管痉挛者较少，因而钙拮抗剂在儿童动脉瘤中的作用不大。由于后循环动脉瘤的手术相对复杂，术中脑保护和血管临时阻断技术的使用以及深低温停循环的应用更普遍。有报道儿童后循环巨大动脉瘤在暂停血液循环条件下行手术夹闭，取得了良好效果。

　　对于未破裂颅内动脉瘤的处理仍存在争议。因为儿童动脉瘤常较成人动脉瘤大，发生于后循环动脉也较多见，所以破裂机会较大；另外，因为病人年龄小，其一生中发生动脉瘤破裂的机会也较成人多。这些原因使神经外科医生更倾向于积极处理儿童未破裂颅内动脉瘤。Duncan 等建议对无症状和影像学稳定的偶然发现的动脉瘤行保守治疗。

　　外伤性动脉瘤可以长大、破裂，自发性完全闭塞者较为罕见。外伤性假性动脉瘤通常在伤后 2～4 周破裂，儿童患者经常在初次出血后 6h～15d 发生再出血，由于延误诊断因而再破裂的发生率较高。因此，一旦确诊，需防止再出血。对于外伤性动脉瘤，早期手术治疗效果最佳。外科治疗可显著提高病人的生存率，Raju 等报道 80% 经手术治疗的外伤性动脉瘤患儿可获得 87% 的生存率，而相比之下，非手术治疗患儿只有 26% 的生存率。

　　对细菌性颅内动脉瘤的手术治疗仍存在争议，因为经抗生素治疗后有部分细菌性动脉瘤可能自行消失。抗生素治疗需要一个时间过程，通常持续用药 4～6 周，直至感染症状明显好转及血培养阴性，但治疗期中动脉瘤有再出血的危险。为此，Meyer 等主张：①如果动脉瘤破裂，只要病人情况允许，应进行手术或血管内治疗；②如动脉瘤体积小且无症状，动脉瘤为偶然发现，应进行积极的抗生素治疗，并定期进行脑血管造影以观察其发展，如动脉瘤不缩小甚至增大，应进行外科处理；③如动脉瘤虽无症状，但最大径已超过 1cm，应进行预防性外科治疗。

六、预后

　　除极少数动脉瘤可能自发闭塞而自愈外，大多数外伤性动脉瘤随病程的进展而逐渐增大或出血。若存在动脉病变基础，在随访过程中可能会发现新生动脉瘤（图 4-152），在 Kakarla 报道的一组病人中，动脉瘤治疗后年复发率为 2.6%，每年新生动脉瘤发生率为 7.8%。外伤性颅内动脉瘤通常在伤后 2～4 周破裂，一旦破裂出血，死亡率高达 30%～40%。儿童颅内动脉瘤手术治疗的死亡率为 3.1%～16.2%，而非手术治疗的死亡率在半数以上（57.1%），其破裂出血的预后明显优于成人，70%～80% 的儿童颅内动脉瘤预后良好，主要体现在再出血率低（儿童为 7%～13%，成人为 20%）和病死率低（儿童为 11%～20%，成人为 20%～30%）。可能原因是：年幼者神经系统损伤后具有良好的可塑性，脑血管痉挛、脑缺血以及脑积水发生率也较低。

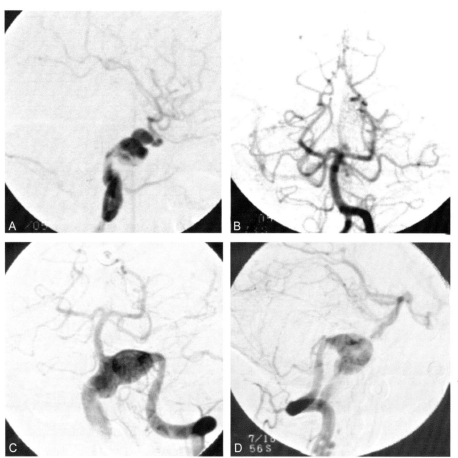

图 4-152 椎动脉新生动脉瘤
A、B. 示左侧颈内动脉梭形动脉瘤，椎 – 基底动脉形态正常。**C、D.** 采用颈内动脉闭塞治疗左侧颈内动脉梭形动脉后 3 年再次造影检查，发现椎 – 基底动脉交界处新生动脉瘤。

（杭春华）

第二十九节　妊娠与动脉瘤

颅内出血［蛛网膜下腔出血和（或）脑内出血］是妇女妊娠期罕见的并发症，可致孕妇发生严重的神经系统损害，孕妇及胎儿的病死率极高。在临床工作中，该病易被误诊为子痫而导致错误的治疗，而且各种治疗均可能影响胎儿正常发育，甚至有致畸作用，如何正确诊治妊娠期颅内出血给每位临床医师提出了严峻挑战。

一、流行病学

根据流行病调查研究，妊娠期蛛网膜下腔出血的发生率高于普通人群，达到 20/10 万人，妊娠期发生动脉瘤破裂出血的概率为 $0.01\% \sim 0.05\%$，病死率为 $40\% \sim 83\%$，占孕妇死因的 $5\% \sim 12\%$。

目前普遍认为，妊娠期导致动脉瘤生长、破裂的主要原因为：①血流动力学改变：主要表现为血浆容量增加及妊娠高血压，至妊娠28～32周时，孕妇心输出量增加60%，并稳定在此水平直至分娩；至妊娠中期，孕妇的循环血量迅速增加30%～60%，动脉压、静脉压也一致上升，于妊娠晚期达到峰值。②内分泌改变：在妊娠期，多种激素水平增高，包括雌激素、孕酮、绒毛膜促性腺激素和弛缓素等，其中部分激素对结缔组织和血管结构会产生影响，引起内弹力层断裂，其具体机制仍有待进一步研究。理论上讲，产妇在分娩过程中由于血流动力学会发生短暂而显著的变化，每次宫缩均伴心排出量增加、血压升高和颅内压增高，发生动脉瘤破裂的机会相应增加，但实际情况并非如此。Dias 等回顾性分析118例孕妇颅内破裂动脉瘤，其中90%动脉瘤破裂发生在妊娠期，8%出现在产褥期，仅2%发生在分娩期。Horton 等研究发现，妊娠合并动脉瘤破裂出血的几率并非平均分布于妊娠的各阶段，而是在妊娠早期较低，在中、晚期较高，破裂率从高到低依次为妊娠晚期55%、妊娠中期31%、产后8%、妊娠早期6%。

二、妊娠合并颅内出血的病因

动脉瘤或动静脉畸形是妊娠合并颅内出血的最常见病因，占50%以上；子痫是第二位病因，在患致命性子痫的病人中有40%出现颅内出血。尚有其他少见病因包括妊娠毒血症、海绵状血管瘤、创伤、颅内肿瘤、弥漫性血管内凝血、烟雾病等。与普通人群一样，若颅内出血类型表现为蛛网膜下腔出血，则应首先考虑为颅内动脉瘤破裂所致。

三、临床表现

孕妇动脉瘤破裂致颅内出血的临床表现与普通人群相似，主要取决于出血的部位和出血量，多为蛛网膜下腔出血，也有少数脑实质内出血，甚至破入脑室系统。蛛网膜下腔出血的症状和体征包括：头痛、恶心、呕吐、颈项强直、畏光、癫痫和意识障碍等。头痛通常为突发性，持续几秒钟，患者常描述为头部"炸裂感"，59%的患者有先兆（持续几天至几周的搏动性头痛）。而脑实质内出血的头痛发生较缓，持续几分钟至几小时，症状多不重。局灶性神经功能损害多不立即发生，动脉瘤性出血的患者中有40%无神经系统局灶定位体征。若出血后几小时出现定位体征，提示出血破入相应脑实质区。局灶性体征也可延迟出现，通常在出血后3～10天，提示血管痉挛导致脑缺血，这是由于血液成分刺激基底池内的穿支血管引起痉挛所致。蛛网膜下腔出血后意识障碍可能与以下几个因素相关：①出血时，急剧升高的颅内压可致即刻意识丧失；②脑干的直接或间接损伤，如血管闭塞、血栓形成、血管痉挛等；③脑脊液循环通路的梗阻。

四、并发症

孕妇动脉瘤破裂后的主要并发症与普通人群相同，包括再出血、脑血管痉挛、脑积水及系统并发症（如肺部感染、低钠血症、消化道出血）。孕妇动脉瘤破裂后发生再出血的概率要高于非孕患者，约33%～50%动脉瘤会发生二次破裂出血，病死率高达50%～68%，且在分娩过程中血压波动会直接导致动脉瘤再次破裂出血。脑血管痉挛的发生情况如同普通人群，可引起延迟性脑缺血和神经功能障碍，是导致病残的主要原因。

五、诊断与鉴别诊断

妊娠期颅内出血须与以下妊娠期常见疾病鉴别：垂体卒中、颅内静脉系统血栓形成、颅内动脉闭塞、颅内肿瘤、脑脓肿或其他占位性病变、炎症（如脑膜脑炎）、脱髓鞘疾病。突然发作的脑中风症状、严重头痛、脑膜刺激征和畏光表现均支持颅内出血的诊断。

子痫是最容易与妊娠合并颅内动脉瘤破裂出血相混淆的疾病，临床上鉴别困难，两者的处理方法也完全不同。至少40%致命性子痫并发颅内出血，多为少量出血，大量出血偶可发生。头痛、意识障碍、癫痫在上述二者均可见。高血压、蛋白尿作为子痫的两个主要特征性表现，亦出现于部分颅内动脉瘤破裂出血的患者。辅助检查有助于鉴别诊断：①子痫患者有系统性溶血、肝功异常、血小板计数降低的表现；②颅脑 CT 的不同出血形态，动脉瘤破裂多为蛛网膜下腔出血，而多发斑片样出血系子痫的特点；③ 50% 子痫患者在颅脑 MRI T_2 加权像脑深部或皮质下白质中可见小且易消散的高信号。

一旦临床疑诊颅内动脉瘤破裂出血，其影像学检查与非孕患者相同，应行颅脑 CT 平扫和 CTA 检查，脑血管造影仍是诊断颅内动脉瘤最有价值的方法。对孕妇而言，最大的担心是影像学检查时射线对胎儿的影响，因此，有人提出应首选 MRI 检查，其优点一是避免射线对胎儿的影响，二是有助于鉴别子痫与动脉瘤性蛛网膜下腔出血。

六、治疗

孕妇动脉瘤大多发生在 Willis 环，其中约 20% 为复杂型动脉瘤。妊娠期一旦发生动脉瘤破裂，应积极行外科治疗。Dias 等报道，颅内动脉瘤手术治疗后母体和胎儿的病死率分别为 11% 和 5%，保守治疗时则分别为 63% 和 27%，可见积极手术治疗可以显著地降低母体和胎儿的病死率。治疗妊娠期动脉瘤破裂出血时需多科室协作，根据病人具体病情制订相应的治疗方案。手术时机的准确把握，手术方式的选择，以及对妊娠期妇女生理变化的了解等，均为成功治疗该病的关键所在。此外，在进行介入治疗时，对胎儿的保护必不可少。对于未破裂动脉瘤，若无症状且直径 <10mm，可以采取保守治疗；若出现以下情况应积极采取外科治疗：①出现临床症状，如脑神经麻痹；②动脉瘤呈分叶状；③动脉瘤直径 >10mm；④在随访过程中动脉瘤明显增大。

（一）手术方法的选择

妊娠期动脉瘤破裂发生出血时，应积极联合妇产科和神经科进行综合治疗，根据孕妇的具体情况选择合适的治疗方案，可采用直接手术或血管内栓塞治疗。采用支架辅助弹簧圈栓塞术时，术前及术后均须行抗凝和抗血小板聚集的治疗，可能会在围产期造成难以控制的大出血。如果需要支架辅助治疗，可在孕期 36 周后先行剖宫产，在围手术期严格控制血压，以防止动脉瘤再次破裂出血，约 3d 后即可行支架辅助栓塞术。

（二）射线对胎儿的影响

近 10 年来，随着血管内介入治疗的广泛开展，为妊娠合并颅内动脉瘤的治疗开辟了一条微侵袭的新道路。目前的主要问题是射线对胎儿的潜在致畸作用。在胎儿不同的发育阶段，射线辐射对胎儿的影响是不同的：妊娠前 2 周，辐射会导致胚胎死亡；妊娠第 2～7 周，射线会造成胎儿先天性畸形，其概率随辐射量增加而增加；妊娠第 8 周至分娩，射线主要影响神经元生长，胎儿会出现生长迟缓，产生小头畸形。因此，在介入治疗时利用铅衣保护母体腹部，使用现代低频、低剂量数字成像设备，治疗过程中各种操作技术应规范和娴熟，尽量减少射线曝光时间，可明显地降低胎儿的射线暴露危险，使动脉瘤的血管内介入治疗的微侵袭优势凸现出来。

（三）麻醉药物的应用

妊娠妇女的心、肺功能改变对实施麻醉有重要影响，妊娠的生理改变对麻醉有较大影响：潮气量增加 40%，呼吸频率增快 15%，肺泡每分钟通气量增加 50%～70%，导致麻醉诱导加快，吸入麻醉的毒副作用增加。此外，肺泡通气量增加使 PCO_2 降低，母体 pH 值升高，可能造成两种后果：①脐带血管对 pH 变化敏感，pH 值增加可引起血管收缩而降低血流量；②母体血氧离曲线偏移，血红蛋白对氧的亲和力增加，易导致胎儿缺氧。文献报道，麻醉药及镇痛药对中枢系统均有抑制作用，较易通过胎盘屏障进入胎儿体内。胎盘的一个重要作用就是充当胎儿的肺，进行气体交换，但实际气体交换效率仅为肺的 1/150。母体血液输送的氧气要通过胎盘绒毛间隙进入胎儿血液循环，胎儿血中的 CO_2 也要通过弥散方式进入母体血液循环。麻醉药物会通过两种方式对胎儿产生影响，即直接抑制胎儿呼吸、循环中枢，或通过抑制母体呼吸循环而间接对胎儿产生影响。麻醉药过量或术中母体出现因呼吸抑制而引起的低氧血症，均会影响胎儿的氧气供给和代谢废物排出，直接威胁胎儿的生命安全。如果条件允许，动脉瘤栓塞术也可在局麻下进行，以控制母体对麻醉药物的摄入。

（四）术中血压的控制

早期认为，术中使用药物（如硝普钠）控制性降压可降低动脉瘤破裂的危险性，但目前已不常用，因为暂时性动脉瘤夹的使用对控制术中动脉瘤破裂出血更确切、易行。此外，由于子宫血供与孕妇的收缩压直接相关，控制性降压会减少子宫血供，对胎儿有潜在的危害。

妊娠期子宫血流量增加，在妊娠末期可占心排出量的 10%，如果母体收缩压低到 120 mmHg，可使子宫处于低灌注状态，胎儿心跳变慢，长时间低血压可导致胎儿脑缺血。而术中血压过高容易引起动脉瘤破裂出血，因此，建议术中血压应控制在 130 mmHg 左右，且应监测胎儿心率。

七、预后

妊娠合并动脉瘤破裂出血的病死率和神经功能预后与患者颅内出血后最初的神经系统状况密切相关。和普通人群一样，随着 Hunt-Hess 分级的增加，孕妇的死亡率也增高；对动脉瘤患者积极的手术治疗可明显改善孕妇及胎儿的预后。需要注意的是，各种治疗对孕妇和胎儿均有潜在危害，妊娠的生理变化也从多方面影响着患者的治疗反应，这就要求每一位临床医师在掌握本病治疗原则的前提下，具体情况具体分析，遇到问题趋利避害，以寻求最佳的治疗方案。

（杭春华）

第三十节　动脉发育畸形与动脉瘤

一、胚胎残留动脉的动脉瘤

当胚胎为 3 mm 时，在神经管的腹侧有两条平行的动脉，称为原始纵动脉，是基底动脉的前身。从颈动脉系统发出 4 对动脉与原始纵动脉沟通，自上而下为原始三叉动脉、原始舌下动脉、原始耳动脉和寰椎前节段间动脉（proatlantal intersegmental artery），是根据该动脉与相邻脑神经或解剖结构而命名。胚胎发育至 14 mm 时，两侧原始纵动脉合并成 1 条动脉，即为基底动脉，同时两侧后交通动脉形成，成为颈动脉系统与基底动脉的主要通道。4 对原始动脉逐渐消失，消失的先后次序是耳动脉、舌下动脉和三叉动脉。在发育过程中有异常时，这些原始动脉可持续存在，最多见的是原始三叉动脉残存，其次是舌下动脉，耳动脉残存很罕见。残存的原始动脉常合并脑血管发育畸形，如后交通动脉发育不全或缺如、大脑动脉环异常、脑动静脉畸形等。在持续残存的原始动脉上可发生动脉瘤。

（一）胚胎残留动脉的类型

原始三叉动脉是最常见的原始胚胎动脉，占胚胎残留动脉的 85%，成年人脑血管造影中其发现率为 0.1%～0.6%。原始舌下动脉（primitive hypoglossal artery，PHA）是第二常见的原始胚胎动脉，成年人脑血管造影中其发现率在 0.26% 左右。

根据解剖和脑血管造影的特点，Lie 提出了原始舌下动脉的 4 条诊断标准：①于 $C_{1\sim3}$ 水平从颈内动脉发出；②经舌下神经管入颅与基底动脉汇合；③脑血管造影时仅见原始舌下动脉汇合点远端的基底动脉显影（图 4-153）；④同侧的后交通动脉缺如。如果存在原始舌下动脉，同侧的椎动脉常缺如或者发育不良。

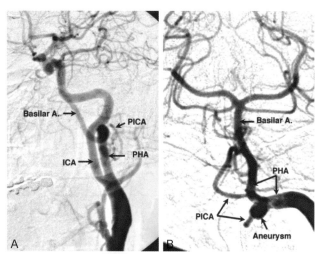

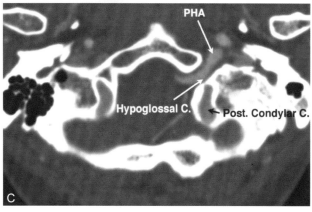

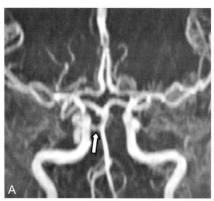

图 4-153　原始舌下动脉

A. 颈内动脉造影（侧位）显示原始舌下动脉（PHA）于 C_2 平面从颈内动脉（ICA 发出）。**B.** 选择性 PHA 造影，显示在与小脑后下动脉（PICA）交界处有一囊性动脉瘤。**C.** CT 增强扫描骨窗位显示 PHA 通过舌下神经管及增大的髁后管（posterior condylar canal）。

原始三叉动脉（primitive trigeminal artery，PTA）是最常见的颈内动脉与基底动脉之间的永久性原始吻合，临床上多为偶然发现。PTA 一般从海绵窦段颈内动脉发出（图 4-154），有两种方式进入基底动脉，一种是经过鞍结节内自身的骨性管套，到达斜坡处穿过硬脑膜，汇入于小脑前下动脉和小脑上动脉之间的基底动脉段；另一种走行方式是离开海绵窦后与三叉神经感觉根伴行。PTA 常伴有其他脑血管异常，包括动脉瘤。但从 PTA 本身发出的动脉瘤并不多见。由于胚胎发育过程中的异常，PTA 并非只表现为颈内动脉与基底动脉之间的吻合，还存在多种变异，其中一种变异表现为 PTA 由颈内动脉发出，直接供应小脑，文献中多称其为永久型原始三叉动脉变异（persistent trigeminal arterial variant，PTAV）。自 1972 年首次报道小脑上动脉（SCA）直接发自颈内动脉以来，有关 PTAV 的文献报道不足百例，其中约有 71.6% 的 PTAV 汇入 AICA，28.4% 汇入 SCA，18.0% 汇入 PICA，发生于 PTAV 的动脉瘤约 7 例。

（二）与胚胎残留动脉相关的动脉瘤

（1）与 PHA 相关的动脉瘤　此种动脉瘤除发生于 PHA 本身外，还可以发生在颈内动脉、大脑前动脉、大脑中动脉、大脑后动脉、小脑上动脉和基底动脉。图 4-153 显示的动脉瘤位于 PHA 与小脑后下动脉交界处。大多数伴随原始舌下动脉的动脉瘤，

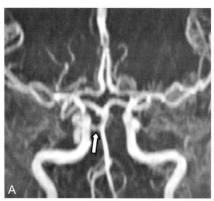

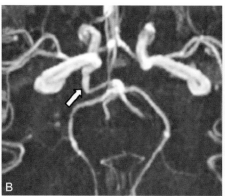

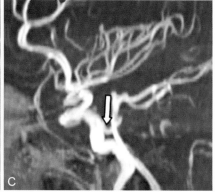

图 4-154　原始三叉动脉磁共振血管成像

箭头所示原始三叉动脉。**A.** 正位。**B.** 轴位。**C.** 侧位。

都位于该动脉和基底动脉的结合部，或位于后循环，且多为曾破裂的动脉瘤。

（2）与PTA相关的动脉瘤　其一般好发于原始三叉动脉与颈内动脉或基底动脉的结合部，或原始三叉动脉本身。PTA合并颅内动脉瘤的发病率约为3%，与无PTA的一般人群的动脉瘤发病率无差别。PTA本身的动脉瘤比较少见，在PTA合并动脉瘤的患者中仅2%的动脉瘤发生在PTA本身。事实上，截至2008年文献中仅有37例PTA动脉瘤的报道，其中16例动脉瘤位于PTA与颈内动脉的连接部，12例在PTA主干，3例位于基底动脉（BA）与PTA的连接部，其中大部分动脉瘤为囊性，仅2例为剥离性动脉瘤。永久型原始三叉动脉变异（PTAV）合并颅内动脉瘤的发病率约为9.8%，远高于PTA动脉瘤的发生率，其中剥离性动脉瘤多见，在PTAV和PTA合并颅内动脉瘤中剥离性动脉瘤所占比例分别约是50%和5.4%。

PTAV动脉瘤的发生率及剥离性动脉瘤的发生率均较PTA为高，可能与以下机制有关：①作为未能正常退化的胚胎性血管通道，PTAV存在着先天性管壁发育异常：Lasjaunias等认为，动脉发育的异常，例如动脉壁成熟过程不完全，内皮细胞薄弱，容易发生动脉瘤；Lelong等也认为先天的血管壁缺陷是从内皮细胞的功能异常开始，但目前尚未发现PTA血管壁发育异常的病理学证据。②血流动力学因素起一定的作用：从已有资料看，动脉瘤更多地位于PTA或是PTAV自颈内动脉分支处，该分支血管与颈内动脉呈锐角，使原本发育异常的血管承受更大的血流冲击，且PTAV的管径越细，走行越迂曲，血管壁就更容易受损。③动脉壁的粥样硬化与剥离的形成有相关性：在5例PTAV存在剥离性动脉瘤的报道中2例有明确的高血压病史。另外，对于PTA动脉瘤的病理检查显示了动脉壁有粥样硬化改变，尤其是在动脉瘤近端。

（三）临床表现与检查

原始胚胎动脉在发生动脉瘤后，往往有相应的临床症状出现，其中最常见的症状是动脉瘤破裂导致的蛛网膜下腔出血。有时，位于与颈内动脉连接部的动脉瘤破裂可导致颈内动脉海绵窦的形成。另外，症状尚可因为动脉瘤的占位效应所引起，如因外展神经麻痹而导致复视；因三叉神经受压而表现为三叉神经痛；或表现为受压脑神经分布区域的痛觉减退；此外，还有部分患者表现为脑缺血。主要依据脑血管DSA检查，CTA或MRA有助于明确诊断，尤其是颅底CT骨窗位，可以显示动脉瘤与颅底结构的关系，若发现舌下神经管扩大，就应考虑到原始舌下动脉的可能性。

（四）外科治疗

对于原始胚胎残留动脉相关性动脉瘤，其治疗方法包括外科手术夹闭及介入治疗，依据载瘤动脉的血流动力学，动脉瘤的部位、形状及大小等特点，采取适当的治疗方法。

Debrun等将原始三叉动脉分为成人型和胎儿型。在成人型原始三叉动脉，基底动脉的血液完全来自一侧或两侧椎动脉，所以原始三叉动脉可以被阻断；而胎儿型原始三叉动脉是连接颈内动脉和基底动脉的一条主要血管，必须加以保留。另外，PTA上有两个重要穿支起源于内囊部，其中之一供血给三叉神经根，另一分支发出向脑桥供血的穿支。脑桥支是重要的功能血管，如果闭塞PTA可能会造成脑干的缺血性损害。然而，在普通的血管造影中，尤其是在蛛网膜下腔出血后有脑血管痉挛时很难看到这些穿支，因此，在治疗PTA动脉瘤时闭塞PTA本身并不安全。对于PTA的囊性动脉瘤，手术和介入途径均可以较好地保护载瘤血管；而对于剥离性动脉瘤，外科手术很难保留PTA，因而球囊或是支架辅助的栓塞技术有一定的优势。但在术中，需要预防血栓脱落造成的栓塞事件。

与PTA不同，存在PTAV时，基底动脉发育通常正常。由于小脑的血供之间存在广泛的吻合，因此，只要与PTAV邻近的供应小脑的血管发育良好，栓塞PTAV是安全的。然而，如果PTAV供血区邻近的供血血管存在缺陷，那么在闭塞PTAV之前，必须首先做相应区域的血管旁路移植手术。目前尚无对PTAV动脉瘤行开颅夹闭术而能保留载瘤血管的报道，这可能与PTAV的细小迂曲有关。因此，对于PTAV动脉瘤，尤其是夹层动脉瘤的治疗，介入栓塞较之开颅手术更佳，通常直接闭塞PTAV比较安全和有效，尚无因为闭塞PTAV而导致缺血的报道。

二、脑动静脉畸形合并动脉瘤

1925 年，Laves 首先报道了脑动静脉畸形合并动脉瘤（arterial aneurysms associated with cerebral arteriovenous malformations）的病例，Stewart 和 Ashby 分别于 1930 年和 1931 年证实了这一病变。此后，有关脑 AVM 合并动脉瘤的文献报道日益增多，也逐渐被人们认识，但其确切的发生机制目前尚不清楚。动脉瘤的发生可能与 AVM 无关，属于偶然并存，也可能由于内在的血管壁发育缺陷、血液动力学变化及相关血管活性因子的作用，引起血管结构和功能的变化而发生动脉瘤。动脉瘤与 AVM 并存，两者的病程和自然史相互叠加，增加了脑出血的发生率。

（一）发生率

1956 年 Paterson 和 McKissock 报道了 110 例脑动静脉畸形，其中 3 例合并动脉瘤。1959 年 Anderson 和 Blackwood 尸体解剖 9 例 AVM，其中 5 例伴有单发或多发性动脉瘤，所有动脉瘤位于 Willis 环或者大脑中动脉，畸形团内未发现动脉瘤。1988 年 Lasjaunias 等通过分析既往的资料认为，脑 AVM 合并动脉瘤的发生率占 AVM 的 2.7%～23%。随着血管造影技术的不断发展，动脉瘤的检出率不断增高。1994 年 Turjman 等在 100 例 AVM 患者中，经超选择性血管造影发现动脉瘤的并发率高达 58%，其中 70% 的动脉瘤位于畸形团内或穿动脉上。Redekop 等在 632 例 AVM 中，发现有 35 例（5.5%）合并畸形团内动脉瘤，71 例（11.2%）合并与 AVM 血流相关的动脉瘤，5 例（0.8%）动脉瘤与 AVM 无关。Yaşargil 等报道 350 例 AVM 病人，血管造影发现 10 例合并动脉瘤（2.8 %），如果把手术中发现的小动脉瘤（＜3mm）包括在内，合并动脉瘤的发生率明显增高（10.8%）。文献中报道的 AVM 合并动脉瘤的发生率有很大差异，可能与检查方法及个人主观判断有关。

（二）分类

脑 AVM 合并动脉瘤的分类方法较多，被普遍接受的分类方法是基于脑血管造影上 AVM 与动脉瘤的解剖和病理生理关系，该方法有助于预测脑出血的风险及评估 AVM 治疗后血液动力学变化对动脉瘤的影响。

Lasjaunias 将这种联合病变分为 3 类：①畸形血管团中动脉瘤（intralesional aneurysm）：占 19%；②近侧动脉瘤（proximal aneurysm）：发生于 AVM 的直接供血动脉上，占 57%；③远隔动脉瘤（distal aneurysm）：发生于与 AVM 供血动脉无关的动脉上，占 24%。Mark 则分为 2 类：①畸形血管团内动脉瘤；②动脉瘤位于与 AVM 有关的动脉环上或其直接供血动脉上。

Perata 等提出一种蒂型动脉瘤（pedical aneurysm），认为这种蒂型动脉瘤出血和再出血的发生率都很高，认为应单独归为一类，并将 AVM 供血动脉上的动脉瘤分成 4 类：①远隔动脉瘤：发生于与 AVM 供血动脉无关的动脉上；②近侧动脉瘤：发生于大脑动脉环分出 AVM 的供血动脉处；③ AVM 蒂型动脉瘤：发生于 AVM 供血动脉行程中的动脉瘤；④畸形团内动脉瘤。

Redekop 等回顾了 632 例 AVM 的病人，并将本病分为 3 类：① AVM 团内型（intranidal）；② AVM 血流相关型（flow-related）；③ 与 AVM 无关型。AVM 团内型是指在血管造影时，AVM 的主要或较大的回流静脉显影前，畸形血管团内出现动脉瘤的影像（图 4-155）；血流相关型是指动脉瘤不在畸形血管团内，位于 AVM 的供血动脉上，其中又分 AVM 近侧和远端两个亚型（图 4-156）；与 AVM 无关型是指动脉瘤位于不参与 AVM 供血的动脉上。

（三）病理生理

从解剖和临床特点看，AVM 合并的动脉瘤主要位于供血动脉上，且合并多发性动脉瘤者较多。因此，有人认为，动脉瘤的发生与 AVM 导致相关血管血流动力增高有关。曾经有人用颈动脉结扎法来治疗动脉瘤，结果在另一侧出现新的动脉瘤，推测很可能是因一侧颈动脉阻断后使另一侧血流动力增高所致。一些个案报道，当 AVM 闭塞后相关动脉瘤即缩小或消失，这也从另一方面支持血流动力学理论。Gao 等用计算机模拟模型（computer simulation model）研究 AVM 栓塞过程中颅内与之相关血管压力的变化，当 AVM 开始闭塞后，机体平均动脉压呈非线性增加，在平均动脉压力增加的同时靠近 Willis

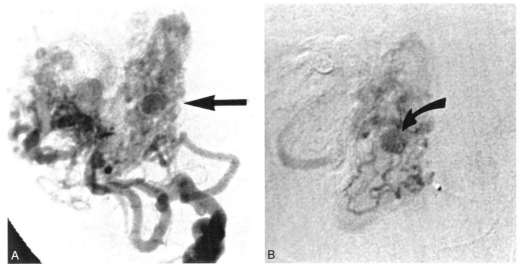

图 4-155　团内型动脉瘤（箭头所示）
A. 普通造影。**B**. 超选择造影。

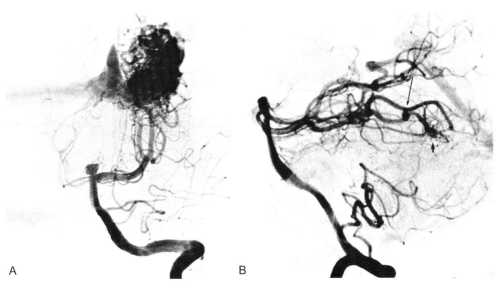

图 4-156　血流相关型动脉瘤

A. 大脑后动脉供血的枕叶 AVM，基底动脉分叉处动脉瘤。**B**. 颞后动脉供血的小型 AVM(短箭头所示)，供血动脉上动脉瘤 (长箭头所示)。

环的血管压力和血流改变相对较小，而 AVM 附近的供血动脉压力进行性下降，局部血流速度和切应力却下降。由此可以认为，AVM 合并动脉瘤的病理生理变化是：与 AVM 相关的血管，尤其是供血动脉的血液动力学发生改变，导致局部动脉压增高，动脉壁扩张、变性，从而发生动脉瘤。另外，血管系统对体内生化及局部代谢产物，如血管活性物质或生长因子等比较敏感，当血液动力学改变时，局部代谢产物发生变化，血管的结构和功能也会相应地发生改变，在血管重新塑形过程中出现异常，这也可能是动脉瘤发生的病理生理基础。

（四）病因及发病机制

有关脑 AVM 合并动脉瘤的发生机制未充分阐明，主要有以下三种理论。

（1）**先天性发育异常学说**　脑血管在发育过程中形成多种畸形和异常，有的形成 AVM，有的则形成动脉瘤。这一学说可解释两种病变在解剖上无关联的现象，例如二者分别发生于两侧的脑动脉上或发生于不同的动脉上，文献中这种情况在两者并存的病例中所占比率差异较大（14.2%～42%），且动脉瘤主要位于其好发部位（Willis 环附近）。

（2）**血流动力学说** 由于 AVM 中有动、静脉的短路吻合，使供血动脉中血流量增加，可达正常的 3 倍。供应脑 AVM 血管的血流量增加使供血动脉承受更大的应力，导致血管壁变薄，血管内膜增厚并遭到破坏和纤维变性，肌层亦发生改变，因而促使动脉瘤形成，这是目前为大多数学者所接受的理论。很多研究结果支持这一理论，首先，大部分动脉瘤发生在 AVM 的供血动脉上或与 AVM 存在血流相关性的动脉上，Wink 等收集文献中 2339 例 AVM 病人，其中合并动脉瘤者占 9.4%，而动脉瘤位于供血动脉上者占 83.7%；其次，AVM 合并动脉瘤者，其多发性动脉瘤的发生率比单纯动脉瘤组者中高，达 41%～50%，Miyasaka 等报告一组 132 例 AVM 病人，合并动脉瘤者占 17%，其中多发性动脉瘤占 41%，还发现 AVM 愈大，合并多发性动脉瘤的比率愈高，AVM 直径＜2cm 者，多发性动脉瘤的合并率为 0，直径 2～5cm 者为 13%，直径＞5cm 者为 37%；再者，切除 AVM 后位于其供血动脉上的动脉瘤可以缩小，甚至完全消失。但也有人对此学说提出异议，认为 AVM 的供血动脉阻力低，流速快，动脉压不是升高而是降低，仅有流速增加不至于引发动脉瘤。Yaşargil 指出，单纯用血液动力学理论来解释脑 AVM 合并动脉瘤是不够的。如果高血流是动脉瘤发生的唯一病因，那么我们应该观察到更多发生在 AVM 供血动脉上或 AVM 同侧的动脉瘤。同样，也会观察到更多发生在高血流的动静脉瘘和巨大 AVM 上的动脉瘤，然而事实并非如此。

（3）**偶然并存学说** 两者互不相关，偶然合并存在。这一理论由 Boyd-Wilson 于 1959 年提出，约有 2.7%～8.7% 的脑 AVM 合并动脉瘤的病人可用这一理论来解释。然而，尸检所检出的脑 AVM 合并动脉瘤的发生率明显低于文献所报道的脑 AVM 合并动脉瘤的发生率。

（五）脑出血的发生率

脑 AVM 合并动脉瘤发生颅内出血的几率明显增高，文献报道其颅内出血的发生率为 51%～86%，

其中又以合并团内型动脉瘤的 AVM 发生率最高。无出血史的 AVM 合并动脉瘤的患者，在诊断后 5 年内每年蛛网膜下腔出血的发生率为 7%，而在单纯 AVM 患者仅为 1.7%。因此认为，AVM 是促进动脉瘤形成的因素，使未破裂的动脉瘤更加容易长大或破裂。Redekop 等报道的一组 AVM 合并动脉瘤病例中，AVM 和动脉瘤引起的出血各占一半，合并团内型动脉瘤的病人比合并血流相关型动脉瘤者更容易发生出血，发生率分别为 72% 和 40.8%，该作者对未出血的 AVM 合并动脉瘤的病例进行随访，其年出血率为 9.8%。Thompson 等报道的一组 AVM 合并动脉瘤病例中 51% 有颅内出血，其中 68% 因 AVM，23% 因动脉瘤，还有 9% 原因不明。此外，AVM 合并动脉瘤的女性患者有较高的出血危险性，危险系数为单独罹患 AVM 或动脉瘤的 9 倍，提示出血发生率可能与性别有关。对于合并团内型动脉瘤的 AVM 患者，有几种血管结构特征可能与出血有关：深静脉引流、静脉动脉瘤（venous aneurysm）、穿支血管供血以及位于深部和脑室周围的病变等。另外，较小的 AVM 病灶也容易出血。

（六）临床表现

脑 AVM 合并动脉瘤的临床表现与单纯 AVM 或动脉瘤相似，其临床表现因 AVM 和动脉瘤的部位、大小、有无出血或缺血而定，最常见的症状为出血、癫痫发作和头痛，可单独存在，也可合并发生。癫痫的发生率占全部病人的 8.3%～27.8%，癫痫可发生于出血之前或之后，亦可发生于出血时。头痛多是颅内出血的结果，严重时可伴有呕吐。其他局灶性症状和体征包括偏瘫、偏身感觉障碍、动眼神经麻痹、脑积水等，少数病人还可出现不同程度的意识障碍。

（七）诊断

AVM 合并动脉瘤实质上是脑 AVM 的一种特殊血管构筑。除临床表现外，脑 AVM 合并动脉瘤的诊断主要依靠 CT、MRI 和血管造影。术前的 CT 和血管造影不仅有助于诊断，还有助于判断病变类型和出血来源，为制订治疗方案提供指导。然而，术前通过 CT 和血管造影判断出血的来源有时不一定可靠，而且一部分病人术前很难明确出血的来源。利

用 CT 和血管造影对脑 AVM 合并动脉瘤进行诊断，常常忽略 AVM，特别是隐匿性 AVM。此外，需特别重视出血部位和"破裂的"动脉瘤在解剖上的差异，尤其是当 CT 扫描未发现基底池积血，而远离动脉瘤的部位存在深部血肿时，往往提示出血并非来源于动脉瘤。

AVM 血流相关型、与 AVM 无关型两种动脉瘤在普通的全脑血管造影中多能明确诊断。AVM 合并团内型动脉瘤有时需行超选择性血管造影才能进一步确诊，因为此型常常属大型或巨大型 AVM 及高流量合并明显动静脉瘘的 AVM（图 4-155）。这类 AVM 在普通 DSA 中由于图像重叠，襻状的畸形血管团、粗大的供血动脉或回流静脉及合并其他异常结构（如瘘口）会掩盖 AVM 团内的动脉瘤、特别是较小动脉瘤的显影。有作者报道应用超选择性血管造影来研究大型或巨大型 AVM 构筑时，AVM 合并动脉瘤的发生率高达 50% 左右。微导管经供血动脉超选择进入畸形血管团内，多角度地进行超选择性血管造影，可以清晰、真实地反映畸形血管团内该支动脉供血的局部细微结构，准确地显示动脉瘤。

（八）治疗

脑 AVM 合并动脉瘤的治疗包括手术治疗、血管内栓塞治疗和放射外科治疗。对于这一同时存在的两种病变，大多数学者都支持尽可能地一次性手术处理两种病变，且优先处理造成颅内出血的病变。AVM 合并的动脉瘤是整个病灶的薄弱点，常常是出血的部位所在，特别是 AVM 团内型动脉瘤出血的发生率较高，这类 AVM 应采取积极的治疗态度。对于大型、复杂、重要功能区的 AVM 实行综合治疗是当今微侵袭神经外科治疗该病的发展趋势，多数学者主张 AVM 合并动脉瘤在综合治疗时应首先处理动脉瘤，首先夹闭或栓塞动脉瘤，然后再切除 AVM 或施以伽马刀治疗，因为在处理动脉瘤之前对 AVM 行伽马刀治疗是不安全的。

很多学者认为，应先行处理动脉瘤，理由是：①大多数出血来源于动脉瘤；②若先处理 AVM，由于血液动力学的改变，容易导致动脉瘤出血；③先处理 AVM 有可能发生新的动脉瘤；④一部分病人术前很难判断出血的来源，但由于血流量的增加，动脉瘤的破裂常常是致命的。

对术前已明确出血来源于 AVM，或者 AVM 特别容易处理，可以先处理 AVM。有文献报道在 AVM 治疗后，其合并的血流相关型动脉瘤可以缩小或自行消失（图 4-157）。Redekop 认为 AVM 治疗对远端动脉瘤影响较大，当 AVM 完全闭塞后 80% 的远侧端动脉瘤会自行消失，而只有 17% 的近侧端动脉瘤缩小，有 4% 会完全消失；当 AVM 大部分闭塞后 67% 的远侧端动脉瘤可自行消失，而近侧端动脉瘤无一例缩小或消失（图 4-158）。

对于动脉瘤合并隐匿性 AVM，尽管术前诊断非

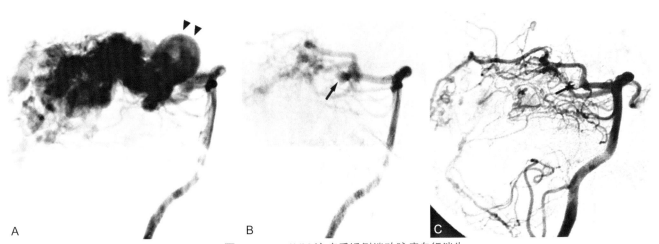

图 4-157　AVM 治疗后近侧端动脉瘤自行消失

A. 枕叶 AVM，引流静脉扩张（箭头所示）。**B.** AVM 大部分栓塞后发现大脑后动脉远侧端动脉瘤（箭头所示）。**C.** 随着 AVM 进一步缩小，动脉瘤自行消失（箭头所示）。

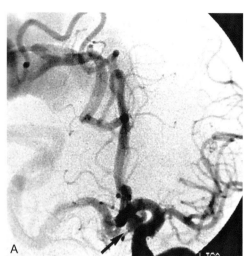
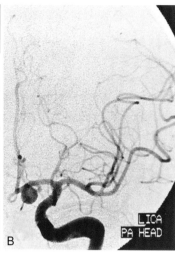

图 4-158　AVM 治疗对近侧端动脉瘤的影响
A. 双侧大脑前动脉供血的半球 AVM 合并动脉瘤（箭头所示）。**B.** 血管畸形栓塞后一年复查示 AVM 完全闭塞，动脉瘤仍存在。

常困难，仍应尽可能准确，并正确地设计手术入路。手术夹闭动脉瘤后，应仔细地探查血肿腔，以便显露出血病灶。若忽略了隐匿性 AVM，术后往往会出现致命的并发症。

　　血管内栓塞治疗对于预防 AVM 出血是有效的。同时，由于大的 AVM 多存在盗血现象，对 AVM 的供血动脉进行不完全栓塞可增加大脑半球的血流量，从而改善 AVM 病灶周围的局部血流量。但是，血管内栓塞治疗可使 AVM 供血动脉的血液动力学发生改变，因此，栓塞过程中或栓塞后的几个小时内有再出血的危险。合并团内型动脉瘤的 AVM，其出血来源多为 AVM，血管内栓塞治疗不仅能有效地控制出血和预防再出血，还可使病灶内的动脉瘤明显缩小甚至完全消失。随着血管内治疗技术的发展，目前对 AVM 合并的各种类型动脉瘤均可直接栓塞治疗。

　　脑 AVM 合并动脉瘤的放射外科治疗包括直线加速器放疗、伽马刀放射外科治疗等，主要适用于合并病灶内动脉瘤的 AVM 和动脉瘤与 AVM 位置相邻的病例。Marks 等对 10 例合并病灶内动脉瘤的 AVM 病人进行了单纯的放射外科治疗，8 例进行了 25～48 个月的血管造影随访，结果 7 例未发现病灶内残余动脉瘤，无一例病人发生再发出血。Marks 等指出，从放射治疗到畸形血管的闭塞需要较长的时期，在此期内仍有再出血的可能性，因此，放射治疗前对 AVM 或其病灶内的动脉瘤进行血管内部分栓塞可能更加有效。

三、奇大脑前动脉瘤

（一）奇大脑前动脉的解剖

　　低等动物的大脑前动脉远侧段只有一条，分支供应两侧大脑半球，在人类有此现象者少见，称为奇大脑前动脉（azygos anterior cerebral artery）。Baptista 在 2153 例尸检中发现 23 例这种畸形，占 1.1%，并将大脑前动脉远侧段畸形分为 3 型（图 4-159）：Ⅰ型：两半球大脑前动脉（bihemispheric ACA），大脑前动脉有两根，但一侧发育不良，由健侧的大脑前动脉供应双侧大脑半球。Ⅱ型：胼胝体中间动脉（median artery of corpus callosum），起源于前交通动脉的第三条 A_2 段，位于两侧大脑前动脉 A_2 段之间的另一条并行动脉。Ⅲ型：奇大脑前动脉，大脑前动脉远侧段只有一根，由该动脉发出分支供应双侧大脑半球；典型的奇大脑前动脉在尸检中的发现率为 0.26%，脑血管造影的发现率为 0.2%，有时Ⅰ型和Ⅲ型在脑血管造影中很难区别。

　　奇大脑前动脉在概念上要与副大脑前动脉（accessory ACA）区别，副大脑前动脉是指从颈内动脉发出的另外一支不典型动脉，经视神经下方向内侧行走，与大脑前动脉或前交通动脉汇合，参与前循环供血，也可与大脑前动脉和前交通动脉无关，

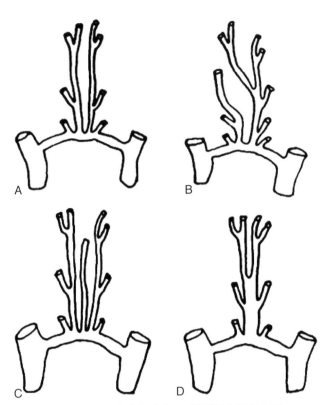

图 4-159　大脑前动脉 A₂ 段解剖变异示意图
A. 正常大脑前动脉。**B.** Baptista I 型。**C.** Baptista II 型。
D. Baptista III 型。

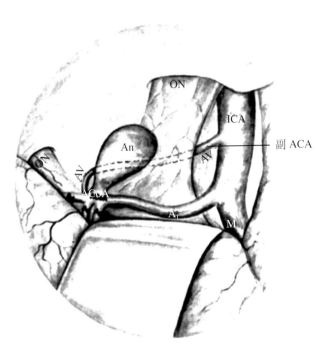

图 4-160　副大脑前动脉示意图
该动脉直接起自颈内动脉（ICA），从视神经（ON）下方向内侧走行，直接供应额叶内侧底面，同时合并前交通动脉动脉瘤（An）。

独立供应额叶内侧底面（图 4-160）。副大脑前动脉有三个特点：①走在视神经下方；②起自颈内动脉的异常血管；③构成颈内动脉和大脑前动脉之间的血管吻合。

（二）奇大脑前动脉瘤

动脉结构异常引起的血液动力学变化在动脉瘤形成中起重要作用，双侧 A₁ 段在奇大脑前动脉发出处和奇大脑前动脉在其分叉处都会出现显著的血流剪应力，促进动脉瘤的形成，奇大脑前动脉发生动脉瘤的概率高达 41.1%～70%。至 2003 年文献中已有 63 例奇大脑前动脉瘤的病例报告，绝大部分发生于其远侧分支处（分成供应双侧大脑半球的两个分支处），其中巨大动脉瘤 14 例。

手术处理的方法与大脑前动脉远侧段动脉瘤相同，一般经半球间入路，手术的难点在于两半球间操作空间狭小、胼胝体池和扣带回常有粘连、瘤颈较宽或有硬化、变异的载瘤动脉难以识别和桥静脉

的阻碍等。若瘤顶与周围脑组织粘连，当牵拉半球脑组织时容易引起动脉瘤过早破裂。需要注意的是，奇大脑前动脉主干不能永久阻断或闭塞，否则会出现脑缺血引起的严重后遗症。

四、副大脑中动脉瘤

（一）副大脑中动脉的解剖

根据 Gibo 等人的研究结果，大脑中动脉（MCA）的变异非常罕见，其发生率低于颅内其他动脉。MCA 的变异包括成窗畸形、重复 MCA（duplication of middle cerebral artery）和副大脑中动脉。Teal 于 1973 年总结前 10 年的文献病例，将直接发自颈内动脉并与正常 MCA 并行的不典型动脉称之为重复大脑中动脉，而将起自大脑前动脉、走向外侧裂的分支动脉称之为副大脑中动脉（accessory middle cerebral artery）。

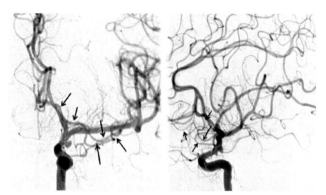

图 4-161　副大脑中动脉起源于 A₁ 远侧段（箭头所示）
直径比主侧 MCA 直径细，供应额眶回和前额叶。

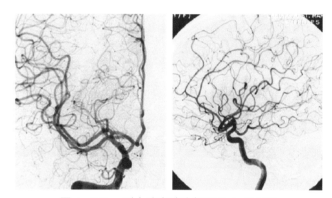

图 4-162　副大脑中动脉起源于 A₁ 近侧段
直径与同侧 MCA 相仿，供应额眶回、前额叶和中央前回。

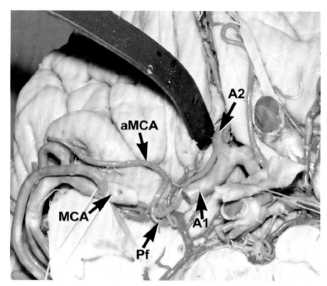

图 4-163　副大脑中动脉起源于 A₂ 近端
发出穿动脉（Pf），进入外侧裂后供应额下回的眶面和额叶前部。

副大脑中动脉起源于大脑前动脉，在外侧裂中循大脑中动脉途径走行，一般比相应的大脑中动脉要细，分支有眶额动脉和中央前回动脉，供应的皮层区域包括额眶回、前额叶和中央前回（图 4-161，图 4-162）。副大脑中动脉在尸检中的发现率为 0.3%～2.6%，脑血管造影的发现率为 0.26%～4%。Kim 回顾性分析 1250 例常规脑血管造影片，其中发现 15 例（1.2%）存在 16 支副大脑中动脉，其中 11 支起源于 A₁ 的远侧段，2 支起源于 A₁ 中段，2 支起源于 A₁ 近侧段，1 支起源于 A₂ 近侧段，有 6 例合并动脉瘤。Uchino 报告 68 例副大脑中动脉，其中只有 3 例起源于 A₂ 段（图 4-163）。如果以大脑中动脉起始段的直径为 1，则副大脑中动脉起始段的直径为 0.33～0.91（0.57±0.21），而大脑前动脉近段的直径为 0.48～1.37（0.95±0.31）。

实际上，副大脑中动脉是大脑前动脉与大脑中动脉之间的血管沟通。一般认为，在胚胎发育阶段，大脑前动脉和大脑中动脉之间有血管吻合支，随着脑的发育，这些吻合支逐渐消失，靠近大脑前动脉的吻合支形成 Heubner 回返动脉，靠近大脑中动脉的吻合支形成外侧豆纹动脉，如果吻合支持续存在就可能形成副大脑中动脉。也有人认为副大脑中动脉是 Heubner 回返动脉过度发育所致，对此有人提出质疑，理由是：①副大脑中动脉极少发出穿支血管；②副大脑中动脉可与 Heubner 回返动脉共存；③副大脑中动脉与 Heubner 回返动脉供应的脑组织区域也不相同。

（二）副大脑中动脉瘤

副大脑中动脉也是动脉瘤好发部位，多见于副大脑中动脉起始部，可能与回返血流引起的切应力增加有关，因为副大脑中动脉的存在，导致大脑前动脉血流增加，这是形成动脉瘤的血液动力学基础，而且动脉瘤破裂的发生率也较高。副大脑中动脉瘤最早由 Waga 于 1977 年报道，至 2003 年文献中也仅见 10 例报道，其中 8 例为囊性动脉瘤，发生于副大脑中动脉与大脑前动脉 A₁ 段交界处，其中 4 例指向内下方，4 例指向内上方，与 A₁ 的血流方向相同，

1例发生于副大脑中动脉主干，瘤顶指向上方（图4-164），1例为发生于副大脑中动脉和大脑前动脉交界处的剥离性动脉瘤。动脉瘤的处理方法与大脑中动脉瘤相同，采用翼点入路，在处理瘤颈前先显露同侧A_1段，需要注意的是，起源于副大脑中动脉起始部且指向内下方的动脉瘤，可能与视神经或视交叉粘连，术中牵拉额叶时容易引起动脉瘤破裂出血。另外，副大脑中动脉会影响术中对视交叉周围结构的显露，尤其是同侧A_1段和前交通动脉，在合并有前交通动脉动脉瘤时要特别注意。

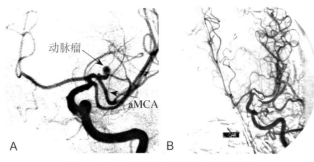

图4-164　副大脑中动脉主干动脉瘤
A. 副大脑中动脉起源于同侧A_1段。**B.** 术后。

（杭春华）

参考文献

[1] 丁璇, 王志刚. 颅内假性动脉瘤的诊断和治疗. 国外医学脑血管疾病分册, 2004,12(1):53-55.

[2] 丰育功, 朱贤立, 张俊廷. 经翼点入路鞍区手术间隙的显微解剖研究. 中华神经外科杂志, 2000, 16(4):222-225.

[3] 韩卉, 张为龙, 牛朝诗. 大脑中动脉中央支脑外段的解剖学观察. 安徽医科大学学报, 1993, 28:167-170.

[4] 韩利江, 赵继宗. 囊性脑动脉瘤的病理发生机制. 国外医学脑血管病分册, 1999, 7(2):85-87.

[5] 姜金利, 李宝民, 许百男, 等. 颈内动脉颅内段创伤性假性动脉瘤的诊断与治疗. 中国现代神经疾病杂志, 2005, 5(4):236-239.

[6] 冷冰, 周良辅, 宋冬雷, 等. 血管内治疗颅内巨大"蛇形"动脉瘤. 中国临床神经科学, 2004, 12(1):56-58.

[7] 刘承基. 脑血管病的外科治疗. 南京: 江苏科学技术出版社, 1987.

[8] 刘承基. 脑血管外科学. 南京: 江苏科学技术出版社, 2000.

[9] 刘承基. 前交通动脉瘤//刘承基. 脑血管外科学, 第一版. 南京: 江苏科学技术出版社, 2001, 106-114.

[10] 刘海生, 赵丛海, 尹卫, 等. 眶上"锁孔"入路的内窥镜解剖学研究. 中国临床解剖学杂志, 2002, 20(1):38-40.

[11] 漆松涛, 张文清, 冯文峰, 等. 带生物膜跨血管包裹性动脉瘤夹的研制与应用. 生物医学工程学杂志, 2008, 25(3):699-702.

[12] 秦时强, 王志潮, 丁学华, 等. 眶上锁孔入路治疗眼动脉瘤的应用解剖研究. 江苏医药杂志, 2003, 29(5):360-361.

[13] 沈建康, 刘承基. 经颅底入路处理颅内动脉瘤（第一部分）. 临床神经科学, 1997, 5(1):47-49.

[14] 沈建康, 刘承基. 经颅底入路处理颅内动脉瘤. 中华神经外科杂志, 1996, 12(5):316-318.

[15] 沈健康, 赵卫国, 李国文, 等. 脑Willis动脉环远侧动脉瘤的诊断和治疗. 中国神经精神疾病杂志, 2003, 29(1):47-49.

[16] 史继新, 杭春华, 潘云曦. 用自体大隐静脉移植建立ECA-MCA分流处理治疗海绵窦段ICA巨大动脉瘤. 医学研究生学报, 2001, 14(4):364.

[17] 史继新, 王汉东, 杭春华. 颅内巨大动脉瘤的手术治疗. 江苏医药, 2000, 26:840-843.

[18] 史继新, 王汉东, 杭春华, 等. 前循环巨大动脉瘤的手术治疗. 中华神经外科杂志, 2001, 17(2):68-71.

[19] 汤劼, 赵继宗. 颅内囊性动脉瘤病因学研究进展. 国外医学（脑血管疾病分册), 2001, 9(3):176-179.

[20] 田菊霞, 楼佳庆, 裘五四. 大脑中动脉及其分支的研究. 局解手术学杂志, 1996, 19:3-5.

[21] 王安顺, 凌锋, 王大明. 颅内巨大蛇形动脉瘤的影像学特征及血管内治疗(附四例报告并文献复习).中华放射学杂志, 2000, 34(9): 627-630.

[22] 王宏, 焦德让, 只达石. 创伤性颅内动脉瘤. 中华神经外科杂志, 2006, 22:17.

[23] 王硕, 赵继宗, 王嵘, 等. 纵裂微骨孔入路治疗大脑前动脉远段动脉瘤. 中国医学科学院学报, 2004, 26(4):396-398.

[24] 王志刚, 丁璇, 王成伟, 等. 颅内假性动脉瘤的手术及血管内介入治疗. 山东大学学报(医学版), 2005, 43:172-173.

[25] 王忠诚, 赵继宗, 刘阿力. 颅内动脉瘤//王忠诚. 神经外科学, 第一版. 武汉: 湖北科学技术出版社, 2004, 761-809.

[26] 王忠诚. 王忠诚神经外科学, 第二版. 武汉: 湖北科学技术出版社, 2004, 759-761.

[27] 肖新如, 赵继宗. 巨大蛇形动脉瘤. 国外医学脑血管病分册, 2000, 8(3):176-178.

[28] 姚维成, 韩昆. 创伤性颅内动脉瘤. 青岛医药卫生, 2003, 35:447.

[29] 叶伟, 李俊. 经锁孔入后交通动脉神经内镜应用解剖学研究. 中国内镜杂志, 2003, 9(11):1-3.

[30] 袁绍纪, 张荣伟, 刘子生, 等. 神经内镜辅助锁孔手术治疗颅内动脉瘤. 中华显微外科杂志, 2003, 26(2):93-94.

[31] 张超, 毛颖. 球囊闭塞试验的研究进展. 国外医学脑血管疾病分册, 2004, 12(11):833-835.

[32] 赵继宗, 王硕, 王永刚, 等. 神经内镜在颅内动脉瘤的外科手术中的应用. 中华医学杂志, 2004, 84(10):799-802.

[33] 赵继宗, 王忠诚, 王硕, 等. 动脉瘤体切除和载瘤动脉重建治疗巨大动脉瘤. 中华神经外科杂志, 1997, 13(6):330-334.

[34] 赵继宗. 神经内镜在颅内动脉瘤外科的应用. 临床外科杂志, 2005, 13:210.

[35] 周良辅. 脑动脉瘤//周良辅. 现代神经外科学, 第一版. 上海: 复旦大学出版社, 2001, 816-865.

[36] Yaşargil MG著. 显微神经外科学II. 凌锋主译. 北京: 中国科学技术出版社, 2002.

[37] Abdel Aziz KM, Andaluz N, Zuccarello M. Basilar Bifurcation Aneurysms: Strategies for Surgical Approach Selection. Neurosurg Q, 2007, 17:101-112.

[38] Abud DG, Spelle L, Piotin M, et al. Venous phase timing during balloon test occlusion as a criterion for permanent internal carotid artery sacrifice. AJNR Am J Neuroradiol, 2005, 26(10):2602-2609.

[39] Ahmadi J, Tung H, Giannotta SL, et al. Monitoring of infectious

intracranial aneurysms by sequential computed tomographic/magnetic resonance imaging studies. Neurosurgery, 1993, 32(1):45-49; discussion 49-50.

[40] Ahn JY, Han IB, Yoon PH, et al. Clipping vs coiling of posterior communicating artery aneurysms with third nerve palsy. Neurology, 2006, 66(1):121-123.

[41] Akyuz M, Erylmaz M, Ozdemir C, et al. Effect of temporary clipping on frontal lobe functions in patients with ruptured aneurysm of the anterior communicating artery. Acta Neurol Scand, 2005, 112(5):293-297.

[42] Akyüz M, Tuncer R, Yilmaz S, et al. Angiographic follow-up after surgical treatment of intracranial aneurysms. Acta Neurochir (Wien), 2004, 146(3):245–250; discussion 250.

[43] Akyüz M, Tuncer R. Multiple anterior inferior cerebellar artery aneurysms associated with an arteriovenous malformation: case report. Surgical Neurology, 2005, 64 Suppl 2:S106-108.

[44] Albert FK, Forsting M, Aschoff A, et al. Clipping of proximal paraclinoid aneurysms with support of the balloon-catheter "trapping-evacuation" technique. Technical note. Acta Neurochir (Wien), 1993, 125(1-4):138–141.

[45] Albuquerque FC, Fiorella DJ, Han PP, et al. Endovascular management of intracranial vertebral artery dissecting aneurysms. Neurosurg Focus, 2005, 18(2):E3.

[46] Alemán Rivera A, Moya de Armas JM, López Ortega M. Contralateral approaches in the surgical treatment of bilateral cerebral aneurysms. Rev Neurol, 2001, 33(10):993-995.

[47] Alexander MJ, Smith TP, Tucci DL. Treatment of an iatrogenic petrous carotid artery pseudoaneurysm with a symbiot covered stent: technical case report. Neurosurgery, 2002, 50(3):658-662.

[48] Ali MJ, Bendok BR, Tella MN, et al. Arterial reconstruction by direct surgical clipping of a basilar dissecting aneurysm after failed vertebral artery occlusion: technical case report and literature review. Neurosurgery, 2003, 52:1475-1481.

[49] Al-Mefty O, Fox JL, Smith RR. Petrosal approach for petroclival meningiomas. Neurosurgery, 1988, 22:510-517.

[50] Al-Mefty O. Supraorbital-pterional approach to skull base lesions. Neurosurgery, 1987, 21:474-477.

[51] Ammar A. Tissue compatibility of different intracranial implant materials: In-vivo and in-vitro studies. Acta Neurochirurgica, 1984, 72:45-59.

[52] Anxionnat R, de Melo Neto JF, Bracard S, et al. Treatment of hemorrhagic intracranial dissections. Neurosurgery, 2003, 52(2):289-300; discussion 300-301.

[53] Arthur AS, Wilson SA, Dixit S, et al. Hydrogel-coated coils for the treatment of cerebral aneurysms: preliminary results. Neurosurg Focus, 2005, 18(2):E1.

[54] Aryan HE, Giannotta SL, Fukushima T, et al. Aneurysms in children: review of 15 years experience. J Clin Neurosci, 2006, 13 (2): 188-192.

[55] Asai J, Suzuki R, Fujimoto T, et al. Correlation of magnetic resonance imaging and histological findings in a large basilar tip aneurysm after coil embolization-case report. Neurol Med Chir (Tokyo), 2000, 40(10):519-523.

[56] Asari S, Ohmoto T. Natural history and risk factors of unruptured cerebral aneurysms. Clin Neurol Neurosurg, 1993,95(3):205-214.

[57] Atlas SW, Grossman RI, Goldberg HI, et al. Partially thrombosed giant intracranial aneurysms: Correlation of MR and pathologic findings. Radiology,1987, 162(1 Pt 1):111-114.

[58] Auer LM. Management of patients with ruptured cerebral aneurysms. In Suzuki J ed. Advances in Surgery for Cerebral Stroke. Tokyo: Springer-Verlag, 1988:317-321.

[59] Ausman JI. Intraoperative angiography for intracranial aneurysm surgery: what it really means. Surg Neurol, 2002, 58(5):351-353.

[60] Ausman JI. Why the International Study of Unruptured Intracra-nial Aneurysms had lost credibility with neuroscientists. Surg Neurol, 2002, 58(3-4):287-290.

[61] Auyeung KM, Lui WM, Chow LC, et al. Massive epistaxis related to petrous carotid artery pseudoaneurysm after radiation therapy: emergency treatment with covered stent in two cases. AJNR Am J Neuroradiol, 2003, 24(7):1449-1452.

[62] Bailey WL, Loeser JD. Intracranial aneurysms. JAMA, 1971, 216(12):1993-1996.

[63] Baldi S, Mounayer C, Piotin M, et al. Balloon-assisted coil placement in wide-neck bifurcation aneurysms by use of a new, compliant balloon microcatheter. AJNR Am J Neuroradiol, 2003, 24(6): 1222-1225.

[64] Baltsavias GM, Chourmouzi D, Tasianas N, et al. Ruptured aneurysm of a persistent primitive hypoglossal artery treated by endovascular approach: case report and literature review. Surg Neurol, 2007, 68(3):338-343; discussion 343.

[65] Barker DW, Jungreis CA, Horton JA, et al. Balloon test occlusion of the internal carotid artery: change in stump pressure over 15 minutes and its correlation with xenon CT cerebral blood flow. AJNR Am J Neuroradiol, 1993, 14(3):587-590.

[66] Barker FG 2nd, Amin-Hanjani S, Butler WE, et al. In-hospital mortality and morbidity after surgical treatment of unruptured intracranial aneurysms in the United States, 1996–2000: The effect of hospital and surgeon volume. Neurosurgery, 2003, 52(5):995-1007; discussion 1007-1009.

[67] Barnett DW, Barrow DL, Joseph GJ. Combined extracranial-intracranial bypass and intraoperative balloon occlusion for the treatment of intracavernous and proximal carotid artery aneurysms. Neurosurgery, 1994, 35(1):92-97; discussion 97-98.

[68] Barrow DL, Cawley CM. Aneurysms requiring extended cranial base approaches. Clin Neurosurg, 2000, 47:139-177.

[69] Barrow DL, Cawley CM. Therapeutic carotid occlusion: indications and potential complications. Clin Neurosurg, 2000, 46:392-409.

[70] Batjer HH, Kopitnik TA, Giller CA, et al. Surgery for paraclinoidal carotid artery aneurysms. J Neurosurg,1994,80(4):650-658.

[71] Batjer HH, Samson DS. Retrograde suction decompression of giant paraclinoidal aneurysms. Technical note. J Neurosurg, 1990, 73(2):305-306

[72] Bavinzski G, Talazoglu V, Killer M, et al. Gross and microscopic histopathological findings in aneurysms of the human brain treated with Guglielmi detachable coils. J Neurosurg, 1999,91(2):284-293.

[73] Baykal S, Ceylan S, Dinc H, et al. Aneurysm of an azygos anterior cerebral artery: report of two cases and review of the literature. Neurosurg Rev, 1996, 19(1):57-59.

[74] Beck DW, Adams HP, Flamm ES, et al. Combination of aminocaproic acid and nicardipine in treatment of aneurysmal subarachnoid hemorrhage. Stroke, 1988, 19(1):63-67.

[75] Bederson JB, Awad IA, Wiebers DO, et al. Recommendations for the management of patients with unruptured intracranial aneurysms: A statement for healthcare professionals from the Stroke Council of the American Heart Association. Stroke, 2000, 31(11):2742-2750.

[76] Bendok BR, Ali MJ, Malisch TW, et al. Coiling of cerebral aneurysm remnants after clipping. Neurosurgery, 2002, 51(3):693-697; discussion 697-698.

[77] Bendok BR, Getch CC, Parkinson R, et al. Extended lateral transsylvian approach for basilar bifurcation aneurysms. Neurosurgery, 2004, 55:174-178.

[78] Berenstein A, Ransohoff J, Kupersmith M, et al. Transvascular treat-

ment of giant aneurysms of the cavernous carotid and vertebral arteries. Functional investigation and embolization. Surg Neurol, 1984, 21(1):3-12.

[79] Bergui M, Bradac GB. Acute endovascular treatment of ruptured aneurysms in poor-grade patients. Neuroradiology, 2004, 46(2): 161-164.

[80] Bhattacharjee AK, Tamaki N, Wada T, et al. Transcranial Doppler findings during balloon test occlusion of the internal carotid artery. J Neuroimaging, 1999, 9(3):155-159.

[81] Bingham WF. Treatment of mycotic intracranial aneurysms. J Neurosurg, 1977, 46:428-437.

[82] Birley JL, Trotter W. Traumatic aneurysm of the intracranial portion of the internal carotid artery. Brain, 1928, 51:184-208.

[83] Black PM, Moriarty T, Alexander E 3rd, et al. Development and implementation of intraoperative magnetic resonance imaging and its neurosurgical applications. Neurosurgery, 1997, 41(4):831-842; discussion 842-845.

[84] Blasco J, Macho JM, Burrel M, et al. Endovascular treatment of a giant intracranial aneurysm with a stent-graft. J Vasc Interv Radiol, 2004, 15(10):1145-1149.

[85] Boet R, Poon WS, Yu SC. The management of residual and recurrent intracranial aneurysms after previous endovascular or surgical treatment-a report of eighteen cases. Acta Neurochir (Wien), 2001, 143(11):1093-1101.

[86] Boet R, Wong GK, Poon WS, et al. Aneurysm recurrence after treatment of paraclinoid/ophthalmic segment aneurysms-a treatment-modality assessment. Acta Neurochir (Wien), 2005, 147(6):611-616; discussion 616.

[87] Brilstra EH, Rinkel GJ, van der Graaf Y, et al. Treatment of intracranial aneurysms by embolization with coils: a systematic review. Stroke, 1999, 30(2):470-476.

[88] Brisman JL, Niimi Y, Song JK, et al. Aneurysmal rupture during coiling: low incidence and good outcomes at a single large volume center. Neurosurgery, 2005, 57(6):1103-1109; discussion 1103-1109.

[89] Britz GW, Salem L, Newell DW, et al. Impact of surgical clipping on survival in unruptured and ruptured cerebral aneurysms: a population-based study. Stroke, 2004, 35(6):1399–1403.

[90] Britz G, Winn HR. The natural history of unruptured saccular cerebral aneurysms. In: Winn HR editors. Youmans neurological surgery. 5th ed. Philadelphia (Pa): Saunders, 2004:1781–1791.

[91] Broderick JP, Sauerbeck LR, Foroud T, et al. The Familial Intracranial Aneurysm (FIA) Study protocol. BMC Med Genet, 2005,6:17.

[92] Brown AP, Dacey RG. The timing of aneurysm surgery. In Tindall GT, Cooper PR, Barrow DL. The Practice of Neurosurgery. Baltimore USA: William & Wilkins,1996:2005-2011.

[93] Bruening R, Mueller-Schunk S, Morhard D, et al. Intraprocedural thrombus formation during coil placement in ruptured intracranial aneurysms: treatment with systemic application of the glycoprotein IIb/IIIa antagonist tirofiban. AJNR Am J Neuroradiol, 2006, 27(6):1326-1331.

[94] Bruneau M, Gustin T, Zekhnini K, et al. Traumatic false aneurysm of the middle meningeal artery causing an intracerebral hemorrhage: case report and literature review. Surg Neurol, 2002, 57(3):174-178; discussion 178.

[95] Burbelko MA, Dzyak LA, Zorin NA, et al. Stent-graft placement for wide-neck aneurysm of the vertebrobasilar junction. AJNR Am J Neuroradiol, 2004, 25(4):608-610.

[96] Byrne JV, Sohn MJ, Molyneux AJ, et al. Five-year experience in using coil embolization for ruptured intracranial aneurysms: outcomes and incidence of late rebleeding. J Neurosurg, 1999, 90(4): 656-663.

[97] Caird J, Burke M, Roberts G, et al. Apolipoprotein(A) expression in intracranial aneurysms. Neurosurgery, 2003, 52(4):854-858; discussion 858-859.

[98] Carter BS, Ogilvy CS, Putman C, et al. Selective use of extracranial-intracranial bypass as an adjunct to therapeutic internal carotid artery occlusion. Clin Neurosurg, 2000, 46:351-362.

[99] Cawley CM, Zipfel GJ, Day AL. Surgical treatment of paraclinoid and ophthalmic aneurysms. Neurosurg Clin N Am, 1998, 9(4): 765-783.

[100] Cekirge HS, Saatci I, Ozturk MH, et al. Late angiographic and clinical follow-up results of 100 consecutive aneurysms treated with Onyx reconstruction: largest single-center experience. Neuroradiology, 2006, 48(2):113-126.

[101] Chiang VL, Gailloud P, Murphy KJ, et al. Routine intraoperative angiography during aneurysm surgery. J Neurosurg, 2002, 96(6):988-992.

[102] Chiaradio JC, Guzman L, Padilla L, et al. Intravascular graft stent treatment of a ruptured fusiform dissecting aneurysm of the intracranial vertebral artery: technical case report. Neurosurgery, 2002, 50(1):213-216; discussion 216-217.

[103] Choudhari KA, Jain N. Detection of intracranial aneurysms with two-dimensional and three-dimensional multislice helical computed tomographic angiography. Neurosurgery, 2005, 56(4):E873.

[104] Chun JY, Smith W, Halbach VV, et al. Current multimodality management of infectious intracranial aneurysms. Neurosurgery, 2001, 48(6):1203-1213; discussion 1213-1214.

[105] Chyatte D, Porterfield R. Functional outcome after repair of unruptured intracranial aneurisms. J Neurosurg, 2001, 94(3):417–421.

[106] Chyatte D, Porterfield R. Nuances of middle cerebral artery aneurysm microsurgery. Neurosurgery, 2001, 48(2):339-346.

[107] Crutchfield WG. Instruments for use in the treatment of certain intracranial vascular lesions. J Neurosurg, 1959, 16(4):471-474.

[108] Czepko R, Libionka W, Lopatka P. Characteristics and surgery of aneurysms of the proximal (A1) segment of the anterior cerebral artery. J Neurosurg Sci, 2005, 49(3):85-95.

[109] Czirják S, Nyáry I, Futó J, et al. Bilateral supraorbital keyhole approach for multiple aneurysms via superciliary skin incisions. Surg Neurol, 2002, 57(5):314-323; discussion 323-324.

[110] da Costa LB, Gunnarsson T, Wallace MC. Unruptured intracranial aneurysms: natural history and management decisions. Neurosurg Focus, 2004, 17(5):E6.

[111] Dai D, Ding YH, Danielson MA, et al. Histopathologic and immunohistochemical comparison of human, rabbit, and swine aneurysms embolized with platinum coils. AJNR Am J Neuroradiol, 2005, 26(10):2560-2568.

[112] Dandy WE. Intracranial aneurysm of the internal carotid artery: cured by operation. Ann Surg, 1938, 107(5):654-659.

[113] Day JD, Fukushima T, Giannotta SL. Microanatomical study of the extradural middle fossa approach to the petroclival and posterior cavernous sinus region: description of the rhomboid construct. Neurosurgery, 1994, 34:1009-1016.

[114] Day JD, Giannotta SL, Fukushima T. Extradural temporopolar approach to lesions of the upper basilar artery and infrachiasmatic region. J Neurosurg, 1994, 81:230-235.

[115] Day JD. Intradural jugular tubercle reduction to enhance exposure via the transcondylar approach: Technical note. Neurosurgery, 2004, 55:247-251.

[116] de Gans K, Nieuwkamp DJ, Rinkel GJ, et al. Timing of aneurysm surgery in subarachnoid hemorrhage: a systemic review of the literatrue. Neurosurgery, 2002, 50(2):336-340; discussion 340-342.

[117] De Jesús O, Sekhar LN, Riedel CJ. Clinoid and paraclinoid aneu-

rysms: surgical anatomy, operative techniques, and outcome. Surg Neurol, 1999, 51(5):477-487; discussion 487-488.

[118] de Oliveira E, Tedeschi H, Siqueira MG, et al. Anatomical and technical aspects of the contralateral approach for multiple aneurysms. Acta Neurochir (Wien), 1996, 138(1):1-11; discussion 11.

[119] de Sousa AA, Dantas FL, de Cardoso GT, et al. Distal anterior cerebral artery aneurysms. Surg Neurol, 1999, 52(2):128-135; discussion 135-136.

[120] Debrun G, Fox A, Drake C, et al. Giant unclippable aneurysms: treatment with detachable balloons. AJNR Am J Neuroradiol, 1981, 2(2):167-173.

[121] Debrun G, Lacour P, Caron JP, et al. Detachable balloon and calibrated-leak balloon techniques in the treatment of cerebral vascular lesions. J Neurosurg, 1978, 49(5):635-649.

[122] Debrun G, Lacour P, Caron JP, et al. Treatment of arteriovenous fistulas and of aneurysms using an inflatable and releasable balloon. Experimental principles. Application to man. Nouv Presse Med, 1975, 4(32):2315-2318.

[123] Debrun GM, Davis KR, Nauta HJ, et al. Treatment of carotid cavernous fistulae or cavernous aneurysms associated with a persistent trigeminal artery: report of three cases. AJNR Am J Neuroradiol, 1988, 9(4):749-755.

[124] Debrun GM, Vinuela FV, Fox AJ. Aspirin and systemic heparinization in diagnostic and interventional neuroradiology. AJR Am J Roentgenol, 1982, 139(1):139-142.

[125] Deogaonker M, Carter LP. Historical consideration, In: Youmans Neurological Surgery, Vol 2. 5th ed. Philadelphia: W.B Saunders Co, 2004, 1461-1466.

[126] Derex L, Nighoghossian N, Turjman F, et al. Intravenous tPA in acute ischemic stroke related to internal carotid artery dissection. Neurology, 2000, 54(11):2159-2161.

[127] Deshmukh VR, Kakarla UK, Figueiredo EG, et al. Long-term clinical and angiographic follow-up of unclippable wrapped intracranial aneurysms. Neurosurgery, 2006, 58(3):434-442.

[128] Dias MS, Sekhar LN. Intracranial hemorrhage from aneurysms and arteriovenous malformations during pregnancy and the puerperium. Neurosurgery, 1990, 27(6):855-865; discussion 865-866.

[129] Dietrich W, Reinprecht A, Gruber A, et al. De novo formation and rupture of an azygos pericallosal artery aneurysm. Case report. J Neurosurg, 2000, 93(6):1062-1064.

[130] Dinc H, Kuzeyli K, Kosucu P, et al. Retrieval of prolapsed coils during endovascular treatment of cerebral aneurysms. Neuroradiology, 2006, 48(4):269-272.

[131] Dix GA, Gordon W, Kaufmann AM, et al. Ruptured and unruptured incidental aneurysms: surgical outcome. Can J Neurol Sci, 1995, 22(3):187-191.

[132] Dolenc VV, Skarp M, Sustersic J, et al. A transcavernous-transsellar approach to basilar tip aneurysms. Br J Neurosurg, 1987, 1:251.

[133] Dolenc VV. Anatomy and surgery of the cavernous sinus. New York: Springer, 1989.

[134] Dowd GC, Awasthi D. Management of infectious and traumatic intracranial aneurysms. In Batjer HH. Textbook of Neurological surgery. 2473-2480.

[135] Drake CG, Vanderlinden RG. The late consequences of incomplete surgical treatment of cerebral aneurysm. J Neurosurg, 1967, 27(3):226-238.

[136] Drake CG. Bleeding aneurysms of the basilar artery: direct surgical management in four cases. J Neurosurg, 1961, 18:230-238.

[137] Drake CG. Gordon Murray lecture. Evolution of intracranial aneurysm surgery. Can J Surg, 1984, 27:549-555.

[138] Drake CG. Microsurgical evaluation of the pterional approach to aneurysms of the distal basilar airculation. Neurosurgery, 1978, 3:140-141.

[139] Drake CG. Progress in cerebrovascular disease. Management of cerebral aneurysm. Stroke, 1981, 12(3):273-283.

[140] Drummond JC, Patel PM. Neurosurgical anesthesia. In: Miller RD, ed. Anesthesia. 5th edn. Harcount Asia: Churchill Living Stone, 2001:1895-1933.

[141] Drummond JC. Anesthesia for intracranial aneursym surgery. in: Annul Refresher Course Lectures and Basic Science Reviews. ASA, Inc, 2004. lecture 219.

[142] Dublin AB, French BN. Cerebral aneurysmal ruptured during angiography with confirmation by computed tomography: a review of intra-angiographic aneurysmal rupture. Surg Neurol, 1980, 13(1):19-26.

[143] Eckard DA, O' Boynick PL, McPherson CM, et al. Coil Occlusion of the Parent Artery for Treatment of Symptomatic Peripheral Intracranial Aneurysms. AJNR, 2000, 21:137-142.

[144] Ecker RD, Hopkins LN. Natural history of unruptured intracranial aneurysms. Neurosurg Focus, 2004, 17(5):E4.

[145] Ellamushi HE, Grieve JP, Jäger HR, et al. Risk factors for the formation of multiple intracranial aneurysms. J Neurosurg, 2001, 94(5):728-732.

[146] Evans JJ, Hwang YS, Lee JH. Pre- versus post-anterior clinoidectomy measurements of the optic nerve, internal carotid artery, and opticocarotid triangle: a cadaveric morphometric study. Neurosurgery, 2000, 46(4):1018-1021; discussion 1021-1023.

[147] Fan YW, Chan KH, Lui WM, et al. Retrograde suction decompression of paraclinoid aneurysm- A revised technique. Surg Neurol, 1999, 51(2):129-131.

[148] Felber S, Henkes H, Weber W, et al. Treatment of extracranial and intracranial aneurysms and arteriovenous fistulae using stent grafts. Neurosurgery, 2004, 55(3):631-638; discussion 638-639.

[149] Feldman Z, Kanter MJ, Robertson CS, et al. Effect of head elevation on intracranial pressure, cerebral perfusion pressure, and cerebral blood flow in head-injured patients. J Neurosurg, 1992, 76(2):207-211.

[150] Fiorella D, Albuquerque FC, Deshmukh VR, et al. Endovascular reconstruction with the Neuroform stent as monotherapy for the treatment of uncoilable intradural pseudoaneurysms. Neurosurgery, 2006, 59(2):291-300; discussion 291-300.

[151] Fiorella D, Albuquerque FC, Deshmukh VR, et al. Usefulness of the Neuroform stent for the treatment of cerebral aneurysms: results at initial (3-6-mo) follow-up. Neurosurgery, 2005, 56(6):1191-1201; discussion 1201-1202.

[152] Fiorella D, Albuquerque FC, Masaryk TJ, et al. Balloon-in-stent technique for the constructive endovascular treatment of "ultra-wide necked" circumferential aneurysms. Neurosurgery, 2005, 57(6):1218-1227; discussion 1218-1227.

[153] Fiorella D, Albuquerque FC, McDougall CG. Durability of aneurysm embolization with matrix detachable coils. Neurosurgery, 2006, 58(1):51-59; discussion 51-59.

[154] Fiorella D, Albuquerque FC, Woo H, et al. Neuroform in-stent stenosis: incidence, natural history, and treatment strategies. Neurosurgery, 2006, 59(1):34-42; discussion 34-42.

[155] Fischer B, Palkovic S, Wassmann H, et al. Endovascular management of tandem extracranial internal carotid artery aneurysms with a covered stent. J Endovasc Ther, 2004, 11(6):739-741.

[156] Fischer J, Mustafa H. Endoscopic-guided clipping of cerebral aneurysms. Br J Neurosurg, 1994, 8(5):559-565.

[157] Flett LM, Chandler CS, Giddings D, et al. Aneurysmal subarachnoid hemorrhage:management strategies and clinical outcomes in a

regional neuroscience center. AJNR Am J Neuroradiol, 2005, 26(2):367-372.

[158] Forbus WD. On the origin of miliary aneurysms of the superficial arteries. Bull Johns Hopkins Hosp, 1930, 47:239-284.

[159] Forster DM, Steiner L, Hakanson S, et al. The value of repeat pan-angiography in cases of unexplained subarachnoid hemorrhage. J Neurosurg, 1978, 48(5):712-716.

[160] Fox AJ, Drake CG. Aneurysm neck remnant following balloon embolization. J Neurosurg, 1987, 67(2):321-323.

[161] Fox AJ, Vinuela F, Pelz DM, et al. Use of detachable balloons for proximal artery occlusion in the treatment of unclippable cerebral aneurysms. J Neurosurg, 1987, 66(1):40-46.

[162] Fox J. Intracranial Aneurysms. New York: Springer-Verlag, 1983.

[163] Frizzell RT, Vitek JJ, Hill DL, et al. Treatment of a bacterial (mycotic) intracranial aneurysm using an endovascular approach. Neurosurgery, 1993, 32(5):852-854.

[164] Fujii Y, Takeuchi S, Sasaki O, et al. Ultra-early rebleeding in spontaneous subarachnoid hemorrhage. J Neurosurg,1996, 84(1):35-42.

[165] Fujita K, Yanaka K, Kamezaki T, et al. Ruptured middle cerebral artery aneurysm with intramural myxoid degeneration in a child. Pediatr Neurosurgery, 2003, 39(2):108-111.

[166] Fukushima T, Miyazaki S, Takusagawa Y, et al. Unilateral interhemispheric keyhole approach for anterior cerebral artery aneurysms. Acta Neurochir Suppl (Wien), 1991, 53:42-47.

[167] Gaba RC, Ansari SA, Roy SS, et al. Embolization of intracranial aneurysms with hydrogel-coated coils versus inert platinum coils: effects on packing density, coil length and quantity, procedure performance, cost, length of hospital stay, and durability of therapy. Stroke, 2006, 37(6):1443-1450.

[168] Georgopoulos CE, Papanikolaou PG, Vlachos KI, et al. Ruptured aneurysm at the trunk of the accessory middle cerebral artery. Acta Neurochir (Wien), 1999, 141(11):1233-1235.

[169] Ghinea N, van Gelder JM. A probabilistic and interactive decision-analysis system for unruptured intracranial aneurysms. Neurosurg Focus, 2004, 17(5):E9.

[170] Giampaolo C, Antonio S, Renato DP. Spontaneous occlusion of supraclinoid aneurysms after the creation of extra-Intracranial bypasses using long grafts: Report of two cases case report. Neurosurgery, 1999, 44(1):216-220 .

[171] Giannotta SL. Ophthalmic Segment Aneurysm Surgery. Neurosurgery, 2002, 50(3):558-562.

[172] Gibo H, Carver CC, Rhoton AL Jr, et al. Microsurgical anatomy of the middle cerebral artery. J Neurosurg, 1981, 54(2):151-169.

[173] Gibo H, Lenkey C, Rhoton AL Jr. Microsurgical anatomy of the supraclinoid portion of the internal carotid artery. J Neurosurg, 1981, 55(4):560–574.

[174] Gillingham FJ. The management of ruptured intracranial aneurysms. Ann R Coll Surg Engl, 1958, 23(2):89-117.

[175] Glaiberman CB, Towbin RB, Boal DK. Giant mycotic aneurysm of the internal carotid artery in a child: endovascular treatment. Pediatr Radiol, 2003, 33 (3):211-215.

[176] Gonzalez LF, Zabramski JM. Anatomic and clinical study of the orbitopterional approach to anterior communicating artery aneurysms. Neurosurgery, 2004, 54(4):1031-1032.

[177] Gonzalez N, Murayama Y, Nien YL, et al. Treatment of unruptured aneurysms with GDCs: clinical experience with 247 aneurysms. AJNR Am J Neuroradiol, 2004, 25(4):577-583.

[178] Gonzalez NR, Patel AB, Murayama Y, et al. Angiographic evidence of aneurysm neck healing following endovascular treatment with bioactive coils. AJNR Am J Neuroradiol, 2005, 26(4):912-914.

[179] Goto K, Halbach VV, Hardin CW, et al. Permanent inflation of detachable balloons with a low-viscosity, hydrophilic polymerizing system. Radiology, 1988, 169(3):787-790.

[180] Graf C, Hamby WB. Report of a care of cerebral aneurysm in an adult developing apparently de novo. J Neurol Neurosurg Psychiatry, 1964, 27:153-156.

[181] Graf CJ. Prognosis for patients with nonsurgically-treated aneurysms. Analysis of the cooperative study of intracranial aneurysms and subarachnoid hemorrhage. J Neurosurg, 1971, 35(4):438-443.

[182] Graf CJ. Spontaneous carotid-cavernous fistrla. Ehlers-Danlos syndrome and related conditions. Arch Neurol, 1965,13(6):662-672.

[183] Gralla J, Brekenfeld C, Schmidli J, et al. Internal carotid artery aneurysm with life-threatening hemorrhages in a pediatric patient: endovascular treatment options. J Endovasc Ther, 2004, 11(6): 734-738.

[184] Greenberg RK, Chuter TA, Sternbergh WC 3rd, et al. Zenith AAA endovascular graft: intermediate-term results of the US multicenter trial. J Vasc Surg, 2004, 39(6):1209-1218.

[185] Gurian JH, Martin NA, King WA, et al. Neurosurgical management of cerebral aneurysms following unsuccessful or incomplete endovascular embolization. J Neurosurg,1995, 83(5):843-853.

[186] Hacker RJ, Krall JM, Fox JL. General overview, in Fox JL ed. Intracranial Aneurysms, Vol I. New York: Springer-Verlag, 1983: 19-62.

[187] Hademenos GJ, Massoud TF, Turjman F, et al. Anatomical and morphological factors correlating with rupture of intracranial aneurysms in patients referred for endovascular treatment. Neuroradiology, 1998, 40(11):755-760.

[188] Hakuba A, Nishimura SJ, Inoue Y. Transpetrosal-transtentorial approach for and its application in the therapy of retrochiasmatic cranilpharyngiomas. Surg Neurol, 1985, 24:405-415.

[189] Hamada J, Nagahiro S, Mimata C, et al. Reconstruction of the posterior inferior cerebellar artery in the treatment of giant aneurysms. Report of two cases. J Neurosurg,1996, 85:496-499.

[190] Han DH, Gwak HS, Chung CK. Aneurysm at the origin of accessory middle cerebral artery associated with middle cerebral artery aplasia: case report. Surg Neurol, 1994, 42(5):388-391.

[191] Han MH, Kwon OK, Yoon CJ, et al. Gas generation and clot formation during electrolytic detachment of Guglielmi detachable coils: in vitro observations and animal experiment. AJNR Am J Neuroradiol, 2003, 24(3):539-544.

[192] Handa Y, Weir BK, Nosko M, et al. The effect of timing of clot removal on chronic vasospasm in a primate model. J Neurosurg, 1987, 67(4):558-564.

[193] Hardesty WH, Roberts B, Toole JF, et al. Studies of carotid-artery blood-flow in man. N Engl J Med,1960, 263:944-946.

[194] Hashizume K, Nukui H, Horikoshi T, et al. Giant aneurysm of the azygos anterior cerebral artery associated with acute subdural hematoma. Case report. Neurol Med Chir (Tokyo), 1992, 32(9): 693-697.

[195] Hayakawa M, Murayama Y, Duckwiler GR, et al. Natural history of the neck remnant of a cerebral aneurysm treated with the Guglielmi detachable coil system. J Neurosurg, 2000, 93(4):561-568.

[196] Heiskanen O. Risk of bleeding from unruptured aneurysms in cases with multiple intracranial aneurysms. J Neurosurg, 1981, 55(4):524-526.

[197] Henkes H, Liebig T, Reinartz J, et al. Endovascular occlusion of the basilar artery for the treatment of dissecting and dysplastic fusiform aneurysms. Nervenarzt, 2006, 77(2):192, 194-6, 198-200.

[198] Hernesniemi J, Ishii K,Niemelä M,et al. Lateral supraorbital approach as an alternative to the classical pterional approach. Acta Neurochir Suppl, 2005, 94:17-21.

[199] Hernesniemi J,Tapaninaho A,Vapalahti M,et al. Saccular Aneurysms of the Distal Anterior Cerebral Artery and Its Branches. Neurosurgery, 1992, 31(6): 994-998; discussion 998-999.

[200] Heros RC. Fusiform middle cerebral artery aneurysms. J Neurosurg, 2003, 99(2):215-216; discussion 216-217.

[201] Hetts SW, Narvid J, Sanai N, et al. Intracranial aneurysms in childhood: 27-year single-institution experience. AJNR Am J Neuroradiol, 2009, 30(7):1315-1324.

[202] Hetzel A, von Reutern G, Wernz MG, et al. The carotid compression test for therapeutic occlusion of the internal carotid artery. Comparison of angiography with transcranial Doppler sonography. Cerebrovasc Dis, 2000, 10(3):194-199.

[203] Higashida RT, Halbach VV, Dowd C, et al. Endovascular detachable balloon embolization therapy of cavernous carotid artery aneurysms: results in 87 cases. J Neurosurg, 1990, 72(6):857-863.

[204] Hoh BL, Carter BS, Putman CM, et al. Important factors for a combined neurovascular team to consider in selecting a treatment modality for patients with previously clipped residual and recurrent intracranial aneurysms. Neurosurgery, 2003, 52(4):732-738; discussion 738-739.

[205] Hoh BL, Cheung AC, Rabinov JD, et al. Results of a prospective protocol of computed tomographic angiography in place of catheter angiography as the only diagnostic and pretreatment planning study for cerebral aneurysms by a combined neurovascular team. Neurosurgery, 2004, 54(6):1329-1340; discussion 1340-1342.

[206] Holmes B, Harbaugh RE. Traumatic intracranial aneurysms: a contemporary review. J Trauma, 1993, 35(6):855-860.

[207] Huston J 3rd, Nichols DA, Luetmer PH, et al. Blind prospective evaluation of sensitivity of MR angiography to known intracranial aneurysm: importance of aneurysm size. AJNR Am J Neuroradiol, 1994,15(9):1607-1614.

[208] Huynh-Le P, Natori Y, Sasaki T. Surgical anatomy of the anterior clinoid process. J Clin Neurosci, 2004, 11(3):283–287.

[209] Imaizumi S, Onuma T, Motohashi O, et al. Growth of small unruptured intracranial aneurysm: case report.Surg Neurol,2002,58(2):155-156; discussion 156-157.

[210] International Study of Unruptured Intracranial Aneurysms Investigators.Unruptured intracranial aneurysms-risk of rupture and risks of surgical intervention. N Engl J Med, 1998, 339(24):1725-1733.

[211] Irie K, Negoro M, Hayakawa M, et al. Treatment of a spontaneous intracranial dissecting aneurysm with stent-assisted coil embolization. Neuroradiology, 2003, 45(11):825-829.

[212] Iwashita T, Kitazawa K, Koyama J, et al. A saccular-like dissecting aneurysm of the anterior cerebral artery that developed 2 years after an ischemic event. Surg Neurol, 2005, 64(6):538–541; discussion 541.

[213] Jacobson JH 2nd, Wallman LJ, Schumacher GA, et al. Microsurgery as an aid to middle cerebral artery endarterectomy. J Neurosurg, 1962, 19:108-15.

[214] Jaeger M, Soehle CS, Meixensberger J. Effects of decompressive craniectomy on brain tissue oxygen in patients with intracranial hypertension. J Neurol Neurosurg Psychiatry, 2003,74(4):513-515.

[215] Jane JA, Kassell NF, Torner JC, et al. The natural history of aneurysms and arteriovenous malformations. J Neurosurg, 1985,62(3):321-323.

[216] Jin SC, Kwon DH,Choi CG, et al. Endovascular strategies for vertebrobasilar dissecting aneurysms. AJNR Am J Neuroradiol, 2009, 30(8):1518-1523.

[217] Johnston SC,Wilson CB, Halbach VV, et al. Endovascular and surgical treatment of unruptured cerebral aneurysms: comparison of risks. Ann Neurol, 2000, 48(1):11-19.

[218] Johnston SC, Zhao S, Dudley RA, et al. Treatment of unruptured cerebral aneurysms in California. Stroke, 2001, 32(3):597–605.

[219] Juvela S, Porras M, Heiskanen O. Natural history of unruprured intracranial aneurysms: a long-term follow-up study. J Neurosurg, 1993, 79(2):174-182.

[220] Juvela S. Risk factors for multiple intracranial aneurysms. Stroke, 2000, 31(2):392-397.

[221] Kahilogullari G, Ugur HC. Accessory middle cerebral artery originating from callosomarginal artery. Clin Anat,2006,19(8):694-695.

[222] Kaido T, Nakase H, Goda K, et al. Value of 3D CTA in association with anterior cerebral artery with ruptured anterior communicating artery aneurysm. Acta Neurochir (Wien),2003,145(2):157-158.

[223] Kanal E, Shellock FG, Lewin JS. Aneurysm clip testing for ferromagnetic properties: clip variability issues. Radiology, 1996, 200(2):576-578.

[224] Kangarlu A, Shellock FG. Aneurysm clips: evaluation of magnetic field interactions with an 8.0 T MR system. J Magn Reson Imaging 2000, 12(1):107-111.

[225] Kangasniemi M, Mäkelä T, Koskinen S, et al. Detection of intracranial aneurysm with two-dimensional and three dimensional multislice helical computed tomographic angiography. Neurosurgery, 2004, 54(2):336-340; discussion 340-341.

[226] Kato Y, Sano H, Nagahisa S, et al. Endoscope-assisted microsurgery for cerebral aneurysms. Minim Invasive Neurosurg, 2000,43(2):91-97.

[227] Kawase T, Shinobara R, Toya S. Middle fossa transpetrosal-transtentorial approaches for sphenopetroclival meningiomas: surgical method and results in 10 patients. Neurosurgery,1991, 29:869-875.

[228] Kessler IM, Mounayer C, Piotin M, et al. The use of balloon-expandable stents in the management of intracranial arterial diseases: a 5-year single-center experience. AJNR Am J Neuroradiol, 2005, 26(9):2342-2348.

[229] Khan N, Yoshimura S, Roth P, et al. Conventional microsurgical treatment of paraclinoid aneurysms: state of the art with the use of the selective extradural anterior clinoidectomy SEAC. Acta Neurochir Suppl, 2005, 94:23-29.

[230] Khurana VG, Meissner I, Meyer FB. Update on genetic evidence for rupture-prone compared with rupture-resistant intracranial saccular aneurysms. Neurosurg Focus, 2004, 17(5):E7.

[231] King JT Jr, Berlin JA, Flamm ES. Morbidity and mortality from elective surgery for asymptomatic, unruptured, intracranial aneurysms: a meta-analysis. J Neurosurg, 1994, 81(6):837-842.

[232] Kinouchi H, Futawatari K, Mizoi K, et al. Endoscope-assisted clipping of a superior hypophyseal artery aneurysm without removal of the anterior clinoid process. Case report. J Neurosurg, 2002, 96(4):788-791.

[233] Klopfenstein JD, Spetzler RF, Kim LJ, et al. Comparison of routine and selective use of intraoperative angiography during aneurysm surgery: a prospective assessment. J Neurosurg, 2004, 100(2):230-235.

[234] Kneyber MC, Rinkel GJ, Ramos LM, et al. Early posttraumatic subarachnoid hemorrhage due to dissecting aneurysms in three children. Neurology, 2005, 65(10):1663-1665.

[235] Kocer N, Kizilkilic O, Albayram S, et al. Treatment of iatrogenic internal carotid artery laceration and carotid cavernous fistula with endovascular stent-graft placement. AJNR Am J Neuroradiol, 2002, 23(3):442-446.

[236] Koch P, Desal HA, Auffray-Calvier E, et al. Natural history and management of mycotic intracranial aneurysm. J Neuroradiol, 2005, 32(4):258-265.

[237] Koyama S, Kotani A, Sasaki J. Spontaneous dissecting aneurysm of the anterior cerebral artery: report of two cases. Surg Neurol, 1996,

46(1):55-61.

[238] Kremer C, Groden C, Lammers G, et al. Outcome after endovascular therapy of ruptured intracranial aneurysms: morbidity and impact of rebleeding. Neuroradiology, 2002, 44(11):942-945.

[239] Krings T, Hans FJ, Moller-Hartmann W, et al. Treatment of experimentally induced aneurysms with stents. Neurosurgery, 2005, 56(6):1347-1359; discussion 1360.

[240] Kuwabara S, Naitoh H. Ruptured aneurysm at the origin of the accessory middle cerebral artery: case report. Neurosurgery, 1990, 26(2):320-322.

[241] Kwak R, Mizoi K, Katakura R, et al. The correlation between hypertension in the past history and the incidence of cerebral aneurysm. Tohoku J Exp Med, 1979, 128(3):267-271.

[242] Kwan ES, Heilman CB, Shucart WA, et al. Enlargement of basilar artery aneurysms following balloon occlusion- "water-hammer effect". Report of two cases. J Neurosurg, 1991, 75(6):963-968.

[243] Kyoshima K, Kobayashi S, Wakui K, et al. A newly designed puncture needle for suction decompression of giant aneurysms. J Neurosurgery,1992,76(5):880-882.

[244] Ladouceur DL. Transcranial clipping of recurrent cerebral aneurysms after endovascular treatment. Stroke 1993;24(7):1087-1089.

[245] Lan Q, Gong Z, Kang D, et al. Microsurgical experience with keyhole operations on intracranial aneurysms. Surg Neurol, 2006, 66 Suppl 1:S2-9.

[246] Lawton MT, Spetzler RF. Surgical management of giant intracranial aneurysms: Experience with 171 patients. Clin Neurosurg, 1995, 42:245–266

[247] Le Roux PD, Winn HR. Anterior communicating artery aneurysms: surgical techniques. In Batjer HH(ed): Cerebrovascular Disease, 1st ed. Philandelphia: Lappincott Raven Publishers, 1997,1009-1022.

[248] Lee SY, Sekhar LN. Treatment of aneurysms by excision or interpositional grafting. Report of three cases. J Neurosurg, 1996, 85:178-185.

[249] Leibowitz R, Do HM, Marcellus ML, et al. Parent vessel occlusion for vertebrobasilar fusiform and dissecting aneurysms. AJNR Am J Neuroradiol, 2003, 24(5):902-907.

[250] Linfante I, Akkawi NM, Perlow A, et al. Polyglycolide/polylactide-coated platinum coils for patients with ruptured and unruptured cerebral aneurysms: a single-center experience. Stroke, 2005, 36(9):1948-1953.

[251] Locksley HB. Natural history of subarachnoid hemorrhage, intracranial aneurysms and arteriovenous malformations. J Neurosurg, 1966, 25(3):321-368.

[252] Lownie SP, Drake CG, Peerless SJ, et al. Clinical presentation and management of giant anterior communicating artery region aneurysms. J Neurosurg, 2000, 92(2):267-277.

[253] MacDonald JD, Antonelli P, Day AL. The anterior subtemporal, medial transpetrosal approach to the upper basilar artery and photomesencephalic junction. Neurosurgery,1998, 43:84-89.

[254] Mahel J, Hachinski V. Hypothermia as a potential treatment for cerebral ischemia. Cerebral Brain Metab Rev,1993, 5:277-300.

[255] Majoie CB, Sprengers ME, van Rooij WJ, et al. MR angiography at 3T versus digital subtraction angiography in the follow-up of intracranial aneurysms treated with detachable coils. AJNR Am J Neuroradiol, 2005, 26(6):1349-1356.

[226] Martin D, Rodesch G, Alvarez H, et al. Preliminary results of embolisation of nonsurgical intracranial aneurysms with GD coils: the 1st year of their use. Neuroradiology, 1996, 38 Suppl 1:S142-150.

[257] Matsumoto H, Takechi A, Kohno K, et al. "Kissing aneurysms" of the anterior communicating artery treated with coil embolization. J Endovasc Ther, 2005, 12(6):750-754.

[258] McKissock W, Richardson A, Walsh L. Anterior communicating aneurysms: a trial of conservative and surgical treatment, Lancet, 1965, 1: 873-876.

[259] Meder JF, Bracard S, Arquizan C, et al. Endovascular treatment using endoprosthesis and metallic stents for aneurysmal dissection of the intracranial vertebral artery. J Neuroradiol, 2001, 28(3): 166-175.

[260] Meisel HJ, Mansmann U, Alvarez H, et al. Cerebral arteriovenous malformations and associated aneurysms: analysis of 305 cases from a series of 662 patients. Neurosurgery, 2000, 46(4):793-800; discussion 800-802.

[261] Mitchell P, Vindlacheruvu RR, Mahmood K, et al. Supraorbital eyebrow minicraniotomy for anterior circulation aneurysms. Surg Neurol, 2005, 63(1):47-51; discussion 51.

[262] Mizutani T, Kojima H, Asamoto S, et al. Pathological mechanism and three-dimensional structure of cerebral dissecting aneurysms. J Neurosurg, 2001, 94 (5):712-717.

[263] Morawetz RB, Karp RB. Evolution and resolution of intracranial bacterial (mycotic) aneurysms. Neurosurgery, 1984,15(1):43-49.

[264] Mullan S, Raimondi AJ, Dobben G, et al. Electrically induced thrombosis in intracranial aneurysms. J Neurosurg, 1965, 22(6): 539-547.

[265] Murphy M, Bell D, Worth RD, et al. Angiography postclipping and coiling of cerebral aneurysms. Br J Neurosurg, 2005,19(3): 225-228.

[266] Nader-Sepahi A, Casimiro M, Sen J, et al. Is aspect ratio a reliable predictor of intracranial aneurysms rupture? Neurosurgery, 2004, 54(6):1343-1347; discussion 1347-1348.

[267] Nehls DG, Flom RA, Carter LP, et al. Multiple intracranial aneurysms: determining the site of rupture. J Neurosurg, 1985, 63(3): 342-348.

[268] Niemelä M, Koivisto T, Kivipelto L, et al. Microsurgical clipping of cerebral aneurysms after the ISAT Study. Acta Neurochir Suppl, 2005, 94:3-6.

[269] Obray R, Clatterbuck R, Olvi A, et al. De novo aneurysm formation 6 and 22 months after initial presentation in two patients. AJNR Am J Neuroradiol, 2003, 24:1811-1813.

[270] Ogawa T, Fujita H, Inugami A, et al. Anomalous origin of the posterior inferior cerebellar artery from the posterior meningeal artery. AJNR, 1991,12:186.

[271] Ogilvy CS, Hoh BL, Singer RJ, et al. Management of posterior circulation aneurysms by use of direct surgical or endovascular techniques.Neurosurgery, 2002, 51:14-22.

[272] Ohkuma H, Suzuki S, Ogane K; Study Group of the Association of Cerebrovascular Disease in Tohoku, Japan. Dissecting aneurysms of intracranial carotid circulation. Stroke, 2002, 33(4);941-947.

[273] Oikawa S, Kyoshima K, Kobayashi S. Surgical anatomy of the juxtadural ring area. J Neurosurg, 1998, 89(2):250-254.

[274] Orz YI, Hongo K, Tanaka Y, et al. Risks of surgery for patients with unruptured intracranial aneurysms. Surg Neurol, 2000, 53(1):21-27; discussion 27-29.

[275] Osborn AG. Normal vascular anatomy. In: Diagnostic Neuroradiology. St. Louis, MO: Mosby, 1994.

[276] Otawara Y, Suzuki M, Abe M, et al. Dissecting aneurysms of the anterior cerebral artery and accessory middle cerebral artery. Case report. Neurosurg Rev,1997, 20(2):145-148.

[277] Paine JT, Batjer HH, Samson D. Intraoperative ventricular puncture. Neurosurgery,1988, 22(6 Pt 1):1107-1109.

[278] Parkinson D, West M. Traumatic intracranial aneurysms. J Neurosurgery, 1980, 52(1):11-20.

[279] Pau A, Cossu M, Turtas S, et al. Association of aneurysm and arte-

rivenous malformation on the posterior inferior cerebellar artery: report of three further cases and review of the literature. Acta Neurol, 1994, 16:52-57.

[280] Payner TD, Horner TG, Leipzig TJ, et al. Role of intraoperative angiography in the surgical treatment of cerebral aneurysms. J Neurosurg, 1998, 88(3):441-448.

[281] Pentimalli L, Modesti A, Vignati A, et al. Role of apoptosis in intracranial aneurysm rupture.J Neurosurg,2004,101(6):1018-1025.

[282] Perata HJ, Tomsick TA, Tew JM Jr. Feeding artery pedicle aneurysms: association with parenchymal hemorrhage and arteriovenous malformation in the brain. J Neurosurg, 1994, 80(4):631-634.

[283] Pereira LP, Nepomuceno LA, Coimbra PP, et al. Persistent trigeminal artery: angio-tomography and angio-magnetic resonance finding. Arq Neuropsiquiatr, 2009, 67(3B):882-885.

[284] Perneczky A, Boecher-Schwarz HG. Endoscope-assisted microsurgery for cerebral aneurysms. Neurol Med Chir (Tokyo), 1998, 38 Suppl:33-34.

[285] Pierot L, Delcourt C, Bouquigny F, et al. Follow-up of intracranial aneurysms selectively treated with coils: Prospective evaluation of contrast-enhanced MR angiography. AJNR Am J Neuroradiol, 2006, 27(4):744-749.

[286] Ponce FA, Albuquerque FC, McDougall CG, et al. Combined endovascular and microsurgical management of giant and complex unruptured aneurysms. Neurosurg Focus, 2004, 17(5):E11.

[287] Pool JL, Ransohoff J, Yahr MD, et al. Early surgical treatment of aneurysms of the circle of Willis. Neurology, 1959, 9(7):478-486.

[288] Pumar JM, Pardo MI, Carreira JM, et al. Endovascular treatment of an acutely ruptured intracranial aneurysm in pregnancy: report of eight cases. Emerg Radiol, 2010, 17(3):205-207.

[289] Qureshi AI, Suarez JI, Parekh PD, et al. Risk factors for multiple intracranial aneurysms. Neurosurgery,1998, 43(1):22-26; discussion 26-27.

[290] Rabinov JD, Hellinger FR, Morris PP, et al. Endovascular management of vertebrobasilar dissecting aneurysms. AJNR Am J Neuroradiol, 2003, 24(7):1421-1428.

[291] Rabinstein AA, Nichols DA. Endovascular coil embolization of cerebral aneurysm remnants after incomplete surgical obliteration. Stroke, 2002, 33(7):1809-1815.

[292] Ramsdale DR, Mushahwar SS, Morris JL. Repair of coronary artery perforation after rotastenting by implantation of the Jostent covered stent. Cath Cardiovasc Diagn, 1998, 45:310-313.

[293] Redekop G, Marotta T, Weill A. Treatment of traumatic aneurysms and arteriovenous fistulas of the skull base by using endovascular stents. J Neurosurg, 2001, 95(3):412-419.

[294] Reynolds O. An experimental investigation of the circumstances which determine whether the motion of water shall be direct or sinous and of the law of resistance in parallel channels. Phil Trans R Soc, 1883, 174:935-982.

[295] Rhoton AL. The cerebellar arteries. Neurosurgery, 2000, 47(suppl): 29-67.

[296] Riina HA, Lemole GM Jr, Spetzler RF. Anterior communicating artery aneurysms. Neurosurgery, 2002, 51(4):993-996.

[297] Rordorf G, Bellon RJ, Budzik RE Jr, et al. Silent thromboembolic events associated with the treatment of unruptured cerebral aneurysms by use of Guglielmi detachable coils: prospective study applying diffusion-weighted imaging. AJNR Am J Neuroradiol, 2001, 22(1):5-10.

[298] Rosenørn J, Eskesen V, Madsen F, et al. Importance of cerebral panangiography for detection of multiple aneurysms in patients with aneurysmal subarachnoid hemorrhage. Acta Neurol Scand, 1993, 87(3):215-218.

[299] Ruigrok YM, Rinkel GJ, Algra A, et al. Characteristics of intracranial aneurysms in patients with familial subarachnoid hemorrhage. Neurology, 2004, 62(6):891-894.

[300] Ruigrok YM, Rinkel GJ, Wijmenga C. Familial intracranial aneurysms. Stroke, 2004, 35:E59-E60.

[301] Saatci I, Cekirge HS, Ozturk MH, et al. Treatment of internal carotid artery aneurysms with a covered stent: experience in 24 patients with mid-term follow-up results. AJNR Am J Neuroradiol, 2004, 25(10): 1742-1749.

[302] Salazar Flores J, Vaquero J, Garcia Sola R, et al. Traumatic false aneurysms of the middle meningeal artery. Neurosurgery, 1986, 18(2):200-203.

[303] Samosiuk IZ, Verkhogliadova TP, Macheret EL, et al. Status of cerebral ventricles and meninges in subarachnoid hemorrhage (clinico-pathomorphological studies). Zh Nevropatol Psikhiatr Im S S Korsakova, 1989, 89(9):12-18.

[304] Schievink W. Spontaneous dissection of the carotid and vertebral artery. N Engl J Med, 2001, 344(12):898-906.

[305] Schievink WI, Mokri B, O'Fallon WM. Recurrent spontaneous cervical artery dissecyion. N Eng J Med, 1994, 330(6):393 -397.

[306] Sciubba DM, Gallia GL, Recinos P, et al. Intracranial aneurysm following radiation therapy during childhood for a brain tumor. Case report and review of the literature. J Neurosurg, 2006, 105(2 Suppl):134-139.

[307] Sekhar LN, Estonillo R. Transtemporal approach to the skull base: an anatomical study. Neurosurgery, 1986, 19:799-808.

[308] Sen CN, Sekhar LN. The subtemporal and preauricular infratemporal approach to intrdural structures ventral to the brainstem. J Neurosurg,1990, 73:345-354.

[309] Sengupta RP. Surgical treastment of anterior cerebral and communicating artery aneurysms. In Schmidek HH, Sweet WH: Operative Neurosurgical Techniques 4th ed. Philadelphia: WB Saunders, 2000, 1117-1138.

[310] Shellock FG, Shellock VJ. Spetzler titanium aneurysm clips: compatibility at MR imaging. Radiology,1998, 206(3):838-841.

[311] Shellock FG, Tkach JA, Ruggieri PM, et al. Aneurysm clips: evaluation of magnetic field interactions and translational attraction by use of "long-bore" and "short-bore" 3.0-T MR imaging systems. AJNR Am J Neuroradiol, 2003, 24(3):463-471.

[312] Siesjo BK. Pathophysiology and treatment of cerebral ischemia. Part II: mechanisms of damage and treatment. J Neurosurg, 1992, 77:337-354.

[313] Slob MJ, van Rooij WJ, Sluzewski M. Influence of coil thickness on packing, re-opening and retreatment of intracranial aneurysms: a comparative study between two types of coils. Neurol Res, 2005, 27 Suppl 1:S116-119.

[314] Sluzewski M, Menovsky T, van Rooij WJ, et al. Coiling of very large or giant cerebral aneurysms: long-term clinical and serial angiographic results. Serial angiographic results. AJNR Am J Neuroradiol, 2003, 24(2):257-262.

[315] Smith ER, Carter BS, Ogilvy CS. Proposed use of prophylactic decompressive craniectomy in poor-grade aneurysmal subarachnoid hemorrhage patients presenting with associated large sylvian hematomas. Neurosurgery, 2002, 51(1):117-124; discussion 124.

[316] Spallone A, De Santis S, Giuffre R. Peripheral aneurysms of the anterior inferior cerebellar artery: case report and review of literature. Br J Neurosurg, 1995, 9:537-541.

[317] Spetzler RF, Graham TC. The far lateral approach to the inferior clivus and the upper cervical region: technical note. Barrow Neurolog Inst Quart, 1990, 6:35-38.

[318] Stehbens WE. Etiology and pathogenesis of intracranial berry aneu-

rysms. In Fox JL. Intracranial Aneurysms, New York: Springer-Verlag, 1983:358-431.

[319] Steiger HJ, Lins F, Mayer T, et al. Temporary aneurysms orifice balloon occlusion as an alternative to retrograde suction decompression for giant paraclinoid internal carotid artery aneurysms: technical note. Neurosurgery, 2005, 56(2 suppl):E422; discussion E442.

[320] Suga M, Yamamoto Y, Sunami N, Abe T, et al. Growth of asymptomatic unruptured aneurysms in follow-up study: report of three cases. No Shinkei Geka, 2003, 31(3):303-308.

[321] Sugita K, Hirota T, Iguchi I, et al. Comparative study of the pressure of various aneurysm clips. J Neurosurg, 1976, 44(6):723-727.

[322] Suzuki J, Takaku A, Yoshimoto T. Early operation of ruptured intracranial aneurysms. No To Shinkei, 1971, 23(11):1281-1286.

[323] Sweet WH, Sarnoff SJ, Bakay L. A clinical method for recording internal carotid pressure: significance of changes during carotid occlusion. Surg Gynecol Obstet, 1950, 90(3):327-334.

[324] Takaishi Y, Yamashita H, Tamaki N. Cadaveric and clinical study of endoscope-assisted microneurosurgery for cerebral aneurysms using angle-type rigid endoscope. Kobe J Med Sci, 2002, 48(1-2):1-11.

[325] Tarr RW, Jungreis CA, Horton JA, et al. Complications of preoperative balloon test occlusion of the internal carotid arteries: experience in 300 cases. Skull Base Surg, 1991, 1(4):240-244.

[326] Tindall GT, Odom GL, Cupp HB, et al. Studies on carotid artery flow and pressure. Observation in 18 patients during graded occlusion of proximal carotid artery. J Neurosurg,1962,19:917-923.

[327] Tokunaga K, Kusaka N, Nakashima H, et al. Coil embolization of intradural pseudoaneurysms caused by arterial injury during surgery: report of two cases. AJNR Am J Neuroradiol, 2001, 22(1):35-39.

[328] Tummala RP, Başkaya MK, Heros RC. Contemporary management of incidental intracranial aneurysms. Neurosurg Focus, 2005,18(1):e9.

[329] Uchino A, Nomiyama K, Takase Y, et al. Anterior cerebral artery variations detected by MR angiography. Neuroradiology, 2006, 48(9):647-652.

[330] Uchino M, Kitajima S, Sakata Y, et al. Ruptured aneurysm at a duplicated middle cerebral artery with accessory middle cerebral artery. Acta Neurochir (Wien), 2004, 146(12):1373-1374; discussion 1375.

[331] Ujiie H, Sato K, Onda H, et al. Clinical analysis of incidentally discovered unruptured aneurysms. Stroke, 1993, 24(12):1850-1856.

[332] van der Meulen JH, Weststrate W, van Gijn J, et al. Is cerebral angiography indicated in infective endocarditis? Stroke, 1992, 23(11): 1662-1667.

[333] van der Schaaf IC, Velthuis BK, Wermer MJ, et al. New detected aneurysms on follow-up screening in patients with previously clipped intracranial aneurysms comparison with DSA or CTA at the time of SAH. Stroke, 2005, 36(8):1753-1758.

[334] van Loveren HR, Keller JT, el-Kalliny M, et al. The Dolenc technique for cavernous sinus exploration (cadaveric prosection) . J Neurosurgery,1991, 74(5):837-844

[335] Vanninen RL, Manninen HI, Rinne J. Intrasellar Iatrogenic carotid pseudoaneurysm: endovascular treatment with a polytetrafluoroethylene-covered stent. Cardiovasc Intervent Radiol, 2003, 26(3): 298-301.

[336] Villablanca JP, Hooshi P, Martin N, et al. Three-dimensional helical computerized tomography angiography in the diagnosis, characterization, and management of middle cerebral artery aneurysms: comparison with conventional angiography and intraoperative findings. J Neurosurg, 2002, 97(6):1322-1332.

[337] Waga S, Otsubo K, Handa H. Warning signs in intracranial aneurysms. Surg Neurol, 1975, 3(1):15-20.

[338] Walsh M, Adams WM, Mukonoweshuro W. CT angiography of intracranial aneurysms related to arteriovenous malformations: a cautionary tale. Neuroradiology, 2006, 48(4): 255-258.

[339] Wardlaw JM, White PM. The detection and management of unruptured intracranial aneurysms. Brain, 2000, 123(Pt 2):205-221.

[340] Weber W, Siekmann R, Kis B, et al. Treatment and follow-up of 22 unruptured wide-necked intracranial aneurysms of the internal carotid artery with Onyx HD 500. AJNR Am J Neuroradiol, 2005, 26(8):1909-1915.

[341] Weir B. Unruptured intracranial aneurysms: a review. J Neurosurg, 2002, 96(1):3-42.

[342] Westphal M, Grzyska U. Clinical significance of pedicle aneurysms on feeding vessels, especially those located in infratentorial arteriovenous malformations. J Neurosurg, 2000, 92(6):995-1001.

[343] White PM, Wardlaw JM. Unruptured intracranial aneurysms. J Neuroradiol, 2003, 30:336-350.

[344] Whittaker P, Schwab ME, Canham PB. The molecular organization of collegen in saccular aneurysms assessed by ploarized light microscopy. Connet Tissue Res, 1988, 17(1):43-54.

[345] Wiebers DO, Whisnant JP, Sundt TM Jr, et al. The significance of unruptured intracranial saccular aneurysms. J Neurosurg, 1987, 66(1):23-29.

[346] Wilson FM, Jaspan T, Holland IM. Multiple cerebral aneurysmsa reappraisal. Neuroradiology, 1989, 31(3):232-236.

[347] Winn HR, Almaani WS, Berga SL, et al. The long-term outcome in patient with multiple aneurysms. Incidence of late hemorrhage and implications for treatment of incidental aneurysms. J Neurosurg, 1983, 59(4):642-651.

[348] Winn HR, BRITZ GW. Unruptured aneurysms. J Neurosurg, 2006, 104:179-182.

[349] Wintermark M, Uske A, Chalaron M, et al. Multislice computerized tomography in the evaluation of intracranial aneurysms: a comparison with intraarterial digital subtraction angiography. J Neurosurg, 2003, 98(4):828-836.

[350] Wirth FP, Laws ER Jr, Piepgras D, et al. Surgical treatment of incidental intracranial aneurysms. Neurosurgery, 1983, 12(5):507-511.

[351] Yamada M, Kitahara T, Kurata A, et al. Intracranial vertebral artery dissection with subarachnoid hemorrhage: Clinical characteristics and outcomes in conservatively treated patients. J Neurosurg, 2004,101(1):25-30.

[352] Yamaura A. Diagnosis and treatment of vertebral aneurysm of vertebral aneurysms. J Neurosurg, 1988, 69:345-349.

[353] Yaşargil MG. Microneurosurgery, Vol 1. New York: George Thieme Verlag Stuttgart, 1984, 279.

[354] Yonas H, Agamanolis D, Takaoka Y, et al. Dissecting intracranial aneurysms. Surg Neurol, 1977, 8(6):407-415.

[355] Yoneoka Y, Takeda N, Akira I, et al. Ruptured de novo intracranial aneurysms. Acta Neurochir (Wien) , 2004, 146(9):979-981; discussion 981.

[356] Young WL, Lawton MT, Gupta DK, et al. Anesthetic management of deep hypothermic circulatory arrest for cerebral aneurysm clipping. Anesthesiology, 2002, 96(2):497-503.

[357] Yuki I, Murayama Y, Vinuela F. Endovascular management of dissecting vertebrobasilar artery aneurysms in patients presenting with acute subarachnoid hemorrhage. J Neurosurg, 2005, 103(4): 649-655.

[358] Zabramski JM, Kiriş T, Sankhla SK, et al. Orbitozygomatic craniotomy. Technical note. J Neurosurg ,1998, 89(2):336-341.

[359] Zipfel GJ, Dacey RG. Update on the management of unruptured intracranial aneurysms. Neurosurg Focus , 2004, 17(5):E2.

第五章

脑血管畸形
Intracranial Vascular Malformations

第一节　概　　述

脑血管畸形是一种脑血管的先天性发育异常。由于脑血管发育障碍引起原始血管通路持续存在，造成脑局部血管的结构和数量异常。这种血管异常影响正常脑血流，同时也随血流动力学的异常而发生变化。

一、简　史

简要的历史复习可能有助于了解当代对脑血管畸形的病理和发生机理以及诊断和治疗方式的认识过程。早在 17 世纪前已有关于皮肤和其他可见的器官，如眼、唇、耳的血管畸形的报告。17 世纪至 19 世纪，随着在系统循环和脑循环方面认识的提高，已经能够识别颅外血管畸形的临床和某些血流动力学方面的特点。虽然病理学家和外科医生称其为"可膨胀的肿瘤"，但已明确颅外血管畸形具有动脉和静脉之间的异常交通，可以产生很响的杂音和很强的震颤。当压迫动脉和静脉之间的异常交通点时，能缩小静脉，停止搏动，消除杂音和震颤。William 和 Hunter 第一次提出术语"吻合"（anastomosis），以表示动静脉之间的连接，而 John Hunter 提出术语"侧支"（collateral），以表示动静脉之间次要的连接。1850 年以后，有关这些可膨胀肿瘤的论文迅速增加，根据不同解剖描述的病理分类变得十分混乱。与正在变化的病理概念相适应，颅外血管畸形的手术也在逐步演变。过去治疗的方式包括：①病灶内注射硬化剂，如氯化亚铁、甘油、鞣酸、碳酸、酒精等；②电灼术；③供血动脉结扎；④摘除术等。近代的治疗在此基础上增加了一些新的方法，如放疗、电凝、冷冻、激光、栓塞等。

1854 年 Hughes 和 Bennet 提出血管瘤（angioma）的命名，仍坚持新生物的本质。1863 年 Virchow 发表的论文，在脑血管畸形历史上可称为第一个真正的里程碑。他完全否定了 Rokitausky 的新生物学说，当时采用"吻合的动脉瘤"（aneurysm per anastomosis）的名称，代表由动脉的病理性作用所致的静脉扩张，并将血管瘤划分为海绵状血管瘤、单纯血管扩张症、葡萄状和淋巴类型血管瘤。

Steinheil（1894）最早报告脑动静脉畸形的临床病例，描述该病的症状学和病理解剖学发现。Hoffmann（1898）第一个从临床上诊断了脑 AVM。随着 19 世纪末脑肿瘤手术的开展，临床、病理、手术观察的 AVM 的病例数目迅速增加，至 1936 年共报告 120 例脑 AVM。早期手术大多数由一般外科医生进行，Giordano（1889）是第一个进行脑 AVM 手术的人，只是简单地结扎了左额表面的病理血管，没有显露位于皮质下深部 AVM 的剩余部分。著名法国外科医生 Pean（1889）在治疗 1 例 15 岁 Jackson 癫痫患儿时，第一次完全切除了脑 AVM。Cushing（1928）和 Dandy（1926）分别报告 14 例和 15 例 AVM 手术治疗的经验。Dott（1935）第一个报告脑 AVM 的血管造影表现，不仅可以诊断 AVM，而且可以了解其部位、大小、结构、供血动脉和引流静脉的数目。Olivecrona 从 1932 年开始手术治疗脑 AVM，到 1954 年一共手术治疗 81 例，死亡率为 9%。在第一届欧洲神经外科年会（布鲁塞尔，1957）上，专门讨论了脑 AVM 的手术经验，一致认为全部切除病变是所有可能手术病人的目标，姑息性操作，如减压术、结扎颈动脉、电凝或切除部分病变等，都是无效的。

Tonnis（1959）发表 54 例位于半球重要功能区的 AVM，认为全切除 AVM 是可能的，而且是最好的治疗形式，术前的功能缺失常常在术后好转，手术所致新的功能缺失大多数为暂时性。Zoltan（1968）强调这些手术成功的主要原因是组成畸形的血管并不供应正常脑组织。位于深部的 AVM，一般认为是不能手术的。然而，Kune（1967）、Morello（1967）等确实在显微外科技术以前已能切除这些病变。Yaşargil（1969）最早报告在显微外科技术下治疗 AVM 的经验，效果良好。Krayenbuhl（1966）回顾性研究 186 例 AVM，将病人分成 3 组，即无治疗、姑息治疗和完全切除组。15 年以后（1984）又进行第二次分析，清楚地证明脑 AVM 完全切除组病人没有复发出血，结果比其他 2 组病人的复发出血率好得多。也有不少学者致力于脑血管畸形的自然病程的研究。Crawford（1986）报告 343 例 AVM 中有 217 例非手术治疗，随访平均 10.4 年，结果 40% 发生出血、29% 死亡、18% 发生癫痫、27% 发生新的神经功能缺失。

由于大量有关脑血管畸形的研究是回顾性的，一旦出现临床症状一般进行手术治疗，不治疗的病人都有各种原因，也没有进行有组织的随访，故脑血管畸形的自然病史仍不十分清楚。从 CT、MRI 和选择性 DSA 上得到关于 AVM 的大小、部位和形状的精确结构和组成的资料，以及用 Doppler 超声、PET 等进行的研究，仍然不能作出任何有关 AVM，如出血、缺血和生长等后果的结论。虽然统计学的研究显示 AVM 是比动脉瘤更为良性的病变，而实际上并无真正的临床意义。对于某个脑血管畸形病人来讲，没有人能预料将发生什么变化，其确切的危险性远远没有搞清楚。最近 30 年来，三种技术，即显微外科、血管内栓塞和立体定向放射外科，已发展到一定程度。在治疗上提供了新的选择，可以单一或者联合运用这些技术。Yaşargil 认为需要进一步发展更有效的手术技术，使手术效果进一步改善。

二、发病原因

脑血管起源于中胚层。当胚胎刚开始形成神经沟时，在胚胎的中胚层内分化出血管母细胞，这些细胞排列成条索状，逐渐在细胞条索的中央出现管道，形成原始的血管，进而形成原始血管网。当胚胎形成神经管时，原始血管网即攀附于神经管的表面，部分伸入神经管壁内。随着胚胎的发育，血管网又分化出动脉、毛细血管及静脉。随着脑的发育，有些血管扩大成为脑的主要供血动脉，有些则逐渐退化而闭塞。同时按血管所在部位的深浅不同又发育成颅外血管、脑膜血管及脑内血管等层次。

Streeter 将脑血管的发生过程分为下列几个阶段。①原始血管芽胚期：在这时期如出现障碍，可产生血管母细胞瘤，具有肿瘤的生物学特性。②原始血管网期：在血管内已有血液流动，随着血液流过的多少，血管分化出动脉、静脉及毛细血管。在这时期出现的障碍产生脑 AVM。③血管分层期：出现颅外血管、硬脑膜血管以及软脑膜和脑内血管三层。在这时期出现的障碍产生颅面 - 脑膜 - 脑血管瘤病（Sturge-Weber 综合征）。④脑血管成型期：形成脑的主要血管，如颈内动脉，大脑前、中、后动脉，前、后交通动脉及脑底动脉环等。在这时期出现的畸形一般为脑血管排列上的异常。如前交通动脉缺如、原始三叉动脉、原始舌下动脉、动脉成窗畸形等。⑤血管壁成熟期：血管壁在组织学上臻于完善，不论动脉还是静脉，都具有较完整的内膜、中层与外膜，中层内有弹力层和肌层。在这时期出现的畸形为血管壁上的缺陷，成为动脉瘤形成的重要因素之一。

血管畸形的病因，一般认为是脑血管系统在颅脑血管形成的第二期到第五期出现的发育不良。然而，脑血管畸形真正的发病机理仍不清楚，目前有以下几种假说。

（1）原始毛细血管发育停滞假说 脑血管畸形的发生是由于一个共同机理，即毛细血管网发育停滞或发育不良。Kaplan 和 Meier（1958）根据尸检标本的观察，大脑半球内 AVM 表现了原始动脉 - 静脉交通的持续存在，而正常胚胎发育时应为毛细血管网所取代。Hamby（1958）认为从血流动力学观点看，AVM 的基本特点是病变累及区缺乏血管阻力，而正常的血管阻力是由毛细血管床提供的。Stein 和 Wolpert（1980）认为原始的动脉、静脉和毛细血管

第一节　SECTION 1

正常发育的停止，造成动脉、静脉通过不成熟或分化不良的血管直接交通，其间没有毛细血管床。Gold（1984）认为在正常动脉和静脉之间直接的端-端吻合，表现为动静脉瘘；在动、静脉之间有分化不良的网或不成熟的血管，表现为典型的 AVM。

（2）原始毛细血管形成后继发性破坏假说　在动脉和静脉之间已经形成毛细血管以后，由于某种因子破坏了毛细血管，使动脉和静脉形成直接交通，但这种毛细血管破坏因子还没有被证实。

（3）局部或区域性毛细血管疾病假说　在一个原始的特定血管分布区，毛细血管的正常发育紊乱，然而这些毛细血管并不是完全消失，而是增生。这种不明原因的增生性毛细血管病变的特点是原始毛细血管丛成为发育变形或发育不良的血管，不符合动脉、静脉或毛细血管的组织学标准。事实上，畸形血管团内的血管要进行组织上的分类，即使可能，也是十分困难的。

Meyermann 和 Yaşargil（1985）在 41 例手术得到血管畸形标本的电镜研究中，发现小血管的超微结构可以分成两种类型，即具有紧密内皮细胞层的血管和具有开窗的内皮细胞层的血管。后一类型的血管肯定是异常的，因为内皮细胞的开窗不发生在正常的脑血管，只在脉络丛、松果体、垂体腺和下丘脑的某些核的血管中才能见到。另外还观察到在脑表浅部位病理血管周围的蛛网膜纤维上有新生的毛细血管，也支持增生性毛细血管病变的概念。

根据毛细血管病累及原始血管丛的范围，血管畸形可以分为局限性、多发性或弥漫性。这种原始毛细血管疾病造成的结果是动脉（或小动脉）和静脉（或小静脉）两者都发育不良。通过血管造影可以观察到这种发育不良血管各种类型的异常连接：胚胎血管丛的持续存在可导致无直接动静脉瘘的单纯丛状血管畸形；胚胎血管丛的逐步和不完全的破坏可导致混合型畸形，其由丛状血管成分和直接动静脉瘘二者组成，丛状成分占优势还是瘘性血管占优势，依赖于原始血管丛破坏的程度；原始血管丛逐步和完全的破坏将导致单纯、直接的动静脉瘘。很明显，在单纯血管丛状畸形中，血管阻力最高；在单纯血管瘘性畸形中，血管阻力最低。这符合血管造影的观察，通过丛状病变的血流比通过瘘性病变的血流要慢。

虽然临床上脑血管畸形可区分为不同的类型，但不少发现支持其有单一的原始病变和共同的发病机理。①不同类型的脑血管畸形在血管造影上是可以区别的，但某些临床表现如癫痫、出血、进行性神经功能缺失或头痛等症状相同，尽管在发生率上有一些差异。②在血管造影上可发现一些非典型病例。Huang 等（1984）报告 14% 的静脉血管瘤病人含有细小的动脉，在血管造影的动脉期上形成网状染色。Rosenbaum（1974）在毛细血管扩张症病例中，观察到一个早期出现的血管染色和早期的静脉引流，提示存在小的或隐匿性 AVM。③手术发现也证明在畸形病变中有不同的组织学类型，如海绵状血管瘤手术时，常可观察到轻度扩张的动脉进入病变，静脉畸形手术中发现有肯定的动脉成分。④病理检查中也可发现典型的静脉血管畸形内含有小的 AVM，有共同的引流静脉。在 30%AVM 的病例中也可以观察到静脉畸形。说明不同的病理病种之间，如静脉血管畸形和 AVM 之间，存在密切的胚胎学关系。⑤在静脉血管畸形病例中，血管造影经常发现邻近的髓静脉或室管膜下静脉发育不良或缺如，可能为胎儿或宫内静脉结构的持续存在。因此，病理、解剖、血管造影、手术和临床上的证据都表明所有类型的脑血管畸形有共同的发病机理，即毛细血管疾病。病理学家描述、神经放射学家血管造影诊断和神经外科医生手术观测的脑血管畸形的各种有区别的类型，可能仅仅是同一疾病的不同表现。

三、脑血管畸形的分类

脑血管畸形的分类方法较多，比较混乱，现从不同的角度介绍各种分类方法。

（一）形态学分类

脑血管畸形分类的形态学依据包括：①血管壁的组成；②在畸形血管的间隙是否存在脑组织；③间隙内存在的是正常脑组织还是胶质增生。McCormick（1966）根据这些将脑血管畸形分成 5 种类型（图 5-1）。

（1）动静脉畸形（arteriovenous malformation, AVM）　以前也称为动静脉血管瘤（arteriovenous angioma）。这是一类最为常见的颅内血管畸形，可发生于脑的任何部位。典型的 AVM 包括三部分：一是畸形血管本身，像一团蚯蚓，为卷曲的血管团；二是供血动脉；三是引流静脉。畸形血管团呈楔形，

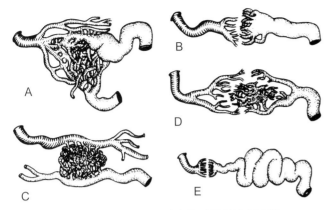

图 5-1　McCormick 脑血管畸形分类示意图
A. 动静脉畸形。**B.** 静脉性血管畸形。**C.** 海绵状血管畸形。
D. 毛细血管扩张。**E.** 静脉曲张。

以脑表面为基底，尖端指向脑室。畸形血管的粗细不等，有的直径可达 1 cm。脑表面的软脑膜增厚和浑浊，可发生钙化。显微镜下见畸形中有明显的动脉和静脉，还有管壁厚薄不匀并有透明变性的血管，既不像动脉也不像静脉。常见节段性血管扩张，呈动脉瘤样改变，血管之间可见退变的脑组织。

　　（2）**静脉性血管畸形**（venous malformation）或静脉性血管瘤（venous angioma），与 AVM 相似，但不含有动脉成分，管壁上有很少的平滑肌和弹力纤维，常有透明变性和增厚。

　　（3）**海绵状血管畸形**（cavernous malformation）或海绵状血管瘤（cavernous angioma），没有明显的供血动脉和引流静脉，貌似真性肿瘤。其体积大小不等，可小至数毫米，像一个淤血点，大至数厘米，像一个紫红色界限清楚的肿瘤，少数还有包膜。可发生于脑的任何部位，多为单发，也可为多发。显微镜下可见此种病变含有明显的窦状血管，其间无脑组织。血管壁中无平滑肌和弹力纤维，可发生钙化或透明变性，管腔内可形成血栓。

　　（4）**毛细血管扩张症**（telangiectases）又称毛细血管瘤（capillary angioma），为小而单发的血管畸形，多见于脑桥内，边界不清楚。显微镜下见多数薄壁的毛细血管，薄壁中无平滑肌和弹力纤维，管径粗细不等，有的呈海绵状扩张，易与海绵状血管瘤相混淆，但在血管之间有神经组织，可资区别。血管间的组织多发生胶质样变，有的发生钙化。这种病变常伴有脑面血管瘤病或家族性毛细血管扩张症。

　　（5）**静脉曲张**（varix）为单条或多条扩张的静脉，体积很小，肉眼看来像一块淤血斑，但大多数肉眼不能看到。有的发生于脑膜上，病变中含薄壁的静脉可发生出血。有些 Galen 静脉动脉瘤样扩张可能属于此类，但体积甚大，为一种特殊的类型。

（二）血流动力学分类

　　在脑血管畸形的不同类型中，静脉性和海绵状血管畸形与典型的 AVM 相反，血流动力学特征是缺少典型的动静脉分流，因此血流缓慢，血流量小，血管造影上通过它们的循环时间正常，甚至延缓。术语"畸形血管团"指的是在血管畸形内动静脉分流发生的部位，故静脉性血管畸形、海绵状血管畸形和毛细血管扩张症并不具有"畸形血管团"。从血流动力学的观点看，脑血管畸形可分成两大组：①特征为高血流病变伴有动静脉分流，包括丛状型和瘘型 AVM；②特征为慢血流病变不伴动静脉分流，包括静脉性血管畸形、海绵状血管瘤和毛细血管扩张症。应强调在这两组主要类型之间可存在过渡类型，即静脉性血管畸形伴有动脉成分和动静脉分流（表 5-1）。偶然，不同类型的脑血管畸形可共存于同一病人中。

表 5-1　脑血管畸形的血流动力学分类

（1）高血流病变伴动静脉分流
① AVM　瘘型，单或多数动脉供血
② AVM　丛状型
③ AVM　混合型，丛状 + 瘘性型
（2）慢血流病变不伴动静脉分流
① 静脉性血管畸形
② 海绵状血管畸形
③ 毛细血管扩张症
（3）过渡型和共存病变
① 高血流和低血流病变
a. 静脉性血管瘤伴动脉成分
b. AVM 和静脉性血管畸形
② 慢血流病变
a. 静脉性血管畸形和海绵状血管瘤
b. 毛细血管扩张症和海绵状血管瘤
c. 静脉性血管畸形和毛细血管扩张症

（三）Yaşargil 的分类

　　根据血管造影中动脉、静脉、毛细血管和异常血管的相对优势和分布，Yaşargil 从神经放射、神经病理、神经外科的实际应用出发对脑血管畸形进行详细的分类（表5-2）。

表5-2 Yaşargil 的脑血管畸形分类

(1) 毛细血管扩张症

(2) 海绵状血管畸形
　①髓内
　②髓外

(3) 静脉性血管畸形
　①皮层内
　②皮层下（髓型）
　　a.表浅；b.深部

(4) 动静脉畸形
　①丛型：扩张扭曲的病理血管伴有增厚和（或）变薄的壁、动脉扩张、动脉瘤、静脉扩张；可以是隐匿、小、中、大或巨大的；可以是单一或多发；可以有单个血管巢，伴有单个或多个血管腔隙
　②动静脉瘘：在动脉和静脉通道之间有直接交通
　　a.简单；b.复杂
　③过渡类型
　　较多的瘘型 > 较少的丛型
　　较多的丛型 > 较少的瘘型

(5) 过渡类型畸形
　上述一种以上类型的组织学特征出现在同一畸形中

目前，临床上仍广泛采用 Russell 和 Rubinstein 的分类方法，即动静脉畸形、海绵状血管瘤、静脉性血管畸形和毛细血管扩张症。不管何种类型的脑血管畸形，在其组织学本质、血管组成和退变方面有共同的特征。运用脑血管造影，上述血管畸形的不同形态学类型通常能够区别。典型的 AVM 出现在血管造影的动脉期，特征是有大的供血动脉、或大或小的迂曲血管组成的血管团和粗大的引流静脉。静脉性血管畸形于静脉期显示许多扩张的线性排列的髓静脉，形成一个伞状的外形，汇聚到明显扩张的中央实质静脉。海绵状血管畸形为一个血管性的占位病变，但在通常血管造影上不能看到，因为其循环缓慢，缺乏明显的供血动脉。如果采用延长注射的血管造影或重复注射的血管造影，可出现病变血管染色。毛细血管扩张症的血管造影通常是正常的，因为其体积小，循环时间慢。然而，偶然在血管造影的静脉期可以显示小的染色。

四、发生率

Courville（1963）报道3万例尸检结果，发现脑血管畸形29例，发生率为0.1%。自1982年以来，血管造影术迅速普及，各种类型的脑血管畸形已更为常见。关于各种畸形的发生率方面颇不一致，以往认为静脉性和海绵状血管畸形罕见，但近年来的发现恰好相反。

Sarwar 和 McCormick（1978）在4069例尸检的调查中发现177例血管畸形，发生率为4.3%。其中静脉性血管畸形105例（60%），成为最常见的脑血管畸形；毛细血管扩张症28例（16%）；动静脉畸形24例（13%）；海绵状血管瘤16例（9%）；静脉曲张4例（2%）。McCormick（1985）连续尸检5850例，发现静脉性血管畸形（包括静脉曲张）179例（3.1%），毛细血管扩张症52例（0.9%），动静脉畸形30例（0.5%），海绵状血管瘤19例（0.3%）。任何年龄皆可发生，男性多于女性。Lanman 报道122例临床病理证实的颅内血管畸形中，动静脉畸形85例，海绵状血管瘤17例，静脉性畸形13例，毛细血管扩张症7例。尸检材料和临床资料显示的各类脑血管畸形的发生率明显不同，这可能是由于 AVM 容易出现症状，而其他畸形通常没有症状的缘故。Malik 对1982—1986年间3249例血管造影进行回顾性研究，发现142例脑血管畸形，其中主要为动静脉畸形（73%），其次是硬脑膜动静脉畸形（18%）和静脉性血管畸形（9%）。这组病人表现各种神经系统症状，部分发生脑内出血。随着血管造影技术的进步，放射学检查证实的静脉性血管畸形发生率增高。Spetzler 认为静脉性血管畸形是常规神经放射检查中最常见的病变。自从 MRI 引入后，海绵状血管畸形的发生率也有明显增高，Sage（1993）等报道在颅内疾患的 MRI 检查中海绵状血管瘤的发现率高达0.39%～0.9%。

多发性 AVM 罕见，而其他类型的血管畸形可以多发，发生率为5%～10%。不同形态类型的血管畸形可以见于同一病人。McCormick（1984）报道为270例尸检发现的血管畸形中，有16例为多发，发生率为6%。其中有2个畸形者12例，有3、4、5个畸形者各1例，最多一例有20个海绵状血管瘤。

（沈建康）

第二节　脑动静脉畸形

脑动静脉畸形（arteriovenous malformation, AVM）是一种胚胎时期血管发育异常所致的先天性血管畸形，由于先天性局部脑血管发育的变异，在病变部位脑动脉与静脉之间缺乏毛细血管，致使动脉直接与静脉相通，形成脑动静脉之间的短路，产生一系列的脑血流动力学上的紊乱，出现相应的临床症状和体征。尽管这些病变是先天性的，但大多数病人要若干年后临床上才出现症状。有些病变较为活跃，形成丰富的供血，可有破裂出血及其他表现。而另一些则处于相对静止状态，病变既不增大，也不出现临床症状。

早在 19 世纪中叶，Luscka（1854）和 Virchow（1863）已对脑 AVM 进行研究。1889 年 Giordano 首先通过外科手术显露了脑 AVM。1908 年 Krause 曾试图通过结扎供血动脉来治疗此病。Olivecrona 在 1932 年首先切除 1 例大脑 AVM，1938 年又切除 1 例小脑 AVM。但在此后较长的时期内，除少数中心外对于此病的治疗仅为散在报道。因为本病具有较高的死亡率和致残率，一直以来都深受国内外神经外科医生的密切关注。近 30 年来，由于显微神经外科技术的广泛采用，以及神经放射学和神经麻醉学的迅速发展，脑 AVM 的外科治疗才获得长足进步，治疗的病例无论在数量上还是在质量上均非昔日可比。然而，关于本病的治疗并非所有问题均获解决，大型的、深部的或重要功能区的 AVM 的治疗仍非常棘手。本病的自然转归方面，不明之处尚多。在治疗方法的选择方面仍有许多问题有待进一步探讨。

一、发生率

据以往国外报道，脑动静脉畸形的发病率为 0.35%～4%，国内尚缺乏流行病学调查和大宗尸解材料，难以确定其发病率。最近纽约曼哈顿的一项

前瞻性 AVM 出血的研究指出，AVM 的年检测率是 1.21/10 万（95% 的可信区间：1.02～1.42）；AVM 颅内出血的年发病率是 0.42/10 万（95% 的可信区间：0.32～0.55）。同期纽约曼哈顿的前瞻性中风研究发现，首次以颅内出血表现的 AVM 年发病率约为 0.55/10 万（95% 的可信区间：0.11～1.61）。在美国，目前有大约 28 万例 AVM 患者，人口中的发病率为 0.14%，每年大约有 2400 例新患者出现症状，并被第一次确定诊断。随着影像技术的发展，偶然发现的脑 AVM 数量不断增加，实际发病率比前面估计的发病率可能还要高。Jellinger（1986）报告一般尸检和神经病理尸检材料，发现 AVM 的发生率为 0.35%～1.1%。Sarwar 和 McCormick（1978）回顾 4069 例脑解剖，发现 AVM 占 4%。国内缺乏本病的流行病学调查和大宗尸检材料，难以确定正确的发病率。国外资料显示 AVM 比动脉瘤少见，Perret 等（1966）综合英美两国 24 个医疗中心收治的 AVM 和动脉瘤病人，两者之比为 1：6.5。Mingrino（1978）报告 196 例 AVM，与动脉瘤的比例为 1：3.5。北京神经外科研究所（1990）报告颅内 AVM 800 余例，与颅内动脉瘤的发病比例为 1：1，明显高于国外报道。有人认为我国颅内动脉瘤相对较少，似乎不完全是技术上的因素，其原因有待进一步探讨。AVM 的发生率也可通过与颅内肿瘤相比较而估计得到。Yaşargil（1976）报道颅内肿瘤 4200 例，同期 AVM 186 例，占 4.4%。Mingrino 等（1978）统计 4041 例颅内肿瘤，同期 AVM 174 例，占 4.3%。上海华山医院（1985）报道颅内肿瘤 7000 例，同期 AVM 275 例，占 3.9%。

脑 AVM 为先天性病变，男性 2 倍于女性，有明显的家族性发生倾向。发病年龄高峰为 20～39 岁，平均发病年龄为 25 岁。国内赵继宗等对 2086 例脑 AVM 患者调查结果与国外大致相同，男女比例为 1.97：1，而在年龄分布上，20～40 岁约占一半，平均诊断年龄为 28.3 岁，峰值在 20～30 岁区段。

二、病因

在胚胎早期（约第 3 周时）原始脑血管网开始分化为动脉和静脉，以后若发育正常，在动静脉之间形成毛细血管网。如果此时脑血管的正常发育过程受到阻碍，这种动静脉之间的直接沟通就持续存在，其间无毛细血管网相隔，即形成动静脉畸形。有人将胚胎期的脑静脉与 AVM 中的静脉相比，发现两者的内皮细胞的形态极其相似。而 AVM 中的动脉成分则可以发育成熟，故认为 AVM 是静脉发育障碍所致。胚胎发育的各个时期，静脉内皮细胞的形态均有不同，因此可根据 AVM 中静脉内皮细胞的形态来判断发育异常起始于哪个阶段，以后其胚胎性质便持续保留下来。

三、病理解剖

脑 AVM 是由发育中的皮层表面的原始血管丛内异常连接演变而来的，由于发生在胚胎发育的早期，畸形可发生于从皮肤到室管膜的任何组织层次。在 30～60 mm 胚胎阶段，随脑膜的形成原始血管丛从头到尾形成，分裂出某些血管供应硬膜、颅骨，另一些血管供应脑和脉络丛。因此，在成熟的 AVM 病灶中，经常有侧支动脉参与供血，特别是来自硬脑膜的动脉，几乎占到 20%。随着 AVM 的生长，这个异常的血管区域逐渐进入脑实质，受累的静脉逐渐增大，在多数病例中形成单一的畸形血管团。这在大脑半球部位较大的 AVM 中最明显，可表现为圆锥形，尖端朝向中线，与其他脑贯通静脉的正常行程一致。在少数病例中，病变没有形成单一的畸形血管团，而成为一丛独立的分流区域，有功能的神经组织夹杂在病变的间隙内。由原始的脉络膜血管系统和邻近静脉窦的异常沟通可产生特殊的较少见的 AVM 类型。在中线附近的脑动脉直接分流至脉络膜静脉或硬膜静脉窦，可归类于大脑大静脉畸形。更少见的是皮层动脉的直接分流，包括脉络膜丛本身或小脑动脉与直窦和窦汇之间的直接分流。

先天性的脑 AVM 开始形成时非常简单，以后逐步形成其内部的血管构筑。最初，AVM 只累及那些正常供应该区的动脉和正常引流该区的静脉，邻近的血管系统仍正常发育。分流处的低阻力导致了供血动脉血流增加和管径增大，造成远处血管床血流的逆转，再对邻近 AVM 的区域产生丰富的旁侧血供。连续的造影研究表明病变的构筑随年龄而改变。婴幼儿大多数半球病变是慢血流和弥漫性的，但随着病变不断地发展，分流处增大，参与的静脉、动脉也增大，血流类型也发生转变，AVM 远侧的皮层区逐渐变得更依赖从对侧的颈动脉和（或）基底动脉系统的侧支供血。临床和造影研究证实，许多脑 AVM 中血流动力学和解剖学上的变化在 20 岁以后仍可持续存在，甚至持续一生。较小的 AVM 可通过血栓形成而自行消失，表现为一不规则的钙化团。个体对这些变化的代偿能力各不相同，当血管构筑出现薄弱点时，如动脉狭窄、扩张和动脉瘤，静脉狭窄、扭曲和扩张等，将影响其继发的临床表现。当考虑病变用血管内治疗时，必须首先注意处理这些薄弱点。

（一）分类

除了"单纯"AVM 占据单一颅内腔隙外，常常看到 AVM 累及多个解剖层次，包括皮肤、肌肉、骨、硬膜、蛛网膜、脑皮层、皮层下和脑室（脉络丛）。根据其累及的解剖层次不同，脑 AVM 可分如下几类。

（1）**皮层 AVM** 病变位于皮层的表浅，可延伸进入脑沟。不侵入周围脑组织者为 AVM 的脑沟型；进入皮层本身者为 AVM 的灰质型。皮层 AVM 全部由皮层动脉供血，仅引流进入皮层静脉。

（2）**皮层 - 皮层下 AVM** 病变也侵袭皮层下白质，由皮层动脉供血，引流进入表浅静脉，如果脑贯通静脉通畅也可引流进入深部静脉。

（3）**皮层 - 脑室 AVM** 病变由皮层动脉和穿支动脉供血，引流进入表浅和深部静脉，因为其深部可以达到脑室壁。

（4）**皮层 - 胼胝体 AVM** 看上去与皮层 - 脑室 AVM 相同，但没有穿支动脉供血，病变是相对"表浅"的，局限于胼胝体一部分。

（5）**脉络丛 AVM** 全部由脉络膜动脉和室管膜下动脉供血，静脉引流进入室管膜下静脉和脉络膜静脉。

（二）部位

约 90% 以上的脑 AVM 位于幕上，位于后颅窝的不足 10%。两侧半球的发生率相同，同一个病人在相隔较远的部位发生多个 AVM 者罕见。在约 10% 的幕上病例中，病变可累及大脑中央区域，包括胼胝体、基底节和丘脑。AVM 可以累及从脑表面蛛网膜到深部脑室的不同层次结构，从手术角度脑内 AVM 的定位可以分为以下几个组和亚组（表 5-3）。

表 5-3　脑 AVM 的部位分类（Yaşargil，1988）

Ⅰ. 浅表病变（在显露脑表面时可见）
　（1）背侧表面（额、颞、枕、小脑）
　（2）基底腹侧表面（额、颞、枕、小脑）
　（3）叶极表面（额、颞、枕）

Ⅱ. 深部病变
　（1）脑沟（所有脑沟，尤其是中央前沟、中央后沟、顶下沟、顶枕沟、距状裂）
　（2）脑裂（外侧裂、大脑纵裂、横裂）
　（3）深部白质（半卵圆中心）
　（4）深部灰质（纹状体）
　（5）蛛网膜下（脑池）
　（6）脑室内

1. 浅表病变

在显露脑表面时即可看见的 AVM 为浅表病变，可以仅累及软膜、皮层，或延伸进入白质，或通过白质和室管膜下层延伸至脑室系统。

2. 深部病变

（1）**在脑沟内**　AVM 在造影上可表现为浅表的，但在手术时仅可见红色的引流静脉，或可能一点也没有 AVM 的证据，因其在脑沟的深处。病变仍然是皮层 + 皮层下，但位于脑表面 2～3cm 以下或更深的脑沟深部。通过切开蛛网膜和分离脑沟可以显露病变。

（2）**在脑裂的深部**　AVM 可位于大脑纵裂（额、顶、枕叶内侧面）、外侧裂（岛叶和附近岛盖）或横裂，以及这些脑裂内的脑沟深部。虽然这些 AVM 是位于深部，但确切地说仍是浅表的，与胼胝体、扣带回、岛叶、海马旁、丘脑枕等结构关联，轻轻地

牵开邻近脑叶，打开蛛网膜池即可显露这些病变。

（3）**在深部白质内**　常常是小的病变，可见于脑的任何部位，但较常见于脑室周围和内囊。通过脑裂或脑沟，有时经胼胝体，有时需切开皮层方可达到。为了减少手术损伤，宜采用立体定向、超声技术或神经导航技术指导手术定位。有些病人适用立体定向放射外科治疗。

（4）**在深部灰质内**　AVM 位于杏仁核、苍白球、壳核、尾状核、丘脑、下丘脑、红核、黑质、齿状核或在脑深部的其他神经核，主要由穿支动脉供血。

（5）**脑池**（蛛网膜下腔）　虽然 Galen 静脉 AVM 的血管造影显示病变在脑的中心，但实际上是位于脑池系统内。最近证明，存在单纯的脑池内 AVM，可以位于中脑旁（腹侧或背侧），脑桥旁（腹侧或腹外侧、桥 - 小脑角），或延髓旁（延髓周围）。这些延髓旁的脑干浅表 AVM 缘于颅内或脊髓的 AVM。

（6）**脑室内**　侧脑室内三角区的脉络丛 AVM 很少见，可以通过皮层切口达到。第三脑室的病变，可以通过胼胝体达到。第四脑室内的脉络丛 AVM，可以通过切开下蚓部达到。

在此部位分类中，供血动脉的来源有一定的规律。在浅部病变和深部病变的皮层 + 皮层下型，主要由皮层动脉供血，而不是穿支动脉供血。而皮层下 + 室管膜下型，则正好相反。脑池 AVM，尤其 Galen 畸形似乎是由皮层和穿支动脉同等程度供血。

（三）脑 AVM 的结构

脑 AVM 是由异常的血管按一定的结构形式所组成，这种血管结构是复杂多样的，与临床表现密切相关。只有识别 AVM 的组成成分和构筑形式，才可能真正认识 AVM，解释以前的临床病史，选择恰当的治疗方法和判断病人的预后。

1. AVM 的类型

因为缺乏毛细血管床的形成，AVM 由病理血管网构成，使动脉和静脉直接沟通，即瘘型（fistula），或经一团缠结的血管沟通，即血管团型（nidus）。瘘总是在脑的表浅部位，血管团则可深埋入脑内，但因为其位于软脑膜下，仍然可以是脑外的。

2. 供血动脉

在幕上，AVM 的供血动脉来自大脑前、中、后动脉，及其穿支动脉和脉络膜动脉。幕下 AVM 可以由椎-基底动脉，小脑上、前下、后下动脉，及其穿支动脉供血。颈外动脉、颈内动脉和椎动脉的硬膜分支，也可参与 AVM 的动脉供血。任何一个特定的 AVM，其供血动脉可来自一条动脉或多条动脉，因此可能有 60 余种供血动脉的组合形式，每一支特定的动脉参与供血的频率不同。Yaşargil（1988）报告 290 例脑 AVM，参与供血的主要动脉的频率为：大脑前动脉 178 例，大脑中动脉 194 例，大脑后动脉 196 例，脉络膜前动脉 22 例，小脑上动脉 56 例，小脑前下动脉 34 例，小脑后下动脉 49 例。

脑动脉与畸形的关系有三种方式：①终末动脉供血（terminal feeding artery）；②穿支动脉供血；③不参与供血的正常脑动脉（图 5-2）。虽然超选择性血管造影已能在术前了解受累动脉的类型，但在手术时常需判断动脉类型，以决定取舍。

（1）终末动脉供血 这是"直接"型的供血，起自大脑前、中、后动脉的分支终止于 AVM 的血管团。供血动脉主干可明显扩张和扭曲，但这些动脉的分支才是真正的终末供血动脉。在切除病变后，供血动脉主干的管径常能恢复正常。

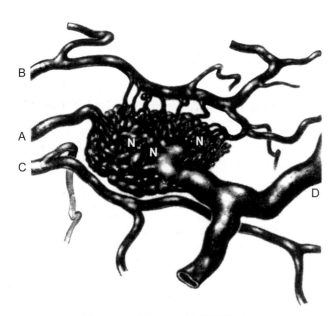

图 5-2 动脉与畸形血管团的关系
A. 终末供血。**B.** 穿支供血。**C.** 正常脑供血动脉。**D.** 引流静脉。**N.** 畸形血管团。

（2）穿支动脉供血 这是"间接"型的供血，主干动脉常扩张，似乎进入畸形血管团。事实上，只是发出侧方的分支，供应畸形血管团，而主干继续行进，供应远侧的正常脑组织，在造影上有特殊的"梳状"表现。必须追踪主干到进入畸形的分支点，然后阻断供血的分支，同时必须保留供应远侧正常脑组织的动脉主干。

（3）不参与供血的正常脑动脉 这些动脉不扩大，但走行在 AVM 附近，似乎是病变的一部分。手术中完全可以从 AVM 上分离，并予以保护。

3. 供血动脉的结构成分

（1）非芽样血管增生 这是一种继发于缺血的缓慢血管增生，由皮层或白质血管扩张所形成。在供血动脉狭窄、组织灌注减少、缺氧等情况下可引起或刺激这种血管增生。

（2）芽样血管增生 这是继发于出血后，由新生血管混有机化的血栓所形成。

（3）软脑膜动脉供血 由于动-静脉分流而增大的正常软脑膜下血管扩张，是间接的供血动脉。

（4）硬脑膜动脉供血 约 1/3 的 AVM 病人中存在硬脑膜动脉供血，有两种类型：①直接供应病变；②与病变以下的正常皮层动脉直接沟通，以供应正常脑组织。硬脑膜供血可出现于手术、部分栓塞或出血后。此外，头痛和脑 AVM 有硬脑膜动脉供血有一定关系。

（5）动脉变异 Willis 环的变异在脑 AVM 组非常常见，这是胚胎期原始血管持续存在的结果。

（6）动脉狭窄和血栓形成 在大约 1/6 的病人中，可发现动脉狭窄，这是由于内皮细胞的腔内突起和间质细胞增殖所致，出血后的血管痉挛在脑 AVM 中是罕见的。

（7）动脉瘤 1/5～1/4 的脑 AVM 病人伴随发生颅内动脉瘤，共有三种类型：①与 AVM 血流有关的动脉瘤：发生在供应 AVM 的动脉上。又可分两类，一类发生在脑底部 Willis 环近侧的动脉瘤，另一类发生在畸形血管团附近，即 Willis 环远侧的动脉瘤。AVM 的供血动脉上易形成动脉瘤是高血流引起血管壁内弹力膜变性所致。②与 AVM 血流无关的动脉瘤：位于与 AVM 血流无关的载瘤动脉上，属偶然发现的典型囊状动脉瘤。③假性动脉瘤：见于出血的脑 AVM 中，或位于病变近侧的动脉侧，也见于病变远侧的静脉侧。血肿的非凝块部分仍然与血管内腔交通，在血管造影上表现为血肿内或血肿边缘有一个形状不规则的动脉瘤。其自然病史为自发性闭塞或再出血，如发生出血，常常是致死性的，故一旦发现假性动脉瘤时，应及早进行治疗。

4. 引流静脉的结构成分

单支静脉常是 AVM 的主要引流方式，从病变的中心或病变的顶部开始，融合成一个大静脉，最终引流入静脉窦。从 AVM 出来时引流静脉常常扩张，然后在汇入硬膜窦前逐渐缩小。

多条引流静脉有两种引流方式：①大的引流静脉从畸形血管团中出来时可分成两三支静脉，这些静脉可以进入同一硬脑膜窦或引流入不同的硬脑膜窦，如上矢状窦和横窦；②两支以上分开的引流静脉，分别汇入相关的静脉窦（图 5-3）。

引流静脉通常分成为浅表组和深部组。前者引流进入矢状窦、蝶顶窦、海绵窦、横窦或乙状窦。后者通过室管膜下静脉，进入大脑内静脉、基底静脉、内侧枕静脉，再进入 Galen 静脉、直窦和窦汇或岩窦。

后颅窝 AVM 引流也有一定规律。位于后颅窝的

上半部分的 AVM，引流到 Galen 静脉或小脑幕。位于小脑腹侧表面的 AVM，引流到岩窦。占据后颅窝下半部的 AVM，可向上引流到小脑幕、向前引流到岩窦，或二者的结合。

在大多数病例中，引流途径是有规律的，但有时 AVM 的静脉引流途径可以不规则，有时可见奇特的引流途径，可能是由于血管畸形使胚胎性血管或正常的脑贯通小静脉扩大。例如，表浅的 AVM 可以仅引流进入深静脉系统；而一个深部的 AVM 可向外引流进入浅表静脉系统，如矢状窦或横窦。有时上矢状窦邻近的病变可以引流进入横窦；颞后部病变可能向上引流进入上矢状窦；颞叶病变可引流到枕极；而一个枕叶病变可以引流到额极。有时因为 AVM 的存在而使硬膜静脉窦内血流方向发生改变，这是由于通过 AVM 的高压动脉血的输入使窦内压力增高，超过静脉压，或由于静脉窦本身的发育不良或闭塞，血流可以在静脉内逆转，通过静脉窦反流进入软脑膜下静脉。

5. 畸形血管团

畸形血管团（nidus）这个术语由 Doppman（1971）在选择性脊髓血管造影中描述脊髓 AVM 时首先采用。之后，被神经放射学用以描述 AVM 的供血动脉和大的终末引流静脉之间的畸形。畸形血管团是由成团的血管襻组成，血管团中有两种类型的异常血管连接：第一种是缠结的血管襻，第二种是直接的动静脉瘘。大多数皮层 AVM 中血管襻型连接居多，可伴有很少的瘘型连接（图 5-4）。在 Galen 静脉的畸形中瘘型连接居多。

组织学上畸形血管团是由静脉样结构组成，其壁常常增厚和透明变性，被称为动脉化的静脉，其内膜和肌层增厚，但没有动脉壁的弹力组织。这些静脉也可出现囊性扩大和曲张，管壁也可含有钙化或淀粉样沉积。Dashpaude（1980）认为血管团有胚胎期静脉残留特点，在组织学上与 20～80 mm 胚胎上发现的静脉结构相似。在畸形血管团内的脑组织通常为胶质增生，常有以前出血所致的含铁血黄素沉积。

根据畸形血管团的数目，AVM 可分为两种类型。

（1）**单灶性**　为单一的畸形血管团，根据连接的类型可分为：①单纯襻型连接；②襻型连接和瘘型连接并存；③仅有瘘型连接。

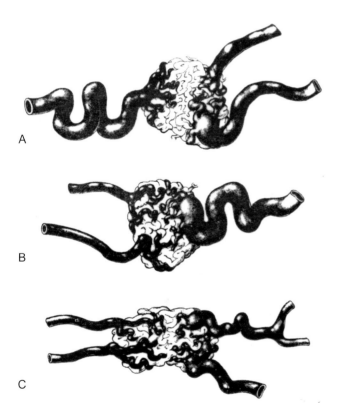

图 5-3　脑 AVM 静脉引流的方式
A. 单支供血动脉，多支引流静脉。**B.** 多支供血动脉，单支引流静脉。**C.** 多支供血动脉，多支引流静脉。

（2）多灶性 有一个以上的畸形血管团，各有独立的畸形组成成分，也可有上述三种连接类型。可分布在同侧或双侧半球，或分别在幕上或幕下。有的位于皮肤、眼眶、硬脑膜和（或）脑。

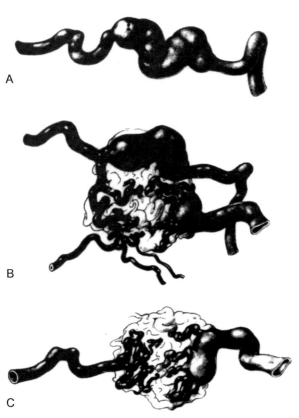

图 5-4 畸形血管团中两种类型的异常血管连接
A. 瘘型连接。**B.** 瘘型和襻型连接。**C.** 襻型连接。

6. 间隙概念

间隙（compartment）是 AVM 中的血流动力学单位，畸形血管团可以是单间隙或多间隙组成。如果一个 AVM 有多支供血动脉，每支供血动脉都供应整个畸形血管团，这就是单间隙的畸形血管团。在每支供血动脉的选择性血管造影上均可显示整个 AVM，其充盈度相等，引流静脉也完全相同。在手术中，夹闭一支或两支供血动脉，不会改变 AVM 的容量和颜色。如果一支供血动脉只供应畸形血管团的一部分，另一支供血动脉供应畸形血管团的另一部分，互相有部分重叠，这就是一个多间隙的畸形血管团（图 5-5）。各支供血动脉的血管造影显示的 AVM 大小、部位和形状不相同，有部分影像可以重叠，而另一部分不重叠，其中可能有一个系统占优势。在手术时，如果将优势供血动脉闭塞，部分或全部 AVM 即发生萎陷，颜色变蓝，但很快会再充盈和恢复到红色。这是因为其他供血动脉不再受优势供血动脉的压力影响，也供血到原来由优势动脉供血的那一部分畸形血管间隙。手术时优势和非优势的供血动脉都必须全部切断。如果间隙之间无重叠供血，并有各自的引流静脉，每支供血动脉的选择性血管造影上显示的 AVM 大小和形状不同，则手术中闭塞一支供血动脉后，一部分 AVM 萎陷和变蓝，而其他部分的 AVM 仍保持红色和胀满。

脑 AVM 结构可能是非常复杂的，只有用暂时性球囊闭塞各个供血动脉，分别进行选择性血管造影方

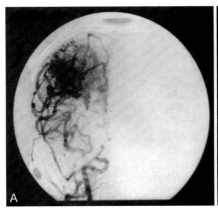
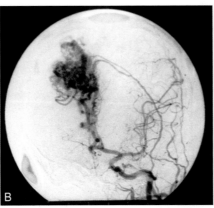
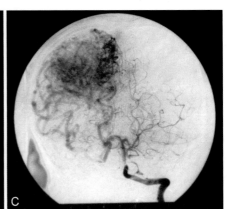

图 5-5 脑 AVM 的间隙概念
A. 右颈内动脉造影，正位像，示右顶叶 AVM 右大脑前、中、后动脉均参与供血，以大脑中动脉供血区的畸形血管团染色最深。**B.** 左颈内动脉造影，正位像，示大脑前动脉参与供血，仅显示其供血的部分血管团。**C.** 左椎动脉造影，正位像，示右大脑后动脉参与供血，其供血区染色最深。

可提供关于 AVM 精确血管构筑的必要资料。这在用介入神经放射进行 AVM 栓塞和手术时都非常重要。

（四）AVM 形态学观察

畸形血管呈丛状或球状，有一支或多支供血动脉及一支或多支引流静脉，血管口径大小不一，组成的致密程度也不相同，静脉血管常有节段性扩张，甚至成囊状，在畸形血管团内无毛细血管床。异常血管之间夹杂有胶质样变的脑组织，因含铁血黄素的沉积而黄变。位于脑 AVM 表面的软膜增厚、不透明。动脉及静脉因含有红色及蓝色层状或涡流状血流，往往辨认不清，引流静脉因有动脉血通过故呈红色。

显微镜下可见病变由大小不等的血管组成，血管壁的厚薄不一，偶有平滑肌纤维，多无弹力层。血管内可有血栓形成或钙化，因动脉中层和弹力层较薄，与静脉难以区别。血管内膜增厚，有的突向管腔内，使之部分堵塞。血管壁上常有动脉粥样硬化斑块及机化的血凝块，有的血管可扩张成囊状。血管之间有变性的脑组织。

AVM 附近区的脑回萎缩或整个脑叶萎缩。AVM 周围的胶质增生区形成一个"假包膜"，附近可以存在无功能脑组织，是手术切除病变分界处。

（五）大小和形状

1. AVM 的大小

AVM 病变的大小差别很大，巨大的 AVM 可布满整个大脑半球，甚至跨越中线，侵入对侧。微小的 AVM 肉眼难以发现。AVM 的大小可用病变的最大径或病变的体积来表示，有以下几种标准。

（1）Perret 和 Nashioka（1966）将美国协作研究组的病例分为 ①小型，最大径＜2cm；②中型，最大径介于 2～4cm；③大型，最大径＞4cm。

（2）Drake（1979）提出的标准 将 AVM 分为：①小型，最大径＜2.5cm；②中型，最大径为 2.5～5.0cm；③大型，最大径＞5.0cm。

（3）Yaşargil（1988）根据最大径将 AVM 分为以下类型 ①隐匿型（occult AVM）：血管造影上不能看到，CT 和 MRI 不能显示，手术也不能发现，病理上不能证明，但病人没有其他原因可解释的脑出血，尤其是年轻的正常血压病人。②隐蔽型（cryptic AVM）：血管造影上不能看到，手术时也不能发现，

但可在 CT 或 MRI 看到的病变，将手术中清除的血肿送检，往往可得到组织学证实。③微小型（micro AVM）：最大径＜1.0cm，在血管造影上刚可见，由正常大小的动脉供血，引流进入正常大小静脉。有时仅为一异常小动脉，无引流静脉；有时仅有异常引流静脉可见，但供血动脉不能发现。术中可看到病变虽小，但具有完整 AVM 形态，即病理小动脉和病理小静脉。在急性出血后由于血肿的压迫而不易诊断，因此在血凝块分解或清除后，有必要重复血管造影。④小型（small AVM）：最大径 1～2cm。⑤中型（moderate AVM）：最大径 2～4cm。⑥大型（large AVM）：最大径 4～6cm。⑦巨大型（giant AVM）：最大径＞6cm。

在后 4 组，动脉明显地扩张、伸长和扭曲，有粗大的引流静脉，约有 40% 的 AVM 最大径＜2.5cm，50% 的 AVM 最大径为 2.5～5cm，其余 10% 的 AVM 最大径＞5cm，隐匿型或隐蔽型 AVM 只占很小的比例。

（4）北京天坛医院将 AVM 分为 ①小型，最大径＜2cm；②中型，最大径 2～4cm；③大型，最大径 4～6cm；④特大型，最大径＞6cm。

（5）体积分型 由于脑 AVM 的形状不规则，最大径并不能代表病变的实际大小。Pasquqlin（1991）根据 248 例 AVM 病人血管造影片的测量，比较体积和最大径之间的关系（表 5-4）。结果显示最大径＜2.5cm 时，AVM 体积＜$10cm^3$；最大径＞6cm 时，AVM 体积＞$50cm^3$，二者基本相符。但对于最大径 3～6cm 的 AVM，实际体积有相当差距。例如，AVM 最大径为 4.5～5cm，其体积范围可以从＜$10cm^3$ 到＞$50cm^3$。自 CT、MRI 和 DSA 应用于临床以来，亦有人提出应以 AVM 的体积来表达其大

表 5-4　脑 AVM 体积和最大径的关系

体积（cm^3）（例数）	最 大 径（cm）				
	0～2.5	3～4	4.5～5	5.5～6	＞6
	例数（%）	例数（%）	例数（%）	例数（%）	例数（%）
0～10(144)	92(64)	49(34)	3(2)		
11～20(45)	1(2)	39(87)	4(9)	1(2)	
21～30(29)		14(48)	11(38)	4(14)	
31～50(23)		1(4)	15(65)	6(26)	1(4)
＞50(7)			1(14)	3(43)	3(43)

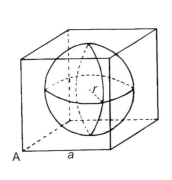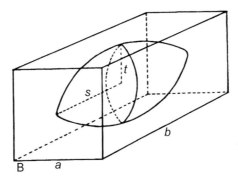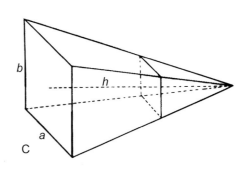

图5-6 与AVM相似的几何图形的体积计算

A. 球形AVM的体积（a为立方体边长，r为球的半径）。$V=(4/3)\pi(a/2)^3=0.25a^3$。**B.** 椭圆球形AVM的体积（$a$、$b$为长方体的两条边，$s$、$t$为椭圆球的两个半径）。$V=(4/3)\pi(b/2)(a/2)^2=0.52ba^2$。**C.** 锥体形AVM的体积为大锥体的体积减去小锥体的体积。锥体体积$V=(1/3)abh$。

小。计算体积的方法有多种：①通过增强CT扫描和MRI扫描中各层面的AVM体积相加可得到AVM的总体积，该方法比较简单；②通过测量血管造影片中AVM的上下、左右和前后径来计算AVM体积，方法比较复杂，但更加精确。首先在前后位片上测量水平和垂直径，即AVM的宽径和高径。在侧位片上测量矢状径，即AVM的长径。一般选择动脉中晚期造影片，并校正其放大因素。AVM的三个径正好代表平行六面体的三条边。由于AVM的形状更相似于一个置于平行六面体内的球形、椭圆球形和锥体形，可以通过三条边来计算其体积（图5-6）。从这些几何原理看，测量和计算AVM体积最简单的方法是AVM三个径（宽、高、长）乘积，再乘以0.52，或再除以2。即$V=(W\times B\times L)\times 0.52$ 或$V=(W\times H\times L)\times 1/2$。式中$W$代表宽径，$H$代表高径，$L$代表长径，$V$代表体积。

按AVM体积分型的标准：体积小于直径2cm的圆球体积（4.2cm³）为小型，介于直径2~4cm圆球的体积（4.2~33.5cm³）为中型，超过直径4cm圆球的体积（33.5cm³）为大型。

2. AVM 的形状

AVM的典型形状为一个圆锥形（pyramidal）或楔形（wedge）的病变，仅在40%的病人中出现（图5-7）。实际上大多数AVM的形状为不规则的，呈卵圆形、球形或葡萄状。

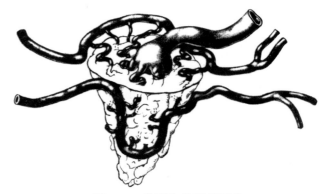

图5-7 典型脑AVM的形状

（六）AVM 的增大、生长和消退

虽然AVM是非肿瘤性质，但部分病例其体积可以在一定程度上逐渐长大，称为AVM的增大（enlargement）。少数AVM在体积增大同时，血管数目增加，血管结构也有改变，称为AVM生长（growth）。有的AVM可发生血栓形成而缩小或消失，称为AVM消退（regression）。Luessenhop（1984）报告49例未治AVM，其中51%增大，6%变小，6%完全消失。Stein（1984）报道18例未治病人，通过系列血管造影随访，有1/3病变不断增大，1/3病变保持不变，1/3病变逐渐缩小。

1. AVM 的增大

Olivecrona 和 Riives（1948）报告一例 31 岁的病人，在 10 年后的第二次血管造影中显示 AVM 体积增加。Yaşargil（1988）在一组未行手术的 AVM 中，间隔 5 年以上的重复血管造影发现供血动脉、引流静脉或伴发的动脉瘤和静脉曲张增大，范围从轻度到明显，与年龄无关。这种体积的增大并非血管数目最多，而是其血管口径扩大，管壁增厚所致。有两种因素可解释 AVM 的增大：①血流动力学因素持续作用于病变，使畸形血管进行性扩大和增生。供血动脉由于低阻力高血流量使血管腔被动地扩大。引流静脉由于静脉压的持续增高而扩大扭曲，血管壁增厚。② AVM 压迫邻近脑组织造成脑萎缩，或是反复小量无症状的出血破坏周围脑组织。坏死组织吸收后使血管周围组织的支持和限制减少，造成血管扩张。此外，畸形血管破坏后形成的假性动脉瘤，或血管壁软弱形成动脉瘤扩大也是因素之一。病理检查和 MRI 均显示有反复小量出血的证据，更趋向于支持后一机制。

2. AVM 的生长

Yaşargil（1988）根据手术和非手术病人的血管造影的分析，将 AVM 生长分为假性生长和真性生长两型。

（1）**假性生长**　由于术前血管造影不完全，或手术中仅切除部分 AVM，术后血管造影可见残余的 AVM，造成 AVM 生长假象。这种情况常见于颞叶、顶叶、胼胝体或旁胼胝体区的 AVM。在伴有脑内大血肿的病例中，畸形血管团受压和移位，血管造影不能发现病变的真正大小。在手术清除血肿时，AVM 可能大部分被切除，而部分 AVM 未被发现而残留。有时是部分 AVM 确实难以达到而不能完全切除，以致部分畸形血管残留。如果剩余的 AVM 在术后血管造影时因局部血管痉挛而未被发现，远期随访就可认为是 AVM 再生长。

（2）**真性生长**　Yaşargil（1988）报道 8 例 AVM，通过 CT 和血管造影证明其真性生长，其中胼胝体 AVM 3 例，丘脑 AVM 4 例，小脑 AVM 1 例。所有病例均具备 AVM 的特征，表现为血管直径增加，以及供血动脉数目增加。AVM 生长的原因尚未阐明。Krayenbuhl 指出，大多数病人最初的症状在儿童期出现，小的病变远比大的病变生长快，因此 AVM 的增大可能不是病理性血管增大的结果，而确实是在生长，并报告 7 例 AVM 的生长现象，发生率为 2.2%，支持 AVM 的确可以持续生长的观点。Szepan（1977）提出 AVM 的增大是一个恶性循环，病变中出血、血栓形成，以及周围区域脑组织的退变，后者又造成侧支血管的增加等，促进 AVM 生长。

3. AVM 的自发性消退

全部或部分脑 AVM 的自然消退已有不少报告，并被血管造影、同位素或 CT 扫描证实。自然消退的确切发生率不明，Pasqualin 等（1985）在 180 例脑 AVM 中，发现全部闭塞 4 例，发生率 2.2%。认为 AVM 完全的血栓闭塞多发生于单一静脉引流的小型 AVM 中。综合文献报道，多数发生在 30～60 岁的成人，完全闭塞的自然过程为 3 个月～21 年。

AVM 自然消退的确切机制可能为：①最常见的原因是 AVM 出血后由于血肿、水肿引起的占位效应压迫 AVM，或由于血管痉挛致血流减少，导致急性血栓形成；②由于血液的高凝状态、湍流或血流方向的改变导致血栓形成，多见于成人的 AVM 中；③由于动脉粥样硬化引起供血动脉狭窄或闭塞，或 AVM 本身的逆行性血栓形成；④引流静脉和硬膜静脉窦闭塞；⑤出血后隐匿性、隐蔽性和小型 AVM 被完全破坏。

AVM 的自然血栓形成和消退可以完全不出现临床症状，常由 CT 扫描意外发现。虽经血管造影显示 AVM 全部消失，但仍有发生出血的危险。如 CT 提示 AVM 已完全血栓形成，在血管造影上也不能显示，不必要为防止出血而进行手术切除病变。继发于脑内出血的血栓形成可表现出颅高压症状、局灶神经体征或癫痫。在 AVM 血栓形成的病例中，癫痫的发生率较高。对于药物难治性癫痫，可考虑手术切除病变，以控制癫痫发作。

（七）多发性脑 AVM

AVM 是起源于胚胎期毛细血管发育不良的病变，理论上应有多发性病变的可能，然而，实际上很少有多发性脑 AVM 的报告。Yaşargil（1988）在 500 例 AVM 中，发现 15 例多发性 AVM，占 3.0%。多发性脑 AVM 可以发生于同侧半球，也可为双侧性或在中线结构如胼胝体。颅内与椎管内 AVM 并存者，到 1988 年仅有 7 例报道。为了发现多发性病

第二节 SECTION 2

变，完全的神经放射学检查是必要的，如果病变中有血栓形成，或受压，或体积很小仍可能被遗漏。如脑实质内有 CT 增强区或不能解释的脑萎缩和脑室扩大，应怀疑有隐匿性 AVM 的可能。多发性 AVM 的治疗原则与单发病灶一样，每个病灶都有潜在出血的可能，应予以消除。

四、病理生理

（一）脑 AVM 的血流动力学改变

根据 Hagen-Poiseuille 定律，

$$Q = \frac{\Delta P \pi r^4}{8L\eta} \tag{1}$$

血管管道中的血流量（Q），与两端的压力差（ΔP）和管道半径（r）的 4 次方成正比，与管长（L）和流体的黏稠度（η）成反比（图 5-8）。该式说明了 AVM 破裂时血栓形成十分困难的原因。若 AVM 静脉襻破裂，则远端压力为 0（大气压力），ΔP 增加，导致血流增加，对血管壁的压力增大。AVM 破裂时常看到颜色红和搏动明显的动脉血流出。

AVM 病变区的动静脉之间缺乏毛细血管，动脉血直接流入静脉，血流阻力减小，产生一系列血流动力学的改变，造成脑循环紊乱。这种改变可对中枢神经系统产生复杂的影响。

1. 低动脉流入压

由于动静脉之间的异常分流，AVM 区域的血管阻力明显下降，使动脉流入压降低。血流量（Q）可用管腔面积与平均流速（V）之积来表示。

$$Q = \pi r^2 V \tag{2}$$

将此式（2）代入上述公式（1），则

$$\frac{\Delta P \pi r^4}{8L\eta} = \pi r^2 V \tag{3}$$

$$\Delta P = \frac{8L\eta}{r^2} V \tag{4}$$

根据这一原理，供血动脉内压力的降低与其长度和流速成正比。在畸形中流速愈快，供血动脉中的流速也愈快，因而压力降低愈多。Nornes 测得 8 例 AVM 的供血动脉的压力平均为 56mmHg（40～79mmHg），阻断供血动脉后其近侧的压力即上升到平均 76mmHg。由于 AVM 的供血动脉流量大，使动脉扩张扭曲，甚至形成动脉瘤。邻近区的脑小动脉虽未参与组成畸形血管，但因其内压降低亦都处于扩张状态，以便能获得多一些血流。原来已经闭合或应闭合的动脉管道亦可开放或保留不闭。周围血管的扩大使 AVM 供应动脉的血流量更加增多。由于大型 AVM 中健侧的血供亦都增加，故患侧血管负担的增加不言而喻。

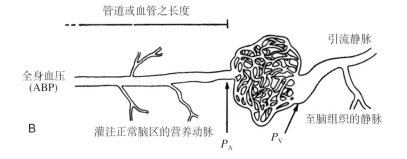

图 5-8 脑 AVM 的血流动力学改变
A. 示意图。当开关打开时水压之差为 ΔP，开关关闭时 $\Delta P = 0$。**B.** 脑动静脉畸形引起的血流动力学改变，全身血压（ABP）至 P_A 处血压差为 ΔP_A，供血动脉至引流静脉间血压差为 $\Delta P_S = \Delta P_A - P_V$。

2. 高静脉输出压

动脉血进入脑静脉大大提高了脑静脉压，使正常区域的脑静脉回流受阻。夹闭供血动脉后，AVM引流静脉的压力降低，放开动脉夹后又复回升。AVM的分流量越大，这种循环紊乱亦越显著。脑组织长期处于淤血状态而形成脑水肿。因此，尽管AVM本身并不产生占位效应，但病人表现有颅高压症状者并不少见。静脉回流压力增高可造成脑脊液淤滞及吸收减少，最终导致不同程度的交通性脑积水。静脉回流受阻也可由于硬膜动静脉瘘的形成及不断增长而引起。

3. 动静脉氧含量差缩小

大量动脉血通过AVM的短路吻合直接注入引流静脉，静脉中氧含量增高，动静脉氧含量差（arteriovenous oxygen content difference, A-VDO$_2$）即缩小。正常时颈内动脉和颈内静脉间的A-VDO$_2$为6 mL/dL左右，AVM存在时可降到$0.52 \sim 2.11$ mL/dL。引流静脉内含有动脉血可使静脉的色泽变红，静脉血氧含量高。

4. 脑盗血现象

邻近脑区的动脉血流向低压的AVM区，引起局部脑缺血，称为脑盗血现象。Murphy（1954）首先提出脑内盗血概念，当供血动脉压力降低时，大量本应供应正常脑组织的血液直接或间接通过短路流至畸形血管内，使正常脑组织产生缺血缺氧，出现相应的神经功能缺失症状，供血动脉中压力愈低盗血现象愈严重。供血动脉中压力降低的程度（ΔP_A）与供血动脉中阻力（R_A）和AVM中的分流压力的下降（ΔP_S）成正比，与畸形本身的阻力（R_S）成反比，可用下式表示：

$$\Delta P_A = R_A \frac{\Delta P_S}{R_S}$$

式中，畸形中血压下降（ΔP_S）为供血动脉和引流静脉之间的压力差（$\Delta P_S = \Delta P_A - P_V$）。故供血动脉中阻力愈大（血管愈长，摩擦愈大），引流静脉内压力愈低，畸形血管的阻力愈小（管径总面积愈大），其供血动脉中压力的落差也愈大，盗血现象也就愈严重，甚至引起脑梗死。

Lesczynski（1963）发现在循环时间上也存在着差异，AVM供应血管较周围组织的供应血管充盈早约$0.1 \sim 0.2$ s。由于大型AVM的血管扩张明显，涡流指数明显升高，因此流经大型AVM的血流更易形成涡流，充盈时间的差别反而减小。由于脑盗血现象，使血流分布异常，造成正常脑组织灌注不足。AVM累及的脑缺血范围要比脑AVM本身的范围大得多，因此其症状和体征亦较病变区所应有的表现更广泛。脑缺血程度与癫痫发作有一定关系。小型AVM因盗血量小，故发生癫痫的机会相应要少些。巨大型AVM的盗血量大，所以脑缺血的机会及程度也大，更容易引起癫痫发作及短暂性脑缺血发作。因为对侧半球的动脉常跨越中线供应脑缺血区，所以盗血现象不仅可影响AVM邻近脑组织的供血，还使对侧脑动脉的负荷增加。这说明大的AVM还可通过两侧脑动脉的交通引起对侧大脑半球盗血，或通过颈动脉与椎-基底动脉系统的交通引起椎-基底动脉盗血。

5. 自动调节功能受损

脑血管的自动调节机制可分为长效及短效两类。长效机制包括血管形成或增多，血管增粗及侧支循环的产生。而短效机制则依赖于由神经及体液等因素调节的血管舒缩功能。

由于病变及其周围区域的脑动脉长期处于扩张状态，管壁上的平滑肌失去舒缩反应，脑血管的自动调节功能受损。AVM仅部分破坏正常自动调节机制，短效机制仍存在于AVM周围正常脑组织中，以调节血流及血压的急性变化，对通过AVM的血流的增减亦有一定作用。Pertuiset等（1981）对51例脑AVM病人在低血压状态下行脑血管造影，结果发现某些在正常情况下不显影的动脉可较清晰地显影，证实了AVM周围脑组织仍然存在一定自动调节能力。即使处于盗血状态下，尚未发生最大扩张的血管仍具有一定调节能力保证正常脑组织的血供。Pertuiset（1981）通过[99m]Tc标记红细胞研究低血压对脑血流及自动调节机制的影响。27例AVM病人中约90%病人表现出一定自动调节的能力。在诱导低血压的过程中邻近脑组织CBF升高，而AVM血流量伴随着血压下降而减少。相反，当血压恢复正常后AVM血流量再度增加，而周围脑组织CBF降低。这说明畸形血管本身的自动调节功能受损严重，而周围脑组织的自动调节功能尚有部分保留。AVM切除后出现急性血流动力学变化，自动调节功能不会马上恢复，可出现正常灌注压突破现象。

第二节

SECTION 2

（二）正常灌注压突破

在大多数情况下，脑 AVM 切除后，异常的血流动力学可恢复正常，术后血管造影可看到原 AVM 周围显影不良区有明显改善，临床症状也相应好转。但也有少数病人在术中或术后发生严重的脑充血、肿胀、出血，病情急剧恶化，称为正常灌注压突破（normal perfusion pressure breakthrough, NPPB）。虽然 Olivecrona 及 Riives 早在 1948 年即描绘了相关的临床表现，但至 1978 年才由 Spetzler 提出"正常灌注压突破"这个术语，用来描绘大型 AVM 切除后产生的急性或亚急性的脑肿胀及出血。发生正常灌注压突破的基础是 AVM 有异常的血流短路，近端供血动脉压力低、流速快，使周围正常脑组织发生严重盗血现象，处于低压灌注状态。在畸形切除后脑盗血现象即告消失，AVM 近端供血动脉阻力增大。大量血液转流，注入原来长期处于低血流量的盗血区，使其突然转为正常压灌注。这些长期处于极限扩张状态的小动脉已丧失正常的自动调节功能，对这种急剧的血流动力学改变不能适应，引起血管充血、扩张、外渗，甚至破裂出血。AVM 切除后，静脉系统也会发生复杂的血流动力学变化，主要是血流淤滞，皮层静脉血栓形成并扩延，脑组织静脉性梗死。

Hassler 及 Gilsbach 于 1984 年对 35 例行 AVM 切除术病人进行术中多普勒流速检查及术后血管造影检查，认为术前有高流量的 AVM，并有较长的供血动脉的病人，存在较高的发生正常灌注压突破的危险性。他们强调 AVM 供血动脉由 Willis 环发出起至 AVM 血管团之间的长度大于 8cm 者术后易发生脑肿胀，因为长的供血动脉在到达 AVM 之前已发出较多的分支供应正常脑组织，而这些分支为了从流向低阻力的 AVM 区的血流中获得更多血液以满足代谢需求，在术前已有最大限度的扩张。

由于目前病例数尚少，对正常灌注压突破理论仍存在不同的观点：① Wilson（1980）认为在大型 AVM 的供血动脉夹闭后，原先那些已处于扩张状态的血管床接受了过度的脑血流及灌注压，造成水肿及出血，因此推荐AVM 术前栓塞或分期切除；② Peerless（1982）指出 AVM 切除过程中发生难以控制的出血是 AVM 深部细小供血动脉难以电凝及术中止血技术问题所致，并对正常灌注压突破理论提出疑问；③ Mullan 认为术后过度充血导致并发症的原因是由于 AVM 近端过度充血，而血管又无法及时

调节突然增加的血容量所致；④ Al-Rodhan（1993）提出术后静脉系统的闭塞性充血产生出血及水肿，因为有 30% 病人存在异常的静脉回流（在大型及巨大 AVM 中可达 100%），尤其在直窦、横窦、乙状窦中存在发育不全、狭窄及闭塞时。术后在 AVM 区域产生血肿，再次手术常发现是由于残留 AVM 引起的静脉性渗血，且未发现在周围脑组织产生严重水肿。

Yaşargil（1984）认为正常灌注压突破理论有坚实的理论基础，但不应成为一些手术中由于技术困难，诸如 AVM 残留或供血动脉残存等，引起不良后果的借口。顾忌术后发生正常灌注压突破，而采取 AVM 部分切除或术后维持低血压的做法应慎重考虑。

五、临床表现

除少数隐性和较小的 AVM 外，绝大多数 AVM 病人迟早都会出现临床症状。最常见的症状为出血、癫痫发作和头痛，可以单独存在，亦可合并发生。进行性的神经功能缺失、脑积水和心力衰竭较少发生。病人的临床表现因 AVM 的部位、大小、有无出血或缺血而定。图 5-9 显示了脑 AVM 产生神经学症状的机制。

脑 AVM 首发症状与年龄的关系见图 5-10。出血和抽搐是最重要的首发症状，出现的高峰年龄为 20～30 岁。到 30 岁时大多数病人都有症状，到 60 岁时 90% 以上的病人会出现症状，但有少数病人可一生中都不出现任何症状。

（一）出血

颅内出血是脑 AVM 最常见的症状，约占 52%～77%，以出血为首发症状者稍多于半数。出血多发生于年龄较小的病例，半数以上在 16～35 岁时发生，妊娠期妇女的出血危险增加。有的病人在出血前可能已有多年的头痛、抽搐或其他神经功能缺失症状，只是未能及时发现脑 AVM。由于病灶的深度不同，故出血可表现为脑内出血、脑室内出血或蛛网膜下腔出血。出血与季节无关，发病突然，往往发生在病人体力活动或有情绪波动时。Ondra 等对 166 例症状性 AVM 患者的 24 年的回顾性分析，发现出血的平均风险是每年 4%。也有一些证据表明小的 AVM 比大的 AVM 出血的几率大些，这或许与较小的供应

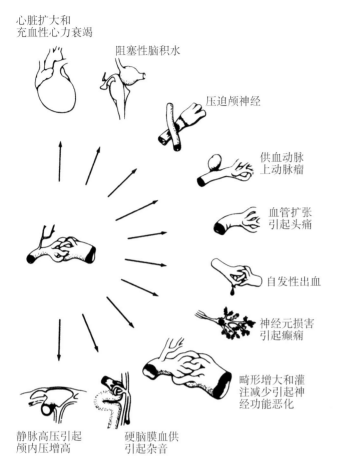

心脏扩大和
充血性心力衰竭

阻塞性脑积水

压迫颅神经

供血动脉
上动脉瘤

血管扩张
引起头痛

自发性出血

神经元损害
引起癫痫

畸形增大和灌
注减少引起神
经功能恶化

静脉高压引起
颅内压增高

硬脑膜血供
引起杂音

图 5-9　脑 AVM 发生神经学症状的机制

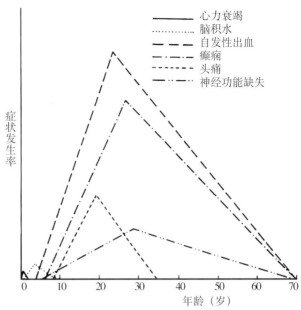

心力衰竭
脑积水
自发性出血
癫痫
头痛
神经功能缺失

症状发生率

年龄（岁）

图 5-10　脑 AVM 首发症状与年龄的关系

动脉中存在相对较大的压力相关。出血可以反复发生，在大宗病组统计中，50% 以上的病人曾出血 2 次，30% 出血 3 次，20% 出血 4 次以上，最多的可出血 10 次。反复出血可造成脑组织的严重损害。

与颅内动脉瘤相比，脑 AVM 出血的特点是：

（1）出血的高峰年龄比动脉瘤早　在 Perret 收集的 545 例 AVM 病人中，出血的高峰年龄为 15 ～ 20 岁。半数以上（54%）有出血史的病人发生于 30 岁以前。

（2）出血的程度轻　多为扩张的静脉出血，所以发展缓慢，不像动脉瘤破裂那样剧烈。一般出血不多，大量出血者仅占 16%。每次临床上显性出血的致残率在 30% 左右，初次出血的死亡率在 10% 左右，约 20% 死于再次出血，只有动脉瘤的 1/3，提示脑 AVM 出血的后果比动脉瘤出血要好。

（3）早期再出血的发生率低　约 23% 的病人有再次出血，其间隔时间长且无规律，从数日到 20 年。最近的研究表明 AVM 首次出血后，第一年的再出血危险性是 6%，以后平均每年再出血率约为 2%，

直至 20 年为止。

（4）脑血管痉挛的发生率低　只有 8.3%～12%。其原因可能有：①动脉瘤多位于脑底动脉环附近，出血后在脑池内凝成的血块围绕于脑血管的主干，血块溶解产物引起大动脉痉挛。而 AVM 多位于脑血管的周围部分，有的在脑深部，通常远离主要脑动脉所在的基底池部位，出血后不致形成围绕脑底动脉主干的血块，因而不致发生脑血管痉挛。② AVM 的出血量比动脉瘤少，而且多形成脑内血肿，在蛛网膜下腔和脑池中积血少，不易引起血管痉挛。③由于脑血管自动调节功能受损，动脉收缩能力下降。

出血可发生在供血动脉、畸形血管团或引流静脉，也可由于 AVM 供血动脉的动脉瘤破裂而引起。出血时临床表现主要是剧烈头痛、呕吐，有时甚至意识丧失。出血主要表现为三种方式：①脑内血肿：最常见，可伴有脑室内出血及脑组织的破坏，预后取决于出血部位及出血量。Nornes（1980）在手术中对 AVM 引流静脉压力进行测量，认为压力 ≥17 mmHg 的病人易发生出血，而低于 14 mmHg 则极少出血。②蛛网膜下腔出血：较为少见，在全部蛛网膜下腔出血病人中由脑 AVM 引起者占 9%，而 AVM 出血者中蛛网膜下腔出血约占 50%，多数由脑内血肿破入蛛网膜下腔。出血还可以来自脑池内的 AVM 破裂，也可因并发的动脉瘤破裂。③脑室内出血：约 5%～10%，多数为脑内血肿破入脑室，仅少数由于脑室内或脑室壁的 AVM 出血，或单一深静脉引流的 AVM 破裂所

第二节
SECTION 2

引起。大量脑室内出血时神经系统症状危重，病人常昏迷，急性脑积水发生率高。

影响脑 AVM 出血率的危险因素包括曾有出血史、年龄、AVM 的大小和部位等（表 5-5）。小型的 AVM 比大型 AVM 出血多见，Yaşargil（1984）认为这可能是错误的印象，因为小的 AVM，特别是在非功能的脑区时，临床上只表现为出血。但术中测量有出血的小 AVM 的供血动脉压力明显高于无出血的大的 AVM，说明还是有血流动力学的潜在因素。大型皮

表 5-5　脑 AVM 引起颅内出血的危险因素

因　素	危险增加	危险减低
年龄	年龄 > 60 岁	
出血史	以前有出血	无出血
部位	颞叶、岛叶胼胝体、脑室旁	顶叶、枕叶、额叶
大小	小型 AVM	大型 AVM
静脉引流	深静脉引流	浅静脉引流
血管结构	合并动脉瘤静脉狭窄、扩张血栓形成、扭曲	
血流动力学	高血压	
栓塞后	再出血	

层 AVM 有较大引流静脉，或血流可反流至正常脑区的引流静脉，较少发生出血。逆向反流现象在高流量 AVM 中更为常见，由于大量血液存在 AVM 静脉侧，故血管内压力较低，减少了 AVM 出血的危险。此外，深部静脉引流、畸形血管团位于脑室内和脑室旁，存在血管团内动脉瘤和静脉闭塞可增加畸形本身的出血。深部 AVM 比浅表 AVM 易出血，因为深部 AVM 静脉引流系统不及浅部病变充分。

（二）癫痫

癫痫是浅表 AVM 仅次于出血的主要临床表现，其发生率为 28%～64%，其中约半数为首发症状（17%～47%）。癫痫可发生于出血之前或之后，亦可发生于出血时，32%～40% 有出血的 AVM 病人发生癫痫。脑 AVM 诱发癫痫的原因为：①由于 AVM 的盗血，引起邻近脑组织缺血缺氧；②由于出血或含铁血黄素沉着，致 AVM 周围的神经胶质增生形成致

痫灶；③ AVM 的点燃作用，特别是颞叶，可伴有远处癫痫病灶。

癫痫的发生率与 AVM 的部位和大小有关。位于大脑半球浅表部的大型 AVM 发生癫痫的可能性较大。顶叶 AVM 病人的癫痫发生率最高，其次为额叶和颞叶，再次为枕叶和脑深部的 AVM，而位于基底节和后颅窝的 AVM 很少引起癫痫。AVM 愈大者癫痫发生率愈高，因有大量脑盗血或易发生自发性血栓形成造成脑缺血。癫痫发作形式以部分性发作为主，有时具有 Jackson 型癫痫的特征。长期抽搐者肢体可逐渐出现轻瘫，并较健侧肢体短小细瘦。癫痫的类型与 AVM 的部位有关系。前额叶 AVM 最常发生全身性发作，中央及顶枕的病变主要表现为部分性发作或继发性全身大发作，颞叶病灶通常为复杂性部分性发作。AVM 确诊时的年龄与癫痫发生有关，确诊时年龄越小，以后癫痫发生的可能就越大。如果确诊 AVM 时的年龄在 10～19 岁，那么在 20 年内有 44% 病人会发生癫痫。原诊断为自发性癫痫的病人经 CT 和 MRI 检查，有可能发现为脑 AVM。南京军区总医院用手术方法治疗的 21 例颞叶癫痫病人，术后颞叶切除标本的病理检查发现 4 例 AVM。因颞叶癫痫而行颞叶切除者有 11.4% 的病人可发现 AVM。

（三）头痛

头痛是 AVM 的另一常见症状，对诊断 AVM 无特殊意义。16%～42% 的 AVM 病人以头痛为首发症状，60% 以上的病人有长期头痛史。脑 AVM 引起头痛的原因为：①脑血管扩张；②颅内静脉压或颅内压增高；③硬膜动静脉瘘；④少量颅内出血。出血量大时头痛剧烈，且多伴有呕吐。脑 AVM 引起头痛的性质多样，包括偏头痛、局限性头痛和全头痛。有的病人头痛严重，以致影响工作。一般来说，头痛的部位与病变的部位无明显相关。但当头痛局限于一侧时，具有定侧价值。枕叶由大脑后动脉供血的 AVM 易引起偏头痛。

（四）神经功能缺失

脑 AVM 可产生一过性或进行性神经功能缺失，约见于 40% 的病例，其中有 10% 左右为 AVM 的首发症状。7%～12% 的 AVM 病人有进行性偏瘫，其他症状可有偏盲、肢体麻木、失语、共济失调等。

表 5-6　脑 AVM 引起神经功能缺失的危险因素

因　素	危险增加	危险减低
年龄	10～19 岁	＞30 岁
出血史	有出血史	无出血史
部位	颞叶	
血管结构	静脉扩张（脑受压）	
血流动力学	脑静脉逆流或硬膜窦 高压动脉供血不足 （盗血或狭窄）	
栓塞后	新的抽搐	症状消失

邻近脑干和桥 - 小脑角扩张的动脉和静脉可压迫三叉神经引起疼痛。颈内动脉极度扩张可压迫视神经引起视力减退。AVM 的盗血现象可引发短暂性缺血发作或进行性神经功能缺失，持久性的神经功能缺失通常与脑 AVM 出血有关（表 5-6）。神经功能缺失达到了一定程度后常趋于稳定。引起神经功能障碍的原因为：①脑盗血引起脑缺血发作，常见于较大的 AVM 病例中，多在病人活动时（如跑步、驾车等）发作。开始时神经障碍很短暂，但随着发作次数增多，持续时间越来越长，瘫痪程度亦趋严重。②脑水肿，脑萎缩，继发于灌注不足或盗血的缺氧性神经元死亡所致的神经功能障碍，见于较大的AVM，特别当病变有血栓形成时。这种瘫痪持续存在，且进行性加重，临床上有时疑为颅内肿瘤。③出血引起的脑损害或压迫，当血肿逐渐吸收，瘫痪可逐步减轻甚至完全恢复正常。

（五）颅内杂音

患者自己感觉到颅内及头皮上有颤动及杂音，但旁人不能听到，有人称为"脑鸣"。这种声音喧闹不堪，以致难以耐受，压迫颈动脉可使之减弱或消失。只有当 AVM 体积较大，且部位较浅表时才能在颅骨上听到收缩期增强的连续性杂音。AVM 累及颅外软组织或硬脑膜供血时，杂音较明显，压迫颈总动脉可使杂音消失。

（六）智力减退

即便无出血或其他病理机制，AVM 病人可表现

为智力进行性减退，尤其巨大 AVM 由于严重程度的脑盗血，导致脑的弥漫性缺血及脑发育障碍。有时因癫痫的频繁发作，病人受到癫痫放电及抗痫药物的双重抑制，亦可使智力衰退。轻度的智力衰退在 AVM 切除后常可逆转，但较重的智力衰退则不能改善。

（七）眼球突出

为较少见的 AVM 症状，一般见于病侧，特别是颞叶前端的 AVM。由于较大的引流静脉导入海绵窦，引起该窦内静脉压增高，眼静脉血液回流障碍，最终导致眼球突出。

（八）视神经乳头水肿

脑 AVM 出血后形成的颅内血肿、静脉窦高压引起的静脉回流障碍或脑脊液吸收不良引起的脑积水等均可导致视神经乳头水肿。

（九）心血管系统损害

新生儿和婴儿的脑占全身体重的 14%，耗氧量占全身 50% 以上，接受心排出量的 40%，若有大的 AVM 可出现心脏肥大和心力衰竭。

（十）脑积水

AVM 病人脑积水的最常见原因是蛛网膜下腔或脑室内出血，阻塞了脑脊液吸收通路。静脉高压也可造成脑脊液吸收障碍。AVM 引流静脉的扩张或破裂形成血肿可引起脑脊液循环通路的阻塞。婴儿 Galen 静脉的 AVM 或成人后颅窝、丘脑区的 AVM 也可阻塞脑室系统。幕下 AVM，包括硬膜动静脉瘘产生阻塞症状较幕上 AVM 多见，由于幕下对占位病变的代偿空间较小。McCormick（1968）在 157 例后颅窝 AVM 病人中发现 10 例脑积水，其中 7 例为中脑导水管阻塞，3 例有脑室扩大但无机械性梗阻。

（十一）局部占位效应

未破裂的 AVM 极少产生占位效应，在 CT 片上 AVM 周围常发现低密度灶，这可能是脑组织胶质化而非脑水肿。

第二节 SECTION 2

六、诊断和鉴别诊断

AVM 的诊断主要依靠 MRI/MRA、CT/CTA 和 DSA 三种方法，各有其特点。经颅多普勒超声（TCD）也有帮助。如果是年轻人发生自发性脑内血肿或蛛网膜下腔出血时，即应想到有本病可能。如病史中还有癫痫发作则更应怀疑本病。

（一）脑血管造影

诊断 AVM 最重要的方法是脑血管造影，可显示畸形血管团及其供血动脉和引流静脉，对 AVM 的诊断和治疗有决定性作用。虽然如此，仍有小部分 AVM（11%）脑血管造影为阴性，这些病变多属小型或隐匿型 AVM，或者已被血肿所破坏或为血栓所闭塞的 AVM。

过去认为位于额叶表面的 AVM 做单侧颈动脉造影即已足够；有严重脑盗血的病例，才需要做双侧颈动脉造影；位于大脑半球内侧面的 AVM 需加做同侧的椎动脉造影。实际上，为了显示脑 AVM 的血流动力学的改变，发现多发性病灶或其他共存血管性病变，对每个脑 AVM 病人均应进行全脑选择性六血管造影。

由于脑 AVM 的血循环快，常规的脑血管造影方法有时捕捉不到良好的影像，故对拟诊为脑 AVM 的病例在做脑血管造影时应采用下列步骤：①增加造影剂的注射量，颈总动脉每次注射造影剂 15 mL，经股动脉做椎动脉造影的剂量可照常。②立体脑血管造影是一种较先进的造影技术，能更清楚地显示动脉与回流静脉的位置，有利于防止手术中误将正常的脑动脉或静脉夹闭。③数字减影血管造影可除去颅骨对脑血管的遮盖，取得较清楚的图像，把供血动脉与引流静脉更好地勾画出来，显示 AVM 的细微结构；且能做各方向的旋转，取得较好的立体概念，便于术前更周密地设计切除方案。该方法对椎-基动脉系统 AVM 和硬脑膜 AVM 的观察尤为有利。

脑 AVM 血管造影的特征性表现为：动脉期可见到不规则迂曲的血管团，有一根或数根粗大的供血动脉，早期显影的扩张的引流静脉导入颅内静脉窦（图 5-11，图 5-12），病变远侧的脑动脉充盈不良或不充盈。除非伴有较大的血肿，一般 AVM 本身不引起脑血管移位。Lasjaunias 等（1986）报告在超选择性血管造影中可看到畸形血管的结构如下：①动脉直接或发出分支供应畸形；②供血动脉上的动脉瘤；③非供血动脉上的动脉瘤；④动静脉瘘；⑤病灶内的动脉瘤；⑥静脉瘤样扩张；⑦扩大的引流静脉。根据血管造影表现，Yaşargil（1984）将脑 AVM 分成三种类型（表 5-7），每一种类型在血管造影上各有其特征性表现。

DSA 仍然是目前公认的诊断脑 AVM 的"金标准"，它可提供比较可靠的异常血管团的大小、供血动脉、血流速度、回流静脉等影像学资料。但另一

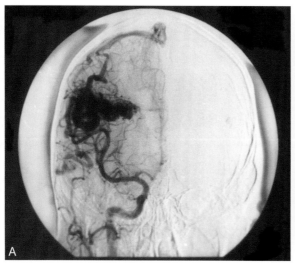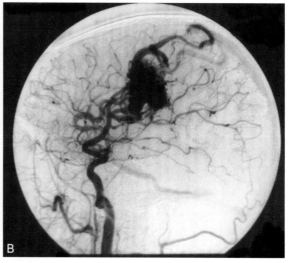

图 5-11　幕上脑动静脉畸形

A. 右颈动脉造影，正位像，示大脑中动脉供血，畸形血管团呈圆锥形，基底位于脑表面，尖端指向脑室，引流静脉汇入上矢状窦。**B.** 右颈动脉造影，侧位像，示大脑中动脉迂曲增粗，引流静脉和上矢状窦早期显影。

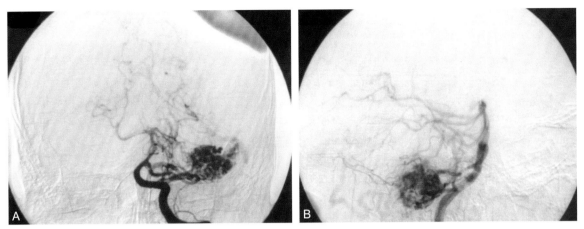

图 5-12 幕下脑动静脉畸形
A. 椎动脉造影正位像，畸形血管团由左小脑后下动脉和前下动脉供血。**B.** 椎动脉造影侧位像。

表 5-7 脑 AVM 的血管造影分类（Yaşargil）

（1）丛形
　　a. 仅在动脉期可见
　　b. 在所有期可见
　　c. 仅在静脉期可见

（2）丛形和瘘性混合
　　a. 丛形＞瘘性
　　b. 丛形＝瘘性
　　c. 丛形＜瘘性

（3）瘘性
　　a. AVF 伴有很小的丛形 AVM
　　b. 简单直接的 AVF，仅在动脉期可见

方面，由于 DSA 仍然存在一些成像方面的问题，以及有创性、费用高的缺点，一定程度上限制了它的应用。3D-DSA 血管成像技术的发展，克服了普通 DSA 的成像缺点，它可以从各个角度和利用各种软件功能清晰地显示颅内各动脉血管的 3D 动态结构、形态、大小、位置及毗邻关系，为脑 AVM 的诊断及治疗提供更多的信息，准确率达 89%～95%，同时也降低了患者的放射剂量、造影剂用量，缩短了检查时间，从而提供了比普通 DSA 更为准确、快速、安全的手段，具有极高的临床应用价值。

（二）CT 和 CTA

颅内 AVM 在未破裂出血前，CT 平扫表现为一局灶性高、等或低密度混杂区，病灶形态不规则，多呈边缘不清的团块状影，也可呈弥散分布的蜿蜒状及点状的密度增高影。病灶中高密度常为局灶性胶质增生、新近的出血、血管内血栓形成或钙化所致。AVM 的钙化常为点状或小结节状。病灶中的低密度表示小的血肿吸收或脑梗死后所遗留的空洞、含铁血黄素沉积等。病灶周围可出现扩大的脑沟等局限性脑萎缩，偶有轻度占位效应，但不出现周围脑水肿现象，有的可出现脑积水。增强 CT 扫描中，AVM 表现为不规则的团块状强化区，有时可见迂曲的血管影，其周围可见到供血动脉和引流静脉（图 5-13）。有些 AVM 在 CT 平扫中无异常发现，只有在注射造影剂后方能显示出病灶。

临床上 CTA 已得到广泛的应用，其价值亦已得到公认。与 DSA 相比，CTA 属微侵袭或无创性检

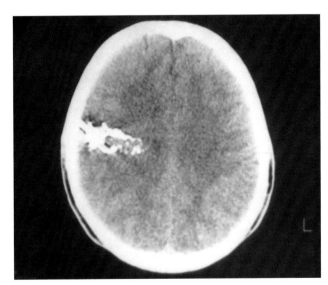

图 5-13 脑动静脉畸形的 CT 表现
图示右额叶后部有楔形混杂密度病灶，并有明显钙化。

查，无危险性，检查时间短，可同时获得血管外结构的信息，辐射剂量亦小于 DSA。在大多数研究中，CTA 与 DSA 有很高的符合率，易为患者所接受，可用于 AVM 的筛选、诊断和动态观察，为治疗提供信息。近年来应用于临床检查的多排螺旋 CT，具有更短的扫描时间，更薄的层厚选择，以及各向同性相位的重建功能及优越三维工作站，因而其临床应用前景非常广阔，特别是 CTA 血管重建功能，可以通过阈值调节达到临床医师所需要的结构效果（图5-14）。尽管如此，它也存在一些局限性，如噪声增加、分辨率下降、图像后处理工作费时、对小血管显示仍不理想等，有待于进一步开发利用。

当 AVM 发生出血时，CT 扫描有很高的诊断价值。血肿可表现为高密度、高低混杂密度或低密度，与出血的时间有关。急性出血者高密度，随着血肿

的吸收可呈现为高低混杂密度，甚至低密度。注射造影剂后，部分血肿边缘可见畸形迂曲的血管强化影，高低混杂密度的血肿常常显示环状强化，部分血肿亦可不出现异常强化。有人提出血肿边缘呈弧形凹入或尖角形为动静脉畸形血肿的特征。血肿周围常有不同程度脑水肿。AVM 所致的蛛网膜下腔出血，血液常聚积于病灶附近的脑池。

（三）MRI 和 MRA

MRI 诊断脑 AVM 的准确率几乎达到 100%，可显示畸形的供血动脉、畸形血管团、引流静脉、出血、占位效应等。而且有其特有的优越性，即可显示病灶本身及其周围脑组织情况，反映畸形血管内血流情况，区别出血与钙化，显示血肿和水肿，确定病

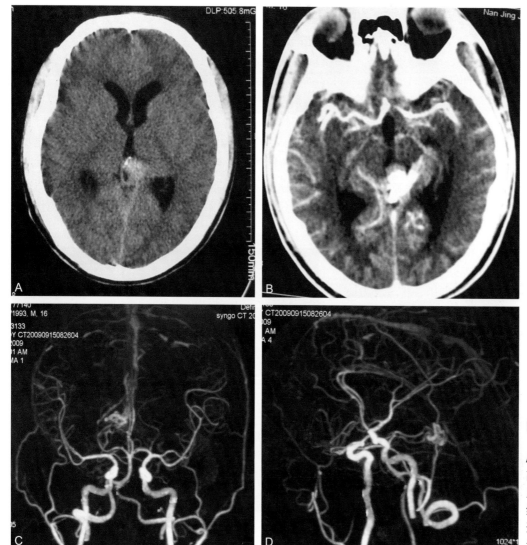

图 5-14　脑动静脉畸形的 CTA 表现
A. CT 平扫示左颞叶内侧高密度病灶。B. CT 增强显示病灶有强化。C. 三维 CTA 正位显示血管畸形。D. 三维 CTA 侧位显示血管畸形。

灶与功能区的关系等，即使所谓隐蔽性脑血管畸形（cryptic AVM），MRI 亦常能清楚显示。对于后颅窝病灶，由于 MRI 无颅骨伪影的影响，其诊断价值明显优于 CT。MRI 具有特殊的"流空效应"，AVM 中的快速血流在 MRI 影像中均显示为无信号阴影，病变的血管团、供应动脉及引流静脉均呈黑色而被清楚显示（图 5-15）。绝大多数的 AVM 中的血管成分在 MRI 的 T_1W 和 T_2W 图像上均表现低或无信号暗区。回流静脉由于血流缓慢，在 T_1W 图像上可表现为低信号，而在 T_2W 图像上则可表现为高信号。供血动脉和蔓状钙化在 T_1W 和 T_2W 上都表现为低或无信号暗区。但 MRI 不能区别这些暗区是血管还是钙化，往往要结合 CT 扫描来鉴别其性质。当 AVM 内有血栓形成时，T_1W 图像上表现为在低信号病灶内夹杂等或高信号区，T_2W 图像上亦表现为低信号区内夹杂高信号区。AVM 伴有颅内出血时，在 T_1W、T_2W 图像上均为高信号，其中 T_2W 图像更明显。随血肿时间延长，T_1W 图像上信号逐渐变成等或低信号，T_2W 图像上仍为高信号。在血肿边缘或中心有时可见不均匀的 AVM 信号，有时仅见血肿。

作为无创的检查方法，与 CTA 相比，MRA 具有更高的准确性，它分为 TOF 法、PC 法以及 CE 法。对于 AVM 的显示，目前临床上常用 3D-TOF MRA 和 2D-TOF MRA，前者显示供血动脉和瘤巢，后者显示引流静脉（图 5-15）。3D-TOF 法由于像素较小，分辨率高，复杂血管引起的血流信号丧失较轻，所以畸形血管的快速血流显示较好，同时运

用 MOTSA 技术，可在大视野中产生高分辨率的影像，利用 MTC 技术将含有饱和水的脑组织饱和，抑制了脑组织的背景，又不损失血管的信号，改善了小血管的显示，得出原始图像后行 MIP 重建，图像可按 90° 及 180° 旋转，可动态观察三维立体结构，是显示畸形血管的极佳方式。MRA 绝大部分可以显示 AVM 及其引流静脉，但有时不能与肿瘤相区别。MRI 亦为诊断 AVM 的重要方法，它能够显示 AVM 的准确位置，与周围脑组织的关系，与血肿的关系，并能显示梗死及因盗血而形成的周围的软化灶，在某种程度上比 MRA 更有用。

功能 MRI（fMRI）是有希望的方法，几个研究已经证实在 fMRI 和术中定位之间存在相关性。Maldjian 等使用 fMRI 检测了左侧半球损害的患者语言优势区的转移情况，证实感觉运动功能可以包含在 AVM 区域内。这些信息不但改变了外科治疗的计划，而且有助于定位放疗的边界以减少对附近功能区的最小的放疗剂量。

（四）TCD

TCD 是运用定向微调脉冲式多普勒探头直接记录颅内一定深度血流的脉波，经电子计算机分析处理后，计算出相应血管血流波形及收缩期血流速度、舒张期血流速度和平均血流速度及脉搏指数。利用 TCD 技术，不仅可以检测畸形血管部位的异常血流，同时可以检测到所有参与供血的动脉及对侧或同侧

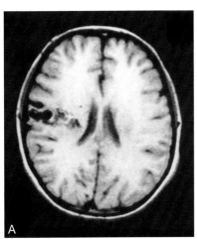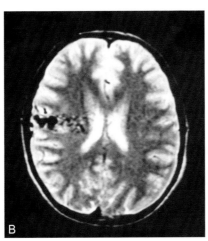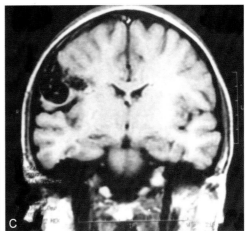

图 5-15　脑动静脉畸形的 MRI 和 MRA 表现
A. T_1W 轴位像，右额叶后部不规则的低信号区，无占位效应。B. T_2W 轴位像，右额叶后部低信号区为流空现象。C. T_1W 冠状位像，外侧裂上方低信号区。

存在的盗血现象。在 TCD 探查时应注意反复检测血流变化，以确定供血动脉的数量。Mast（1995）报道 TCD 检查 AVM 的敏感性＞80%，但小的 AVM 可以漏诊。TCD 在确定 AVM 治疗后残留血供和血流动力学变化也是有帮助的。

1. 脑 AVM 的 TCD 特征

（1）血流速度的变化　正常人大脑中动脉的血流最快，顺序递减依次为大脑前动脉、颈内动脉、基底动脉、大脑后动脉、椎动脉、眼动脉。随年龄增长，血流平均速度逐渐下降。血管痉挛时血流速度明显加快，脑血管闭塞时，血流速度减慢。由于 AVM 病变部位的动静脉间分流的存在，血管阻力下降，造成血流量的增加，血循环时间明显加快，因而出现高血流速度、低阻力的多普勒血流特征。血流速度可高于正常的 2～3 倍，收缩与舒张期流速的增加不对称，舒张期升高相对显著，因而收缩与舒张期（S/D）流速比值明显减低。正常人大脑中动脉收缩峰速为 79.0±19.1 cm/s，平均速度为 52.3±12.5 cm/s。AVM 病人的大脑中动脉收缩峰速为 135.3±38.8 cm/s，甚至达 225 cm/s，平均速度可为 95.5±27.6 cm/s。血管阻力的下降在多普勒探测上通过血管搏动指数（PI）值的减低反映出来。正常情况下，血管搏动指数与血流速度尤以舒张期及平均流速的高低密切相关。其计算公式如下：

$$PI = \frac{Vp-Vd}{Vm}$$

式中，PI 为血管搏动指数，Vp 为收缩期血流速度，Vd 为舒张期血流速度，Vm 为平均血流速度。从式中不难确定，由于 AVM 时平均血流速度及舒张期血流速度升高，PI 值也就减低。正常 PI 值为 0.65～1.10，AVM 时常低于正常值低限，平均为 0.48 左右。在 TCD 探测当中，凡参与供血的动脉血流均有不同程度的高流速低搏动性，因而根据以上特征可以确定参与供血的动脉数量。

（2）血流频谱　当探测 AVM 时，由于血流速度的升高，出现频谱基底增宽，为舒张末流速升高所致，舒张期失去正常"线状下降"的频谱特征，代之以边缘不整齐的"毛刺"样特征（图5-16）。由于血流紊乱，频谱失去正常"频窗"特征，充填不同频率的紊乱血流信号，频谱显示层次不清，涡流频谱出现，或对称分布于基线上下的双向血流频谱。

（3）血流声频的改变　经 TCD 探测正常脑血管时可以监听到柔和和清晰的血流声频。当存在 AVM 时，病变部位供血动脉血流声频信号洪大、粗糙、紊乱、双向，如同机器发生出隆隆样多方向杂音，个别可伴尖锐的乐性杂音声频，在多普勒频谱可表现为多条线状回声。

（4）颅内盗血征　利用 TCD 可以发现异常前交通动脉的开放，大脑前动脉血流方向逆转，证实盗血存在。某些病人还可探及颅内外、椎－基底系统参与供血的现象，正常脑组织的供血明显减少，颅内"盗血现象"愈加严重。

（5）颈总动脉压迫试验的血流特征　由于动静脉间有瘘道存在，当压迫颈总动脉人为阻断动脉血流时，仍可探及较高的血流速度，这是由静脉血流的直接回流造成，加之广泛的侧支循环存在所致。

（6）二氧化碳对 AVM 部位血流的影响　正常情况下，增加吸入二氧化碳分压，可使脑血流量增加。当存在 AVM 时，由于畸形血管团内的动脉、静脉血管壁薄弱，缺乏弹力或肌层，加之动静脉血的混杂，静脉血本身 CO_2 含量处于较高水平，当增加二氧化碳分压时，脑血流无明显增加。在经颅多普勒操作时，可嘱病人屏住呼吸，观察畸形血管的血流变化。

2. TCD 探测的意义

根据上述特征，TCD 对脑 AVM 可以做出诊断。Lindegaard 等人对 28 例病人探测，26 例均确诊

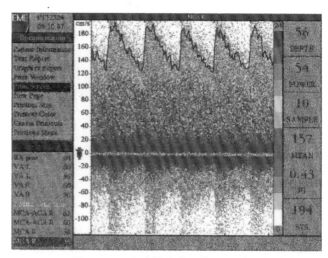

图 5-16　脑动静脉畸形的 TCD 表现
右大脑中动脉的收缩峰速高大，198 cm/s。平均流速 166 cm/s，PI 值降低为 0.40。频谱增宽，边缘有不整齐的"毛刺"样征象，提示有大脑中动脉供血区动静脉畸形。

为 AVM，与脑血管造影完全符合。此外，TCD 对脑 AVM 的探测临床意义在于：①确定畸形血管的供血动脉及其血流动力学变化，与 CT 和 MRI 结合有助于 AVM 的诊断，或作为脑血管造影前的筛选手段。Diehl（1994）发现 AVM 同侧血管运动值正常，提示高压性 AVM，伴有出血危险增加；在同侧或对侧动脉上有很强的病理学血管运动反应，提示低压性 AVM，较易引起神经功能障碍。②术前利用 TCD 探测颅内盗血的存在，可提供临床采取人工栓塞供血动脉，然后再进行病变切除的依据，因此 TCD 对巨大 AVM 的术前诊断有重要意义。③手术中进行监测，提高手术的精确性和安全性。可帮助确定血流方向和血管结构；明确供血动脉及其引流静脉的位置，避免伤及正常脑动脉；进行深部动静脉畸形的定位；动态监测供血动脉的阻断效果及其血流动力学变化；并且术中监测可以防止因切断引流静脉后出现畸形血管团向周围脑组织高灌注现象，避免严重出血的发生。④术后判断有无残留血管畸形的存在，动态追踪观察术后病人的血流动力学变化，以评价手术的治疗效果。

另外，TCD 作为一种无创伤的技术，虽然不能和 CTA 的准确度相比，但由于其简便、重复性好等特点，仍可用于早期筛选诊断 AVM。而 Dempsey 等的研究表明，术中应用多普勒可使 AVM 病灶定位更为准确，AVM 周围的血管 RI 指数也能帮助区分出 AVM 供血动脉和过路动脉，同时，通过比较术前和术后的 RI 指数，能够精确地分析出 AVM 病灶的切除程度。除了多普勒，术中应用三维磁共振血管造影术及三维超声血管造影术是目前研究的热门，Unsgaard 等人研究结果显示此两种技术的应用使得术中了解血管结构变得更为容易，识别并切除表面和深在的 AVM 供血动脉成为可能。

（五）其他辅助检查

1. 颅骨平片

本病患者头颅 X 线平片上有异常发现者占 22%～49%。约有 1/10 的病人可见颅骨血管沟扩大，约有 1/4 的病人可见 AVM 的钙化，颅底平片有时可见破裂孔或棘孔扩大。

2. 脑电图

脑电图异常主要表现为慢波，与脑萎缩或脑退行性改变的脑电图相似。有的可以出现盗血波形，对 AVM 的诊断价值不大。脑电图异常出现在病变同侧者占 70%～80%。值得注意的是一侧大脑半球的 AVM 可表现为双侧脑电图异常，这是由于 AVM 的盗血现象，使对侧大脑半球缺血所致。

3. 同位素检查

同位素定量检测已成为脑血流分析最常用的方法。Glass 和 Harper（1963）利用放射性核素 ^{133}Xe 测定局部脑血流，很快得到广泛应用。Kuhl（1979）研制成功第一台头部单光子发射计算机断层扫描（SPECT），20 世纪 80 年代起 ^{99m}Tc-HMPAO 和 ^{99m}Tc-ECD 的问世使脑血管灌注 SPECT 显像得以广泛开展。

（1）局部脑血流量 病灶区 rCBF 增高代表血供丰富，相反，rCBF 减少可能与该区神经细胞组织缺乏有关。Okabe 等（1983）在 AVM 术前、术后对局部脑血流量进行研究，发现 AVM 周围脑组织中白质、灰质的 rCBF 在病变组显著低于正常组，而对侧半球仅灰质 rCBF 低于正常组。在手术切除 AVM 后，双侧半球灰质的 rCBF 恢复正常，病变半球白质 rCBF 显著升高。这些血流变化与临床症状的改善同步发生。在未手术的 AVM 病人中，虽然症状逐步恶化，但 rCBF 无明显变化。

（2）单光子发射计算机断层扫描 这是将放射性核素应用于 CT 的新技术，对于脑血管畸形的分类也有一定的价值。根据血管畸形的分类不同，脑血流显像可发现血流的增多或减少，可了解脑血流动力学变化及代偿能力，对手术或介入治疗的选择有一定帮助。SPECT 对 AVM 检出率达 90%，而 CT 为 50%，病灶的范围也较 CT 广泛。就脑 SPECT 灌注显像本身而言，如果在图形上出现楔形的缺损区，边缘较清楚，同时伴有局部脑萎缩、脑室扩大等表现，结合临床是年轻病人，有脑内出血史，应考虑动静脉畸形的可能，可加做脑血管造影以助确诊。脑 SPECT 灌注显像对 AVM 具有显示病变区脑组织血管障碍程度和范围的价值，便于随访，与 CT、MRI、血管造影呈互补关系。

Batjer 等对 62 例 AVM 病人的 SPECT 进行研究，结果发现全部病人都有同侧低灌注区，大约 1/3 病人的盗血指数小于 0.7，表明有明显的盗血，老年病人和有出血史的病人盗血不明显，有进行性神经功能缺失的病人盗血严重。孙波等报告 20 例 AVM 病人 Tc-ECD 脑 SPECT 半量分析结果，发现缺血指数与临床症状有明显关系。缺血指数低者临床以出血为多，缺血指数高者临床以癫痫发作为多，病灶的大小与病灶血流量无明显关系。刘允昌等采用 Tc-HMPAO 和 Tc-ECD 对 20 例脑 AVM 进行 SPECT 灌注显像。20 例显像均阳性，脑病变区呈现放射性缺损或减低，表明 AVM 病变受累区脑组织缺血程度较重，缺损区多呈楔形，还有脑局部萎缩征象。Holman 等用 XeSPECT 检查了 11 例 AVM 病人，发现在 AVM 部位有高血流量，在靠近和远离 AVM 的部位为低灌注区，一些低灌注区与神经症状相符合，在手术后这些低灌注区可持续存在。

（3）正电子发射计算机断层扫描 这是显示脑功能的 CT 图像，能反映出脑的各种生理过程，包括血流量、血容量、局部葡萄糖利用、氧代谢、氨基酸代谢、蛋白质合成和血－脑屏障的完整性，以及受体的位置、密度和分布等。PET 扫描的发展已经极大地提高了临床医生对局部脑功能和血流进行准确定量的能力。为了避免资料获得和数学计算方面的误差，必须要执行 PET 的标准化扫描。脑血流（CBF）和脑葡萄糖代谢率（CMRGlu）结合起来就得到了皮质神经元活性的最佳定量。这些资料可以用来评估 AVM 附近脑组织的功能活性。PET 扫描也可以识别有缺血风险的区域面积，表现为脑血流量降低、CMRGlu 相对不变以及氧摄取指数的增加。

因其分辨率更高，图像显示更清晰，在解剖和功能图像的全面性和准确性方面，PET 图像优于MRI 图像。PET 对脑 AVM 病人的脑血流量和血流动力学的研究优于 SPECT，但目前应用还不广泛。

（六）鉴别诊断

脑 VAM 需与下列情况作鉴别。

1. 海绵状血管瘤

海绵状血管瘤是年轻人颅内出血的常见原因之一，脑血管造影常为阴性，过去常把此类病例归入隐匿性 AVM。但在 CT 扫描图像中，常可显示蜂窝状的不同密度区，其间杂有钙化灶。增强后病变区密度可略增高，周围组织有轻度水肿，但较少占位征象，看不到增粗的供血动脉或扩大而早期显影的引流静脉。MRI 的典型表现为 T_2W 上病灶呈网状或斑点状混杂信号或高信号，周围有一均匀的环形低信号区（含铁血黄素沉积），可与 AVM 作出鉴别。

2. 癫痫

血栓闭塞的脑 AVM 常有抽搐发作，这种病变不能在脑血管造影中显示，常被误诊为其他原因引起的癫痫。但病人常有颅内出血史，抽搐多出现在出血之后，除抽搐外还可有其他神经系统症状。CT 扫描显示有脑局灶性萎缩所形成的大片低密度区，有时在低密度区的周围尚可见小片钙化影。MRI 检查对鉴别诊断也很有帮助。

3. 血供丰富的胶质瘤

恶性度较高的胶质瘤亦可并发颅内出血，因此须与 AVM 鉴别。脑血管造影中亦可见有动静脉之间的交通与早期出现的静脉，但异常血管染色淡，管径粗细不等，没有增粗的供应动脉，引流静脉也不扩张迂曲，肿瘤有较明显的占位征象。因属恶性病变，病情发展快，病程短，常有颅内压增高的表现。在没有明确的出血情况下，神经功能缺失症状明显，并日趋恶化。

4. 转移癌

如绒毛膜上皮癌、黑素瘤等常有蛛网膜下腔出血，在脑血管造影中可见有丰富的血管染色。有时亦可见早期静脉，因此会和脑 AVM 混淆。但转移癌病人多数年龄较大，病程进展快。血管造影中所见的血管团常不如 AVM 那么成熟，多呈不规则的血窦样。病灶周围水肿明显并常有占位征象。如在全身其他部位找到原发肿瘤，可资与 AVM 鉴别。

5. 脑膜瘤

有丰富血供的脑膜瘤在脑血管造影中可见不正常的血管团，其中杂以早期的静脉及动静脉瘘成分。但脑膜瘤占位迹象明显，一般没有增粗的供血动脉及扩张弯曲的引流静脉，血管供应呈环状包绕于瘤的周围。临床上病人可有抽搐、头痛、颅内压增高症状。CT 扫描可见明显增强的肿瘤，边界清楚，紧贴于颅骨内面，与硬脑膜黏着。表面颅骨有被侵蚀现象，故亦易与脑 AVM 鉴别。

6. 血管母细胞瘤

好发于后颅窝小脑半球内的血管母细胞瘤血供丰富，易于出血，需与后颅窝 AVM 作鉴别。此病变多呈囊性，瘤结节较小，位于囊壁上。在脑血管造影中有时可见扩张的供血动脉及扩大的引流静脉，但像 AVM 那样明显的血管团比较少见。血供多围绕于瘤的四周。在 CT 扫描中可见有低密度的囊性病变，增强的肿瘤结节位于囊壁的边缘，可资与 AVM 区别。但巨大的实质性的血管母细胞瘤有时鉴别比较困难。血管母细胞瘤有时可伴有血红细胞增多症及血红蛋白的异常增高，在 AVM 中则从不见此情况。

7. 颅内动脉瘤

为引起蛛网膜下腔出血最常见的原因，可与 AVM 相混淆。但颅内动脉瘤的发病高峰在 40～60 岁，出血量多，症状较重。三维 CT 血管造影和血管造影可明确显示动脉瘤的部位和大小，完全可以与脑 AVM 鉴别。但有时脑 AVM 和脑动脉瘤可以同时存在，这时候要区别哪一种病变引起颅内出血。

8. 静脉性脑血管畸形

临床上不少见，也可引起脑内或脑室内出血。在脑血管造影中常没有明显的畸形血管团，但在静脉期可见特征性的水母头或伞形改变，即许多细小扩张的髓静脉汇聚到扩张的脑贯通静脉或室管膜下静脉。CT 扫描可显示能增强的低密度病变，结合脑血管造影可以作出鉴别。

9. moyamoya 病

症状可与 AVM 相似，但脑血管造影中可见颈内动脉末端和大脑前、中动脉起始部有狭窄或闭塞，脑底部有异常血管网。有时椎－基底动脉系统也可出现类似现象。未受累的脑动脉和颈外动脉可通过侧支循环供应脑缺血区，没有早期显影的扩大的回流静脉等血管造影特点，可与 AVM 鉴别。

七、临床分级

（一）术前手术风险的估计

脑 AVM 的差异很大，使外科适应证很难统一，为了在术前正确估计外科手术的风险，除考虑动静脉畸形的大小、部位、深浅，供血动脉和引流静脉外，还要考虑以下因素：①畸形血管团是单发而致密，还是多发而分散的，后者正常的神经通路和功能皮层有较大的破坏；②达到 AVM 必须切除或切开的正常脑组织的部位和范围；③供血动脉的流量和邻近脑区盗血的程度，如为高流量和严重盗血，要当心术后发生正常灌注压突破；④供血动脉的类型和手术可达到性，特别是来自深部的动脉；⑤在慢血流的 AVM 中，供血动脉对 AVM 远侧正常脑区的灌注情况，以判断阻断这些动脉是否会导致远侧脑梗死；⑥严重的神经功能缺失与 AVM 的部位是否有关。

（二）史玉泉分级法（1984）

根据病变的大小、部位深浅、供血动脉和引流静脉四种因素，提出了四级分级法（表 5-8），每一因素下可得到一个"级分"。如四个因素都属Ⅰ级，定为Ⅰ级，其中有一项为Ⅱ级，则为Ⅰ～Ⅱ级；如有两项以上为Ⅱ级，则属Ⅱ级；有一项为Ⅲ级，属Ⅱ～Ⅲ级；两项以上为Ⅲ级，属Ⅲ级；有一项为Ⅳ级，属Ⅲ～Ⅳ级；两项以上为Ⅳ级，属Ⅳ级。级别越高，手术难度越大，疗效越差，病残率和死亡率也越高。

表 5-8　史氏脑 AVM 的分级标准表

评级因素	Ⅰ级	Ⅱ级	Ⅲ级	Ⅳ级
大小	小型，直径<2.5mm	中型，直径为 2.5～5.0mm	大型，直径为 5.0～7.5mm	特大型，直径>7.5mm
部位及深浅	浅表，位于"静区"	浅表，位于功能区	位于脑深部（包括大脑纵裂、基底节、胼胝体、脑底面等）	涉及脑干或脑深部的重要结构
供应动脉	单独一根大脑中动脉或大脑前动脉的分支，并位于浅表	多根位于浅表或单根位于脑较深部，但不是大脑后动脉的分支	大脑后动脉或大脑前、中动脉的深部分支，椎－基底动脉分支	大脑前、中、后动脉都参与关系者
引流静脉	单根、表浅，增粗不显著	多根，表浅，但有巨大静脉瘤形成者	深静脉或深、浅静脉都参与者	深静脉增粗曲张呈瘤状者

第二节 SECTION 2

（三）Spetzler-Martin 分级法（1986）

根据病变大小、与脑功能区的关系和引流静脉三种因素，提出了五级分级法（表5-9）。AVM 所在的神经功能区包括：①感觉运动；②语言功能；③视觉；④丘脑及下丘脑；⑤内囊区；⑥脑干；⑦小脑脚；⑧小脑深部各核。凡 AVM 紧邻这些区域者均记1分，否则列为"静区"记0分。AVM 的引流静脉模式是根据脑血管造影中引流静脉的分布及深浅来决定的。引流静脉中有部分或全部导入深静脉者记1分，否则记0分。AVM 的大小是根据脑血管造影中血管团的最大径，经校正其放大系数后作为依据，小型 AVM 最大径＜3cm，记1分；中型 AVM 的最大径为3～6cm，记2分；大型 AVM 的最大径＞6cm，记3分。分级时将三项级分相加的总和（1～5分）即为该病例的级别，即 I 级为1+0+0；II 级、III 级、IV 级、V 级类推。术后的死亡率与致残率以 I～II 级最低，III 级居中，IV～V 级较高。另外，作者将 AVM 明显累及脑干或下丘脑者作为不能手术切除的病例，定为 VI 级。

表 5-9　Spetzler-Martin 的脑 AVM 分级记分表

因素	计分
AVM 的大小	
小型（＜3cm）	1
中型（3～6cm）	2
大型（＞6cm）	3
AVM 的部位	
非功能区	0
功能区	1
引流静脉	
仅浅静脉	0
深静脉	1

（四）天坛医院分级法（1997）

参考 Spetzler 的方法，并简化其分级（表5-10）。

尽管各家分级方法不同，但一般均认为影响 AVM 切除后效果的主要因素是：病变大小、部位，供血动脉数目，通过病变的血流量，盗血的程度，静脉引流的情况，手术的难度和与功能区的关系等。

表 5-10　天坛医院的脑 AVM 分级表

因素	I 级	II 级	III 级	IV 级
大小	小型 ＜2cm	中型 2～4cm	大型 4～6cm	特大型 ＞6cm
深浅	浅表	浅表	深部	深部
部位	哑区	功能区	脑干周围	脑干

因而在选择手术适应证时，应将上述因素综合加以考虑。

八、自然史

Samcon 和 Baje（1991）已将 AVM 的自然危险分成4个部分：①死亡率；②出血率；③致残率；④影响上述危险的因素。脑 AVM 的主要症状，如抽搐和自发性出血，可以独立出现，也可合并出现，其高峰年龄也不相同（图5-10）。

如果将各种症状累计考虑，则大多数 AVM 病人在30岁后都会出现症状，到60岁以后90%以上的病人出现临床症状（图5-17）。对于每个患有 AVM 但未经治疗的病人来说，每年致残和致死的几率约为5%，在20岁以前和50岁以后年龄组可稍低。对一个脑 AVM 的病人来说，严重致残的结果与疾病存在的时间有关。

Fults 等（1984）曾对一组共131例 AVM 病例随访观察了1～31年，平均8.7年。其中有出血

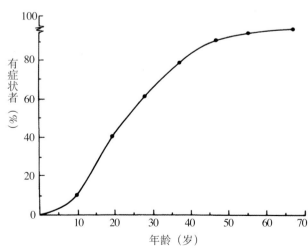

图 5-17　脑 AVM 病人各年龄组中有症状者的比例

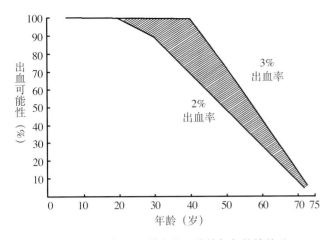

图 5-18 脑 AVM 的出血可能性与年龄的关系

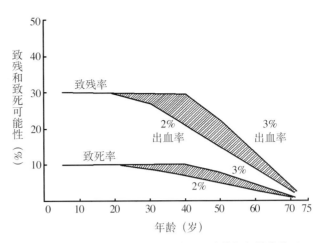

图 5-19 脑 AVM 的致残和致死可能性与年龄的关系

者 81 例（61.8%），第 1、第 2 和第 3 次出血的病死率分别为 13.6%、20.7% 和 25%。虽然每次出血的病死率是逐渐增高的，但在统计学上没有显著意义。由于每次出血后都有一部分病人做了手术，从而得以根治，故这一统计实际意义不大。但如将上述病组中两次出血相隔的时间加以统计，则可以看到第 1 年的再出血率为 17.9%，第 2 年为 11.0%，5 年以后降至每年 3%，10 年以后降至每年 2%。Wilkins（1985）复习了有关颅内 AVM 的自然史文献，提出儿童的 AVM 易于发展增大，出血率也较高。在 10 年内儿童 AVM 的出血率为 32%，25 年内增至 85%。成人的相应出血率则为 11% 及 35%。Kjellburg 用协作组的资料计算出 AVM 的再出血率为每年 3.7%，病死率为每年 0.9%，以抽搐为主要表现的 AVM 其出血率为每年 1.0%。Foster 根据 150 例 AVM 病例的观察计算其出血率，发现没有出过血的病例在 15 年内将有 25% 的病例首次出血；已出过一次血的 AVM 病例，于 4 年内将有 25% 再次出血；出过两次血的病例则在 1 年内将有 25% 第 3 次出血。Grat 等（1983）根据 134 例的长期观察，认为 AVM 的初次出血后第 1 年将有 6% 再出血的机会，以后每年约有 2% 再出血机会直到 20 年。具体的出血率为：第 1 年 6%，第 5 年累计 13%，第 10 年累计 16%，第 20 年累计 47%。Jomin（1993）收集文献上共 1134 例未经治疗的 AVM，随访 20 年以上，年出血率为 2%，5～10 岁儿童的出血率较高。Ondra 等（1990）分析了没有受过治疗的 160 例 AVM，平均随访 24.7 年。出现症状的平均年龄为 33 岁，大多数表现为出血，年

再出血率为 4%，平均间期为 7.7 年。

如果按 2%～3% 年出血率计算，一个未破裂的 AVM 患者出血风险为：终身风险率（%）= 105 - 病人当前年龄。初次出血后第一年再出血率为 6%～17.9%。例如，婴儿有 75 年的危险，而 60 岁的病人只有 20 年的危险。自发性出血与患病时间的关系见图 5-18。

假定每次出血有 10% 的死亡率和 30% 的致残率，那么 40～50 岁时死亡及严重致残的可能性逐渐下降，到 70～80 岁时变得非常小（图 5-19）。Michelsen（1979）对 AVM 的自然史做了研究，长期的病死率为 18%，病残率为 30% 左右，因此，对于合适的病例，应建议早治疗。

国内北京天坛医院报告（2007）104 例未接受任何手术或放射治疗的以出血为首发症状的 AVM 病例随访，结果显示诊断后 3 年的死亡率为 7.5%，再出血死亡率为 13.3%。

九、脑动静脉畸形的治疗

动静脉畸形治疗已有 40 年的历史，这些复杂的血管病变现在处理起来仍旧非常困难。成功治疗脑动静脉畸形主要包括各种术前准备、多模式治疗选择和现代术后外科监护。

脑 AVM 治疗的主要目的是防止出血、清除血肿、改善盗血和控制癫痫。治疗的方法包括：①立体定向放射外科治疗，如 γ 刀、X 刀和质子刀；②血管内栓塞治疗；③手术治疗，包括畸形血管切

除术和供血动脉结扎或电凝术；④观察和内科治疗。治疗指征是出血、难治性癫痫和进行性神经功能缺失。AVM 的大小和部位影响确定性治疗的指征和类型。每一种治疗各有其优缺点（表 5-11），应根据脑 AVM 的大小和部位选择合适的治疗方法（表 5-12）。这几种方法可以单独运用，也可联合运用，因此 AVM 病人有八种治疗方式可供选择：①单纯显微外科手术；②单纯放射外科；③单纯栓塞；

④栓塞 + 手术；⑤栓塞 + 放射外科；⑥手术 + 放射外科；⑦栓塞 + 手术 + 放射外科；⑧观察和内科治疗。对于大型、巨大型复杂病灶，往往采用两种以上治疗方式。术前栓塞病变有利于外科手术切除，可以降低外科手术风险。但许多小的 AVM 病变深在或位于重要功能区者，难以切除，可以采用立体定向放疗得到安全有效的治疗而避免开颅手术。栓塞结合立体定向放疗对于病灶大于 3cm 的脑动静脉畸形也是较有效的方法。

（一）脑动静脉畸形的手术治疗

手术切除脑 AVM 仍然是首选的根治方法，它具有放射治疗和栓塞治疗所不具有的优点，如手术切除病灶的同时可清除血肿，以及病灶切除后可明显控制癫痫发作等。自从 Dandy 开始采用手术治疗本病以来，倾向积极手术治疗的人日渐增多。显微外科技术的不断改进使得其治疗效果及安全性都达到了很高的程度。手术和麻醉技术的进步，神经导航技术的应用，已可以做到完全切除深在的 AVM 病变，甚至在功能区附近的 AVM，而只有很低的死亡率和致残率。术中脑皮层电图定位和切除致癫痫灶可能控制癫痫发作。血管内介入治疗及立体定向放射治疗可扩大 AVM 手术适应范围和增加手术的安全性。Krivoshapkin 等应用术中栓塞技术和复合染料对 AVM 病灶染色，闭塞供血动脉和病灶后，获得轮廓分明的病灶，从而能准确地切除整个 AVM 病灶，正常脑组织则损伤很小，并且成功地减少了术中出血，使患者的术后功能恢复达到更好的水平。

一般来说，如果切除病变并不影响重要的神经功能，所有的 AVM 都应进行畸形切除术。切除后由于脑血流动力学的紊乱得到纠正，可改善盗血区的血供，使原有的神经功能障碍逐渐好转，阻止智力障碍继续恶化，解除头痛和颅内血管杂音的困扰。但是显微外科仍然存在不可避免的缺点：不宜用于脑干、下丘脑等重要部位的 AVM；单纯手术切除时一旦出血则不宜控制；较大的 AVM 术后可能出现正常灌注压突破（NPPB）等。

1. 手术适应证、禁忌证和手术时机

（1）手术适应证

1）根据临床症状：①曾有出血史或近期出血后有颅内血肿者；②因病变逐渐增大或盗血现象日益

表 5-11 脑 AVM 各种治疗方法的优点和缺点

治疗方式	优 点	缺 点
显微外科手术（切除或动脉结扎）	1. 即刻和永久性治愈 2. 即刻消除出血危险	1. 可造成神经功能缺失，尤其是大型或功能区 AVM 2. 侵袭性较大（全麻和开颅术） 3. 住院时间长（3～5 天）
栓塞	1. 即刻减少 AVM 体积和消除畸形内动脉瘤 2. 侵袭性较小（局麻） 3. 住院天数较短（1 天）	1. 很少治愈 2. 有出血或栓塞引起的神经功能缺失的危险
立体定向放射外科	1. 无即刻危险 2. 不需住院 3. 非侵袭性	1. 完全消除 AVM 要 1～3 年时间 2. 在此期间有出血危险 3. 放疗并发症可产生迟发性神经功能缺失

表 5-12 脑 AVM 治疗方法的选择

AVM 直径	非功能区	功能区
小型 AVM（≤3.0 cm）	1. 显微外科切除 2. 如手术危险行立体定向放射治疗 3. 栓塞治疗，争取完全栓塞	1. 立体定向放射治疗 2. 显微外科切除或栓塞以防止反复出血
大型 AVM（>3.0 cm）	1. 先栓塞，然后显微外科手术切除 2. 先栓塞，然后立体定向放射治疗（手术危险者）	1. 栓塞，然后立体定向放疗 2. 不适栓塞者单纯立体定向放射治疗

加剧，致使神经功能障碍或智力障碍逐步加重者；③伴有动脉瘤（17%～30% 的发生率）；④癫痫发作频繁，用药物难以控制者；⑤有顽固的头痛，颅压增高或不可忍受的血管杂音者。

2）根据动静脉畸形部位：①位于大脑半球非功能区的中、小型 AVM。技术娴熟者，对重要功能区 AVM，亦可行手术切除。大型并累及重要功能区的 AVM，须权衡手术危险性和自然性病程预后两者得失来决定手术与否。②直径小于 4 cm 的中、小型胼胝体 AVM，有出血史者。③脑室内的中、小型 AVM，极易出血，应首先考虑手术切除。④纹状体 - 丘脑区和海马 - 豆状核区 AVM 一般不考虑手术，如为中、小型，供血动脉为单支或集中几支，有出血史或经血管内栓塞治疗后仍有出血者，方可考虑手术。⑤小脑表浅的中、小型 AVM，有出血病史。⑥小脑桥脑角和脑干旁的髓外 AVM。

3）根据动静脉畸形的临床分级：低级别的 AVM 病例，有反复出血，切除术的危险性很小，都可考虑做手术治疗。高级别 AVM，手术风险太大，可首选血管内治疗。

（2）手术禁忌证

1）病人已有严重神经功能障碍，如长期昏迷、痴呆和瘫痪，即或将病变切除，也难以改善症状者。

2）病人高龄，全身性疾病严重，如糖尿病、心脏病、肾脏病等不能耐受手术者。

3）巨大型 AVM，由多动脉系统供血，估计手术死亡率高，且术后残废严重者。瑞典 Soderman 认为：体积 > 20 mL 的 AVM 治疗风险大于疾病的自然风险，保守治疗是明智的。

4）特殊部位的 AVM，手术难以达到或术后死亡率和致残率过高：①直径大于 4 cm 的巨型胼胝体 AVM，累及双侧、范围广泛或向下侵入透明隔者；②累及第三脑室、丘脑和基底节等处的广泛病变；③大型或巨大型的纹状体 - 丘脑区和海马 - 豆状核区 AVM，如无出血病史，由多支动脉供血者，手术损伤大，切除困难，不宜手术；④无明显症状的小脑大型 AVM；⑤脑干内软膜下 AVM。

（3）手术时机的选择

1）择期手术：AVM 出血的血肿量在 30 mL 以下，无意识障碍，不威胁病人生命时，应进行保守治疗 2～3 周，待病情稳定，出血反应消退后再施行手术。由于出血可能使 AVM 的解剖结构发生变化，在手术前应重做血管造影。

2）急诊手术：如果出血量大，但尚未即刻危及生命时，应强调术前尽可能行 DSA 全脑血管造影，了解 AVM 的大小、供血动脉、引流静脉及血流动力学情况，在清除血肿同时行 AVM 切除术。一般血肿清除后颅压可明显下降，依据术前影像判断在显微镜下仔细寻找畸形血管团并切除。如果出血量大并已危及生命，应急诊手术加以清除，可连同表浅的、小型或非功能区的血管畸形一并切除。如果畸形血管团较大而位置较深，并可与血肿分开，可只清除血块，AVM 留待另一次手术或用其他方法处理。

3）分期处理：AVM 范围广泛，一次手术不能完全切除者应仔细考虑处理方案，可分期处理，先行血管内栓塞将供血动脉陆续阻断，然后再行手术将残余病变切除。

2. 手术的基本原则

（1）显露范围要充分　开颅的范围要求能充分显露供血动脉、引流静脉和畸形血管团。癫痫病灶多在 AVM 的边缘部位，如果术中要同时处理，开颅范围应更大一些。

（2）降低颅内压　充分的脑退缩是手术成功和避免脑损伤的必要步骤，尤其对于脑深部的 AVM，应采用各种方法使脑压降低以利操作。

（3）AVM 的定位　有的 AVM 在脑皮层表面可以看到，有的病变深在，表面看不到，以下方法有助于寻找 AVM：①根据血管造影片，跟踪其供血动脉，达到畸形血管团；②逆向跟踪红色的引流静脉寻找畸形血管团，比供血动脉更可靠；③先找到血肿或血肿吸收后的残腔，AVM 多半在其相邻处。

（4）首先处理供血动脉　术前仔细研究血管造影片上供血动脉的位置和形状，找到主要供血动脉予以阻断。有时术中很难识别供血动脉的起源和分布，甚至区别动脉和静脉都相当困难。用镊子暂时阻断血管后病变萎陷，静脉由红变紫，表明为供血动脉，夹闭后病变肿胀说明为引流静脉。在接近血管团的部位闭塞供血动脉。

（5）最后处理引流静脉　在分离 AVM 时一定要将主要引流静脉保留完整，否则畸形血管团充血肿胀，甚至破裂出血，使手术难以继续。在血管团分离完毕后，才将主要引流静脉切断，畸形血管团整块切除。因畸形血管缺乏收缩能力，电凝止血非常困难，分块切除 AVM 是危险的。

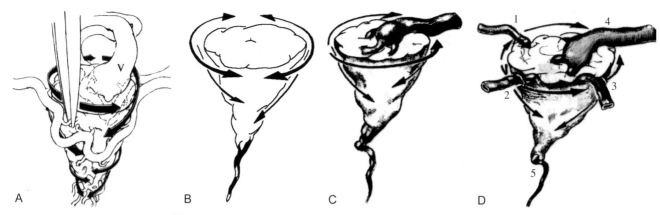

图 5-20　皮层 – 皮层下 AVM 切除时的分离技术（仿 Yaşargil）

A. 典型 AVM 的半弧形分离方法。**B.** 单一深部引流静脉在显露对侧的分离方法。**C.** 同时有深浅引流静脉时的分离方法。**D.** 有多支静脉引流，其中 1、2、3 支静脉在分离时可牺牲。

（6）**保护正常脑组织**　在畸形血管团和周围脑组织之间有一层胶质界面，分离血管团时应始终在此胶质界面内进行（图 5-20）。如有以前出血的血肿腔，其边界常部分围绕血管团，利用这个已经形成的界面，不仅可获得较大的操作空间，而且可省去很多分离工作。

3. 术中超声扫描

术中超声扫描的模式包括：① B 型：灰阶模式，用以显示脑内血肿和 AVM 的栓塞区；② C 型：彩色血流图（color-flow mapping，CFM），红色信号区域代表朝向探头的血流方向，蓝色信号区域则为血流方向远离探头，用以确定 AVM 的边界和范围以及显示 AVM 的灌注区；③ D 型：多普勒（Doppler）模式，可叠加 B 型（Duplex）、C 型能量超声（Triplex）检查，除显示血管形态和血流方向以外，可同时对供血动脉和引流静脉进行血流动力学监测，如血流速度及阻力指数等。

AVM 的术中超声可见脑实质内呈现双色特征的畸形血管团，多支混乱、无序排列的血管，多个血流方向，与周边组织的灰色背景呈现明显的对比。术前行栓塞治疗的 AVM 其栓塞区为高回声，无血流信号。急性出血（小于 3 天）为高回声，亚急性出血（3 天～ 3 周）为略高或混杂回声，出血吸收期（3 周以上）为低回声。供血动脉和引流静脉的管径增粗，流速加快，全部在 20 cm/s 以上，引流静脉明显粗大，血流呈动脉化，均有别于正常血管。

4. 术中可能发生的问题

（1）**不能发现病变**　位于脑深部的小型 AVM，有时在手术中难以发现。曾有出血者，在病变附近常有色素沉着，呈棕黄色，可循此踪迹寻找。若无出血痕迹，用前述方法又不能找到病变时，可在疑有 AVM 的附近用带线棉片包一个银夹，然后术中拍片或做脑血管造影，再根据 AVM 与银夹的相对位置寻找。如术时采用神经导航技术，可选择最佳的入路，准确地达到病变。

（2）**大出血**　分离时过于靠近 AVM，甚至误入畸形血管团可发生难以控制的出血，因为畸形血管壁中无肌层，电凝时不收缩。处理方法有：①如为大的静脉出血可用小块明胶海绵准确地盖在破口处，覆盖脑棉片，轻压吸引，待止血后在其外侧再进行分离，或另更换一处分离；②如出血迅猛或多处出血，可适当降低全身血压以辅助止血；③必要时用暂时性动脉夹阻断供血动脉主干或用大的动脉夹夹闭畸形血管团的出血部分；④如果大出血不止，可用 Bassett 氏指压法，即用食指和拇指将 AVM 压扁、挤干，然后切断供血动脉，将 AVM 迅速切除；⑤ Pool（1968）建议，当出血不止时，可用强力吸引器将整个 AVM 在 1 ～ 2 min 内吸除，如同切除一个血管丰富的胶质瘤。后两种方法都是不得已而为之的应急方法，由于操作错误造成猛烈出血的情况，在显微神经外科的年代已极少发生。

（3）**过早切断引流静脉**　在切断主要供血动脉之前因操作不慎被迫结扎引流静脉，或者引流静脉阻挡达到 AVM 的入路以致不得不先结扎静脉时，可引起 AVM 血管急骤扩张，甚至破裂，出血不止。故手术时必须按先切断供血动脉、再分离 AVM，最后结扎引流静脉的顺序进行。因手术需要先切断某支引流静脉时，必须进行暂时阻断试验。若阻断后畸形血管团急骤扩张，说明为主要引流静脉，必须保留到最后才切断。

（4）**AVM 切除不完全**　切除 AVM 时过于紧靠 AVM 分离或分离时进入 AVM 内，可能会遗留部分畸形薄壁血管未能完全切除。特别当术中有大出血时，更易发生这种情况。此外，多灶性畸形血管团或广泛性 AVM 均可能残留 AVM，因此手术时要仔细辨别 AVM 的边界，切除位于非重要功能区的 AVM 时不必太靠近病变。AVM 切除后如仍发现有红色引流静脉，提示有 AVM 残留，应跟踪进行补充切除，直至引流静脉转变为蓝色为止。如能在手术台上行脑血管造影，有助于检验切除是否完全。

（5）**正常灌注压突破和近侧充血现象**　Wilson（1979）分析下列情况易发生 NPPB：①大型 AVM；② AVM 中血流量大，脑血管造影时供应正常脑区的动脉不显影；③有盗血引起的进行性神经功能缺失。他建议对这种病人最好分期手术，先切断主要供血动脉，或用人工栓塞术减少血流量，1～2 周后再进行 AVM 切除术。Mullan（1979）报告在夹闭供血动脉后近侧的正常脑组织发生充血、肿胀并发生迸裂出血，放开动脉夹后肿胀即消失，称之为"近侧充血"（proximal hyperemia）现象。他建议手术中先用暂时性动脉夹阻断主要供血动脉而不切断。如出现这种现象可以将动脉夹除去，分期进行手术。Batjer 等在 AVM 栓塞治疗前后用 SPECT 测量脑局部血流量，同时用醋氮酰胺评估其血管反应性，发现发生正常灌注压突破的病人有以下特点：①双侧半球 rCBF 均明显降低，表示盗血严重；②栓塞治疗后双侧半球 rCBF 明显增高；③栓塞治疗后对醋氮酰胺的反应性明显增加。Lindegard 等认为供血动脉较长和血流速度在 150 cm/s 以上者易发生正常灌注压突破，Alberto 等认为供血动脉血流速度在 120 cm/s 以上或血管搏动指数（PI）小于 0.5 者为高血流 AVM，在畸形被切除或栓塞后易出现正常灌注压突破。

（6）**闭塞性充血**　1993 年 Al-Rodhan 等首先提出闭塞性充血（occlusive hyperemia）理论，认为 AVM 术后出血、水肿的原因是由于 AVM 的引流静脉闭塞，血流淤滞、充血、外渗或血管破裂所致。他在分析 AVM 切除术后病情恶化的 34 例中，发现从注射造影剂到出现皮层静脉和静脉窦的时间为 7～10 s 或更长，无一例加快。这种滞流现象在脑实质及原 AVM 供应动脉中都可以见到，有 14 例存在引流静脉系统损害，有 9 例经 CT 证实为静脉栓塞。这与切除动脉内膜解除狭窄后血流量明显增加、流速加快等过度灌注（luxury perfusion）现象显然不同。造成闭塞性充血的因素有：①手术后静脉由高血流变为低血流；②术前已存在引流静脉狭窄、闭塞及血管壁损害；③引流静脉数目少或向深部引流；④术前临床或放射学检查证明有盗血现象；⑤ AVM 位于脑供血的分水岭，会增加低灌注和缺血的危险性；⑥由血流压力及剪应力所致的引流静脉内膜损伤。正常灌注压突破理论与闭塞性充血理论并不完全矛盾，有的并发充血、水肿是由正常灌注压突破引起，而有的则是由闭塞性充血引起，或二者并存。

5. 切除术的效果

（1）**血管畸形全切除率**　Pikus 等对显微外科手术治疗的 72 例 AVM 的随访结果表明 70 例（98.6%）达到完全切除病灶，无术后出血。而 Spetzler-Martin 分级 Ⅰ～Ⅲ级的 AVM 患者，完全切除闭塞率达到了 100%，仅有 1 例术后出现神经功能缺损，93% 的患者恢复良好。

（2）**手术死亡率**　早期文献中全切除术的手术死亡率为 4%～20%，平均 10% 左右。应用显微手术技术后死亡率显著下降，约为 1%。非手术治疗的死亡率为 5%～26%，平均 15% 左右，致残率比手术治疗更高。绝大多数非手术疗法的死亡原因为再出血，由于再出血的间隔时间较长，在死亡之前可以存活很多年，故不应容许有过高的手术死亡率和致残率，在选择手术对象方面要求较为严格。

（3）**再出血**　只要完全切除畸形血管团，对防止再出血效果良好。约有 2% 的病人因切除不完全，残留的病变仍可再出血。

（4）**癫痫**　AVM 切除术对癫痫的治疗效果不肯定，有的在术后癫痫发作减少或停止，有的可在术后新发生癫痫。Forster（1972）报道 95 例 AVM 切除术的结果，14% 的病人原有的癫痫停止或减少发作，而术后有 22% 的病人新发生癫痫。Morekko（1973）报道 AVM 全切除的 88 例中，有 18.7% 的病人原有的癫痫停止或减少发作，但有 22.5% 的病人术后癫痫加重或新发生。Paterson（1956）报道 36 例 AVM 切除的结果，原有癫痫者术后有 44% 发作减少或停止，原来无癫痫者术后 17.6% 新发生癫痫。单纯切除手术本身并没有这样高的致癫痫率，术后新发生的癫痫有些可能与术前 AVM 所造成的脑损害有关。但有些病人确可因切除 AVM 而治愈癫痫，因此切除术对癫痫有一定的治疗效果。一般来说，单纯癫痫并不是手术的绝对适应证，只有对药物不能控制的癫痫，手术可能对其中部分病人有效。

近年来，有人对脑 AVM 合并顽固性癫痫病人在畸形切除的同时行癫痫病灶切除，取得较好效果。术前均应进行脑电图（EEG）描记，以确定致痫灶的位置。蝶骨电极、长程脑电图记录以及诱发试验等也有助于确定致痫灶。颈内动脉小剂量 25 ～ 50 mg 的异戊巴比妥钠试验可以确定 AVM 是否在优势半球。术中用皮层脑电图或脑深部电极进一步确定致痫灶部位和范围，然后用二氧化碳激光或小吸引器做软膜下致痫灶切除。笔者治疗了 25 例伴癫痫的脑 AVM 病人，其中 16 例切除 AVM 同时切除了致痫灶，结果 23 例效果良好，2 例虽有癫痫再发，但次数减少，程度减轻。Yet 对 20 例脑 AVM 伴有癫痫的病人行畸形血管和致痫灶切除，结果术后 19 例（95%）癫痫消失，2 例发生轻偏瘫。

（5）**头痛**　Paterson 报告的脑 AVM 病组中有 4 例在手术前有发作性偏头痛，手术后死亡 1 例，2 例头痛消失，余 1 例头痛仍存在。

（6）**神经功能**　O'Laoire（1995）对 56 例重要功能区的 AVM 行显微手术切除，术后 43 例结果优良，原有神经功能缺失的 9 例中有 7 例改善，3 例术后新发生神经功能障碍。切除 AVM 后神经功能改善的原因：①改善盗血所引起的脑损害；②解除 AVM 造成的压迫；③清除血肿。AVM 内的血管之间虽然有脑组织存在，但已失去功能，清除后不致加重神经功能障碍。有时在手术后神经症状暂时加重，长期随访发现功能恢复仍然很好。

6. 术前栓塞和放疗的优点

高流量高级别的 AVM 亦是神经外科手术学的重大难题。对于一些大型的脑 AVM，以及位于脑深部、功能区、复杂的脑 AVM，单一的治疗手段均不能获得理想的治疗效果。而综合治疗可以结合多种治疗方案的优点，抵消单一治疗方案的缺陷，因此为大多数神经外科医生所接受。

Hongo 等回顾性研究 7 例术前栓塞 + 显微外科手术治疗的大型脑 AVM，发现术前栓塞可以减少病灶的血流供应，明显减少了术中出血，利于手术完成。并可以减少术后病灶周围正常脑组织的血流过载，从而明显减少术后的出血，配合术后血压控制，可以预防 NPPB 的发生。同时强调病灶切除过程中应尽量不触碰病灶本身，而从其周边组织开始切除。Kinouchi 等通过研究也证实了对于复杂困难的 AVM，术前栓塞可有助于病灶的完全切除，并提出栓塞后需尽快行手术治疗的观点。栓塞后早期会有明显的软脑膜侧支血管形成，这种新生血管会掩盖正常脑组织和 AVM 病灶的界线，因此栓塞和手术间隔的时间越长，手术完全切除病灶的难度越大。

Chang 等研究比较术前放疗 + 手术与单纯手术两种治疗方案时，发现术前接受放疗的 AVM 手术出血明显较少，更易被完全切除，说明术前放疗对于手术处理大型复杂的 AVM 有很大的帮助。也有很多学者对大型的脑 AVM 先行手术，再对手术不能切除的残余病灶予以放疗，得到了比较满意的治疗效果。Veznedaroglu 等证实了栓塞 + 放疗的治疗方案比单一放疗有更高的治愈率，并且栓塞后高剂量的放疗效果明显较低剂量的好。但是 Schaller 等通过研究发现栓塞后接受放疗的患者中有很多在经过了数个月的潜伏期后出现进展性的神经功能恶化，通过 MRI 检查发现病灶同侧有严重的脑水肿出现，并且对地塞米松无明显反应，提出栓塞后放疗可能损伤血 – 脑屏障而导致病灶周围长期的脑水肿，因此这种治疗方案仍有待进一步研究。

7. 常见部位的动静脉畸形的手术要点和效果

（1）**大脑半球凸面动静脉畸形**　常以出血和癫痫起病，有的产生局灶性神经症状。额叶 AVM 的供血动脉主要来自大脑前、中动脉及其分支，额极的病变偶然可有筛动脉供血。引流静脉向内侧引流进入上矢状窦；外侧引流到侧裂静脉；底部引流到额 – 眶、基底或蝶顶静脉系统。顶叶 AVM 可由大脑前、中、后动脉的分支供血，且往往同时有深部动脉供血，引流静脉多汇入上矢状窦（图 5-21）。颞叶 AVM 的供血动脉主要来自大脑中动脉外侧支的颞极、颞前和颞后动脉，也可来自脉络膜前动脉的分支和大脑后动脉的颞支。引流静脉不恒定，多数引流到蝶顶窦、基底静脉或下吻合静脉（图 5-22）。枕叶 AVM 的动脉供血主要来自大脑后动脉分支，少

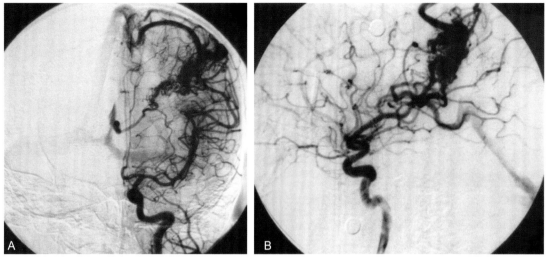

图 5-21　左顶叶脑动静脉畸形
由大脑中动脉供血，引流入上矢状窦和大脑大静脉。**A.** 左颈动脉造影，正位像。**B.** 左颈动脉造影，侧位像。

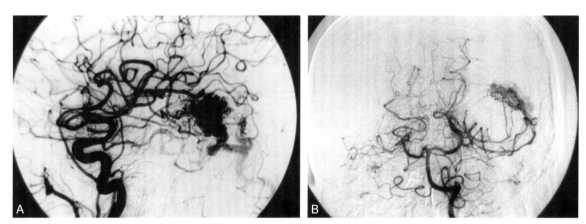

图 5-22　颞叶后部动静脉畸形
A. 左颈动脉造影，侧位像，畸形血管团由大脑中动脉和大脑后动脉供血。**B.** 椎动脉造影，正位像，畸形血管团中部分由大脑后动脉供血。

数可来自大脑中动脉分支，位于内侧面区的畸形也可有大脑前动脉的血供。引流静脉可通向横窦、内枕静脉、小脑幕静脉、大脑大静脉或上矢状窦。

　　额叶 AVM 的切除手术比较容易，结果较好，基本上没有死亡率，致残率也非常低。Yaşargil 报告 59 例额叶 AVM，90% 术后恢复良好，无手术死亡。少数病人术后可发生精神症状和记忆丧失，多在短期内完全消失。顶叶 AVM 切除术后几乎都会出现神经功能缺失，多数是暂时的，有的则长期遗留。Yaşargil 报告 49 例顶叶 AVM 手术，结果优良者 67%，重残和死亡者 8%。颞叶 AVM 的手术效果也较好，Yaşargil 报告 70 例，手术结果良好者占

87%，死亡率 1.4%。枕叶的 AVM 手术效果很好，Yaşargil 报告 30 例，手术结果 93% 优良，无死亡率和致残率。有的遗留视野缺损，但发生率不高。

　　（2）大脑内侧面动静脉畸形　大脑内侧面 AVM 虽属幕上浅部 AVM，但由于病变位于大脑纵裂内，术中不易显露，且有大脑上静脉（引流静脉）的阻挡，在寻找供血动脉和切除 AVM 时都有困难。按部位不同可将此区病变分为三类：①前额叶内侧 AVM；②中央区内侧 AVM；③枕顶叶内侧 AVM（图 5-23）。前两类的动脉供血来自大脑前动脉分支，如额极动脉、胼缘动脉、胼周动脉，引流静脉多数导入上矢状窦和下矢状窦。后一类的动脉供血

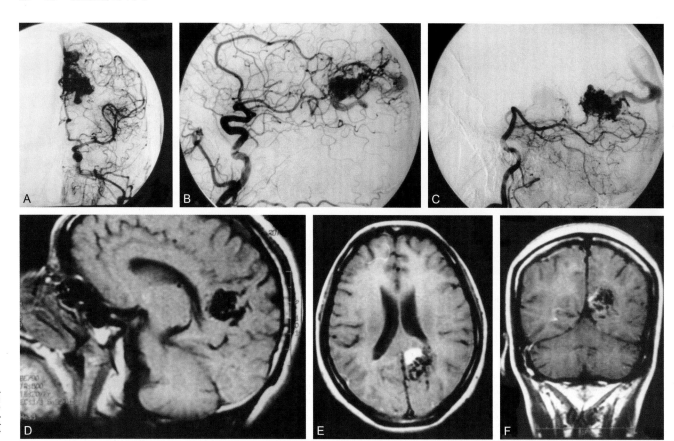

图 5-23 顶叶内侧面动静脉畸形

A. 左颈动脉造影，正位像。**B.** 左颈动脉造影，侧位像。**C.** 椎动脉造影，侧位像。**D.** MRI 矢状位像。**E.** MRI T_1W 轴位像。**F.** MRI T_2W 冠状位像。

则主要来自大脑后动脉的分支，如顶枕动脉、距状动脉，引流静脉多经大脑内静脉导入直窦。

切除位于额极内侧面和枕叶内侧面的 AVM 比较容易，手术效果也比较好，致残率低，基本无手术死亡。南京军区总医院报告 20 例的手术结果，术后全部恢复良好，无重残和死亡。但位于大脑内侧面旁中央回的 AVM，处理比较困难，致残率也较高，近年来由于显微外科技术的进步，文献中已有不少手术成功的报道。

（3）胼胝体动静脉畸形　根据其部位可分为胼胝体前部、中部和后部三型。胼胝体前部 AVM 多呈三角形，中部 AVM 多呈球形，供血动脉主要是胼周动脉、胼缘动脉、透明隔动脉和穿支动脉。引流静脉汇入透明隔静脉或上、下矢状窦。胼胝体后部 AVM，多呈球形，供血动脉为胼周动脉，引流静脉通过三角区内侧静脉进入大脑内静脉（图 5-24）。

1951 年 Basett 首次成功地切除胼胝体 AVM。初看起来，胼胝体 AVM 似乎是不能切除。实际上，病

变位置虽深，但几乎都在脑表面，切除后很少产生失连接综合征。在 Yaşargil 的 34 例手术病人中，30 例（88.2%）效果良好，效果不良者仅 1 例。巨大或多发的 AVM 可分期切除。

（4）侧脑室内和室旁动静脉畸形　AVM 可发生在侧脑室的前角、体部、三角区或下角，以三角区和下角者多见。AVM 可完全居于侧脑室内，亦可伸延于脑室外，或由侧脑室旁突入脑室内。在前角者多与尾状核头部相连；在体部者可沿室间孔伸延到第三脑室；在三角区者可经脉络裂从丘脑和穹窿之间伸延到丘脑的后方和外侧；在下角者可伸延到颞叶内（图 5-25）。破裂后发生脑室内出血，有的为脑室旁血肿破入脑室。不经治疗的病人中约 50% 最终因出血死亡。主要供血动脉为脉络膜动脉。脉络膜前动脉供血于侧脑室的下角和部分体部的脉络丛；脉络膜后外侧动脉供血于三角部和下角与体部的后部；脉络膜后内侧动脉供血于第三脑室顶部和部分侧脑室体部的脉络丛。这三支动脉还向邻近神经结构供血。如脉络

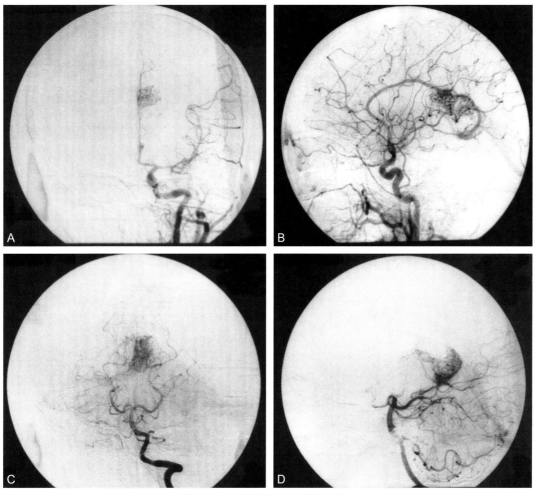

图 5-24　胼胝体压部动静脉畸形
A. 左颈动脉造影，正位像。**B.** 左颈动脉造影，侧位像。**C.** 椎动脉造影，正位像。**D.** 椎动脉造影，侧位像。

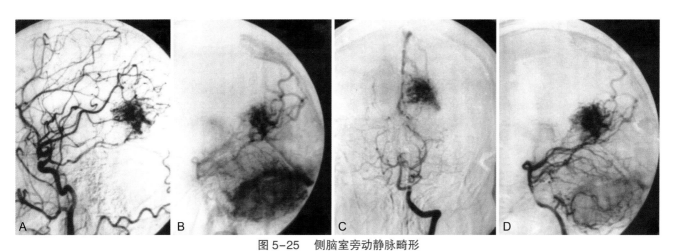

图 5-25　侧脑室旁动静脉畸形
A. 左颈动脉造影，侧位像。**B.** 左颈动脉造影，正位像。**C.** 椎动脉造影，正位像。**D.** 椎动脉造影，侧位像。

膜前动脉向视束、大脑脚、颞叶和外侧膝状体供血；脉络膜后外侧动脉向丘脑、膝状体、穹窿和大脑脚供血；脉络膜后内侧动脉向丘脑、松果体、大脑脚和中脑被盖部供血。因此，在阻断供血动脉时要尽量保全向这些结构供血的分支。引流静脉经脑深部静脉，如基底静脉、大脑内静脉和大脑大静脉等导入直窦，但有时亦可经侧裂静脉引流。

切除手术时需切开脑实质方可达到病变，应根据病变的部位，选用神经功能损害最轻而又有利于切除畸形血管团的入路。病变多为中小型，手术全切除的可能性很大，术后死亡率和致残率均较低，故手术适应证较广。Waga（1985）报告 9 例侧脑室 AVM，其中 2 例在颞角和三角区，经颞中回途径切除，结果良好。Fujita（1984）报告 4 例侧脑室 AVM 病人经全切除后，神经功能保全良好。北京市神经外科研究所（1994）报告手术切除脑室内 AVM 24 例，结果优良者 21 例，差者 3 例。

（5）外侧裂区动静脉畸形　外侧裂 AVM 或称为岛叶 AVM，有人将其分为四组：侧裂前（额叶）、侧裂后（颞叶）、侧裂深部和单纯侧裂动静脉畸形。畸形主要由大脑中动脉供血，此外大脑前动脉、脉络膜前动脉，极少数还有大脑后动脉、脑膜中动脉参与供血。引流静脉为侧裂静脉、皮层浅静脉、大脑内静脉等，引流进入蝶顶窦、上矢状窦、岩上窦、直窦、横窦或乙状窦。大多数岛叶 AVM 是小型或中型。

以往认为，对该区 AVM 的切除会产生严重的神经功能障碍。实际上，只要仔细地进行显微技术切除，术后结果常常是好的。Yaşargil 报告岛叶 AVM 共 23 例，手术结果优良者 18 例，无手术死亡。

（6）纹状体 - 内囊 - 丘脑区动静脉畸形　病变位于大脑半球深部、侧脑室体部外侧或脑岛的内侧。主要供血动脉为豆纹动脉、脉络膜前动脉，有时大脑中动脉主干的分支、大脑前动脉的回返动脉和大脑后动脉的脉络膜后动脉的分支亦参与供血。引流静脉都是大脑深静脉，如丘纹静脉、大脑内静脉、基底静脉、大脑大静脉等，最后导入直窦。此部位的病变，切除难度大，手术死亡率和致残率都很高，术前必须充分考虑手术的可能性。手术效果因累及的部位而有差异：①尾状核 AVM 易发生出血，在额叶中央形成血肿。切除此处的中、小型 AVM，一般无大困难，结果也较好。②纹状体外侧的 AVM，多累及岛叶，向内可延伸到尾状核、外囊、壳核。即使延伸到纹状体结构的 AVM 也能切除，而且后果良好。③纹状体内侧区的 AVM 因累及内囊，术后神经功能缺失严重，仅对反复出血者才考虑手术。④少数丘脑背侧的中、小型 AVM 可完全切除，结果良好。而丘脑腹侧 AVM 和纹状体 - 丘脑的病变，不宜进行手术切除。

Laine（1981）报告 5 例，采用经外侧裂和经脑室的联合入路，术后优良者 2 例，差者 1 例，死亡 2 例。史玉泉（1987）成功地手术切除纹状体 - 内囊区 AVM 16 例，其中 12 例结果优良。Yaşargil 报告该区 AVM 15 例，手术结果优良者 8 例。

（7）海马 - 杏仁核动静脉畸形　此类 AVM 甚为少见，虽然归类于大脑深部 AVM，但实际上是位于颞叶底面内侧钩回、海马附近的脑皮质下（图 5-26）。供血动脉主要是大脑后动脉的分支和脉络膜前动脉。引流静脉汇入基底静脉，但偶尔可向外侧进入 Labbé 静脉、蝶顶窦或外侧裂静脉。这些 AVM 通常为小型或中型，常引起颞叶癫痫。

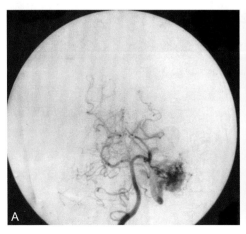
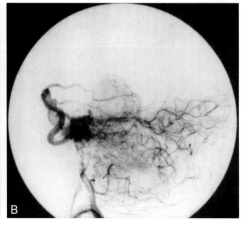

图 5-26　海马 - 杏仁核动静脉畸形
A. 椎动脉造影，正位像。**B.** 椎动脉造影，侧位像。

一般采用颞下入路，低位颞骨瓣开颅，先找到大脑后动脉 P_2 段，靠近病变处将供血分支切断，然后将病变完全切除。也可以在颞叶底面梭形回处切开皮层进入侧脑室下角，看清畸形血管团的范围，将畸形与下角内侧的室管膜、海马、颞叶内侧底面皮层一并切除。也可经翼点入路，显露颈内动脉，然后向远侧分离，显露岛叶。沿岛下沟做切口，进入侧脑室下角，沿脉络裂显露到 AVM 区的病理供血动脉，在紧靠病变处将供血动脉切断，分离畸形血管团，将病变完全切除。Yaşargil 报告 17 例病人，手术治疗结果 16 例优良，无手术死亡。

（8）小脑幕下动静脉畸形　小脑幕下 AVM 约占颅内 AVM 的 $7\% \sim 18\%$。多见于小脑蚓部和中线旁，也见于小脑半球、小脑桥脑角和脑桥等处。上部 AVM 由单侧或双侧小脑上动脉供血，下部 AVM 供血属于小脑后下动脉范围，少数亦可有小脑前下动脉分支供血。引流静脉向上或向下流入小脑中央静脉或蚓静脉、直窦外侧的小脑幕上的静脉、岩静脉或大脑大静脉。小脑 AVM 都有一个共同特点，即可以扩展到大脑脚和脑桥区，基底动脉的脑桥分支参与供血，造成手术更大的困难。天幕下小脑上部 AVM 除了脑出血外，其颅高压及小脑共济失调的症状体征则更为突出。并且由于 AVM 本身及血肿对脑干、第四脑室及导水管下口的直接压迫，幕下脑 AVM 较幕上的脑 AVM 病人更容易出现脑积水、意识障碍。这些特性与共性表现十分有助于我们对这类病人的筛选判断。

切除天幕下小脑上部 AVM 有三种手术入路可供选择：颞下经小脑幕入路、枕叶下经小脑幕入路、幕下小脑上入路。同另两种入路比较，枕叶下经小脑幕入路的优势在于：该入路到达小脑上部 AVM 距离近。在切开小脑幕后可以从上方及上外侧方清晰地观察到 AVM 本身，观察到小脑上动脉等供血动脉在四叠体区域、小脑半球上方、上蚓部的主干及末端分支、AVM 深浅部的引流静脉等，处理 AVM 更为容易，手术损伤小，并发症少。自 1932 年首次切除小脑 AVM 成功的报道以来，很长时间仅有零星手术治疗的报告，死亡率与致残率均较高。20 世纪 80 年代后报道渐多，疗效也不断提高。1986 年 Drake 报告 51 例，手术死亡率为 15%；同年 Batjer 报告 32 例，手术死亡率为 7%；1988 年 Yaşargil 报告 68 例，全切除 67 例，仅死亡 1 例。后颅窝 AVM 出血后危险性大，因而治疗态度应较积极。

8. 供血动脉阻断术

开颅或用球囊阻断 AVM 供血动脉的方法曾用于处理仅有 $1 \sim 2$ 条供血动脉而又不能切除的 AVM，或作为切除术的预备手术。在有多条供血动脉者只有暂时效果，侧支循环建立后治疗效果即消失。如果用球囊堵塞 AVM 供血动脉的目的是为了减少手术中出血，则需在堵塞后 24 h 内进行切除术，因为侧支循环可很快形成。结扎主要供血动脉或颈动脉的效果不佳，因为侧支供血迅速建立后，邻近的血液分流到病灶，可进一步加重邻近脑组织的盗血，也不会降低颅内出血的发生率。

1964 年，Riechert 联合使用立体定向术和外科手术，夹闭脑深部 AVM 的供血动脉获得成功。先用立体定向术将一探针插到距离供血动脉 5 mm 处，沿探针周围吸除脑组织成为一管道，经此管道伸入一个动脉夹将供血动脉夹闭。Kandel（1977）在立体定向仪上安装一个动脉夹的持夹器，经脑血管造影显示出 AVM 的供血动脉后，将持夹器直接伸到供血动脉处，操纵持夹器尾端的机件，将动脉夹的叶片张开，夹闭供血动脉后将动脉夹脱开，然后做脑血管造影检查供血动脉是否已被夹闭。笔者为 35 例病人施行了 38 次这种手术，夹闭的动脉直径为 $2.2 \sim 6$ mm；术后造影动静脉畸形消失者 6 例；动静脉畸形体积明显减小者 29 例；随访 $1 \sim 11$ 年，无再出血者。许多病人的神经功能障碍改善，搏动性杂音及严重头痛消失。

9. 表面血管电凝术

最早由 Troupp 等（1948）用于治疗 AVM。用弱电凝器在 AVM 表面血管上往返移动，使血管缓慢收缩以至闭塞。Bassett（1951）认为表面血管电凝术只能作为切除术的辅助方法，先结扎供血动脉，再电凝表面血管，最后将 AVM 切除。单独电凝表面血管，对治疗 AVM 并无实际效果，有时反而引起血管破裂出血，其危险大于益处，故已少用。

（二）脑动静脉畸形的血管内治疗

Luessenhop（1960）首先报告经股动脉插管，将 3 mm 直径的塑料球或钢球注入颈内动脉，随血流进入病变以堵塞血管，促使形成血栓，可使 AVM 的体积缩小，改善神经功能。Serbinenko（1972）应用可脱性球囊，闭塞供血动脉，其作用类似动脉结扎手术。1975 年以来，Kerber 等将导管插入供血动脉，将栓塞剂氰基丙烯酸异丁酯（IBCA）或氰基丙烯酸正丁酯（NBCA）直接注入畸形血管团，以闭塞 AVM。后有人在开颅术中将栓塞剂直接注入供血动脉以堵塞畸形血管团，然后将其完全切除。近年来，随着介入神经放射学、血管内技术及栓塞材料的发展，使得血管内栓塞治疗脑 AVM 的安全性得到了很大的提高，已成为脑 AVM 的重要治疗方法。目前，血管内治疗脑 AVM 有三大目标：尝试直接治愈；作为放射外科或者外科手术的辅助治疗；作为难以治疗的脑 AVM 的姑息性定向部分栓塞。

1. 适应证和禁忌证

（1）**切除手术前预行栓塞的适应证** 术前栓塞的目的不是在血管造影上完全闭塞 AVM 的畸形血管团，而是消除手术中难以看到和控制的供血动脉；减少血流量，以减少术中出血和静脉膨胀；消除动静脉瘘和畸形血管团内及周围的动脉瘤；直接栓塞 AVM 的供血动脉，保留供应功能区的血管，术者能较好地识别 AVM 和正常组织的边界。故切除手术前预行栓塞的适应证如下：①有高度可能发生正常灌注压突破的高血流量的 AVM，栓塞可减少分流的程度，因而逐步恢复正常脑区动脉的自动调节功能，降低发生正常灌注压突破的危险性；②减少供血动脉的数目，缩小病变体积，减少术中出血，以利手术显露和切除；③主要供血动脉位置深，不易首先阻断，为避免术中深部供血动脉出血，可先予以栓塞。

（2）**放射外科治疗前栓塞的适应证** 放射外科治疗前栓塞有三个目的：第一，使 AVM 的畸形血管团缩小，增加放射外科的有效性，尤其是 AVM 体积 $> 10\,cm^3$ 者。栓塞可减少整个 AVM 的体积，或将其分割为几个部分，以适合采用多个等中心剂量的放射治疗。第二，消除畸形血管团内或周围的动脉瘤，因其可增加治疗后完全闭塞前 AVM 出血的危险。第三，消除大的供血动脉，尤其是供应瘘的动脉，因这些动脉比小动脉对放射外科的治疗效果差。故放射外科前栓塞的适应证如下：①位于脑功能区的大型或巨大 AVM，不适合单独的放射外科和手术治疗者；②位于手术难以达到部位的 AVM，如脑干、基底节深部、内囊等重要功能区等，部分栓塞后缩小畸形的体积，以便进行立体定向放射外科治疗；③ AVM 的大小和部位适合放射外科治疗，但有动静脉瘘和畸形内动脉瘤等情况。

（3）**脑 AVM 单独栓塞治疗的适应证** ①大型 AVM，因动静脉分流和静脉囊逐渐增大压迫邻近脑组织，引起逐渐加重的神经功能缺失，包括不可控制的癫痫，可行姑息性部分栓塞，以改善病人的临床症状；②大型深部 AVM，表现为反复的蛛网膜下腔出血或出血后明显神经功能障碍者，可采用姑息性栓塞；③由单支终末动脉供血的 AVM，可望通过栓塞完全闭塞动静脉畸形者，但不到全部病例的 20%；④主要为动静脉瘘，无畸形血管团，用球囊、微弹簧圈或组织黏合剂栓塞瘘口；⑤严重头痛的病人，有脑膜中动脉或其他硬膜支供血，栓塞可减轻头痛。

（4）**禁忌证** ①栓塞后可能引起重要功能区缺血者；②供血动脉条件不佳以致导管无法到位者。

2. 栓塞剂

栓塞剂主要有三类。

（1）**固体栓塞剂**

1）聚乙烯醇（PVA，Ivalon）：为永久性栓塞材料，直径为 $150\sim1000\,\mu m$，主要用于堵塞血流量较大的瘘口，但有很快膨胀堵塞较大血管的缺点。

2）冻干硬脑膜：对人体无害，不被吸收，临用时可根据病变大小剪制成所需大小，主要用途同聚乙烯醇。

3）真丝线段：根据病变剪成不同长短的线段，也有预制的不同大小的真丝微粒，但其栓塞持续时间短，血管再通率较高，现已很少应用。

4）水凝胶（hydrogel）微球：为不吸收性栓子，亲水性强，不易堵塞导管，但表面光滑，不易在瘘口处停留。

5）明胶海绵颗粒（gelfoam）：吸水性和可塑性强，可制成各种大小的栓子，应用时与钽粉或造影剂混合。栓塞 2 周后即可吸收，属可吸收栓塞剂，多用于暂时性栓塞。

（2）**液体栓塞剂**

1）丁氰酯（cyanocrylate）：又名组织胶（histoacryl glue），为一种高分子聚合物组成的中低黏稠度液态黏胶，系永久性栓塞剂，常用的有氰基丙烯酸正丁酯（NBCA）和氰基丙烯酸异丁酯（IBCA）。具有快速粘结作用，在血液中可迅速聚合，在盐水中聚合需要 $10\sim15\,s$，而在 5% 的葡萄糖溶液中不发生聚合。按不同比例与碘苯脂配合可调节其聚合时间。因有粘管的缺点，使用时要十分注意，并有一定的技巧。目前有新型的 NBCA 胶（Glabran）具有不粘管的优点，已在临床使用。

2）95% 乙醇：可破坏血管内皮细胞，但会引起疼痛，需要用全麻，目前已经不再使用。

3）液体硅胶（silicone）：液态低黏稠度硅橡胶制剂，即硅塑胶液，聚合固化时体积不改变，也不产热，无毒性。但固化时间不易掌握，不宜用于高血流量的 AVM，目前已经不再使用。

4）新型的液态栓塞剂——Onyx 液态栓塞剂：Onyx 液态栓塞剂是美国 MTI 公司（Micro Therapeutics，Inc.）研发生产的一种新型血管内非黏附性液体栓塞剂，由次乙烯醇异分子聚合物（ethylene vinylalcohol copolymer, EVOH）、二甲基亚砜（dimethyl sulfoxide，DMSO）及钽粉微粒按一定比例组成的混悬液。Onyx 液态栓塞剂的工作原理：EVOH 为非水溶性，但可溶于 DMSO 中，当与水性溶液（如血液）接触时 DMSO 快速弥散到水性溶液中，EVOH 则沉淀为固体而起到栓塞作用。因此 Onyx 遇到血液后会自外向内固化，内层的晚固化使其在一定时间内保持内层的流动性，并且随着病灶部位的血流动力和压力梯度向阻力最小处移动，只有受到推力时才前进，因此有良好的持续可控性，操作者能缓慢地控制栓塞剂，使栓塞剂在畸形病灶内充分弥散而进入 AVM 甚至整个畸形血管团，达到理想的栓塞。

Onyx 和以往常用的 NBCA 液体栓塞剂最大的区别在于：① Onyx 是非黏附性栓塞剂，可避免微导管与血管的粘连，使病灶栓塞结束后撤出微导管更容易且安全，不仅医生不需要仓促结束“战斗”，更重要的是后面打出的栓塞剂可以推动前面的继续向前移动和弥散，到达更加细小的、导管无法到达的分支血管中，从而达到病灶完全栓塞的可能。组织病理评估显示 Onyx 对病灶渗透力强，可永久栓塞 80μm 的微血管，注入病灶后变成海绵状膨胀并闭塞病灶。② Onyx 不会迅速凝固堵住导管，因此医生可以在其凝固之前，将微导管移到病灶区另外的畸形血管，继续进行栓塞治疗。而 NBCA 是黏附性栓塞剂，在注射后会迅速凝固并使导管与血管迅速粘连，所以不允许反流，否则微导管就可能被栓塞剂粘在病变局部而无法拔出；而且一根微导管只能注射 NBCA 一次。③据统计，使用 Onyx 治疗脑动静脉畸形的一次完全栓塞率可高达 44%，分次治疗完全栓塞率将更高，而 NBCA 则低得多，文献报道最高只能达到 10%～20%。

Onyx 有一些不足：①价格较贵；② Onyx 中的溶剂 DMSO 有一定的潜在血管毒性，虽然在缓慢注射情况下患者可以耐受，但要严格掌握 DMSO 的用量及注射时间；③ Onyx 液体栓塞剂具有一定的腐蚀性，普通导管会变形或损坏，必须使用特殊的配套微导管；④适应证较严格，对于 AVM 必须要让微导管到达畸形血管团内才能够注射 Onyx，否则将栓塞正常的血管，可能导致严重的并发症；⑤ Onyx 使用的准入门槛较高，必须经过生产公司的培训认可后的医生才能够临床使用 Onyx。

（3）可脱性球囊和微弹簧圈　球囊有硅胶和乳胶两种，各有不同规格和型号，并分为带 X 线标记与不带 X 线标记两类，前者为可脱性球囊用，后者为开孔球囊用。

弹簧圈由不同粗细的螺旋形金属丝制作而成，放在导管内呈直线状，一旦脱离导管立即扭曲成团，形成直径较大的栓子，用以堵塞较大的动静脉瘘口。目前常用的是微弹簧圈，分为游离微弹簧圈、机械可脱性微弹簧圈、电解可脱性微弹簧圈等。

3. 插管技术

（1）经股动脉入路插管技术　神经安定麻醉加穿刺点局麻，近年来常规行全麻诱导，穿刺股动脉置入导管鞘，再插入造影导管行选择性造影。明确诊断后，一次性静脉内给予肝素 100 IU/kg，给病人实施全身肝素化。交换 5F 或者 6F 导引导管，选择性置入颈内动脉颈段或椎动脉。导管鞘、导管和微导管须持续加压注射冲洗。随后将微导管经 Y 型带阀接头的阀臂插入导引导管内，并继续推进直至供血动脉远端，尽量接近瘘口和畸形团。微量造影了解供血动脉情况，必要时可行功能试验，即从微导管内注射硫喷妥钠 30～50 mg，然后检查有无神经功能缺失。若有功能障碍，则放弃栓塞；若无，则把栓塞剂由微导管内注入，并随时了解栓塞情况，一旦栓塞剂弥散到位或开始逆流就应停止注射。一根供血动脉栓塞后，再用同法栓塞其他供血动脉。

（2）超选择性微导管技术　栓塞要求超选择性插管，把微导管尽量插至供血动脉远端近瘘口处或畸形团内。常用的技术有：①球囊血流导向：主要靠球囊瞬间膨起时血流冲击导向。当畸形血管团不位于主流方向时，可用不可脱球囊暂时闭塞主血流，改变血流方向，使带孔球囊导管进入预定动脉。②微导管血流导向：利用微导管的逐渐变细、

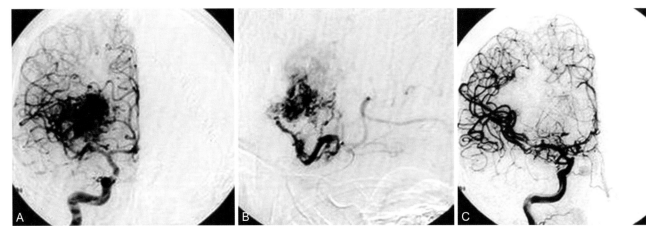

图 5-27　脑 AVM 用 NBCA 胶栓塞
A. 脑血管畸形的正位 DSA 图像。**B.** 栓塞部分畸形团时 DSA 正位。**C.** 完全栓塞畸形团后 DSA 图像。

相当柔软的特性，随血流的冲击逐步导向畸形处。③手法导向：利用微导丝进行手法导向的超选择性插管，导丝和导管都较易到位，采用亲水膜导管和超滑导丝使操作更容易。目前常用的 Marathon 微导管兼有血流导向和手法导向，使操作更方便。

4. 栓塞方法

（1）**NBCA 栓塞方法**　如病变为非重要功能区，单支动脉终末供血，宜选 NBCA 栓塞（图 5-27）。栓塞成功的关键是如何使栓塞剂均匀地分布在畸形血管团内，既不堵在静脉端，又不将导管粘住。NBCA 的浓度取决于两个因素：超选择性造影时动静脉循环时间和注射栓塞剂的方式。一般来说，动静脉循环时间短于 1 s 者，即动静脉瘘，用纯 NBCA 加钽粉；3～4 s 者用 1：1 混合剂；6～8 s 者用 2：1 混合剂。

注射栓塞剂有以下几种方式：①带孔球囊持续注射：可根据手推的速度控制栓塞剂，在畸形血管团内有较好的弥散，适合于供血动脉较粗，呈终末型供血方式的 AVM。②带孔球囊"三明治"技术：即用 1 mL 注射器先抽入 5% 葡萄糖注射液 0.85～0.9 mL，再抽 NBCA 0.1～0.15 mL，接于充满 5% 葡萄糖溶液的微导管末端。这种方法适合于有粗大供血动脉的动静脉瘘，聚合的 NBCA 与球囊导管之间隔有葡萄糖液，导管也不易被粘住。③无球囊微导管"三明治"技术：适合于栓塞一些重要的功能动脉，以及导管无法直抵畸形血管团时，目前不常用。④微导管一直伸进畸形血管团内栓塞：在

电视监视下将 1：1 或 2：1 的 NBCA 混合剂直接注入，等病变血流变慢或引流静脉有 NBCA 时立即停止注射，这种方法较安全，但每次栓塞的体积不大，需行多次栓塞。

（2）**新型的液态栓塞剂 Onyx 栓塞方法**　熟练的介入栓塞操作是应用 Onyx 栓塞系统成功的基础：① DMSO 为有机溶剂，因此，必须选用与 Onyx 栓塞系统相容的微导管，目前只有 Marathon、Rebar、Ultraflow 三款微导管可用于注射 Onyx。比较而言，Marathon 导管通过迂曲血管性能略优。②手术在全麻下进行，应用 Seldinger 技术穿刺股动脉，送入 6F 导引管达颈内动脉或椎动脉，借血流冲击作用或用 Mirage 亲水性微导丝导引 Marathon 微导管在路图指引下超选插到供血动脉与畸形血管团交界区，经微导管造影观察是否存在向正常脑组织供血的分支，如存在应设法避开，可采用调整导管头端位置、选择另外的供血动脉等措施。否则，可考虑放弃栓塞，改用其他方法治疗。③找到最佳工作角度（超选造影时可清晰辨认微导管头端标记、畸形血管团、供血动脉、引流静脉），使用 0.25～0.3 mL 二甲基亚砜（DMSO）缓慢冲洗微导管后，透视监视下，以右手拇指的力量缓慢而持续地推送，以 0.10～0.16 mL/min 的速度注射，观察 Onyx 在畸形血管团内的延展情况，一旦 Onyx 沿供血动脉反流超过一定长度或 Onyx 进入重要引流静脉，应立即停止推注，等待 30 s～2 min，再次注射，以寻求 Onyx 在畸形血管团内产生新的有益的弥散趋势（图 5-28）。停顿时间以不超过 2 min 为宜，过长时间的停顿可能使先推出的部分过度固

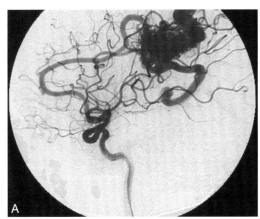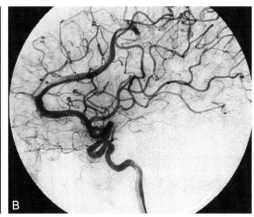

图 5-28　脑 AVM 用 Onyx 液态栓塞剂栓塞
A. 栓塞前。**B.** 栓塞后。

化，后续的 Onyx 无法推出。反流长度应限定在 1cm 之内，反流超过 1.5cm 时应立即停止注射并拔管。若反流的 Onyx 不影响正常血管分支，可适当放宽反流长度。④除非单一供血动脉的 AVM，最好不要经由其中的一支供血动脉过多地栓塞畸形血管团和引流静脉，以免诱发脑出血。

应用 Onyx 液态栓塞剂的体会：①微导管头端到位于畸形血管团内是至关重要的，微导管在畸形血管团内良好位置有利于广泛的弥散及突破畸形团间的单元房隔。微导管如果位于离畸形团尚有距离的供血动脉内，则多见早期发生 Onyx 反流而不易向畸形团内前进。②术中应适时多角度观察，以避免引流静脉被误栓。③找到最佳工作角度，对于判断栓塞范围、避免误栓十分重要。④治疗中注 Onyx 采用"插入及前推"技术较好。⑤ Onyx 弥散趋势和方向良好，则不停顿，包括更新路图的暂短间隙，以避免良好弥散趋势和方向的丧失。Onyx 弥散趋势和方向不良，则停顿，做 <2min 的等待后再注射，并再次判断弥散趋势和方向。畸形血管团构筑中的吻合可能成为新弥散趋势的通道，如畸形血管团内有较高流量的动静脉瘘，则应先用弹簧圈封闭瘘口或使瘘口变小，以减慢瘘口血流速度，以利后期 Onyx 的弥散。初选供血动脉一次注射未能彻底栓塞畸形血管团或未达到预期栓塞比例时，可同期用 Marathon 微导管超选择其他畸形血管团的主要供血动脉继续栓塞。大的畸形血管团主张分次栓塞，对剩余畸形血管团采用结合 γ 刀的综合治疗。

拔管时机：①注射 Onyx 栓塞畸形血管团达到预期效果；②虽栓塞畸形血管团未达到预期效果，但通过当前注射 Onyx 的 Marathon 微导管所在的畸形血管团主要供血动脉已不能再产生良好的弥散趋势和方向时；③ Onyx 在微导管头端的反流 >1.5cm 时；④反流 <1.5cm 但出现将影响拔管的血管痉挛；⑤反流 <1.5cm 但进一步的反流将有正常穿支血管被栓塞时。

5. 栓塞前后注意要点和并发症

（1）注意要点　①微导管到位：微导管必须到达病变的供血动脉或畸形血管团内，并避开供应正常脑组织的穿支血管，这样栓塞治疗才不会引起严重并发症。②降低血压：栓塞阻断了动静脉短路，供血动脉近端的压力突然增高，易发生正常脑灌注压突破。因此在栓塞前均需控制血压下降至原水平的 2/3，栓塞后根据情况持续降压 24～72h，直至脑血管适应了新的血流动力学变化。③抗凝：在穿刺后即静脉注射肝素 1mg/kg，2h 后再给 0.5mg/kg，以后均以每小时 0.25mg/kg 肝素维持，达到全身肝素化。操作结束后继续维持肝素化 2～3 天，注意监测凝血机制，如部分凝血酶原时间等，用小分子肝素较安全。④一次栓塞少于 50%，典型的是一次栓塞 1～3 支供血动脉使病灶内血流动力学变化最少，缩短操作时间，后者与血栓栓塞风险有关。⑤如果是术前栓塞，不仅是减少病灶体积，更主要的是栓塞手术中不易到达的深部供血动脉，有时深部供血动脉较小，微导管不易到达，我们可以栓塞表浅血管，经过一段时间后，深部供血动脉扩张后再微导管放置予以栓塞。⑥如果是放疗前栓塞，不予区分深浅血管，尽量栓塞。⑦如果有动脉瘤，先处理动脉瘤。⑧激素：常规在栓塞后应用地塞米松 10 mg 每日 3 次，逐日递减一次。

（2）主要并发症 血管内治疗脑 AVM 的并发症发生率一般为 5%～10%，死亡率约为 1%。近年 Haw 等对 513 例接受栓塞治疗的病人进行研究发现，总体的死亡率和永久性的神经功能缺损仅有 3.9%。国内李铁林等报告 469 例 AVM，共进行 1108 次栓塞，每例栓塞 1～8 次，平均 2.3 次；其发生并发症 11 例，其中出血性并发症 4 例，缺血性并发症 11 例，死亡 2 例，植物生存 1 例，轻度永久性神经功能缺损 1 例，短暂神经功能缺损 7 例。

主要并发症有：①脑出血或肿胀：原因为瞬间动静脉短路堵塞引起过度灌注综合征；大的引流静脉闭塞；操作失误，尤其用导丝导向时可导致供血动脉破裂。脑内出血或脑室内出血可以在造影时看到造影剂溢出，或表现神经功能缺失症状与生命体征的变化，一旦怀疑出血，中止操作及抗凝，即刻 CT 扫描。如果清醒病人意识下降，即刻气管插管建立气道通气，放置脑室外引流以监测和控制颅内压，如果能够确定出血血管，条件允许可以闭塞出血血管。②缺血性卒中：系微导管不到位或栓塞剂浓度调配不当等，导致误栓正常脑供血动脉、引流静脉或静脉窦，引起神经功能缺失症状，发生率在 1% 左右。引流静脉闭塞是最可怕的并发症，将导致脑实质内出血，一旦发现引流静脉闭塞，栓塞手术结束马上复查 CT，如果出血，评估是否需手术。如果没有出血，处理较有争议，如果静脉明显闭塞或 AVM 手术容易到达，有人提倡即刻手术，这个观念来自于术中观察，在分离畸形团前处理静脉，病灶很容易出血。另外一种选择就是闭塞所有供血动脉。③栓塞剂粘住导管或脑血管痉挛致导管不能拔出，牵拉时导管离断，有时引起颅内出血。如果粘管，可以埋管。手术时可以取出，否则需要服用抗凝药物，以防导管上血栓形成。

6. 治疗效果

最理想的结果是将动静脉畸形全部闭塞，但实际上完全闭塞率很低，约为 10%，一般可使畸形减少 50%～95%。Debrun 报告 46 例不适宜手术切除的动静脉畸形，采用经皮穿刺栓塞和开颅术中用 IBCA 栓塞，结果有 8 例全部闭塞，5 例栓塞后全部切除，其余为部分栓塞。Vinuela 等报告 16 例优势半球动静脉畸形用 IBCA 栓塞，10 例经皮穿刺血管内栓塞，

4 例为开颅术中栓塞，2 例为经皮穿刺与开颅联合栓塞；其结果是动静脉畸形完全闭塞者 6 例，部分栓塞后全部切除者 3 例，余 7 例为部分栓塞，全部病人中仅有 3 例在栓塞术后 6 个月仍有轻度神经功能缺失。北京神经外科研究所（1997）报告血管内治疗 290 例脑 AVM，其中全部闭塞者 56 例，闭塞 70%～90% 者 154 例，闭塞 50%～70% 者 51 例，闭塞 30%～50% 者 29 例。

姑息性治疗可以作为分步治疗的一部分，但没有证据表明能减少长期出血风险。斯坦福大学 2003 年报道 53 例大型 AVM（直径＞6 cm），按 Spetzler-Martin 分级，Ⅲ 级 1 例，Ⅳ 级 9 例，Ⅴ 级 43 例，平均直径 6.8 cm，绝大多数是综合治疗，栓塞合并手术 5 例，栓塞合并放疗 23 例，栓塞后放疗再手术 23 例，19 例获得完全治愈，4 例清除大于 90%，29 例病灶清除低于 90%。在后面的 33 例中，生存超过 3 年的 19 例获得完全病灶清除（58%）。认为有症状的大型 AVM 能够在可接受的风险下治疗，并获得较好结果，联合治疗方案是必需的。Gunnar Wikholm 认为清除病灶＞90% 为治愈，不再出血，＜90% 出血几率增高，但对癫痫和头痛效果良好。

对于巨大 AVM，单纯栓塞治疗需分次或分期进行，但效果并不理想。因而血管内栓塞治疗常与显微外科治疗及放射治疗相结合以提高治疗效果，比如术前栓塞深在的供血动脉，降低手术风险，以及放射治疗前栓塞以减小脑 AVM 的体积，提高放疗成功率等。在 Angulo 的病例中，仅有 27% 的患者在接受单纯栓塞治疗后病灶完全闭塞，而辅以放射治疗或手术治疗的患者则分别有 78% 和 70% 的闭塞率。

栓塞的优点在于：①减轻动静脉畸形周围的脑盗血现象，因而改善临床症状；②有人认为只要栓塞了动静脉畸形的大部分，动静脉畸形内可发生进行性血栓形成，这种血栓形成可能是由于血管内栓塞剂所致炎症反应的结果。总之，随着栓塞技术的进一步改进，将使大部分动静脉畸形得到更安全的栓塞。

7. 术中栓塞

开颅术后用细导管插入 AVM 的供血动脉中，注入栓子或聚合胶栓塞血管畸形的方法，称为术中栓塞，大多数将其作为畸形切除术的一种辅助方法。为了减少手术中的出血，术中栓塞是极为有效的，也就是将栓塞术与切除术结合起来治疗 AVM。少数情况下术中栓塞也可用于不手术切除而单纯栓塞的病人。

由于新一代微导管的发展，超选择性插管均可达到畸形血管团附近，术中栓塞的方法很少采用。

（1）适应证　①适合手术治疗的中等大小的AVM，血供丰富，主要供血动脉表浅，手术显露中可以达到；②不适合手术，但适合栓塞治疗的大型高血流的 AVM， 由于各种原因导管不能到位或栓塞失败者。

（2）栓塞方法　一般单纯栓塞的病人采用局麻，术中可进行功能试验。术中栓塞的病人采用全麻，在显露畸形血管后减少麻醉剂量，使病人暂时清醒，进行功能试验后再行全麻手术。按畸形切除术要求，暴露脑动静脉畸形。根据术前血管造影所示，寻找和显露浅表的主要供血动脉。用暂时性动脉夹将其阻断，此时一方面监测病人的神经系统表现，另一方面术者用电刺激确定皮层的功能。这种方法可帮助确定动静脉畸形是否可以切除，或者在显露脑沟裂深部的供血动脉时确定是否可切开某些脑回。如功能试验 5～10min 没有发生神经功能缺失，则在该动脉上用穿刺或切开动脉壁的方法向动脉远侧插入微导管，结扎血管将其固定，去掉暂时性动脉夹。进行动脉造影，根据动静脉畸形的血流量和血流特点来确定 NBCA 注射剂量、注射速度和聚合时间。在荧光屏监视下注入 NBCA，栓塞剂分布情况可清楚地显示出来。也可采用丝线、微粒、弹簧圈等固体栓塞剂。然后依次做全脑血管造影，有时可发现原来未曾注意到的侧支循环。如没有 C 形臂 X 光机，可根据术前造影估计血管畸形的大小和血流速度，调配 NBCA 和碘苯脂的量。通过微导管注入NBCA，同时观察脑表面的畸形血管团和引流静脉的变化。一般注入量宁少勿多，达到减少血流的目的即可。单一血管供应的动静脉畸形，在距离动静脉畸形 1～2cm 处栓塞仍较安全。然而对多条供血动脉的动静脉畸形，这样做有可能出现永久性功能缺失。在这种情况下，需仔细地将导管在供血动脉内继续推进 1～2cm，以保留供应正常脑组织的小分支血管。如需手术者，继续进行畸形血管切除术。

（3）优点　①局麻下进行功能试验可确定皮层重要功能区域，并在栓塞术中观察这些功能变化。这种功能监测可用于任何部位，因此可避免或尽量减少意外的神经功能缺失。②暂时夹闭多条供血动脉，使术者能够充分估计栓塞后病人是否会出现神经功能缺失。③NBCA 几乎总是可在更接近动静脉畸形的血管部位注入，供血动脉已经结扎，故 NBCA 的注入

剂量可比经皮穿刺选择性插管注入的量多，而发生误栓或过度栓塞的可能性小。④多条血管亦易于栓塞，导管被 NBCA 粘连的问题也易于解决。⑤即使部分栓塞的 AVM，手术时出血也大为减少，而且畸形血管团的边界更加清楚，更便于全切除。

（4）缺点　①病人清醒，术中会有不舒适感；②局麻病人颅内压增高，可在骨窗处出现脑膨出，尤其癫痫大发作或呕吐的病人，所以术前病人应服用抗癫痫药；③不合作的病人或反复癫痫发作或呕吐者，以及出血引起休克的患者，均需紧急插管；④分期栓塞者，需反复开颅，增加病人痛苦，也会增加感染机会；⑤也有过度栓塞或误栓等并发症。

（5）栓塞效果　术中栓塞脑 AVM 技术临床应用不太广泛，没有大宗病例的治疗效果报告。如动静脉畸形为中等大，栓塞后有助于立即切除。功能区大的动静脉畸形则需要逐步栓塞，手术充分暴露，分 2～3 次栓塞，一次用 NBCA 栓塞 1～3 支供血动脉。深部普通大小的动静脉畸形施行一次栓塞，有可能使动静脉畸形完全消失。Debrun 等对 13 例脑 AVM 病人行术中栓塞，其中 6 例同时行手术切除。结果术中畸形部分栓塞 7 例，其中手术完全切除畸形 4 例；术中畸形完全栓塞 6 例，其中手术完全切除畸形 2 例，术后仅 3 例有轻残。

（三）脑动静脉畸形的立体定向放射外科治疗

所谓立体定向放射外科（stereotactic radioneurosurgery）是利用当代先进的立体定向技术和计算机系统，对颅内的正常组织靶点或病变组织，使用一次大剂量窄束电离射线从多方向、多角度精确地聚集于靶点上，引起放射生物学反应，从而达到治疗疾病的新的治疗手段。

1968 年在瑞典卡罗林斯卡研究院神经外科医师 Leksell 的指导下，研制成功世界上第一台伽马刀（γ刀）。1982 年 Colombo 等在意大利，Betti 等在阿根廷相继应用等中心直线加速器开展立体定向放射治疗（X 刀），其精确度、靶区剂量分布和靶区外剂量下降梯度均与 γ 刀相似。早在 20 世纪 70 年代初 Steiner 就开始使用 γ 刀治疗 AVM，1984 年 Kjellberg 用回旋加速器产生的氦离子来治疗脑 AVM，1985 年 Colombo 开始使用 X 刀治疗 AVM。目前立体定向放射外科常用的设备有 γ 刀、X 刀和重粒子束刀，所

用的放射源分别为 ^{60}Co 产生的 γ 线、直线加速器产生的高能 X 线和回旋加速器、同步加速器产生的质子束。其对脑 AVM 的治疗作用已被公认，据不完全统计，在世界范围内采用 γ 刀和 X 刀治疗的脑 AVM 病例已达一万余例。

1. 立体定向放射外科治疗的原理

放射外科治疗 AVM 的目的是使异常的血管壁发生炎症反应而增厚、血管腔阻塞和血栓形成，最后使 AVM 闭塞而治愈。借助于 CT、MRI 和 DSA 等影像技术的精确定位，将病变的三维坐标参数转换到照射装置的坐标系统中，使射线在病变处聚集以进行一次性集中照射。与普通分次放射治疗不同的是，立体定向放射时，靶组织与周围组织之间受照剂量有陡峭的梯度降低，在几乎不损伤周围组织的情况下达到高剂量放射以摧毁靶组织，如脑 AVM 或脑肿瘤等。AVM 经照射后的早期变化是内皮细胞肿胀、变性、增生和血管内淤血、血栓形成，后期血管内皮细胞下结缔组织增生，血管腔变窄或小血管内胶原蛋白沉积，最后血管腔完全闭塞。

立体定向放射治疗与手术相比有如下优点：①无创伤性并发症及后遗症；②对手术危险性大的部位，如脑干、第三脑室后部 AVM 等比手术安全；③治疗时间短，病人不需住院即可完成治疗。比常规放射治疗优越之处有：①精确度高，误差＜1 mm；②单次剂量高；③靶点边缘射线剂量陡降，对周围组织的损伤小。但 AVM 切除术可立即消除再出血的危险，而 AVM 的完全闭塞过程可达 2～3 年，在此期中仍有 3%～5% 的出血可能性。

2. 适应证

与外科手术相比，放射治疗具有创伤小、无出血、并发症少等优点，因而易被患者所接受。立体定向放射外科治疗 AVM 的适应证主要有：①年老体弱合并有严重心、肺、肝、肾等其他脏器疾病，凝血机制障碍，病人不能耐受全麻开颅手术；②AVM 直径＜3 cm；③病变位于重要功能区不宜手术，如丘脑、基底节、边缘系统和脑干的 AVM，或位于脑深部、难以手术的小型 AVM；④仅有癫痫、头痛或无症状的 AVM；⑤手术切除后残留的小部分畸形血管；⑥栓塞治疗失败，或栓塞后的残余部分；⑦病人拒绝手术或血管内治疗。尤其对于病灶较小、Spetzler-Martin 分级低的患者，放射治疗具有

较好的治疗效果。

在所有脑 AVM 中，病变的大小适合放射外科治疗的不足 25%。目前，立体定向放射外科治疗并不能完全取代手术或血管内治疗，三者的联合治疗常常是治疗 AVM 的最佳方案。

3. 治疗效果

决定治疗效果的主要因素是被照射组织的体积大小，使病人在不出现并发症的条件下能耐受最大辐射剂量。体积小于 4 cm^3 的病灶，有 85%～95% 的病变可完全消除。体积大于 4 cm^3 的病灶，病灶消除率仅为 30%～70%。如果 AVM 大小用直径表示，直径在 1 cm 左右的 AVM，约有 80% 可在 1～2 年内逐渐消除；直径 1～2.5 cm 的 AVM，成功率明显降低；大于 2.5 cm 的 AVM，治疗效果更差。Lunsford 报告 32 例 Spetzler Ⅰ～Ⅱ 级脑 AVM 病人，治疗后有 27 例（84%）证实 AVM 完全消失。Zabel 等最近对 110 位接受放射治疗的患者进行了随访，发现 3 年和 4 年的完全闭塞率分别是 51% 和 67%，其中 AVM 病灶直径＜3 cm 的完全闭塞率明显较高（64%），而直径＞3 cm 的 AVM 为 43%。Spetzler-Martin 分级 Ⅰ～Ⅱ 级闭塞率为 71%，显著高于 Ⅲ～Ⅴ 级 33% 的闭塞率。同时提出，放射剂量大、性别为男性都是闭塞率高的因素。为提高治愈率同时减少并发症，行放射外科治疗的 AVM 容积须控制在 4.0 cm^3 以下，过大的 AVM 宜采用血管内栓塞和显微外科手术治疗。AVM 治疗后每半年用 CT 或 MRA 随访一次，观察其大小和形态的改变以及正常神经组织有无放射损伤。当畸形血管团消失后，再做血管造影，判断是否真正治愈。放射外科治疗动静脉畸形的特点是不能立即取得疗效。据文献报道，畸形血管团闭塞最早发生于治疗后 4 个月，通常需 8～12 月甚至更长时间才能见效。治疗后第一年的闭塞率为 75%，第二年为 80%，治疗 2～3 年仍未闭塞者可重复治疗一次。

4. 并发症

放射治疗的不足也是显而易见的，如治疗周期长，分级较高的脑 AVM 治疗效果不佳，此外，畸形血管团完全闭塞前仍有可能出血，迟发性囊肿形成，以及可能引起放射性脑损伤等问题。Izawa 等人对 237 例接受单纯放射治疗患者随访发现，有 22 例（9.3%）出现了并发症，其中出血 8 例，迟发性囊肿

形成 8 例，疼痛加重 4 例，并且指出病灶的不完全闭塞是出血的主要原因，部分栓塞并不能减少出血的危险性，而完全闭塞的病灶则有可能出现迟发性囊肿。放射外科治疗的特点是治疗当时没有什么反应，其并发症通常是延迟发生的。

（1）病灶消失前颅内出血　只要 AVM 仍能在血管造影或 MRI 上显影，出血的危险就继续存在。有人报告在病变完全消失前的潜伏期内，每年有 3%～12% 的出血率，但多数报告只有 2%～3% 的年出血率，与自然出血率相似。Steiner（1992）分析 247 例治疗的 AVM，在不完全闭塞者中人年出血率为 2%～3%，Kaplan-Meier 分析显示在照射后 5 年内年出血率为 3.7%。Lunsford 报告 62 例 Spetzler Ⅰ～Ⅱ级的 AVM 病人立体定向放射外科治疗后的潜伏期内发生 AVM 出血的危险为每年 3.7%。有 5 例在治疗后第一年发生出血，其中 2 例死亡，3 例恢复，95% 的病人没有发生新的神经功能缺失。Colombo（1994）研究 180 例放射外科治疗后出血的危险，在 AVM 全部照射病例中前 6 个月出血率为 4.8%，一年后下降到 0。在 AVM 次全照射病例中前 6 个月出血率为 4%，12～18 个月时增加到 10%，然后 18～24 个月下降到 5.5%，两年后没有再出血。

（2）放射性脑损伤　Marks 等将放射反应分为 3 个阶段：①急性反应：发生在治疗期间，是毛细血管损伤造成的血管性水肿，用激素治疗有效；②早期迟发反应：发生在照射后几周到几个月，通常时间较短，数周可消失，一般认为是脱髓鞘引起；③晚期反应：为不可逆的脑坏死，出现在照射几个月后，反应轻重与照射剂量有关。Steinberg 将放射外科治疗的并发症分为白质性和血管性。前者包括放射性脑水肿和脑坏死。脑水肿多无症状，即使有症状，治疗后多能缓解。后者为脑坏死及血管损伤。有 5%～10% 病人在治疗后 6 个月～2 年内病情加重，临床上表现为神经功能缺失。在 CT 或 MRI 上表现为靶点周围神经组织环状强化。故位于脑干的 AVM，放射外科治疗的危险性较大。Lunsford（1991）报告 24% 的病人 MRI 可发现脑部变化，病变位于静区而无临床症状，4.4% 的病人放射脑坏死引起的神经功能缺失，发生时间在照射后 4～18 个月，用激素治疗可改善症状。Colombo（1994）报告 180 例中，5% 有放射性脑坏死，2.2% 有永久性神经功能障碍。在大宗病例报告中，迟发性放射性脑坏

死的发生率已降至 3% 以下。

防止放射外科治疗并发症的要点是：①严格选择病例；②精确显示 AVM 的形状；③严格掌握放射剂量和范围保护病变周围脑组织；④工作人员操作要规范。

5. γ刀治疗

由 60Co 源产生的 γ 射线通过 179 或 201 个通道后形成狭窄的 γ 射线束，并按头盔的半径射向位于球心的脑内靶点，直径小于 25mm 的靶区可一次覆盖。由不同方向来源射线的重叠使靶标中心受到大剂量射线辐射，且在周围组织产生低入少出的效果。

Lunsford 等报道 227 例 AVM 病人经 γ 刀治疗的结果。治疗后第一年的闭塞率为 30%～50%；第二年为 70%～80%；第三年为 90%。Steiner（1984）报告照射后一年时的完全闭塞率为 39.5%，部分闭塞率为 40.7%，无变化者为 19.7%；治疗后两年，分别为 84.1%、11.1% 和 4.7%。放射外科治疗后的闭塞率与脑 AVM 的体积和照射剂量有关，直径小于 2cm 的 AVM，边缘剂量达到 25 Gy 时，畸形血管团闭塞率明显提高，畸形血管团的体积越大则治疗效果越差。Lunsford 发现 AVM 体积 < 1 cm³ 者，闭塞率为 100%；1～4 cm³ 者为 85%；4～10 cm³ 者为 58%。而 Kemeny 则发现在年轻病人和病变位于外侧的病人中治疗效果较好。完全闭塞后 AVM 不再引起颅内出血，癫痫症状的缓解率也在 50% 以上。

γ 刀治疗的并发症较少，10%～15% 的病人可发生暂时性功能障碍，3%～5% 的病人有永久性功能缺失。不同时期 MRI 随访，15%～30% 的病人发生脑水肿，有的病人虽有影像学水肿改变，但无临床症状。大多数放射性水肿可在 3～18 个月后消退。Steiner（1984）报告 135 例 γ 刀治疗的病人中有 4 例出现神经功能缺失症状，还有 2 例临床上虽无症状但 CT 显示有放射性脑坏死，均发生在剂量高达 100 Gy 的病人，单野剂量 50～60 Gy 的 93 例病人中均未发生放射性脑坏死。Pollock（1996）报告 315 例 AVM，γ 刀治疗前年出血率为 2.4%，治疗后 5 年内有 21 例出血，前两年每年出血率为 4.8%。

6. X刀治疗

X 刀是由直线加速器在等中心距离上旋转 100°～140° 的扇形照射，使大量的射线集中于 AVM 病灶。

X 刀治疗颅内动静脉畸形的效果是令人满意

的，在畸形血管团闭塞及功能恢复方面，可以和显微手术媲美。Colombo（1990）报告 97 例 AVM 病人的治疗结果，其中直径＜1.5cm 者一年和两年的闭塞率分别为 76% 和 90%；直径在 1.5～2.5cm 者分别为 37.5% 和 80%；直径＞2.5cm 者分别为 11% 和 40%。Friedman（1995）报告 X 刀治疗 216 例 AVM，平均随访 36 个月，体积＜1cm³ 者，闭塞率为 100%；1～4cm³ 者，为 84%；4～10cm³ 者，为 90%；＞10cm³ 者，为 57%。Schlienger（1996）报告治疗 84 例，当 AVM 体积＜4.2cm³ 时，畸形消除率为 82%，体积＞4.2cm³ 时，畸形消除率为 68%；而且发现 AVM 为球形者治愈率高，外形不规则者治愈率低。Colombo（1994）报告 180 例用直线加速器治疗的 AVM，直径为 0.4～4cm 者治疗后一年 46% 的病人畸形血管团消失，2 年时为 80%。

　　X 刀治疗颅内动静脉畸形的并发症与 γ 刀相似，并发症的发生与畸形血管团的大小和照射剂量有关，多发生于照射剂量 25Gy 以上者。

7. 质子刀治疗

　　1954 年加利福尼亚大学 Lawrence Berkeley 放射实验室创用加速带电粒子作为能源进行立体定向放射治疗。经治疗的病人迄今已超过 6000 例。当前拥有此项设备的只有波士顿、莫斯科、加利福尼亚等少数几个医疗中心。大型粒子加速器能用于产生带正电的质子或氦离子，在粒子减速后出现于 Bragg 峰，即在空间的某一点粒子携带的能量大量释放。氦离子射线到 Bragg 电离吸收峰长为 14.1～14.5cm，峰的外周和远端边界十分锐利整齐。Bragg 峰的物理特性为：①流入量低，且不存在流出量。可很好地控制线束的边界，使之停止在脑深部靶区的边缘内，从而减少或避免剂量外泄。②射线进入组织，初期形成低剂量区（平台），继而在一定的深度后，射线穿透的末端形成一高剂量区（Bragg 峰）。在临床应用中，粒子线的长度可以裁减，尖窄的 Bragg 峰可通过加补偿物使之变宽，更好地与病灶的截面形状相吻合，使病灶接受高剂量而周围正常组织接受微小剂量。射线可以根据 AVM 形态塑形，调节范围可以自小于 6mm 到大于 60mm。这种细窄带电重粒子射线在放射外科治疗中最大的优点是可将剂量集中和局限在脑深处一个孤立容积上，而避开灶周重要神经组织。

　　质子刀的治疗效果良好。Steinberg（1990）报告质子刀治疗 86 例 AVM，闭塞率一年为 29%，两年为 70%，三年为 90%，小病变和大剂量者效果最佳。Fabrikant 对 400 例随访 10 年的病人用 Drake 评分法进行疗效评估：90% 以上病人都列入优或良，血管造影复查证明 AVM 已经闭塞，癫痫发作次数显著减少，头痛及神经系统功能都有明显好转。Fabrikant 对 230 例治疗后三年内完全闭塞的病人进行分析，发现体积＜4000mm³ 的 AVM 闭塞率达 90%～95%；体积在 4000～14000mm³ 的为 90%～95%；体积＞14000mm³ 的为 60%～70%；平均闭塞率为 80%～85%。Seifert（1994）报告 68 例 AVM 质子刀治疗的结果：Spetzler Ⅰ、Ⅱ级者有 85.7% 临床改善，而Ⅲ级和Ⅳ级者仅有 54% 和 24% 临床改善，直径大于 3cm 者无一例在血管造影上完全消失。

　　质子刀放射外科治疗脑 AVM 仍有其缺点，即畸形血管闭合潜伏期较长；治疗后约有 12% 病人出现严重并发症，包括脑白质改变、血管病理改变，造成短暂的或永久性神经系统功能性障碍。

　　总之，立体定向放射外科治疗对一些经仔细选择的脑 AVM 病人是有效的。目前限用于小型 AVM 和显微手术风险大的病人。分次立体定向放射可降低治疗的并发症，增加大型 AVM 的治愈率。

（四）观察和内科治疗

　　传统的观点认为，脑 AVM 一旦确诊，均需积极手术治疗予以根除病灶。但是 Han 等的研究表明 Spetzler-Martin Ⅳ～Ⅴ级的脑 AVM 患者年出血率为 1.5%，低于Ⅲ级的脑 AVM 患者，另外考虑到Ⅳ～Ⅴ级的脑 AVM 手术风险高，术后并发症重，预后较差等因素，Han 提出对大多数Ⅳ～Ⅴ级的单纯脑 AVM 采取内科治疗的方式更为妥当。而 Stapf 等人最近的研究指出未曾破裂出血的 AVM 比曾有过破裂出血史的 AVM 破裂的可能性要小很多，而且侵袭性治疗处理的危害性比 AVM 本身的自然病程可能存在的危险性更大，从而提出对于未破裂出血的 AVM 是否需积极手术治疗仍有待进一步研究。另外，临床上常碰到年老体弱、经济条件差等情况的患者自行要求内科治疗，所以内科治疗仍然是脑 AVM 治疗方案中不可缺的组成部分。内科治疗的目的是防止颅内出血和缺血，控制癫痫发作，减轻头痛和改善受损的神经组织功能。

十、特殊类型的脑动静脉畸形

（一）隐匿性脑血管畸形

Russell（1954）首先应用隐匿性（occult，cryptic）血管畸形的术语来描述在血管造影上不能发现，而在组织学上可识别的小的血管畸形。之后，这个术语被扩大到所有的血管造影不能发现的血管畸形，因此更准确地应称为"血管造影上不能发现的血管畸形"。"occult"一词是指那些不仅在血管造影上，而且在 CT 和 MRI 上也不能发现，但发生出血的血管畸形，即血管造影中隐匿血管畸形（angiographically occult vascular malformation，AOVM）。"cryptic"一词是指那些在血管造影上不能发现，但可在 CT 或 MRI 发现的血管畸形。这种脑血管畸形并不少见，破裂出血后自身又被破坏，在血肿清除术取得的血肿经病理检查可发现小的畸形血管。因此，在自发性脑内血肿清除术时应该常规取血肿壁进行病理检查。

隐匿性脑血管畸形只是体积较小的血管畸形，包括海绵状血管瘤、毛细血管扩张症、静脉性血管畸形和完全血栓闭塞或隐匿的动静脉畸形。Russell 等在 461 例自发性颅内出血的尸体检查中，发现 21 例（4.5%）是因这种血管畸形引起的出血。然而，在最近发表的文献中大部分作者仍认为 AOVM 主要还是海绵状血管瘤，表 5–13 系 AOVM 病理学方面差异的概况。

表 5–13　血管造影中隐匿血管畸形的病理学差异

作者	病例数	AVM	海绵状血管瘤	毛细血管扩张	静脉畸形	混合病灶
Lobat, et al.(1998)	245	44%	31%	4%	10%	11%
Wilson, et al.(1992)	73	47%	10%	40%	—	—
Robinson, et al.(1993)	34	8.8%	70%	5.9%	8.8%	24.7%
Vamefsky, et al.(1999)	72	8%	71%	—	10%	11%
Steinberg, et al.(2000)	51	6%	90%			4%

隐匿性血管畸形可发生于脑的任何部位，以出血为首发症状，好发于青年人。典型的病史是健康的年轻人，突然发生头痛、呕吐、逐渐加重的意识障碍、抽搐和偏瘫。有的形成脑疝而死亡，有的稳定下来而逐渐恢复。故年轻人有突然发生的自发性脑内血肿，应想到这种病变之可能。

未出血之前常规脑血管造影很难显示病变，但用 CT 和 MRI 可发现部分病人的病变，尤其是海绵状血管瘤。Gomor（1986）报告在 19 例隐匿性血管畸形中，经 MRI 检查发现 49 个病灶，CT 检查发现 24 个病灶。Norman（1984）在血管造影隐匿血管畸形中发现近 50% 为海绵状血管瘤。

隐匿性血管畸形出血行手术清除血肿后，应仔细观察血肿壁的脑组织，如发现可疑的血管增多的组织，取做病理检查，常可发现病变。有的血管畸形组织混在血块中，应将血块保留做病理检查。有的血管畸形本身被出血所破坏，以致不能发现出血的原因。血肿较小而未手术者，应等血肿吸收后再行 MRI 和 DSA 检查，以求明确出血原因。

（二）儿童脑动静脉畸形

大多数脑 AVM 病人在 20～45 岁时出现症状，只有 18% 病人在 15 岁之前起病。儿童 AVM 出血的死亡率为 25%。约 50% 的 AVM 随着年龄增长，因此发现病灶后即使 AVM 很小，也应及早手术切除或进行放射外科治疗。

儿童颅内出血中脑 AVM 占 42%，在 77% 的患儿表现为蛛网膜下腔出血。如果不切除脑 AVM，出血的危险比成人更大，10 年中累计达 32%。AVM 患儿中以抽搐为首发症状者占 25%，到 30 岁时有 50% 以上的 AVM 病人有一次以上的抽搐发作史。婴儿脑 AVM 可表现为阻塞性脑积水而致颅内压增高，其原因除 Galen 静脉扩张阻塞导水管外，静脉高压引起脑脊液吸收障碍也是原因之一。新生儿 AVM 发生心力衰竭也常作为首发症状。AVM 的低阻力使血流迅速回到心脏，为了维持循环，需要提高心排出量，结果诱发心衰，并可引发多脏器衰竭。

Milla（1992）报告 56 例婴幼儿脑 AVM 患儿，发病症状为颅脑出血 28 例（50%），心衰 10 例（18%），脑积水 5 例（9%），卒中 5 例（9%），头痛 2 例（3.5%），其他 6 例（10.5%）。Kundson 和 Alden 报道 156 例 6 个月以下婴儿的 AVM 病例，其

中 Galen 静脉动脉瘤样扩张占 64%，其余为脑实质或脑膜的 AVM。男与女之比为 2∶1，主要表现为心衰（67%），心脏异常（38%），心脏杂音（37%），紫绀（28%），头围增大（25%）。新生儿脑 AVM 最初表现可能是心脏症状，但在婴儿期则可能是神经功能障碍。新生儿 AVM 引起脑损伤的机制可能为：①脑的盗血现象；②心衰导致脑灌注不足；③ Galen 静脉的动脉瘤血栓形成致出血性梗死；④静脉的瘤样扩张压迫邻近结构致脑萎缩。

儿童脑 AVM 病人的急诊血管造影和手术均需在全麻下进行，应注意以下几点：①控制性低血压：成人脑血管自动调节的下限为平均动脉压 50 mmHg，但儿童的下限值和耐受控制性低血压的时间不明。因此，儿童手术中应保持平均动脉压不低于 60 mmHg，并尽量少用控制性低血压。②维持血容量：儿童全身血容量比成人相对较少，要正确估计手术中失血量，并及时补充失血。③严密监测生命体征和血气。④脑保护：低温可减少脑氧代谢率（$CMRO_2$），增加脑组织对缺氧的耐受力。但降温不可过快过低，以防止过度低温的并发症。$PaCO_2$ 最好维持在 25～35 mmHg，过低可引起脑缺血。慎用含糖溶液，以避免高血糖加重局部脑缺血性损害。

儿童脑 AVM 的手术并发症较高，达 50% 左右，死亡率也很高。Rodesch（1995）治疗 26 例，死亡率为 23.5%，大部分与新生儿心衰有关。血管内栓塞治疗应作为儿童 AVM 的首选治疗方法，如及早进行可稳定病变，有助于大脑正常发育。

（三）伴有颅内动脉瘤的脑动静脉畸形

1. 发生率

1925 年 Lanas 首次报告 AVM 合并动脉瘤的病例，在文献报告中其发生率为 2.7%～23%，大多数为 5%～15%。没有性别优势，与年龄有正相关。Berenstein 和 Lasjaunias（1992）指出 AVM 伴动脉瘤随年龄而增加，在 25 岁以下发生率为 8%，25～49 岁为 24%，而 50 岁以上为 37%。10 岁和 50 岁之间发生率增加 4 倍，这是由于高血流和血管系统老龄化的作用。Miyasaka 等（1982）复习 132 例 AVM 的血管造影，发现 22 例（16.6%）43 个动脉瘤，多见于老年和大型 AVM 病人。Yaşargil（1984）认为本病的实际发生率可能更高，因为一些小的动脉瘤在脑血管造影中不易发现而漏诊。他在 350 例 AVM 造影中发现 10 例动脉瘤，发生率为 2.8%，如果将手术中发现的小于 3 mm 的动脉瘤也计算在内，发生率高达 10.8%。Thompson（1998）在 600 例 AVM 中经 DSA 证实伴有颅内动脉瘤者 45 例，占 7.5%。虽然在 AVM 病人尸检材料中，伴有颅内动脉瘤者占 55.6%，但颅内动脉瘤病人中伴有脑 AVM 者仅为 0.1%～2%。

2. 分类

Parata（1994）将 AVM 合并动脉瘤病例分为两大类（图 5-29）。

（1）与 AVM 有关的动脉瘤　①发生于 AVM 的供血动脉主干的动脉瘤，但部位上是无 AVM 时不太常见动脉瘤的部位。可在靠近 AVM 处显示多个从管壁凸出的大疱，或在畸形血管团内。这些显然与 AVM 有关，有可能是血管扩张使血管中层缺陷扩大的结果。②发生在 AVM 的供血动脉从 Willis 环发出处，在血流动力学上与增大的供血动脉有关。

（2）与 AVM 无关的动脉瘤　载瘤动脉不参与 AVM 的供血，在血流动力学上与 AVM 无关。

Perret 和 Nishioka（1966）报告 37 例 AVM 合并动脉瘤的病人，动脉瘤位于 AVM 主要供血动脉上者占 37%，位于供血动脉近侧者占 21%，与 AVM 无关者占 42%。Thompson（1998）的病例中 60% 动脉瘤位于直接供应 AVM 的动脉上，25% 位于与供血动脉有关的 Willis 环附近，仅 15% 位于在血流动力学上与 AVM 无关的动脉上。AVM 病人伴随的动脉瘤形状规则，其壁甚薄，有时手术中可发现 AVM 供血动脉上有多个小动脉瘤。

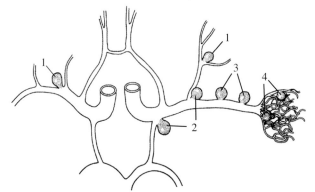

图 5-29　脑 AVM 合并颅内动脉瘤的分布（仿 Parata）
1. 与 AVM 血流无关的动脉瘤；2. 与 AVM 血流有关，发生于动脉分叉部的动脉瘤；3. 与 AVM 血流有关，发生于供血动脉主干上的动脉瘤；4. 发生于畸形血管团内的动脉瘤。

3. 发病机理

AVM 合并动脉瘤的发病机理有三种假说。

（1）**先天性血管畸形**　动脉瘤和 AVM 同为血管发育异常但有不同的结果，可解释在血流动力学上互不相关的两种病变并存现象。

（2）**两种病变偶然并存**　Wilson（1959）认为颅内动脉瘤随机分布于 AVM 病人及一般人群中，因此 AVM 与动脉瘤并存是偶然的巧合。但尸检中发现在 AVM 病人中动脉瘤的发生率明显高于一般人群，说明并不是偶然并存。

（3）**血流动力学机制**　Paterson（1956）等首先提出在 AVM 的供血动脉上的血流动力学应激可导致动脉瘤形成。实验和临床观察的证据支持这个理论：① Nornes（1980）等经术中测量供血动脉压力为 40～77mmHg（平均 56mmHg），在暂时阻断后残端压立即上升到 55～95mmHg（平均 76 mmHg）。引流静脉压在闭塞前为 8～23mmHg（平均 15mmHg），闭塞后为 0。这证明 AVM 的供血动脉内血流量的增高，血液发生涡流，导致动脉瘤形成。②动脉瘤位于 AVM 的主要供血动脉上者占 37%～95%。Okamoto 等温习文献中报告的 78 例 AVM 伴有 119 个动脉瘤的病人，并与 500 例单发动脉瘤病人做比较。结果发现分布在 AVM 供血动脉上的动脉瘤远远超过无 AVM 者的分布于该动脉上的动脉瘤比例，说明确实存在血流动力学因素。Noterman（1987）等报告后颅窝 AVM 伴有动脉瘤病人中 85% 的动脉瘤位于 AVM 的供血动脉上。③血流增加可导致动脉壁的扩张和退变，继发动脉瘤。Shenkin（1971）在 3 例结扎颈内动脉的病人中，发现对侧颈内动脉出现动脉瘤。Konishi（1985）认为 Moyamoya 病合并的动脉瘤也是血流动力学异常变化所致。AVM 内的血流紊乱可使动脉壁进行性薄弱，产生一些无症状的动脉缺损，最终发生动脉瘤。④还有一种现象支持血流动力学假说，即切除 AVM 后，动脉瘤可自行缩小或消失。

4. 临床表现

伴有颅内动脉瘤的 AVM 病人的好发年龄在 30～60 岁，平均年龄 40 岁左右，较颅内动脉瘤病人平均发病年龄稍小，而较 AVM 平均发病年龄大。男女之比为 5：4。临床表现主要是颅内出血和神经功能缺失。

AVM 和动脉瘤均可破裂出血，其中由动脉瘤引起出血者为 20%～46%，AVM 引起的出血者为 33%～66%，不能肯定出血来源者占 12%～21%。导致 AVM 和动脉瘤出血的因素相同。女性病人发生出血的危险大于男性病人，主要是女性病人 AVM 的出血率高，而动脉瘤的出血率男女二者相似。Brown（1990）等对一组未破裂的脑 AVM 伴有动脉瘤病人进行随访研究，发现伴有动脉瘤的 AVM 出血的危险高于单纯 AVM 病人，前者在诊断 5 年内每年的出血率为 7%，而后者为 1.7%。除出血之外，病人常有头痛、抽搐和神经功能缺失，其中大多数症状与 AVM 有关。

5. 治疗

鉴于这类病人发生颅内出血可能性很高，保守治疗的效果很差，死亡率高达 38%～60%，致残率也很高，进行积极的治疗是有指征的。由于本病的出血来源有两个，单独处理 AVM 或动脉瘤均有再出血的危险。目前对这类两种血管病共存的病人的处理时机和方案有三种：①如动脉瘤是偶然发现的，且发生在与 AVM 供血有关的动脉上，应首先处理 AVM，在切除或闭塞 AVM 后，动脉瘤会自行缩小或消失。但应注意的是在 AVM 治疗后，动脉瘤仍可破裂出血。②另一方案是在治疗 AVM 之前，先处理动脉瘤。因为切除 AVM 后供血动脉的阻力常立即增加，动脉压力也升高，未处理的动脉瘤可能破裂。③首先治疗引起出血的病变，如果可能，应同时治疗两种病变。

Thompson（1998）设计的方案如下：①如果有颅内出血，首先要确定哪一个病变出血。如果是动脉瘤出血，则行手术夹闭或血管内栓塞动脉瘤，然后再处理 AVM。②如出血来自 AVM，只要保守治疗能使病情稳定，还是应先治疗与 AVM 有关的动脉瘤。③不能肯定出血来源时，应首先处理颅内动脉瘤。④如果两个病变相邻近，最好在一次手术中同时处理两种病变。

6. 预后

Batjer（1986）报告 32 例，手术死亡率为 26%。近年来，治疗效果有所改善，Thompson（1998）报告 41 例，手术死亡率为 12%。

（四）脑动静脉畸形与妊娠

妇女在妊娠、分娩和产褥期发生脑血管意外并不少见。在处理方法上有其特殊性，神经外科医生应和妇产科医生合作，兼顾母婴安全，选择正确的处理方案。

妊娠期蛛网膜下腔出血的发生率为 1/（2700～8700）次妊娠。Robinson 报告 1799 例自发性蛛网膜下腔出血中孕妇占 26 例。出血的主要原因是颅内动脉瘤或脑动静脉畸形破裂，两者发生率大致相等。发生的机理与下列因素有关：①血液中雌激素升高可使异常血管扩张；②血流动力学改变，如妊娠晚期血容量可增加 45%，分娩宫缩时心脏输出量增加 15%～20%；③脑动脉穿壁压力变化，当停止宫缩屏气后，升高的颅内压下降迅速，而动脉压下降缓慢，使脑动脉穿壁压增大；④催产素和麦角制剂能引起高血压；⑤妊娠高血压。

妊娠期脑动静脉畸形出血的危险性增加，

Robinson 报告妇女妊娠期蛛网膜下腔出血的原因中 AVM 占 36%，而在非妊娠期的蛛网膜下腔出血中则占 11%。患有 AVM 的妇女在非妊娠期蛛网膜下腔出血的发生率为 10%，而在妊娠期高达 80%，AVM 孕妇在同一次妊娠中出血复发率为 27%。出血后胎儿的死亡率可高达 26%，妊娠并发症的发生率高达 23%，剖宫产率高达 20%，故患有脑 AVM 的妇女从怀孕 20 周至产后 6 周要严密观察。

妊娠妇女的 AVM 治疗原则与无妊娠者相同，已行手术切除 AVM 的孕妇可预期正常妊娠和分娩。如果孕妇发生 AVM 出血，但未形成较大血肿，而病人恢复良好，为了避免再次出血，可考虑在分娩前行剖宫产。如已形成较大血肿，应行血肿清除术，同时切除 AVM，胎儿任其正常分娩。由于 AVM 出血后的危险性较小，对无症状的 AVM 妇女在妊娠期可不必处理，但即使没有发生出血也应在怀孕 38 周时进行剖宫产，以保证母婴的安全，因为妊娠晚期的出血率较高。已知有 AVM 的妇女，在未经有效治疗之前应劝告其避免怀孕。

（沈建康）

第三节　颅内毛细血管扩张症

颅内毛细血管扩张症（intracranial capillary telangiectasia, ICT），又名脑毛细血管瘤（cerebral capillary angioma），是一种临床上罕见的小型脑血管畸形。Russell 和 Rubinstein（1977）将此病分为三类：①单发性毛细血管扩张症；②多发性毛细血管扩张症，如遗传性出血性毛细血管扩张症（Sutton-Osler-Rendu-Weber 综合征），在中枢神经系统有多发性毛细血管扩张表现；③软脑膜毛细血管扩张症，如脑面血管瘤病（Sturge-Weber 综合征）。后两种为遗传性病变，故单发性毛细血管扩张症又称为非遗传性毛细血管扩张症，本节仅叙述此类。

毛细血管扩张症的病因是毛细血管发育异常所

致，可发生在中枢神经系统的任何部位，以后颅窝最常见，尤其是脑桥的基底部，发生于小脑者多在齿状核和小脑中脚处，此外大脑半球和基底节亦可见。McCormick（1968）报道的 510 例脑血管畸形中，本病有 60 例，其中幕上 22 例，幕下 38 例。幕下又以发生于脑桥者最常见，占 27 例。

病灶通常很小，表现为正常脑实质中红色小斑块，呈边界清的瘀斑状，无明显供血动脉。显微镜下由许多细小扩张的薄壁毛细血管构成。其管腔面覆盖单层上皮细胞，管壁无平滑肌和弹力纤维。管腔大小不等，在扩张的血管间有正常的脑组织，这是它与海绵状血管瘤的根本区别。其邻近组织很少有胶质增生，无含铁血黄素和钙盐沉积。病变中毛细血管囊状扩张十分常见，有时与海绵状血管瘤较难区别。Rigamonti 等（1991）认为毛细血管扩张症和海绵状血管瘤是同一种病变的两种形式，可统称为脑毛细血管畸形。Roost 等（1997）把静脉性血管畸形和上述两种病变视为同一病变的不同时期。本病很少见，通常在尸检中意外发现，尸检的发现率为 0.04%～0.15%。无性别差异。

一、临床表现

毛细血管扩张症通常无症状，有时因合并其他脑血管病而被意外发现。Roost 等（1997）报道，1952—1997 年文献中有记载的症状性毛细血管扩张症仅 19 例，其中 11 例表现为出血，3 例表现为局灶性脑缺血，2 例表现为癫痫，2 例表现为占位效应，1 例表现为短暂性脑缺血发作。

虽然症状性毛细血管扩张症多数表现为出血，但在各种类型的脑血管畸形中，它是出血率最低的一种。McCormick 等（1968）在 510 例脑血管畸形中发现本病 60 例，但仅 2 例有出血，分别为小脑和中脑出血。本病的出血多为慢性少量出血，大出血少见。但因其好发部位在脑桥，因此可产生严重症状，乃至死亡。毛细血管扩张症常与海绵状血管瘤伴发，而后者易出血，故有的学者认为海绵状血管瘤可能是出血的真正原因。

二、诊断

（一）脑血管造影

仅有个别报道认为本病在毛细血管期或静脉期可有毛刷状血管影或扩张的静脉，但多数学者认为其没有明显的供血动脉和引流静脉，故在脑血管造影上不能显影，属于隐匿性脑血管畸形。Robinson 等（1993）报道 34 例经病理证实的隐匿性脑血管畸形，其中有 2 例为毛细血管扩张症，占 5.9%。

（二）CT 和 MRI

本病在平扫和增强 CT 上均无异常表现。Rigamonti 等（1991）认为在 MRI 上可表现为低信号，但也有人认为其在未增强 MRI 上无异常发现。最近 Barr 等（1996）报道了 12 例脑桥低流速的血管畸形，在 T_1W 上可表现为结节状或条索状增强，在梯度回波（GRE）序列上表现为低信号。作者认为这种改变可能是毛细血管扩张症的 MRI 表现。Lee 等（1997）对 3 例毛细血管扩张症的尸检标本进行 MRI 检查，并与 18 例类似的 MRI 表现并拟诊为毛细血管扩张症的病人做对比。在 MRI 平扫 T_1W 上表现为低至等信号，T_2W 上为等信号至轻度的高信号，在 GRE 序列为低信号。注射 Gd-DTPA 后，在 T_1W 上呈轻度增强。他认为其是本病的理由有 5 点：①所有病变在 MRI 上有相同表现，说明是同一疾病；②其部位、大小与组织学上证实的毛细血管扩张症相同；③大部分病灶仅产生轻微的局灶症状，与本病类似；④ 3 例尸检证实的毛细血管扩张症之 MRI 表现与此 18 例相同，而与海绵状血管瘤明显不同；⑤病人的实验室检查正常且经数年随访，表明系良性意外发现的血管性病变。并指出，GRE 序列对 ICT 的诊断最有价值。但上述两组报告均无病理证实，因此本病确切的 MRI 表现须经长期的随访及病理证实后才可确定。

毛细血管扩张症与 AVM 和静脉性血管畸形的鉴别较为简单，因为后二者均有其特征性脑血管像。但完全血栓化的 AVM 和静脉性血管畸形，脑血管造影可无异常。本病与海绵状血管瘤在脑血管造影上均无异常，但后者在 MRI 上有特异性改变，T_2W 上中央为高信号影，周围为环状低信号影，可与本病区别。

三、治疗和预后

本病基本上无症状，即使有症状也可以继续观察。若出现出血，则根据血肿的大小及部位采用保守或手术治疗。本病预后良好。如有出血，尤其脑桥部位的出血，预后较差。

（沈建康）

第四节　海绵状血管瘤

脑海绵状血管瘤（cavernous hemangioma, cavernoma, CA），最早由 Luschka 在 1854 年叙述，由于血管造影检查时常无异常血管团的发现，故有人将其归类于隐匿性血管畸形。Rusell 和 Rubinstain 根据这种病变是由窦状，即海绵状血管腔隙组成这一病理特征，命名为海绵状血管瘤（cavernous angioma），并被普遍接受。这种病变也称为脑海绵状血管畸形（cavernous malformation）、海绵状静脉畸形（cavernous venous malformation）和血管造影中隐匿血管畸形（AOVM）。Huang 认为海绵状血管畸形的名称最为恰当，因为该病并非真正的肿瘤，而是一种缺乏动脉成分的血管畸形。本书中使用文献上应用最广泛的"海绵状血管瘤"这一名称。在 CT 问世前，只有在手术或尸检时才能明确海绵状血管瘤的诊断。随着医学影像学的发展，有关该病的报告日渐增多。CT 仅对部分病例有诊断意义，但 MRI 可提供海绵状血管瘤特殊的影像学表现，从而使越来越多的病人得以在手术前明确诊断。

海绵状血管瘤可发生于脑的任何部位及颅神经上，但幕上多于幕下，最常见于幕上皮层下的深部白质，占 64%～86%。Porter（1997）报告 173例，幕上和幕下分别为 111 例（64.2%）和 62 例（35.8%），表浅和深部分别为 109 例（63%）和 64例（37%）。幕上常见部位依次为额叶（27.7%）、颞叶（17.3%）、基底节区（6.9%）、顶叶（6.9%）、枕叶（3.5%）、岛叶（1.2%）和胼胝体（0.6%）。罕见部位有松果体区、间脑、脑室内、视交叉和乳头体。幕下者以脑干（30%）和小脑（5.8%）多见。少部分海绵状血管瘤可生长在颅内脑外，多位于海绵窦区，可视为一种特殊类型。颅外主要见于眼眶内或脊髓内。脑海绵状血管瘤在临床上的发生率仅次于脑 AVM，而较脑静脉性畸形和脑毛细血管扩张症多见。

一、病理

大体观察，病变为暗红色圆形或分叶状血管团，被神经胶质包绕并被陈旧的血液染成黄色或棕色，没有包膜但边界清楚，呈桑甚状，其内为蜂窝状的薄壁血管腔隙，切面如海绵状。与脑 AVM 不同的是海绵状血管瘤缺乏明显的供血动脉和引流静脉，血流速度也不快。但可见大量的小血管进入病变内，其内部或周围常有小的出血灶，但大的出血灶少见，周围脑组织常有黄染的胶质增生。

镜检可见其由不规则的窦状或直径在 1 mm 以上的蜂窝状血管腔隙组成，常有血栓形成及机化。这些薄壁的血管壁由薄层纤维外膜和玻璃样变的胶原基质构成，无平滑肌及弹力纤维，血管腔内面衬覆单层扁平内皮细胞。在病灶内的一些细胞是巨噬细胞，通常充满了含铁血黄素（图 5-30）。病灶外有一层富有含铁血黄素吞噬细胞的胶质组织，亦可见新、旧血肿，钙化灶和位于病灶表面的毛细血管丛。血栓形成可以导致大量的网状纤维产生，随之出现胆固醇结晶。在实质组织周围可能出现神经胶质瘤样反应，病灶有时还伴随有毛细血管扩张。病变的血管之间由纤维隔分开，没有或极少有脑组织，病理上呈紧密型。曾经以此作为脑海绵状血管瘤的主要病理诊断标准。目前发现少数病灶可呈卫星样侵入附近脑实质内，即血管之间有正常或异常的脑组织存在，病理上呈蔓状型。大多数海绵状血管瘤兼有这两种类型，因此应该以畸形血管的组织学特征作为本病的诊断标准。纤维隔内可发生钙化并有含铁血黄素沉积。钙化也可见于病变的血管腔内，为血栓形成后钙盐沉积。

海绵状血管瘤的超微结构显示内皮细胞线状排列而成的瘤壁是由一种缺乏胶原的非结晶物质组成，

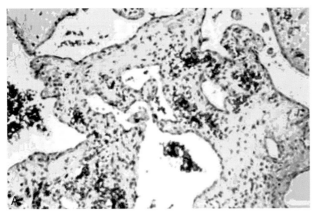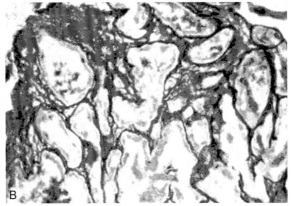

图 5-30 海绵状血管瘤的组织学检查示海绵窦样血管间无脑组织嵌入
A. 为 HE 染色（× 400）。**B.** 为网硬蛋白染色（× 250）。

周围的毛细血管经常被含铁血黄素带所包绕，内皮细胞间的紧密连接很少形成，内皮细胞被缝隙所间隔，没有紧密连接的电子高密度标记的特征。在某些区域，缺乏内皮细胞的线状排列形式，这种结果可能导致海绵状血管瘤具有反复出血倾向。

海绵状血管瘤多为单发，约 1/4 为多发，Porter 报告的 173 例中多发性者 31 例，占 17.9%。其直径一般小于 2 cm，但最小者仅数毫米，大者可达 10 cm 以上。海绵状血管瘤属于良性错构瘤，虽然其大小可在很长时间内无变化，但可因病灶内少量出血、进展性玻璃样变性、血管壁增厚、血栓机化和再通，可因肉芽组织增生、钙化和囊性变等而使病灶渐渐增大。穿刺活检后有发生种植转移的报道。其最常见伴发的脑血管畸形为脑静脉性血管畸形，其次为脑 AVM。Porter 报告的 173 例中，两者分别占 12.7% 和 1.7%。极少病例可伴有身体其他部位的类似病变。目前还不知道海绵状血管瘤是如何形成的，但有的病人有家族史或病变形成以前脑组织曾受过电离辐射，例如，病变可发生在以前 MRI 检查正常的脑组织中。

二、发生率

海绵状血管瘤曾被认为是一种少见的脑血管畸形，但 MRI 问世以后临床病例明显增多。Robinson（1991）等、Curling（1991）等和 Sage（1993）等分别报告海绵状血管瘤在大宗 MRI 检查资料中的发现率为 0.54%、0.39% 和 0.9%。Otten（1985）等在 24535 例尸检中本病的发生率为 0.53%。海绵状血管瘤的临床发生率仅次于脑 AVM，占所有脑血管畸形的 8%～15%。在人群中的发生率为 0.5%～0.7%，因部分病人无症状，故确切的人群发生率仍不清楚。

海绵状血管瘤可见于任何年龄，以 20～50 岁多见，平均年龄为 34～38 岁，男女发生率基本相等。在 1988 年，Simard 等回顾 1960 年以来报道的 138 例，男女比率为 0.9：1，发病年龄从新生儿至 75 岁。Curling 等报道男女比率为 1.1：1，发病年龄为 16～72 岁，平均 37.6 岁，多发病灶占 19%。

Hsu 等从文献中搜集了 618 例病人，发现 73.62% 的病变位于幕上，26.38% 的病变位于幕下。在幕上的病变中大部分在大脑半球白质（21% 位于额叶，16% 位于顶叶，15% 在颞叶，3.5% 位于枕叶）。基底节的病变占 4.8%，侧脑室的病变占 2.8%，丘脑病变占 1.5%。在幕下的病变中，大约 26% 位于脑桥，17% 在小脑，12% 在中脑，8% 在延髓。海绵状血管瘤较少见于侧脑室、第三脑室、松果体区、脑神经、视交叉和硬膜、小脑幕等处。而在脑外区域如海绵窦、Meckel 腔、眶部和脊髓部是比较常见的。1976 年 Voigt 和 Yaşargil 报道了多发病灶的发病率为 13.4%。在大量的尸体解剖研究中发现多发病灶的发病率为 9.9%，而在 MRI 影像研究中多发病灶的发病率为 10%～21%。多发病灶的发病率在散发性（非家族性）和遗传性（家族性）之间存在很大的差异，后者 93% 以上的病例都有多发病灶。Clatterbuck 等发现 13 例家族性患者有 11 例为多发性（占 84.6%），55 例散发患者有 14 例为多发性（占 25.4%）。

临床上可见散发性和家族性两类海绵状血管瘤。通过对中枢神经系统家族性海绵状血管瘤的人群分析，显示其具有高外显率的常染色体显性遗传特性。Kuts（1928）首先报道家族性海绵状血管瘤以来，迄今已发现约55%的海绵状血管瘤有明显的家族遗传史，特别是拉丁美洲人群。家族性海绵状血管瘤伴有常染色体不完全显性遗传，其致病基因位于7号染色体长臂。1995年Dubovsky等对33个海绵状畸形患者的33000000个碱基对进行基因测序，发现了在第7对染色体长臂（7q11-22）上D7S502、D7S821或D7S479三种标记物（CCM1）。随后，耶鲁大学发现在第7号染色体上另外的两个位置7p15-13（也称为CCM2）和3p25.2-27（也称为CCM3）。通过连锁研究，CCM1被认为是导致海绵状血管瘤最常见的位置。在20个有亲缘关系的病例中，Craig等发现有40%的家族其发病位置与CCM1有关，而20%的与CCM2有关，40%的与CCM3有关。Gunel研究海绵状血管瘤14个家族，在10个家系病人中发现7号染色体均有相同的单倍型和等位基因，提示所有家族性病人均遗传于同一祖先相同的突变基因。Gunel分析10例散发者的基因型和单倍型，发现8例与家族性患者有相同长度的单倍型，提示散发性病人也具有遗传性，并且与家族性海绵状血管瘤一样遗传于相同的基因突变。散发性病人以单发病灶为主，多发病灶者占10%～15%，而家族性病人常为多发病灶（50%～84%）。

三、临床表现

Porter（1997）报告海绵状血管瘤主要临床表现为癫痫（35.8%）、颅内出血（25.4%）、神经功能障碍（20.2%）和头痛（6.4%）。有的病人无临床症状（12.1%），有的病人有一种以上的临床表现（表5-14）。如病变发生出血，则引起相应临床症状。有的海绵状血管瘤逐渐增大，产生占位效应而导致神经功能障碍逐渐加重。病程变异也较大，可以有急性或慢性神经功能障碍，可出现缓解期或进行性加重。

1. 无临床症状

无任何临床症状或仅伴轻度头痛的病人，约占全部病例的11%～44%。部分无症状者可以发展成

表5-14　海绵状血管瘤的临床症状

作者	例数	癫痫（%）	出血（%）	功能缺失（%）	头痛（%）	ICP增高（%）	偶然发现（%）
Del Curling, et al.（1991）	32	50	9	22	34	—	19
Bertalanffy, et al.（1992）	71	63.4	60.6	62	—	2.8	0
Hsu, et al.（1993）	664	31	13.4	25.4	6	0.45	20.6
Aiba, et al.（1995）	110	23	56	—	—	—	21
Kondziolka, et al.（1995）	122	23	50	—	15	—	12
Kim, et al.（1997）	62	40.8	32.6	8.2	6.1	—	9.7
Porter, et al.（1997）	173	36	25	20	6	—	12
Amin-Hanjani, et al.（1998）	94	39	70	44	16	—	0
Moriarity, et al.（1999）	68	49	13	46	65	—	1.5
Moran, et al.（1999）	296	65	7	5	1	2	4

为有症状的海绵状血管瘤。Robinson等报告40%的无症状患者在0.5～2年后发生癫痫等症状。

2. 癫痫

癫痫是幕上病灶最常见的症状，达50%以上（38%～100%），几乎两倍于脑AVM。Del Curling等估计癫痫患者的发病风险为每人每年1.51%，对于多癫痫病灶的患者来讲其风险为每个病灶每年2.48%。大脑海绵状血管瘤患者的癫痫发病率是不一样的，35%～70%有症状的海绵状血管瘤患者可能有反复癫痫，其中有40%的患者耐药。病灶位于额叶、颞叶、伴钙化或严重的含铁血黄素沉积以及男性病人的癫痫发生率较高。海绵状血管瘤患者癫痫发作的基本机制仍没有完全明确。癫痫与病灶出血对周围脑组织的压迫、刺激或脑实质胶质增生有关。许多作者认为血红蛋白破裂产物的沉积将导致细胞内出现异常的铁盐，而这些铁盐应用在小鼠皮质时被证实是一种有效的致癫痫因子，血管畸形本身不能导致癫痫。另一种理论认为在血肿周围白质和灰

质区的星形细胞吸收了谷氨酸盐，而谷氨酸盐导致了厌氧糖酵解加强，所生成的乳酸超过了血肿周围水肿区正常量，致癫痫的发生。Von Essen 等发现在海绵状血管瘤周围区丝氨酸（5 倍）、甘氨酸（10倍）和乙醇胺（20 倍）水平有明显的升高。该作者认为这种在海绵状血管瘤周边区域的生化异常可能导致神经传递的过度兴奋，所以使用可通过血 - 脑屏障的甘氨酸拮抗药能控制癫痫的发生。这种假说仍需进一步证实。

3. 局灶性神经症状

有局灶性神经症状者占 16%～45.6%。经 MRI检查多可发现病灶内或病灶外周出血。由于脑干内神经核及传导束密集，故位于这些部位的病变常有神经功能障碍。

4. 颅内出血

几乎所有的海绵状血管瘤的病灶均曾有亚临床的少量出血，由于供血血管细小且压力低，无明显临床症状的出血约占 8%～37%。Giombini 和Morello 报告 18 例病人，共发生 23 次颅内出血，其中 9 次是致死性的。本病每人每年出血危险性约为0.7%～1.1%，明显低于脑 AVM 的年出血率。幕下或深部病灶、女性尤其是孕妇、儿童和既往有出血史者出血率较高。曾有明确出血者再出血的危险性每人每年约为 4.5%，而无出血史者仅为 0.6%。与脑 AVM 相比，本病出血多不严重，除非位于重要功能区，否则很少危及生命。出血后即使保守治疗，一般恢复也较好。

5. 头痛

海绵状血管瘤病人头痛的发生率不高，常因出血引起，经 MRI 检查可见近期有出血。Ojemann 报告 10 例头痛为主的病人中，7 例发现脑内出血，多需手术治疗。

四、影像学表现

在诊断海绵状血管瘤方面，CT 和 MRI 比脑血管造影更敏感和更有特异性。海绵状血管瘤是由 3种成分组成：①血管成分，为窦状腔隙组成，含有缓慢流动的血液；②结缔组织间隔；③围绕病变的

胶质增生。

（一）CT 扫描

高质量的 CT 可提供诊断依据，但敏感性和特异性不如 MRI。CT 平扫片的特征性表现为脑实质中有边界清楚的圆形或不规则形高密度或混杂密度病灶（图 5–31A）。尽管 CT 的特异性还很差，但按照 Lobato 等所说，48% 的病例中非加强 CT 片可辨别出血肿的形状，24% 的病例中可见钙化，19% 的病例中可见水肿区，有 6% 的病例可见局部萎缩的征象。Savoiardo（1983）报告 18 例中，表现为高密度者 11 例（61%），等密度者 4 例（22%），混杂密度者 3 例（17%）。CT 为低密度者少见，多为囊性病变或陈旧性血肿腔。瘤内有点状钙化者约占1/3，少数整个病变均有钙化，Di Tullio 称为钙化血管瘤（hemangioma calcificans），Kasantikul 称为脑石（brain stone）。注射造影剂后，70%～94% 的病变可有轻度到中度增强，典型表现为不均匀的斑点状增强，伴有囊性部分的病变，可见环形增强。延迟 CT扫描的时间，造影剂增强的密度可以增高。病变周围的胶质增生带为低密度，灶周水肿一般不明显。如病灶较小或呈等密度，可被漏诊。

（二）MRI

MRI 诊断海绵状血管瘤具有较高的诊断特异性与敏感性。最典型的表现是 T_2W 图像上病灶中央有网状或斑点状的混杂信号，病灶周围有一均匀的环形低信号区（含铁血黄素沉积）（图 5–31B）。注射Gd-DTPA 后，有少许增强或无增强。病灶内部或周围可见新旧出血灶，周围无明显水肿，也无大的血管影。Zabramski 等（1994）和 Kim（1997）将本病的 MRI 表现分为 4 型：Ⅰ型：T_1W 图像上病灶核心呈高信号（含正铁血红蛋白），T_2W 图像上开始时呈高信号，病灶周围有低信号圈。病理上相当于亚急性出血，正铁血红蛋白逐步降解为含铁血黄素与铁蛋白。Ⅱ型：T_1W 图像上病灶核心呈网状混杂信号，T_2W 图像上在网状混杂信号核心周围尚有一低信号圈。病理上相当于机化程度不同的血栓与小血肿，周围是胶质增生的脑组织和含铁血黄素沉积，提示病灶反复出血和血栓形成。Ⅲ型：T_1W 图像上呈等信号或低信号，T_2W 图像上明显低信号。相当

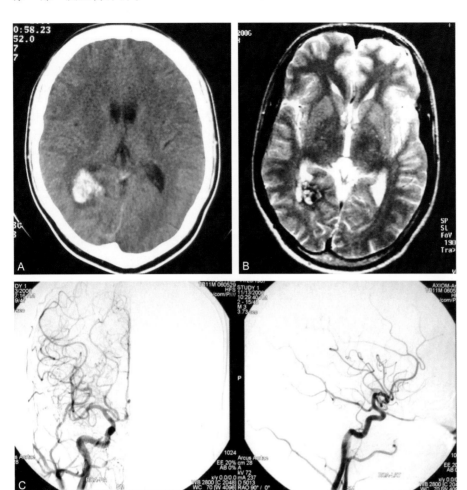

图 5-31 脑海绵状血管瘤的 CT、MRI 及 DSA 表现
A. CT。 **B.** 同一病例的 MRI。 **C.** 同一病例的 DSA。

于慢性出血，血肿溶解后残留的含铁血黄素。Ⅳ型：T_1W 与 T_2W 图像上难以显示，梯度回波序列成像时呈许多针头大小的低信号点。病理上是小型海绵状血管瘤抑或是毛细血管扩张症。偶尔其他隐匿性血管畸形或肿瘤也有类似表现，如有明显的增强，则提示肿瘤的可能（表 5-15）。

由于海绵状畸形的形态多种多样，除了海绵状血管瘤还有很多的病变在 MRI 上显示一个相似的表象。而且，这些病变可能也有相似的临床症状，因此与海绵状畸形非常相像，这些病变包括易出血的肿瘤如大脑转移瘤、脑膜瘤、低分化或高分化的胶质瘤，炎性病变如囊尾蚴病或慢性肉芽肿和较少见的颅内病变如脂肪瘤。

（三）脑血管造影

海绵状血管瘤为隐匿性血管畸形，即使采用数字减影技术也很难发现（图 5-31C）。其原因可能

表 5-15 脑海绵状血管瘤的 MRI 分型

分型	T_1W 图像	T_2W 图像	边缘	百分比 (%)
Ⅰ型	高信号	高信号	高/低信号	6
Ⅱ型	混合信号	网状混杂信号	低信号边缘	39
ⅢA型	低信号伴中心高信号	—	低信号	18
ⅢB型	低信号无中心高信号	—	低信号	24
Ⅳ型	低信号边缘外高信号	—	低信号边缘	13

是：①病灶内的小血管血流速度慢；②病变的血管腔内常发生血栓形成；③没有扩大的供血动脉或早期显影的引流静脉。在较大的海绵状血管瘤或并发脑内血肿者可见无血管区和正常血管移位的占位效应。Simard（1986）复习 115 例海绵状血管瘤病人

的脑血管造影，正常者 31 例（27%），无占位征象者 55 例（48%），早期静脉显影或毛细血管期有血管染色者 14 例（12%），既有血管染色又有占位征象者 2 例（1.7%），脑外病灶征象者 13 例（11.3%）。这种脑血管造影征象是非特异性的，也可见于其他血管畸形、肿瘤、缺血性病变和炎性病变。海绵状血管瘤的血管染色由于病灶内血流缓慢而显影延迟，采用缓慢注射 15 mL 造影剂的方法，可增强病变血管的染色。中颅窝底硬脑膜外的海绵状血管瘤常有明显的染色，以致很像是一个脑膜瘤。

五、自然史

本病的出血率为 0.25%～22.9%。Lunsford（1992）等及 Tung（1990）等的病例中每年再出血率为 2%，与脑 AVM 的再出血率相似。家族性者的出血率高于散发性病例。Zabramski 在 21 例家族性病人中发现 128 个海绵状血管瘤，几乎所有病人在不同时期均有出血史。其中每个病人的每年出血的危险性为 13%，每个病灶的每年出血危险性为 2%。出血可使病灶体积增大，出血吸收后病灶体积又复缩小。Aiba（1991）等将本病 110 例分为出血组、癫痫组及偶然发现组，随访期的年出血率分别为 22.9%、0.39% 及 0。出血组青年女性占多数，可能与女性激素有关。Kondziolka 等随访本病 122 例保守治疗的结果，总的年出血率为 2.63%。以往有出血史和无出血史的病人随访期的年出血率分别为 4.5% 和 0.6%，表明既往有出血史者是随访期中的危险因素。Tung（1990）等报道 7 例经手术证实为海绵状血管瘤并有反复出血的病人，其首次出血及再次出血的时间间隔为 1～16 个月，第二次再出血间隔时间则更短，出血的次数愈多持续神经功能障碍的发生率也愈高。Porter（1997）对 110 海绵状血管瘤病人随访平均 41 个月，年出血率为 1.6%，其中幕上和幕下病变的年出血率分别为 0.4% 和 3.8%，认为影响再出血的重要因素是病灶的部位，而不是既往有无出血史。

海绵状血管瘤可以长时间保持静息状态，也可因反复出血使神经功能障碍进行性加重。Gunel 报告在家族性颅内多发海绵状血管瘤的成员中，无症状者平均年龄为 25 岁，明显低于有症状者的平均年龄 37 岁。20 岁以前有症状者约占 27%，20 岁以后增加至 66%，但任何年龄有症状者的比例不会超过 76%。因此，无症状者随年龄增长可逐渐出现症状，但少数也可长期保持静止状态。Robinson 等报道 9 例无症状海绵状血管瘤病人的随访结果，其中 4 例在平均为 18 个月的随访中出现了临床症状。神经影像学上出现新的病灶，或原有病灶增大。Pozzati（1989）等报道 3 例海绵状血管瘤发生少量出血，在 2 个月～6 年的随访后发现病灶显著增大。Curling（1991）等报道 35 例，其中多数已有临床症状，经用 MRI 平均随访 11.7 个月，有 3 例因少量出血使病灶增大。Dogalus（1995）在家族性海绵状血管瘤随访中发现所有病灶均较 5 年前增大。有的病人在随访中出现新病灶，其原因不明，可能由于以前已有的小病灶在影像学上未能发现，以后病灶增大才得以发现所致。

六、治疗

海绵状血管瘤的自然病史表明为一种良性疾病。在做出治疗决策前应仔细权衡治疗措施的利弊与自然病程潜在的危险，然后做出决定。Ojemann 对治疗方法选择做如下建议：①无症状者采取保守治疗；②伴有急性严重的或进展性的神经功能缺失症状者需手术治疗；③表现为抽搐发作者一般行手术治疗，但部分可保守治疗；④病变位于大脑半球、小脑及脊髓并伴有出血者应予手术。但出血的病变位于脑干、丘脑和基底节的患者可保守治疗；⑤有反复出血史者一般应手术治疗，除非手术风险太高。

（一）保守治疗

保守治疗指征为：①偶然发现的无症状的病人均可采用保守治疗，因为这些病灶长期没有症状，即使发生出血，出血量也较小，不致引起严重的神经功能障碍；②以抽搐发作或头痛为主要表现者，并且用药物可以控制癫痫者；③不能确定多发灶中哪个病灶引起症状者；④仅发生过一次出血，而且病灶位于深部或皮层重要功能区，手术风险大者；⑤高龄或一般状况差者。采用保守治疗者应每隔 6 个月对病人做一次 MRI 检查，若病变稳定两年后改为隔一年做一次检查。在保守治疗期间若病灶增大或症状加重，应考虑手术治疗。

（二）手术治疗

手术的指征为：①有反复出血、进行性神经功能障碍及无法控制的抽搐者，除非病灶位于高风险部位；②病变位于非重要功能区的脑浅表部位者，即使无症状也应手术治疗，因病灶能完全切除，且手术残死率很低；③浅表易达到的脑干海绵状血管瘤有症状者应手术治疗，因脑干病变一旦出血可造成严重神经功能障碍，甚至可致死；④第三脑室病变有反复出血，生长迅速，占位效应明显，不适合放射外科治疗者，也应手术治疗；⑤病灶位于能达到的部位，有占位症状、有癫痫发作或曾有出血史的儿童病人，都可采用手术治疗；⑥想要怀孕或已经怀孕的年轻女性病人，如病变位置表浅或在非重要功能区，也应手术切除。

由于神经导航可以帮助术前制订周密的手术计划，术中准确定位病灶，特别是对于体积小、位置深在的病灶，因此脑深部海绵状血管瘤是神经导航条件下手术的绝对适应证。在导航的辅助下，对脑深部海绵状血管瘤可以行小骨瓣开颅，最大限度缩小皮瓣及骨瓣面积，减少术中正常脑组织的暴露，降低术后并发症的发生。神经导航也存在其不足之处，术中脑移位是影响神经导航准确性的主要因素。在实际工作中，采取以下方法可以减小脑移位对导航手术的影响：①术中尽量不用脱水药物；②术中避免开放或过早开放脑室系统或蛛网膜下腔，避免脑脊液流失；③选取合适的体位，选择脑表面无血管区或脑沟入路，防止过度牵拉，尽可能减轻脑组织塌陷；④硬脑膜先切一小口，利用万能适配器将硅胶管置入病灶，再切开硬脑膜手术，可有效地改善漂移。立体定向技术和术中超声技术等也有益于术中准确定位深部小的海绵状血管瘤，但不如神经导航方便。近几年，术中CT及术中MR成像的出现一定程度上可以解决深部病变的定位问题，但由于术中成像设备昂贵，在国内尚未普及。

1. 大脑半球海绵状血管瘤

癫痫是海绵状血管瘤最常见的症状，比AVM或肿瘤的发生率高出两倍以上。手术治疗仅限于药物难治性癫痫或长期发作而且手术风险小的病人。手术技巧包括基于神经影像和辅助工具如导航定位、电生理方法上的外科手术入路的精确设计。经手术切除病灶及病灶周围黄染的胶质组织后，抽搐的发作次数及严重程度可得以缓解，部分病人得以终止药物治疗。Robinson等报道有半数病人手术后癫痫发作停止，其余病人发作减少。Rengachary认为缓慢裂解红细胞碎片扩散进入周围组织，引起胶质增生，可能是形成癫痫病灶的原因。实验研究也证明，含铁化合物在诱发癫痫灶形成过程中起重要作用。Cohen等用单纯病灶切除术治疗25例有癫痫发作史的幕上海绵状血管瘤。术后随访1～13年，发现控制癫痫的效果与病人年龄、性别、发作次数和病程长短有关。年龄小及女性病人效果较差。若术前仅发作过一次，且病程短于2个月者，术后100%无发作；术前发作2～5次，病程2～12个月者，术后约75%～80%无发作；术前发作超过5次，病程超过12个月者，术后50%～55%仍有发作。癫痫发作频繁且病程在1年以上，或癫痫波弥散者，切除病灶对控制癫痫发作效果不佳，需要切除病灶及位于病变与相邻脑组织交界处的致痫灶才能有效地控制癫痫发作。Awad和Robinson也指出可看到的病灶区并不一定造成了癫痫的发作，为了证实导致癫痫的区域，术前应行脑电图检查。按照Siegel等所说的，在治疗难治性癫痫患者的理想方案中，仍不能确定是单独行病灶的切除术还是根据脑电监测的较为广泛切除的手术方法；尤其是病灶位于有功能的海马区，病灶切除手术可能对癫痫的治疗没有作用。

防止出血的手术指征为：①因反复出血发生进展性神经功能障碍者；②因突然出血引起严重的神经功能缺损者；③虽有出血病史但已康复，为防止再次出血者。

大脑半球海绵状血管瘤的手术效果良好，Ojemann报告38例，病灶位于基底节及丘脑以外部位，手术死亡率为0，且所有病灶都得以全部切除，其中36例恢复到发病前状态。2例残留神经功能缺失，但均能恢复术前工作。位于基底节以及丘脑部位的海绵状血管瘤的手术危险性很大，只有当病变有反复出血或进行性神经功能障碍时才考虑手术治疗。Lorenzana等报道一例病灶累及豆状核前1/3及其前部大片白质的海绵状血管瘤，经额下沟入路切除病灶而治愈。

2. 小脑海绵状血管瘤

由于小脑海绵状血管瘤易发生出血，且一旦出血其后果严重，故大部分病人都有手术指征（图

5-32）。手术效果也较好，Ojemann 报告 5 例小脑半球海绵状血管瘤，术后全部恢复良好。

3. 脑干海绵状血管瘤

脑干海绵状血管瘤占全部海绵状血管瘤的 9%～35%，占颅内海绵状血管瘤的 18%～22%。这组病变作为一种特殊的存在实体需要分开处理，文献中有四种原因可以解释。首先，脑干海绵状血管瘤出血率是脑内其他部位血管瘤出血率的 30 倍以上。其次，由于解剖关系，脑干海绵状血管瘤出血后产生的神经功能缺失较其他部位严重。然而在一定程度上，基底节或丘脑海绵状血管瘤也是这种情况。再次，脑干海绵状血管瘤位于有重要功能的实质内，使其较其他部位肿瘤难以切除，手术治疗仍是一重大挑战。事

实上，在神经外科早期，脑干被称为"无人区"；近 20 年来，此部位的手术量增多，但围手术期的病残率仍很高。最后，已发生出血的脑干海绵状血管瘤较其他部位海绵状血管瘤更易发生再出血。

脑干海绵状血管瘤的临床表现有两种：一种表现为突然发病或反复发生颅神经及传导束症状；另一种为逐步进展性发病，但两种发病方式均使脑干症状加重。脑干海绵状血管瘤最常见于脑桥，出血可压迫第四脑室，但较少破入第四脑室（图 5-33）。

有足够的证据表明脑干海绵状血管瘤的自然史不同于其他部位的海绵状血管瘤的自然史，这部分血管瘤有更高的出血倾向。Porter 报道的大样本病例中，97% 的患者发生出血，56% 的多重出血，22% 的有两次以上的出血，每人年出血率是 5%，每人年再出血

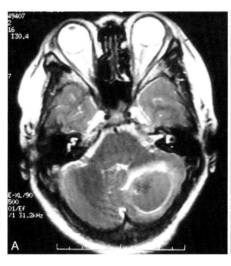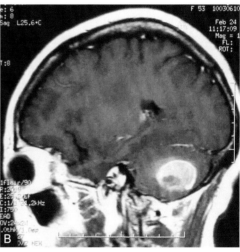

图 5-32 小脑海绵状血管瘤的磁共振成像
A. MRI T$_2$W 轴位像示小脑半球海绵状血管瘤伴出血。**B.** MRI T$_1$W 增强后矢状位像。

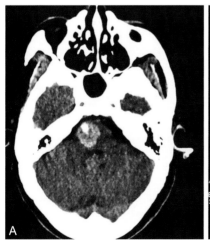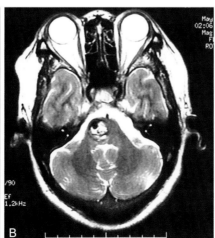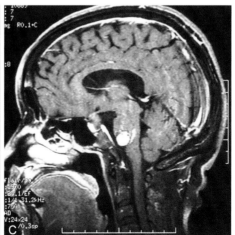

图 5-33 脑干海绵状血管瘤的磁共振成像
A. CT 平扫，轴位像。**B.** MRI T$_2$W 轴位像。**C.** MRI T$_1$W 矢状位像。

率是 30%。在 12 例未行手术治疗的患者中，7 例无变化或稍好转，4 例恶化，1 例随访 35 个月后死亡。脑干海绵状血管瘤的手术指征为：①进行性加重或反复发生的神经功能障碍；②有反复出血；③病灶邻近脑干软膜表面。Porter 等总结了手术治疗的主要目标：①防止再出血，即要全切病变；②把周围脑干实质的损伤降到最小，即针对每个病人设计个体化的手术入路；③保护相关的异常静脉，根据病变部位，采取距病变最近而对正常脑组织损伤最小的入路，用显微外科技术切除病变。如病灶体积大且不伴出血，或病灶内广泛钙化者手术切除困难，手术危险较大。对于那些无神经系统受损症状，病变被脑干正常组织完全包绕的病人，可采用保守治疗并进行随访观察。

Zimmerman 等报道 16 例脑干海绵状血管瘤的手术结果，部分病人术后出现短暂的恶化，但除一例病人外其余病人均得以恢复并有所改善。Ojemann 报告

的 8 例病人中，6 例症状改善，2 例神经功能障碍加重。有人对脑干海绵状血管瘤病人进行放射外科治疗，但 Ojemann 报告有的病例经放射外科治疗后病灶非但没有变小，反而因反复出血而致症状逐渐加重。

4. 颅神经海绵状血管瘤

已有报道海绵状血管瘤累及视神经、视交叉、动眼神经、三叉神经或面神经，或在内听道的面神经和听神经。MRI 检查可提示诊断，但有时需病理检查才能明确诊断。手术后一般不能保留受累的颅神经功能。

5. 海绵窦区脑外海绵状血管瘤

脑外海绵状血管瘤是一种特殊类型，几乎都发生在海绵窦区，大型肿瘤可占据整个中颅窝底，称为"中颅窝底海绵状血管瘤"（图 5-34）。此种肿

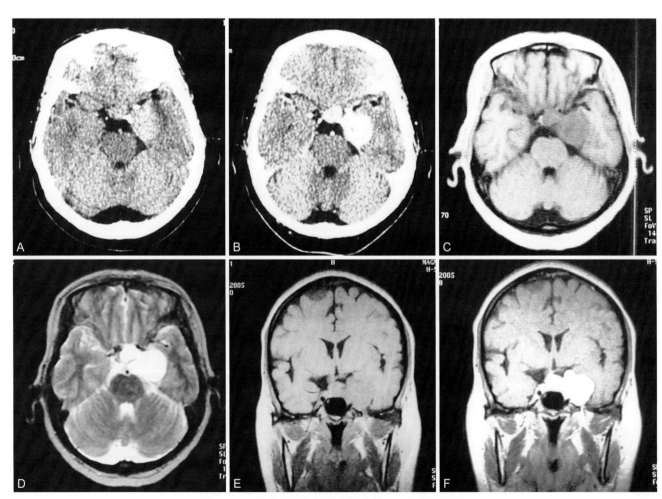

图 5-34　海绵窦区海绵状血管瘤的 CT 和 MRI 图像
A. CT 平扫，轴位像。**B.** 增强 CT，轴位像。**C.** MRI T_1W，轴位像。**D.** MRI T_2W，轴位像。**E.** 平扫 MRI 冠状位像。**F.** 增强 MRI 冠状位像。

瘤起源于海绵窦内，瘤体增大时可伸延到中颅窝，术前常被误诊为脑膜瘤。其发生率很低，1991年 Namba 综述，报告53例海绵窦区海绵状血管瘤，绝大多数见于女性，多数起病隐袭，约1/3女性病人在妊娠期出现症状或症状恶化，分娩后症状缓解。临床主要表现为头痛和相应颅神经功能障碍，最常见为视力损害、视野缺损、复视、眼球突出等。

　　X线平片常见蝶鞍、鞍旁和中颅窝底骨质破坏，但钙化少见。血管造影除肿瘤的占位效应外，仅少数有血管染色。CT扫描为等密度或稍高密度占位病变，注射对比剂后明显增强。MRI检查中强化显著，术前常被误诊为脑膜瘤。

　　根据术中观察和术后病理检查，海绵状血管瘤有两种类型：一种位于硬脑膜外，将海绵窦和中颅窝底的硬脑膜抬高，呈紫红色，有明显搏动，质地很软，穿刺可抽出动脉血，切开后出血汹涌，取检时内部感觉空虚、缺乏实质成分。病理检查见大量扩张的薄壁血管，管腔内充满血液，无血栓和钙化，仅有很少量弹力纤维。由于手术时难以控制大出血，切除十分困难，文献报道手术切除死亡率为36%～38%。术前经颈外动脉选择性栓塞并不能减少术中出血。通常只能向瘤内注射液体栓塞剂或用明胶海绵填充，缝合硬脑膜，促其中血栓形成而闭塞。

　　另一种瘤内部分为实质性，穿刺能抽出动脉血，切开后易出血但不汹涌，活检时能钳出实质性成分。病理检查可见大量扩张的血管，血管壁较厚，瘤内间质成分较多，有较多弹力纤维成分，部分区域可见血栓形成，无钙化。此型血管瘤可做到全切除或部分切除，预后较好。

（三）立体定向放射外科治疗

　　1983年Steinberg最早开始用立体定向放射外科治疗海绵状血管瘤，其主要适应证为：①影像学已证实；②有出血史；③有占位效应引起的神经功能缺失；④病灶部位不宜进行切除手术；⑤病人拒绝手术。海绵状血管瘤立体定向放射外科的治疗剂量比同体积的AVM要低些，在设计剂量计划时应将含铁血黄素沉积带排除在外。

　　Kondziolka等用γ刀治疗47例出过血的脑深部重要功能区海绵状血管瘤，治疗前每人年再出血的危险性为32%，治疗后2年内为8.8%，2～6年时降至1.1%，低于保守治疗组的年出血率4.5%，接近

无出血症状的海绵状血管瘤的年出血率0.6%，提示γ刀治疗能降低再出血的危险性。治疗后3～18个月内12例（26%）出现新的神经功能缺失，其中10例为暂时性，2例为永久性，高于γ刀治疗脑干AVM的发生率16%。Hasegawa等统计了82例多次出血CA患者γ刀治疗前后年出血率，治疗前年出血率为33.9%（第一次出血不记），治疗后前2年年出血率为12.3%，后2年为0.76%，认为γ刀治疗能降低CA患者出血率。Jean等用γ刀治疗了49例CA引起的癫痫病患者，其中26例（53%）癫痫发作消失，10例（20%）好转，13例（26%）无明显变化，同时发现，γ刀对位于运动区附近CA引起的癫痫疗效好，而对于颞叶内侧CA引起的癫痫疗效差。

　　海绵状血管瘤的放射外科治疗仍存在着很大的争议。Weil认为放射外科治疗不能防止再出血，Steinberg也报告治疗后5年仍有再出血，所以判定疗效需要长期随访。Seo报告1例治疗后21个月因仍无法控制癫痫，最后予以手术切除，切除的海绵状血管瘤未发现组织学变化，而伴随的AVM则见血管内膜增厚。另3例治疗后20个月～5年再手术，均未见完全闭塞。Seo和Steinberg认为海绵状血管瘤对放射线不敏感，因此放射外科治疗对防止再出血的效果尚缺乏组织学的支持。Lunsford等认为有很多因素影响对γ刀治疗本病的疗效分析，例如自然病程的差异大、少量的再出血、放射性损伤引起的延迟性神经功能障碍、影像学上不能显示的病理血管等，使放射治疗的效果难以评定。

　　一些文献总结了关于海绵状血管瘤的立体定向放射外科治疗的资料（表5-16），从中可以看出伽马刀的治疗可能会导致神经功能后遗症，这些后遗症由放射性坏死或治疗后出血所引起。放射治疗后发生放射性水肿和坏死的比例较AVM高得多，约占35.5%～50%。Steiner报告照射后37.4%发生脑水肿，12.5%发生放射性脑坏死。总之，放射外科治疗海绵状血管瘤的效果不及AVM好，必须从严掌握适应证，目前仅用于治疗伴有反复出血或进展性神经功能障碍，同时手术又不能达到或手术风险较大的深部病灶。Regis等回顾了49例长期抗癫痫治疗的海绵状血管患者，通过伽马刀手术治疗来控制这些患者的癫痫。他们认为癫痫的控制是成功的，但必须使用脑电的方法确定海绵状血管瘤的位置与致癫痫区域之间的关系。另外一些作者仍坚持放射手术治疗对大量的患者来说并非是一项有价值的治疗方法。

表 5-16　出血率和放射外科治疗后并发症的发病情况（见 Radiosurgery）

| 作者 | 患者数（例） | 平均随访时间（年） | 每年出血率（%） | | 放疗相关的并发症（%） | 永久神经功能缺失（%） | 死亡率（%） | 放射外科治疗的类型 |
			治疗前	治疗后				
Kondziolka, et al. (1995)	47	3.6	32	8.8（1～2 年）1.1（2 年后）	26	4	0	伽马刀
Amin-Hanjani, et al. (1998)	73	5.4	17.4	22.4（1～2 年）4.5（2 年后）	16	16	3	质子刀
Chang, et al. (1998)	57	7.5	?	9.4（1～3 年）1.6（3 年后）	10.5	1.7	3.5	氦离子束和直线加速器
Karlsson, et al. (1998)	22	6.5	?	10～12（1～4 年）5（4 年后）	27	22.7	0	伽马刀
Mitchell, et al. (2000)	18	4.5	13	3.7	16.6	5.5	0	伽马刀
Pollock, et al. (2000)	17	4.2	24.8	8.8（1～2 年）2.9（2 年后）	59	41	0	伽马刀

（沈建康）

第五节　脑静脉性血管畸形

脑静脉性血管畸形（cerebral venous malformation, CVM），又称发育性静脉异常（developmental venous anomaly），或脑静脉性血管瘤（cerebral venous angioma），目前定义为异常扩张的丛状静脉，其间为正常的小岛状脑组织，不伴有供血动脉或直接的动静脉短路，是一种组织学上完全由静脉成分构成的脑血管畸形。1928 年 Cushing 和 Bailey 将其视为一个独立的病种并命名为脑静脉性血管瘤，严格说称为"血管瘤"（angioma）并不准确，因为其并非真性肿瘤，故称其为"血管畸形"更合适。1984 年 Huang 命名为髓静脉畸形或脑静脉性血管畸形，这个名称的优点是表明了本病的静脉本质、部位在白质内以及组成上累及髓静脉。1986 年 Lasjaunias 认为该病本质上是一种正常引流静脉的非病理性变异，故称其为脑发育性静脉异常。本书仍沿用文献上广泛应用的脑静脉性血管畸形。本病曾被认为是一种临床罕见病，但在尸检中却是最常发现的脑血管畸形。近年来随着 DSA 和 MRI 的广泛应用，其检出率不断增加，已被认为是一种常见的脑血管畸形。

一、病因

本病的发病原因系胚胎发育时宫腔内意外导致胎儿脑引流静脉阻塞，侧支静脉代偿增生，或为脑实质内的小静脉发育异常所致。形成时间在脑动脉形成之后，故仅含静脉成分。Saito 认为在胚胎发育的 Padget 氏第 4 至第 7 期，即深、浅静脉和（或）髓静脉形成时期，髓静脉及其分支形成过程发生某些意外，如阻塞或发育不良，结果代偿性形成静脉血管畸形。Agnoli 认为决定畸形发生的时间在胚胎管形成后 3～4 周时。本病可合并其他先天性畸形，此点也支持发育异常学说。

二、病理

脑静脉性血管畸形位于白质内，完全由静脉成分构成，不含动脉成分，由许多不规则的细小扩张的髓静脉和一条或多条引流静脉两部分组成。第一种成分是异常扩张的髓静脉，起自脑室旁区，贯通脑白质，在脑内有吻合。第二种成分是中央引流静脉，与皮层静脉或深部室管膜下静脉沟通，最后进入相邻的静脉窦。镜下见静脉管径不规则，常有动脉瘤样扩张。管壁由纤维组织所构成，缺乏平滑肌和弹力层，仅有少量分散的弹力纤维。除缺乏供血动脉外，与 AVM 的结构类似。本病的特点是在扩张的血管之间有正常脑组织，此点与海绵状血管瘤和 AVM 不同，前者在畸形血管之间无脑组织，后者则为胶质化的脑组织。然而，有部分病例在脑组织中可见陈旧性出血。除了典型的静脉性血管畸形外，还确实存在过渡型组织和与静脉性血管畸形共存的其他类型的血管畸形。Huang 等报告静脉性血管畸形中含有动脉成分，在血管造影动脉期表现为高血流病变。

本病可发生于脑静脉系统的任何部位，约 73% 的静脉性血管畸形发生于小脑幕上，与幕上髓静脉的量较多有关。最常见的部位是额叶，依次为顶叶、颞叶、基底节和丘脑。幕下最常见于小脑半球，也可见于脑干。Huang 等人报告 62 例静脉性血管畸形有 40% 发生于额叶，27% 在小脑，15% 于顶叶或顶枕叶，11% 在丘脑和基底节，少数为多发性。脑静脉性血管畸形常与 AVM、海绵状血管瘤、毛细血管扩张症及动脉瘤等血管性疾病伴发，有的合并头皮血管瘤或舌下静脉瘤，故有的作者认为是一种错构瘤。Rigamonti 和 Spetzler 报告的脑静脉性血管畸形中，8% 伴有海绵状血管瘤。

Moritake 根据病变大小分为小型（＜2cm）、中型（2～4cm）和大型（＞4cm）。Satol 根据引流静脉数量分为单支型和多支型。引流静脉多汇入浅静脉系统，少数汇入深静脉系统，亦有同时汇入浅、深静脉系统，三者的比例分别为 68.9%、22.4% 和 8.6%，引流方式取决于其在白质中的位置以及受累的髓静脉类型。Valavanis 根据髓静脉的部位和引流静脉的类型把脑静脉性血管畸形分为皮层表浅型、皮层下型和脑室旁型（图 5-35）。皮层表浅型引流入浅静脉系统或同时引流入浅、深静脉；皮层下型引流入深静脉系统或同时引流入深、浅静脉；脑室旁型仅引流入室管膜下深静脉系统。Yaşargil（1984）根据部位和引流静脉进行分类（表 5-17）。幕上表浅型经皮层静脉进入静脉窦，幕上深部型注入侧脑室上外侧角的室管膜下静脉，例如尾状核纵静脉或 Schlesinger 静脉。幕下表浅型向小脑蚓静脉或小脑表面静脉引流，幕下深部型向第四脑室侧隐窝静脉、前中央静脉或桥横静脉引流。

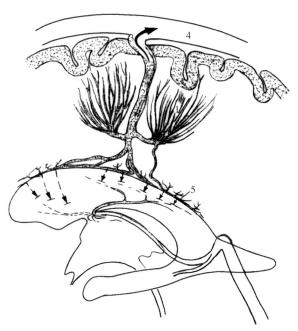

图 5-35　脑静脉性血管畸形的浅表静脉引流
1. 髓静脉；2. 脑实质静脉（脑贯通静脉）；3. 皮层静脉；4. 上矢状窦；5. 静脉。

表 5-17　脑静脉性血管畸形的分类（Yaşargil）

脑静脉性血管畸形	幕上	大脑凸面	表浅引流	皮层静脉
		深部中央	深部引流	室管膜下 / Galen 静脉
		基底节 / 丘脑	深部引流	室管膜下 / Galen 静脉
	幕下	小脑凸面	表浅引流	岩窦
				窦汇
			深部引流	侧窦
		深部中央		Galen 静脉
		脑干	表浅引流	岩窦
			深部引流	Galen 静脉

三、发生率

脑静脉性血管畸形因很少出现症状，故临床上少见，但在尸检中并不少见。在 1967 年之前，静脉性血管畸形在临床及尸检中几乎不被提及。Courville（1963）报道 3 万例尸检，发现脑血管畸形 29 例，总发病率为 1%，其中 5 例为静脉性血管畸形，估计有遗漏。Sarwar 和 McCormick（1978）在 4069 例尸检中，发现血管畸形 177 例，其中静脉性血管畸形 105 例（60%），成为最常见的脑血管畸形。Wolf（1967）等人首次描述 1 例表现为颞叶出血的脑静脉性血管畸形的血管造影所见。在随后的 10 年，又报道了 8 例经血管造影证实的静脉性血管畸形。Malik 对 1982—1986 年期间 3249 例血管造影进行回顾性研究，142 例诊断为血管畸形，其中主要为动静脉畸形（73%），其次是硬脑膜动静脉畸形（18%）和静脉性血管畸形（9%）。CT 和 MRI 问世后静脉性血管畸形发现率提高。

四、临床表现

发病年龄在 8～76 岁，平均年龄 35 岁，男性略多于女性。静脉性血管畸形很少出现临床症状，幕上静脉性血管畸形最常见的表现为癫痫（21%～29%）、慢性头痛（17%）、感觉障碍（18%）、运动障碍（10%），其他少见的症状包括器质性精神症状（性格改变）、卒中、舞蹈病、头晕、语言障碍和乏力等。幕下者以轻度步态障碍最常见（70%），也可有共济失调、颅神经受损或其他后颅窝症状。Valavanis 复习文献中的 74 例，其中无症状占 29.3%，癫痫占 29.3%，头痛占 17.2%，颅内出血占 13.7%。出现临床症状的原因为：①静脉血栓形成，引流静脉压增高；②伴发的海绵状血管瘤出血。

静脉性血管畸形的出血率为 16%～29%。Malik（1988）报告 21 例中有 9 例（43%）有出血史，其中 2 例在术前发生再出血。单纯的静脉性血管畸形发生出血的危险性是低的，Numaguchi 共收集 61 例，仅发现 8 例（13%）出血。在出血的病变中，中型大小（2～4 cm）的畸形最易出血，蛛网膜下腔出血多于脑内血肿，女性多于男性，怀孕妇女出血率更高。Rothfus 等综述文献发现 55 例幕下静脉性血管畸形，其中 20 例（36%）发生颅内出血，占本病全部出血病例的 50%。而幕上和幕下本病的发生率之比为 3：1，因此幕下病变的出血率比幕上者高，尤以小脑最多，且易发生再出血，可能系静脉压较高所致。Biller 复习 27 例小脑静脉性血管畸形，有 12 例出血，其中 5 例再出血。

静脉性血管畸形病人症状和体征无特征性，常是偶然发现。有的病人因癫痫做进一步检查，发现静脉性血管畸形，但静脉性血管畸形部位与脑电图中的异常病灶之间并无肯定的相关性。此外，静脉性血管畸形可伴有海绵状血管瘤，而后者更常引起癫痫。Pelz 报告 2 例后颅窝静脉性血管畸形，有非典型性面痛、脑干和小脑症状。Numaguchi 报告的 16 例中有 6 例发生躯干或肢体的共济失调，说明本病累及后颅窝结构者更易引起神经功能缺失。有的静脉性血管畸形的引流静脉扩张，可阻塞中脑导水管引起脑积水。

五、影像学表现

位于大脑和小脑半球白质内的脑内静脉称为髓静脉。静脉性血管畸形是由许多扩张的髓静脉和一至数条引流静脉组成的。Duret（1974）根据髓静脉的位置和血流方向分为两组，即表浅和深部髓静脉。表浅髓静脉血管较短，位于灰质下 1～2 cm 的白质内，向皮层方向走行，汇入软脑膜静脉。深部髓静脉较大，起源于髓静脉的深面，走行方向相反，汇入侧脑室的室管膜下静脉系统。此外还有脑贯穿静脉（transcerebral vein），又称脑内吻合静脉或联络静脉，联系表浅和深部髓静脉，有人称其为第三组髓静脉。幕上深部髓静脉排列呈楔形，其尖端指向侧脑室前角的前外侧、尾状核头部和体部、侧脑室体部、颞角、三角部或枕角。侧脑室室管膜下静脉的主要功能是通过深部髓静脉引流白质的血液。幕下髓静脉亦分为表浅和深部两组。小脑半球的深部髓静脉在桥臂和齿状核水平，汇入第四脑室的室管膜下静脉，最后进入第四脑室侧隐窝静脉或向前进入桥横静脉。正常的髓静脉和脑贯穿静脉的直径分别为 <0.02 mm 和 0.05～0.3 mm，血管造影和 MRI 都不能显示。在静脉性血管畸形中，髓静脉的直径比正常扩大 10～100 倍，血管造影和 MRI 均可显示。

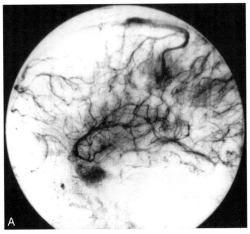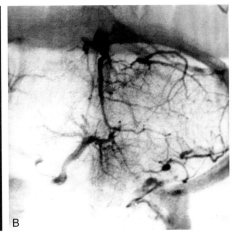

图 5-36 脑静脉性血管畸形的
血管造影表现
A. 大脑半球静脉性血管畸形，侧
位像。B. 小脑半球静脉性血管畸
形，正位像。

（一）脑血管造影

Wolf（1967）等和 Constans（1968）等首先描述本病的血管造影表现。在动脉期上无异常发现，典型表现是在静脉期或毛细血管晚期中见许多细小扩张的髓静脉呈放射状汇入一条或多条粗大的引流静脉，后者经皮层静脉进入静脉窦，或向深部进入室管膜下深静脉系统。Welding 把这种表现称为"水母头"（caput medussa）征，亦有作者描写为"伞状"、"放射状"或"星形"改变。Yaşargil 总结静脉性血管畸形的血管造影诊断标准为：①无明显供血动脉；②病灶在静脉期出现；③有许多细小扩张的髓静脉；④经扩张的脑贯穿静脉（表浅型）或室管膜下静脉（深部型）引流（图 5-36）。

静脉性血管畸形为低血流低阻力的脑血管畸形，循环时间正常，在静脉早期出现，并持续到静脉晚期。小的髓静脉在静脉中期显示最清楚，在动脉期和毛细血管期一般无异常。但如将动脉期或毛细血管期的图像放大，偶可见一些刷状血管影，通常位于额叶。Valavanis 认为，额叶静脉通常较其他部位的静脉更早显影，因此仍是在静脉期显影。有的静脉性血管畸形中也有扩张的动脉，可以在早期充盈。有的静脉性血管畸形与 AVM 混合并存，由于其有明显的动静脉分流，在血管造影上循环时间快，可早期显影。静脉性血管畸形通常不会引起血管移位，除非发生颅内血肿。

（二）CT 扫描

Valavanis 分析了本病 55 例 CT 表现，其平扫时阳性率为 47.3%，最常见的影像为圆点状、线形

等高密度影（34%），系扩张的髓静脉网。此外还可见高密度的含铁血黄素沉着或钙化。增强后阳性率增至 87%，可见 3 种表现：①白质中圆形增强影（32.5%），周围无水肿或占位效应，系髓静脉网或引流静脉；②穿越脑的线形增强影（32.5%），为引流静脉；③两者同时出现（18.6%）。Olson 认为 CT 表现取决于引流静脉与扫描平面的关系，当二者平行时，则呈线形；当垂直时，则呈圆形；采用薄层扫描以及矢状面或冠状面重建，有助于显示引流静脉。一次大剂量推注造影剂技术和采用螺旋 CT 进行三维 CT 血管造影有助于显示这些静脉。

（三）MRI

MRI 较 CT 更能清晰地显示脑静脉性血管畸形，尤其是引流静脉。其典型表现为许多细小髓静脉汇入一条引流静脉。有的表现为髓静脉网散在于引流静脉旁，可能系部分容积效应。有的仅显示引流静脉而不见髓静脉网。还可见引流静脉的流空效应，在 T_1W 图像上呈低信号，在 T_2W 图像上也呈低信号影。但有的引流静脉在 T_2W 图像上反呈高信号影，可能是由于空间误记伪影（spatial misregistration artifact）所致，当引流静脉走行平行或垂直于位相编码方向时，伪影消失。但也有人认为系偶回波位相重聚现象，当引流静脉平行于扫描平面时，为高信号，其他方向的血管多呈低信号。亦有作者认为高信号与血流较慢有关。

髓静脉网较细且血流较慢，比引流静脉的发现率低。其在 T_1W 像上呈低信号影（40%），T_2W 像上呈高信号影（57%）。Augustyn 认为系血池量增加，

导致 T_1、T_2 豫驰时间延长，表现为 T_1W 图像低信号、T_2W 图像高信号。部分髓静脉网由于部分容积效应而显示不清。T_2W 较 T_1W 图像更能清晰显示静脉性血管畸形，静脉注射 Gd-DTPA 增强后引流静脉和髓静脉网均明显增强，并可以清晰显示特征性水母头状的髓静脉。MRA 和 MRV 较普通 MRI 更能清晰显示引流静脉和髓静脉，极类似于血管造影影像，也有诊断价值。其最佳成像时间是静脉期，增强延时为 20～45 s，而动脉期扫描的意义在于排除血管畸形的动脉性成分。但其分辨率略差，且同时显示动脉、静脉，目前尚不能取代脑血管造影。

（四）同位素

　　^{99m}Tc 同位素脑扫描可见静脉性血管畸形处局限性放射活性增高。采用 ^{123}I-IMP 的 SPECT，可见病变附近有局限性灌注下降区，但对本病的定性诊断无价值。

　　总之 CT 对诊断本病无特异性，诊断意义较小，但可用于定位及筛选检查，对早期出血的诊断优于 MRI。MRI 可显示静脉性血管畸形和伴发的血管造影阴性的血管性疾病。本病在 MRI 和 MRA 上有特异性表现，两者联合应用可以直接诊断大多数脑静脉性血管畸形而无须行血管造影，但其准确性较血管造影略差，尤其是在显示小型静脉性血管畸形上更是如此。有些脑静脉性血管畸形往往合并海绵状血管瘤，而后者易出血。因此对于有出血的病例，即使脑血管造影已确诊为静脉性血管畸形，仍须行 MRI 检查以排除合并的海绵状血管瘤，这对于治疗极有意义。

六、治疗

　　脑静脉性血管畸形是一种偶然发现的病变，出血的危险小，多数学者认为可保守治疗，且预后良好。但也有人持相反意见，因为本病还可引起其他症状。Yaşargil（1988）综述文献，16%～29% 的病例虽是偶然发现，而 54%～75% 表现为抽搐、头痛或其他神经学异常。Malik（1996）报告 21 例中有 9 例（43%）出现直接与本病有关的症状。Lasjaunias 等发现临床症状与静脉性血管畸形的引流分布区之间有相关性。虽然有人将本病看作是一种局部静脉引流的解剖异常，但易因血流动力学变化而导致缺血或出血。由于脑静脉性血管畸形的引流静脉同时也引流正常脑组织，切除后引流突然中断，会出现脑充血和脑水肿，尤其后颅窝中线部病变风险较大。故目前，对无症状或症状轻、无出血，或位于功能区的病变多主张采用保守治疗。仅有癫痫和头痛的病人，可采用对症治疗。如有反复出血或形成较大血肿者，以及难治性癫痫者才考虑手术。

（一）手术治疗

　　手术方式有单纯血肿清除和病变切除，但后者可能产生严重并发症。Senegor 报道 1 例后颅窝静脉性血管畸形，手术切除后病人因脑干和小脑静脉梗塞而死亡。因此必须保证有静脉引流的替代径路，Senegor 等指出，手术切除畸形不要伤及脑实质仅有的引流静脉。此外，重要功能区髓静脉之间的神经组织被切除后，可造成严重的神经功能缺失。Rigamonti 认为，切除术只适用于位于非功能区的病变。为此，Lupret 主张将髓静脉切除，保留一部分引流正常髓静脉的血流。Malik 报告幕上 3 例，全切除后完全恢复正常或恢复到术前状况。在幕下 4 例中，采用血肿清除和部分切除，术后全部病人都改善或恢复到术前状况。

（二）γ 刀治疗

　　虽然 γ 刀治疗可以避免手术后的静脉突然中断，但治疗例数尚少，疗效还不确切。Lindquist 报道 γ 刀治疗本病 13 例，术后 1 例消失，3 例部分消失，5 例无变化，有 4 例出现并发症，包括脑水肿 1 例、放射性脑坏死 3 例，故 γ 刀的疗效并不理想。Steiner 发现与大小相似的 AVM 相比，γ 刀治疗脑静脉性血管畸形后放射性脑坏死的发生率明显较高。此外，γ 刀亦会破坏正常引流静脉和正常脑组织，故对功能区的静脉性血管畸形是不适合的。

（沈建康）

第六节　大脑大静脉动脉瘤样畸形

大脑大静脉动脉瘤样畸形（vein of Galen aneurysmal malformation）是一种少见的主要危及儿童的血管性疾患，约占颅内血管畸形的1%，但是占儿童血管畸形的30%。该血管畸形位于中间帆与四叠体池的蛛网膜下腔，向前延伸到Monro孔，向后延伸到大脑镰与小脑幕相结合处。此病灶的特征是有一根异常的前脑中静脉，Galen静脉的胚胎前体以及极度扩张的正常动脉的异常灌注。主要的灌注动脉是正常供应脉络膜和四叠体动脉的分支，但这些动脉都增大、扩张并且扭曲。这些血管可分成两组：①前组或后脑组（大脑前动脉、大脑中动脉、前脉络膜动脉和后外侧脉络膜动脉）；②后组或中脑组（后内侧脉络膜动脉、丘脑后穿支、四叠体动脉和小脑上动脉）。它包括先天性大脑大静脉瘤和中线AVM引起的大脑大静脉的继发扩张。Steinheil（1885）最先报告并命名为大脑大静脉动脉瘤。目前沿用的名称有：大脑大静脉畸形（malformation of vein of Galen）、大脑大静脉瘘（A-V shunt of vein of Galen），大脑大静脉扩张（vein of Galen ectasia）和大脑大静脉瘤（aneurysm of vein of Galen）。但大多数称其为大脑大静脉动脉瘤样畸形。

一、分类

大脑大静脉动脉瘤样畸形，包括三种病变：①大脑大静脉瘤，是一种特殊类型的硬膜动静脉瘘；②深部脑AVM引起的大脑大静脉扩张；③大脑大静脉曲张。有关这种病变的分类方法甚多，略举如下。

（一）Clarises（1978）分类

Clarises等首先提出本病存在的真性大脑大静脉动脉瘤样畸形（vein of Galen aneurysmal malformation，VGAM）和假性大脑大静脉动脉瘤样扩张（vein of Galen aneurysmal dilatation，VGAD），即脑AVM合并

大脑大静脉动脉瘤样扩张两类。

1. VGAM

真性大脑大静脉动脉瘤样畸形（VGAM），正常的大脑大静脉解剖不存在，扩张的是胚胎时期遗留下来的中线静脉结构——前脑中央静脉。它引流的是动静脉瘘血流，和正常的脑静脉没有交通。大多数直窦发育不良或不发育，前脑中央静脉通过镰窦引流至上矢状窦。此外还可能存在其他胚胎异常结构，如枕窦、边缘窦、付窦或乙状窦和颈内静脉发育不良。VGAM的供血动脉可能有单条或多条，动静脉瘘的瘘口可有单个或多个。

2. VGAD

假性或继发性大脑大静脉扩张（VGAD），其扩张的是真正的大脑大静脉，同时接受正常脑静脉属支血流和引流脑AVM或AVF的血流。可再分为三种类型：①脑实质AVM合并VGAD：AVM引流至大脑大静脉属支，由于流出道狭窄或梗阻，继发性引起大脑大静脉动脉瘤样扩张，并且血流可反流回大脑静脉，可有或没有窦的异常；②脑膜动静脉瘘合并VGAD：大脑大静脉壁上存在动静脉瘘，同时伴有直窦狭窄或血栓形成等流出道受阻，多有静脉反流至皮层静脉，供血来自硬膜上的动脉；③静脉曲张合并VGAD：这是一种较为罕见的静脉异常，由于继发性流出道梗阻但不伴有异常的动静脉瘘，引起大脑大静脉扩张。临床上多没有症状，只是偶然发现，无需治疗。

（二）Berenstein 和 Lasjaunias（1987）分类

1. Galen 静脉畸形（vein of Galen malformation, VGM）

这是早期脑胚胎发育过程中，在中线硬膜窦融合时发生大脑大静脉引流的解剖异常。大脑大静脉

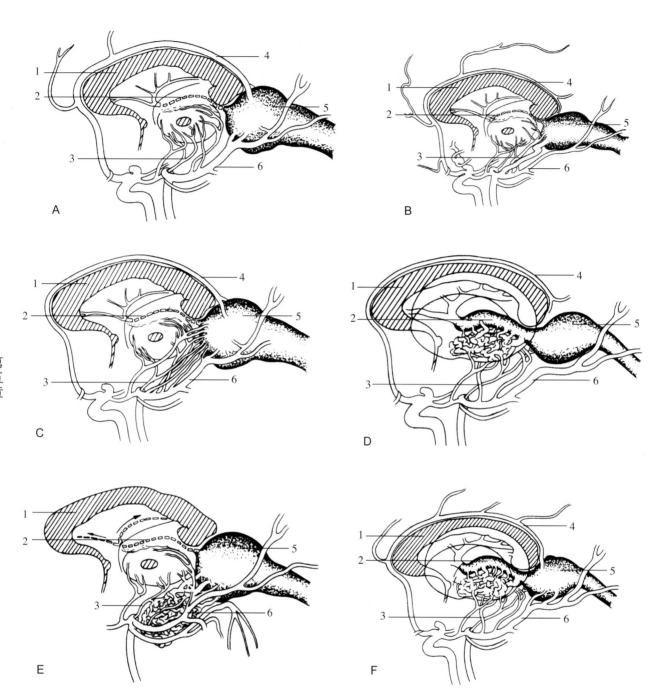

图 5-37 大脑大静脉动脉瘤样畸形的 Yaşargil 分类（1984）

1. 胼胝体；2. 大脑内静脉；3. 丘脑穿动脉；4. 胼周动脉；5. 大脑大静脉扩张；6. 大脑后动脉。**A.** Ⅰ型：单纯脑池瘘，仅胼周动脉和（或）大脑后动脉 P₃ 段与大脑大静脉连接，静脉期大脑内静脉不显影。**B.** Ⅱ型：大脑后动脉的分支丘脑穿动脉与大脑大静脉之间形成动静脉瘘，静脉期大脑内静脉也不显影。**C.** Ⅲ型：混合型，在丘脑无畸形血管团。**D.** Ⅳ型：丛状 AVM 位于丘脑内，引流进入大脑内静脉，故静脉期可显影。**E.** Ⅳa型：丛状 AVM 位于中脑内，经基底静脉或中脑静脉引流入大脑大静脉，而静脉期大脑内静脉仍不显影。**F.** Ⅳb型：丘脑丛状 AVM 合并有脑池瘘，在造影动脉期大脑内静脉、中脑静脉、基底静脉和大脑大静脉均可显影。

扩张的血管畸形有两种：①脉络膜型：表现为多发性动静脉瘘，静脉窦异常，同时有病变引流及正常脑引流阻塞；②腔壁型：表现为局限于大脑大静脉囊壁上的单根动静脉瘘。

2. Galen 静脉动脉瘤样扩张（VGAD）

位于大脑大静脉系统各属支引流区域的脑实质 AVM 引流至扩张的大脑大静脉。引起其继发性扩张的原因是下游静脉，如直窦闭塞。又可分为两种情况：①先天性闭塞：在胚胎早期发生的脑静脉发育异常，如静脉窦发育不全，宫内早期栓塞等，引起大脑大静脉扩张。这与大脑大静脉动静脉畸形不同，动静脉分流部位不仅仅局限于大脑大静脉壁上，而且常常位于脑实质内。②后天性闭塞：由于大脑大静脉－直窦连接处的栓塞或狭窄，引起上游静脉内高压和引流脑 AVM 的大脑大静脉继发性扩张。

（三）Yaşargil（1988）分类

Yaşargil（1988）将大脑大静脉畸形分为 4 型（图 5-37）。

Ⅰ型　单纯脑池瘘。供血动脉可为单支或多支，多来源于大脑后动脉 P_4 段、脉络膜后动脉和前、后胼周动脉。脑池内的动脉与大脑大静脉之间形成动静脉瘘，病变的巢是在大脑大静脉的壶腹。这种类型的病变的同义词是"大脑大静脉动脉瘤或大脑大动脉瘤样静脉"。病变全部在脑外，位于软膜外和脑池区。

Ⅱ型　丘脑穿动脉与大脑大静脉之间形成的动静脉瘘。正常情况下穿动脉是经脚间池进入中脑和间脑内，患此型 AVM 时，穿动脉扩张并迂曲，除了有分支供应正常脑实质外，在髓纹、缰三角和后联合的平面离开脑实质，然后经大脑大静脉池，进入大脑大静脉。故此型的供血动脉是从脑外经过脑内再到脑外进入大脑大静脉。不累及 A_5 和 P_4 段的分支。

Ⅲ型　上述两型的混合型，也是最常见的一型。供血动脉是胼周动脉 A_5 段、大脑后动脉 P_4 段以及基底动脉和丘脑穿动脉。

以上三型并无畸形血管团，仅是供血动脉与呈壶腹状扩大的大脑大静脉直接交通形成的动静脉瘘。

Ⅳ型　丛状 AVM。这是一个或几个位于中脑或丘脑内的畸形血管团的输出静脉，引流入大脑内静脉、三角区内静脉或基底静脉，然后引流入扩张的大脑大静脉。这种 AVM 有两个亚型：Ⅳa，位于中脑或丘脑实质内单纯的丛状畸形血管团；Ⅳb，位于实质内畸形血管团合并有脑池瘘。

这几种类型的 AVM 在血管造影上相似，但仍可能区别。①大脑内静脉、三角区内静脉或基底静脉，以单一或结合的形式在血管造影的动脉期出现，但 A_5 和 P_4 段动脉不扩张，是Ⅳa型实质畸形的典型特点；②上述引流静脉在动脉期上出现，合并 A_5 和 P_4 段动脉扩张可诊断为Ⅳb型；③上述引流静脉在动脉期不出现，而大脑大静脉在动脉期出现，则可诊断为Ⅰ～Ⅲ型。偶尔，由于直窦、横窦、乙状窦狭窄，血液流出受阻而发生反流，这些静脉可出现在血管造影的静脉期。

二、病理

本病大体观察可见静脉高度扩张，呈卵圆形或囊状，位于大脑半球纵裂内镰幕交界处。大小差异很大，小如橄榄，大至鸡蛋。膨胀的囊内常由多量的血栓形成，囊壁光滑，灰白色，切面很厚。

动静脉分流有三种方式：①直接交通：即瘘型，一根或多根供血动脉直接开口于大脑大静脉的囊壁上；②间接交通：在动静脉间通过管径异常的未分化血管网；③混合类型：上述两种类型的瘘口同时存在。供血动脉由颈动脉系统或椎－基底动脉系统组成，在注入动静脉瘘前常分成多支，有多种变异。

常可发现合并的脑损害，包括：①脑组织充血；②部分或全部大脑半球的脑萎缩；③伴有出血现象、神经胶质增生、坏死及钙化。产生脑损害的原因为：①异常血管分流引起的盗血现象；②充血性心衰引起的贫血或灌注不足；③扩大的大脑大静脉栓子形成的出血性梗塞；④静脉瘤使邻近结构受压而产生萎缩；⑤外科手术造成血流的改变；⑥占位效应引起相邻脑组织损害，常发生于新生儿及儿童；⑦导水管受压引起的阻塞性脑积水。

三、临床表现

无论是先天因素还是后天因素，引起本病基本机制是动静脉分流造成的高血流冲击和硬膜静脉窦闭塞造成的静脉扩张。静脉发生动脉瘤样扩张的机理是：①大脑大静脉部位血流增加，管壁发育不良；

②由于 Laplace 原理，即其表面压力增高的结果；③血液引流途径受阻。由于静脉扩张压迫导水管或颅内静脉高压引起脑脊液循环及吸收障碍，引起脑积水和颅内压增高等一系列症状。由于血液"偷流"产生肺动脉高压和慢性进行性脑缺血，引起心衰、脑发育异常和智力低下等症状。动静脉分流有三种临床表现，即全身性、局部动脉性和局部静脉性。在新生儿，全身性表现为心功能不全，并伴有瘤内杂音。严重者有心功能不全伴有肝脏肿大，水肿及心动过速，心室功能严重时难恢复。局部动脉性表现为动静脉分流引起盗血作用，脑实质毛细血管动脉灌注减少，毛细血管通透性受高压的影响也减少，可引起脑发育延迟、脑皮质钙化、精神运动发育迟缓、严重的神经功能缺失等。局部静脉性表现为静脉回流障碍引起脑静脉系统的反流、皮层静脉充血等，可引起神经功能缺失、癫痫和出血。在儿童常见有单侧或双侧面静脉和耳后静脉的异常扩张。

本病多见于新生儿和幼儿，男女之比为 5：3。主要临床表现为：①心功能不全，是最常见的症状，发生于 2/3 的患儿，尤多见于新生儿；②脑积水，约见于半数病儿；③颅内杂音，较少见；④松果体区占位症状，很少见，表现为 Parinaud 综合征；⑤非特异性症状，如抽搐、反应迟钝等，是颅内盗血引起的脑损害；⑥可伴有其他先天性异常，例如 Turner 综合征，Rendu-Osler 综合征或毛细血管扩张。症状出现愈早病情愈严重。早期多因心脏功能不良而获诊断，晚期常因脑 AVM 出血而求治。

1964 年 Gold 根据临床表现将其分为三个年龄组。

（1）**新生儿组** 指出生 2 周以内，主要表现为充血性心力衰竭，可有心脏杂音、呼吸困难和紫绀。心衰在出生后第 1 小时至数天内即可发生。紫绀的出现是由于血流由右向左分流的结果，原因有：①动静脉瘘引起右心房静脉回流增加，使右房压超过左房压，阻止了圆窗的关闭，导致右向左分流；②左心室与主动脉的血含氧不饱和，使动脉导管持续未闭或再次开放，也可导致右向左分流；③肺循环中血流量增加，引起肺水肿，阻止了氧的交换，引起肺部右向左分流。有 90% 的患儿出现收缩期杂音，与心血流量的增加成正比，新生儿的颅内杂音和脑实质缺血性损害虽然存在，但很难发现。脑积水在这个年龄组不太常见。在新生儿期引起脑室扩大的原因

可能为脑萎缩或脑脊液通路阻塞。

（2）**婴儿组** 指出生 2 周~12 个月，有脑发育迟缓和交通性或非交通性脑积水，表现为：①头围增大：可以单纯由大静脉瘤引起，尤其当直径＞2.5cm 时，或因脑积水所致；②脑积水：可因中脑导水管受压或静脉压增高，脑脊液吸收障碍引起；③颅外静脉高压：在 25% 病例有头皮静脉的扩张，有时有眼球突出；④心功能衰竭：20% 患儿仅有心脏扩大；⑤其他伴随症状：50% 病例有颅内杂音，1/3 有抽搐。此外还有松果体区受压症状如 Parinaud 综合征、小脑症状、锥体束症状或动眼神经麻痹。

（3）**儿童或成人组** 临床症状多样，无特异性，表现为神经功能缺失、脑积水、颅内出血或癫痫。

四、诊断

大脑大静脉畸形的临床诊断主要依据脑超声、CT、MRI 和脑血管造影。

（一）脑超声探测

在 12 个月以内的婴儿中，经额脑超声是诊断本病的常用方法，具有非侵袭性、无放射性、不需镇静剂、可在床边进行等优点。

1. 脑 B 型超声检查

B 超可直接发现动脉瘤样扩张和脑室扩大。畸形常表现为直径不同的圆形暗区，位于第三脑室后中线部位，有时稍偏一侧，都伴有不同程度的侧脑室的受压。囊状扩大的后端引流至直窦，有时可见直窦扩张。B 超诊断脑室扩大的敏感性达 100%，还能显示因大量盗血引起的脑萎缩。术后 B 超随访可证实和发现静脉瘤是否闭塞。

2. 经颅多普勒超声

畸形部位多普勒图像可发现扩张的静脉内有持续的静脉血流，但同时有动脉向静脉的分流。供血的大脑前、后动脉显示有高血流量，低阻力（RI = 0.5）。而大脑中动脉为高阻力（RI = 1），低血流量，在舒张期有血流入大脑前、后动脉。

（二）CT 扫描

平扫显示在第三脑室后、四叠体池内境界清楚的圆形或三角形高密度影，直径可达 3～5cm，内部不均匀。其 CT 值与血液相似，常见病灶边缘钙化，如果供血动脉粗大，亦可在平扫时显示。常伴有梗阻性脑积水。注射造影剂后病灶呈边缘清楚的均匀增强，有时可显示多根螺旋状增粗的供血动脉和引流静脉。中线可见与圆形肿块相连续直至颅骨的增强影，是为扩张的直窦。

（三）MRI

在 MRI 检查时，大脑大静脉动脉瘤样扩张表现为四叠体池内边界清楚的圆形或三角形病灶。由于其血液的湍流和淤滞，在 T_1W 和 T_2W 图像上均表现为信号不均匀的病灶。其中血流较快的表现为"流空现象"；湍流和血液淤滞表现为 T_1W 图像上低信号或等信号，T_2W 图像上为稍高信号；附壁血栓在 T_1W 和 T_2W 图像上均为高信号。可见扩大的硬膜窦或异常的镰窦，横窦缺如或狭窄。血液引流入上矢状窦、皮层静脉、海绵窦、眼静脉等。此外，可有胼胝体发育异常、脑室扩大、脑发育不全、脑软化等。

（四）脑血管造影

1. 动脉供血

动脉期可见供血来自脉络膜后动脉、脉络膜前动脉、大脑前动脉、大脑后动脉、基底动脉分支、豆纹动脉、丘脑穿动脉、脑膜动脉等。有时小脑上动脉也参与供血（图 5-38）。颈内动脉、椎动脉和后交通动脉都明显扩张。①脉络膜动脉（100%）：主要血供来源于大脑后动脉的分支脉络膜后动脉的内侧和外侧支。大脑后动脉起源处增大，但在多数病例中远侧分支因盗血而不显影。②大脑前动脉（69%）：部分大脑前动脉的远侧分支也和畸形相通。在新生儿和婴儿中比儿童多见。③中脑穿动脉（30%）：该动脉起自基底动脉，在四叠体水平穿过中脑供应畸形。脉络膜中、后动脉，四叠体动脉，小脑上动脉也常与动脉瘤囊相通。④其他：在半数病例中大脑镰动脉的脑膜动脉可供应动脉瘤囊。

2. 静脉引流

扩张的是大脑大静脉或前脑中央静脉，囊状扩张的大小和形态是多变的，很难确定囊的大小、供血动脉扩张的程度以及经过畸形区的血流速度。一般情况下，在静脉期不能辨认颅内静脉，偶能观察到，也不扩张。只有颅内静脉伴有动脉瘤样扩张时才能发现。在大的儿童中，可见大脑大静脉下游的静脉狭窄、缺如或闭塞，血液反流至皮层静脉，可引起一系列症状和体征。颈静脉不通畅时可向上矢状窦及窦汇反流，至海绵窦和眼静脉，产生面静脉扩张；也可向深部海马静脉和后颅窝静脉逆流；有时蝶顶窦或翼丛也可被累及。而在新生儿，远端静脉引流是异常的，但存在变异的大脑镰窦，引流至颈静脉。

Quisling 和 Mickle（1989）提出畸形的引流静脉形态学分级。

Ⅰ级 大脑大静脉和直窦都轻度扩张，两者扩张程度相仿。

Ⅱ级 大脑大静脉和直窦都中度扩张，而且前者比后者扩张更明显。

Ⅲ级 大脑大静脉和直窦都高度扩张。

Ⅳ级 大脑大静脉高度扩张，而直窦正常、狭窄或闭塞。

这些血管造影的特点与畸形内静脉压力以及临床特点相关。有引流静脉狭窄者平均静脉压为

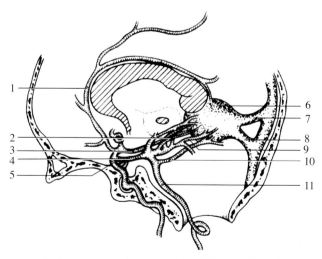

图 5-38 大脑大静脉动脉瘤样畸形的血液供应
1. 大脑前动脉；2. 丘脑后穿通动脉；3. 脉络膜前动脉；4. 后交通动脉；5. 颈内动脉；6. 大脑大静脉瘤；7. 大脑镰窦；8. 直窦；9. 大脑后动脉；10. 小脑上动脉；11. 椎动脉。

第六节

SECTION 6

40 cmH$_2$O，而没有引流静脉狭窄者则为 25 cmH$_2$O。临床上有静脉引流阻塞者都不发生心衰，说明引流静脉狭窄对心脏有保护作用，为经静脉栓塞治疗伴有心衰患儿提供依据。而且，平均静脉压低于 20 cmH$_2$O 者都没有脑钙化，提示静脉压升高与钙化发生有关。

五、治疗

（一）手术治疗

1. 适应证

手术治疗的适应证：① Yaşargil 分型 I 型，即脑池内型，手术容易显露并能将动静脉间异常交通全部消除；②有出血史或压迫导水管引起梗塞性脑积水的 Yaşargil II、III 型病人。

2. 禁忌证

手术治疗的禁忌证：①新生儿大脑大静脉动脉瘤样畸形有充血性心力衰竭者；②属 IV 型的丛状畸形，手术极难成功；③无明显症状的 Yaşargil II 型和 III 型。

3. 手术要点

畸形切除手术主要分两步，即夹闭供血动脉和处理扩大的大脑大静脉。手术可分两期进行，亦可一次施行。如夹闭供血动脉后效果明显，亦可不再进行第二次手术。有脑积水的病例，术前先行分流。因为在切除畸形后，正常室管膜静脉变得更加扩张，术后插分流管易诱发出血。常用的入路有两种：顶枕部入路和枕部幕上、下联合入路。手术经后纵裂进入，在大脑镰与大脑半球内侧面之间分离，直达松果体区，将胼胝体池、结合臂池、四叠体池和环池打开，显露大脑后动脉和小脑上动脉。在压部上方显露胼周动脉的远侧段，并追随到畸形的顶端，在此处电凝并切断胼周动脉供血的分支。辨清大脑后动脉，在环池内将大脑后动脉末端分离直到进入畸形处电凝切断。在环池和四叠体池内大脑后动脉的后方，找到小脑上动脉供血分支，一并夹闭切断。如还有对侧动脉供血，可通过在大脑镰上开窗处理。

观察大脑大静脉在颜色和张力上的变化，若供血动脉被完全阻断，则有：①扩张的大脑大静脉的囊缩小塌陷；②变为静脉颜色；③用手扪之震颤消失；④多普勒探测无动脉血液；⑤囊内血液的氧饱和度为静脉水平；⑥囊的搏动与呼吸一致。如果大脑大静脉仍然饱满，则还有起自丘脑穿支的供血动脉需要夹闭。

一般此时即可中止手术，但静脉瘤对第三脑室后部和脑干有严重压迫时，为了解除压迫尚需进一步处理。处理的方法有：①静脉瘤囊已完全血栓和钙化时可行切除术；②囊内血栓不完全者，行血栓切除后将囊壁进行折叠缝合或行成形术。

（二）血管内栓塞治疗

大脑大静脉动脉瘤样畸形的基本性质是动静脉瘘，闭塞瘘口并且尽量避免损伤引流静脉系统是最为有效和安全的治疗手段。

1. 适应证

栓塞的目的是使血液滞留，动脉瘤样扩张内血栓形成。Berenstein（1982）提出血管内栓塞的指征为：①术前栓塞手术时难以达到的供血动脉，以减少术中出血和降低手术死亡率；②在手术结扎主要供血动脉后，术后再栓塞较小的供血动脉；③有症状患儿用分期栓塞的方法完全闭塞畸形。

2. 禁忌证

血管内栓塞治疗的禁忌证：①治疗前经 CT 或 MRI 检查有严重脑组织损害和难以控制的心衰者应慎重。因为即便栓塞成功，病人的临床结果仍很差。②如果近期已行脑室 - 腹腔分流者，栓塞应延期进行。因为栓塞后大脑大静脉收缩，如果再加上分流后脑室压力低，可导致小脑上疝。

3. 栓塞方法

（1）经动脉途径　常规经股动脉插管，用超选择性插管技术，在接近瘘口最近处栓塞每一支供血动脉。当需要阻塞大的瘘口时，可用微弹簧圈或可脱性球囊进行栓塞。所有的供血动脉都要栓塞，只有供应脑干的动脉需仔细保留。

（2）**经静脉途径**　经股静脉插管或经窦汇插管至大脑大静脉或前脑中央静脉进行逆行栓塞，主要适应于供血动脉细长、弯曲、多支或经动脉途径失败，又伴严重充血性心衰必须及早栓塞者。微导管插到大脑大静脉后，用弹簧圈堵塞瘘口，一般要10～15个弹簧圈。将瘘口完全闭塞需要2～3次治疗。在新生儿特别是有先天性颈静脉或乙状窦发育不良时，应用经窦汇栓塞是非常方便的。

（3）**分期栓塞**　病变复杂的病人可分期进行栓塞。部分栓塞后，病人的临床症状常可得到改善。此外，如果同时栓塞全部供血动脉，扩大的静脉内很快有血栓形成并可以蔓延至侧支静脉中，而这些静脉可能是正常回流的唯一途径，可造成不良后果。分期栓塞治疗可使大脑大静脉管腔逐渐回复，从而达到治疗目的。近年来亦有经分次栓塞后加上立体定向放射治疗成功的报告。

4. 栓塞后处理

栓塞后处理包括：①术后肝素化治疗，防止过度栓塞；②对高血流瘘进行栓塞时，术中和术后宜采用控制性低血压，以防发生过度灌注综合征。

此外，治疗后随诊应包括：①栓塞后几天内行CT或MRI检查，以了解血栓形成及瘤体回缩情况；②3个月后复查血管造影；③临床随诊可由神经外科或神经介入外科进行。

5. 主要并发症

血管内栓塞治疗大脑大静脉动脉瘤样畸形的主要并发症有：①静脉瘤血栓形成后，蔓延到静脉侧支循环，影响正常深静脉回流，造成不良后果；②可脱性球囊栓塞时，由于球囊误脱或血流冲击移位造成供血动脉未被栓塞，而引流静脉被栓塞，导致静脉瘤破裂出血的致命危险；③NBCA胶漂入静脉循环造成肺循环的微栓塞，立即出现呼吸困难，血氧饱和度低。给氧治疗后如患儿的反应良好，几小时后就没有症状了。

六、预后

未治疗的VGM有很高的致残率和死亡率。Massey等（1982）收集文献中大脑大静脉瘤共70例，新生儿、婴儿、儿童和成人三组病人手术后生存率分别为33%、60%、73%，而非手术组的生存率分别为10%、47%、56%。Yaşargil（1988）报告手术治疗16例，结果优良者11例，死亡5例，手术死亡率31%。他认为，I型AVM手术最易显露和消除；II型和III型手术在缰三角区水平显露，比较困难；在IVb型病人仅部分瘘能被消除；在IVa型病人中，手术常导致死亡，因此IV型病人不宜手术。Johnston等（1987）复习文献245例，新生儿者预后最差，死亡率为91.4%，手术与否结果无差异，死亡原因主要是充血性心力衰竭。出生1～12个月者，手术效果较好，但死亡率仍在31.7%，死亡原因主要为脑积水。1岁以上者手术死亡率为25.6%，但术后生存者有42.3%遗有重残。

有几个研究表明在处理此类病灶方面，血管内治疗较手术治疗有优越性。栓塞术的治疗结果在新生儿组的死亡率为20%左右。栓塞术或外科治疗的死亡率与患儿年龄、畸形发现时年龄和症状严重程度有关。首发症状出现得愈晚，治疗愈及时，预后愈佳。Maheut（1987）报告法国多中心研究治疗70例结果，其中死亡40例，死亡率高达57%，在严重的新生儿型中，死亡率达100%。生存者中，11例无任何后遗症，6例有轻微后遗症，二者共占生存者的56%，占全部病人的24%。Gupta等2006年报告15例Galen静脉畸形血管内栓塞治疗后立即行血管造影的结果，有10例病人瘘管完全被栓塞，5例病人行次全栓塞（4例脉络膜型，1例腔壁型），由于临床症状完全缓解，没有必要进一步进行栓塞。有2例病人并发颅内出血而死亡，余13例成功栓塞的病人术后平均随访6.8年，临床状态都得到提高，所有病人的神经功能保持稳定，没有出现任何新的与血管畸形有关的临床症状。

（沈建康）

第七节　硬脑膜动静脉瘘

硬脑膜动静脉瘘（dural arteriovenous fistula, DAVF），又名硬脑膜动静脉畸形（dural arteriovenous malformation, DAVM），是指发生在硬脑膜、大脑镰、小脑幕和静脉窦上的异常动静脉分流，由颈外动脉、颈内动脉或椎动脉的脑膜支供血，通过异常的短路引流入相邻的静脉窦并可逆流至软脑膜静脉。可发生在硬脑膜的任何部位，但以横窦、乙状窦和海绵窦最多见。

关于本病命名仍未趋一致。Borden（1995）认为"畸形"是由多个动静脉之间的短路（瘘）所组成，而本病往往有多个瘘口，故主张采用"畸形"这一名称。但"畸形"含有发育异常的意思，而本病通常是后天形成，故提出硬脑膜动静脉瘘样畸形（dural arteriovenous fistulous malformation，DAVFM）的名称，但未被普遍采用。目前仍通用硬脑膜动静脉瘘（DAVF）的命名。

一、硬脑膜动静脉瘘的供血动脉和引流静脉

（一）供血动脉

硬脑膜的供血来自颈内动脉、颈外动脉以及椎-基底动脉的脑膜支（图5-39），其间有广泛的吻合。因此，硬脑膜动静脉瘘常由多条脑膜动脉供血，其中由脑膜中动脉和枕动脉的脑膜支供血者最为多见。

颈外动脉的脑膜支可来自颌内动脉、枕动脉和咽升动脉。颌内动脉分出脑膜中动脉，其前支和后支除供应颅底大片硬脑膜外，还供应脑凸面的硬脑膜。枕动脉的脑膜支经颈内动脉孔和乳突孔进入颅内，供应后颅窝外侧的硬脑膜。咽升动脉的脑膜支经颈内动脉孔、颈静脉孔和舌下神经孔进入颅内，供应后颅窝和中颅窝的部分硬脑膜。颈内动脉的海绵窦段发出脑膜支，供应海绵窦、斜坡和部分小脑幕的硬脑膜。眼动脉分出的筛动脉供应前颅窝底的硬脑膜和大脑镰的前部及其附近的硬脑膜。泪腺动脉的脑膜支参与中颅窝硬脑膜的供血。椎动脉的前、后脑膜支供应枕大孔和小脑镰附近的硬脑膜。从大脑后动脉直接发出的脑膜支供应小脑幕的中部。以上脑膜支之间有广泛的吻合，并与对侧的脑膜支互相吻合。这些脑膜支的吻合使硬膜动静脉瘘的供血来源广泛，增加了治疗上的困难。

（二）引流静脉

硬脑膜动静脉瘘引流到脑膜静脉和邻近的静脉窦。Aminoff根据引流的部位分为前下组和后上组：①前下组静脉引流入颅底静脉窦，如海绵窦、岩上窦、岩下窦和蝶顶窦；②后上组静脉引流入上矢状窦、横窦和乙状窦。由于硬脑膜动静脉瘘多发生于颅底的硬脑膜，故大多数（65%）引流到横窦和乙状窦（图5-40），少部分（26%）引流到海绵窦。还有一些引流到其他静脉窦，或经板障血管和脑皮层静脉引流。

二、病因

（一）先天性学说

早期文献依据为本病可发生在新生儿或婴儿，也可伴发脑动静脉畸形、遗传性出血性毛细血管扩张症（Osler-Weber-Rendu综合征）等遗传性疾病，认为是先天性发育异常所致。Dewton（1969）认为本病发生于胚胎循环系统发育的第3期，即血管系统分化出皮肤、硬脑膜和软膜血管之时。

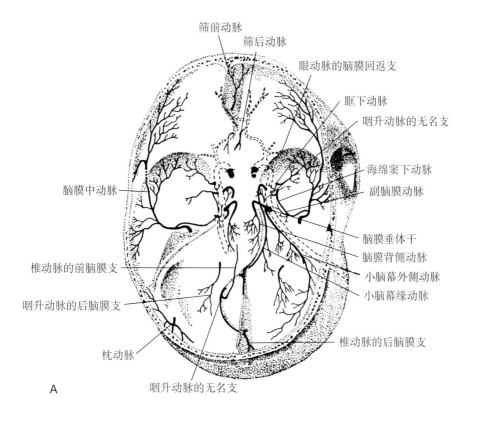

筛前动脉
筛后动脉
眼动脉的脑膜回返支
眶下动脉
咽升动脉的无名支
海绵窦下动脉
副脑膜动脉
脑膜垂体干
脑膜背侧动脉
小脑幕外侧动脉
小脑幕缘动脉
椎动脉的后脑膜支
脑膜中动脉
椎动脉的前脑膜支
咽升动脉的后脑膜支
枕动脉
咽升动脉的无名支

A

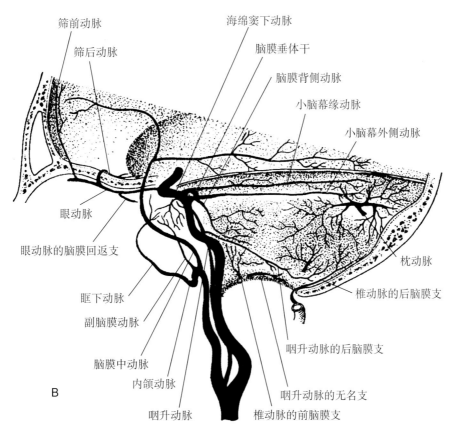

筛前动脉
筛后动脉
海绵窦下动脉
脑膜垂体干
脑膜背侧动脉
小脑幕缘动脉
小脑幕外侧动脉
眼动脉
眼动脉的脑膜回返支
枕动脉
椎动脉的后脑膜支
眶下动脉
副脑膜动脉
脑膜中动脉
内颌动脉
咽升动脉的后脑膜支
咽升动脉
咽升动脉的无名支
椎动脉的前脑膜支

B

图 5-39　颅底脑膜的动脉供血
A. 颅底观。B. 侧面观。

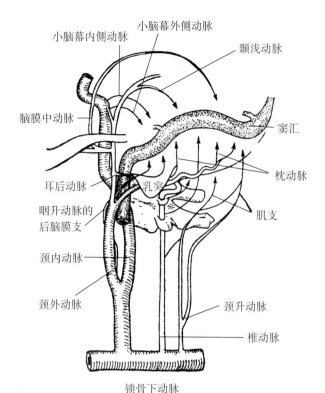

图5-40 横窦和乙状窦区硬脑膜的动脉供血和静脉引流方向

（二）后天性学说

支持后天性学说的理由有：①通常在中年以后出现症状；②在造影中有静脉窦异常，提示后天性静脉窦病变导致本病发生；③有的病人以前血管造影正常。与 DAVF 发生相关的因素可能有头颅外伤、局部感染（乳突炎、蝶窦炎）、外科手术及体内雌激素变化（分娩、流产、更年期）等。Houser（1979）报告80%的病人因静脉窦有血栓形成，使原先存在于硬脑膜上的动静脉吻合发展成为硬脑膜动静脉瘘。Sakaki（1996）报道5例病人因肿瘤而切断乙状窦，2～5年后形成硬脑膜动静脉瘘。Nakagawa（1992）报道1例海绵窦区硬脑膜动静脉瘘经静脉栓塞后，在乙状窦区出现动静脉瘘，再经静脉栓塞后又在横窦区形成病变，因此医源性静脉窦栓塞亦是本病的成因之一。在 Cognard（1995）和 Davies（1996）的两组报道中，颅脑外伤、颅脑手术、脑血栓性静脉炎等诱发因素在所有硬脑膜动静脉瘘中分别占26%和32%。Cataltepe（1993）认为婴幼儿的病因可能是宫内感染导致静脉窦血栓形成。

目前一般认为，自发性或外伤性静脉窦血栓形成后的再通过程中，正常存在于硬脑膜上的生理性动静脉吻合扩大，与再通的静脉窦通畅部分之间形成瘘性交通，逐渐扩大，最终形成病理性瘘。颅脑外伤、颅脑手术、颅内感染、高凝状态（怀孕、口服避孕药）等因素均可导致静脉窦血栓形成，其中有的形成硬脑膜动静脉瘘。

三、病理

硬脑膜动静脉瘘的瘘口部位多在颅底静脉窦或窦附近的硬脑膜上，或静脉窦的壁内。最近的动物试验和临床影像资料分析，支持瘘口位于临近静脉窦的硬膜上，经过一段很短的硬膜静脉引流入静脉窦。该类血管病约占颅内动静脉畸形的10%～15%，虽然所有部位的硬脑膜均可发生 DAVF，但发生几率大不相同。Awad（1990）分析377例的瘘口位置，最多见于横窦-乙状窦区，占62.6%，以下依次为海绵窦（11.9%）、天幕（8.4%）、上矢状窦（7.4%）、前颅底（5.8%）。此外，窦汇、岩上窦、岩下窦、枕大孔、蝶顶窦、外侧裂附近亦可发生（图5-41）。Kiyosue（2004）统计 DAVF 的各部位发生比例，横窦-乙状窦区占20%～60%，海绵窦区占20%～40%，小脑幕占12%～14%，上矢状窦占8%，前颅窝底占2%～3%。本病多为单发，少见多发，Cognard（1995）报道中多发性者占3%。在动静脉瘘之间没

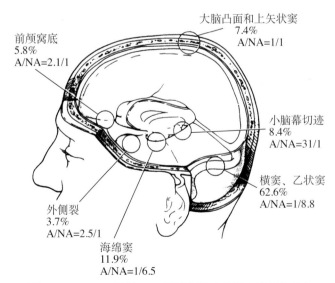

图5-41 Awad 分析377例硬脑膜动静脉瘘的部位分布
A：侵袭性症状；NA：非侵袭性症状。

有血管团，为动静脉之间的直接沟通，引流入静脉窦或不经静脉窦直接与软膜静脉连接。

关于 DAVF 的病理检查报道较少，一般为供血动脉扩张，引流静脉扩张呈动脉化，甚至呈动脉瘤样扩张。异常分流血管的管径为 5～60 μm。Hamada（1997）研究 9 例横窦 - 乙状窦区病变的病理标本，发现硬脑膜动脉和硬脑膜静脉之间有异常的联系血管，其直径约 30 μm。采用特殊染色，确定这些血管为静脉系统的一部分，并称这些扩张的小静脉为裂缝样血管（crack-like vessel）。

硬脑膜动脉通常在硬脑膜外层通过，与位于硬脑膜两层间的硬脑膜静脉十分靠近。正常情况下，颈外动脉的硬脑膜支和颈内动脉的硬脑膜支有丰富的吻合网，这是正常的动静脉交通，即生理性动静脉分流，其直径为 50～90 μm。静脉窦血栓形成是硬脑膜动静脉瘘的诱因，一般分三个阶段（图 5-42）：①最初是部分或全部静脉窦闭塞，致闭塞处近侧的生理性动静脉分流开放；②从头皮、硬脑膜和皮层来的动脉血不断加入这一阻力低的动静脉分流，称为水坑效应（sump effect）；③异常分流的逐渐增加，导致瘘的静脉侧高压，使软脑膜静脉发生逆流。即使静脉窦再通，这些异常动静脉瘘仍持续存在。

DAVF 形成后，主要的血流动力学变化是脑静脉内压力增高和血流速度增快。静脉内压力增高引起静脉引流方向改变，从而导致该静脉引流区域淤血、水肿，最终导致神经功能障碍，甚至发生脑出血。

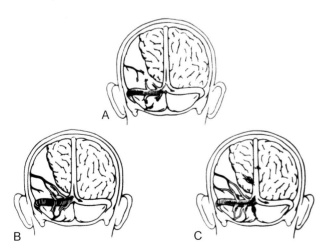

图 5-42　硬脑膜动静脉瘘的形成（仿 Awad）
A. 静脉窦闭塞，附近生理性动静脉分流开放。**B.** 动脉血不断进入低阻动静脉分流区。**C.** 异常分流增多，静脉高压，软脑膜静脉逆流，静脉窦再通。

硬脑膜动静脉瘘可见于各年龄段，但以 40～60 岁最多，Lucas（1997）报告 258 例，平均年龄为 50.7 岁，儿童者少见，不足 1%。男性略多，占 55%；横窦区病变以女性居多，达 85%，而前颅底病变男性占 90%，而横窦 - 乙状窦和矢状窦区病变，男女比例接近。

四、自然史

硬脑膜动静脉瘘一旦形成，可有以下不同的演变过程：①保持静止状态，没有症状；②逐步自然消失；③由于其他动脉的参与，逐步增大；④逐步形成软脑膜静脉引流。

硬脑膜动静脉瘘的临床表现有颅内杂音、耳鸣、视乳头水肿、颅内压升高等，有的发生颅内出血或进行性神经功能缺失。Awad（1991）收集文献 377 例，约 77% 有出血或神经功能障碍。横窦和海绵窦区病变很少发生不良后果。而前颅窝底和小脑幕切迹处病变常有颅内出血。软脑膜静脉引流、静脉曲张、动脉瘤样静脉扩张和 Galen 静脉引流易发生出血或神经功能缺失。

本病总的出血率为 17%～24%。Nalik 等将 213 例病人分成两组：一组病变在硬脑膜窦附近，其出血率为 7.5%；另一组距硬脑膜窦较远，其出血率为 51%。较小硬脑膜动静脉瘘可自发性或在造影后消失，多见于海绵窦区的瘘。病人年龄小于 60 岁，并有 3 支以上引流静脉的海绵窦区病变自然消失的可能性较小。

五、分类

在 20 世纪 90 年代以前，Djindjian 和 Merland 分类法应用最广。1995 年 Cognard 加以改进，是目前最佳的分类法。

（一）Djindjian 和 Merland（1977）分类法

根据静脉引流分为四型。

Ⅰ型　引流入静脉窦，症状最轻，主要为杂音，很少引起颅内高压及神经系统症状，静脉窦通畅。

Ⅱ型　引流入静脉窦，并逆向充盈皮层静脉，可引起颅内高压。

Ⅲ型　仅引流入皮层静脉，使其发生扩张，甚至呈动脉瘤样改变，可引起出血和神经系统功能障碍。

Ⅳ型　引流入幕上或幕下静脉湖，病情较重，常出现占位效应。

（二）Cognard（1995）分类法

系 Djindjian 和 Merland 法的改良，为五型六分法（图 5-43）。

Ⅰ型　静脉引流入静脉窦，血液为顺流，为良性病变。

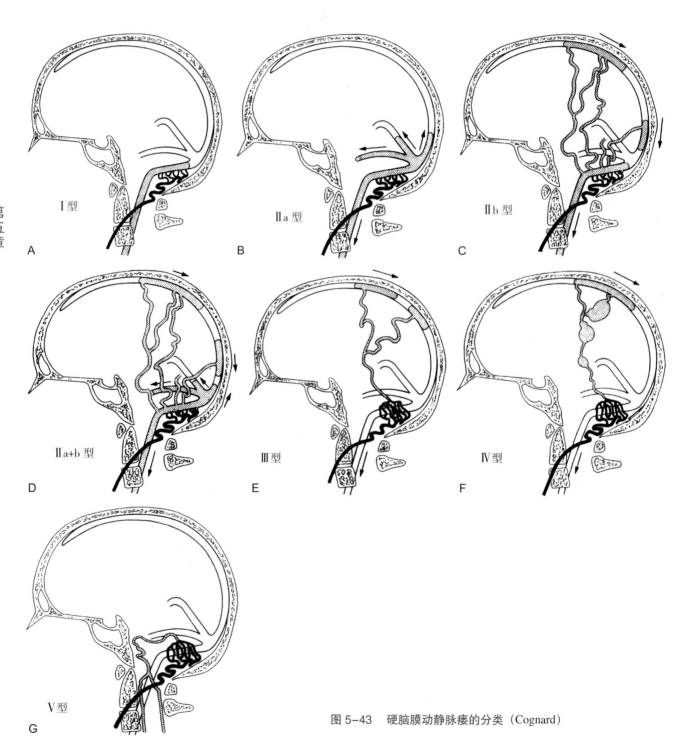

图 5-43　硬脑膜动静脉瘘的分类（Cognard）

Ⅱ型 静脉引流入静脉窦，如血液为逆流，为Ⅱa型，血液逆流至皮层静脉为Ⅱb型，或两者同时存在为Ⅱa+b型。Ⅱ型中有20%有颅内高压、10%有颅内出血。

Ⅲ型 静脉直接引流入皮层静脉，无静脉扩张，颅内出血发生率为40%。

Ⅳ型 静脉直接引流入皮层静脉伴静脉瘤样扩张，颅内出血的发生率为65%。

Ⅴ型 从颅内病变引流入脊髓的髓周静脉，50%出现进行性脊髓病变。

该分类法有助于了解每例病人的危险性以及确定适合的治疗方法。

六、临床表现

有静脉窦血栓形成病史。最常见的症状有颅内杂音、头痛、嗜睡、视力下降、突眼、视乳头水肿、抽搐等。严重者可表现为颅内出血和中枢神经系统功能障碍，个别病人以脊髓功能障碍为首发症状。有的病人因其他疾病行造影时意外发现，占9%。

本病的临床表现与供血动脉的来源无关，而与瘘口的部位、瘘口血流量大小以及静脉引流部位、大小、类型有关。不同病期有其特殊的病理生理情况，主要的临床表现如下。

1. 搏动性耳鸣和颅内杂音

搏动性耳鸣最为常见，与脉搏同步，严重者产生很大的声响，在夜间尤甚，以致失眠及精神抑郁。病灶接近岩骨时最易出现，故横窦－乙状窦和海绵窦区病变最常见，分别占70%和42%。有40%的病人在一侧或双侧乳突、颞部和眶上可听到连续的收缩－舒张期杂音。分流量越大，杂音越响。运动后可增强，而压迫颈动脉、枕动脉和颈静脉时或憋气时可减弱。

2. 头痛

多为钝痛或偏头痛，也可表现为眼眶部疼痛，发生率约为50%。其主要原因是：①静脉窦压力升高，静脉引流不畅致颅内压升高；②扩张的硬脑膜动静脉对硬脑膜的刺激；③小量蛛网膜下腔出血刺激脑膜。

3. 颅内压增高

其原因是：①动静脉短路，使静脉窦压力升高，脑脊液吸收障碍；②反复少量出血造成脑膜继发性反应；③静脉窦血栓形成，使静脉窦压力升高；④曲张的静脉压迫脑脊液循环通路，引起脑积水者占4%，引起视乳头水肿和继发性视神经萎缩者占3%，其中天幕病变最易出现脑积水，高达27.8%。

4. 颅内出血

本病的出血率为12.7%～42%。年出血率约为1.5%～1.8%，每次出血的死亡率约为20%。出血的来源是扩张的引流静脉或静脉瘤破裂，尤其是扩张的软脑膜静脉。软脑膜静脉引流者42%可发生出血，有引流静脉曲张者出血率为70%，远高于无静脉曲张者33%。Malik（1984）发现，大的静脉窦附近的病变出血率仅7.5%，远低于远离静脉窦病变的出血率51%，表明在脑表面走行较长距离的引流静脉更易出血。不同部位的硬脑膜动静脉瘘的出血率也不同，前颅窝和天幕区病变的出血率最高，Halbach（1990）和Lewis（1994）的报道中分别为85%和74%。横窦－乙状窦区病变的出血率较低，为29%，而海绵窦区病变出血率则更低，或无出血。出血类型按发生率依次为蛛网膜下腔出血、脑内血肿、硬脑膜下血肿和脑室内出血。

5. 神经功能障碍

局部静脉窦压力升高，尤其是通过软膜静脉的逆行引流，使正常脑静脉回流受阻，局部脑组织充血、水肿，使皮层功能受到影响。可出现言语、运动、感觉、精神或视野障碍，以及癫痫、眩晕、共济失调、抽搐、半侧面肌痉挛和TIA等各种症状，也可出现脑干和小脑症状，具体表现取决于受累脑组织的部位。软膜引流静脉扩张可直接压迫颅神经，引起面肌痉挛或三叉神经痛等。

6. 脊髓功能障碍

后颅窝，特别是天幕和枕大孔区的病变可引流入脊髓的髓周静脉网，引起椎管内静脉压升高，并传递到髓内静脉，产生进行性脊髓缺血病变。其发生率较低，仅占6%。

7. 儿童硬脑膜动静脉瘘

儿童者少见，主要位于后颅窝，常表现为颅内杂音和心脏损害，后者可表现为充血性心力衰竭、心脏杂音、心肌肥厚、心脏扩大、紫绀、呼吸困难等。此外，还可见头皮静脉扩张、头大畸形、囟门扩张、脑积水、神经功能发育不全、偏瘫等表现，颅内出血少见。新生儿病者多为高流量瘘，常因严重的心力衰竭而死亡，死亡率高达67%。

七、影像学表现

（一）脑血管造影

血管造影是诊断本病的基本方法，包括双侧颈外动脉的六条血管造影、供血动脉选择性造影以及每秒10张的快速摄影是非常必要的。本病在血管造影上表现为脑膜动脉与静脉窦之间异常的动静脉短路（图5-44）。供血动脉往往扩张，使正常不显影的血管也显示出来，如天幕动脉等。引流静脉有多种方式，一般顺流入邻近的静脉窦，当静脉窦压力升高后，可见逆行性软膜静脉引流，有时不经静脉窦而直接入软脑膜静脉引流，个别可进入髓周静脉网。引流静脉可见不同程度的扩张，严重者呈静脉曲张和动脉瘤样改变。引流静脉或静脉窦常在动脉期即显影，但较正常的循环时间长。本病常伴有静脉窦血栓形成，以横窦-乙状窦血栓形成最常见，多发性静脉窦血栓亦可见，也可伴有脑AVM等其他脑血管畸形。

对于进行性脊髓病变病人，如脊髓MRI和椎管造影见髓周静脉扩张，而脊髓血管造影为阴性，应行脑血管造影，以排除由颅内动静脉瘘引流入髓周静脉所致。

（二）CT扫描

CT表现与引流静脉的类型有关，无软脑膜静脉引流者CT多为正常，而有软膜静脉引流者往往有阳性发现。

CT平扫可见：①白质中异常的低密度影，为静脉压增高引起的脑水肿；②交通性或阻塞性脑积水；③出血者可见SAH、脑内或硬脑膜下血肿；④骨窗位有时可见颅骨内板血管沟扩大，为增粗的脑膜动脉压迫所致；⑤静脉窦扩张。CT增强可见：①斑片状或蠕虫样的血管影，为扩张的引流静脉，有时可见动脉瘤样扩张；②脑膜异常增强。

CT改变大多为静脉压升高后的继发性改变，CT扫描仅能提供血管病的存在，而不能定性。三维CT血管造影可显示异常增粗的供血动脉和扩张的引流静脉及静脉窦，但对瘘口及细小的供血动脉仍不能显示，尚不能取代DSA。

（三）MRI

MRI的表现类似于CT，可显示脑水肿、脑缺血、颅内出血、脑积水等改变，显示扩张的软脑膜静脉引流和静脉窦方面优于CT，且可显示CT所不能发现的静脉窦血栓形成、闭塞及血流增加等。对

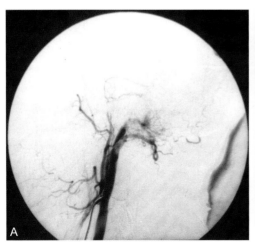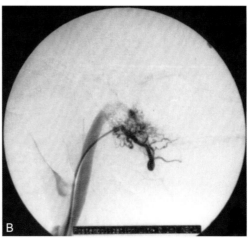

图5-44 横窦-乙状窦区
硬脑膜动静脉瘘
A. 颈外动脉造影。B. 枕动脉造影。

海绵窦区病变，MRI 可见海绵窦信号变低、眼上静脉扩张、眼外肌肿胀等非特异性改变；能显示引流静脉的瘤样扩张和周围脑组织受压情况。MRA 优于 MRI，可显示增粗的供血动脉及扩张的引流静脉及静脉窦，但对细小的血管及流速慢的血管显示不清。

（四）头颅平片

部分病人头颅平片可见颅骨上血管压迹增宽，特别是脑膜中动脉沟增宽，占 29%。此外，颅底位片可见棘孔扩大，有时病变表面的颅骨可以增生。

（五）PET

PET 可见明显的局部脑血流量（rCBF）下降及氧利用分数（rOEF）轻度升高，并与症状有相关性。

（六）超声波

超声可探测手术前后静脉窦和眼静脉的血流方向及流速，检测耳鸣患者横窦 – 乙状窦的血流，对筛选 DAVF 有一定帮助。颈动脉超声波可显示患侧血流加快。TCD 检查表现为供血动脉血流速度异常增快和搏动指数异常降低，引流静脉流速加快和独特的搏动性低阻力血流图形。

八、治疗

硬脑膜动静脉瘘治疗原则是永久、完全地闭塞位于静脉窦壁的动静脉瘘口，但有些病例可能很难达到该目的。因而，在这部分病人，降低出血几率和缓解临床症状成为新的治疗目标。目前还无理想的治疗方法可以处理所有的病变，常用的方法有保守治疗、血管内介入治疗、手术治疗、放射治疗以及联合治疗等。早期的颈外动脉或主要供血动脉结扎术，由于瘘口依然存在，很快建立新的侧支血管，导致复发。临床上可根据以下方法确定治疗原则。

（1）根据血管造影的分型　Cognard（1995）根据静脉引流类型把 DAVF 分为五型，并制定了不同的治疗方法。Ⅰ 型可先用颈动脉压迫，如无效首选立体定向放射治疗，也可用经动脉栓塞。Ⅱa 型首选立体定向放射治疗，也可先经动脉栓塞，如无效可

经静脉栓塞。Ⅱb 和 Ⅱa+b 可经动脉栓塞、手术切除静脉窦和经静脉栓塞静脉窦。Ⅲ～Ⅴ 型具有侵袭性，部分闭塞不能防止再出血，应力求完全闭塞，可采用血管内介入治疗、手术、放射外科或联合治疗。

（2）根据病变部位　Lucas（1997）复习文献中 258 例硬脑膜动静脉瘘，经综合分析，得出以下结论：①横窦 – 乙状窦区病变：联合治疗（介入加手术）疗效最佳（68%），而单纯介入、手术和结扎治疗的疗效分别为 41%、33% 和 8%；②天幕病变：联合治疗（89%）或手术（78%）优于介入治疗（25%）和结扎（11%）；③海绵窦区病变：介入治疗最佳，且经静脉栓塞疗效（78%）优于经动脉栓塞（62%）；④前颅底区病变：手术疗效最佳（95.5%）；⑤凸面 – 上矢状窦区病变：手术（82%）和栓塞（78%）疗效接近，但由于软脑膜静脉引流多见，适于手术治疗。

（3）根据临床症状　①症状较轻且无软脑膜静脉引流者，可临床随访；②当临床症状改变，静脉引流类型改变或出现软膜静脉引流的临床症状时需要治疗；③神经功能障碍症状出现或逐渐加重者，静脉回流障碍或静脉窦闭塞引起颅内压增高者，严重头痛和（或）难以耐受的血管杂音者，应予手术治疗。

（4）根据有无颅内出血　有颅内出血或出血史者应手术。因早期再出血率较低，在急性期如血肿不大应保守治疗，待血管造影和病变部分栓塞后进行手术。如较大，需急诊清除血肿，术中如有可能应切除病变。如清除血肿时不能很看清瘘口，术后应进行脑血管造影，然后再行硬脑膜动静脉瘘的根治手术。

（一）动脉压迫法

海绵窦区病变采用颈动脉压迫，可降低动脉压力，以促进血栓形成。病人用对侧手压迫颈动脉，开始每次 10s，每小时 4～6 次，随后逐渐增加至 30s。最初治疗时，医生应检查病人有无心律过缓、低血压或脑缺血。对双侧供血者，每隔 5min 用左右手交替压迫对侧颈动脉，疗程 4～6 周。Halbach（1987）报道 23 例，治愈率为 30%，1 例改善，无并发症。横窦 – 乙状窦区病变可压迫枕动脉，持续 30min，每天 4～6 次。Halbach（1987）报道 9 例，治愈率为 22%，3 人改善，亦无并发症。有软膜静脉引流或颈动脉狭窄者不可采用此法。

（二）手术治疗

无论术前是否采用栓塞，直接手术切除病变仍是安全有效的方法。手术适应证：①出血形成颅内血肿压迫脑组织者；②病变伴有软膜静脉引流或已形成动脉瘤样扩张，有破裂可能者；③有颈内动脉和椎动脉颅内分支供血者；④硬脑膜动静脉瘘和脑 AVM 共存者。手术成功的关键是闭塞硬脑膜与软脑膜之间的异常血管连接。病变的硬脑膜多呈多孔筛样改变。造影证实静脉窦逆行引流或静脉窦血栓者，全切除病变是安全的。术中翻开骨瓣时要特别小心，因为在头皮、颅骨及硬脑膜之间有广泛的异常血管，撕破后会引起大出血，术前经动脉栓塞可减少术中出血，增加手术的安全性。手术方法包括：引流静脉切断术、畸形病变切除术、静脉窦切除术、静脉窦孤立术、静脉窦骨架技术（sinus skeletonization technique）等。

（1）**引流静脉切断术** 当病变不能完全切除时，如前颅窝底或岩骨嵴硬脑膜动静脉瘘，或切除对侧伴有主要引流静脉狭窄时，引流静脉切断术是最佳的选择。采用直接开颅，切断病变的软脑膜静脉引流，切断点应尽量接近引流静脉离开硬脑膜处。对供血动脉及病变本身不必处理，引流静脉也不必切除，血流中断后引流静脉及其静脉瘘可自动萎陷。与脑 AVM 不同的是阻断引流静脉后不会出现病变迅速增大和发生出血的危险。术前辅以动脉栓塞可增加病人对引流静脉阻断的耐受性。Grisoli（1984）最早采用本方法治疗 4 例，均获治愈且无并发症。Hoh（1998）复习文献中行此手术者 33 例，术后血管造影证实有 32 例病变全部消失，术后结果良好者 30 例（91%），神经功能缺失 1 例（3%），死亡 2 例（6%）。该手术方法不仅简单、安全、有效，而且适用于颅内各部位的硬脑膜动静脉瘘，术前不进行动脉栓塞也同样有效。对病变引流入髓周静脉网者，也可采用引流静脉切断术，Partington（1992）等共报道 7 例，均获治愈。但 Lewis（1997）反对采用此法，认为有可能产生出血性静脉梗塞。

（2）**畸形病变切除术** 主要适用于前颅窝底、天幕等部位的硬脑膜动静脉瘘。病变在前颅窝底者采用低位额部切口，切开硬脑膜抬起额叶，在筛板处可发现硬脑膜与软脑膜有许多异常的血管直接连接。电凝并切断这些血管，即可见软脑膜引流静脉以及静脉瘤萎陷。如伴有血肿，清除时要格外小心，以免损伤血管引起大出血。Halbach（1990）主张把畸形血管团及硬脑膜及筛板一并切除，骨缺损处覆盖肌肉，并用骨膜或筋膜修补。而 Matin（1990）认为无须切除前颅窝底的硬脑膜，以防脑脊液漏。Lucas（1997）复习文献，手术治疗的有效率为 95.5%。病变在天幕者可经颞下或枕部入路，抬起颞叶或枕叶，显露天幕游离缘，切断供血动脉及引流静脉，把病变连同硬脑膜一并切除。由于直接切断引流静脉已可治愈，故不必强调切除病变处的硬脑膜。

（3）**静脉窦切除术** 主要用于横窦－乙状窦区病变，且静脉窦已闭塞者。切除受累的硬脑膜以及闭塞的静脉窦。此法为 Sundt（1983）首创，治疗 27 例，22 例优，1 例良，2 例差，2 例死亡。Held（1996）报道采用此法治疗 73 例，其中优者 62 例（85%），良者 3 例（4.1%），差者 5 例（6.8%），死亡 3 例（4.1%）。并发静脉出血者 12 例，癫痫者 4 例，脑脊液漏者 1 例。

（4）**静脉窦孤立术** Hugosson（1974）首创，沿横窦上下方将硬脑膜切开，以期切断所有的动脉输入，而保留横窦和乙状窦。Kuhner（1976）报道 4 例，均获成功。由于手术过于复杂、创伤较大，近 20 年来未见其他应用报道。

（5）**静脉窦骨架术** Lucas（1996）首创，切断天幕和大脑镰使上矢状窦后 1/3、直窦和横窦形同骨架，用于治疗天幕的硬脑膜动静脉瘘。该手术实际上是一种孤立术，术前可采用动脉栓塞以减少术中出血。手术采用半坐位或俯卧位，病人头部轻度屈曲有助于暴露天幕－大脑镰区。从人字缝顶至 C_2 做直切口，联合双枕和枕下正中开颅，显露上矢状窦和两侧横窦。尽可能靠近硬脑膜窦切开硬脑膜，以阻断由硬脑膜到静脉窦的供血动脉。牵开枕叶，暴露直窦，切除大脑镰的后 1/3，切开直窦两侧和横窦前的天幕，电凝切断其供血动脉。Lucas（1996）采用此法治愈 2 例天幕缘的硬脑膜动静脉瘘。

（6）**原位硬膜移植**（interpositional dural grast）手术目的是用物理方法中断在硬脑膜内的直接进入受累静脉窦的动脉通道。在静脉窦骨架术后，在静脉窦和自身硬膜之间放置原位人工硬膜移植。在大脑软膜表面也放置人工硬膜，以防止软膜瘘。

手术操作：硬脑膜切口做在距窦边缘 2～3mm 处，并平行于静脉窦，沿受累静脉窦的整个长度。硬脑膜切口边缘可以发生活跃的出血，可用双极电凝控制，或如果有必要可以用止血夹控制。裁剪一片人工硬脑膜（脑膜卫士硬膜补片）以适合切开硬脑膜的边缘。笔者比较喜欢脑膜卫士，因为它的惰性本质形成了一个屏障，防止血管向内长入。反对使用其他允许自身组织向内生长的新的合成硬膜。分离乙状窦，尤其是乙状窦前硬脑膜，可能有一定困难，但通过适当地用磨钻切除周围的骨质后可以达到。分离横窦与天幕是必要的，但缝合一个原位移植片更为困难，因为这区域空间受到限制。

Finn（2007）报告6例，随访4个月至4年，没有发现DAVF复发。认为这种技术可以减少DAVF的复发。其优点是保持静脉窦通畅和脑静脉的引流，从而减少促进瘘发生的静脉高压，并且采用一种物理性屏障，可能防止招募新生的血管。

（三）血管内治疗

除部分前颅窝底区的病变外，所有部位的硬脑膜动静脉瘘均可采用血管内栓塞治疗。供血动脉多而且侧支循环丰富的病变，往往需要多次栓塞，栓塞途径包括经动脉栓塞，经静脉栓塞和联合动、静脉栓塞。微导管尽量插至供血动脉的近瘘口处然后栓塞。如果只栓塞供血动脉近端，其结果类似于结扎供血动脉，只能起到暂时作用。Mullan（1979）最早采用经静脉栓塞，比经动脉途径栓塞更简单、疗效更高、副作用更少，故越来越受到重视。Morita（1995）报道1例供血动脉极为复杂的硬脑膜动静脉瘘，经动脉栓塞14次，血流仅下降60%~70%，但经静脉栓塞1次，血流下降90%。Lucas（1997）认为海绵窦区的病变经静脉途径栓塞的疗效为78%，而经动脉途径的疗效为62%。

1. 经动脉途径栓塞

（1）**适应证**　①以颈外动脉供血为主，供血动脉与颈内动脉、椎动脉之间无危险吻合，或有用超选择性插管可避开的危险吻合；②颈内动脉或椎动脉的脑膜支供血，如超选择性插管可避开正常脑组织的供血动脉，亦可经动脉途径栓塞。

（2）**栓塞材料**　早期选用的栓塞材料主要是PVA颗粒、硬脑膜颗粒和微弹簧圈，但这些材料只能闭塞供血动脉主干，而不能闭塞瘘口。由于硬脑膜动脉吻合丰富，所以常常只能缓解症状而不能治愈，且易复发，目前已基本放弃这两种栓塞材料。α-氰基丙烯酸正丁酯（NBCA）是20世纪80年代常用的液

体栓塞材料，但由于其黏管严重、弥散性差等缺点，临床使用其栓塞DAVF的治愈率低。Onyx胶具有不易黏管、弥散性好、注射易控制等优点，较易通过动脉将引流静脉瘘口端栓塞，从而达到治愈的目的。

（3）**方法**　①经股动脉入路：所有患者均行全脑血管造影确诊，在全身肝素化、神经安定麻醉或全麻下，采用Seldinger技术，经股动脉插管，先行全脑血管造影，全面了解瘘口的部位、性质、大小、临床分型等。将导管插到供血动脉远端，尽量接近瘘口。先行造影了解供血动脉情况及有无危险吻合。如不能确定危险吻合情况可进行功能试验，即从导管内注射普鲁卡因50mg，然后检查有无神经功能缺失。若有功能障碍，则放弃栓塞；若无，则把栓塞剂（如Onyx）经导管内注入，并随时注入造影剂以了解栓塞情况，一旦造影剂速度缓慢就应停止注射。如果供血动脉粗大、血流量大、瘘口相对较大，则首选微弹簧圈，若不能完全将瘘口闭塞，再用NBCA胶进行栓塞。如果供血动脉细小、瘘口众多，呈筛眼网状分布于静脉窦壁，可首选Onyx胶。当采用NBCA胶栓塞时应采用"三明治"技术，逐条栓塞所有供血动脉。②经皮穿刺供血动脉栓塞：Gensberg（1993）报道直接穿刺枕动脉，注入栓塞剂以栓塞后颅窝硬脑膜动静脉瘘。Barnwell（1991）报道经皮穿刺颞浅动脉栓塞上矢状窦区硬脑膜动静脉瘘，此法虽较为简单，但要求供血动脉表浅而粗大。然而病变的供血动脉往往不止一条，故此法仅适合于单独由枕动脉或颞浅动脉供血的病变，对于复杂的硬脑膜动静脉瘘显然不适合。当经股动脉途径选择性插管失败时，也可采用此法。

（4）**并发症**　①误栓：栓塞剂通过危险吻合或反流栓塞了供应正常脑组织的动脉，产生脑缺血甚至危及生命。术中应采用硫喷妥钠做功能试验（Wada试验），在栓塞时掌握栓塞剂的量和注射速度。②颅神经麻痹：一些颈外动脉的脑膜支同时也是颅神经的供血动脉，如脑膜中动脉的岩支和海绵窦支供应动眼神经，咽升动脉的颈支供应舌咽神经至副神经、舌下支供应舌下神经，误栓后可导致相应的颅神经麻痹。为防止误栓颅神经的供血动脉，可行普鲁卡因功能试验。③静脉栓塞：当栓塞剂通过瘘口在引流静脉内凝固聚合，产生静脉高压，严重者可发生颅内出血。④局部疼痛：颈外动脉分支栓塞后，因局部炎症反应可出现局部疼痛，用激素可预防。

（5）**疗效**　其中以海绵窦区DAVF疗效最

好，横窦－乙状窦区次之。对于天幕和上矢状窦区DAVF，往往同时由颈外、颈内和椎动脉的脑膜支供血，较为复杂，但采用栓塞技术可以闭塞大部分血供，甚至完全闭合。

2. 经静脉途径栓塞

（1）**适应证** ①静脉窦阻塞或静脉窦内高压，且不参与正常脑组织引流者或完全丧失正常生理功能；②供血动脉复杂、细小、严重扭曲，或瘘口繁多，经动脉途径栓塞治疗困难或栓塞治疗失败、复发的患者；③ Cognard 分类法Ⅲ～Ⅴ型有软膜静脉引流者，Cognard Ⅰ～Ⅱ型的病人可根据静脉窦球囊阻塞试验选择性地应用。

（2）**途径** ①经颈内静脉或经股静脉途径：到达海绵窦区通常采用颈内静脉→岩上窦→海绵窦入路；亦可采用颈内静脉→面静脉→眼上静脉→海绵窦入路。到达横窦－乙状窦区采用颈内静脉→乙状窦入路。到达上矢状窦区采用颈内静脉→乙状窦→横窦→窦汇入路。②经眼上静脉途径：用于海绵窦区病变的栓塞。在眶上缘中、内 1/3 交界处穿刺，或上睑内侧切开显露眼上静脉，置入微导管，到海绵窦后注入栓塞剂或置入弹簧圈。Courtheoux（1987）首先报道用铁制的弹簧圈栓塞，Deburn（1988）采用可脱性球囊，Takahashi（1989）采用细铜丝栓塞。③钻孔经静脉窦途径：经手术颅骨钻孔暴露静脉窦，包括上矢状窦、直窦和横窦－乙状窦，穿刺或切开送入导管，到位后送入球囊、弹簧圈或支架闭塞病变。

（3）**方法** 经静脉入路栓塞治疗的本质是采用合适的栓塞材料永久致密地将病变的、已经丧失正常生理功能的静脉窦连同瘘口一起闭塞，达到治愈DAVF的目的。静脉窦有血栓形成时微导管仍可通过。微导管头端到位后，即可解脱球囊或微弹簧圈。如有必要，可行球囊阻塞试验，用可脱球囊阻断受累静脉窦，行双侧颈内动脉和椎动脉造影，如正常脑静脉引流不受阻，即可解脱球囊，栓塞受累的静脉窦；如正常脑静脉引流受阻，则为禁忌。最近有人经病变静脉窦逆行插管至供血动脉，注射 NBCA 栓塞供血动脉。这种方法可保留静脉窦，但其插管难度较大。目前认为只要导管能到位，就能获得满意的治愈率，且复发率低。最近，有些学者针对伴有严重静脉窦狭窄的DAVF，通过放置支架，包括覆膜支架来治疗，并取得满意效果。从治疗要求看，覆膜支架是最理想的选择材料，但由于目前使用的支架柔韧性欠

佳，硬度较高，有时难以通过乙状窦的弯曲段和静脉窦的狭窄，很难将支架送到位。此外，覆膜支架直径较大，对输送导管等器材要求较高，支架到位后对静脉窦的贴附性不理想，无法按血管形态紧密贴附管壁达到封闭瘘口的目的。所以目前应用最多的材料还是可控弹簧圈或可脱球囊。由于 NBCA 胶存在逆行进入正常皮层静脉，甚至可能将导管黏附于血管壁的危险，故不太适合经静脉入路。

（4）**并发症** ①静脉梗塞：阻塞正常引流静脉，可导致静脉性脑梗死。因此，有正常脑引流静脉汇入的静脉窦，不可栓塞。为安全起见，可行球囊阻塞试验。②静脉窦壁穿破：经静脉逆行插管时，有时微导丝会刺破静脉窦壁，引起出血。以岩下窦破裂最常见，故插管时务必耐心仔细，无法通过时可改用面静脉或眼上静脉途径。③眼上静脉血栓：栓塞剂反流入眼上静脉可致眼部症状暂时性加重，可用激素和抗凝治疗。栓塞时压迫眼球，增加眼上静脉内压力可预防。④眼神经、外展神经的暂时性麻痹。

（5）**疗效** 从发病原因上看，硬脑膜动静脉瘘是静脉源性的，其临床表现也取决于引流静脉，故治疗上也应从静脉着手。经静脉途径栓塞有较高的疗效，近年来其治愈率不断提高。Halbach（1992）报道 74 例，影像学和临床治愈率分别为 63% 和 81%。Urtasun（1996）报道 24 例，两者分别为 71% 和 83%。Roy（1997）报道 24 例，两者分别为 87.5% 和 96%。经静脉途径栓塞的疗效优于经动脉途径。Lucas（1997）报告海绵窦区病变经静脉途径的疗效为 78%，优于经动脉途径的疗效 62%。

3. 经手术显露血管进行栓塞

通过手术显露血管进行栓塞的方法较少应用。一般为因颈外动脉已被结扎，或动脉弯曲导致经股动脉途径栓塞失败而采用的一种替代方法。手术显露颈外动脉供血分支，插管成功后，经术中血管造影证实，将栓塞剂注入血管。术中经静脉途径的栓塞，必须行开颅术，阻断引流静脉及受累的横窦，将栓塞剂注入需要闭塞的静脉，并进行术中血管造影复查。

（四）放射治疗

立体定向放射治疗 DAVF 的原理为放射线照射损伤病变处静脉窦壁及供血动脉入窦即瘘口处血管的内皮细胞，使平滑肌细胞不断增生，血管内膜进

行性增厚，最终导致管腔闭合，达到治疗目的。在靶点确定后进行剂量规划，采用多个等剂量为中心，提高靶点剂量的一致性，运用迅速衰减放射剂量曲线，边缘剂量为 16～20Gy，50%～70% 等剂量水平，既保证以高剂量射线治疗病变，又减少对周围组织的损伤。国内外已有不少文献证实立体定向放射治疗 DAVF 的有效性，但病例数均不多。目前立体定向放射治疗仅作为栓塞或手术后残留少量瘘口的辅助治疗；或用于手术或栓塞有禁忌证或风险较大者；或所谓的良性 DAVF，以促使血管壁增厚闭塞。Lewis（1994）报道 X 刀并辅以栓塞治疗天幕区硬脑膜动静脉瘘 7 例，其中 5 例在 1 年后闭塞，另 2 例随访不足 1 年，但血流量下降 50%。Held（1996）报道 19 例 γ 刀治疗，其中 12 人辅以栓塞，有 10 人随访 3 年，其中 5 例病变消失，5 例变小。1996 年 Link 等报告血管内治疗结合 γ 刀治疗各部位 DAVF 29 例，解剖治愈率达 72%，单纯采用立体定向放射治疗海绵窦型 DAVF 的治愈率为 80%，而结合血管内治疗者可达 87%。

立体定向放射治疗 DAVF 具有微侵袭性、安全、有效的优点，但也有明显的不足。放疗的主要缺点有：①收效慢，通常要 2 年以上，在病灶闭塞前仍有出血的危险，栓塞后辅以放疗较为安全；②可能出现难以控制的放射性脑病，以及瘘口旁重要结构损伤。

（五）联合治疗

硬脑膜动静脉瘘的供血常很复杂，单一的方法往往难以完全治愈，因此可采用联合治疗，例如栓塞＋手术、栓塞＋放疗、手术＋放疗。Lucas（1997）报告 258 例硬脑膜动静脉瘘的治疗结果，除前颅底和海绵窦区病变外，以栓塞＋手术的疗效最高。天幕区硬脑膜动静脉瘘的联合治疗、手术和介入治疗的闭塞率分别为 89%、78% 和 25%，横窦－乙状窦区病变则分别为 68%、33% 和 41%，这表明联合治疗的疗效远优于单一治疗。

（六）其他疗法

Suzuki（1981）报告用雌激素经颈外动脉持续灌注，8 例病人中 3 例治愈，3 例部分消失，2 例未改善。雌激素可促使血管闭塞。但此法需时 6～22 天（平均 12 天），且有腮腺炎、咽痛、肝功能异常等副作用，故尚未见其他学者采用。Lasjaunias 等发现绝经后和妊娠期妇女海绵窦 DAVF 的发生率要高于一般人群，可能与雌激素水平降低有关，这类病人经雌激素及压迫颈总动脉等保守治疗后便可自愈，而不需要采取更积极的治疗措施。

（七）观察

本病有自行血栓闭塞的可能，对低风险 DAVF，无症状的病人，不必急于治疗，予以临床观察。特别是海绵窦区的早期 I 型 DAVF，与其他部位的病变相比有较高的自愈率，文献报道可达 10%～73%。1987 年 Fermand 等对 7 例未经过任何治疗的硬脑膜动静脉瘘病人随访 12 个月至 11 年，其中 5 例无变化，1 例耳鸣消失。

九、常见部位硬脑膜动静脉瘘

（一）海绵窦区硬脑膜动静脉瘘

该区硬脑膜动静脉瘘以眼部症状、耳鸣和血管杂音最为常见。动脉血经瘘口进入海绵窦后，导致一侧眼静脉压升高，产生复视、眼肌麻痹、视力下降、突眼或球结合膜充血，并可致视乳头水肿、青光眼或视网膜剥离。有时引流静脉经冠状静脉或海绵间窦进入对侧海绵窦可致对侧眼上静脉扩张，表现为双眼球充血。如果患侧眼上静脉有血栓形成，可使患侧眼球正常而对侧眼球充血。

海绵窦区病变主要由颈外动脉供血，包括颌内动脉的圆孔动脉、脑膜中动脉以及咽升动脉神经脑膜干的斜坡分支，也可来自颈内动脉的脑膜垂体干和下外侧干。静脉引流入海绵窦，后者向前可进入眼上、下静脉，向后进入岩上、下窦，向下至翼静脉丛，向内经海绵间窦到对侧海绵窦。软膜静脉引流较少出现，仅占 10%。

海绵窦区硬脑膜动静脉瘘应与颈动脉－海绵窦瘘（CCF）相区别。Barrow（1985）将自发性 CCF 分为 4 型：A 型为颈内动脉虹吸段与海绵窦相通；B 型为颈内动脉脑膜支与海绵窦相通；C 型为颈外动脉脑膜支与海绵窦相通；D 型为颈内动脉脑膜支和颈外动脉脑膜支与海绵窦相通。Pierot（1992）认为，除 A 型为 CCF 外，B、C、D 型实际上应称为海绵窦区硬脑膜动静脉瘘。CCF 无症状者应保守治疗，出现进行性眼症状时应积极治疗，多采用栓塞术。B 型病变可以经动脉和（或）经静脉途径栓塞治疗，后者疗效更好。C 型病变一般都采用经动脉途径栓塞，完全闭塞率很高。D 型病变常需先经动脉、后经静脉途径的多次栓塞。

海绵窦区病变的手术切除非常困难，只在有明显的软膜静脉引流时才有手术指征。海绵窦区硬脑膜动静脉瘘预后良好，几乎不危及生命。栓塞治疗的成功率经动脉途径为 62%，经静脉途径为 78%，经动脉和静脉联合途径为 64%。

（二）横窦 – 乙状窦区硬脑膜动静脉瘘

横窦 – 乙状窦区硬脑膜动静脉瘘以耳鸣、颅内杂音和头痛最常见，其次为颅内出血和神经功能障碍，如视力障碍、运动障碍、癫痫、眩晕、脑积水、记忆力下降等。供血动脉主要是枕动脉脑膜支、脑膜中动脉后颞枕支、咽升动脉的神经脑膜支和耳后动脉，其次为颈内动脉的天幕动脉和椎动脉的脑膜后动脉。此外颞浅动脉、颞深动脉、颈深动脉和颈升动脉亦可供血。引流静脉一般经同侧横窦 – 乙状窦进入颈内静脉。当横窦远端狭窄或闭塞，可经窦汇进入对侧横窦，甚至到上矢状窦和直窦。软脑膜静脉引流较少见，占 9%。此类 DAVF 约 95% 的病人伴有静脉窦血栓。

病变伴有软脑膜静脉引流时应积极治疗，采用

手术还是栓塞、经动脉还是经静脉栓塞，应根据受累静脉窦是否通畅而定。动脉栓塞可以减少血流，但多不能治愈，故常作为术前栓塞。经静脉途径常采用微弹簧圈或球囊进行栓塞。常用的手术方法有横窦孤立术和动静脉瘘切除术。

横窦 – 乙状窦区硬脑膜动静脉瘘联合治疗的治愈率为 68%，单纯栓塞治疗为 41%，单纯手术治疗为 33%。单纯结扎供血动脉的治愈率仅为 8%。

（三）前颅窝底硬脑膜动静脉瘘

前颅窝底区硬脑膜动静脉瘘少见，1988 年 Kobayashi 收集文献共 28 例。临床表现以颅内出血最常见，常形成额叶内侧脑内血肿，类似前交通动脉动脉瘤破裂形成的血肿。其次为眼部症状，因眼静脉回流受阻而增粗，产生突眼、球结合膜充血、眼压升高、视野缺损和眼球活动障碍等症状。此外亦可见癫痫和鼻衄，后者系病灶破坏嗅沟骨质破裂后出血进入鼻腔所致。耳鸣和血管杂音亦常见。

前颅窝底没有静脉窦，因此发生在该部位的 DAVF 有特别的血管构筑。其供血动脉主要来源于眼动脉的筛前、筛后动脉及其分支，其次为颈外动脉的脑膜中动脉、颌内动脉、颞浅动脉等。Waga（1977）按供血动脉将其分为 3 类：①前颅底的硬脑膜，主要由筛前动脉供血；②大脑镰前部，由镰前动脉供血；③位于额叶凸面的硬脑膜，由筛前、后动脉共同供血（图 5-45）。引流途径可分为 2 组：

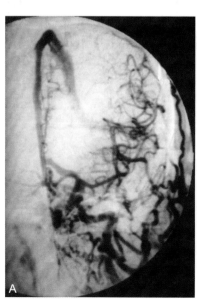
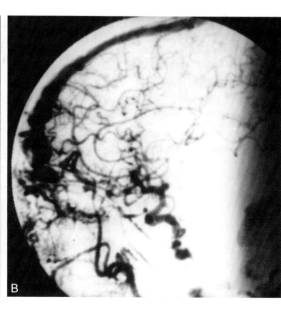

图 5-45　前颅窝底硬脑膜动静脉瘘
A. 左颈动脉造影，正位像。
B. 左颈动脉造影，侧位像。

一是经内侧和表面的嗅静脉或额静脉向内上进入上矢状窦；二是经额叶底面的软脑膜静脉向后进入蝶顶窦、海绵窦和基底静脉。动脉化的异常血流进入薄壁的皮层引流静脉，引起血管扩张和血管壁更薄。皮层静脉汇入静脉窦处容易产生涡流、血栓形成引起狭窄，使近侧引流静脉更迂曲，多伴动脉瘤样扩张或静脉湖形成（占85%）。前颅窝底 DAVF 的出血率可以高达80%～90%，再出血的预后明显比初次出血差。

最好的治疗方法是手术，手术治疗几乎适合所有前颅窝底 DAVF，有较高的治愈率和较低的手术死亡率。目前有两种手术方法，即软脑膜引流静脉切断术和动静脉瘘切除术。前者无脑脊液漏，手术效果好，应作为首选治疗。手术只需暴露皮层引流静脉与前颅窝底硬脑膜连接处，电凝并切断连接，即刻可见引流静脉萎陷，动脉化血流转变成暗红色静脉血流，说明瘘口已经封闭，然后清除原有的额叶血肿。切除带瘘的硬脑膜按理效果应更好，但实际上并无必要，技术上也较复杂。Grisoli（1984）最早报道手术治疗4例，均获治愈且无并发症。文献中手术治疗的治愈率高达95%。因供血动脉通常来自眼动脉的分支，栓塞可能导致视觉障碍的并发症，故要求较高。随着介入材料的发展和介入技术的提高，2008年Agid 等报告用 NBCA 栓塞前颅窝底硬脑膜动静脉瘘11例，治愈7例，栓塞未成功4例，没有并发症。

（四）小脑幕缘区硬脑膜动静脉瘘

天幕区硬脑膜动静脉瘘最常见的症状是颅内出血，其次为脑干和小脑症状及阻塞性脑积水，有的病人因髓周静脉压力升高而产生脊髓症状，耳鸣和颅内杂音少见。供血动脉主要为脑膜垂体干的分支天幕动脉、颈外动脉的分支脑膜中动脉和枕动脉。此外，大脑后动脉天幕支、小脑上动脉天幕支和脑膜后动脉、咽升动脉、脑膜副动脉、颈内动脉下外侧干亦参与供血。引流静脉多为软脑膜静脉，主要是中脑静脉、岩静脉和小脑的静脉，此外亦可经 Galen 静脉、脑桥静脉和基底静脉引流，部分可引流入髓周静脉网。软脑膜静脉多发生瘤样扩张，占57%。

由于病变位置深在，手术达到较困难。先栓塞后手术的联合治疗是最安全最有效的治疗方法。栓塞一般经动脉途径，将硬脑膜的供血动脉逐一栓塞。由于硬脑膜供血动脉来源广泛，分支很多，完全栓塞几乎是不可能的。手术的方法有软脑膜引流静脉切断术和横窦－直窦孤立术。Grisoli 用软脑膜引流静脉切断术治疗3例，均获满意效果。Lucas（1996）采用横窦－直窦孤立术治愈2例小脑幕缘的硬脑膜动静脉瘘。Lucas（1997）统计小脑幕硬脑膜动静脉瘘的治疗效果：联合治疗的治愈率为89%，手术治愈率为78%，而栓塞治疗和单纯供血动脉结扎的治愈率分别为25%和11%。

（五）上矢状窦及大脑凸面区硬脑膜动静脉瘘

上矢状窦及脑凸面的硬脑膜动静脉瘘少见，Lucas（1997）收集文献报告仅发现27例。临床表现以头痛最常见，其次为颅内出血，此外可有失明、失语、癫痫、杂音、偏瘫等症状。主要供血动脉为脑膜中动脉、枕动脉和颞浅动脉的骨穿支，其次为眼动脉和椎动脉的脑膜支。主要经软膜静脉引流进入上矢状窦，约41%有引流静脉曲张。手术和栓塞治疗的效果相近，治愈率分别为82%和78%。软脑膜静脉引流明显时应进行手术治疗。

（林东　沈建康）

第七节

SECTION 7

第八节 与脑血管畸形有关的综合征

一、脑面血管瘤病

　　脑面血管瘤病（encephalo-facial angiomatosis），即 Sturge-Weber 综 合 征（Sturge-Weber syndrome），是一种先天性的神经皮肤病变，又称脑三叉神经血管瘤病，是一种脑和脑膜上的血管畸形，同时伴有同侧面部三叉神经分布区血管瘤样病变。1879 年 Sturge 和 1922 年 Weber 分别报道此病，沿用名称先后有几十种，主要分两大类：一类采用早年发现该病的学者姓名来命名，多称综合征，如 Sturge-Weber-Krabbe 综合征和 Sturge-Kalischer-Weber 综合征等；另一类用解剖或临床表现来命名，多称病，如神经眼皮肤血管瘤病等。1935 年 Bergstrand 将此病命名为 Sturge-Weber 综合征。这是一种先天性疾患，在胚胎第 4～8 周时，原始血管的发育异常，影响脑室壁周围、脑膜和面部皮肤的血管。此时原始脑的枕叶皮质和眼泡位于胚胎面部的上方，随着发育逐渐分开，故本病常同时累及面、眼和枕叶。多数为散发，家族性者较少。近年来在少数病例中发现有三倍体染色体，但目前尚无充分证据证明本病能遗传，故本病同其他错构瘤病不同，系先天性疾病而非遗传性疾病。

（一）病理

　　本病的病理改变是发生一侧面部、软脑膜和脉络膜的血管瘤。面部血管瘤为毛细血管扩张或毛细血管瘤，类似于胚胎期的毛细血管，缺乏弹力板和平滑肌，常位于一侧三叉神经的分布区。此外，躯干、四肢、内脏亦可发生类似的血管瘤。脑部可见患侧半球萎缩变硬，血管瘤所在的软脑膜局限性增厚，血管异常增生伴充血。多位于枕叶和顶叶后部，特别是在距状沟附近，颞叶和额叶少见，个别可累及整个半球乃至双侧半球，但不发生在幕下。显微镜下见软脑膜上有毛细血管 – 静脉性畸形，由薄壁的小静脉和毛细血管组成，部分血管团因透明变性而闭塞。血管畸形附近可见神经元和神经纤维减少和变性，胶质增生和钙化。钙化主要位于皮层浅部，亦可进入皮层深部或白质，部分病人钙化可发生在皮层血管内或血管周围间隙。钙化可呈分散状或团块状分布，大的钙化肉眼可见，呈球形或不规则结节状，其中一些呈同心圆状，系小的钙化聚积而成。在电镜下，可见许多黏多糖物质，为钙盐沉着的基质。智力衰退可能与脑钙化、脑萎缩和胶质增生有关。萎缩的半球可致同侧颅骨增厚、颅腔变小。板障内亦可发生血管瘤。同侧眼球的结合膜、巩膜、脉络膜和视网膜均可发生血管瘤，并引起先天性青光眼。眼脉络膜血管瘤呈蜂窝状，灰色或黄色，巩膜可有异常色素沉着，有的病人可累及双侧眼球。

（二）临床表现

1. 皮肤表现

　　面部血管瘤，即焰色痣（naevus flammeus）或红葡萄酒斑（port-wine stain），出生时即可存在，不随年龄增大，多呈灰红色或红葡萄酒色，边缘清楚，扁平或轻度隆起，压之可褪色。发生在一侧三叉神经的分布区，以眼支分布区最常见，下颌支最少。单侧者不超过中线，有 10%～29% 分布于双侧面部。大小可以从数厘米至十余厘米，部分病人可累及额、颈、软腭、舌、齿龈、咽部和鼻腔，甚至躯干和四肢。有双侧焰色痣者，神经系统受累的几率较高。仅有面部焰色痣者，90% 并非本病；而无焰色痣者，未必不是本病，因为有 5%～15% 的 Sturge-Weber 综合征没有面部焰色痣。

2. 神经系统表现

　　癫痫、智力减退、偏瘫和偏盲是本病主要的神经系统表现。多数病人在出生后数月乃至数年内可无神经系统症状。癫痫是最常见和最早出现的神经症状，发生率为 75%～90%。多在 1 岁内出现，少数在儿童或青春期出现，20 岁以后始出现者少见。癫痫与智力减退有关，癫痫愈早出现（年龄<1 岁），癫痫愈难控制，智力减退的发生率愈高。约 50% 的病人可有不同程度的智力低下和精神症状。偏瘫发生率约为 60%。Hoffman 报道儿童在 1 岁前癫痫起病，将来运动功能缺失和发育迟滞的几率也越大。由于病灶常累及枕叶和视放射，故偏盲常见。有 20% 的病人可出现头痛。

3. 眼部表现

36%～70% 病人有眼部表现，包括先天性青光眼，脉络膜、巩膜、结合膜和视网膜血管瘤。青光眼的发病率从 30%～76% 不等，多在 1 岁内出现，是小梁发育异常和巩膜静脉压升高所致。焰色痣累及上睑者，青光眼发生率最高。脉络膜有血管瘤者达 71%，呈弥漫性、红色，扁平至中度凸出，导致视力丧失和视野缺损。此外，还可见晶状体浑浊移位、角膜血管翳、视网膜剥离、视网膜萎缩、眼肌麻痹和斜视等。

4. 其他病变

本病可伴发许多先天性畸形，如咽弓过高、两耳不对称、睾丸发育不全、性发育不全、脑性肥胖、脊髓空洞症、手足畸形、肥胖性半身血管增生症和脑血管畸形等。

（三）辅助检查

1. 头颅平片

典型改变为大脑半球脑回两侧呈双轨状钙化，钙化亦可呈树枝状或线状。多见于枕叶，其次为顶叶。脑钙化在 2 岁内少见，可随年龄增长而增多。到 20 岁时，有 65%～99% 的病人出现典型的钙化。另一特点是在脑钙化与颅骨内板之间距离加大，提示脑皮层萎缩。在萎缩脑表面的颅骨常发育不良、增厚、缺乏正常的脑回压迹，由于板障内静脉扩大或发生血管瘤，使板障的空隙增大。还可见颅骨增厚，颅腔变小和副鼻窦增生。

2. 脑血管造影

约半数病人有异常表现：①皮层静脉减少，深部髓静脉扩张和数目增多，大脑内静脉和基底静脉可见扩张。皮层血流主要由扩张的深部髓静脉经室管膜静脉系统进入深静脉系统。患侧颈动脉造影时上矢状窦常不能显影，因皮层静脉不通畅，而对侧造影时可以充盈。②在毛细血管期和静脉期，可见弥漫性密度增高影，系软脑膜血管瘤，以顶枕叶见多。此外，亦可见静脉窦血栓形成或发育不良，动脉内有血栓形成，颈外动脉供血区也可见非特异性异常。有时可与 AVM、静脉性血管畸形、硬脑膜动静脉瘘和海绵状血管瘤伴发。Poser 和 Tavera 在 50 例 Sturge-Weber 综合征的血管造影中，发现颅内静脉畸形和毛细血管扩张症 12 例，脑 AVM 1 例，小动脉血栓形成 4 例，静脉和静脉窦异常 5 例，颈外动脉分布区的静脉畸形 3 例，其他畸形 7 例。

3. 头颅 CT

（1）平扫可见　①患侧半球局限性萎缩，以枕、顶叶多见，严重者可见大脑镰向患侧移位；②萎缩的脑皮层有脑回状钙化，白质深部亦可见点状钙化；③患侧颅骨代偿性增厚，副鼻窦和乳突增生、岩骨嵴抬高。

（2）增强 CT 可见　①脑回样强化，系软脑膜的血管瘤；②侧脑室脉络丛增大，可达 7～10cm，系脉络丛血管瘤；③深部静脉扩张；④近年来一些学者发现，癫痫后立即行增强 CT 扫描可见皮层短暂性强化，以后强化可减弱乃至消失，为癫痫活动使脑血流暂时增多所致。

4. 头颅 MRI

头颅 MRI 可见：①局限性脑萎缩，脑回状钙化；②患侧颅骨增厚；③皮层浅静脉减少，深部静脉增多并扩张；④ T_2W 图像上，在软脑膜血管瘤周围的白质中，可见高信号影，系缺血灶或脱髓鞘改变；⑤患侧眼球后部呈镰刀状改变，中央厚两边薄，在 T_2W 图像呈高信号称"牛眼征"。增强后相应改变更为明显。

MRA 显示皮层静脉数量减少、深部静脉增多增粗，并可伴有横窦和颈内静脉血流量减少。

5. 同位素

同位素脑扫描见患侧局限性血流量下降，但在静脉期和毛细血管期吸收增强。SPECT 检查，见患侧半球局限性灌注下降。PET 检查见患者半球灌注和脑代谢率下降，氧利用率增高。

6. 脑电图

间歇期头皮脑电图检查在所有的患儿中均表现为异常。其中最一致性的发现是患侧半球皮层电活动下降，非对称性的棘波活动，并可见痫样放电和局限性慢波等。在有弥漫性半球血管瘤的患者中，脑电图记录显示有弥漫性的单侧性的棘波或者 θ 波。然而，在局部病变时，棘波、低电压快速节律波以及 θ 波都很常见。

（四）治疗

无根治方法，主要采用对症治疗，用药物或手术治疗癫痫。起病年龄小于 1 岁与癫痫的严重程度及将来的发育迟滞、运动缺陷相关。对于这些患儿的难治性癫痫早期行外科手术，可以使发育状况改善。在各个年龄阶段都可以施行外科手术治疗来控制癫痫，只要手术能够完整切除病灶或者切断病变皮层间的联系。

青光眼可用药物和手术治疗，以降低眼内压。对脉络膜血管瘤特别当有视网膜剥离者，可用 ^{60}Co 近距放疗或氩绿光栅激光凝固术等。面部焰色痣可用激光治疗或用特殊方法掩饰，但仅适用于病灶不大，且神经功能良好者。

二、脑－视网膜－面血管瘤病

脑－视网膜－面血管瘤病（encephalo-retino-facial angiomatosis），又称 Wyburn-Mason 综合征或 Bonnet-Dechaume-Blanc 综合征，为脑、皮肤、视网膜和上颌或下颌的多发血管畸形。有多种组合形式：①眼眶和视神经；②颌骨和翼窝；③额叶底部、外侧裂、视交叉和视束；④后颅窝，包括中脑腹侧；⑤同侧头面部皮肤。

临床表现包括：①神经症状：颅内的病变可引起智力发育迟缓，精神衰退，偏瘫抽搐，颅内出血或偏盲。后颅窝颅骨听诊常可发现与心脏搏动一致的收缩期杂音。②眼症状：视力障碍，单侧无搏动性突眼及眼球震颤，结合膜血管扩张，斜视，瞳孔对光和调节反射消失，上睑下垂，眼底检查显示弥漫性血管瘤。③其他：同侧头面部皮肤毛细血管扩张，当病变累及上颌、翼窝或下颌，可引起大量口、鼻出血。常有左心室肥大。

如果病变局限者可行手术治疗，但治疗效果不佳。

（沈建康）

参考文献

[1] 白如林, 黄承光, 陈左权, 等. NBCA血管内栓塞治疗颅内动静脉畸形. 介入放射学杂志, 2002, 11:324-326.

[2] 柏秀松, 封亚平, 封雨, 等. X-刀放射治疗脑动静脉畸形合并胶质瘤1例. 中华神经外科疾病研究杂志, 2004, 39(4): 372-373.

[3] 陈衔城, 史玉泉, 秦智勇. 颅内血管畸形. //史玉泉, 周孝达, 吕传真等主编. 实用神经病学. 第三版. 上海: 上海科学技术出版社, 2004, 910-933.

[4] 陈衔城. 脑动静脉畸形. //周良辅主编. 现代神经外科学. 第一版. 上海:复旦大学出版社, 2001, 866-879.

[5] 杜固宏, 周良辅. 隐匿性脑血管畸形. //周良辅主编. 现代神经外科学. 第一版. 上海: 复旦大学出版社, 2001, 880-889.

[6] 胡未伟, 范越君, 刘伟国, 等. 外侧裂脑动静脉畸形的诊治(附11例报告). 中华神经外科杂志, 2005, 21:352-354.

[7] 江峰, 江自强. 脑动静脉畸形106例临床分析. 中华神经外科杂志, 2005, 21:402.

[8] 梁军潮, 王伟民, 吴洪勋, 等.脑AVM的伽玛刀立体定向放射手术研究. 中国微侵袭神经外科杂志, 2004, 9(2):65-68.

[9] 刘承基.脑血管病的外科治疗. 第一版. 南京: 江苏科学技术出版社, 1986, 632-658.

[10] 马驰原, 史继新, 王汉东, 等.吲哚菁绿血管造影在脑血管畸形手术中的作用. 中国脑血管病杂志, 2008, 5(8): 369-371, 378.

[11] 彭彪, 朱贤立. 脑动静脉畸形术后脑灌注压突破的实验研究. 中华神经外科杂志, 1998, 14:190-191.

[12] 沈建康, 刘承基. 大脑半球内侧面动静脉畸形的手术治疗: 附22例报告. 中华神经外科杂志, 1992, 13:6-8.

[13] 沈建康. 血管病的手术治疗. //杨树源主编. 实用神经外科手术技巧. 第一版. 天津:天津科学技术出版社, 2002, 260-411.

[14] 隋大力, 王硕, 赵继宗. 动静脉畸形合并颅内动脉瘤的治疗. 中华神经外科杂志, 2005, 2(1): 478-480.

[15] 王忠诚, 杨俊. 800例颅内AVM的外科治疗. 中华神经外科杂志, 1992, 8:158-160.

[16] 王忠诚, 赵继宗. 颅内血管畸形. //王忠诚主编. 神经外科学. 第一版. 武汉: 湖北科学技术出版社, 2004, 810-836.

[17] 杨冰, 陈衔城, 吴劲松, 等. 脑动静脉畸形的伽玛刀治疗. 中国微侵袭神经外科杂志, 2002, 7(2): 12-213.

[18] 张荣伟, 袁绍纪, 刘子生, 等. 脑功能区动静脉畸形的显微手术治疗. 中国微侵袭神经外科杂志, 2004, 9(11): 512-513.

[19] 赵继宗, 王忠诚, 王硕, 等. 栓塞与手术切除联合治疗巨大脑动静脉畸形. 中华神经外科杂志, 1997, 13:6-8.

[20] 朱建堃, 邓印辉, 梁舜尧, 等. 伽马刀治疗脑干动静脉畸形. 中华神

经外科杂志, 2005, 21:678-679.

[21] Abilleira S, Montaner J, Molina CA, et al. Matrix metalloproteinase-9 concentration after spontaneous intracerebral hemor-rhage. J Neurosurg, 2003, 99(1): 65-70.

[22] Agid R, Terbrugge K, Rodesch G, et al. Management strategies for anterior cranial fossa (ethmoidal) dural arteriovenous fistulas with an emphasis on endovascular treatment. J Neurosurg, 2009, 110(1): 79-84.

[23] Al-Shahi R, Bhattacharya JJ, Currie DG, et al. Prospective, population-based detection of intracranial vascular malformations in adults: the Scottish Intracranial Vascular Malformation Study (SIVMS). Stroke, 2003, 34(5): 1163-1169.

[24] Andreou AII, Lalloo S, Nickolaos N, et al. Endovascular treatment of intracranial arteriovenous malformations. J Neurosurg, 2008, 109(6): 1091-1097.

[25] Bambakidis NC, Sunshine JL, Faulhaber PF, et al. Functional evaluation of arteriovenous malformations. Neurosurg Focus, 2001, 11(5): Article 2.

[26] Bertalanffy H, Benes L, Miyazawa T, et al. Cerebral cavernomas in the adult. Review of the literature and analysis of 72 surgically treated patients. Neurosurg Rev, 2002, 25(1-2): 1-53; discussion 54-55.

[27] Carlson AP, Taylor CL, Yonas H. Treatment of dural arteriovenous fistula using ethylene vinyl alcohol (Onyx) arterial embolization as the primary modality: short-term results. J Neurosurg, 2007, 107(6): 1120-1125.

[28] Chang SD, Marcellus ML, Marks MP, et al. Multimodality treatment of giant intracranial arteriovenous malformations. Neuorsurgery, 2003, 51(1): 1-11; discussion 11-13.

[29] Chang SD, Steinberg GK, Levy RP, et al. Microsurgical resection of incompletely obliterated intracranial arteriovenous malformations following stereotactic radiosurgery. Neuorl Med Chir (Tokyo), 1998, 38 Suppl: 200-207.

[30] Chew J, Weill A, Guilbert F, et al. Arterial Onyx embolisation of intracranial DAVFs with cortical venous drainage. Can J Neurol Sci, 2009, 36(2): 168-175.

[31] da Costa L, Thines L, Dehdashti AR, et al. Management and clinical outcome of posterior fossa arteriovenous malformations: report on a single-center 15-year experience. J Neurol Neurosurg Psychiatry, 2009, 80(4): 376-379.

[32] Dempsey RJ, Moftakhar R, Pozniak M, et al. Intraoperative Doppler to measure cerebrovascular resistance as a guide to complete resection of arteriovenous malformations. Neurosurgery, 2004, 55(1): 155-160; discussion 160-161.

[33] Duffner F, Ritz R, Bomemann A, et al. Combined therapy of cerebral arteriovenous malformations: histological differences between a non-adhesive liquid embolic agent and n-butyl 2-cyanoacrylate (NBCA). Clin Neuropathol, 2002, 21(1): 13-17.

[34] Duong DH, Young WL, Vang MC, et al. Feeding artery pressure and venous drainage pattern are primary determinants of hemorrhage from cerebral arteriovenous malformations. Stroke, 1998, 29: 1167-1176.

[35] Eddleman CS, Batjer HH, Lavine S. Introduction: vascular neurosurgery. Neurosurg Focus, 2009, 26(5): E1.

[36] Farb RI, Kim JK, Willinsky RA, et al. Spinal dural arteriovenous fistula localization with a technique of first-pass gadolinium-enhanced MR angiography: initial experience. Radiology, 2002, 222(3): 843-850.

[37] Fiehler J, Stapf C. ARUBA–beating natural history in unrupted brain AVMs by intervention. Neuroradiology, 2008, 50(6): 465-467.

[38] Fiorella D, Albuquerque FC, Woo HH, et al. The role of neuroendovascular therapy for the treatment of brain arteriovenous malformations. Neurosurgery, 2006, 59(5 Suppl 3): s163-s177; discussion S3-13.

[39] Fischer G, Stadie A, Schwandt E, et al. Minimally invasive superficial temporal artery to middle cerebral artery bypass through a minicraniotomy: benefit of three-dimensional virtual reality planning using magnetic resonance angiography. Neurosurg Focus, 2009, 26(5): E20.

[40] Gao K, Yang XJ, Mu SQ, et al. Embolization of brain arteriovenous malformations with ethylene vinyl alcohol copolymer: technical aspects. Chin Med J (Engl), 2009, 122(16): 1851-1856.

[41] Gounis MJ, Lieber BB, Wakhloo AK, et al. Effect of glacial acetic acid and ethiodized oil concentration on embolization with N-butyl 2-cyanoacrylate: an in vivo investigation. AJNR Am J Neuroradiol, 2002, 23(6): 938-944.

[42] Guillevin R, Vallee JN, Cormier E, et al. N-butyl 2-cyanoacrylate embolization of spinal dural arteriovenous fistulae: CT evaluation, technical features, and outcome prognosis in 26 cases. AJNR AM J Neuroradiol, 2005, 26(4): 929-935.

[43] Han PP, Ponce FA, Spetzler RF. Intention-to-treat analysis of Spetzler-Martin grades IV and V arteriovenous malformations: natural history and treatment paradigm. J Neurosurg, 2003, 98(1): 3-7.

[44] Hashimoto H, Iida J, Kawaguchi S, et al. Clinical features and management of brain arteriovenous malformations in elderly patients. Acta Neurochir (Wien), 2004, 146(10): 1091-1098; discussion 1098.

[45] Hassan T, Timofeev EV, Ezura M, et al. Hemodynamic analysis of an adult vein of Galen aneurysm malformation by use of 3D image-based computational fluid dynamics. AJNR Am J Neuroradiol, 2003, 24(6): 1075-1082.

[46] Hauck EF, Welch BG, White JA, et al. Preoperative embolization of cerebral arteriovenous malformations with onyx. AJNR Am J Neuroradiol, 2009, 30(3): 492-495.

[47] Haw CS, Bnrgge K, Wilinsky R, et al. Complications of embolization of arteriovenous malformations of the brain. J Neurosurg, 2006, 104(2):226-232.

[48] Hernesniemi JA, Dashti R, Juvela S, et al. Natural history of brain arteriovenous malformations: a long-term follow-up study of risk of hemorrhage in 238 patients. Neurosurgery, 2008, 63(5): 823-829; discussion 829-831.

[49] Heros RC, Morcos J, Korosue K. Arteriovenous malformations of the brain. Surgical management. Clin Neurosurg, 1993, 40: 139-173.

[50] Hofmeister C, Stapf C, Hartmann A, et al. Demographic, morphological, and clinical characteristics of 1289 patients with brain malformation. Stroke, 2000, 31(6): 1307-1310.

[51] Hongo K, Koike G, Isobe M, et al. Surgical resection of cerebral arteriovenous malformation combined with pre-operative embolisation. J Clin Neurosci, 2000, 7 Suppl 1:88-91.

[52] Izawa M, Hayashi M, Chernov M, et al. Long-term complications after gamma knife surgery for arteriovenous malformations. J Neurosurg, 2005, 102 Suppl: 34-37.

[53] Jayaraman M, Cloft HJ. Embolization of brain arteriovenous malformations for cure: because we could or because we should? AJNR Am J Neuroradiol, 2009, 30(1): 107-108.

[54] Jayaraman MV, Marcellus ML, Hamilton S, et al. Neurologic complications of arteriovenous malformation embolization using liquid embolic agents. AJNR Am J Neuroradiol, 2008, 29(2): 242-246.

[55] Katsaridis V, Papagiannaki C, Aimar E. Curative embolization of cerebral arteriovenous malformations (AVMs) with Onyx in 101 patients. Neuroradiology, 2008, 50(7): 589-597.

[56] Kelly ME, Guzman R, Sinclair J, et al. Multimodality treatment of posterior fossa arteriovenous malformations. J Neurosurg, 2008, 108(6): 1152-1161.

[57] Kim H, Sidney S, McCulloch CE, et al. Racial/Ethnic differences in longitudinal risk of intracranial hemorrhage in brain arteriovenous malformation patients. Stroke, 2007, 38(9): 2430-2437.

[58] Kinouchi H, Mizoi K, Takahashi A, et al. Combined embolization and microsurgery for cerebral arteriovenous malformation. Neurol Med Chir (Tokyo), 2002, 42(9): 372-378; discussion 379.

[59] Krivoshapkin AL, Melidy EG. Microsurgery for cerebral arteriovenous malformation management: a Siberian experience. Neurosurg Rev, 2005, 28(2): 124-130.

[60] Lai PH, Pan HB, Yang CF, et al. Multi-detector row computed tomography angiography in diagnosing spinal dural arteriovenous fistula: initial experience. Stroke, 2005, 36(7): 1562-1564.

[61] Lawton MT, Sanchez-Mejia RO, Pham D, et al. Tentorial dural artenovenous fistulae: operative strategies and microsurgical results for six types. Neurosurgery, 2008, 62(3 Suppl 1): 110-124; discussion 124-125.

[62] Levrier O, Métellus P, Fuentes S, et al. Use of a self-expanding stent with balloon angioplasty in the treatment of dural arteriovenous fistulas involving the transverse and/or sigmoid sinus: functional and neuroimaging-based outcome in 10 patients. J Neurosurg, 2006, 104(2): 254-263.

[63] Lucas CP, Zabramski JM, Spetzler RF, et al. Treatment for intracranial dural arteriovenous malformations: a meta-analysis from the English language literature. Neurosurgery, 1997, 40(6):1119-1130.

[64] Lv X, Li Y, Liu A, et al. Endovascular embolization of dural arteriovenous fistulas of the anterior cranial fossa: three case reports. Neurol Res, 2008, 30(8): 852-859.

[65] Maharaj R. A review of recent developments in the management of carotid artery stenosis. J Cardiothorac Vasc Anesth, 2008, 22(2): 277-289.

[66] Maruyama K, Shin M, Tago M, et al. Gamma Knife surgery for arteriovenous malformations involving the corpus callosum. J Neurosurg, 2005, 102 Suppl: 49-52.

[67] Meisel HJ, Mansmann U, Alvarez H, et al. Effect of partial targeted N-butyl-cyano-acrylate embolization in brain AVM. Acta Neurochir (Wien), 2002, 144(9): 879-887 ; discussion 888.

[68] n-BCA Trail Investigators. N-butyl cyanoacrylate embolization of cerebral arteriovenous malformations: results of a prospective, randomized, multi-center trial. AJNR Am J Neuroradiol, 2002, 23(5): 748-755.

[69] Neumaier-Probst E. Dural arteriovenous fistulas. Klin Neuroradiol, 2009, 19(1): 91-100.

[70] Nogueira RG, Dabus G, Rabinov JD, et al. Onyx embolization for the treatment of spinal dural arteriovenous fistulae: initial experience with long-term follow-up. Technical case report. Neurosurgery, 2009, 64(1): E197-198; discussion E198.

[71] Nogueira RG, Dabus G, Rabinov JD, et al. Preliminary experience with onyx embolization for the treatment of intracranial dural arteriovenous fistulas. AJNR Am J Neuroradiol, 2008, 29(1): 91-97.

[72] Nussbaum ES, Janjua TM, Defillo A, et al. Emergency extracranial-intracranial bypass surgery for acute ischemic stroke. J Neurosurg, 2009.

[73] Ogilvy CS, Stieg PE, Awad L, et al. Recommendations for the management of intracranial arteriovenous malformations: a statement for health care professionals from a special writing group of the Stroke Council. American Stroke Association. Circulation, 2001, 103:2644 -2657.

[74] Ozsarlak O, Van Goethem JW, Maes M, et al. MR angiography of the intracranial vessels: technical aspects and clinical applications. Neuroradiology, 2004, 46(12): 955-972.

[75] Rossitti S. Transarterial embolization of intracranial dural arteriovenous fistulas with direct cortical venous drainage using ethylene vinyl alcohol copolymer (Onyx). Klin Neuroradiol, 2009, 19(2): 122-128.

[76] Schaller C, Liefner M, Ansari S, et al. Operation for delayed symptomatic brain oedema after treatment of an arteriovenous malformation embolization and radiosurgery. Acts Neurochir (Wien), 2005, 147(10): 1103-1108.

[77] Shi ZS, Qi TW, Gonzalez NR, et al. Combined covered stent and Onyx treatment for complex dural arteriovenous fistula involving the clivus and cavernous sinus. Surgical Neurology, 2009, 92(2): 169-174.

[78] Shiny M, Kawamoto S, Kurital H, et al. Retrospective analysis of a 10-year experience of stereotactic radio surgery for arteriovenous malformation in children and adolescents. J Neurosurg, 2002, 97(4): 753-758.

[79] Spetzler RF, Martin NA. A proposed grading system for arteriovenous malformations. 1986. J Neurosurg, 2008, 108(1): 186-193.

[80] Stapf C, Mast H, Sciacca RR, et al. Predictors of hemorrhage in patients with untreated brain arteriovenous malformation. Neurology, 2006, 66(9): 1350-1355.

[81] Stapf C, Mohr JP, Choi JH, et al. Invasive treatment of unruptured brain arteriovenous malformations is experimental therapy. Curr Opin Neurol, 2006, 19(1): 63-68.

[82] Stefani MA, Porter PJ, ter Brugge KG, et al. Large and deep brain arteriovenous malformations are associated with risk of future hemorrhage. Stroke, 2002, 33: 1220-1224.

[83] Steiner L, Lindquist C, Adler JR, et al. Clinical outcome of radiosurgery for arteriovenous malformations. J Neurosurg, 1992, 77(1): 1-8.

[84] Steiner L, Lindquist C, Cail W, et al. Microsurgery and radiosurgery in brain arteriovenous malformations. J Neurosurg, 1993, 79(5): 647-652.

[85] Steinmetz MP, Chow MM, Krishnaney AA, et al. Outcome after the treatment of spinal dural arteriovenous fistulae: a contemporary single institution series and meta-analysis. Neurosurgery, 2004, 55 : 77-78.

[86] Taylor CL, Dutton K, Rappard G, et al. Complications of preoperative embolization of cerebral arteriovenous malformations. J Neurosurg, 2004, 100(5): 810-812.

[87] Unsgaard G, Ommedal S, Rygh OM, et al. Operation of arteriovenous malformations assisted by stereoscopic navigation-controlled display of preoperative magnetic resonance angiography and intraoperative ultrasound angiography. Neurosurgery, 2005, 56(2 Suppl): 281-290.

[88] Veznedaroglu E, Andrews DW, Benitez RP, et al. Fractionsted stereotactic radiotherapy for the treatment of large arteriovenous malformations with or without previous partial embolization. Neuorsurgery, 2004, 55(3): 519-530.

[89] Wanebo JE, Amin-Hanjani S, Boyd C, et al. Assessing success after cerebral revascularization for ischemia. Skull Base, 2005, 15 : 215-227.

[90] Wang CC, Liu A, Zhang JT, et al. Surgical management of brain stem cavernous malformations: report of 137 cases. Surg Neurol, 2003, 59(6): 444-454; discussion 454.

[91] Weber W, Kis B, Siekmann R, et al. Preoperative embolization of intracranial arteriovenous malformations with Onyx. Neurosurgery, 2007, 61(2): 244-254.

[92] Wikholm G, Lundqvist C, Svendsen P. The Goteberg cohort of embolized cerebral arteriovenous malformations: a 6-year follow-up. Neurosurgery, 2001, 49:799-806.

CHAPTER 5
第五章

[93]　Yadav JS, Wholey MH, Kuntz RE, et al. Protected carotid artery stenting versus endarterectomy in high risk patients. N Engl J Med, 2004, 351:1493-1501.

[94]　Yamada S, Takagi Y, Nozaki K, et al. Risk factors for subsequent hemorrhage in patients with cerebral arteriovenous malformations. J Neurosurg, 2007, 107:965-972.

[95]　Zabel A, Milker-Zabel S, Huber P, et al. Treatment outcome after linac-based radiosurgery in cerebral arteriovenous malformations: retrospective analysis of factors affecting obliteration. Radiother Oncol, 2005, 77(1): 105-110.

[96]　Zawa M, Hayashi M, Chernov M, et al. Long-term complications after gamma knife surgery for arteriovenous malformations. J Neurosurg, 2005, 102(Suppl): 34-37.

[97]　Zhao J, Wang S, Li J, et al. Clinical characteristics and surgical results of patients with cerebral arteriovenous malformations. Surg Neurol, 2005, 63(2): 156-161.

[98]　Zhou H, Miller D, Schulte DM, et al. Transsulcal approach supported by navigation-guided neurophysiological monitoring for resection of paracentral cavernomas. Clin Neurol Neurosurg, 2009, 111(1): 69-78.

[99]　Zipfel GJ, Shah MN, Refai D, et al. Cranial dural arteriovenous fistulas: modification of angiographic classification scales based on new natural history data. Neurosurg Focus, 2009, 26(5): E14.

参考文献 REFERENCES

第六章

脑缺血疾病
Cerebral Ischemia

缺血性脑血管病的临床表现从短暂性脑缺血发作到完全卒中，形式比较多样，但是长期预后多较差，大多数病人会发展到完全卒中，造成严重的残疾甚至死亡。美国在1992年报道，每15例死亡者中就有1例是由卒中所引起的，1995年的统计数据表明每3.5分钟就有1人因卒中死亡；此外，在所有的卒中患者中，存活期超过6个月者，48%的患者有轻度偏瘫，22%的患者不能行走，24%～53%的患者日常生活完全或部分依靠工具，12%～18%的患者有失语症状，还有32%的患者成为植物人。我国近年的流行病学调查结果表明，我国脑卒中的年发病率为 (110～180)/10万人，年死亡率为 (80～120)/10万人，城市人口患病率为 (600～700)/10万人，农村人口患病率约为300/10万人。其中患缺血性脑卒中者占总数的60%以上，造成了巨大的社会负担。因此，缺血性脑血管病的预防及治疗对于提高人们的生活质量、降低社会负担有着积极的意义。

第一节　病　理　生　理

脑组织能够维持正常功能，有赖于有足够的血流量来提供氧气和养分，并带走脑组织中的代谢产物。心脏每分钟搏出血量约5000mL，其中750～1000mL供应给脑，而成人正常脑组织重1300～1500g，仅占全身体重的2%；正常人在安静状态下，每100g脑组织的血流量为50～60mL/min，由此足见脑组织需要的供血量之大。而脑组织中各部分的供血量也不尽相同，其中灰质的血流量约为75mL/(100g·min)，白质为25mL/(100g·min)。脑的某一区域的血流量称为该区域的局部脑血流量 (regional cerebral blood flow, rCBF)，在脑的一侧发生缺血时对比双侧的rCBF可以了解其缺血程度。

脑组织中几乎没有能源储备，严重的血流供应障碍和葡萄糖缺乏，可迅速引起脑功能障碍，甚至组织破坏。在常温下，脑血液供应完全停止6～8s后脑灰质内几乎没有任何氧分子，并迅速出现脑电图异常和意识障碍，停止3～4min后游离葡萄糖消耗殆尽，5min后完全依靠分解蛋白质来提供能量，30min后基本上完全死亡。

供应脑的动脉主要包括双侧的颈动脉和椎动脉。单侧颈内动脉每分钟通过的血流量约为350mL，单侧椎动脉每分钟血流量约为100mL，经颈动脉系统和椎动脉系统的主要分支在颅底有前、后交通支相连形成脑基底动脉环，即Willis动脉环（图6-1）。在一侧脑循环血量降低时可通过动脉环得到部分代偿。此外还可通过颈外动脉系统经眼动脉逆流和经脑膜动脉至皮层动脉的侧支循环来获得部分代偿。

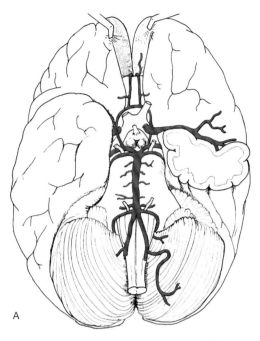

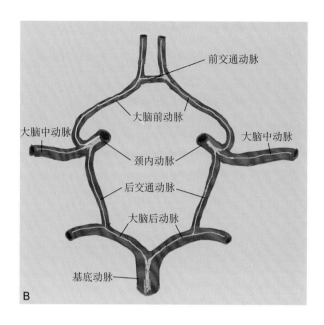

图 6-1 脑基底动脉环
A. 颅底动脉。**B.** Willis 环组成示意图。

一、脑血流量的调节

全脑血流量（CBF）和局部血流量（rCBF）可以在一定范围内波动，但是低于这一范围的底限并持续一定时间则可能发生脑功能障碍，甚至发生脑梗死。影响脑血流量稳定的因素包括全身和局部的诸多因素，其中主要有脑动脉血压的变化、动脉血 CO_2 分压和 O_2 分压、脑局部代谢状态和神经调节等。

1. 脑血管的自身调节

脑血流量取决于脑的动、静脉的压力差和脑血管的血流阻力。在正常情况下，颈内静脉压接近于右心房压，且变化不大，故影响血流量的主要因素是颈动脉压。当动脉血压在一定范围内波动时，血管本身可自发地扩张或收缩使 CBF 保持稳定，这称为自动调节（autoregulation）机制。自动调节可简单地用如下公式表示：

CBF =（全身平均动脉压 - 颅内压）/ 脑血管阻力

正常情况下颅内压与平均动脉压相差较大，可忽略不计，故脑的灌注压基本等同于全身平均动脉压，为 80 ~ 100 mmHg。当平均动脉压降低到 60 mmHg 以下时，脑血流量就会显著减少，引起脑

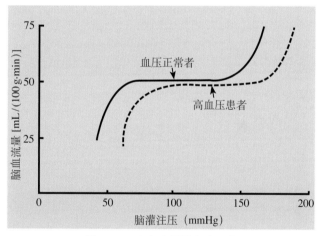

图 6-2 脑血流量的自动调节

的功能障碍。反之，当平均动脉压超过脑血管自身调节的上限时，脑血流量显著增加。目前认为自动调节的范围为 60 ~ 70 mmHg 到 150 ~ 160 mmHg。当平均动脉压在此范围内波动时，自动调节功能可控制血管的舒缩功能以稳定 CBF（图 6-2）。

在很多病理情况下，脑血管的自动调节功能会受到损害而不能正常工作。长期患高血压的病人其自动调节功能虽仍然存在，但是在一个较高的范围内工作，如果血压继续升高则发生调节失效；随着血压升高使脑灌注超过脑组织所能承受的极限就会发生脑功

能障碍，此即高血压脑病的发病机制。此外，血液黏度的增高也可以增加血流阻力，降低脑灌注压。

2. CO_2 和 O_2 分压对脑血流量的影响

动脉血中对 CBF 调节起主要作用的是血液中的 CO_2 分压。但是 CO_2 并不直接影响血流量，而是经动脉弥散到脑组织间隙中形成的碳酸所解离出 H^+ 的作用，因此 CO_2 对脑血流量的影响有一定的延迟性。CO_2 过多时，通过使细胞外液 H^+ 浓度升高而使脑血管舒张，血流量增加，带走过多的 CO_2 和 H^+；过度通气时，CO_2 的呼出过多，动脉血中 CO_2 分压过低，使脑血流量减少，即可引起头晕等症状。与脑血管的自动调节功能相似，CO_2 调节 CBF 的功能有一定范围，即 CO_2 分压在 $25 \sim 60\,mmHg$ 范围内时，分压每变化 $1\,mmHg$，CBF 即变化 4%；当超过这一范围时（$< 20\,mmHg$ 或者 $> 70\,mmHg$）CBF 将不再随之变化（图 6-3）。有的文献认为 CO_2 影响 CBF 的机制与内皮细胞松弛因子（endothelium derived relaxing factor，EDRF）有关。

血液 O_2 分压降低时，也能使脑血管舒张，但是 O_2 的作用相对小得多（图 6-4）。

3. 脑的代谢对脑血流的影响

脑的各部分的血流量与该部分脑组织的代谢活动程度有关。实验证明，在同一时间内脑的各部分的血流量是不同的，当脑的某一部分活动加强时，该部分的血流量就增多。例如，在握拳时，对侧大脑皮层运动区的血流量就增加；阅读时脑的许多区域血流量增加，特别是枕叶和颞叶皮层与语言功能有关的部分血流量增加更为明显。单光子发射断层扫描（SPECT）和正电子发射断层扫描（PET）都可以即时测量 rCBF，可证实代谢对 CBF 的调节作用。不过由于临床 SPECT 使用方便（图 6-5），所以很少使用 PET 测量 rCBF（图 6-6）。

代谢活动加强可引起局部脑血流量增加，其机制可能是通过代谢产物如 H^+、K^+、腺苷，以及氧分

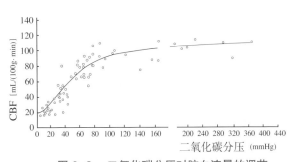

图 6-3 二氧化碳分压对脑血流量的调节

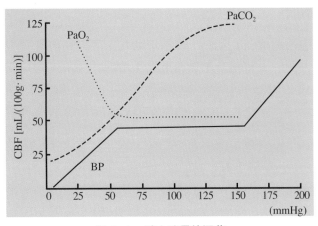

图 6-4 脑血流量的调节

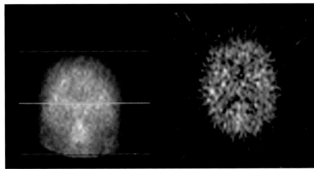

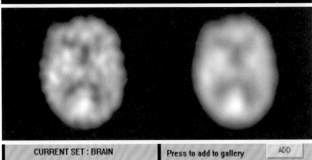

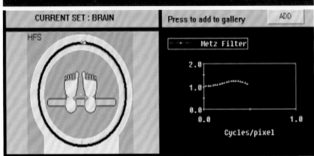

图 6-5 脑 SPECT 图像

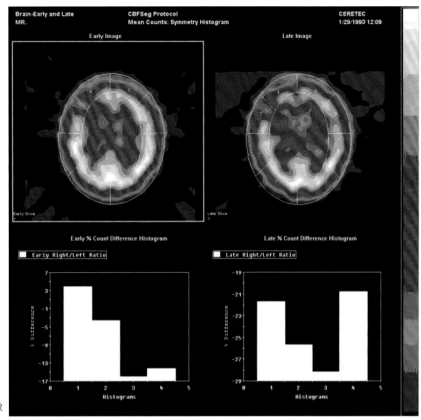

图6-6　脑 PET 图像

子的降低来引起脑血管舒张的。但是，Silver 等人的研究发现，在神经细胞兴奋 1s 后即有 rCBF 的增加，代谢产物的积聚速度远没有如此迅速，很难解释这一现象，而且 rCBF 的增加往往不成比例地超过代谢要求。因此认为还有其他因素介入 rCBF 的调节，最可能的是脑局部内源性神经因素。

4. 神经调节

交感神经和副交感神经的节后纤维主要分布在脑的大血管上。颈上神经节发出的去甲肾上腺素后纤维，沿颈内动脉进入颅内，支配颈动脉和椎动脉，其末梢分布至脑的分支动脉和静脉，并分布至软脑膜的血管，还有少量分布至脑实质的血管。脑实质内的小血管上有起自蓝斑去甲肾上腺素能神经元的轴突末梢的分布。副交感神经的乙酰胆碱能神经从蝶腭神经节和耳神经节发出，也分布至脑血管。此外，还有脑血管活性肠肽等神经肽纤维末梢分布。神经对脑血管活动的调节作用不很明显。刺激或切除支配脑血管的交感或副交感神经后，脑血流量没有明显变化。在多种心血管反射中，脑血流量的变化一般都很小。

除了这些最主要的因素，还有很多其他可能影响 CBF 的条件，例如，血液黏稠度，其升高可能增加灌注阻力；缺血时脑局部代谢产物积聚过多，可引起反应性充血，rCBF 可以减少 30%～40%，健侧相同区域对 CO_2 的反应性也会降低，甚至消失。

二、脑血流量和脑缺血阈值

正常人脑氧耗量为 3.5 mL/（100g·min），脑血流量（CBF）为 50 mL/（100g·min），脑的动静脉血之间的氧含量差约为 7% 容积，称之为脑的氧抽取量（oxygen extraction fraction，OEF）。当 CBF 降低时脑组织通过代偿机制提高 OEF 来维持足够的氧气量。但是，OEF 也有一定的限度，在 CBF 降低到 20 mL/（100g·min）时 OEF 增至最高限度，如 CBF 继续下降则 OEF 不再能满足代谢的需要，脑组织就会发生缺氧。

在中重度缺血时脑血管的自动调节功能受损，CBF 随着灌注压的变化而被动地改变。这一关系使得人们能成功地通过减少 CBF 来判断维持脑功能的 CBF 值。动物试验发现，当 CBF 低于

20 mL/（100g·min）时，脑皮质诱发电位和脑电波逐渐减弱；当降至 16 ～ 18 mL/（100g·min）时，脑电活动即停止；CBF 降至 10 ～ 12 mL/（100g·min）时脑细胞即发生离子失衡，细胞膜的离子泵功能衰竭，细胞内 K⁺ 逸出，Na⁺ 和 Ca²⁺ 进入细胞内，使细胞完整性发生破坏，此称之为"离子泵衰竭阈值"。对蛋白质合成产生影响的 CBF 阈值较高，提示蛋白合成对 CBF 的降低更加敏感。

需要指出的是，rCBF 降到缺血阈值以下时并不马上发生脑梗死，有两个重要因素决定缺血区域的预后：缺血程度和持续时间。缺血程度越严重，发生不可逆梗死的时间越快，rCBF 为 18 ～ 20 mL/（100g·min）时，虽然神经功能不良，但是仍可长期不发生梗死（图 6-7）。

脑缺血中心区 rCBF 常低于 10 mL/（100g·min），这些细胞很快就丧失电活动且发生离子失衡，继而发生不可逆性损害；缺血周边区的 rCBF 常在 15 ～ 40 mL/（100g·min），这些细胞虽丧失电活动，但仍能维持能量代谢，如果及时恢复 CBF 仍能恢复其功能，此区即所谓的"缺血半暗区"（ischemic penumbra）。缺血半暗区的存在，主要是依赖于梗死中心邻近区域的侧支循环的灌注（图 6-8 ～图 6-10）。

通过临床观察，现在认为人类的"缺血半暗区"的 rCBF 为 7 ～ 17 mL/（100g·min）。"缺血半暗区"的发现为脑缺血的溶栓和细胞保护治疗提供了理论依据。但随着介入溶栓治疗急性缺血卒中的广泛开展，另一个需要注意的问题摆在了临床医师面前。动物研究发现，只有在脑缺血的早期恢复其 CBF，才能防止脑损伤，延迟的再灌注反而会加重脑损伤，称之为"缺血 - 再灌注损伤"。这一现象在冠心病溶栓的治疗中已经得到广泛的研究。

关于再灌注损伤的机制，曾经提出了很多学说：①"无复流现象"（no-reflow phenomenon）：指恢复血流后缺血区域并不能得到充分的血流供应，缺血

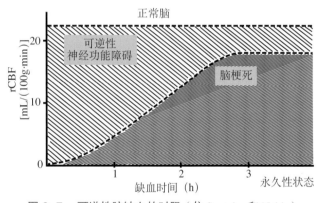

图 6-7 可逆性脑缺血的时限（仿 Spetzler 和 Nehls）

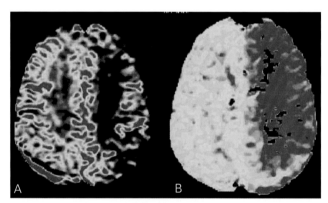

图 6-9 急性卒中发作 1h 病人的 MRI
A. 弥散灌注相。**B.** 平均通过时间（MTT）。

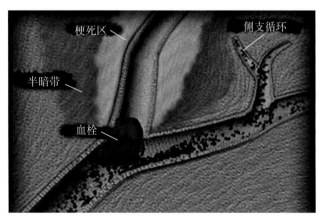

图 6-8 缺血半暗带的模式示意图

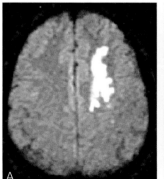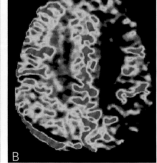

图 6-10 急性缺血病人 MRI
A. 弥散相。**B.** 灌注相，其较左图所示的异常范围要大，提示为缺血半暗带。

状态持续加重损伤，其原因可能与细胞肿胀压迫微循环，血管内皮细胞肿胀使血管腔狭窄，以及血小板聚集、白细胞嵌顿阻塞微血管等因素有关。②"钙超载"（calcium overload）：细胞膜离子泵功能障碍，使得钙离子在细胞内大量聚集，可以引发一系列反应损伤细胞。③高能磷酸化合物的缺失：研究发现再灌注后缺血组织内的高能磷酸化合物恢复比较慢，总腺苷水平明显降低，严重影响细胞代谢的恢复，这可能与 ATP 合成前体物质的丢失、线粒体受脂质过氧化的损伤等因素有关。④目前研究比较多的是

"自由基损伤"和"炎症反应损伤"：再灌注时血氧供应恢复，产生了大量的自由基，自由基的反应活性很高，可以与脂质发生反应，破坏细胞膜，加重脑细胞损伤；炎症因子可以促使白细胞和血小板黏附在血管内皮细胞壁，继之侵入血管周围，引起组织肿胀，压迫血管，导致再灌注后的"无复流现象"或继发性毛细血管循环关闭。

在对再灌注损伤的研究中，学者们提出了脑缺血溶栓治疗的时间窗问题。现在多认为溶栓治疗的时间窗为缺血后 3～6 h。

（缪中荣）

第二节 病　因

造成脑缺血的原因复杂多样，表 6-1 对缺血卒中的常见原因作了一个简单总结。

从众多的病因中我们可以归纳出最重要的几类：①脑动脉狭窄和闭塞；②脑动脉栓塞；③血流动力学异常；④血液学异常。

一、脑动脉狭窄和闭塞

动脉粥样硬化是脑动脉狭窄的主要原因，而动脉斑块部位的血栓形成也是动脉闭塞的主要原因，因此应该积极防治脑动脉的粥样硬化。

有关动脉粥样硬化的发病机制，人们已研究了几个世纪。虽已从细胞水平深入到分子水平，取得一定的进展，尚有许多问题未能解决，而且难题成堆。因为这是一种多因素导致的疾病，其发病机制极为复杂，诸如血管内皮细胞的功能变化、损害、剥离，外加血浆成分以及巨噬细胞浸润、内膜层平滑肌细胞增殖过程等，这些血管内皮细胞的损害与功能障碍，均与动脉粥样硬化症的发生有密切关系。目前认为其基本过程如图 6-11 所示。多种原因可造成血管内皮细胞损害，例如单核细胞黏附其上侵入

内膜，并分化成巨噬细胞，与此同时，血小板也黏附其上并分泌多种因子，使血管壁中膜平滑肌细胞进入内膜，巨噬细胞泡沫化，进入内膜的平滑肌细胞进行增殖，形成粥样硬化斑块。

脑动脉粥样硬化最常见发生于颈动脉。粥样硬化斑块可分为稳定性和不稳定性，主要按表层纤维帽的厚度来区分。纤维帽越厚相对越稳定，否则斑块破裂时散出其中的内容物可造成远端动脉的栓塞，这是 TIA 发作的常见原因，同时暴露的斑块粗糙的内部结构也

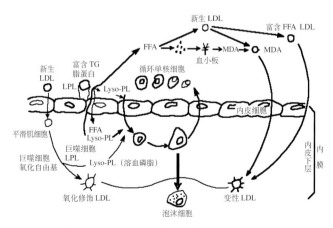

图 6-11　动脉粥样硬化发生机制的假说

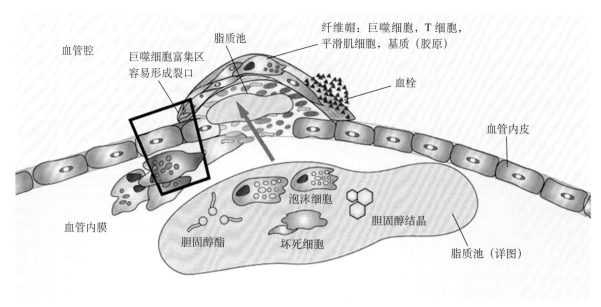

图 6-12　动脉粥样硬化斑块示意图

表 6-1　缺血性卒中的原因

血栓形成
1. 动脉粥样硬化
2. 动脉炎*：颞动脉炎，肉芽肿动脉炎，多动脉炎，Wegener 肉芽肿病，大血管肉芽肿动脉炎（Takayasu 动脉炎，梅毒）
3. 血管损伤*：在脑底面的颈动脉，椎动脉和颅内动脉（自发性或外伤性）
4. 血液疾病*：红细胞增多症 1 级或 2 级，镰状细胞疾病，血栓性的血小板减少性紫癜
5. 脑肿瘤压迫颅内动脉*：天幕疝——大脑后动脉，巨大动脉瘤——大脑中动脉受压
6. 混合：烟雾病，肌纤维发育不良，皮质下动脉硬化性脑病

血管狭窄
1. 蛛网膜下腔出血后的血管痉挛*
2. 可逆的脑血管收缩*：病因不明，在血管性头痛、外伤和妊娠子痫后

脑栓塞
1. 粥样硬化血栓的动脉来源：颈总动脉分叉处，颈内动脉虹吸段，椎动脉末端和主动脉弓
2. 心源性栓子*
   (1) 结构上无心脏病
      a. 先天性：僧帽瓣脱垂，卵圆孔未闭等
      b. 后天（获得）性：心肌梗死后，形成赘生物后等
   (2) 节律障碍：房颤、病窦综合征等
   (3) 感染：亚急性细菌性心内膜炎
3. 原因不明*
   (1) 儿童和成人的健康状况
   (2) 伴发：继发于全身疾病的高凝状态，癌症（特别是胰腺癌），妊娠子痫，口服避孕药，狼疮，缺乏蛋白 C 和蛋白质 S 等

*可发生于30岁以下的病人。摘自王今达、王正国主编，《通用危重病急救医学》，第1262页。

容易引起血小板聚集而形成血栓堵塞血管（图 6-12）。

小血管病变多见于高血压和糖尿病病人，这些病人脑的小血管发生血管壁玻璃样变，使管腔狭窄而发生缺血发作，多引起腔隙性梗死。在青年人中，动脉夹层（arterial dissection）也是发生脑缺血的常见原因，常常发生在颈部轻、中度创伤之后，也有先天性因素的作用。moyamoya 病（烟雾病）是一种先天性疾病，主要表现为脑底动脉环的发育异常和颅底异常血管增生，在成人主要表现为出血，而在儿童时期则主要表现为缺血发作。

缺血发作的发生与动脉狭窄的程度有关。轻度狭窄一般不致影响 CBF，一般认为血管腔狭窄面积超过原面积的 75% 才比较容易发生缺血事件，在血管造影上也就是血管管径狭窄大于 50% 时，CBF 就会处于临界状态，而血管的自动调节能力也大大降低，当脑组织需求增高或者血管痉挛导致管径进一步减小的时候，就会发生缺血。另外，在多数情况下动脉狭窄会影响全脑多条血管，此时对 CBF 的影响更大，也更容易发生缺血事件。

二、脑动脉栓塞

长期以来认为，在缺血性卒中的病因学中，脑栓塞仅占很少一部分。但是近年来诊断方法的进展为证明栓子是卒中的主要原因提供了越来越多的证据。由于栓子能自发地溶解，故闭塞血管的再通可提示是因栓子引起的脑栓塞。经食道进行超声心动描记具有监测心源性栓子的功能，进一步强化了潜在栓子来源的概念，包括来自主动脉粥样硬化斑脱落形成的栓子和深静脉血栓等可疑栓子。临床研究发现，患心房纤颤的患者和曾修复心脏瓣膜的患者发生脑栓塞的危险性很高。

另一方面，缺血手术的术后研究也提示了这一结果。颅内外动脉分流手术（EC-IC bypass）虽可明显改善同侧颈内动脉高度狭窄远端的局部血流量，但并不能减少同侧卒中的发生率。这是由于 EC-IC 分流术仅仅是使血液绕道而不是清除颈内动脉斑块，未能消除栓子的来源，因此不能预防栓塞性卒中。反之，颈内动脉内膜切除术可以消除潜在的栓子来源，可以预防那些患有高度颈内动脉狭窄的患者发生症状性和无症状性的卒中，这又间接证明颈内动脉狭窄可通过动脉到动脉（artery to artery）栓塞引起卒中。特别是老年患者，缺血性脑卒中多数由动脉到动脉的栓塞所致。

微栓子最初是在视网膜循环中被发现的，通过眼底镜能直接观察到这种栓子。尸检证明这些栓子主要由血小板、胆固醇或者动脉粥样硬化斑块的碎片所组成。临床中大部分的栓子是来源于颈内动脉起始部的粥样斑块，另外还有一重要来源是心源性栓子，如患有风湿性心脏病、亚急性心内膜炎等。少见的栓子还有脓毒性栓子、脂肪栓子、空气栓子和羊水栓子等。

通过超声或经颅多普勒扫描（TCD）可以对微栓子进行监测。在近期有脑缺血症状的患者中，出现以高强度短暂信号（HITS）为代表的大脑栓子是非常普遍的现象。而那些曾出现多次无症状 HITS 的患者，很可能会经历一次临床上明确的缺血性脑卒中发作。使用 TCD 进行微栓子监测，还能进一步发现新的微栓子源。

三、血流动力学因素

广义的血流动力学因素包括血管腔的情况、血液本身的理化性质、血压的变化以及侧支循环的情况。血管腔的因素已在前面系统介绍过，同时血管狭窄或腔内不平滑可在局部造成湍流，容易形成血栓。血液的黏稠度升高可以增加血流阻力而降低灌注压，血流减缓也容易形成血栓。血压是血液流动的原动力，血压降低可直接影响脑灌注压，引发脑缺血。如果血管已有严重狭窄，则轻度的血压降低都可能引发缺血发作，如心肌梗死、严重心律失常、休克、颈动脉窦过敏、体位性低血压、锁骨下动脉盗血综合征（subclavian steal syndrome）等。侧支循环的建立有利于缓解动脉狭窄导致的缺血状态，有部分病人因为侧支循环供血较多，即使发生大动脉的闭塞也可能不发生卒中（图 6-13）。

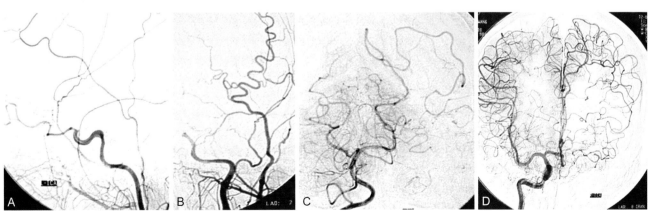

图 6-13　颈内动脉闭塞及建立侧支循环代偿的 DSA 检查表现

患者男性，46 岁，曾出现右侧上肢无力，血管造影显示左侧颈内动脉眼动脉远端完全闭塞，同侧颈外动脉无代偿（**A，B**），右侧椎动脉造影显示左侧大脑后动脉软膜动脉与左侧大脑中动脉皮层动脉代偿吻合(**C**)；患侧大脑前动脉通过前交通动脉代偿供血（**D**）。

四、血液学因素

以往认为造成脑缺血性卒中的血液学因素主要包括口服避孕药、妊娠、术后和血小板增多症等所致的血液高凝状态，以及红细胞增多症、镰状细胞贫血、巨球蛋白血症等引起的血液黏稠度增高。目前研究的内容已日趋基础化，包括蛋白C、蛋白S、抗凝血酶Ⅲ缺乏，抗磷脂抗体阳性及脂蛋白(a)增高等，这些都可能参与脑缺血的发病机制。

（缪中荣）

第三节　类型和临床表现

脑缺血的分类方法很多，常用的是根据缺血后脑功能损害的程度及症状持续的时间来分类，分为短暂性脑缺血发作（transient ischemic attack，TIA）、可逆性缺血性神经功能缺失（reversible ischemic neurologic deficit，RIND）和缺血性卒中（ischemic stroke），卒中又可分为进展性卒中（progressive stroke，PS）和完全性卒中（complete stroke，CS）。

一、短暂性脑缺血发作

短暂性脑缺血发作是指脑动脉一过性供血不足引起的短暂发作的局灶性脑功能障碍，即尚未发生脑梗死的一过性脑缺血。每次发作出现的相应症状和体征一般持续数秒至数十分钟，在24 h内完全恢复，但可反复发作。

国内流行病学调查，TIA的发病率约为每年30/10万人，患病率约为每年180/10万人，未经治疗的TIA患者中大约有1/3最终发展为脑梗死，有TIA病史的中老年人发生脑出血的危险性是正常中老年人的4～5倍。国外报道发生TIA后5年内卒中发生率为24%～29%，其中在第一个月内的风险是4%～8%，随后在第一年内的风险是12%～13%，2年内卒中率为40%。各种发作类型的预后也不尽相同。大脑半球TIA和有颈动脉狭窄的患者中大约70%预后不良。相对的，仅有单眼视力症状的患者预后较好，而且年轻的患者发生卒中的风险要低得多。因此

TIA本身就是各种类型脑卒中的重要危险因素。

TIAs是一组原因不同的综合征的总称，最常见的原因是大动脉的粥样硬化。对一系列卒中病人的研究发现，因粥样斑块栓子造成脑梗死的病人中有25%～50%发病前曾发生TIA，而心源性栓塞和腔隙性脑梗死病人分别是11%～30%和11%～14%。其他造成TIAs的原因包括血液高凝状态、动脉夹层、动脉炎以及药物因素等。目前对TIAs的病因和发病机理较为认同的观点是：虽然原因众多，但大动脉粥样硬化应该是最主要原因；反复发作是由于脑内小动脉发生栓塞造成；此外也可以由血流动力学或血液成分异常造成，极少数是因小量脑出血造成。

患者发作时的症状变化多样，主要由其责任血管所供血的区域决定（图6-14）。但是病人到达医院时病情通常已经缓解，没有任何表现，因此发病表现主要根据患者和家属的描述。

如果是颈动脉供血区的短暂性脑缺血，表现为同侧的眼和脑的缺血症状。视觉功能障碍表现为一过性黑矇、雾视和视野出现斑点。大脑半球缺血常常引起对侧面部或肢体的感觉减退或麻痹、运动障碍，还可以表现为认知水平的改变。如果是优势半球的缺血还可以引起语言障碍。

椎－基底动脉供血障碍常常造成前庭小脑综合征（共济失调、眩晕、构音困难）、眼球运动异常和（或）复视、单侧或双侧的运动和（或）感觉障碍、偏盲或双侧视力下降都可以发生。单独的眩晕或者恶心呕吐很少发生。椎－基底动脉系统缺血常表现

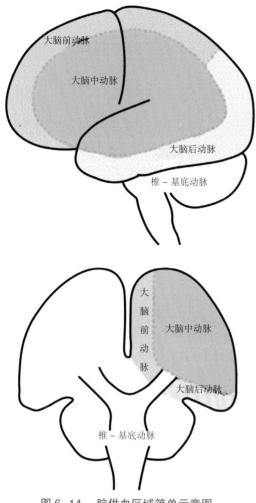

图 6-14 脑供血区域简单示意图

为一过性的眩晕，通常这样的病人在其他发作时间还可以表现出另一些症状。除了眩晕，其他很少在 TIA 时单独发生的症状包括晕厥、轻头疼、遗忘、抽搐和大小便失禁等。

TIA 发作的时间也是很重要的信息。通常 TIA 发作比较突然，症状持续不超过 1 h 并且不伴有意识丧失，在 24 h 内完全恢复而无后遗症状。发作次数多则一日数次，少则数周、数月，甚至数年才发作一次。有的病人在数小时至数天内连续发生愈来愈频繁的和持续时间愈来愈长的 TIA，称为"渐重性 TIA"（crescendo TIA），这种发作显示神经状态特别不稳定，而且发生脑梗死的危险性很大。

二、可逆性缺血性神经功能缺失

可逆性缺血性神经功能缺失（RIND）又称为可逆性脑缺血发作，是指局限性的神经功能缺失持续时间超过 24 h，在完全恢复之前体格检查可以发现神经功能缺失的体征。

RIND 和 TIA 的区别主要在于时间界限的长短，TIA 的症状持续时间在数分钟到数小时，多在 24 h 内完全缓解，24 h 后才恢复的则为 RIND，但是对其恢复时间的界限则有多种界定，有的认为是 1 周，有的则认为在 3 周内能完全恢复的仍是 RIND，甚至有报道数月后完全恢复的 RIND。

三、进展性卒中

在不同文献中进展性卒中（PS）的定义也有所不同。国外文献一般是指发病后 7 天内临床症状和体征逐渐加重的卒中。根据临床症状和体征加重发生时间的不同，又可分为早发进展性卒中（early progressive stroke，EPS）和晚发进展性卒中（late progressive stroke，LPS）。Davalos 等根据斯堪的维亚卒中量表评分，从入院到 24 h 内语言能力下降 ≥3 分，意识或臂、手、腿运动力量下降 ≥2 分的患者即划分为 EPS，而将从 24 h 至 7 天内评分降低同前分值则诊断为 LPS。我国有的作者将 PS 归纳分为两类：恶化性卒中和进展性卒中，前者指临床症状延迟性加重（3～7 天），多与全身性因素有关；后者指最初 48～72 h 内出现的临床症状加重，多由缺血进展或因组织坏死造成的神经功能恶化有关。但是普遍采用的定义是症状发展的高峰在 6 h 之后者称为 PS。

PS 的发生率较高，国外的研究表明，其发生率在所有卒中患者中占 9.8%～37%，而且较多发生在椎 - 基底动脉系统。由于其属于一种难治性脑血管病，近年来国内外学者都对 PS 的病因、危险因素和病理机制进行了较多的研究。发生 PS 的脑部因素主要是脑血栓形成过程继续发展和缺血后脑水肿等。但是脑卒中的发生机制较为复杂，病理机制是多种因素在不同时间、空间发挥不同作用。近年以"损伤级联反应"学说为代表，对一些结果的验证正在进行动物实验。在危险因素方面，目前研究较多的包括高血糖、高纤维蛋白原浓度、糖尿病史、体温升高、病毒感染、入院时卒中严重程度、早期皮质或皮质下局灶性低密度影、早期脑水肿、血压过高或过低等。

SECTION 3 第三节

四、完全性卒中

完全性卒中（CS）的定义是脑缺血症状发展迅速，在发病后数分钟至 1h 内，最迟不超过 6h 内发展到高峰。6h 也是 CS 和 PS 的界限。

CS 的首要病因是动脉粥样硬化性狭窄基础上有血栓形成，约占 30%；其次是脑栓塞，占 15%～20%；此外腔隙性梗死（lacunar infarction）的比例也很高，约 20%。

CS 的临床表现与责任血管、发病原因和侧支循环状况等因素有关。血栓形成多发生在病人安静或睡眠时，而栓塞性梗死多发生在清醒和用力时，特别是

有房颤的病人；也有 1/3 的病人栓塞发生在睡眠时。起病时即有昏迷的多由于脑干梗死，大脑半球大片梗死多出现在局灶症状之后，意识障碍逐渐加重，甚至因脑疝而死亡。颈内动脉系统栓塞主要表现在运动和感觉功能障碍和精神症状，椎 - 基底动脉病变则涉及脑干、小脑、丘脑、枕叶、枕颞交界区域等，可出现多种综合征，如 Weber 综合征（大脑脚综合征）、Parinaud 综合征（中脑顶盖综合征）、Benedikt 综合征（中脑被盖综合征）、Millard-Gubler 综合征（脑桥外侧综合征）等。腔隙性梗死是指发生在大脑半球深部或脑干的小灶梗死，如果发生在豆状核等部位可以无症状，但发生在内囊或脑桥等传导纤维集中的区域则可表现为相应的腔隙综合征（lacunar syndrome）。

（缪中荣）

第四节 检查和诊断

缺血性脑血管病的检查项目很多，从实验室检查到影像检查，发展到今天已经比较完善，比如血液常规检查可以发现红细胞和血小板增多等病变，TCD 可以发现微栓子，MRI 可以早期发现脑缺血等。本节仅介绍目前比较常用的五种影像学检查手段：脑血管造影、超声探查、核磁共振血管造影（MRA）、CT 脑血管造影（CTA）和局部脑血流量（rCBF）。

一、脑血管造影

现在常规使用的是数字减影脑血管造影（DSA），是诊断缺血性脑血管病的金标准，也是介入治疗术前的最终评价标准。脑动脉粥样硬化病变可发生在脑血管系统的很多部位，常常是多发性，最多见的是从主动脉弓发出的头臂动脉起始部，以及颈内动脉和椎动脉的起始部，因此，检查时应尽可能充分地检查各个部位。操作方法：从股动脉插入导管至主动脉弓进行造影，若无颈部血管狭窄，

则行超选择性全脑血管造影，即分别在两侧的颈内动脉和椎动脉插管并注入造影剂。DSA 可以显示从颈部至颅内血管的整个血管树，常规取正、侧两个位置，并且可以动态观察到造影剂在血管中通过的全过程。经过减影后的数字图像受血管外组织及颅骨的影响很小，可以清晰地显示颅内的大血管。对动脉狭窄程度的计算公式如下：狭窄程度＝狭窄部分管径／正常管径。但是对正常血管的选择标准有所不同（图 6-15），NASCET 标准为（A-B）/A，ECST 标准为（C-B）/C，我国多采用 NASCET 标准，两者标准的数值换算见表 6-2。

DSA 还能够显示动脉粥样硬化斑块上的溃疡。其在造影片上可显示为：①动脉壁上有边缘锐利的下陷；②突出的斑块中有基底不规则的凹陷；③造影剂流空后在不规则基底中有造影剂残留。有时相邻两个斑块中的凹陷可能被误认为是溃疡，也有时溃疡被血栓填满而被忽略。因此 DSA 对溃疡的确诊率只有 47% 左右。

常规 DSA 每次造影只能获得正、侧两个方位

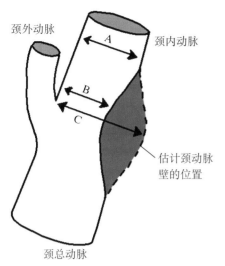

图 6-15 动脉狭窄程度的计算标准

表 6-2 NASCET 和 ECST 标准狭窄程度近似换算表

NASCET（%）	ECST（%）
30	65
40	70
50	75
60	80
70	85
80	91
90	97

的投影，有时因结构的重叠会造成假象。尤其对于脑血管走行迂曲的患者，常规位置的 DSA 中多有相互重叠，即使结合分析正、侧位影像仍难以区分病变血管。此时，旋转 DSA 和三维 DSA 就成为对常规正、侧位 DSA 的重要补充，头颈部旋转 DSA 技术是在采集图像的同时，C 型臂绕患者做两次旋转，分别采集用作减影的蒙片和注射造影剂的对比像。经过后处理，在回放时可分别得到相应角度的减影图像，可清晰地显示血管解剖学的结构和形态。3D-DSA 由 Fahrig 等于 1996 年首次报道，是对旋转 DSA 原始信息进行后处理所得的三维重建图像。

DSA 仿真内窥镜重建是利用 3D 血管图像，操纵鼠标来导航内窥镜的镜头，使其沿血管轴向运动，同时利用横断面图像（MPR），将镜头置于血管中心位置，引领仿真内窥镜沿血管逐步漫游，镜头方向

可视病变部位和性质任意选择。在内窥镜漫游过程中，可以随时调整观察视野和视角，特别是病变部位，可以多角度、多方位观察，以尽量多地获得病变的解剖信息。

目前旋转 DSA 和三维 DSA 技术在颅内动脉瘤的诊断中应用较多，在脑动脉狭窄诊断中的应用较少，DSA 仿真内窥镜重建则更少使用。而且作为有创性诊断方法，操作要求比较高，价格也比较贵，因此，只能用作对已经诊断为脑动脉狭窄患者的进一步确诊，为手术或介入治疗做准备，而不适合作为筛选方法。

二、超声检测

脑缺血疾病的超声检测通过 CDFI 和 TCD 结合可以比较全面筛查、分析、判断病变的动脉及其产生的血流动力学变化。本节内容注意针对常见的颅内、外动脉硬化性狭窄或闭塞性病变导致的脑缺血进行分类诊断。

（一）颅内动脉狭窄或闭塞的 TCD 检测

各种原因导致动脉血管内径减小，血流通过受阻，甚至造成血流信号的消失，即形成了颅内动脉的狭窄或闭塞。不同病变血管狭窄的部位不同，所产生的临床特征也不同，TCD 所检测到的血流动力学改变也不一样。以下内容重点讲述 TCD 对 MCA、ACA、ICA₁、颅内段 VA、BA 狭窄的检测分析，颅内动脉狭窄对应 DSA 结果所评价的血管狭窄程度与血流动力学的变化，本部分以 MCA 作为代表进行评价标准的概述。

1. MCA 狭窄

MCA 狭窄的 TCD 检测特征是双侧血流速度的不对称性。根据流速及频谱特征改变对狭窄程度进行评估。

（1）**轻度狭窄** 血管造影显示血管内径减小 < 50% 时，血流速度相对升高，140 cm/s < Vp < 170 cm/s，Vm 为 90 ～ 120 cm/s，或双侧同名动脉流速不对称大于 30%。轻度血管狭窄时流速升高的同时不一定伴随血流频谱形态的改变。

（2）**中度狭窄** 当血管内径减小在 50% ～ 69%

第四节 SECTION 4

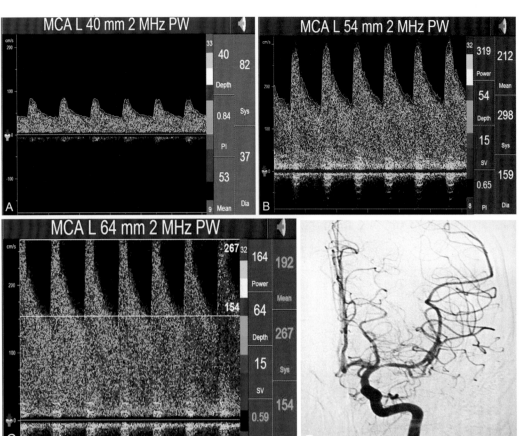

图6-16 MCA重度狭窄的TCD检测结果
患者女性，57岁，右侧肢体无力。TCD检测左侧大脑中动脉（MCA）血流速度从起始段至M₂阶段改变，提示左侧MCA重度狭窄。A-C.显示检测深度40mm处PSV 82cm/s，54mm深度PSV 298cm/s，64mm深度PSV 267cm/s，B、C频谱基线上下方可见线状高强信号（乐性血管杂音征）。D.DSA影像提示左侧MCA狭窄（重度）。

时，病变血管的血流速度明显升高。170cm/s ＜Vp ＜200cm/s，Vm为120～150cm/s，出现阶段性血流速度改变，狭窄远端血流速度减低但不伴有PI指数的下降（无明显的低搏动性血流频谱改变）。可探测到涡流血流频谱，血流声频粗糙，频峰形态异常，峰钝。

（3）**重度狭窄** 当管径减小大于70%，Vm＞150cm/s，Vp＞200cm/s，出现阶段性血流速度改变，即狭窄段流速明显升高，狭窄近、远端流速减低，狭窄远端血流减低伴相对低搏动性特征改变（PI减低）（图6-16A）。狭窄段流速与狭窄近段流速比值＞2∶1。

中、重度血管狭窄时，血流速度明显升高，频谱形态改变，峰时延长，收缩期频谱内部出现宽带的涡流或高振幅的湍流血流信号。声频粗糙甚至出现高调的血管杂音伴随索条状高频血流信号，分布于频谱内部基线上下方（图6-16B、C）。

2. MCA 闭塞

MCA是颅内动脉硬化血栓形成或栓子脱落栓塞

的好发部位。当MCA主干闭塞时，在颞部声窗穿透良好的前提下，根据病变发生时间的不同，TCD检测到的血流动力学改变特征如下。

（1）**MCA 急性闭塞** ① MCA主干血流信号消失：沿MCA主干深度45～60mm，个别双顶径较大的患者深度达65mm，未探测到血流信号。同时通过对侧颞窗探测深度达80～100mm，也未获得MCA血流信号。②病变同侧ACA、PCA血流信号良好，流速较健侧相对升高20%～30%。③ MCA（M₂段）水平闭塞：若发生MCA（M₂段）的急性血栓形成或栓塞时，在MCA近端（ACA/MCA分叉）可测得微弱信号，呈短小尖峰型，无舒张期血流。这是由于远端血管闭塞近端阻力升高所致。

（2）**MCA 慢性闭塞** 病变是在MCA重度狭窄的基础上发生。TCD沿MCA主干水平可以检测到不连续单向或双向多支低流速（Vp通常＜50cm/s）低搏动性（PI＜0.65）血流信号，同侧半球ACA与PCA流速明显升高（高于对侧同名动脉）（图6-17）。

（3）**大脑中动脉闭塞后再通** 某些MCA的闭塞是由于心脏或颅外动脉的微栓子脱落造成的动脉

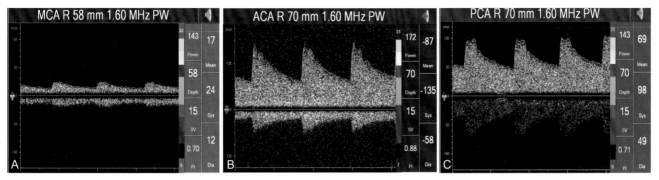

图 6-17　一例 MCA 慢性闭塞的血流检测结果

A. 右侧中动脉（MCA）主干深度 58mm，低流速 PSV 24cm/s，双向血流信号。**B.** 右侧前动脉（ACA）流速 PSV 135cm/s，代偿升高。**C.** 右侧大脑后动脉流速 PSV 98cm/s，代偿升高。

栓塞。经过溶栓治疗后 MCA 血栓可再通。TCD 对 MCA 栓塞后再通血流检测具有很好特异性。根据血管是否再通分类为：① MCA 完全闭塞，血流信号消失无再通。TCD 于 MCA 血流分别区域反复检测、一个或多个深度探查均未探及血流信号。② MCA 闭塞后部分再通，表现为低钝型血流信号，收缩期加速度时间延长（≥0.2s），Vm＜30cm/s；衰减型血流信号，具有正常加速度正常搏动性血流信号，但 Vm 较对侧（正常侧）减低＞30%，舒张末期流速尚存在。③局限性高流速伴远端血流低阻型狭窄血流特征，即典型的阶段性血管狭窄的流速改变特征。当舒张期流速相对升高时往往提示闭塞后再通出现的充血型血流改变（过度灌注改变）。④完全型再通，MCA 血流速度基本恢复对称性改变（与健侧 MCA 比较）。

3. 大脑前动脉狭窄和闭塞

ACA 狭窄的血流动力学特征与 MCA 有所不同。因为，TCD 对于 ACA 的检测仅能探查 ACA_1（交通前段），由于 ACA_1 的解剖结构特征与 TCD 探查角度的关系，只能获得 ACA_1 较短一段管腔内的血流信号。当 ACA_1 狭窄时无法获得如 MCA 狭窄时所具有的阶段性血流速度变化特征。对于 ACA_1 狭窄的判断主要通过与同侧 MCA、PCA 血流速度的比较，并通过 CCA 压迫试验排除一侧生理性发育不良、另一侧出现代偿性血流速度升高的血流动力学改变。另外当颈内动脉颅外段或颈总动脉重度狭窄或闭塞时，出现一侧 ACA_1 流速升高是前交通动脉开放引起的 ACA_1 血流改变（详见后面章节内容），并非 ACA_1 狭窄。

TCD 对 ACA 闭塞的诊断有一定的局限性，特别是 ACA_1 闭塞时且 AComA 功能完善，出现一侧 ACA_1 血流信号消失，对侧 ACA_1 较 MCA、PCA 流速相对升高，可以考虑有 ACA_1 闭塞的可能，但是，需要与一侧 ACA_1 发育不全（生理性变异）相鉴别。只有在 ACA 整支动脉闭塞，血流信号消失，健侧 ACA 血流速度高于 MCA 流速 30% 以上，同时经眼窗交叉检测患侧 ACA 都未获得血流信号时，结合患者临床 ACA 闭塞的特征，可以确定 ACA 闭塞的 TCD 检测结果的准确性。

4. 颈内动脉终末段狭窄和闭塞

当颈内动脉终末段（ICA_1）重度狭窄时，ICA_1 流速明显升高（同上述 MCA 狭窄标准），患侧 ACA_1、MCA 起始段均可探查到由 ICA_1 传导的涡流或湍流血流频谱，声频粗糙，于 MCA 远端（M_2 段）探查到相对低流速、低搏动性血流动力学特征。

ICA_1 闭塞时可影响同侧的 ACA、MCA 供血。ICA_1 闭塞往往由 ICA 颅外段闭塞的血栓形成并向上蔓延所致。当闭塞部位在 ACA/MCA 水平时可同时累及 ACA 和 MCA，经患侧、健侧交叉检测均未探及血流信号。患侧 PCA、健侧 ACA 流速明显升高。此类血管闭塞临床上通常称为 T 型闭塞，患者临床病情较重，若是突发的栓塞，CT 或 MRI 影像检测可示患侧大面积脑梗死病灶，临床预后较差。当 TCD 检测除外声窗穿透不良后根据上述血流动力学特征并结合临床可以判断 ICA_1 的闭塞。

5. 椎动脉狭窄或闭塞

根据椎动脉解剖结构分段，TCD 检测是针对颅内段椎动脉狭窄。当 VA 重度狭窄时双侧 VA 流速不对称，患侧 VA 具有阶段性血流速度升高的特征（图6-18A），流速高于健侧 30% 以上，伴血流频谱及声频改变，狭窄以远流速下降伴低搏动性血流特征（图 6-18B、D）。当椎动脉狭窄位于颅外段开口水平时，CDFI 可以观察到狭窄段管径减小，伴高流速特征（图 6-18E），开口水平以远椎间隙段流速减低，健侧流速相对升高（图 6-18C、F）。

　　一侧椎动脉闭塞时患侧血流信号消失，健侧流速代偿性升高。对于椎动脉闭塞，单纯 TCD 诊断有一定困难，应结合 CDFI 检测综合判断，避免出现假阳性。

6. 基底动脉狭窄和闭塞

　　基底动脉狭窄与 MCA 狭窄的检测具有相同特征，行程较长，TCD 可以检测到阶段血流速度变化，特别是重度 BA 狭窄时，可以检测到血流频谱及血流声频的异常，双侧或单侧 PCA（BA 远端供血动脉）流速减低伴 PI 指数下降。当 BA 狭窄导致

PComA 开放时，双侧或单侧 PCA$_1$（交通前段）血流方向由正向逆转为负向（由颈内动脉供血）。生理情况下也可能单纯探及负向的 PCA$_2$ 血流信号（PCA 直接起源于 ICA），TCD 检测过程中通过 CCA 压迫试验及结合临床症状体征进行鉴别诊断。

7. 颅内动脉狭窄介入治疗评价

　　近年来随着血管内支架的置入对血管狭窄治疗技术的开展，TCD 检测对 MCA、VA、BA 狭窄接受介入治疗的患者是随访疗效的重要手段。TCD 对于介入治疗前后的检测主要是狭窄段及狭窄近、远端动脉血流速度和血管搏动指数的变化，并通过血流动力学的变化评价介入治疗术后血流的通畅性和再狭窄。当支架置入后原狭窄段流速下降，狭窄远端流速明显改善，血管搏动指数恢复正常（正常 PI 0.65～1.10），并与健侧比较恢复对称性血流速度改变，说明支架治疗的成功性。图 6-19 和图 6-20 是两例 TCD 对 MCA 和 BA 狭窄介入治疗前后血流动力学变化检测结果。

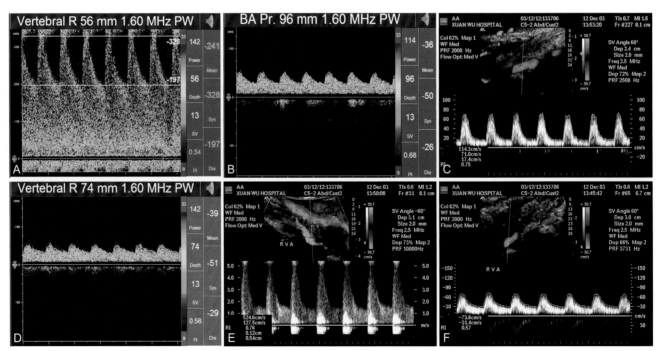

图 6-18　VA 狭窄后 TCD 检测结果

患者男，67 岁，反复发作眩晕伴视物成双 6 月余。TCD 提示左侧椎动脉 V$_4$ 段狭窄（重度），CDFI 显示右椎动脉开口处狭窄（70%～99%），BA 流速明显减低。A. 左椎动脉 TCD 检测深度 56mm，PSV 328cm/s，Vm 241cm/s，Vd 197cm/s。B. BA 检测深度 96mm，PSV 50cm/s，Vm 36cm/s，Vd 26cm/s。C. 左椎动脉椎间隙段流速正常，PSV 114.3cm/s，Vd 71.0cm/s。D. 右椎动脉颅内段检测深度 74mm，PSV 51cm/s，Vm 39cm/s，Vd 29cm/s。E. 右椎动脉颅外段开口水平流速升高，PSV 524.6cm/s，Vd 127.5cm/s。F. 右椎动脉椎间隙段流速减低，PSV 73.6cm/s，Vd 31.4cm/s。

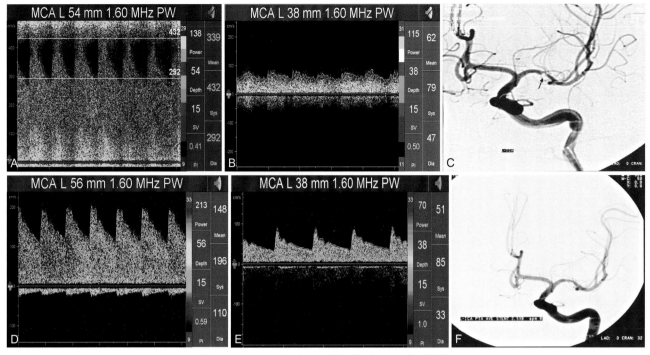

图 6-19 MCA 狭窄支架置入前后 TCD 检测结果

A. 左侧 MCA 支架术前 PSV 432 cm/s，Vm 339 cm/s，Vd 292 cm/s。**B.** 术前远端 MCA 流速测值 PSV 79 cm/s，Vm 62 cm/s，Vd 47 cm/s，PI 0.50，频峰形态异常。**C.** 术前 LMCA 的 DSA 结果显示 LMCA 重度狭窄。**D.** 支架术后 PSV 196 cm/s，Vm 148 cm/s，Vd 110 cm/s。**E.** 术后 MCA 远端流速 PSV 85 cm/s，Vm 51 cm/s，Vd 33 cm/s，频峰形态恢复。**F.** 支架术后 DSA 结果显示 MCA 狭窄处管径明显改善。

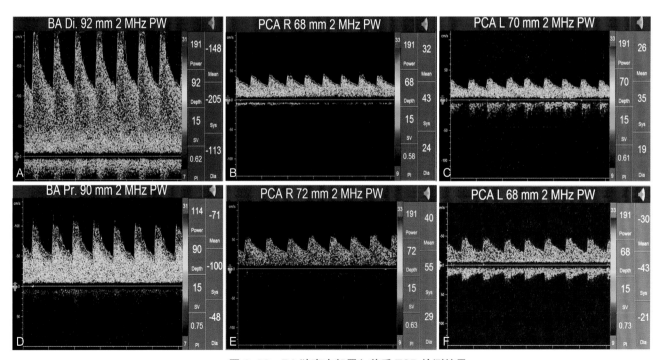

图 6-20 BA 狭窄支架置入前后 TCD 检测结果

A. 术前 PSV 205 cm/s，Vm 148 cm/s，Vd 113 cm/s，PI 0.62。**B、C.** 术前双侧 PCA 流速、PI 减低。PCA 右侧的 PSV 43 cm/s，Vm 32 cm/s，Vd 24 cm/s，PI 0.58。PCA 左侧的 PSV 35 cm/s，Vm 26 cm/s，Vd 19 cm/s。**D.** 支架术后 BA 的流速改善。PSV 100 cm/s，Vm 71 cm/s，Vd 48 cm/s，PI 0.75。**E、F.** 支架术后双侧 PCA 流速、PI 明显提高。PCA 右侧 PSV 55 cm/s，Vm 40 cm/s，Vd 29 cm/s，PI 0.63。PCA 左侧 PSV 43 cm/s，Vm 30 cm/s，Vd 21 cm/s，PI 0.73。

（二）颅外段颈动脉狭窄或闭塞

颈动脉狭窄和闭塞是颈动脉硬化病变发展的严重阶段。对狭窄阶段的颈动脉病变，单纯药物治疗不一定会取得满意的治疗效果。世界上发达的国家早在 20 世纪 50 年代初就开展了外科颈动脉内膜剥脱术（carotid endarterectomy, CEA）治疗颈动脉狭窄，近年来美国每年有 10 万～20 万人接受 CEA 治疗。国外从 20 世纪 80 年代初，又开展了血管内球囊扩张成形术，90 年代开始采用球囊扩张加血管内支架置入术，使颈动脉狭窄的治疗方法开辟了广阔的途径。采用 CDFI 可以直接测量血管内膜、管径及病变部位的血流动力学变化，TCD 对于颈内动脉狭窄性病变，特别是狭窄 ≥70% 或闭塞的检测意义在于提供颅内动脉侧支循环的建立与相关的血流动力学变化，为临床药物、手术或介入治疗方法的选择提供重要的客观依据。以下内容主要针对颈动脉狭窄 ≥70% 或闭塞的 CDFI 与 TCD 的联合检测特征。

国际上于 2003 年公布了 CDFI 对于颈动脉狭窄判断的统一标准，狭窄程度分类与 NASCET 一致，分为 0～49%、50%～69%、70%～99%、闭塞（表 6-3），无论 CCA、ICA，其狭窄 ≥70% 均可能导致颅内动脉血流灌注异常。CDFI 与 TCD 联合可以综合判断颈动脉狭窄或闭塞病变产生的血流动力学改变。

表 6-3　颈动脉狭窄超声评价标准

狭窄程度	PSV（cm/s）	EDV（cm/s）	PSV$_{ICA}$/PSV$_{CCA}$
正常或<50%	<125	<40	<2.0
50%～69%	>125，<230	>40，<100	≥2.0，<4.0
70%～99%	>230	>100	>4.0
闭塞	无血流信号	无血流信号	无血流信号

1. 颈内动脉狭窄

（1）颈内动脉狭窄 CDFI 检测特征　①当血管狭窄<50%，二维灰阶图像显示局部管径相对减小，但血流速度无明显变化（图 6-21A）；②血管狭窄

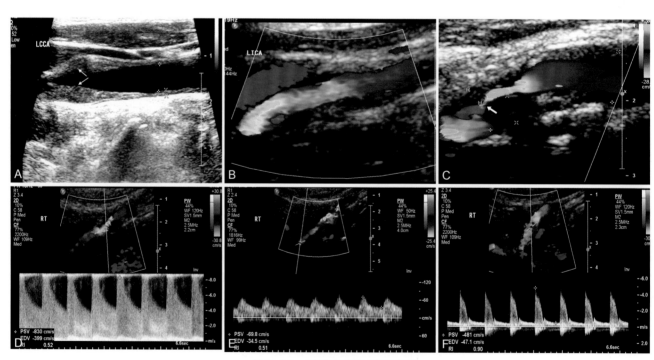

图 6-21　颈动脉狭窄 CDFI 影像

A. 狭窄<50%，二维显像颈总动脉（LCCA）远端至颈动脉球部血管前、后壁斑块形成（箭头）。**B.** 管腔狭窄 50%～69%，彩色血流显像模式下球部血流充盈不全，但无涡流血流影像。**C.** 70%～99% 狭窄，彩色血流显像示血管内径、血流充盈明显减小（箭头）。**D、E.** 70%～99% 狭窄处血流速度明显升高，PSV 830 cm/s，EDV 399 cm/s，狭窄远端流速明显减低，伴频峰形改变，PSV 69.8 cm/s，EDV 34.5 cm/s。**F.** 狭窄同侧颈外动脉流速代偿性升高，PSV 481 cm/s，EDV 47.1 cm/s。

50%～69%时管腔内径减小,通过彩色血流显像或能量多普勒影像,可以观察到狭窄处残余管腔,狭窄段血流速度相对升高,但无明显涡流血流改变特征(图6-21B);③血管狭窄70%～99%时,残余管径<1.5mm,狭窄段流速明显升高(图6-21C、D),狭窄近段血流阻力升高,流速相对减低,狭窄以远段出现涡流和湍流混杂的血流信号,狭窄后远段动脉血流灌注减低,血流速度明显减低,多普勒频谱呈低搏动性特征改变(图6-21E)。ICA狭窄≥70%时由于血流动力学代偿,ECA管腔扩张,流速相对升高(图6-21F)。若狭窄病变位于颈内、外动脉分支下方的CCA,则CCA狭窄处出现血流加速度,但ICA、ECA血流速度均明显减低,并出现低阻力型多普勒血流动力学特征。通过二维及彩色血流充盈显像观察血管狭窄病变范围,根据血管长、短轴切面测量残余、原始管径和面积,以血流速度测量结果,可综合判断出准确的血管狭窄率。

(2)颈内动脉狭窄TCD检测特征 颅外段颈内动脉狭窄70%～99%或闭塞时,将导致患侧半球血流灌注减低,患者将出现脑缺血的临床症状和体征。超声检查不但可以通过颈动脉彩色多普勒超声影像检测到病变血管的结构及局部血流动力学改变,同时可通过TCD对患者颅内动脉血流异常进行综合评估。典型的TCD检测结果可以从双侧半球、前后循环血流速度、频谱形态的不对称性等方面进行分析。

1)血流速度的变化:患侧半球MCA、ACA、ICA_1流速明显减低,患侧PCA、健侧ACA流速相对升高(AComA、PComA建立的条件下)。

2)血流频谱的变化:双侧半球频谱形态不对称,患侧MCA、ICA_1、ACA频谱峰时延长,峰形圆钝。健侧MCA、ACA、ICA_1及患侧PCA的血流频谱正常或出现涡流特征(与侧支循环开放形成的血流加速度改变有关)。

3)血管搏动指数的变化:双侧半球同名动脉的PI值不对称,患侧PI值较健侧减低,形成低搏动性血流频谱特征。

4)侧支循环开放的特征:颈动脉狭窄≥70%或闭塞时,颅内侧支循环是否建立与病变的临床特征、预后的状态及外科手术治疗方法的选择有直接相关性。TCD对侧支循环类型的判断通过以下几方面进行分析。

前交通动脉开放特征:①患侧ACA血流方向逆转(由负向转为正向);②健侧ACA血流速度代偿性升高;③检查患侧MCA或ACA的同时,压迫健侧的CCA,患侧MCA或ACA血流速度明显减低,说明患侧血流来自于健侧颈内动脉系。三种特征性血流动力学改变是前交通动脉开放的特征。

后交通动脉开放特征:①患侧PCA流速升高(与患侧MCA、ACA和ICA_1比较),若检测角度适当可以直接检测出异常升高的后交通动脉的血流信号;②患侧PCA的PI值高于同侧MCA、ACA,但较健侧的PCA相对减低;③压迫健侧的CCA,患侧PCA的流速相对升高进一步证实后交通动脉开放的血流代偿能力。

颈内、外侧支循环开放特征:颈内动脉颅外病变时,通过颈外动脉分支与眼动脉分支之间的吻合,向颈内动脉远端供血。①患侧眼动脉流速升高,血管搏动指数减低,血流频谱形态为低阻力型改变;②患侧眼动脉血流方向逆转,由正向转变为负向,图6-22为1例典型颈内动脉狭窄70%～99%的CDFI与TCD联合检测结果。

2. 颈动脉闭塞

当颈动脉狭窄进一步加重最后造成颈动脉闭塞。根据病变的部位不同,CDFI声像图和血流动力学改变也不同。TCD对于颈动脉闭塞的颅内血流动力学检查分析同颈动脉狭窄性病变。

(1)颈总动脉闭塞 颈总动脉管腔内充填血栓或动脉硬化斑块,彩色或能量多普勒影像显示血流信号消失。若CCA闭塞是由近心端向远端缓慢形成,ICA和ECA管腔尚通畅,可出现血流从颅内向颅外端逆流的特征(颈内动脉盗血征)。若病变累及ECA和ICA,则病变侧CCA、ICA和ECA血流信号均消失,管腔内可探测到均质或不均质回声的斑块。

(2)颈内动脉闭塞 颈内动脉管腔内斑块或血栓充填,灰阶图像显示从球部水平向上至少观察到2.0～3.0cm范围管腔内充填均质或不均质回声斑块或血栓,但血管壁、管腔结构显示清晰。彩色和能量多普勒影像无论纵断或横断切面,管腔内无血流信号,颈总动脉远端出现血流信号折返现象,颈外动脉扩张代偿特征(图6-23)。

3. 锁骨下动脉、无名动脉狭窄或闭塞

由于锁骨下动脉及无名动脉狭窄或闭塞导致脑缺血的发作,在临床上并非罕见。其病因可以是动

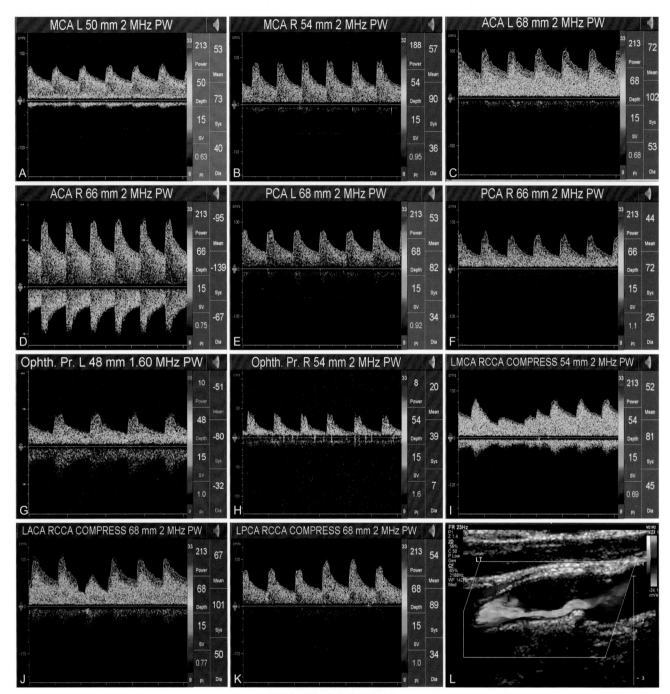

图 6-22 颈内动脉狭窄后 CDFI 与 TCD 检测

患者男性，65岁，左侧颈内动脉颅外段 70% ~ 99% 狭窄，双侧 MCA、ACA、PCA、OA 流速、PI 及血流频谱不对称性改变。**A、B.** 左侧 MCA 流速明显减低，频峰改变。LMCA PSV 73cm/s，EDV 40cm/s，PI 0.63。RMCA PSV 90cm/s，EDV 36cm/s，PI 0.95。**C、D.** 左侧 ACA 流速相对减低但高于同侧 MCA。LACA PSV 102cm/s，EDV 53cm/s，PI 0.68。RACA 流速代偿性升高，PSV 139cm/s，EDV 67cm/s，PI 0.75。LACA 为正向血流（逆转，前交通支开放），RACA 为负向血流（正常）。**E、F.** 左侧 PCA 流速代偿升高，LPCA 的 PSV 82cm/s，EDV 34cm/s，PI 0.92。RPCA 的 PSV 72cm/s，EDV 25cm/s，PI 1.10。**G、H.** 左侧 OA 流速升高伴血流方向逆转（颈内外动脉侧支开放征）。LOA PSV 80cm/s，EDV 32cm/s，PI 1.0。ROA PSV 39cm/s，EDV 7cm/s，PI 1.60。**I、J.** 检测 LMCA、LACA 时压迫右侧 CCA 出现 LMCA、LACA 血流信号瞬间下降（前交通支开放征）。**K.** 检测 LPCA 时压迫右侧 CCA 出现血流信号升高，提示左后交通支开放。**L.** 血管超声显示左侧颈内动脉 70% ~ 99% 狭窄。

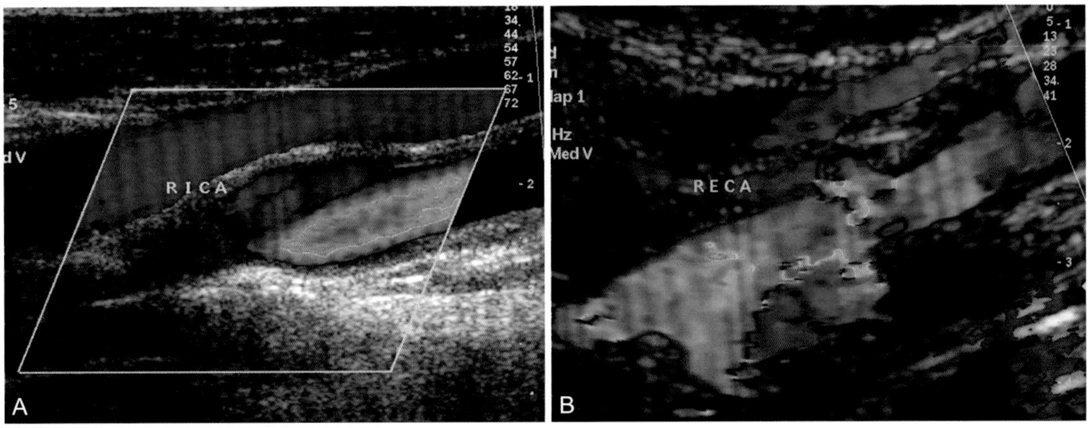

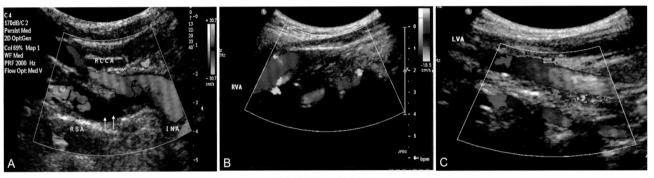

图 6-23 颈内动脉闭塞后彩色多普勒检测

A. 颈内动脉闭塞，血流信号终止于颈动脉分叉水平。

B. 同侧颈外动脉扩张，分支结构清楚。

图 6-24 右侧锁骨下动脉闭塞 CDFI 特征

A. 无名动脉（INA）与右侧锁骨下动脉（RSA）之间低回声斑块充填，CDFI 无血流充盈（箭头）。**B.** 右侧椎动脉（RVA）血流方向改变（蓝色）。**C.** 左侧（健侧）椎动脉（LVA）血流方向与 LCCA 一致。

脉硬化或动脉炎性病变引起锁骨下动脉或无名动脉近端狭窄或闭塞，导致病变远端肢体供血障碍，血流经患侧椎动脉逆流向上肢供血引起患侧椎动脉供血异常，导致后循环缺血，出现锁骨下动脉窃血的临床表现，通过 CDFI 与 TCD 联合检查可以综合评估锁骨下动脉、无名动脉狭窄病变与窃血程度及后循环缺血的临床相关性。

（1）锁骨下动脉、无名动脉狭窄或闭塞的 CDFI 检测特征　通过灰阶或彩色血流影像可以观察到无名动脉或患侧锁骨下动脉起始段斑块或血栓致管腔狭窄或闭塞。前者表现为局部流速异常升高，后者表现为近段血流信号中断，远段可探测到从椎动脉逆流的低阻力型血流信号。

患侧椎动脉血流颜色与同侧的颈总动脉不一致，（颈总动脉红色、椎动脉蓝色，颜色的变化根据初始血流颜色判断），正常椎动脉与颈总动脉的血流方向一致，颜色相同。当锁骨下动脉狭窄或闭塞时，患侧的椎动脉血流来自对侧的椎动脉，因此，血流方

向发生改变，颜色与颈总动脉不一致（图 6-24）。

（2）锁骨下动脉、无名动脉狭窄或闭塞的 TCD 检测特征　TCD 对于锁骨下动脉、无名动脉狭窄或闭塞的检测是针对椎动脉颅内段血流动力学变化进行评估。主要的血流异常表现为患侧 VA 血流速度减低或基本正常（与健侧椎动脉血流动力学状态相关），健侧 VA 为负向血流（颅外向颅内供血，正常方向），患侧 VA 为正向血流（颅内向颅外供血，血流方向逆转）。

由于锁骨下动脉病变狭窄的程度不同，患侧 VA 血流逆转形成的窃血程度也不同，TCD 血流频谱变化与窃血的程度相关。根据频谱的类型可以分为隐匿型、部分型和完全型窃血（图 6-25）：①隐匿型：锁骨下动脉狭窄程度较轻（通常＜50%），临床无明显症状，双上肢血压基本对称。TCD 检测患侧 VA 流速正常或稍低于健侧 20% 左右，收缩早期可探及非常尖小"切迹波"，患侧上肢活动时，切迹加深或出现短时低速的逆转血流信号。②部分型：当锁骨

第四节 SECTION 4

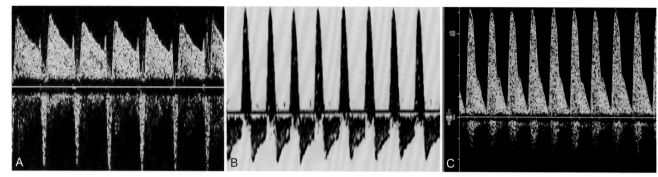

图 6-25　不同类型锁骨下动脉窃血的 TCD 血流频谱特征
A. 隐匿型。**B.** 部分型。**C.** 完全型。

下动脉狭窄>50% 且<90% 时，患侧 VA 出现收缩期（正向）逆转血流信号为主，舒张期（负向）血流为辅的血流频谱改变，即典型的双向"振荡型"血流动力学改变。③完全型：当锁骨下动脉或无名动脉完全闭塞时，患侧 VA 出现血流方向完全逆转的单峰脉冲形血流信号，舒张期流速为零。

BA 和健侧 VA 的血流变化与健侧 VA 血流代偿状态相关。当健侧 VA 结构及血流动力学正常时，BA 的血流速度无明显改变。反之，BA 的血流下降，患者将出现后循环缺血的临床症状。

4. 颈段（V₁ 段）椎动脉狭窄和闭塞

椎动脉起始段狭窄或闭塞是后循环缺血性病变的重要原因，对于椎动脉狭窄的分类目前国际上尚无统一的标准，临床上检测狭窄分类通常以颈内动脉为参考标准，同样分类为<50%、50%～69%、70%～99% 和闭塞。当狭窄率<50% 时局部血流速度稍高于健侧，频谱形态正常。狭窄 50%～69% 时，血流速度高于健侧，频谱形态改变。患侧椎动脉血流频谱表现出收缩期达峰时间相对延长，伴收缩期小的切迹；健侧椎动脉血流速度相对升高。当狭窄在 70%～99%，患侧椎动脉狭窄段流速明显升高，狭窄远端椎间隙段及颅内段 TCD 检测患侧椎动脉流速明显下降，见前文图 6-18 的内容。

椎动脉闭塞的 CDFI 与 TCD 检测特征可以分为：①全程闭塞：CDFI 与 TCD 均未探测到血流信号。②阶段闭塞：CDFI 与颈部检测到椎动脉开口处血流中断，但是沿椎间隙向远端探测可检测到细小的侧支循环动脉血流影像向椎动脉供血，流速减低，TCD 颅内也能检测到相似的血流频谱。③远端闭塞：根据闭塞水平与小脑后下动脉的关系，远端

颅内段闭塞又可分类为小脑后下动脉分支前闭塞，CDFI 检测患侧椎动脉为舒张期无血流的低速高阻力型单峰血流信号频谱；椎动脉于小脑后下动脉分支后闭塞时，患侧椎动脉 CDFI 表现为舒张期血流不间断的低速高阻力型血流信号频谱。

（三）颈动脉狭窄或闭塞的外科治疗随访

对颈动脉狭窄或闭塞外科治疗前后的血管结构、颅内外血流动力学变化的随访检测是血管超声的重要研究任务，重复发挥超声技术的无创、经济、简便、可重复等特性，开展对颈动脉病变外科治疗效果的观察具有重要的临床价值。

1. 颈动脉狭窄的介入治疗评估

颈动脉支架置入术在颈动脉重度狭窄患者中的应用日趋广泛，超声检查不仅在术前评估狭窄程度和斑块性质中具有重要的作用，也是评价支架置入的成功与否以及术后支架的稳定性和再狭窄随访的重要工具。1997 年，Robbin 等首先探讨了应用超声诊断支架内再狭窄的血流流速标准。Groschel 等在一篇系统评价中概括了 1990—2004 年间 34 个研究的 3814 例颈动脉狭窄患者应用超声诊断支架置入术后发生再狭窄标准的研究。CDFI 与 TCD 对颈内动脉狭窄支架置入术后患者观察的内容包括：支架的位置与原病变部的关系、支架的长度与内径的测量、术后病变部位血流动力学参数的变化、颅内血流动力学是否得到改善、定期检测观察支架再狭窄的发生与相关危险因素的关系等。TCD 检测与 CDFI 要同步检测，以获得颅内动脉血流变化的客观指标，特别是支架置入后 24h 内是发生术后过度灌注

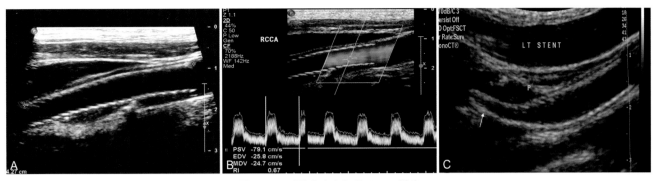

图 6-26　颈动脉支架的 CDFI 显像

A. 颈动脉支架与血管壁贴覆完好（纵断切面全程观）。**B.** 支架内血流通畅，多普勒频谱检测流速正常（PSV 79.1cm/s，EDV 25.8cm/s）。**C.** 支架远端扩张不全，造成残余狭窄（箭头）。

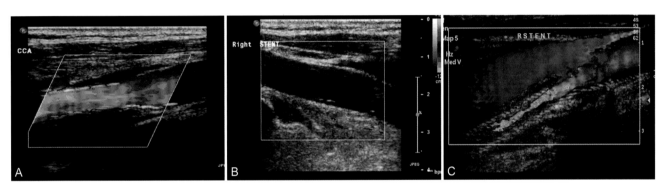

图 6-27　再狭窄支架

A. 支架内血流通畅影像。**B.** 彩色模式下颈动脉管腔内无血流显像，因支架内血栓形成造成的颈动脉闭塞影像。**C.** 支架内膜增生，血流充盈不全，支架术后再狭窄显像。

的重要时期，对于术前高龄、颅内动脉侧支血流循环较差、脑缺血反复发作、患侧 MCA 最高流速小于 50cm/s 的患者，采用 TCD 动态观察可以为临床减少围术期因过度灌注发生脑水肿、脑出血等并发症的诊疗方法提供客观的诊疗依据。

不同部位的支架 CDFI 检测显像清晰度不同。颈内动脉支架位置表浅易于检测，在 CDFI 显像为网状强回声结构，其腔内结构显示非常清晰（图 6-26A），椎动脉与锁骨下动脉位置深在，特别是左侧椎动脉与锁骨下动脉检测难度较大，二维显像需要多个角度才能获得，通常以彩色血流模式可以清晰观察到支架内血流的通畅性（图 6-26B）。由于术前斑块的结构不同，钙化性斑块通常影响支架与血管壁的完好贴覆，导致支架术后血管残余狭窄的存在（图 6-26C），这是影响远期效果的重要因素。

支架术后早期（3 个月内）再狭窄或急性闭塞的原因多见于支架内新生内膜的异常增生、残余狭窄、血栓形成，6 个月以后的再狭窄通常是在增生的内膜基础上斑块再形成造成不同程度的再狭窄（图 6-27）。临床研究表明椎动脉支架再狭窄率要高于颈内动脉，这与椎动脉自身管径细小存在一定的相关性。因此，CDFI 及 TCD 定期随访观察颈动脉介入治疗后血管结构及血流动力学的变化为临床合理调整术后治疗药物，预防术后再狭窄具有重要的价值。

2. 颈动脉内膜剥脱术治疗评估

20 世纪 90 年代初，北美症状性颈动脉内膜剥脱术试验（North American Symptomatic Carotid Endarterectomy Trial，NASCET）、欧洲颈动脉外科试验（European Carotid Surgery Trial，ECST）和无症状性颈动脉硬化研究（Asymptomatic Carotid Atherosclerosis Study，ACAS）结果证实，颈动脉内膜剥脱术（CEA）是颈动脉狭窄患者的最佳治疗手段。

CDFI 对 CEA 的检测包括：①术前观察血管狭窄的部位和长度，硬化斑块的形态、大小、回声特性，评估血管狭窄程度；②术中探测硬化斑块剥脱是否完全，原狭窄部位有无残留内膜或斑块，手术缝合造成的狭窄等，目的是提高手术的成功率，避免残留的斑块或内膜在血管内壁形成粗糙的界面，造成术后24h内急性颈动脉血栓，导致CEA的失败；③术后超声检测观察CEA的远期疗效，是CEA随访的重要手段。CDFI观察CEA成功的声像图特征包括：狭窄部位的动脉硬化斑块去除，内膜结构消失，血管腔内径恢复正常。图6-28是1例CEA患者术前、术中、术后的颈动脉超声影像结果。

随着TCD技术在临床医学领域应用的深入研究，它不仅用于患者常规性检测，而且在CEA成为动态监测脑血流动力学变化的重要手段，为提高CEA的成功率提供了重要保证。

TCD对CEA术前检测的目的是对患者双侧半球血流动力学基础水平的评估，了解颅内动脉侧支循环状态及自动调节功能，发现Willis环发育异常的血流变化特征。通过CCA压迫试验预知术中CCA夹闭时MCA血流速度下降程度，判断术中可能发生的颅内动脉低灌注的危险性，为手术医生在术中是否采用临时性内分流（shunting），预防术中脑缺血的发生，提供客观的颅内动脉血流动力学变化的依据。

CEA术中TCD监测血管通常选择患侧MCA。监测的内容包括：①麻醉实施前后的MCA血流速度变化。②对颈动脉暴露、颈动脉夹闭至CCA再开放的内膜剥脱术全过程中MCA流速变化及微栓子信号发生等情况进行动态监测。其中CCA夹闭时的MCA流速下降程度，为手术医生是否采用临时性内分流手段，预防术中脑缺血发生提供了重要客观依据。通常CCA夹闭时，TCD监测发现MCA流速较

基础水平下降40%～50%，术中应采用临时性内分流。③CCA、ICA再开放后短时间内MCA的变化、微栓子信号的数量，是关系CEA成功的重要因素。因为，开放初期，MCA血流速度的增加到维持稳定的血流动力学状态，直接反映病变侧脑血管自动调节功能的恢复。若MCA流速升高超过基础水平的1.5倍，就有可能发生脑血流的过度灌注，此时TCD的监测可以密切注意MCA的血流变化，预防上述情况的发生。④术中、术后或分流过程中微栓子信号数量多少，可能影响CEA的脑缺血并发症的发生，降低CEA治疗成功率。⑤术后24h内急性颈动脉闭塞的监测。术后24h内急性颈动脉闭塞是导致CEA术后脑缺血的重要原因之一，特别是术后6h内，MCA血流进行性下降或微栓子信号增加，往往提示急性颈动脉闭塞血栓形成的可能，结合颈动脉彩色血流显像，可以及时发现病变的存在，再行手术去除血栓，恢复血管的畅通，提高CEA的成功率。⑥CEA术后过度灌注的及时发现。由于颈动脉狭窄造成患者脑血管自动调节功能的损害，在颈动脉再开放瞬间，颈动脉管径恢复正常，脑血流量明显增加；术后24～48h内体循环血压过高，均可能发生脑血流过度灌注，导致脑出血。因此，TCD监测发现MCA流速持续升高，特别是舒张期流速的增加，提示脑血流过度灌注的重要血流动力学变化特征。图6-29是1例CEA术中TCD动态监测脑血流变化过程获得的典型血流频谱变化过程。

颈动脉超声和经颅多普勒超声可以检测颅内、外动脉的正常或异常的血流动力学变化，特别是颈动脉超声能够对动脉结构、动脉硬化斑块的形态学和声学特征进行综合评价，结合经颅多普勒超声技

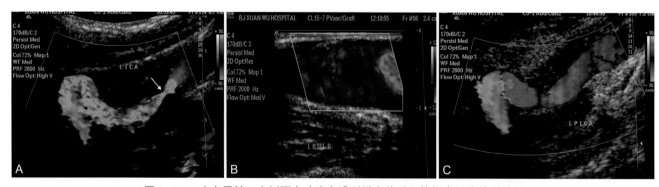

图6-28 患者男性，左侧颈内动脉内膜剥脱术前后血管超声影像检测结果
A. CEA术前血管狭窄70%～99%（箭头）。**B.** CEA术中狭窄处管腔明显增宽。**C.** 术后彩色血流影像显示左侧颈内动脉颅外段全程血流通畅。

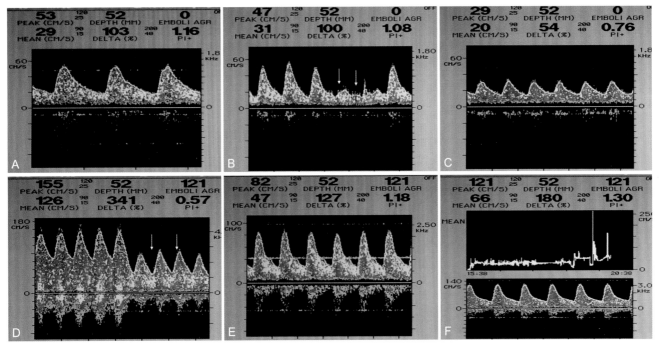

图 6-29　患者女性，73 岁，左侧颈动脉剥脱术中 TCD 脑血流监测结果

A. 麻醉后 LMCA PSV 53 cm/s，PI 1.16。**B.** 颈动脉夹闭前试夹闭时 LMCA 流速明显减低（箭头）。**C.** 实施内分流后 LMCA PSV 29 cm/s（与麻醉后流速比较下降 49%）。**D.** 左侧 CCA 与 ICA 术中开放瞬间，LMCA PSV 155 cm/s，与麻醉后比较升高 3 倍，为避免 CEA 术后过度灌注，即刻采取 CCA 部分夹闭（箭头）。**E.** LMCA 血流逐渐恢复正常，PSV 82 cm/s。**F.** 上图为 LMCA 于 CEA 术中全程血流变化曲线图，下图为 CEA 结束时 LMCA 的血流频谱，PSV 121 cm/s，PI 1.30。

术手段，对于缺血性脑血管病变的检测筛选具有重要的临床意义。

三、核磁共振血管造影

国内外关于常规 MRA 和静脉注入造影剂的 MRA 在颅内血管狭窄与闭塞的比较研究较少。Mathews 等报道 3D-TOF MRA 与 MT 脉冲和造影剂一起使用时，对脑血管的显示率明显高于单纯 3D-TOF MRA。国内王继琛等报道，注射 Gd-DTPA 对于脑梗死组侧裂动脉分支的显示提高并不明显。其原因除了血流速度，还应考虑大脑中动脉 M_1 段的走行与扫描平面平行所导致远端的血流信号明显减低，使侧裂动脉分支不易显影。同时核磁成像受颅底骨质影响较大，所以对脑底血管的显示欠佳。

MRA 在颈动脉分叉病变及脑动脉瘤中的诊断价值已日趋肯定，但在评价脑血管狭窄与闭塞方面有待进一步研究。Heiserman 等在对 29 例 219 根脑血管进行 MRA 和 DSA 对照研究中指出，MRA 对正常和闭塞脑血管的诊断符合率分别为 97% 和 100%，而对狭窄血管只有 61%。国内杨秀军等在 43 例 Willis 环磁共振和脑血管造影的对比研究中报道，MRA 对颈内动脉、基底动脉、大脑前动脉、大脑中动脉和大脑后动脉的特异性均为 100%，敏感性则分别为 100%、100%、97.7%、100% 和 100%。但其研究对象是非随机选择的，43 例患者中只有两例的最后临床诊断是脑血管闭塞性疾病，其余依次为脑血管畸形、脑肿瘤、脑动脉瘤、未明原因颅内出血和未明原因动眼神经麻痹。所以 MRA 对脑动脉狭窄造成的缺血的诊断价值有待进一步观察。

四、CT 脑血管造影

CT 血管造影（CTA）是利用 CT 三维成像功能进行血管成像的一种先进的检查方法。

与常规 DSA 相比，CTA 的优势表现为：①创伤小；②观察角度多；③可同时显示颈内动脉和椎-基底动脉系统及 Willis 环，有利于观察颅内动脉供血的全貌，而常规 DSA 则很难做到；④检查时间短，费用较低。同时 CTA 受颅底骨质的影响，对鞍区血管的显示欠佳。CTA 扫描时的最佳延迟时间因不同患者而异，因此对技术水平及临床经验的要求较高。

但是与 MRA 相似，CTA 在颅内动脉瘤、动静脉畸形等脑血管疾病方面的诊断价值已日趋成熟，尤其是动静脉畸形，而对颅内动脉狭窄或闭塞的诊断价值有待进一步研究，因为多数文献在报道 CTA 对脑血管疾病的诊断价值中，选取的样本多数为动脉瘤和动静脉畸形，而颅内动脉狭窄或闭塞的样本较少。

近年随着影像处理软件技术的进步，又有新的 CT 技术应用到脑血管的评价中来，如 CT 仿真内窥镜（CTVE）。CTVE 是在螺旋 CT 增强扫描的基础上完成，利用增强的血流、血管壁以及造影剂浓度之间的差别而成像。CTVE 能获得颈内动脉狭窄管腔内壁表面的仿真内窥镜图像，有利于显示狭窄管腔内部形态，了解血管腔内有无血栓、钙化斑块等。对高龄、动脉硬化严重者，CTA、CTVE 等无创性和微侵袭性技术为患者及临床医生提供了更多检查方法的选择（图 6-30）。

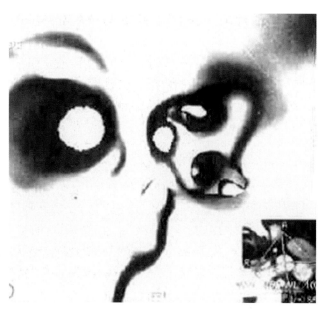

图 6-30 1 例 CTVE 显示颈内动脉狭窄处表面凹凸不平，钙化斑块突向腔内（鲁晓燕等，2001）

五、局部脑血流量测定

局部脑血流量（rCBF）测定是脑血管病诊治中有关脑血流动力学的重要检查项目，rCBF 可提供两方面的信息：①确定脑低灌注区部位，特别是一些 CT、MRI 检查未发现的脑血流灌注不足区；②了解脑低灌注区的 rCBF 水平，即脑缺血程度，以便为脑血流重建手术适应证的选择找到客观指标。临床上 rCBF 测定分半定量和定量两大类方法。

目前临床常用的半定量 rCBF 测定方法有：SPECT、灌注 CT、灌注 MRI。rCBF 的半定量分析是建立在对侧半球或小脑为正常对照的基础之上，通过感兴趣区与对照区的对比，得出感兴趣区 rCBF 改变的百分比。由于临床上"正常对照区"rCBF 是否正常是不确定的，感兴趣区 rCBF 的改变也有较大偏差，特别是在双侧大脑半球或前后循环均有病变时误差更大。所以，半定量 rCBF 的结果对确定脑缺血部位基本可靠，但对了解脑缺血区的缺血程度则不甚准确。但半定量 rCBF 检查简单易行，目前国内已较普及，仍不失为缺血性脑血管病患者行脑血流动力学评价的重要方法。

定量 rCBF 测定方法有：XeCT、PET。定量 rCBF 检查可直接测定感兴趣区的 rCBF，精确到 mL/（100g·min），从而了解此区域内脑组织的病理生理状态，成为临床上确定脑缺血治疗方针的客观指标。通常，某脑区的 rCBF 低于 9 mL/（100g·min），则此区为脑梗死区，增加脑血流的治疗已毫无意义。rCBF 为 9～20 mL/（100g·min）的区域，为不完全缺血区，即通常所说的缺血半暗带。神经细胞出现可逆性神经功能障碍，但神经细胞尚维持着基本的代谢活动。对这一区域，如及时采取措施增加脑血流，则神经细胞的电生理活动可恢复正常。否则，因脑血流的进一步下降或脑缺血时间过长，此区脑组织有发展成脑梗死的高度风险。rCBF 为 20～30 mL/（100g·min）的区域，由于脑灌注不足，脑血管的代偿储备能力下降，有发展成脑梗死的低度风险。对脑缺血程度为 9～30 mL/（100g·min）的患者应给予积极的改善脑血流的治疗，如血管内膜切除、血管成形及血管内支架、颅内外血管搭桥等。rCBF 为 30 mL/（100g·min）以上的区域，脑血流已能满足脑电生理活动和脑代谢的需要，并有一定的代偿储备能力，通常出现脑缺血症状的风险很低，仅需内科药物治疗。定量 rCBF 测定在缺血性脑血管病治疗中，特别是血流重建手术确定手术适应证时有重要的指导意义。

脑血管负荷试验（challenge test）是通过一些

方法刺激诱发脑血管扩张，使脑血流量增加，同时测定 rCBF，并与先前测定的静息状态下的 rCBF 进行对比，得出 rCBF 增加的百分比，这一试验的结果反映了脑血管的储备代偿能力。临床常用扩张脑血管的方法是静脉注射脑血管扩张药物乙酰唑胺（acetazolamide，商品名 Diamox），20～30 min 后，脑血管储备代偿能力正常的脑组织 rCBF 增加 50%～100%，如某脑区 rCBF 增加不足、不增加或反而下降，则此区脑血管储备代偿能力较差，应行脑血流重建手术。在脑梗死区内，rCBF 低于 9 mL/（100g·min），对脑血管扩张药物没有任何反应，脑血流重建手术也无效。脑血管储备代偿能力的好坏是缺血性脑血管病血流重建手术适应证选择的重要依据。

（李萌　华扬）

第五节　外科治疗

缺血性脑血管病的外科手术治疗分两大类：一类是针对脑供血血管狭窄闭塞部位的手术，如动脉内膜切除术、血栓或栓子摘除术。此类手术直接解除了脑供血血管的狭窄闭塞，手术结果直接有效，也符合病人的正常生理状态。另一类是狭窄闭塞血管远端的血流重建手术，如头臂动脉架桥术，颅外－颅内血管吻合术，及一些间接的血流重建手术，如颞浅动脉、硬脑膜动脉、颞肌及大网膜脑表面贴敷术等。这类手术可改善狭窄闭塞血管远端脑组织的血液供应，防止完全性脑卒中的发生。

一、头臂动脉架桥术

从主动脉弓上发出的各支头臂动脉均可发生狭窄闭塞，导致其供血区，即脑和上臂的缺血症状，其中无名动脉、锁骨下动脉、颈总动脉、颈内动脉和椎动脉的起始部都是狭窄闭塞的好发部位。头臂动脉狭窄闭塞的病因在青壮年患者以大动脉炎为主，中老年患者则以动脉粥样硬化常见，它们的共同特点是病变常常累及多支血管，临床症状具有多样性。依狭窄闭塞血管不同，患者可有如下表现：①脑前循环缺血：如偏侧感觉运动障碍、语言障碍、单眼盲；②脑后循环缺血：如发作性眩晕、耳鸣、恶心、呕吐、视物不清、声音嘶哑、饮水呛咳等；③全脑缺血：如头晕、昏厥、迟钝、痴呆、嗜睡等；④上臂缺血：如上肢麻木、无力、疼痛、无脉、患肢低血压；⑤锁骨下动脉盗血综合征：运动患肢时因多量血液从椎动脉流入患侧锁骨下动脉，从而引发后循环脑缺血症状。

各支头臂动脉狭窄的治疗以介入治疗为主，血管内球囊扩张成形加各种血管内支架置入的联合应用使治疗达到了既有效又微侵袭的效果，详细内容请参阅脑血管病的介入治疗。如果这些大血管完全闭塞，则只能采用血管外科的手术方法，即头臂动脉架桥治疗。根据头臂动脉闭塞的部位不同，通常设计有多种血管架桥方式。架桥所用材料多为人造血管，但管径不能小于 6 mm，否则术后极易形成血栓，使桥血管闭塞，导致手术失败。如果受血血管管径较细，通常采用自体大隐静脉移植，将其作为桥血管使用，可明显减少术后桥血管血栓闭塞的发生率。

二、颈动脉内膜切除术

（一）概述

颈动脉手术的历史可追溯至 1552 年，Ambrose Pare 及以后的一些学者试图通过结扎颈动脉来处理某些疾病。1793 年 Hebenstreit 报告 1 例病人经颈

第五节

SECTION 6

动脉手术后无症状生存。Fleming（1803）和 Ellis（1843）先后介绍颈动脉枪伤的手术体会，其中 Ellis 报告的病例因术后 11 天再次出血而将对侧颈动脉也结扎，据称术后恢复正常活动，尽管双侧颈动脉均未能触及搏动。到 19 世纪中叶，人们对颈段颈动脉闭塞性疾病开始逐步认识，Savory（1856）报告 1 例年轻女性右侧偏瘫，尸检证实左颈总动脉闭塞，Virchow 报告颈动脉血栓形成导致同侧失明，Kussmaul（1872）报告类似病例，Penzoldt（1881）介绍 1 例右颈总动脉血栓形成病例，突然右眼失明，以后又发生左侧偏瘫，尸检除发现颈总动脉内血栓外，还观察到右半球大片软化。1905 年 Chiari 开始注意到颈动脉分叉粥样硬化的发生率，认为来自该处的栓塞是神经缺陷的原因。1914 年 Hunt 强调指出，颅外闭塞性动脉病是卒中的重要原因。遗憾的是，虽然 Chiari、Hunt 等一再强调颅外动脉病变的重要性，但到人们普遍接受粥样硬化是脑缺血和卒中的主要原因依然经过了漫长的历程，而且无论是大体抑或显微解剖研究，重点都在脑血管，而很少关注颈部颈动脉。

1927 年里斯本神经外科医生 Eggaz Moniz 在为颅内肿瘤病人诊断中首先采用切开显露并暂时阻断颈内动脉后注入碘化钠的脑血管造影，为脑血管病的现代诊治奠定了基础。1936 年 Loman 和 Myerson 对 Moniz 的方法加以改进，改为直接穿刺法，使这一检查技术得以推广，越来越多的颈动脉闭塞性疾病生前即被确诊。到 1951 年 Johns Hopkins 的医生从文献和 J Neurosurg 发表的论文中已收集到约 100 例颅外动脉闭塞的病例。1953 年 Seldinger 将一薄壁塑料管在经皮穿刺导丝引导下插入动脉，开创了导管技术的新纪元。与此同时，毒性较低的水溶性碘造影剂问世。Seldinger 导管技术与低毒造影剂的出现逐步淘汰了先前较为痛苦、危险的直接穿刺法，使脑血管病的诊断更加快捷、安全、可靠。

如前所述，对颅外动脉闭塞性病变，虽然早在 19 世纪中叶即有报告，但直到 20 世纪 50 年代才引起普遍关注。1951 年哈佛神经科医生 Fisher 撰文指出，颈内动脉血栓形成较预想的多得多，粥样硬化闭塞性病变是脑缺血的主要原因，侧支循环良好与否决定脑损害的程度，颈内动脉闭塞病人可以无临床症状。1954 年他又报告，颈动脉窦粥样硬化性溃疡表面附着的血栓并不少见，并认为血栓的形成可能与血流缓慢、涡流和血液成分的附壁沉积有关。

Gurdjian 和 Webster（1953）等也认识到颈动脉分叉部粥样硬化的重要性。基于上述发现，通过颅外动脉手术来解除暂时缺血性发作和预防脑卒中的设想便很自然地被提出并付诸实施，颈交感神经切除、星状神经节阻滞等随之被废弃。

由于从手术到发表论文一般均有一段间隔，所以难以确定究竟谁是实施颈动脉重建手术的第一人。据美国 Mayo Clinic 已故神经外科主任 Sundt 报告，很可能是华盛顿的神经外科医生 William Spence。他在 1951 年成功地施行了第 1 例颈动脉内膜切除术，并将相关论文投寄于 J Neurosurg，令人惊讶的是，论文被退回了。与此同时，阿根廷神经外科医生 Carrea（1951）也对 1 例颈动脉粥样硬化病人实施了重建手术，但他的论文发表于 1955 年。论文发表最早的应是 Eastcott（1954，Lancet），其重建方法与 Carrea 相同，即将颈动脉分叉切除后做颈总动脉 – 颈内动脉端 – 端吻合术。DeBakey（1953）则是首次为颈内动脉完全闭塞的病人施行内膜切除并成功重建了血流。1959 年 Murphey 又报告 3 例颈内动脉完全闭塞者术后成功恢复血流。

由于第一代先驱者的不懈努力，颈动脉手术迅速推广，相关技术问题也取得长足进展。Thompson（1962）和 Javid（1967）早期提出使用术中分流以避免颈动脉阻断所致的脑缺血；在多数学者倡用全身麻醉的同时，部分学者力荐局部麻醉；术中监测技术不断更新；内膜切除和动脉切口缝合的方法也日渐改进，使颈动脉重建逐步成为安全可靠、确实有效的手术方式。至 1971 年美国已完成 1.5 万例颈动脉内膜切除术，到 20 世纪 80 年代早期，则达到每年 8.5 万～10.0 万例的程度。

但是在颈动脉重建的发展过程中也曾几经周折。1961 年 13 个中心对 6535 例颈动脉狭窄病人随机进行了手术与非手术治疗的对照研究，结果发现两组病人的卒中和死亡率无显著差异，由此对颈动脉内膜切除的意义提出质疑。1967 年当代杰出的神经外科医生 Yaşargil 和 Donaghy 分别在瑞士的苏黎世和美国的柏林顿同时成功施行了颞浅动脉 – 大脑中动脉皮层支（STA-MCA）吻合术，在其后的 10 余年内，颅外 – 颅内动脉架桥术一度被广泛应用于脑缺血的治疗，而颈动脉内膜切除遭到了冷遇。然而，几乎与此同时，为了检验颅外 – 颅内动脉架桥术的效果，以美国为首，由美、欧、亚洲的十多个国家数十家中心组成的"国际颅内外动脉架桥联合研究组"对大宗手术病人的资料做了分析，并与内科治疗的病人做了严格的对照研究。结果证实，颅内外动脉架桥不能降低缺血性卒中的发生率。该结果在1985年的新英格兰医学杂志发表后，架桥术随即跌入低谷，而动脉内膜切除重新引起人们的关注。特别是1991年北美有症状颈动脉内膜切除试验协作组（NASCET）和欧洲颈动脉外科试验协作组（ECST）等多中心大规模的随机试验结果公布以后，动脉内膜切除在颈动脉粥样硬化性狭窄治疗中的地位已毋庸置疑。

　　与发达国家相比，我国的颈动脉重建工作相对滞后。虽然早在1938年北京的Chao WH就报道过2例左侧颈内动脉血栓病人的手术，但以后的数十年内进展缓慢，颈动脉内膜切除则直至20世纪80年代才刚刚起步，至今真正开展的单位还不过10余家，手术例数亦有限。究其原因，很大程度上是囿于人们的传统观念，即认为东方人颅外段颈动脉病变少见。应当承认，由于饮食及生活习惯的不同，东西方人缺血性脑血管病的病变部位和发生机制可能有差异，但不可能差到美国每年做10万例颈动脉内膜切除，而人口是其5倍的我国每年仅做数百例的程度。事实上，限于观念和条件，国内相当多的脑血管病人并未经过必要的系统的检查，在这种基础上形成的理论显然缺乏依据，有失偏颇。所幸近十年来我国神经科学界的有识之士已经开始重视这一问题，海外归来的学者也在竭力推动这项工作，并成功将之列入国家"九五"和"十五"重点攻关项目。相信在广大神经内外科、血管外科和影像学专科工作者的密切协作下，以颈动脉内膜切除术为代表的缺血性脑血管病的外科治疗在我国必将有一个新的飞跃。

（二）术前评估和准备

1. 病情评估

　　颈动脉内膜切除术的对象是颈动脉粥样硬化。颈动脉粥样硬化病人临床可表现为暂时缺血性发作（TIA）、可逆性缺血性神经功能缺陷（RIND）、进展性卒中（PS）或完全性卒中（CS）。医生应认真了解病史，仔细查体，结合影像学检查资料，对病情做出恰当的评估。

　　有些病人可能毫无症状，只是因为在例行的查体中闻及颈部血管杂音，或做辅助检查（如超声）才发现颈动脉粥样硬化。

　　无论症状性抑或无症状性颈动脉粥样硬化，凡拟行颈动脉内膜切除者，术前均应了解可能影响手术结果的因素，如年龄、血压、血糖、心肺功能、神经系统情况及颈动脉狭窄部位、程度、范围、对侧颈动脉和侧支循环情况等。

2. 影像学检查

　　（1）脑CT或MRI　　常规检查，用以判断有无脑梗死，并与出血性卒中相鉴别。需要注意的是，缺血性卒中后需要24～48h方可在CT上发现梗死区。MRI比CT敏感，弥散加权像（DWI）可在卒中发生后数小时内显示脑缺血区。

　　（2）颈动脉超声　　简单易行，实时成像，形象直观，可重复，已广泛应用于包括粥样硬化性狭窄在内的颈动脉病变的诊断和随访，且常作为首选的无创检查手段。通常包括B型超声（灰阶超声）、脉冲多普勒超声和彩色多普勒超声（图6-31）。据报

SECTION 5
第五节

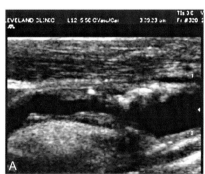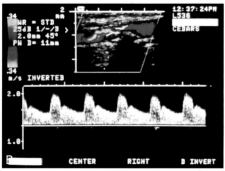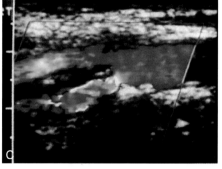

图6-31　颈动脉超声

A. 灰阶超声：显示颈总动脉分叉处和颈内动脉管壁不规则增厚，回声不均，并见斑块强回声（钙化灶），管腔狭窄。B. 脉冲多普勒频谱：显示颈内动脉起始段狭窄，开口处血流速度增高，为2.0m/s。C. 彩色多普勒：显示颈内动脉起始段狭窄处血流充盈缺损，呈"镶嵌"样血流信号（提示血流速度明显增快）。

告，颈动脉超声检查与数字减影血管造影（DSA）的诊断符合率高达90%，判定斑块组织特性的准确率达88.2%。不足之处是，超声图像的显示和判断与操作者技巧有关，钙化斑的后方声影影响管腔和对侧血管壁的显示。但相信随着分辨率的提高，多层面空间复合成像及影像的量化处理，超声对颈动脉粥样硬化及斑块病理结构的诊断将更加精确客观。

（3）磁共振血管造影和高分辨磁共振成像　MRA作为一种无创检查已广泛应用于临床，常用二维TOF法、三维TOF法和多块重叠薄层采集法（multiple overlapping thin slab acquisition, MOTSA），对颈动脉粥样硬化性狭窄有高度敏感性和特异性（图6-32A）。但常规的MRA可能过高估计狭窄程度，难以鉴别高度狭窄与闭塞，也常常不能显示溃疡。因此，近年来广泛采用增强三维MRA，不仅能减少病人移动伪影，而且图像的信噪比可提高25倍，能完成冠状面采集，无饱和效应的影响，可显示颈动脉全程。

除MRA外，高分辨磁共振成像（HRMRI）发展迅速，"黑血"技术的应用使动脉壁及斑块影像更加清晰，各种特制的线圈提高了信噪比，对斑块中不同病理成分（钙化、纤维组织、脂质、出血）的敏感性和特异性均很高，对早期检出斑块脆弱不稳定的病人，监测斑块内容物在治疗过程中的变化，具有重要意义（图6-32B）。

（4）CT血管造影　CTA是随螺旋CT的出现而发展起来的一项新技术。1998年推出的新型多层面螺旋CT扫描速度很快，一次旋转可同时采集4张图像，使CTA的范围和图像质量均有很大改善，甚至可与DSA媲美。重建的三维立体图像可以旋转，以便从不同方向、不同层面、不同角度观察，避免结构重叠。既可单独显示血管，也可加上骨性标志，还能做血管仿真内镜观察（图6-33）。CTA的不足

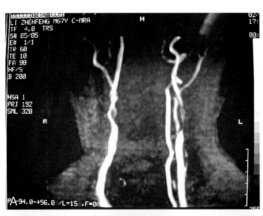

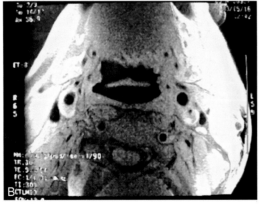

图6-32　磁共振血管造影和高分辨磁共振成像
A. MRA：左颈内动脉近端重度狭窄，右椎动脉未显示。B. 高分辨MRI：右颈总动脉远端中度狭窄，左颈内动脉近端重度狭窄，斑块内出血。

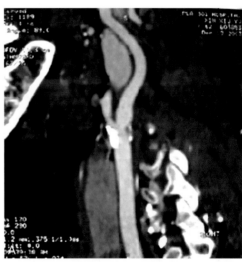

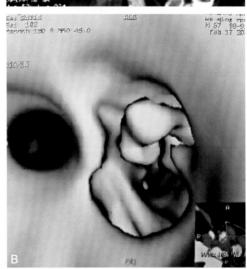

图6-33　CT血管造影
A. CTA：颈动脉分叉部狭窄，钙化。B. CT仿真内镜：颈内动脉粥样硬化斑形成。

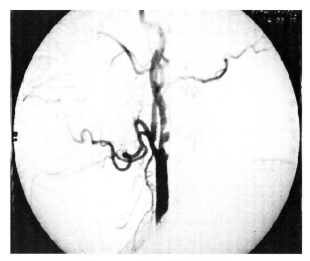

图 6-34 数字减影血管造影
右颈内动脉重度狭窄，斑块溃疡形成。

是，病人需接受 X 线照射，仍需静脉注射造影剂，三维重建成像中影响因素较多。

（5）**数字减影血管造影** 多年来，颈动脉粥样硬化性狭窄的确诊有赖于 DSA（图 6-34）。事实上，DSA 迄今仍是诊断的"金标准"，它在判定狭窄的部位、范围、程度方面优于其他检查。缺点是有一定创伤，偶可出现斑块和（或）血栓脱落、动脉痉挛等并发症。

3. 术前准备

（1）**排除手术禁忌** 凡伴有心、肺等重要脏器疾患者，应请相关专科会诊，确定能否承受手术，并做相应处理。控制可能存在的高血压和糖尿病。

（2）**抗血小板治疗** 阿司匹林 325 mg，2～3 次 / 日；或噻氯匹定（ticlopidine）250 mg，2 次 / 日。

（3）**颈部备皮** 拟取大隐静脉做补片成形者，下肢备皮。

（4）**手术器材准备** 做好术中监测如脑电图、诱发电位、经颅多普勒超声等的准备。选择适当的分流管（备用）。

（三）手术适应证、禁忌证和时机

1. 手术适应证

（1）**短暂性脑缺血发作** ①多发 TIAs，相关颈动脉狭窄；②单次 TIA，相关颈动脉狭窄≥70%；

③颈动脉软性粥样硬化斑或有溃疡形成；④抗血小板治疗无效；⑤术者以往对此类病人手术的严重并发症（卒中和死亡）率＜6%。

（2）**轻、中度卒中** 相关颈动脉狭窄。

（3）**无症状颈动脉狭窄** ①狭窄≥70%；②软性粥样硬化斑或有溃疡形成；③术者以往对此类病人手术的严重并发率＜3%。

2. 手术禁忌证

①重度卒中，伴意识改变和（或）严重功能障碍；②脑梗死急性期；③颈动脉闭塞，且闭塞远端颈内动脉不显影；④持久性神经功能缺失；⑤6 个月内有心肌梗死，或有难以控制的严重高血压、心衰；⑥全身情况差，不能耐受手术。

3. 手术时机

（1）**择期手术** ①短暂性缺血发作；②无症状狭窄；③卒中后稳定期。

（2）**延期手术** ①轻、中度急性卒中；②症状波动的卒中。

（3）**急诊（或尽早）手术** ①颈动脉高度狭窄伴血流延迟；②颈动脉狭窄伴血栓形成；③ TIA 频繁发作；④颈部杂音突然消失。

（四）手术器械

以美国 Scanlan 公司生产的 Loftus 颈动脉内膜切除器械为例（图 6-35），全套包括如下几类。

（1）**精制动脉剪** Stevens Tenotomy 弯剪，Metzenbaum 2.5 mm 钝端弯剪，Diethrich-Potts 60°弯剪，DeBakey 钝端 45°弯剪。

（2）**针持（钛制）** Jacobson 显微针持。

（3）**镊（钛制）** DeBakey 直解剖镊，圆柄微型钻石平镊，Dennis 圆柄微型钻石圈镊。

（4）**血管钳 / 夹** Scanlan Baby Cooley 45°无创血管夹，钛制 60°微型血管夹，DeBakey Cooley 直角钳，Ochsner 90°血管钳。

（5）**剥离子** Ochsner 双头剥离子。

（6）**Scanlan Loftus 钛制分流管夹**

（7）**一次性用品** 硅酮带，一次性"哈巴狗"夹。

（8）**储存 / 消毒盘**

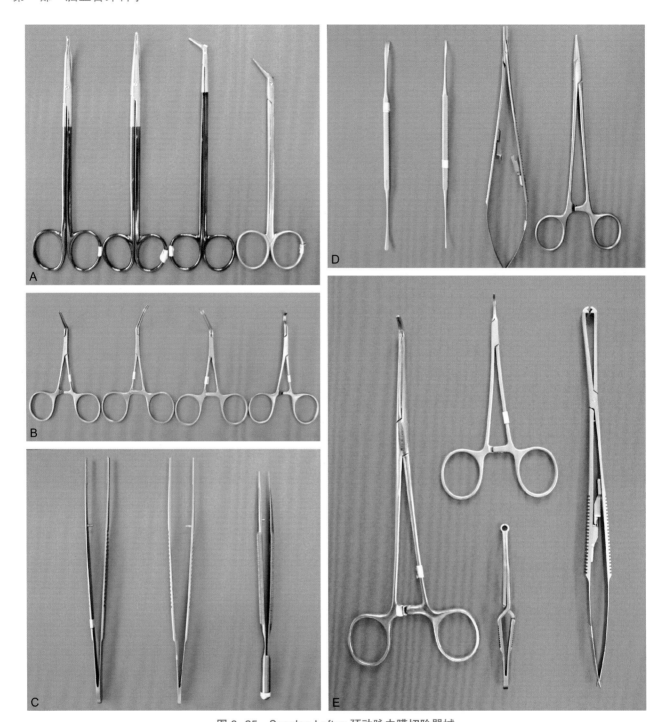

图 6-35 Scanlan-Loftus 颈动脉内膜切除器械

A. 精制动脉剪。**B.** 血管钳（钛合金）。**C.** 镊子（钛合金）。**D.** 剥离子和持针器（钛合金）。**E.** 直角血管钳、分流管夹和哈巴狗夹钳。

（五）麻醉

1. 气管插管全身麻醉

（1）麻醉前准备 病人进入手术室后，立即测定血压。如果发现低血压和血容量不足，应检测中心静脉压（CVP），并输入液体，使 CVP 升至 8～10 cmH$_2$O。准备好血管加压素 IV 和 10 mg 盐酸新福林，加入 250 mL 生理盐水，需要时静脉滴入以维持术中适当的血压。做桡动脉穿刺，以便测定动脉压和血气。安置好各种监测（如心电图、脑电图等）电极。输入抗生素。

（2）麻醉方法 麻醉诱导应该平稳。一般经鼻腔插管，因为与张口比较闭口可增加下颌角下显露1.0～1.5cm。常用的麻醉组合有两种：①止痛剂、肌松剂加笑气和氧气；②氟烷加笑气和氧气。

（3）**麻醉管理** 颈动脉内膜切除的麻醉要求诱导平稳，深度适当，术毕病人能迅速苏醒，以便判定神经功能。为了增加术中颈动脉阻断期间的脑血流，一般采用暂时升高血压（在原基础上提高20～50mmHg）的方法。PaCO$_2$维持在35～40mmHg较合适。

2. 局部麻醉

（1）**适应证** 除下列病人外，可以选用局部麻醉：①听力丧失、痴呆或因其他原因而沟通困难或不合作；②焦虑或恐惧，应用镇静剂后不改善；③因心肺疾病难以平卧；④因颈椎病等原因，不能长时间过伸或旋转颈部；⑤高位颈动脉分叉或动脉狭窄复发，手术时间较长；⑥对侧膈神经或声带麻痹。

（2）**方法** 颈丛阻滞的方法有下列两种：第一种为深、浅颈丛阻滞法。从乳突尖至第6颈椎的横突结节（可用手指在环状软骨外侧触及）划一线。病人头部置于中轴位，颈4神经根位于下颌骨下缘平面的该线深部，颈3和颈2神经根分别位于颈4至乳突尖间该线的1/3和2/3处。用22号长针在这些标记点刺向内侧，并稍向尾端，触及骨质，在每一点注入3～4mL 1%利多卡因和副肾素。如果手术需时较长，可用相同剂量的丁哌卡因（bupivacaine）或联用上述两种麻醉剂。每次注射前应回抽，以免刺入颈动脉或椎动脉（图6-36）。深部颈丛阻滞后，

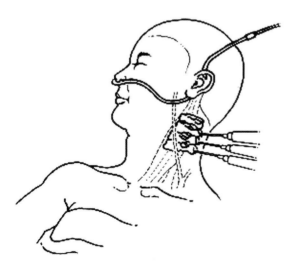

图6-36 深部颈丛阻滞

沿胸锁乳突肌后缘皮下注入5～10mL利多卡因。

第二种方法较简单，已逐渐取代第一种方法。采用的氯普鲁卡因（chlorprocaine）毒性很低（中毒剂量为25mg/kg，而利多卡因的中毒剂量为7mg/kg），用量可较大。取2%氯普鲁卡因25mL，加少许副肾素，注入胸锁乳突肌后缘中点皮下，另在切口皮下注入25mL，在分离解剖过程中可根据需要追加。该法的优点：简单，不会损伤深部神经、血管，不会将麻醉剂意外注入动脉。唯一的缺点是麻醉维持时间较短，为1～2h，如手术时间较长，需联用利多卡因或丁哌卡因。

（3）**麻醉管理** 病人仰卧，头颈部轻度过伸并旋向对侧约30°。用一胶带经前额将头部固定于手术台或头托上，以免术中活动。对侧手中握一可发声的橡皮玩具，同样用胶带固定妥。术中从暂时阻断颈动脉开始，每隔2～3min让病人挤压一次玩具并说几个词，以监测其运动和言语功能。经面罩或鼻管吸氧。

术中应始终注意监测控制血压，必要时可静脉应用拉贝洛尔（labetalol）。若病人不安静或极度焦虑，可酌用咪达唑仑（midazolam）或劳拉西泮（lorazepam），偶尔可用丙泊酚（propofol）。

（4）**并发症** 在做深部颈丛阻滞过程中，若进针过深，可能刺入椎动脉或椎管内，故进针注药前必须回抽。如果颈5也包括在阻滞范围内，可能出现Horner综合征。因为膈神经沿颈3～5椎体走行，故可能受累，但只要对侧正常，一般不会出现不良后果。迷走神经亦在深部阻滞的区域走行，除非喉返神经受到影响，也不易被发现。上述神经并发症随麻醉药作用消失多可恢复，无需特殊处理。

（六）术中监测和脑保护

1. 术中监测

（1）**经颅多普勒超声** 在颈动脉内膜切除术中，TCD超声应用于3个时段：显露颈动脉、夹闭颈动脉和恢复血流后。与其他监测方法相比，TCD的优点是能提供颈动脉内膜切除全程和术后关于血栓栓塞和血流动力学方面的信息。这种信息也可转换成音响实时传递给术者，提醒术者注意操作方法，判定阻断颈动脉的安全时限和发生高灌注的危险，或决定是否需做术中分流。所需设备并不昂贵，也较轻便，是目前应用最广泛的监测手段之一。TCD的缺点是有时

获得的信号解释困难，监测者需有相当经验，信／噪比较差，术中使用电凝可造成干扰。

（2）**脑电图** 按脑电图国际 10-20 系统安置 21 个头皮电极和 2 个耳电极。麻醉开始前获得基线脑电图，从麻醉诱导至手术结束连续监测。颈动脉阻断期间 18%～25% 的病人脑电图出现缺血改变，表现为波幅下降或频率减缓。如果采用异氟醚麻醉，阻断期间升高血压，这一比例可降至 15%～20%。颈动脉阻断所致的脑电图改变大多发生在前 5 min，在置入分流管后 2～7 min 可恢复，少数分流后也不恢复的改变可能与栓塞或麻醉相关。

普通脑电图监测获得的是未经处理的信号，需要有经验的人员密切观察，还难免主观臆断。20 世纪 80 年代中期，出现了脑电图信号的自动化处理系统，脑电活动趋向显示更清晰，判断更客观。

（3）**体感诱发电位** 1974 年 Branston 证实体感诱发电位（SSEP）的波幅和速度与脑血流直接相关。1982 年 Moorthy 首次将之用于颈动脉内膜切除术监测。颈动脉阻断后，如果第一负波（N20）的波幅下降 50% 以上，中枢传导时间延长 1 ms 以上，提示脑缺血。SSEP 的局限性是监测中需采用叠加技术和平均技术，由此带来的问题是脑皮层难以从反复的刺激中恢复过来，脑缺血可能被忽略；对背景噪音敏感，需要较好的隔离设施。

2. 术中脑保护

（1）**增加血流量** 增加脑血流量的方法之一是在颈动脉阻断期间升高平均动脉压以促进侧支循环。倘若血压升至 170 mmHg 仍不能逆转脑电图异常，应立即采用术中分流。如果颈动脉分叉过高（颈 3 以上），或粥样斑块较长，动脉切口需向远端延伸接近颅底，术中分流极为困难甚或不可能，应降低代谢需求以保护脑代谢。

（2）**降低代谢需求** 可根据具体情况选用以下措施：①巴比妥酸盐：动物实验证实对脑缺血有保护作用，但临床应用结果不完全相符，通常只是在麻醉诱导时应用。②依托咪酯（etomidate）：对脑代谢的作用与巴比妥酸盐相似，但不抑制心血管功能，也不延迟病人苏醒。③丙泊酚（异丙酚）：具有麻醉性质的酚族药物，可降低脑代谢。④异氟醚：是目前神经外科手术主要的麻醉吸入剂。据报告，用异氟醚麻醉者术中脑电图有缺血改变的发生率明显低于用氟烷或恩氟醚麻醉者。

（七）手术方法

1. 病人体位和手术室布局

病人取仰卧位，肩下垫枕，使头颈部处于过伸位并旋向对侧，旋转的角度取决于术前影像学检查所显示的颈内、外动脉关系。一般颈外动脉居前内侧，颈内动脉居后外侧，两者之间通常有某种程度的前后重叠。因此，适当地旋转头颈部可使颈内动脉转向更外侧，避开颈外动脉的遮挡。偶尔颈内动脉可完全位于颈外动脉深处，此种情况下，无论头颈部如何旋转，也难获得满意的显露，只能在术中充分游离颈外动脉后牵向内侧。

手术室布局见图 6-37。

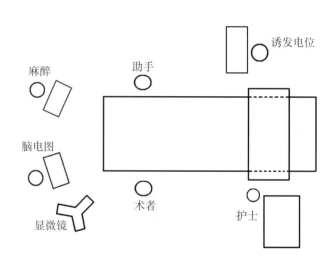

图 6-37 手术室布局示意图

2. 基本手术方法

一般采用胸锁乳突肌前缘斜切口，下端最低可到胸骨上切迹，上端最高可达耳后区，取决于术前血管造影确定的颈动脉分叉平面（图 6-38）。切口上部应距下颌角 2 cm 以上，以免损伤走行于颈阔肌下的面神经下颌缘支。沿颈部皮纹做横向切口，虽然愈合后几乎不留疤痕，但可能影响颈动脉的显露，尤其是当粥样硬化斑沿颈内动脉向远端延伸较长时，因此较少采用。切开皮肤、皮下组织和颈阔肌，在切口上端，注意勿损伤耳大神经。可能越过术野的颈外静脉及其属支结扎后切断。

用自持牵开器牵开切口，分开脂肪组织，确认胸锁乳突肌前缘。牵开器的内侧叶片应始终置于浅部，以免损伤喉神经；外侧叶片则可深置。沿胸锁乳突肌内缘向深部锐性分离，显露颈内静脉，该静脉多居颈动脉外侧，也有恰好位于动脉前表面者。注意勿伤及胸锁乳突肌深面的脊副神经。颈内静脉是重要的解剖标志。在某些肥胖患者，必须分开胸锁乳突肌与颈内静脉间的一层脂肪，方能确认该静脉；否则，可能误入颈内静脉后外侧，尤其是该静脉前内置者。沿颈内静脉内侧解剖，通常有数支细小的静脉和一支较粗的面总静脉越过术野（图6-39）。

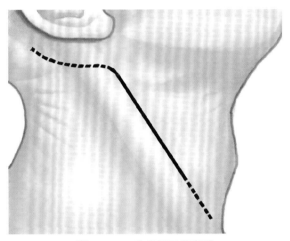

图 6-38　手术切口示意图

双重结扎后切断面总静脉，细小的静脉或结扎或电凝后切断。将颈内静脉用钝性牵开器牵向外侧，显露其内侧的颈动脉。经静脉给予肝素 5000 IU。剪开颈动脉鞘。将颈动脉表面的舌下神经降支分离后内牵，先后游离颈总（CCA）、颈外（ECA）和颈内动脉（ICA）及甲状腺上动脉（STA），用丝带（或硅酮带）绕过。分离过程中，如果血压、心率有改变，用细针头在分叉部外膜下注入 1% 利多卡因 1～2mL，以封闭颈动脉窦。CCA 和 ECA 无需完全游离，只要能绕过丝带（或硅酮带）即可，以免术后扭曲。特别注意 STA，有时有一些小分支，必须逐一处理，否则切开颈动脉后，来自这些小分支的血液反流将严重影响手术操作。通常起自 ECA 起点内侧的咽升动脉（APA）变异较多，同样必须找到并控制，以免反流。ICA 应充分游离，超过粥样硬化斑块（可根据术前影像学检查、术中动脉壁外观和轻轻触诊判断）远端 1 cm 以上。为显露远端 ICA，必要时可切断二腹肌后腹和茎突舌骨肌，注意勿伤及其深面或下方的舌下神经主干。在颈动脉鞘内，迷走神经位居动脉深面，在分离、阻断动脉时，慎勿损伤（图6-40）。

再次检查监测系统，描记基线脑电图。用 DeBakey 血管钳夹闭粥样斑近端的 CCA，用右（或左）弯精细阻断钳夹闭斑块远端的 ICA，用小"哈

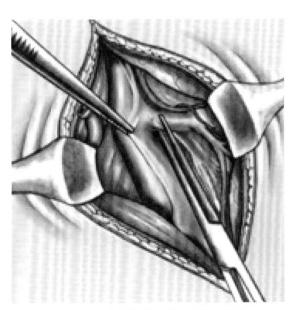

图 6-39　分离颈总、颈外及颈内动脉

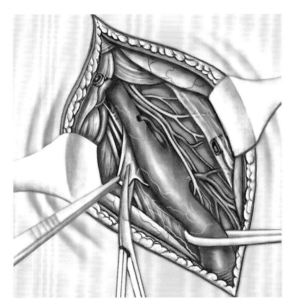

图 6-40　处理颈动脉鞘

巴狗"夹或动脉瘤夹夹闭 ECA 及其分支 STA（图
6-41）。一般先夹闭 ICA，以避免因夹闭动脉时栓子脱
落造成脑栓塞。如果 ICA 远端拟用动脉瘤夹夹闭，则
宜先夹闭 CCA，否则在近端尚未阻断的情况下，因重
复使用夹闭力减弱的动脉瘤夹可能不足以阻断 ICA。

　　用 11 号刀片在分叉部近端 2～3cm 处切开 CCA
前壁，用 Potts 剪向远端延长切口，剪开分叉部和
近段 ICA 前壁，直至正常处，切口通常长 4～5cm
（图 6-42）。如果不断有血液涌出，应检查 CCA、
ICA、ECA 和 STA（可有分支）夹闭是否可靠；若

可靠，而仍有出血，必须在分叉部解剖找到并夹闭
咽升动脉。颈动脉高度狭窄且斑块脆软者，动脉管
腔可能不易辨别，应特别注意勿划破动脉后壁。如
欲做术中分流，插入分流管前务必确认真正的管腔，
以免插入斑块内。

　　用无创血管镊提起动脉壁切口缘。用 Ochsner 或
Penfield 剥离子先在 CCA 的外侧切缘处找到正确的
界面，分离粥样硬化斑块，分至中线附近，再从内
侧切缘处分离，直至会师。用 Potts 剪或 Church 剪
在近端剪断分离的斑块。也可将直角钳伸入斑块近
端与血管壁间，用 15 号刀片在直角钳微微张开的两
片间横断斑块（图 6-43）。有人主张从 CCA 外侧切
缘处开始分离斑块，分至后壁中线处在斑块近端剪
断，继续分离斑块与动脉外层，直至剥离子尖端从
内侧切缘穿出，再将斑块近端完全剪断。他们认为，
分别从切口外侧和内侧分离，不一定能"会师"。需
要指出的是，要从 CCA 中完全去除斑块几乎是不可
能的，在此处只要锐性横断斑块近端，留下一个平
滑的过渡区即可。但要注意斑块切断后，其近端的
CCA 内膜切缘不应游离。

　　提起离断的斑块，向 ECA 内分离并轻轻下牵，
即可将之拉出（图 6-44）。但 ECA 内的斑块常常向远
端延伸，因而可被动脉控制夹夹住，为了完全分离拉
出斑块，必须暂时松开控制夹，待斑块远端拉出后，
再夹闭。因为如果 ECA 内有斑块残留，可引起血栓
形成并进而闭塞全部颈动脉，所以，倘若 ECA 内斑

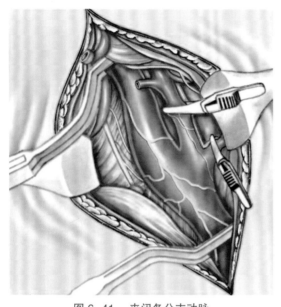

图 6-41　夹闭各分支动脉

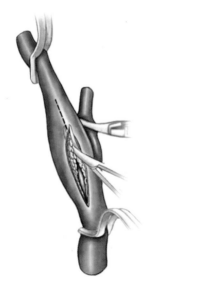

图 6-42　切开 CCA 前壁后，用 Potts 剪延长切口

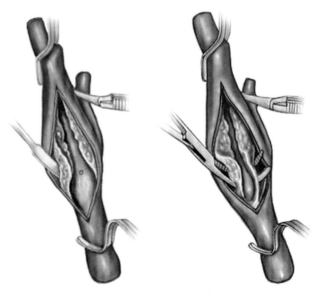

图 6-43　分离斑块

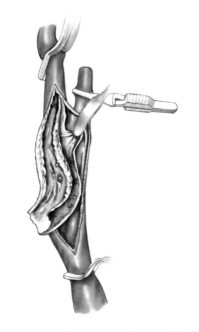

图 6-44 剪断近端的斑块，继续分离

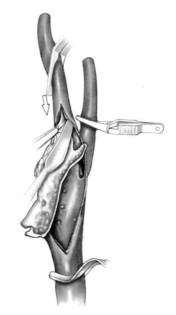

图 6-45 分离远端斑块

块切除不完全，应将动脉壁切口延向 ECA。

最后分离 ICA 内的斑块，方法与分离 CCA 内的斑块相同（图 6-45）。斑块一般在分叉部或 ICA 近端处最厚，随着向 ICA 远端延伸，范围逐步缩小，厚度逐渐变薄，最后呈"舌尖"样附着于 ICA 后壁（终点）。分离该处斑块时务必注意，既要分至终点，将之轻轻完全拉出，不可残留，又不能分离过度，造成远端正常内膜游离。斑块切除后，仔细检查有无残留斑片。可疑的区域可用海绵球轻轻擦拭，凡是松动的斑片一律剔除，但与动脉壁紧贴的斑片不应试图分离切除。

最容易分离切除的是脆软、其中有出血和血栓的斑块，最困难的是导致严重狭窄的坚硬斑块。在后者，有时难以找到确切的界面，类似复发性颈动脉狭窄，即使采用最轻柔的手术切除斑块后，动脉后壁亦仅剩一层外膜。此时，只能用 7-0 prolene 线做 1～2 针折叠缝合，如同因远端内膜缘游离所做的"钉合"。

斑块剥离后，将手术显微镜引进术野（也可用放大镜），仔细审视颈内动脉腔。若斑块切除后的远端内膜缘游离，应将之"钉合"（tacking sutures）：用 7-0 双臂 prolene 线分别在内膜缘上下自动脉腔内穿出，在腔外结扎。通常在 4 点和 8 点处各缝一针即可（图 6-46）。

用 6-0 prolene 线自远端开始连续全层缝合动脉

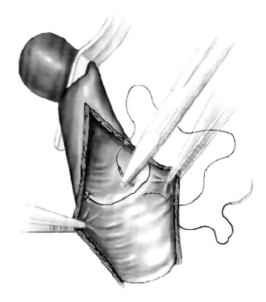

图 6-46 钉合远端游离内膜缘

壁切口（图 6-47）。缝合应严密，尤其是两端。缝合时勿将外膜带入动脉腔内，以免形成血栓。缝合结扎切口近端最后一针缝线前，先后暂时松开 ECA 和 ICA 的控制夹，若血液反流良好，再随即夹闭，助手用肝素盐水冲出动脉腔内的气泡，结扎最后一针缝线。切口两端第一针和最后一针缝线要打 5～6 个结，以免松脱。也可分别从两端开始缝合，于中

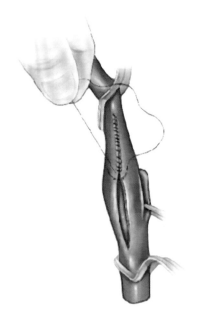

图 6-47 自远端向中线缝合动脉壁切口

点"会师"。

切口缝合结束后，先后撤除 ECA 及其分支 STA、CCA 的控制夹（或钳），约 20 s 后再撤除 ICA 的控制钳，以确保所有可能残留的组织碎片、气泡等冲入 ECA。

在 ECA 完全闭塞（尽管可能切除其中的斑块而使之疏通）的情况下，只能在动脉壁缝合过程中和最后结扎缝线前不断地用肝素盐水冲洗管腔，以避免组织碎片和气泡等进入 ICA。

撤除控制夹（钳）后，检查缝合后的动脉壁切口有无漏血。一般在切口表面覆盖 1～2 层止血纱，轻压数分钟即可控制。必要时补缝 1～2 针。缝合外膜即可，以免因补缝而造成狭窄。若有条件，用手持多普勒超声仪检查动脉是否通畅。

去除自持牵开器。由于病人术前多接受抗血小板治疗，术中又给予肝素，故术区常有较多渗血，务必彻底控制。术区置引流条（或管）。缝合颈动脉鞘，再缝合颈阔肌，最后缝合皮肤或做皮下缝合。

（八）手术相关技术问题

1. 高位（远端）颈动脉显露

颈总动脉通常在甲状软骨上缘平面（相当于第 4 颈椎平面）分为颈内、颈外动脉，但少数病人的颈动脉分叉可以高达颈 2～3 或低至颈 5～6 平面。如果颈动脉分叉位置较高，或颈内动脉内的粥样硬化斑块向远端延伸较长，颈内动脉远端的显露就显得尤为重要。为了使远端颈内动脉获得较好的显露并减少并发症，可采取下列措施。

1）如果采用气管插管全身麻醉，尽量经鼻腔插管，因为闭口可使下颌角下的显露增加 1.0～1.5 cm。有人采用术中下颌关节前脱位的方法，但多数术者认为无此必要。

2）胸锁乳突肌前缘皮肤切口上端可向耳后延伸。偶尔也可上延至颧弓，以便充分游离腮腺和面神经。

3）在切口上端钝性分开胸锁乳突肌前缘与腮腺尾端。深层可见二腹肌，根据需要，既可上牵，也可切断。位居二腹肌上方且与之平行的茎突舌骨肌及其深面的茎突下颌韧带也可切断，以扩大近颅底处颈内动脉的显露。在切断二腹肌和茎突舌骨肌之前，最好能确认面神经。为此，可在耳前做一皮肤切口，下延与胸锁乳突肌前缘皮肤切口相连，或将胸锁乳突肌前缘切口直接上延至颧弓。找到腮腺及其筋膜，充分游离腮腺后下缘后上牵，在腮腺与茎突尖间找到面神经主干。一旦确认面神经主干，便可向前追踪其下部分支（包括下颌缘支）。此时切断二腹肌和茎突舌骨肌，当无损伤面神经之虞。

在切断二腹肌和茎突舌骨肌前，还要注意勿伤及通常位居其深面或下方横越颈动脉远端的舌下神经主干。确认舌下神经主干的方法是沿颈动脉鞘表面的舌下神经降支向上追踪。为显露远端颈内动脉，必要时可切断降支，以利向内上方牵开该神经主干。有时，可见到枕动脉供应胸锁乳突肌的一分支在舌下神经主干表面越过，可将之结扎后剪断。

4）用"渔钩"代替自持牵开器，既可避免牵开器对显露的影响，又能防止因过度牵开造成的颅神经损伤。也可将切开的颈动脉鞘分别缝吊于两侧皮缘，这样既可省却牵开器，又可使深置的颈动脉前移，便于操作。

5）应用手术显微镜或放大镜，有助于在高位解剖分离时避免损伤颅神经。

2. 术中分流

（1）适应证 关于术中分流，大致有 3 种意见：Thompson 等对每一例病人都常规做分流；而 Ferguson 等从不做分流；多数术者则主张选择性分流，即一般不分流，因为置入分流管的过程中可能造成栓子脱落酿成脑栓塞，或损伤动脉内膜，还可增加粥样斑块分离切除的困难，但在下列情况下应分流：①对侧颈动脉亦有严重狭窄或闭塞；②术中监测提示脑缺血，升高血压 20mmHg 后仍不改善。据 Loftus 报告，颈动脉内膜切除术中，大约所有病例中的 15% 需做术中分流；如果对侧颈动脉闭塞，分流的比例则升至 25%。

（2）分流管种类　目前常用的分流管有下列几种：① Argyle 内置型分流管：是一种直形聚乙烯管，长 15cm，有不同粗细的 4 种规格，既适用于颈动脉内膜切除，也可用于颈动脉切除后需做移植的病例。② Javid 外置型分流管：是最常用的分流管之一。主要优点是简单、安全，且配有设计合理的分流管钳；缺点是不能用于需做血管移植的病例。③ Brener 内置型分流管：为 13cm 长的 T 形氯化聚乙烯管。主要优点是简单；插入颈动脉后，在建立血流前，既可逆行也可顺行充盈分流管；远端渐细，较易插入颈动脉。④ Pruitt-Inahara 外置型 /Inahara-Pruitt 内置型分流管（图 6-48）：主要特点是分流管两端各有一胶囊，当其充盈时，即可在动脉腔内阻断颈内动脉的逆行血流和颈总动脉的顺行血流，而无需在动脉外用控制带（夹）。事实上，若选用 9 号分流管，其远端球囊即使不充盈，也可阻断多数颈内动脉的血流（粗大的颈内动脉例外）。潜在的缺陷是：分流管内径较细，重建的血流未必足够；设计较复杂；球囊充盈后可能损伤动脉内膜。

（3）分流方法　以 Javid 外置型分流为例。切开

动脉壁。先松开颈内动脉的阻断钳，将分流管远端插入其中（图 6-49A）。用分流管钳夹住颈内动脉，轻轻回抽分流管，使靠近管端的橄榄形膨大部恰好抵住分流管钳。待反流血液冲出全部气体后，用止血钳暂时夹闭分流管。松开颈总动脉的阻断钳，将分流管近端插入其中。用较大的分流管钳夹住颈总动脉。撤去夹闭分流管的止血钳，血流得以重建（图 6-49B）。粥样斑块切除术后，分别从两端缝合动脉壁切口（图 6-49C）。在两端的缝合即将会师前，用止血钳夹闭分流管。撤去颈内动脉的分流管钳，取出分流管远端，用哈巴狗夹或动脉瘤夹夹闭颈内动脉。同法取出分流管近端。用部分阻断钳夹闭残留的动脉壁切口，撤去颈总、颈内、颈外动脉的阻断钳（夹），完成残留切口的缝合（图 6-49D）。

大多数术者采用先将分流管远端插入颈内动脉后将其近端插入颈总动脉的方法，Ebersold 则相反，

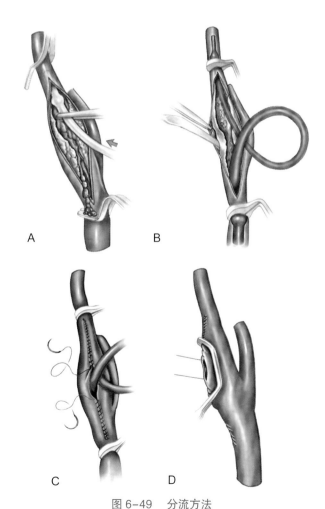

图 6-49　分流方法
A. 插入分流管。B. 固定分流管。C. 缝合血管壁。D. 闭合切口。

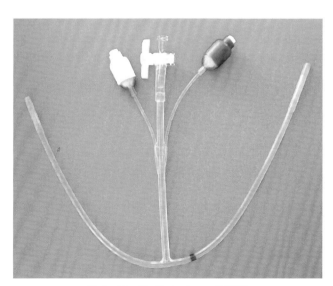

图 6-48　Pruitt-Inahara 分流管

目的是为了防止分流管置入过程中可能发生的栓塞。方法：尽量向近端分离后用 Fogarty 钳阻断颈总动脉，颈内、外动脉用动脉瘤夹阻断。切开颈总动脉前壁，向颈内动脉延伸直至斑块远端以外。分离后提起颈内动脉内的斑块远端。吸尽可能含有斑块碎屑的血液，将分流管（最好充满肝素盐水液）近端插入颈总动脉（该处动脉内壁应较正常，无斑块），收紧控制带。暂时松开 Forgarty 钳，让血液充满分流管，并将其远端插入已切除斑块的颈内动脉。继续完成斑块的分离切除。

3. 补片成形术

（1）补片成形与直接缝合　颈动脉内膜切除后，动脉壁切口直接缝合抑或补片扩大成形，迄今尚无统一意见。主张补片成形的学者认为，补片不仅可以扩大动脉管腔，如果采用静脉补片，还可提供一个能防止血栓形成、促进愈合的内皮表面，从而达到降低术后再狭窄甚或闭塞的发生率的目的。但 Myers、Rosenthal 等的结果表明，直接缝合与补片成形术后的再狭窄率无差异。Ten Holter 和 Eikelboom 等则指出，静脉补片确可降低术后再狭窄率，但仅限于 1 年内，或仅限于女性病例。可见，内膜切除后颈动脉切口究竟直接缝合还是补片成形，尚无定论。目前掌握的补片成形适应证暂定为：①颈内动脉直径≤4.0mm；②因动脉扭曲或颈内动脉成直角从颈总动脉分出等解剖原因，直接缝合可能导致管腔缩窄；③动脉壁切开较长或不规则；④因动脉壁瘢痕形成所致的大多数再狭窄；⑤粥样斑块分离界面较深进入外膜（多位于颈动脉球的后外部，面积约 1cm²），且范围较广（超过内膜切除面积的 1/3），直接缝合可出现急性血栓形成。

（2）补片材料　①自体静脉：优点是有一内皮表面，不易形成血栓，不易感染，容易缝合，针孔不漏血。一般取大隐静脉，也有采用颈外静脉、面静脉或颈内静脉的。静脉补片的缺点是：需另做切口；耗时，局麻下手术的病人不太合适；取自小腿的隐静脉欠理想，且可能破裂，而近端的隐静脉有可能需留给以后的冠状动脉重建。②聚四氟乙烯（polytetrafluoroethylene，PTFE）：商品名为 Gore-Tex，是特氟隆的膨聚体，具疏水性。用作血管成形的 PTFE 带有微孔结构，标准孔径为 30μm。微孔对组织内生和新内膜形成至关重要，但多孔补片的机械性能较差，针孔可漏血（轻压 5～60min

可停止）。③聚酯纤维（polyester fiber）：商品名为 Dacron，最常用的材料之一，与 PTFE 的生物反应性相仿，但稍僵硬。应用时，补片需先在病人血液中浸泡一下，也可涂一层白蛋白或胶原，以免渗漏。④双层丝绒薄膜（microveil double velour）：商品名为 Hemashied，是一种用 I 型牛胶原浸泡过的双层丝绒薄膜，有专为颈动脉成形设计的补片（75mm×8mm），较柔韧，易剪裁，不易渗漏。但因用牛胶原蛋白浸泡过，可能引起免疫反应。不过，在一组多中心研究中，用 Hemashied 修补主动脉，与 Dacron 相比，二者的免疫反应无显著差异。⑤生物材料：经加工处理的牛心包曾用于修复先天性心脏缺损，以后也用于颈动脉成形。用戊二醛消毒，无明显免疫原性。柔软，易缝合，不易渗漏，内面平滑。

（3）补片成形技术

1）补片的准备：静脉补片一般取自小腿大隐静脉。在内踝前方和上方 1cm 做一纵切口，找到大隐静脉后向近端延长切口 10cm，锐性分离静脉与周围组织，所有属支用 5-0 线结扎。分离相当长度后，在远、近两端结扎切断静脉，切下的静脉至少应比颈动脉切口长 1cm。取肝素盐水自远端轻轻冲洗静脉腔。用 Patt 剪纵向剪开静脉，并将之剪成适当大小和形状，浸泡在肝素盐水中。该段静脉少有静脉瓣，但在补片成形时仍应注意方向。也可用显微剪将静脉瓣剪除。为避免术后可能发生的补片静脉破裂（尤其在女性病例），或为了防止足背动脉搏动消失的病人因缺血导致小腿切口愈合不良，也可切取大腿的大隐静脉作为补片材料。静脉补片的宽度以 5～6mm 为宜，根据颈内动脉的直径也可适当调整，但过宽的静脉补片成形后，在动脉血流的冲击下可形成动脉瘤样扩张，促使血栓形成或补片破裂。取自大腿的大隐静脉腔内的静脉瓣应小心剪除。此外，切取静脉的时间应尽量接近补片成形的时间，通常在阻断颈动脉前完成静脉的切取和准备。

除大隐静脉外，Seabrook、Dardick 等提倡用颈静脉作为补片材料，优点是无需另做切口。据 AbuRahma 报告，用颈静脉补片成形后的早期结果和防止再狭窄的效果与大隐静脉相仿。虽然大隐静脉的中层比颈内静脉厚，抗胀破力比面总静脉和颈外静脉强，但用颈静脉补片成形后的补片破裂风险并未增大。当然有一些学者还是担心颈静脉补片较薄弱，因而提出翻转式双层颈静脉补片法。

2）补片成形：无论应用静脉抑或合成材料，均

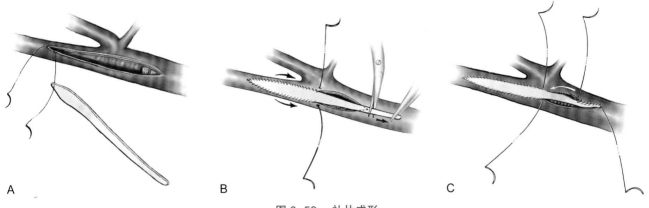

图 6-50　补片成形
A. 在补片远端开始缝合。**B.** 缝合至中点，轻拉补片近端并修剪。**C.** 逐针缝合。

取双臂 5-0 或 6-0 prolene 线（如用 PTFE，有专用缝针缝线）。从远端开始，一针从补片内面穿出，另一针从动脉切口内面穿出，结扎缝线（图 6-50A）。分别用两针缝合补片和动脉切缘，总是由外向内穿过补片，再由内向外穿过动脉壁（若由外向内穿越动脉，可能造成动脉壁分离）。缝线距补片和动脉切缘约 1mm，针距 1mm。在一侧缝数针，对侧再缝数针，以维持对称。缝至分叉部时，轻拉补片近端横断，并修剪成渐细状（图 6-50B）。取另一双臂缝线从近端开始缝合，方法同前（图 6-50C）。远近端缝线接近后，先在一侧打结。另一侧在缝线抽紧打结前，暂时松开颈外和颈内动脉的控制夹，证实血液反流良好后，结扎缝线。如果应用了术中分流，在缝最后 2～3 针前将分流管取出。

（4）补片成形的并发症　任何补片材料均可能发生并发症，包括：感染、术区血肿及因缝合时间延长所致的神经系统障碍。但目前尚无足够依据证明这些并发症是个问题。

1）静脉补片成形的并发症有：①动脉瘤形成：Gonzalez-Fajardo 发现，45 例静脉补片成形后，15.5% 发生动脉瘤样扩张，均见于术后 1 个月的经静脉数字减影血管造影，平均随访 29 月，无症状。Sundt 注意到动脉瘤样扩张最常发生于颈总动脉，因为该区域累积的切线剪应力最大，因而他常用一薄片特氟隆（Teflon）加固颈总动脉。Little 则常规缝合动脉切开处的颈动脉鞘。更引人关注的是假性动脉瘤。Branch 和 Davis 对资料完整的 30 例作了分析。他们统计，内膜切除后动脉直接缝合者（3578 例）术后假性动脉瘤的发生率为 0.25%，

补片成形者（6407 例）的发生率为 0.33%，大多数病人表现为术后数周或数月颈部出现肿块。他们认为，假性动脉瘤最常见的原因是缝线或补片材料的问题，或技术因素，而补片成形病人的假性动脉瘤，10% 与感染有关。假性动脉瘤的处理原则是：切除肿块，重建动脉壁缺损，有时需用新的补片。笔者最近遇见 1 例假性动脉瘤，发生于颈动脉内膜切除（直接缝合）后 6 周，经带膜支架置入后治愈。②补片破裂：Scott 报告 3 例并复习文献中的 10 例，发生于术后第 2～7 天的静脉补片破裂很少有先兆，病人常常突感疼痛，颈部肿胀，呼吸困难，需迅速施行气管插管，再次手术修复动脉，以免死亡或引起神经功能障碍。这些病人均无感染征象，静脉补片均取自小腿。此后，John 总结 38 例静脉补片破裂的教训，结论是：避免使用低质量的隐静脉，选用较粗的静脉作补片；术后控制血压可降低破裂的危险。

2）PTFE 补片成形的并发症：据报告，PTFE 补片成形后的动脉瘤样扩张发生率为 2%。Gonzalez-Fajardo 报告 1 例因动脉破裂所致的死亡。McCready 报告因针孔漏血造成的延迟性出血。但 Katz 的 87 例 100 次 PTFE 补片成形术后，平均随访 29 月，未见出血和假性动脉瘤，他强调选用合适的针线。

（九）术后处理和并发症

1. 术后处理

（1）术后监护　手术结束，病人应随即苏醒，注意检查神经系统情况和术侧颞浅动脉搏动。术前

SECTION 5 第五节

神经系统情况不稳定或曾有卒中者，术后数小时内症状可能加重，但多为暂时现象，升高血压后有时可减轻，一般能自行恢复。如果数小时后仍不缓解，或术前正常者苏醒后出现神经功能缺陷，应立即做超声检查或血管造影，任何证实有技术不当或动脉闭塞者，应重新手术探查。

所有病人术后均在麻醉后恢复室待1～3h，然后转入ICU。无论在恢复室还是在ICU，除观察神经系统情况外，还要监测生命体征，及时发现处理可能出现的血压、心率和心律异常，尤其注意控制高血压和防止心肌梗死。如无异常，翌日即可转回病房，2～3天后出院。

（2）抗血小板凝集 术后继续用阿司匹林，剂量为75～1000mg/d，最佳剂量尚未确定。其他抗血小板凝集剂还有吲哚布芬（indobufen）、苯丙香豆醇（phenprocoumon）等。

（3）控制高血压 围手术期控制高血压是为了防止术后发生高灌注综合征。长期的降压治疗是为了防止发生卒中。

（4）控制高血脂和糖尿病 尽管血脂异常与脑卒中的流行病学关系不如与其冠心病间的关系那样较易确定，但多数学者认为，脑梗死与总胆固醇、低密度脂蛋白（LDL）和甘油三酯正相关，与高密度脂蛋白（HDL）负相关，主张对缺血性卒中病人应控制高血脂，而且将他汀类药物作为防止粥样硬化性心脏病和脑血管病发生意外的一线药物。降脂药物可提高内膜切除后的颈动脉持久通畅率也被一些实验所证实。

糖尿病是缺血性卒中的危险因素，但能否经强化治疗而降低糖尿病患者大血管事件的发生率，目前尚不清楚。

（5）抗凝治疗 虽然Taylor提倡术后24h内常规应用肝素5000U静滴，6h1次。但多数学者主张除下列情况外，术后一般不做抗凝治疗：①粥样斑切除后管腔欠平滑；②粥样斑过长；③颈动脉完全闭塞；④伴对侧颈动脉狭窄或闭塞；⑤伴心房纤颤。

2. 并发症

（1）脑缺血 脑缺血是颈动脉内膜切除最主要的并发症，发生率为1.5%～6.3%。既可见于术中因动脉暂时阻断、低血压和（或）心动过缓所致的灌注不足，或分离颈动脉、置入分流管或血流重新开放时造成的栓塞，也可发生于术后因血栓形成，心

肌缺血引起。选用适当的麻醉方案，控制麻醉深度，术中注意监测，轻柔操作，用1%利多卡因封闭颈动脉窦，颈动脉阻断期间采用升高血压、分流或脑保护性药物，严格遵循颈动脉开放的顺序，围手术期应用抗血小板治疗，术中应用肝素，可以降低脑缺血的发生率。

（2）高灌注综合征 长期缺血区域的脑血管自动调节功能损害，处于扩张麻痹状态，颈动脉血流一旦恢复，缺血区血容量急剧增加，出现高灌注综合征，表现为头痛、抽搐和脑出血。头痛最常见，发生于术后1～14天，位于同侧额颞部或眶周，较重，坐起可缓解。抽搐多为局部运动性发作，继而延及全身，多发生于术后5～7天，也有较早发生者。值得警惕的是，有抽搐发作的病人，40%将发生脑出血。脑出血是高灌注综合征最严重的并发症，大多（75%）发生于术后2～5天，偶有迟至2～3月后出现者，既可发生于先前的梗死区，也见于无明显梗死的病例。脑出血的发生率仅为0.5%，但半数可能死亡。

高灌注综合征多见于颈动脉极度狭窄，压力梯度大，且侧支循环差，高血压难以控制，近期发生过完全卒中或围手术期接受抗凝治疗的病人。故对双侧颈动脉高度狭窄，侧支循环差，近期又发生过完全卒中的病人，应尽量避免手术；如果手术，围手术期应慎用抗凝剂，注意控制血压（收缩压不超过150mmHg），缩短颈动脉阻断时间，选用的抗高血压药应不增加脑血流量。

（3）血流动力学不稳定 颈动脉内膜切除后可能出现血压和心率异常。低血压（收缩压<100mmHg）的原因除低血容量、心律紊乱和因心肌缺血所致的泵衰竭外，更可能与颈动脉窦压力感受器受刺激相关。短暂的低血压一般不会引起严重后果。术中尽量减少对颈动脉窦的刺激，补充液体，有助于减轻或避免低血压。高血压（收缩压达180～200mmHg，或比术前升高15～40mmHg）的原因尚不清楚，有人认为与术前高血压相关，但其他学者未能证实两者之间的关系。心动过缓（心率<60次/分）较常见，与颈动脉窦刺激相关，必要时可用阿托品。

（4）颅神经损伤 文献中颅神经损伤的发生率为1%～50%。相差如此悬殊，主要原因是各家评估损伤的标准有异。早期回顾性研究报告的发生率多为3%～8%，以后大宗前瞻性研究中采用了更为严格

的检测方法，因而颅神经损伤发现率明显升高。最近 Forsell（1995）的一组 689 例前瞻性研究中，颅神经损伤发生率为 12.5%，其中 0.3% 为持久损伤。

颅神经损伤主要包括下列几组：①面神经损伤：显露远端颈内动脉时可能损伤面神经主干，但很少见。较易受损的是其下颌缘支，伤后出现口角下垂，有时流涎。皮肤切口上端距下颌角 2 cm 以上，避免过度或过长时间牵开切口上部，或用"鱼钩"代替牵开器，有助于防止损伤。②舌咽神经损伤：常规颈动脉内膜切除术中一般不会损伤舌咽神经。但如果要牵开或切断二腹肌，折断或位移茎突，在舌下神经主干平面以上分离解剖，则需注意勿伤及该神经。舌咽神经损伤后，因茎突咽肌麻痹和咽部感觉迟钝，功能障碍（吞咽困难，误吸）较为严重持久，有时需做气管切开或胃造瘘。与主干相比，该神经的分支颈动脉窦神经（Hering 神经）较易受损，引起心动过缓和低血压，但一般不超过 48h。③迷走神经损伤：在颈动脉鞘内，迷走神经大多位居动脉后外侧，偶可在前方，分离阻断颈动脉时慎勿损伤之。④喉上神经损伤：喉上神经分内侧支和外侧支。分离甲状腺上动脉时可能伤及外侧支，造成高频发音不能和语言疲劳；内侧支损伤后可引起暂时的吞咽障碍和误吸。⑤喉返神经损伤：左、右喉返神经自迷走神经发出后，分别绕过主动脉弓和锁骨下动脉，回返向上，行于食道 – 气管沟中。颈动脉内膜切除术中，喉返神经直接损伤少见，但过度牵拉气管和食道可能伤及该神经，引起声嘶和咳嗽困难。⑥副神经损伤：少见。可能与胸锁乳突肌过度牵拉，或为了显露高位颈动脉而从乳突尖离断胸锁乳突肌或切断二腹肌后腹相关。⑦舌下神经损伤：舌下神经主干横越颈内、外动脉的位置不恒定，一般在颈动脉分叉以上 3～4 cm，但也有就在分叉部横越的。舌下神经降支在胸锁乳突肌前缘与舌骨下肌群间的颈动脉鞘表面走行。分离颈动脉鞘时应确认降支，游离后牵开。分离颈内动脉远端，特别是切断二腹肌后腹时，应注意勿伤及主干。

（5）术区血肿形成和感染　术区血肿发生率为 3%～5%，多数较小，并无明显症状。少数逐步增大，需要处理，如气道受压，应立即插管，并探查术区，清除血肿。

感染很少见。事实上，多数病人只是术前应用一次抗生素或完全不用。但对先前有局部手术或放疗史者，应考虑预防性应用抗生素。

三、大脑中动脉血栓 – 栓子摘除术

大脑中动脉血栓 – 栓子摘除术（thromboembolectomy）是 1956 年由 Welch 首先进行的，至今已有半个世纪的历史。目前此种手术不但没有被大量开展，反而有被摒弃的趋势，究其原因是：随着急性脑缺血神经细胞不可逆损伤时限和再灌注损伤机制研究的深入，临床定量 rCBF 和脑氧代谢检查的开展，使急性脑缺血治疗时间窗有了个体化的指标，时间窗变得更加明确；同时神经介入治疗技术的进步，使血管内接触性溶栓和支架成形术变得简便易行，大大缩短了血管再通的时间，成为大脑中动脉急性血栓栓塞治疗的第一选择，而大脑中动脉血栓 – 栓子摘除术由于操作复杂，费时长，创伤大，手术并发症多已很少采用。

大脑中动脉血栓 – 栓子摘除术通常采用翼点入路，充分分离敞开外侧裂，显露大脑中动脉主干及其分支，有血栓栓塞的动脉局部呈蓝紫色，无血管搏动。用临时阻断夹暂时夹闭栓塞血管的近、远端，使此段血管暂时孤立。于栓塞部位切开血管壁，用取栓镊夹持取出栓子，用肝素盐水冲洗管腔，并注意保护血管内膜不受损伤。先放开血管远端的阻断夹，如有血液反流，表示远端已通畅，再放开近端阻断夹，让血流冲出近端血管内可能存在的血栓，之后重新夹住血管，用 11-0 单股尼龙线连续缝合动脉切口。缝至最后一针时，再次放开血管，冲出血管内的气泡和碎屑，打结后完成血管缝合。暂时阻断血管的时间应短于 30 min，否则会造成新的脑缺血症状。术后应用阿司匹林等抗血小板药物，预防取栓血管内再次血栓形成。

四、颅外 – 颅内动脉吻合术

（一）概述

1967 年 Yaşargil 和 Donaghy 分别在瑞士的苏黎世和美国的柏林顿同时成功地进行了颞浅动脉 – 大脑中动脉吻合术（STA-MCA bypass），从此揭开了颅外 – 颅内动脉吻合术（extracranial-intracranial arterial bypass，EIAB）的历史篇章。这种手术作为预防和治

疗脑缺血的一种新手术在全世界广泛开展起来，头10年即有近5000例的报告，并涌现出多种不同的吻合术式。1976年臧人和报告了国内第一组STA-MCA吻合术病例，1978年王忠诚完成了国内首例枕动脉–小脑后下动脉吻合术（OA-PICA bypass），1981年刘承基完成了世界首例颞浅动脉–胃网膜动脉移植–大脑前动脉吻合术。其后数年间，国内报告的EIAB手术例数也达千例以上，这一手术的开展，极大地推动了我国显微神经外科手术技术的进步。但在当时的历史条件下，仅以临床症状体征和脑血管造影表现为手术指征，缺乏客观实用的脑血流动力学评价指标，使手术适应证掌握过宽，手术疗效评价的循证医学证据不足，影响了结果的可信度。

1985年，EIAB国际协作研究组在临床随机分组的基础上，经多年的随访研究，得出了"EIAB与最好的内科治疗相比，在降低术后缺血性脑卒中发生危险上没有显示出更多的优越性"的结论。这一具有权威性的否定结论对EIAB手术在缺血性脑血管病治疗中的地位影响巨大，从此EIAB手术量急剧减少，经历了漫长的低谷期。当年，EIAB国际协作研究组同样未能对患者进行详细的脑血流动力学评价，从而筛选出血流动力学因素导致的脑缺血患者进行单独研究，也未能对"最好的内科治疗"仍无效的患者进行单独研究，使其做出的结论仍有缺陷。20世纪90年代以来，随着脑血流和脑代谢检查技术的进步，对有脑缺血症状的患者进行脑血流动力学评价成为可能，PET脑氧代谢检查、XeCT定量rCBF测定和脑血管负荷试验的临床应用，使预测脑缺血患者能否从脑血流重建手术中获益有了明确的客观指标。近年来，希望对EIAB国际协作研究组1985年的结论进行再评价的呼声高涨，美国和日本已分别于21世纪初开始了用PET指标为依据的EIAB再评价研究，至今研究仍在进行中。

造成脑缺血的原因可分成两大类：一类是血栓和栓塞所致，包括心源性栓子、颈动脉粥样硬化斑块脱落形成栓子、脑血栓形成等，脑缺血部位与脑血管分支的辖区一致，此类原因占脑缺血病因的90%左右；另一类是由于血流动力学因素造成的脑低灌注，如全身低血压造成的全脑低灌注，脑的主干供血血管狭窄、闭塞伴远端侧支循环不足造成的脑局部低灌注状态，此时以分水岭型脑缺血为主，仅占全部脑缺血患者的10%左右。对于血栓栓塞型脑缺血应采取直接针对血栓栓塞的治疗措施，如颈

动脉内膜切除术、栓塞血管的血栓或栓子取出术及血管内介入治疗手段，如溶栓和支架术等。如血栓栓塞的血管是脑供血的终末小血管和手术不能达到的部位，则只能采取内科药物治疗。对于血流动力学因素造成的脑缺血中，由于脑主干供血血管狭窄闭塞伴远端侧支循环不足造成脑局部低灌注状态的患者，通过脑血流重建手术可使脑低灌注区的rCBF明显改善，是目前大多数专家认可的EIAB的手术适应证之一。

目前，在EIAB手术对脑缺血治疗作用尚未确定的情况下。此类手术主要用于多种原因需闭塞脑的主干供血血管，同时其远端血管的代偿循环不足，闭塞后其供血区有发生脑缺血风险时。例如：①颅底及颅内梭形或巨大动脉瘤不能手术夹闭瘤颈或介入栓塞瘤体困难，需闭塞载瘤动脉或行动脉瘤孤立术，但同时载瘤动脉远端侧支循环代偿不足，则必须先行载瘤动脉远端血流重建手术，即EIAB，以保证载瘤动脉分布区脑组织不发生脑缺血现象，之后再行载瘤动脉闭塞或孤立；②颅底肿瘤侵犯一侧颈动脉或椎动脉，切除肿瘤时需一并切除受累的血管，但此血管远端侧支循环代偿不足时，则需先行此血管远端的血流重建手术，即EIAB，再行肿瘤及受累血管切除。

北美及日本正在以PET检查为手段进行EIAB在脑缺血治疗中的有效性研究，所采用的手术适应证为：①在正规的内科治疗中，仍反复发作TIA，或在脑梗死恢复期中又发生新的TIA。有严重的内科疾病和以前发生的脑梗死造成的严重残疾患者除外。②头部CT和MRI检查未发现大面积脑梗死，仅有小范围的分水岭型脑梗死或腔隙性脑梗死，DSA检查可见与临床症状相关的颅内及颅底血管狭窄和闭塞，同时除外心源性栓子和血管狭窄处栓子脱落造成脑梗死的患者。③脑血流及脑代谢评价指标为EIAB手术不可或缺的重要依据，包括三个数据：A.定量化的rCBF测定：要求与临床症状相关的EIAB手术预计可改善的脑缺血区的rCBF值为$9 \sim 30 \, \text{mL}/(100\text{g} \cdot \text{min})$。因为$< 9 \, \text{mL}/(100\text{g} \cdot \text{min})$时，此区域脑组织已发生脑梗死，EIAB无效。$> 30 \, \text{mL}/(100\text{g} \cdot \text{min})$时，此区域脑组织代偿循环良好，无需EIAB。B.脑氧代谢测定：脑缺血区的脑氧摄取分数（OEF）增加，脑氧代谢率（$CMRO_2$）正常或仅轻度下降，在此情况下行EIAB手术可明显改善脑缺血区的氧代谢。而脑梗死区由于脑氧代谢低下，OEF和$CMRO_2$均明显下降，在此情况下行EIAB无效。C.脑血管负荷试验（cerebrovascular challenge test)：常用乙酰唑胺（Diamox）静脉注射法进行。当脑组织对脑缺血的代偿调节能力不足时，静注乙酰唑胺后，脑血管储备能力下降的脑区 rCBF 增加值不超过注射前 rCBF 数值的 30%，则 EIAB 手术可有效改善脑血管储备能力。如注射乙酰唑胺后，脑组织 rCBF 增加超过 50%，则说明此区脑血管储备能力尚可，无需 EIAB 手术。

（二）EIAB 手术方式

EIAB 手术依据所提供给脑组织的血流量多少可分为高流量 EIAB 和低流量 EIAB 两种术式。

1. 高流量 EIAB

高流量 EIAB 的手术方式是：由颈部颈内动脉或颈外动脉为供血血管，经一段与之吻合的自体移植血管，通常是大隐静脉或桡动脉作为桥血管，再与颅内受血血管吻合来供给脑组织血流。受血血管可以是大脑中动脉 M_1 或 M_2 段、颈内动脉床突上段或大脑后动脉 P_2 段等。高流量 EIAB 所能提供的血流量为 $60 \sim 160 \, mL/min$，常用于颅内动脉瘤或颅底肿瘤需治疗性闭塞颈内动脉、大脑中动脉 M_1 段或基底动脉时，预防闭塞血管远端脑组织发生脑缺血。高流量 EIAB 由于手术创伤大，术后并发症发生率高，及术后有过度灌注的风险而不适用于缺血性脑血管病的治疗。

2. 低流量 EIAB

其手术方式是：将头皮中的动脉血管直接与脑表面的血管吻合，或经一段移植的自体小血管再与颅内血管吻合。供血血管有颞浅动脉主干或其额支和颞支或枕动脉，受血血管为大脑中动脉 M_2 或 M_3 的分支、大脑后动脉 P_3 的分支、小脑后下动脉尾襻等。单支颞浅动脉或枕动脉与颅内血管吻合可提供大约 $20 \sim 40 \, mL/min$ 的血流量，而双支颞浅动脉与颅内血管吻合可提供 $40 \sim 60 \, mL/min$ 的血流量，这一流量范围仅可满足脑缺血时的脑血管储备能力不足时的脑血流需求，而与治疗性闭塞颈内动脉时所需的 $100 \, mL/min$ 以上的脑血流量相距甚远。低流量 EIAB 由于手术创伤小，术后并发症发生率低而易于被患者接受，主要用于缺血性脑血管病的治疗。有时低流量

EIAB 也用于大脑中动脉 M_1 以远的动脉瘤需行动脉瘤孤立术而闭塞血管远端侧支循环不充分的情况，以及椎动脉小脑后下动脉起始部梭形动脉瘤需行动脉瘤孤立术，但小脑后下动脉远端侧支循环不良时。

3. 颞浅动脉 – 大脑中动脉吻合术

颞浅动脉 – 大脑中动脉吻合术（STA-MCA）是最先开展也是应用最多的低流量 EIAB 术式，其手术方法为：①分离颞浅动脉额支和（或）顶支：通过触摸确定并标示出颞浅动脉额支和（或）顶支在头皮上的走行，沿血管走行切开头皮。从帽状腱膜浅面分离血管四周，使之游离，为了避免分离时动脉受损，血管四周可附带少许皮下脂肪和结缔组织。血管游离长度为 $5 \sim 6 cm$，远端用止血夹阻断血管后切断，用罂粟碱棉片保护游离血管并转移到切口边备用。②开颅：利用已形成的头皮切口撑开，分离肌肉，钻孔后做骨瓣开颅。最佳开颅位置位于颧弓中点上 $5 cm$，向后 $1 cm$ 的中心点处，做直径为 $3 cm$ 的骨瓣。因易出现切口边缘坏死，常规的马蹄形颞部切口已不再采用。③选择确定受血血管：切开硬膜后在脑表面寻找 M_3 的分支血管，单支吻合时选择脑表面最粗的一支动脉血管，双支吻合时选择向额叶和颞叶走行的各一支血管做受血血管。④血管吻合：供血血管断端的血管外膜及结缔组织需切除干净，受血血管表面的蛛网膜需充分切开，用两枚血管夹阻断受血血管后于其间切开一小口，将供血血管断端与此切口做端 – 侧吻合，通常用 10-0 单股尼龙线缝合 8 针。⑤关颅：缝合硬脑膜、还纳骨瓣及缝合头皮时均需特别小心，避免颞浅动脉主干及分支受压或扭曲，保证供血血管的通畅。

4. EIAB 手术并发症

EIAB 的手术并发症主要有两项：一是吻合口血栓闭塞，结果使手术无效甚至使脑缺血症状加重；另一是吻合口或其远端脑内出血，常需再次开颅清除血肿。

避免手术并发症的措施有：EIAB 手术应在脑卒中发作一个月后进行，CT、MRI 显示有新鲜脑梗死灶时应暂缓手术；术者应有良好的显微外科训练，使手术操作轻柔准确；术后应用抗血小板药物，如阿司匹林、波立维等。

（周定标 李萌）

第六节 介 入 治 疗

一、颈动脉狭窄支架成形术

（一）概述

颈动脉狭窄是卒中和 TIA 的主要危险因素之一，约有 20% 的卒中是由颈动脉狭窄引起的。组织学研究已经证实症状性和无症状性颈动脉狭窄斑块之间存在差异，因此当临床医生在考虑对颈动脉狭窄病人进行颈动脉内膜切除术（CEA）或颈动脉支架成形术时，区分病人是症状性或无症状性颈动脉狭窄是非常重要的。不同情况的狭窄应被视为独立不同的对象，因为两者对不同治疗措施的风险和收益是不同的。北美症状性颈内动脉内膜切除试验（North American Symptomatic Carotid Endarterectomy Trial, NASCET）和欧洲颈动脉外科手术试验（European Carotid Surgery Trial, ECST）确立了 CEA 是中重度症状性颈动脉狭窄的治疗方法。ECST 试验显示，对于无症状性颈动脉狭窄病人（狭窄程度>60%），早期 CEA 略有疗效，且围手术期风险<3%。但这些随机对照试验（randomized controlled trial, RCT）进行较早，只对 CEA 与当时的药物治疗水平进行了比较。近年以来，药物治疗水平大大提高，尤其是新型抗血小板药物和降脂药物的出现，使得颈动脉狭窄相关危险因素的控制得到实现。CEA 的缺点在于颈部切口及其带来的颅神经麻痹和伤口并发症，以及所用药物引起的心肌梗死等并发症。同时并非所有病人都适合 CEA。因此 20 多年来，针对颈动脉狭窄的血管内治疗技术开始发展起来。血管内治疗技术从最初的颈动脉球囊血管成形术发展到颈动脉支架血管成形术（carotid angioplasty stenting, CAS）并结合多种栓子保护装置，包括远端过滤伞、远端球囊和近段保护装置等。这种微侵袭的血管内治疗技术最初是在被大型 RCT 研究中排除的病人中进行开展，

在早期的一些病例分析中显示有较高的技术成功率和较低的缺血性事件复发率。由此 CAS 也被认为是除 CEA 之外，颈动脉狭窄的有效治疗方法之一。

与 CEA 相比，CAS 的优点是绝大多数病人不需全麻，无手术切口，可避免颅神经麻痹，其心血管并发症较少。大多数颈动脉病变可以使用该技术达到良好的治疗效果，除此之外有高危手术风险的症状性颈动脉狭窄患者，也可以考虑颈动脉支架术。

（二）研究历史

从 20 世纪 90 年代出现 CAS 开始至今，CAS 应用越来越广，已有多个多中心随机试验试图明确 CAS 对颈动脉狭窄的疗效不低于 CEA。这些数据资料非常珍贵，但这些研究设计之间缺乏一致性，结果也存在争议，而且由于这些研究的纳入标准和操作标准不一致，导致 CAS 的病人选择也存在一定难度。这些不足使临床关于 "CAS 是否能代替 CEA" 这个问题上很难达成共识。CAS 相关的大型研究包括如下几组。

1. ARCHeR 研究

由 3 个部分组成的、多中心非随机前瞻性研究，共纳入 581 名高危手术风险的患者，只接受血管内治疗，其中只有 24% 的患者为症状性。初级终点事件发生率（包括 30 天的死亡、卒中和心梗，以及 1 年的卒中发生率）为 9.6%，其中 30 天的死亡、卒中和心梗发生率为 8.3%，且 EPD 组和无 EPD 组的 30 天终点事件发生率无明显差异。1 年的同侧卒中发生率为 1.3%，再狭窄率（狭窄程度>70%）为 5%，但仅 2.2% 的患者需要二次再通。该研究证实 CAS 的围手术期并发症、随访期间的再狭窄率和二次再通率均较低，使美国 FDA 批准通过了 Guidant Acculink 冠脉支架和 Accunet 远端栓子保护装置的临床应用，缺点则是缺乏随机对照试验。

2. CAPTURE 研究

ARCHeR 研究的延续，共纳入 3500 名症状性颈动脉狭窄（狭窄程度≥50%）和无症状性颈动脉狭窄（狭窄程度≥80%）患者。初级终点事件为血管成形术后 30 天的死亡、卒中和心肌梗死。该研究的初级终点事件发生率为 6.3%，所有的卒中和死亡率为 5.7%，其中严重卒中和死亡率为 2.9%。总体卒中率为 4.8%，但大多为轻度卒中（2.9%），这些轻度卒中多发生在操作后 24 h 内（73%），提示可能由脱落栓子引起。该研究也发现症状性颈动脉狭窄患者和年老患者预后较差。

3. CEA *vs.* CAS 研究

（1）WALLSTENT 试验　WALLSTENT 试验于 2001 年启动，共纳入 219 名症状性颈动脉狭窄患者（狭窄程度≥60%）。CAS 组的术后 30 天围手术期卒中 / 死亡率高于手术组（12.1% *vs.* 4.5%，P = 0.049）。由于 CAS 组的并发症过高，该试验未达到预期纳入病人数即中止。

（2）CAVATAS 试验　颈动脉和椎动脉经皮血管成形术研究。是第一个评价球囊血管成形术（或结合支架血管成形术）与 CEA 对颈动脉狭窄疗效的大型随机研究，1997 年即完成病人的随机分组（共 504 个病人），纳入的病人中 90% 是症状性的，但其中有 70% 的病人只接受了球囊血管扩张成形术。CAS 组和 CEA 组的术后 30 天围手术期卒中 / 死亡率分别为 10.0% 和 9.9%。长期随访结果显示，CAS 组的再狭窄率高于 CEA 组，3 年随访，CAS 为 14%，CEA 组为 4%（P<0.001），但两组的同侧卒中发生率无明显差异；5 年随访，CAS 为 30.7%，CEA 组为 10.5%。亚组分析显示接受支架术的患者的再狭窄率显著低于单纯球囊扩张的患者（P = 0.04）。

（3）SAPPHIRE 试验　对有高危 CEA 手术风险的病人的支架术和血管成形术（带栓子保护装置）进行了研究，共纳入了 334 名症状性颈动脉狭窄（狭窄程度≥50%）和无症状性颈动脉狭窄（狭窄程度≥80%）的患者。CAS 组和 CEA 组的术后 30 天围术期卒中 / 死亡率分别为 4.3% 和 9.8%，一年的同侧卒中 / 死亡率分别为 12.2% 和 20.1%。CAS 组的颅神经麻痹发生率、平均住院天数及目标血管二次再通率均低于 CEA 组（P<0.05）。两组分别有 85.6% 和 70.1% 的病人完成 3 年随访，随访结果显示两组的次

级终点事件（死亡、卒中或心肌梗死的联合发生率）并无显著差别。因此该试验研究者认为 CAS 对颈动脉狭窄的疗效并不低于 CEA。

（4）EVA-3S 试验　共纳入 527 名症状性颈动脉狭窄患者。CAS 组的术后 30 天围术期卒中 / 死亡率显著高于 CEA 组（9.6% *vs.* 3.9%，RR = 2.5），颅神经损伤和平均住院天数低于 CEA 组（P < 0.05）。6 个月及 4 年以上的长期随访显示 CAS 组的终点事件发生率均高于 CEA 组（分别为 P = 0.02，P = 0.03），该显著性差异主要来自 CAS 组的围术期终点事件。而两组的 4 年非围术期终点事件发生率无显著差异，分别为 1.26% 和 1.97%。

（5）SPACE 试验　在 2001—2006 年间纳入 1200 名狭窄程度≥70% 的症状性颈动脉狭窄患者。两组的 30 天围术期卒中 / 死亡率无显著差异（6.84% *vs.* 6.34%，90%CI：1.89% ~ 2.91%；P = 0.09）。由于 90%CI 上限超过 2.5% 的阈值，该结果并不能说明 CAS 疗效不低于 CEA。2 年的随访结果并未显示两组的同侧卒中和围术期卒中 / 死亡率有显著差异（P = 0.62），但 CAS 组的再狭窄率显著高于 CEA 组（10.4% *vs.* 4.6%，P = 0.009）。该研究发表中期研究结果之后，由于发现试验设计的检验效能不够而提前中止。

（6）ICSS 试验　ICSS 是一个比较 CAS 和 CEA 对症状性颈动脉狭窄患者疗效的随机研究，目前尚未终止。与 SPACE 和 EVA-3S 试验相比，ICSS 设计采用了足够的检验效能来评价两种治疗方法的疗效，同时确立了完善的介入操作者的资格认证标准。该研究共纳入 1713 名患者，初级终点事件为 3 年的死亡和致残性卒中发生率。中期研究结果包括 120 天的卒中、死亡或心肌梗死发生率。CAS 组和 CEA 组的初级中期终点事件发生率分别为 8.5% 和 5.2%（HR = 1.69，90%CI：1.16 ~ 2.45；P = 0.006），两组间的致残性卒中和总体死亡率无显著差异（分别为 7.4% 和 4.0%）。ICSS 中期结果提示 CEA 比 CAS 更安全。CAS 组的 120 天终点事件发生率比 CEA 组高 3.3%，而 30 天终点事件发生率的差异更大。

（7）CREST 试验　是目前为止规模最大的比较 CAS 和 CEA 疗效的随机试验，2008 年完成所有 2522 名患者的随机分组。初级终点事件为 30 天的卒中、心肌梗死和所有原因的死亡。该试验非常重要的一点是有严格的技术准入制度，每位参与试验的 CAS 操作者均需达到一定水平，使最佳水平

的 CAS 与 CEA 进行比较。CREST 的最终结果尚未发表，但在 2010 ISC 会议上公布了其初步结果。在 2502 名患者中，47% 为无症状型患者。CAS 组的所有的卒中、MI 或死亡发生率与 CEA 组相比无显著差异（47.2% vs. 6.8%，$P = 0.51$），但 30 天的初级终点事件发生率显著高于 CEA 组（4.1% vs. 2.3%，$P = 0.01$）。严重卒中在两组之间无差异。而 CEA 组的围术期 MI 显著高于 CAS 组（2.3% vs. 1.1%，$P = 0.03$）。2.5 年随访结果显示两组间的卒中率无差异。

（8）**最近的一个大型 meta 分析** 对 1990 年至 2009 年所有关于 CAS 和 CEA 疗效比较的 RCT 试验进行了系统回顾，共纳入 4796 名患者，结果显示 CEA 的围术期非致残性卒中率低于 CAS（5.4% vs. 7.3%），而围术期死亡率和致残性卒中率无明显差异。CEA 的围术期心肌梗死和颅神经损伤发生率高于 CAS。而中长期随访结果并未显示两种治疗方法有差异。该研究建议，CEA 仍是症状性颈动脉狭窄患者的首选治疗方式，对于有高危手术风险的症状性颈动脉狭窄患者，考虑颈动脉支架术。

（三）病人选择

尽管这些大型试验及 meta 分析的结果均没有证据证明 CAS 的疗效可以与 CEA 相当，CEA 仍被认为是颈动脉狭窄治疗的标准方法，但这些研究显示，CAS 可以在谨慎选择的患者中使用，过程安全且并发症低。这一部分患者可以从 CAS 中获益。目前对于病人选择主要从患病状态（是否症状性）、年龄、性别和有无高危手术风险等方面考虑。

（1）**患病状态** WALLSTENT 和 CAVATAS 试验都只纳入了症状性颈动脉狭窄患者，结果并未显示患者能得益于 CAS。但由于这两个研究进行的时间较早，技术已过时，且 CAVATAS 大部分患者接受了球囊扩张，而近年来的研究中多采用支架术，故可比性差。SAPPHIRE、CAPTURE 和 ARCHeR 同时纳入症状性与无症状型患者，SAPPHIRE 亚组分析显示症状性颈动脉狭窄患者的 CAS 与 CEA 预后相当，而无症状型患者的 CAS 预后比 CEA 组有见好趋势。而症状性患者的 CAS 总体预后比无症状型患者差。CAPTURE 和 ARCHeR 研究中症状性患者只占 1/3，症状性患者的预后比无症状型患者差。EVA-3S、SPACE、ICSS 均只纳入了症状性患者。若排除提前中止的 EVA-3S 和 SPACE，症状性患者 CAS 与 CEA

预后相当。CREST 研究结果也同样提示症状性患者的预后较差。总的来说，对于症状性患者，文献研究更倾向于采用 CEA 进行治疗。

（2）**年龄** 年龄是影响预后的重要因素，高龄患者被视为手术风险之一。由于 CAS 不用全麻、创伤小，一度认为老年人更适合采用 CAS。但目前的研究结果还存在着争议。CAVATAS 试验中，68 岁以下的患者，CAS 组的预后与 CEA 组相当，而大于 68 岁的患者，CAS 组的预后有变差趋势。而 EVA-3S，SPACE，CAPTURE 和 CREST 研究均提示老年患者 CAS 的预后比 CEA 差，而 69 岁以下患者的 CAS 的预后较好。

（3）**性别** 性别差异是否会导致 CAS 预后不同，目前尚未十分明确。SPACE 研究显示女性患者 CAS 预后比男性患者差，ICSS 提示两者预后相当。

（四）高危手术风险

"高危手术风险"的定义，来自于既往评估患者 CEA 风险因素的报道，以及 CEA 试验中的排除标准。Sundt 等人在一个回顾性系统回顾中根据神经功能状态、合并的残疾状态及血管造影所示血管变异程度，对接受 CEA 的患者进行了危险系数分层，与手术病残率和死亡率相关的危险因素包括：神经功能状态不稳定、合并有其他病残性疾病、年龄大于 70 岁以及对侧颈内动脉闭塞。SAPPHIRE 试验也制定了相应的高危手术风险的标准，其结果虽显示 CAS 和 CEA 两组的预后无显著差异，但两者的初级终点事件发生率都很高，分别为 12.2% 和 20.1%。手术风险和并发症包括如下方面。

1. 术中、术后低血压和心律失常

文献报道有 60%～80% 的患者在球囊扩张或支架置入后会出现血压和心率下降，其中大多数是一过性降低，在几分钟之内逐渐恢复，一般不用特殊处理。如果收缩压持续低于 80 mmHg，且患者出现胸闷、心慌等伴随症状，可以适当给升压药物，但是不能短时间内快速推注大剂量升压药物，一般多巴胺 1 mg 稀释后静脉推注，如果效果不好可以再次少量给予。如果术后持续低血压，可以使用微量泵泵入，直到血压维持在合适水平。快速大量给予大剂量升压药物会导致血压太高诱发过度灌注发生。

对于术中心率下降问题，术前一定要对心脏功能

进行评估，一般在扩张前常规给阿托品 0.5~1mg，观察药物反应，如果心率加快，说明对阿托品有效，然后再行扩张，在阿托品起作用前不要急于扩张，扩张后心率稍有下降者，可以嘱患者咳嗽，增加腹压等使心率增加。如果有房室传导阻滞、心率低于 50 次／分者或对阿托品刺激试验无反应者，建议术中使用一次性起搏器。术后 24~48h 撤出。如果心率持续不恢复可以置永久性起搏器。

2. 术中、术后缺血发作

对于高度狭窄病变或合并其他血管狭窄的患者，术后控制性降压或术中扩张诱发的血压降低都有可能导致颅内缺血，文献报道发生率是 3%~15%。综合文献和回顾性分析病例缺血发作主要发生在以下几种情况：①对侧颈动脉完全闭塞，闭塞侧半球供血主要依赖于前交通动脉，扩张患侧时出现大脑半球完全缺血；②双侧颈动脉高度狭窄，扩张一侧后诱发低血压而导致对侧灌注不足；③前后循环同时存在狭窄或闭塞病变，术后控制性降压导致闭塞或狭窄病变供血区域缺血；④全麻术中血压控制过低，操作时间过长；⑤侧支循环较差的患者预扩张或后扩张时持续时间过长，阻断血流时间过长会诱发患侧半球缺血发生。

3. 术后过度灌注综合征

过度灌注是颈动脉狭窄支架术后最危险的并发症之一，据报道颈动脉狭窄支架术后 1.1%~6.8% 可发生高灌注损伤。Coutts 等提出，基于首发症状可以将过度灌注综合征（HPS）分为 3 类：急性颅内出血、急性局灶性脑水肿及迟发性损伤。术后出现过度灌注的临床征象：①出现局灶症状，诉说患侧头痛，欣快感，癫痫，局灶性神经功能障碍等；②术前血压超过 180mmHg，术后血压不降，或上升；③术后造影动脉晚期有滞留；④CT 扫描显示半球肿胀，弥漫高密度征象。

过度灌注发生的机制一般认为是由于长期缺血状态引起颅内小动脉的极度扩张，结果造成血管的反应性和紧张度降低，毛细血管自主调节功能障碍。血管重建术后受累区域毛细血管和小静脉被暴露于未受到调节的动脉压之下，加上各种反应性氧化物的产生，会使血管内皮损伤进一步加重。流体静力的压力导致脑水肿的产生，如果已经发生足够程度的血管损伤，或者血压得不到控制，则随后还会发生颅内出血。

对 HPS 的治疗很大程度上是对症治疗，因此，预防 HPS 是主要目的，其合理的处理应开始于操作前评价，以确定高危患者。危险因素包括病人年龄（>75 岁）、有无卒中史、长期高血压、严重动脉狭窄、对侧动脉狭窄及侧支循环不良。后 3 个危险因素提示脑血管储备不良。出现过度灌注的症状后，治疗措施必须集中在防止病情进一步进展和做神经系统影像检查以便评价是否存在脑水肿或出血。主要的干预措施包括积极地将血压控制在收缩压<120mmHg，及在出现抽搐发作的情况下开始抗癫痫治疗（预防性给药没有必要）。关于控制血压药物的选择没有实质性的证据，但为了不增加脑血流量应该避免硝普钠一类药物，这类药物的作用机制是血管扩张。一旦脑水肿进展到发生颅内压明显增高的程度，应该按有序的方式应用镇静药、脱水药（甘露醇和高张盐水）进行控制，必要时可采用麻醉剂。因此强调预防至关重要，因为一旦发生严重的 HPS 就等于宣告了分别高达 50% 和 30% 的死亡率和长期致残率。

4. 术中、术后栓子脱落

栓子脱落导致的栓塞事件是颈动脉支架术常见并发症之一。根据 DWI 检查结果，颈动脉支架术后出现新发梗死灶的发生率为 4%~78%，大部分分布在治疗血管同侧，也可以分布在对侧，甚至是后循环供血区。有作者认为，颈动脉支架术相关的栓子脱落事件与病人全身血管的动脉粥样硬化有关，且与导管、导丝或导管鞘在主动脉弓或颈总动脉水平的操作有关。但 DWI 显示的新发病灶中大部分是无症状性的，因此用 MRI 结果来预测临床预后可能并不合适。Maureen M 等人报道颈动脉血管成形术后的病人中 70% 会出现 DWI 的阳性发现，其中只有 11% 的病人出现临床症状。Barbato JE 等人的研究中，72% 的颈动脉支架术的病人术后 DWI 出现新发梗死灶，而只有 11% 的病人有相应临床表现。Rapp JH 和 Hammer FD 等研究者也发现了类似的结果。这种无症状性栓塞的临床重要性还未得到公认，但是对于高龄病人尤其是脑功能受损或既往有卒中病史的病人，这种栓塞的风险仍是需要考虑的。

5. 保护装置操作问题

保护装置的出现是颈动脉支架术的重要转折点，使得手术的安全性大大提高，但是保护装置的应用也带来很多的问题。Reimers 等报道 815 个支架全部使用保护装置，术后 30 天中风和死亡率症状性和无症状性患者分别是 3.8% 和 3.2%。Wholey 等的全球回顾性总结显示 4221 例使用保护装置的患者中风和与手术有关的死亡率是 2.23%，而 6753 例不用保护装置的患者是 5.29%。可以看出，保护装置的应用，大大地降低了颈动脉支架术由于栓子脱落导致的并发症的发生率。

但是保护装置的使用除了增加了手术操作时间、增加了手术的复杂性、增加了患者的经济负担外，还可能会因为球囊阻断血流、保护装置网眼太密、血管痉挛、颈动脉夹层以及保护装置取出困难等导致血流动力学方面不耐受。另外，预扩张往往需要在保护装置下进行，拉出保护伞时可能会导致栓子脱落，有些病变在扩张后可能出现斑块完全碎裂，即使使用保护伞也可能会溢出保护伞外。SAPHIRE 研究显示在高危患者使用保护装置的围术期并发症和死亡率是 4.4%，而且在有症状的患者中达到 5.8%。

（五）术前准备

术前 3～5 天服用抗血小板药物，常规剂量是阿司匹林 100 mg + 氯吡格雷 75 mg。

术前心率低于 50 次/分或有房室传导阻滞的患者，应该请心内科会诊。考虑术中置入临时起搏器，术后 72h 仍然需要临时起搏器维持者，可以考虑置入永久起搏器。

（六）常规操作技术

1）一般经股动脉穿刺，如果双侧股动脉闭塞或穿刺困难，可以经桡动脉穿刺或直接颈动脉穿刺。使用 8F 导引导管，导引导管置入治疗侧颈总动脉，导引导管头端距离病变近段约 2cm，给手术操作提供足够的空间。

2）导引导管到位后常规造影，观察病变是否发生变化以及选择最佳投照角度，同时做同侧颅内动脉造影，以便术后对照。

3）当找到最佳工作角度后，根据病变结构选择合适的保护装置，保护装置的直径与狭窄远端颈内动脉管径一致或稍大一点，根据病变的形态，将保护装置头端导丝塑形。

4）准备好保护装置后，小心通过病变释放到狭窄远端，保护装置距离病变远端 4cm 左右（对于迂曲的病变，参考后面特殊病变的描述）。对于极高度狭窄病变，保护装置通过困难者，可以使用直径 2mm 小球囊预扩张。对于导丝导引的滤网装置，首先使用微导丝穿过病变，然后沿导丝将保护装置送到适当的位置。

5）根据病变的形态选择适当的球囊行预扩张或后扩张（见扩张球囊选择），扩张前静脉推注阿托品 0.5～1 mg，等待心率增快后再扩张。

6）选择适合病变的支架置入。

7）支架置入后观察残余狭窄状况，如果大于 50%，可以行后扩张。

8）撤出保护装置，即刻造影观察术后病变扩张程度，颅内灌注状况。

9）即刻查体，无异常后撤出导引导管，结束手术。

（七）典型病例

图 6-51：患者，男性，64 岁。发作性左侧肢体无力，右侧颈部可以闻及杂音，血管超声提示右侧颈动脉起始段高度狭窄，核磁共振扫描未见明显梗塞灶，血流灌注研究显示右侧半球明显缺血。血管造影显示右侧颈内动脉起始段高度狭窄（>90%）。在局麻下行远端保护装置下支架成形术，术后狭窄段管径基本恢复正常，半年超声随访显示支架内没有再狭窄，血管通畅良好，临床没有再发作。

（八）小结

目前临床所用的 CAS 作为首选治疗方法的适应证如下：CEA 术后再狭窄、放射相关性颈动脉狭窄、具有解剖特点（颈动脉分叉处较高、接近颅底）、串联性病变（颈动脉分叉处狭窄合并颈总动脉近端或颈动脉虹吸段远端狭窄）。CAS 要作为与 CEA 疗效相当的颈动脉狭窄的治疗方法，必须降低围术期病残率和死亡率，并改善长期预后。尽管 CREST 试验初步结果是令人鼓舞的，提示 CAS 的联合终点事件发生率与 CEA 相当，但 CAS 的围术期并发症却比较高。最近，根据 SAPHIRE 试验结果，对于有高危手术风险且狭窄程度大于 70% 的症状性颈动脉狭窄患者，可以考虑 CAS。他们进一步指出，若 CAS 的病残率和死亡率能降至 4%～6%，则该治疗方法

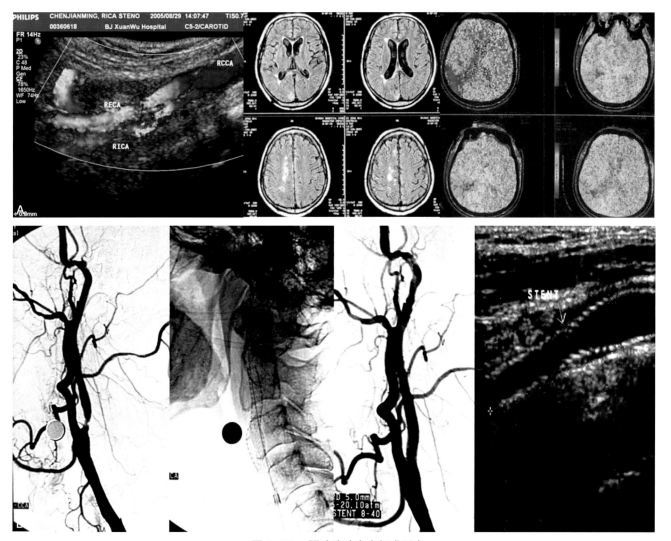

图 6-51 颈动脉狭窄支架成形术

就是合理的。但在尚无公认的临床指南之前，目前临床医疗却更多地在无症状性患者中采用 CAS。且并没有足够的证据证明 CAS 适用于高危手术的病人，同时 CAS 的病残率和死亡率仍有待改善。对于症状性与无症状性颈动脉狭窄患者，CEA 仍是首选治疗，但对于个体病人，可以在谨慎地风险评估后选择性地采用 CAS 治疗。

二、颅内大动脉狭窄的支架血管成形术

颅内大动脉（颈内动脉颅内段、大脑中动脉、椎动脉、基底动脉）动脉粥样硬化性狭窄是全球范围内卒中的最常见原因，30%～50% 的亚洲人卒中由颅内大动脉狭窄引起，北美为 8%～10%。尽管回顾性研究已经证实，近期出现症状的颅内血管狭窄患者中有 50% 可能出现卒中复发，但这一复发率在美国国立卫生院（National Institutes of Health, NIH）支持的前瞻性、多中心 WASID 研究中大大降低。然而，在颅内血管高度狭窄引起 TIA 或卒中的患者中，即使接受药物治疗，仍有 14%～23% 的患者在初始症状后一年内出现同侧卒中复发。这个事实促进了颅内血管的血管内治疗的发展，包括球囊扩张血管成形术和支架血管成形术。在血管内治疗技术发展最初，由于颅内血管球囊扩张成形术的并发症发生率很高，该技术曾一度被禁止在临床使用。但随着微导管和球囊技术的快速发展，血管内治疗在冠状动脉疾病中的治疗取得了很大成功，促进了颅内动脉狭窄血管内治疗技术的进一步开展。

第六节 SECTION 6

（一）球囊扩张血管成形术

目前尚没有关于球囊扩张血管成形术在治疗颅内动脉狭窄的安全性的前瞻性研究报告。回顾性研究报道其技术成功率很高（使狭窄减小到50%以下），但术后30天的卒中/死亡率差别很大，在4%～40%之间，术后再狭窄率为24%～50%。关于该技术长期预后的研究也很有限。有一回顾性研究对120名接受颅内血管球囊扩张成形术的患者进行了分析，其1年卒中率为4.4%（其中3.2%在目标血管供血区域）。但是该研究为非前瞻性研究，且缺乏对病人的全面分析。

总的来说，目前仅有的颅内血管球囊扩张成形术的研究提示，该技术在稳定病人中使用是相对安全的，但其长期预后并无前瞻性研究的支持。并且该方法的技术性弱点较多，如术后即刻的血管弹性回缩、血管夹层、急性血管闭塞、术后残余狭窄以及高再狭窄率等。

（二）支架血管成形术

1. 概述

支架血管成形术发展最初进行的研究也面临与球囊扩张血管成形术类似的问题，如多为单中心、回顾性，且缺乏病人的全面分析等。有一回顾性分析对这些单中心研究进行了总结。总的来说，这些研究提示颅内血管支架成形术是安全的，技术成功率高（91%～98%）。SSYLVIA研究（症状性椎动脉或颅内动脉粥样硬化性病变的支架术）是第一个颅内动脉狭窄的裸金属支架相关的多中心一阶段研究，共纳入61名患者，其中43名为症状性颅内动脉狭窄，18名为症状性颅外椎动脉狭窄患者。技术成功率为95%，术后30天的卒中率为7.2%，死亡率为0；1年的卒中率为10.9%，且均发生在目标血管供血区；其中球囊扩张血管成形术的6个月再狭窄（狭窄程度≥50%）率为35%。

2005年，美国FDA批准了Wingspan支架系统（Boston Scientific）在获得人道主义装置豁免（HDE）许可的前提下应用于药物治疗效果不佳的症状性颅内动脉狭窄患者。Wingspan是一种伸缩性好的由微导管释放的自膨式支架，是专门为颅内动脉设计的。第一个Wingspan试验是一个前瞻性多中心一阶段研究，纳入了45名症状性颅内动脉狭窄的患者，狭窄程度50%～90%，这些患者在抗血栓治疗后仍出现复发性卒中。技术成功率为97.7%，30天的卒中或死亡率为4.5%，1年的同侧卒中率为9.3%，6个月的再狭窄率为7.5%，且均为无症状性。

在Wingspan的HDE研究之后，相继又开展了2个关于Wingspan安全性和成功率的研究。其中第一个纳入了来自5个医疗中心的78名患者，共有82处症状性颅内血管狭窄（狭窄程度50%～90%），技术成功率为98.8%，围术期的严重神经功能并发症发生率为6.1%。

由于血管狭窄程度70%～90%的患者再接受药物治疗后卒中复发风险最高，且支架术的并发症在中度和重度血管狭窄病人之间是相当的，研究者们考虑支架术可能对重度狭窄患者获益更大。因此，NIH的多中心Wingspan试验即重点研究这一部分患者。他们在16个医疗中心共纳入129名狭窄程度70%～90%的患者，技术成功率为96.7%，30天的任何卒中、颅内出血或死亡，或30天～6个月的同侧卒中的总发生率为14.0%。接下来的随访结果显示，再狭窄率（狭窄程度≥50%）为25%～32%，且较年轻患者更易出现再狭窄，尤其是床突上段颈动脉狭窄的患者。但这些再狭窄通常是无症状性的。

裸金属球囊贴附支架（冠脉支架）和药物洗脱支架也被用于症状性颅内血管狭窄的治疗。但有关这些支架使用的报道多为病历汇报或病例数量很少，缺乏多中心前瞻性研究。另外，冠脉支架的局限性在于其刚性大，伸缩性差，对支架通过颅内血管病变产生一定的技术难度。药物洗脱支架的局限性在于缺乏长期的安全性和支架内血栓形成的报道。

近年来又有两种新型球囊贴附支架用于治疗颅内血管狭窄。一纳入46名患者的单中心研究结果显示，Apollo支架（MicroPort Medical）的技术成功率为91.7%，在血管迂曲处支架通过受限，术后再狭窄率为28%。另一研究主要评估Pharos颅内支架（Micrus），共纳入21名急性或慢性颅内血管狭窄的患者。在14名非急性支架术的患者中，技术成功率为85.7%，操作相关性并发症发生率为28.5%。

也有关于单纯球囊扩张血管成形术和支架血管成形术的疗效比较的研究。总体来说，这些研究结果提示，与支架术相比，单纯球囊扩张后再狭窄率更高，2年的临床预后可能更差。但这些研究的局限性在于都是回顾性研究，且检验效能不足以评价单纯球囊扩张血管成形术和支架血管成形术之间的差异。

颅内血管狭窄的血管内治疗一直以来缺乏多中心的随机对照研究。近年来的报道多为单中心的病例回顾分析。Miao 等人报道了 113 例症状性大脑中动脉狭窄进行球囊贴附支架术的回顾性分析。技术成功率为 96.46%，30 天内的卒中 / 死亡率为 4.42%，89 名长期随访患者中缺血性事件复发率为 6.74%，再狭窄率为 20.25%。Blasel 等人报道了 40 例球囊扩张支架治疗颅内血管狭窄，术中对球囊支架采用了不完全扩张和避免过度扩张的策略。技术成功率 95%，无大血管并发症。

最近的一个系统回顾对 1998—2008 年间的所有颅内血管支架成形术的研究进行了筛选和分析。在纳入的 31 个研究共 1177 名患者中，98% 为症状性患者，平均狭窄程度 78%±7%，技术成功率 96%，围术期卒中 / 死亡率为 0～50%。其中后循环病变的围术期并发症发生率显著高于前循环病变。而球囊贴附支架（906 例）和自膨式支架（271 例）的疗效相比无显著性差异，但自膨式支架的再狭窄率（17.4%）高于球囊贴附支架（13.8%）（$P<0.001$）。

Wingspan 是目前为止唯一被 FDA 批准的用于治疗症状性颅内血管狭窄的支架系统，同时也是研究最多的支架系统。现有数据显示该系统有很高的技术成功率，以及临床可以接受的围术期并发症发生率，但其对于卒中预防的长期有效性还未充分评估，尚需进一步研究。基于上述原因，Wingspan 被选作即将进行的、NIH 基金支持的多中心随机试验所用的支架，以评价颅内血管支架成形术对症状性重度颅内血管狭窄治疗的安全性和有效性。

支架血管成形术和积极的药物治疗对于颅内血管狭窄的卒中预防（SAMMPRIS）试验是一个 NIH 支持的随机试验（ClinicalTrials.gov，确认号：NCT00576693），共有美国 60 个医疗中心参与，以明确对于颅内大动脉狭窄（狭窄程度 70%～90%）的卒中预防，球囊扩张血管成形术和支架血管成形术联合积极的药物治疗要优于单独的积极药物治疗。入院前 30 天内出现 TIA 或非严重卒中的患者按 1∶1 随机分入两组。SAMMPRIS 试验中的积极药物治疗包括所有病人接受双抗血小板治疗（阿司匹林＋氯吡格雷）90 天，继之以阿司匹林单独抗血小板治疗。所有病人都会接受严格按照规定执行的危险因素控制，目标是 LDL<70 mg/dL，收缩期血压 <140 mmHg（若

为糖尿病则 <130 mmHg），以及非常详细的生活方式改善计划来帮助病人减轻体重、运动、戒烟以及合理膳食。

尽管颅内血管粥样硬化对人类健康的影响是全球性的，但几乎没有临床试验评价其治疗和疗效，可能的原因是，由于无创性检查手段的阳性预测值很低，颅内血管粥样硬化性疾病还需要进行导管血管造影检查以精确诊断。目前临床仍然缺乏证实可用的治疗方法（如药物治疗或血管内治疗），且其预后均差强人意。基于此，可能需要将目前进行中的临床试验中所有合格病人的资料都集中起来进行分析。

2. 血管成形术技术要点

（1）适应证 2005 年美国介入和治疗神经放射学会发表的声明建议，对狭窄率>50% 的症状性颅内动脉狭窄患者，在内科药物保守治疗无效的情况下，应考虑球囊扩张成形术（用或不用支架术）。近年来，随着 WASID 研究结果的发表和专用于颅内的 Gateway 球囊和 Wingspan 支架系统的应用，颅内血管成形术的适应证已经有了一些变化。2009 年美国心脏协会（AHA）发表的声明建议，对狭窄率>70% 的症状性颅内动脉狭窄患者，即使在最佳内科保守治疗之下，也可以考虑球囊扩张成形术和（或）支架置入术。

（2）术前用药及准备 同颈动脉支架术。

（3）麻醉 颅内动脉狭窄成形术最好全麻，因为微导丝操作以及球囊、支架定位要求在稳定清楚路径图下完成，因此全麻后操作更加安全。另外当置入物（球囊或支架）通过迂曲动脉如颈动脉虹吸段以及椎动脉 V_2、V_3 段时会有疼痛或不适感。球囊扩张瞬间或导引导管引起的血管痉挛可能会导致短暂性脑缺血发作，全麻会避免由此而引起患者的躁动，使术者从容完成手术。

（4）入路 一般采用经股动脉入路，后循环病变可以采用经桡动脉入路。

（5）术后用药 目前对于术后抗血小板药物的使用没有一致的规范，一般的共识建议对裸金属支架行阿司匹林（75～100 mg/d）加氯吡格雷（75 mg/d）双联治疗 12 个月后单纯阿司匹林治疗。对于接受药物洗脱支架的患者，建议阿司匹林（75～100 mg/d）加氯吡格雷（75 mg/d）双联治疗至少 12 个月。1 年后如果没有出血或其他耐受性问题的发生，建议继续无限期地阿司匹林加氯吡格雷治疗。

3. 并发症和风险

目前血管成形术已经成为颅内动脉狭窄二级预防的方法之一，但还缺少足够循证医学证据。随着治疗病例的增加，越来越多人从最初的技术成功率热情转移到治疗风险的评估，这些风险包括颅内出血、急性/亚急性血栓形成、穿支动脉闭塞性卒中等，不过因为现有报道多是小样本量的回顾性研究，对各类并发症的发生率及相关因素还缺乏系统、明确的研究。

到目前为止，以并发症为研究目的的系统研究不多，其中最大一组是 2010 年欧洲 INTRASTENT 研究的报告，其研究的结果显示：对 372 例病人和 388 处颅内动脉狭窄行支架治疗后，致残性卒中和死亡率分别为 4.8% 和 2.2%；一过性和小缺血事件发生率为 5.4%；性别、血管危险因素、症状表现类别与围手术期并发症发生率没有关系；出血事件发生率为 3.5%（13 例），其中 12 例造成残疾或死亡，其致死致残率显著高于其他并发症（P = 0.003）；4 例出血是由导丝穿破血管造成，4 例考虑为再灌注出血，1 例因围手术期血管闭塞行动脉内溶栓后出血，1 例考虑原存在梗死灶内血管破裂出血，另 2 例出血原因不明；人脑中动脉狭窄支架术后出血风险高于其他位置（P = 0.004）；27 例缺血事件中，4 例是血栓栓塞，9 例是穿支动脉闭塞，4 例是支架内血栓形成，10 例未能明确分类；穿支动脉闭塞造成的缺血主要发生在后循环，而支架内血栓主要发生在前循环；严重造影剂反应引起残疾 1 例；5 例一过性脑功能障碍事件无法归入缺血或造影剂反应；从总的并发症分析，支架术后严重不良事件与病变位置、程度、形态及病人年龄、性别、血管危险因素、缺血事件类型无关。

4. 典型病例

图 6-52 示患者，女性，65 岁，发作性右侧肢体无力伴言语不清，血管造影显示左侧大脑中动脉 M_1 段高度狭窄，全麻下在左侧 M_1 段置入球囊扩张支架一枚（3.0mm×8mm），即刻造影显示狭窄基本扩张至正常，术后症状消失，3 年随访显示无再狭窄。

5. 小结

症状性颅内血管狭窄与卒中高复发率相关。狭窄程度 70%～90% 且有近期症状出现的患者在接受药物治疗后卒中复发风险最高。这些高危风险的病人代表了最能得益于血管内治疗的病人群体，并且是将来临床试验中所应纳入的理想的目标人群。尽管颅内血管支架成形术是非常有前景的治疗方法，仍然有必要进行该方法联合积极药物治疗与单独的

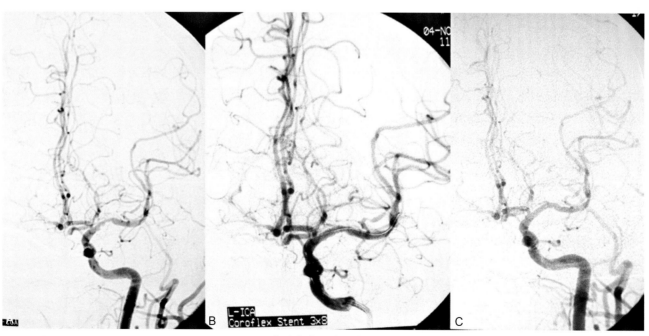

图 6-52 大脑中动脉狭窄球囊扩张成形术

积极药物治疗相对比的随机试验，以明确颅内血管支架成形术是否能为重度颅内血管狭窄的患者提供更多益处。

三、急性脑梗死动脉内溶栓技术

溶栓治疗急性动脉血栓形成已经取得了一定的疗效。最初的溶栓只是静脉内溶栓，由美国 FDA 批准的静脉溶栓结果发现临床预后溶栓治疗组比对照组好 31%，但是出血率增加 10 倍。而且静脉溶栓只能溶解血管的闭塞，对于大血管如颈内动脉末段、M_1 段、基底动脉等内大血栓的溶解有一定的限度。Zeumer 等 1983 年首次报道动脉内直接溶栓。第一个随机双盲对照研究于 1999 年发表（PROACT II，Abbott Laboratories）。选择 180 例大脑中动脉近端闭塞的患者，时间窗 6h 之内。NIHSS 评分 4～30 分，术前 CT 扫描没有出血或 1/3 以上的患者在大脑中动脉供血区域没有早期梗死灶的迹象。排除条件包括症状很快恢复以及血压＞180/110mmHg，患者被分为 2 组，动脉内给予重组尿激酶前体（prourokinase，9mg）加肝素（剂量 2000U +500U/h 共 4h）和单纯肝素组。结果发现前后 2 组再通率分别为 67% 和 18%。尽管 24h 内出血转化较高（27.8%∶5.5%），但死亡率没有明显差别，90 天临床预后明显要好。但是这一结果有其明显的缺陷，即只涉及了一个动脉，而颅内不同动脉的闭塞其转归、预后、对溶栓的反应不一致，所以不能代表全貌。以后欧洲等都试图进行随机对照研究但都没有成功。

动脉溶栓的优点：①直接发现闭塞的血管，评估侧支循环状况；②直接在血栓部位给药，减少尿激酶的用量；③可以直接机械性溶栓使血栓碎裂；④闭塞血管再通率高；⑤可以同期实施血管成形术，提高再通率。

动脉溶栓的缺点：①不能解决穿支动脉的闭塞；②需要复杂的技术合作；③费用高；④增加出血的风险。

技术的复杂性：①不是一个训练性操作，必须由技术熟练的高级人员完成；②需要一个团队的配合，体现脑血管病抢救的最完美的技术力量的结合；③机械性溶栓（导管、导丝以及血管成形术）起到关键作用（图 6-53）。

（一）病人入选标准

（1）影像条件 ① CT 排除明显的出血、占位等非动脉血栓形成影像，逐渐加重的所谓进展性卒中，底节区无大面积（超过 1mm）的低密度灶，没有明显的灰白质交界消失，没有明显的皮层肿胀（脑沟、脑裂消失或变浅）。② MRI 显示前循环底节区没有大面积梗死灶，但容许有小腔隙性梗死灶；后循环病变可有梗死灶存在。

（2）临床状况 ①前循环时间小于 6h，但如果 CT 未见明显异常，或症状反复发作者也可考虑做诊断性造影以及溶栓。后循环时间可以延长到 72h 左右。②有明显的神经功能障碍。

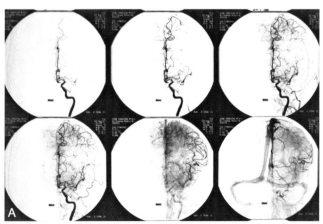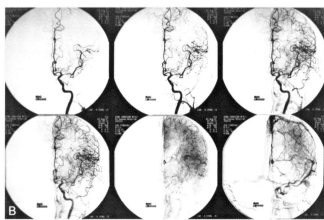

图 6-53　大脑中动脉急性闭塞血管内溶栓术

患者男性，54 岁突发右侧肢体无力伴言语障碍 5h，血管造影显示左侧大脑中动脉血栓形成（**A**），动脉内给予 70 万 U 尿激酶后闭塞血管完全再通（**B**）。

（3）DSA 状况 排除对于诊断有疑问的情况：①有癫痫发作的病史；②在症状动脉的供血区域内有脑软化；③脑肿瘤，痴呆；④高危出血因素：凝血时间大于 15 s；⑤血小板小于 1.0×10^5/L；⑥术前 21 天有胃肠道、泌尿系出血；⑦术前 21 天有外伤、手术或心肺复苏史；⑧ 7 天内腰穿、怀孕、14 天之内分娩史；⑨收缩压大于 180 mmHg 且使用降压药物无法控制，舒张压大于 120 mmHg。

（二）溶栓的时间窗

前循环动脉溶栓的时间一般在 6 h 之内，而静脉溶栓的时间控制在 3 h 之内，这一时间窗来源于动物实验，已经得到临床验证，时间延长会导致出血并发症的发生。溶栓的目的不是逆转已经梗死的病灶，是为了挽救存在临界缺血状态的所谓的"半暗带"，这种理论上的推测可以利用现代核磁技术来证实其存在和大小，即灌注成像。然而，文献报道在前循环缺血 24 h 后还存在着缺血半暗区，我们还进行溶栓吗？在实际的临床操作中由于术前评价、造影时间长短不一，以及其他原因如患者以及家属不知道准确的发病时间，尽管有报道影像技术可以帮助确认有无缺血半暗带，但是这种复杂的技术（PWI/TWI/SPECT）要花较长的时间，认为延长了接受治疗的时间，而且在实际操作中真正给药时间往往已经超过 6 h，所以对于某些前循环的闭塞时间窗可以延长。

相对来说，后循环闭塞时间可以延长，一方面是由于后循环闭塞的预后非常差，另一方面，认为脑干对于缺血 - 再灌注的耐受性强。Becker 报告一组 13 例椎 - 基底动脉血栓形成患者，其明显的特点是从发病到接受溶栓的时间较长，4 例 24 h 之内接受治疗，另外 9 例患者是在 24～48 h 症状逐渐加深后接受治疗。且 9 例患者在术前的 CT 或 MRI 上都有明显的梗死灶。平均接受治疗的时间是 24 h。10 例溶栓后再通，时间与再通没有关系，总死亡率 75%，再通的死亡率是 60%。没有再通的 3 例全部死亡。2 例出血。Cross Ⅲ DT 等报道了一组 20 例造影证实基底动脉血栓形成的患者，研究了治疗时间、术前放射学评价、血栓的部位、术前症状和年龄等与预后以及出血转化等的关系，发现预后和术后的出血转化只与血栓的部位有关，与其他因素无关。3 例出血的患者都是在 10 h 之内接受治疗的 7 例患者

中发生，而术前 CT 没有阳性发现，而 13 例的患者超过 10 h（最长 79 h）没有出血并发症，且术前 CT 提示有明显梗死灶的患者没有出血。脑干比皮层更加能够耐受缺血。50% 的患者再通，其中 60% 的患者生存，而且 30% 的患者预后良好。而没有再通的患者无一例存活。基底动脉远端再通率要高于中段和近段闭塞，而且再通后 3 个月预后好的比例分别是 29% 和 15%。

总结：①前循环病人，年龄超过 65 岁，严格按照 6 h 之内操作；年龄小于 60 岁，如果时间超过 6 h，CT 未见明显的梗死迹象（低密度灶，脑沟、脑裂变浅，灰白质交界消失），症状在持续加重，时间可以延长到 8 h 左右（M_1 段累及豆纹动脉除外）。②如果昏迷时间小于 4 h，症状逐渐加重，后循环时间可以延长到 24～72 h。容忍 MRI 有梗死灶存在。

（三）急性缺血性卒中动脉内或与静脉内联合溶栓治疗

综合现有的溶栓治疗缺血性卒中的试验结果，我们会遗憾地发现，虽然 IV 溶栓治疗改善了患者的转归，但都不能避免最令人担心的出血并发症，尤其是有症状脑出血，一旦发生则可危及生命。同时，对大的脑动脉如颈内动脉（ICA）或大脑中动脉（MCA）近端闭塞导致的卒中患者，IV 溶栓治疗的疗效通常很差。因此，在条件允许时，考虑进行动脉内（intra-arterial，IA）溶栓治疗应该是合理的。从治疗原理看，IA 溶栓治疗具有以下优点：①可在血栓部位形成很高的药物浓度，进而能够充分发挥溶栓药的作用；②可在治疗期间实时进行动脉血管再通评价，避免了过多用药；③可用于治疗那些 IV 溶栓治疗疗效差的大动脉闭塞和（或）有 IV rt-PA 治疗禁忌证的患者。当然，IA 溶栓治疗也存在不能回避的风险，包括其为侵袭性治疗，因此难以避免副损伤；操作费时甚至也可能不能抵达病变部位以及只有在具备条件的医疗中心进行，因此难以推广。尽管如此，为了增加溶栓治疗的有效性，研究者依然围绕 IA 溶栓治疗或 IV 与 IA 联合溶栓治疗进行了有益的探索。在这些探索中，单纯采用 IA 溶栓治疗的试验很少，更多的是在 IV 溶栓治疗后进行 IA 溶栓治疗或 IA 补救治疗，即 IV/IA 联合溶栓治疗。

（四）急性缺血性卒中动脉内机械取栓

为了弥补 IV 溶栓治疗实现血管再通率较低的不足，采用特殊的机械装置在溶栓治疗后或直接进行机械血栓切除的临床试验已经完成。

目前，有许多机械装置尝试用于促进闭塞血管的再通，包括血栓勒除器、微导管激光装置和血管射流装置（angiojets）。但仅 Merci 装置获准可用于缺血性卒中的治疗。FDA 批准 Merci 装置的依据是脑缺血机械血栓切除试验（Mechanical Embolus Removal in Cerebral Ischemia，MERCI）显示该装置可提高闭塞动脉的完全或部分再通率。MERCI 试验为一项有 25 个中心参与的非对照前瞻安全性和有效性试验。采用静脉内 rt-PA 试验的排除标准，登记时排除了卒中发病＞8h 的患者。登记到的 151 例患者中 141 例接受了该装置治疗，其中一位年龄为 72 岁，中位基线 NIHSS 得分 =20，卒中发病到机械血栓切除操作的中位时间为 4.3h，主要转归为血管再通。结果，Merci 装置治疗后 48% 患者实现血管再通，显著高于动脉内溶栓有效性随机对照研究（Prolyse in Acute Cerebral Thromboembolism Trial，PROACT Ⅱ）试验的对照组（18%，$P < 0.0001$）。10 例（7.1%）发生机械血栓切除相关性并发症，有症状脑出血发生率 7.8%。该试验发现，成功实现血管再通患者的 90 天无残疾生存（mRS≤2）比无再通患者更常见（46%：10%）。不过，MERCI 试验 90 天时仅 22.6% 患者的 mRS≤2。同时，该试验的病死率高达 44%，显著高于 PROACT Ⅱ试验的 27%。因此，该试验结果公布不久就遭到来自各方面的批评。

继 MERCI 试验后，Multi MERCI 试验的研究人员采用新一代血栓切除装置 L5 Retriever，对发病 8h 的大动脉卒中患者实施血栓切除治疗。Multi MERCI 试验为一项国际多中心前瞻性试验，纳入的是那些接受 IV rt-PA 溶栓治疗后血管依然闭塞的患者。共 164 例患者接受了血栓切除，其中 131 例一开始就接受新一代装置。这些患者的平均年龄（68±16）岁，基线中位 NIHSS 得分为 19（15～23）。接受 L5 Retriever 治疗的 131 例患者中，75 例（57.1%）成功实现血管再通，经 IA 内 rt-PA 辅助治疗后 91 例（69.5%）实现血管再通；血管再通率高于 MERCI 试验。总体良好转归（mRS 为 0～2）率

36%，病死率 34%。但该试验共 16 例（9.8%）发生有症状脑出血，其中 4 例（2.4%）为脑实质血肿，高于 MERCI 试验。操作并发症的发生率为 5.5%。Multi MERCI 试验的研究人员认为，与第一代血栓切除装置相比，新一代血栓切除装置改善了血管再通率，但差异并未达到统计学意义。病死率趋向于降低，良好转归率趋向于升高，并与是否实现血管再通一致。成功实现早期血管再通固然是缺血性卒中的主要治疗目标，但血管再通本身并不能完全代替其他临床转归指标。因此，尽管 Merci 取栓器可实现较高比率的血管再通，其安全性和以良好转归为标志的有效性依然需要进一步随机对照试验加以证实。

（五）风险和并发症

1. 溶栓术中、术后再闭塞

在动脉溶栓过程中，部分闭塞的血管在溶栓后重新出现闭塞，这样的患者往往预后较差，Qureshi 等在最近的文章中回顾性分析了 2 年中 46 例接受急性动脉溶栓的病例，其中 8 例患者（17%）在术中出现反复再闭塞，病变部位包括颈内动脉末端（$n = 2$）、M_1 段（$n = 2$）、M_1-M_2 交界处（$n = 3$）以及基底动脉（$n = 1$），虽然在术中使用血管成形技术但预后仍然很差，6 例死亡，2 例重残。笔者在治疗中也有约 15% 的患者在术中出现反复再闭塞，其中 M_1-M_2 交界处最多见，其次是 M_1 段、基底动脉、颈内动脉末段。这些患者的预后非常差，与文献报道的基本一致。所以，在遇到该类病变时应该谨慎，可以考虑直接使用支架血管成形技术。尽量保持血管再通，术后可以使用肝素维持治疗。

2. 溶栓后出血

出血可能是梗塞后的一个自然机制，尸检结果发现血栓栓塞性中风死亡的患者有 51%～71% 的有出血性转化，Fisher 和 Adams 报道在 123 例患者中有 63 例（51%）有梗死灶内出血，CT 报道的出血性转化是 5%～43%。在人类出血转化和再灌注之间的关系还不清楚，但是在哺乳类动物实验中发现大脑中动脉闭塞后在第一个 24h 内微血管床受到破坏，造成血液外渗，可以间接提供证据。

出血转化可能与以下因素有关：①血管再通可能会增加出血转化，但没有显著性差异，在 Jahan 的

报道中再通与未通的出血率分别是 45% 和 33%（$P = 0.26$）。②术前 CT 的低密度是否与出血的转化存在着关联还存在着争议，欧洲急性中风研究协作组发现大脑中动脉区域超过 1/3 的 CT 低密度与出血性并发症有关。Tony 发现早期低密度的患者有 94% 转化为出血。Bozzao 报道的 25 例早期 CT 有低密度的患者有 18 例（72%）出血。但也有人认为出血与早期低密度没有关系。③PROACT Ⅱ 结果是动脉溶栓后症状性出血增加约 10%，但是，这一随机研究只是选择了大脑中动脉主干的闭塞，不能代表整个颅内动脉溶栓的结论。④可能与高血糖有关，国际唯一的一组大的 PROACT Ⅱ 报道症状性出血 10%，且在 10 天之内发生 68%，分析的结果提示唯一与出血有关的是高血糖。⑤症状性出血与时间的关系，时间延长，梗死灶的面积扩大，再灌注的损伤加重。⑥与尿激酶的用量无直接的证据。

但是，不是所有的出血转化都会导致临床症状的恶化，ECASS Ⅰ（European Coorperative Acute Stroke Study Ⅰ）回顾性系统评价发现：尽管有相当数量的病变在 24h 之内转化为出血性梗死，但是 36 h 的临床预后与非出血的一样，而只有大的颅内血肿才会加重临床预后。

在静脉溶栓实验中有症状的出血和总出血率分别是 6% 和 10%，在 NINDS（National Institute of Neurological Disorders and Stroke）链激酶多中心急性中风实验（MAST）-E 实验中有症状的出血和总出血率分别是 21% 和 68%。

溶栓后出血似乎与溶栓的途径和溶栓药物有关。Kidwell CS 报告了 89 例接受动脉溶栓的患者，平均基础 NIHSS 评分 16，平均年龄 69 岁，其中 26 例单纯动脉内 t-PA；22 例接受动静脉联合 t-PA；41 例动脉内尿激酶。术后无症状性出血 29 例（33%），轻微症状（NIHSS 下降 1～3 点）10 例（11%），明显症状（NIHSS 下降大于 4 点）6 例（7%），单纯动脉内溶栓和动静脉联合溶栓出血率相似（39%：41%）。而单纯用 t-PA 组出血率稍高于尿激酶组（50%：32%）。Theron 等 142 例患者症状性出血 0.7%。

动脉溶栓后出血发生的时间一般是在 24h 之内（91%），出血一般发生在梗死灶区域（34：35），溶栓未通的出血率似乎要比部分再通和完全再通的几率高（54%：33%）。

动脉溶栓后出血与闭塞血管有关，大脑中动脉近端豆纹动脉区闭塞（M_1-M_2）出血率高于远端（M_3-M_4）（67%：33%）。而后循环的出血比例小得多。

可以看出，动脉溶栓后出血：①与选择的溶栓药物有关，t-PA 的出血率高于尿激酶；②给药途径与出血关系不大；③再通时间越长，出血几率越大；④与术前纤维蛋白原密切相关；⑤与高血糖、高血压有关，与侧支循环似乎无关；⑥与尿激酶的用量无关；⑦与闭塞血管有关；⑧高 NIHSS 评分；⑨低血小板；⑩术前 CT 低密度对于前循环病变预示着出血的风险。

（缪中荣）

第七节 烟 雾 病

一、概述

烟雾病（moyamoya disease）是一种罕见的脑血管病，病因未明。影像学上以双侧床突上颈内动脉、Willis环以及大脑中动脉、大脑前动脉近端发生慢性和进行性发展的狭窄直至闭塞，和颅底部逐渐形成烟雾状细小穿动脉形成的侧支循环为特征。临床上以脑缺血症状为主要表现，可伴有脑出血或其他各种脑功能障碍等神经症状。

该病由日本学者首先发现并命名。1955年Takeuchi和Shimizu在日本神经外科年会上第一次报告了一种在脑血管造影上发现的颅内颈内动脉闭塞伴颅底烟雾状异常血管网的脑血管病变。20世纪60年代中期起，欧美等地亦相继出现类似的报告。1969年Suzuki和Takaku总结了20例这类病例后把该病命名为moyamoya disease。日语中"moyamoya"一词意为"烟雾状"。因为这种疾病在脑血管造影上显示为颅底烟雾状异常穿支血管网的特点。国内从20世纪80年代起也有不少关于烟雾病的临床病例报道。

经过长达半个世纪的研究，人们对烟雾病的认识不断深入。根据其典型临床表现并结合神经影像学检查，特别是全脑血管造影，对烟雾病的诊断已无困难。在治疗上应用各类脑血管重建（cerebral revascularisation）手术可大大改善脑血管危象，减少脑缺血和脑出血的发生率。

二、流行病学及自然史

全球烟雾病的发病率约为每年0.35例/10万人。世界各地均有该病报道。日本是烟雾病的高发区，患病率高达3.16例/10万人。约50%的烟雾病例发生在日本以外的国家。男女患病比例为1∶1.8。约10%的患者有家族史。

烟雾病患者可见于各年龄段，但发病高峰期为10岁以下的儿童及40～50岁的成年人。半数患者年龄小于10岁，是儿童脑血管意外的主要病因之一。有症状的患者未经及时治疗预后不佳。随着颈内动脉远端发生进行性狭窄和闭塞，使脑血流及脑血管储备下降，最后导致脑缺血发作。供应成人基底节、丘脑及脑室旁的脉络膜前动脉和脉络膜后动脉以及穿动脉末梢脆弱的烟雾状血管或假性动脉瘤破裂可导致脑实质内出血和蛛网膜下腔出血，最为典型的是脑室内出血。其他发病症状还包括癫痫、运动障碍和进行性认知功能减退等。出现TIA症状未经治疗的烟雾病患者，发病后2年内发生脑卒中（脑缺血或出血）的概率超过70%。

三、病因和病理改变

烟雾病确切病因尚未阐明，目前主要有两种观点。一些作者认为该病属先天性，如在日本，7%～12%患者有家族史，一些双胞胎可同时罹患烟雾病，这都提示可能存在基因遗传性。近来一些研究报告认为，烟雾病患者的第3和17对染色体上的一些基因存在异常，如染色体17q25位点的烟雾病基因等。此外，患者家族中往往还合并其他遗传性疾病，例如，多发性神经纤维瘤病、镰状细胞贫血、结节硬化症、肌纤维发育异常、Down综合征等；以及自身免疫病病变，如患者血清中存在抗双螺旋DNA抗体和HLA抗原，特别是儿童中的HLA-B40抗原和成人中的HLA-B54抗原。

另一些作者则认为该病是后天获得性的自身免疫性疾病，可能与感染后颅内血管发生免疫损伤有关。例如，这些病人患病之前往往有上呼吸道感染的病史。Suzuki报告74%的青少年烟雾病患者同时伴有副鼻窦炎、中耳炎等颈部以上部位的炎症。Yamagachi 发现 65% 的青少年患者及 40% 的成人患者有扁桃腺炎。动物实验证明注射溶血性链球菌内毒素能够诱发烟雾状动脉血管的产生。感染可引起免疫复合物的形成并沉积在动脉壁上，刺激血管内膜和平滑肌细胞增生，导致管腔狭窄和闭塞。这些发现都说明该病可能与机体异常免疫状态有关，还有人认为烟雾病的血管病理改变与广泛的免疫性血管炎有关，特别是受上颈交感神经节支配的颈内动脉。在动物模型中，刺激交感神经节会使颈内动脉通透性增加而导致免疫复合物的侵入、沉积和内膜增厚。Masuda 等在 6 例死于脑出血的烟雾病患者的脑血管病理检查中发现平滑肌细胞增生和炎性细胞浸润，并认为短暂血管炎症引发的平滑肌细胞增生是烟雾病的血管病理特征。一些头颈部肿瘤、特别是视神经胶质瘤经放疗后可出现类似烟雾病的颅底异常血管网。总之，头面、头颈部的感染，中枢神经系统的感染，如结核性脑膜炎、钩端螺旋体病和 EB 病毒等都可能与发病有关。

烟雾病的血管病理表现主要为血管壁肌层不对称，内膜和平滑肌细胞及胶原、弹性纤维增生造成内膜肥厚，层状弹力环的形成，导致管腔狭窄直至完全闭塞，但血管壁无炎症改变。培养的患者血管平滑肌细胞对血清，特别是对血小板来源的生长因子（PDGF）作用下的增殖反应明显低下。故可能在内膜受伤时，平滑肌细胞的修复延迟，在血清中的生长因子持续作用下增生造成内膜肥厚，最终导致动脉管腔闭塞。烟雾病脑缺血患者脑脊液中碱性成纤维细胞生长因子（bFGF）较一般动脉硬化脑缺血患者明显增高。Yoshimoto 推测遗传或环境因素刺激 bFGF 释放进入基底池，导致血管内皮细胞增生和颈内动脉狭窄。而完整的 Liliequist 膜的存在使后循环血管免遭其害。同时 bFGF 进一步诱导促进新生侧支循环的形成。Houkin 等人的研究发现烟雾病患者的血管内皮细胞中存在 bFGF 表达，而对照组的动脉硬化血管中则为阴性。提示血管中层的 bFGF 对内膜和平滑肌细胞的凋亡过程产生抑制作用，导致内膜增生，促进了管腔的狭窄和闭塞。

四、临床表现

随着颈内动脉远端血管进行性狭窄和闭塞以及颅底烟雾状血管的消长，在不同的年龄阶段烟雾病临床症状有所不同。儿童的临床症状与成人的区别在于：儿童患者的典型表现常以脑缺血症状为主。表现为大脑前循环系统反复的短暂脑缺血发作（TIA），例如，肢体感觉运动障碍，视觉障碍，不同程度的失语等。炎热的天气，大声哭吵、咳嗽、用力吹气、剧烈奔跑等动作均可诱发脑缺血症状发作。这是由于过度通气造成动脉 $PaCO_2$ 下降，使脑动脉收缩而导致脑缺血发作。约 80% 的烟雾病患儿出现脑缺血表现，首发症状多为肢体乏力或肌力减弱，其他症状包括头疼、癫痫、肢体运动、感觉障碍、视觉和语言功能障碍等，直至发生脑梗死或脑出血。烟雾病是儿童脑血管意外的主要病因之一。年龄越小、学龄前儿童发病、未经治疗者，通常 2 年内发生缺血性脑卒中。

成人烟雾病最常见的症状为颅内出血，如蛛网膜下腔出血、脑实质内或脑室内出血。其他包括 TIA、脑梗死和癫痫等。约 65% 患者可发生颅内出血。出血部位多见于基底节、丘脑和脑室系统。出血多系薄弱扩张的颅底部烟雾状穿支动脉血管或微小的假性动脉瘤破裂出血所致。蛛网膜下腔出血者应高度怀疑脑动脉瘤的存在。烟雾病合并后循环囊性脑动脉瘤的发生机会增加，这可能与前循环闭塞后，大脑后循环代偿血流动力学压力增加所致。Nishimoto 分析一组 903 例烟雾病患者资料后发现，儿童合并脑动脉瘤的几率为 1%，而成人则高达 6.2%。另外，女性烟雾病患者怀孕和分娩均会导致脑出血的几率增加。烟雾病的合并症包括双侧肾动脉狭窄、高血压、糖尿病或多发性颅内动脉瘤等。

五、神经影像学检查

1. CT 平扫

常显示额叶脑萎缩或多灶性脑梗死，脑梗死灶的部位常见于脑血供薄弱的"分水岭"区域、脑皮层以及基底节和半卵圆中心。儿童与成人患者脑梗死好发的部位不尽相同。儿童以皮质和皮质下梗死为主，成人则以基底节和半卵圆中心梗死为主。这可能与两者脑血流循环差异有关。成人基底节和半卵圆中心血供主要来自穿支动脉。随着年龄增长，管腔变细，更容易在该部位发生脑梗死。而后期颈外动脉与皮层血管的沟通，改善了脑皮层的血供。此时注射造影剂后常可见脑回样增强和烟雾状侧支血管的染色。儿童患者的皮层动脉狭窄和闭塞较成人严重，且缺乏颈外动脉系统与脑皮层的有效侧支循环代偿，故更容易发生皮质和皮质下梗死。

2. MRI 和 MRA

MRI 对显示脑梗死更为敏感和清晰。特别是在质子相和 T_2 相上在基底节和丘脑部位可见扩张的烟雾状侧支循环穿支血管流空影。一项磁共振与传统脑血管造影比较的研究表明，MRA 对于烟雾病诊断的敏感性为 73%，特异性 100%。MRA 与 MRI 结合更可使诊断的敏感性提高到 92%。其无创性不仅可显示血管闭塞的进展情况，更有利于随访观察烟雾状血管的消长和侧支循环的建立。

3. 脑血管造影

脑血管造影是烟雾病最终诊断的"金标准"（图 6-54）。1979 年日本烟雾病研究委员会提出此病的诊断标准如下：①颈内动脉颅内段远端，或大脑中动脉和大脑前动脉近端的狭窄和闭塞；②基底部侧支循环动脉如豆纹动脉及丘脑穿动脉的扩张形成颅底异常烟雾状血管网；③通常为两侧性；④没有其他可确定的病因。

Suzuki 将脑血管造影上烟雾病的典型发展过程分为 6 期（图 6-55）。一般 1~2 期为早期，临床上缺乏特征性表现，有时因合并其他疾病做检查时偶然发现，对于儿童必须特别警惕以后出现烟雾病症状的风险。3~4 期为失代偿阶段，发作性 TIA、脑梗死甚至脑出血往往发生在这一阶段。这一高危阶段最需要外科治疗干预。5~6 期为代偿期，此时脑

皮层的血供主要来自于颈外动脉的侧支循环。随着颅底烟雾状血管的消失和侧支循环的建立，脑出血和脑缺血的风险降低。

由于颈内动脉颅内段远端进行性闭塞，颅底烟雾状异常血管网逐渐发展形成并伴有不同程度的硬脑膜侧支循环发生。扩张的豆纹动脉、Heubner 回返动脉、脉络膜前动脉及后交通动脉等，与供应大脑基底节、丘脑、下丘脑、中脑的穿通支血管互相沟通形成侧支循环，共同增生形成烟雾状血管网，即称为烟雾病血管。

儿童常见颈外动脉通过筛前、筛后动脉与眼动脉沟通而形成的侧支吻合。此种类型被称为 "ethmoidal moyamoya"。其他侧支循环沟通尚可见于前后循环的软脑膜血管之间吻合、颈外动脉或眼动脉与大脑前动脉之间的侧支循环吻合、脑膜中动脉与颞浅动脉之间的侧支循环吻合。

4. 脑电图表现

烟雾病患者安静时的脑电图上偶可见高幅慢波，通常位于中央-颞顶区。约半数烟雾病患儿在过度换气之后脑电图上可诱发典型的高幅慢波。小玉氏等将其称为"建立现象"（build-up phenomenon）。恢复正常呼吸 20~60 s 后脑电活动可恢复正常；而再次过度换气之后高幅慢波出现更加明显，称为"重建现象"（rebuild-up phenomenon）。在这一过程中测定动脉血气分析，发现在过度换气后 $PaCO_2$ 下降，PaO_2 升高与慢波建立现象相应，随后 $PaCO_2$ 稍有回升而 PaO_2 明显降低，与慢波再建立现象相应发生。重建现象不仅仅是缺血造成的，而且是过度换气之后呼吸抑制引起的缺氧造成的。皮质血管及颅底的烟雾状血管扩张，通过侧支循环处"盗血"使原本处于低水平的皮层局部脑血流更加下降而诱发脑缺血发作。"重建现象"反映了临床上患儿在哭泣、奔跑或吹奏乐器时过度换气动作诱发脑缺血发作的脑电生理变化基础。

5. 局部脑血流测定

应用单光子发射计算机断层（SPECT）和质子发射断层成像（PET）检查可反映 rCBF 改变。PET 在测量脑血流的同时显示脑氧代谢的情况，可作为选择外科手术的重要参数。^{123}I-IMP SPECT 的基础和乙酰唑胺负荷试验测定可了解患者脑皮层血流低灌注和脑血管反应不良的程度。乙酰唑胺反应下降说

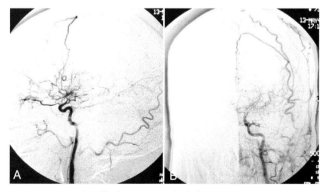

图 6-54　脑血管造影示左颈内动脉远端闭塞伴颅底细微烟雾状血管形成
A. 侧位像。**B.** 正位像。

第七节 SECTION 7

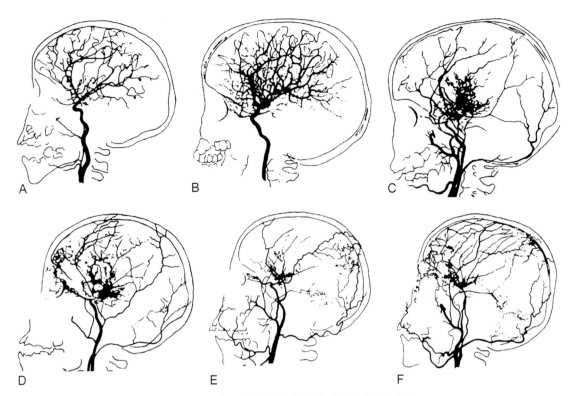

图 6-55 脑血管造影上烟雾病典型发展过程的分期

A. 1 期：颈动脉分叉部狭窄期，此为早期，仅见颈内动脉分叉部狭窄。**B.** 2 期：烟雾血管初发期，除颈内动脉分叉部狭窄之外，开始出现颅底少量异常烟雾状侧支循环血管。大脑主干动脉呈扩张状。**C.** 3 期：烟雾血管增势期，颅底异常烟雾状血管明显增多、增粗；大脑前、中动脉开始消失。临床症状通常在这一期开始出现。**D.** 4 期：烟雾血管细微期，颅底异常烟雾状血管细小化；大脑前、中动脉完全消失。颅外侧支循环开始形成。**E.** 5 期：烟雾血管缩小期，异常烟雾状血管及其范围缩小，来自颈外动脉系统的侧支循环增加。**F.** 6 期：烟雾血管消失期，颅内颈内动脉及颅底异常烟雾状血管消失，脑血供来自颈外动脉或椎 – 基底动脉系统。

明脑血管储备能力不足，出现脑缺血发作的可能性大，应及时行颅内外血管搭桥手术。

六、诊断和鉴别诊断

根据临床表现，小儿烟雾病的临床症状依次为：反复发作的 TIA、脑梗死、癫痫和脑出血。年龄越小、学龄前儿童发病者，通常多在 2 年内发生缺血性脑卒中。成人临床症状依次为：脑出血、脑室内或蛛网膜下腔出血、脑梗死、TIA 和癫痫。结合脑血管造影、MRI 和 MRA 的表现，对烟雾病的诊断并无困难。烟雾病的颅底异常侧支循环网需与下列病变时出现的病理血管做鉴别：颈内动脉栓塞术后，基底节区炎症，脑深部放射治疗后，AVM，占位病变如胶质母细胞瘤等。这一类脑血管造影上的异常可称为烟雾综合征。

七、治疗

保守治疗包括应用血管扩张剂、激素及抗菌素等，一般疗效不佳，不能有效地阻止烟雾病的进程。最佳治疗方案来自于对病人症状和血管造影类型分期的把握。外科治疗以增加侧支循环、改善脑供血为目的。根据不同年龄、不同症状阶段采用个体化手术方法。采用直接或间接的颅内外血管吻合方法，对有脑缺血发作而无大面积脑梗死或脑出血的患者最适合。

1. 直接颅内外血管吻合术

颞浅动脉 – 大脑中动脉吻合（STA-MCA bypass），必要时加用静脉移植。适应于成人或年龄较大儿童。Karasawa 报告 17 例烟雾病患者术后随访 1～4 年，其中 13 例脑缺血症状消失。Quest 与 Correll 报告 13

例烟雾病患者，术后 11 例症状明显改善。

2. 间接颅内外血管连通术

（1）**脑 – 颞 肌 血 管 连 通 术**（encephalo-myo-synangiosis，EMS） 或称脑 – 颞肌贴敷术。颅骨开窗后切开硬膜，将颞肌直接贴敷固定于脑表面。以后颞肌的血管与脑皮质的血管发生沟通，使颈外动脉的血液供应到脑内以改善脑的供血。术后经一段时间脑血管造影上可见侧支循环的改善。但与单纯颅骨钻孔相比并无显著差异，且颞肌的电活动有时可诱发癫痫，故现已很少采用。

（2）**脑 – 硬膜 – 颞浅动脉血管连通术**（encephalo-duro-arterio-synangiosis，EDAS） 是目前间接颅内外血管吻合最常用的方法。笔者曾应用此法对 6 例症状性烟雾病患者进行了手术治疗，效果确切。随访 1～10 年，脑缺血发作明显缓解，未出现新的脑梗死。手术操作要点见图 6-56。

（3）**脑 – 硬膜 – 颞浅动脉 – 颞肌血管连通术**（encephalo-duro-arterio-myo-synangiosis，EDAMS） 1993 年 Kinugasa 等认为烟雾病患者的脑表面常常找不到合适的受血动脉，故不能行颞浅动脉与大脑中动脉分支的吻合，而单纯的 EMA 和 EDAS 仍不足以提供丰富的脑供血，于是将两者联合起来。先行 EDAS，然后将硬脑膜敞开，将颞肌贴敷在脑表面

上，使其发生颈外动脉系统与颈内动脉系统的血管连通。称这种手术为脑 – 硬脑膜 – 动脉 – 肌 – 血管连通术。

（4）**脑 – 大网膜血管连通术**（encephalo-omental-synangiosis） 1973 年 Goldsmith 等用带蒂的大网膜覆盖在缺血的脑表面以建立颅外 – 颅内的侧支供血。从大网膜的动脉中注入颜料，发现脑表面血管有染色。1974 年 Yaşargil 等将游离的大网膜片上的动、静脉分别与颞浅动静脉吻合，然后将大网膜覆盖在缺血的脑表面上，日后大网膜与脑表面发生粘连和血管的连通，改善脑组织供血。

（5）**额颞多点颅骨钻孔术**（multiple cranial bur holes） 是最简单的手术方法。一般在额颞部钻孔，并切开硬膜，可以刺激颅外和硬脑膜血管与脑皮层的侧支循环的增生建立，改善脑血流。一般在直接或间接血管融合手术时同时进行，有利于促进和改善远隔部位的脑循环。

（6）**其他** 颈动脉交感神经切断和上颈神经节切除术 (cervical carotid sympathectomy and superior cervical ganglionectomy) 目的在于切断颈动脉的交感神经支配以扩张血管。

目前，烟雾病治疗采用间接颅内外血管吻合的病例逐渐增多，而以 EDAS 术最为流行。术后有 85% 的患者可获得改善。根据患者的年龄以及脑血

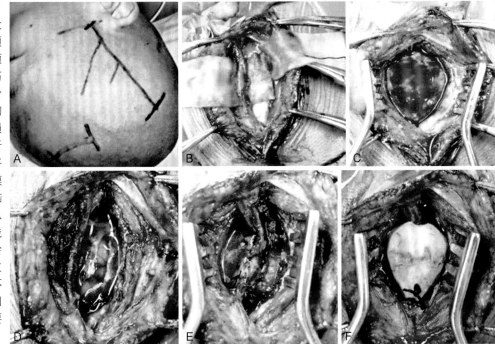

图 6-56　EDAS 手术步骤及要点
A. 画出颞浅动脉的头皮投影，一般取其顶支，前方额部可加颅骨钻孔。**B.** 游离颞浅动脉，保留血管周围的筋膜，以备缝合之用。**C.** 颅骨钻孔后用铣刀做骨瓣。**D.** 切开硬脑膜，注意尽可能不损伤脑膜动脉。仔细与之平行地剪开其下的蛛网膜。**E.** 将颞浅动脉与蛛网膜和硬脑膜缝合，使动脉与脑表面软脑膜和脑脊液接触。有作者认为用 10-0 单股尼龙线将颞浅动脉与脑表面的软膜缝合会更有效促进皮质软脑膜侧支循环。但操作上必须注意不要损伤脑皮层和微血管。**F.** 回放骨瓣。注意骨瓣边缘不要对动脉形成压迫。

第七节

管的粗细条件，采用直接或间接的颅内外血管吻合方法的组合疗效最佳。一般在术后半年脑血管造影即可见新生的血管网与颅内动脉吻合。供血动脉的管径较术前明显增粗。

对于双侧烟雾病患者，一般认为对有症状的一侧先行手术，无症状侧是否需要行预防性血管连通手术尚有争议。Nagata 等对 20 例烟雾病患儿经一侧手术后进行了 5 年以上的长期随访，发现只有 5 例患儿因对侧有经常的缺血发作而需行手术，8 例偶发 TIA，而另 7 例则保持无症状。认为偶然发现的无症状烟雾病患者并非都需要马上进行手术，可以观察直到症状出现再行手术。对于成人烟雾病患者，女性患者疾病的进展要明显快于男性。Kuroda 报告一组 63 例烟雾病患者的平均 6 年随访中，出现脑血管进展闭塞者女性占 32.5%，而男性仅为 8.7%。

3. 手术麻醉注意事项

一般麻醉常采用的过度通气和降颅压的方法应当避免。理想的动脉 $PaCO_2$ 应当保持在 40 mmHg 左右。平均动脉压 75 mmHg 以上。术后注意事项：保持血压平稳，避免波动以防发生脑缺血；少儿则应避免哭吵。

（赵卫国）

参考文献

[1] 陈兴洲, 李宏健, 陈兵勋. 恶化性卒中. 国外医学: 脑血管疾病分册, 2000, 8(2):109-110.

[2] 华扬, 凌晨, 段安安, 等. 经颅多普勒对脑动脉瘤手术前后和血管痉挛的血流动力学监测. 中国超声医学杂志, 1996, 2:30-33.

[3] 姜保东, 柳澄, 于富华. 头颈部血管的影像学检查方法. 医学影像学杂志, 2002, 12(6):474-477.

[4] 凌锋, 缪中荣. 缺血性脑血管病介入治疗学. 南京: 江苏科学技术出版社, 2003.

[5] 刘承基. 脑血管外科学. 南京: 江苏科学技术出版社, 2000.

[6] 鲁晓燕, 张挽时, 王东, 等. 螺旋CT血管造影及CT仿真内窥镜诊断颈动脉狭窄. 中国医学影像学杂志, 2001, 9(3):186-189.

[7] 鲁晓燕, 张挽时, 徐家兴. 等. MR 和CT 血管造影在诊断颈动脉狭窄及内膜切除术后随诊中的价值. 中华放射学杂志, 2001, 35(5):389-391.

[8] 史玉泉. 实用神经病学. 第2版. 上海: 上海科学技术出版社, 1994.

[9] 苏克江, 高宗恩, 安荣彪. 机械取栓治疗急性缺血性卒中Merci 取栓器可靠吗? .国际脑血管病杂志, 2007, 15(1):75-78.

[10] 王今达, 王正国. 通用危重病急救医学. 天津: 天津科技翻译出版公司, 2001.

[11] 王忠诚. 神经外科学. 武汉: 湖北科学技术出版社, 2004.

[12] 徐绍彦, 华扬. 经颅多普勒在神经外科的应用. 第一版. 北京: 北京医科大学、中国协和医科大学联合出版社, 1993:14-29.

[13] 1995 Heart and Stroke Facts. Dallas. Tex: American Heart Association, 1996.

[14] Aaslid R, Huber P, Nornes H. Evaluation of cerebrovascular spasm with transcranial Doppler ultrasound. J Neurosurg, 1984,60(1):37-41.

[15] Aaslid R, Markwalder TM, Nornes H. Noninvasive transcranial Doppler ultrasound recording of flow velocity in basal cerebral arteries. J Neurosurg, 1982, 57(6):769-774.

[16] Aaslid R, Newell DW, Stooss R, et al. Assessment of cerebral autoregulation dynamics from simultaneous arterial and venous transcranial Doppler recordings in humans. Stroke, 1991, 22(9):1148-1154.

[17] Adams HP Jr, Adams RJ, Brott T, et al. Guidelines for the Early Management of Patients With Ischemic Stroke: A Scientific Statement From the Stroke Council of the American Stroke Association. Stroke, 2003, 34(4):1056-1083.

[18] Adams HP Jr, Bendixen BH, Kappelle LJ, et al. Classification of subtype of acute ischemic stroke. Definitions for use in a multicenter clinical trial. TOAST. Trial of Org 10172 in Acute Stroke Treatment. Stroke,1993, 24(1):35-41.

[19] Adams HP Jr, del Zoppo G, Alberts MJ, et al. Guidelines for the early management of adults with ischemic stroke: a guideline from the American Heart Association/American Stroke Association Stroke Council, Clinical Cardiology Council, Cardiovascular Radiology and Intervention Council, and the Atherosclerotic Peripheral Vascular Disease and Quality of Care Outcomes in Research Interdisciplinary Working Groups: The American Academy of Neurology affirms the value of this guideline as an educational tool for neurologists. Stroke, 2007, 115(20):e478-534.

[20] Albuquerque FC, Levy EI, Turk AS, et al. Angiographic patterns of Wingspan in-stent restenosis. Neurosurgery, 2008, 63(1):23-27; discussion 27-28.

[21] Alexandrov AV, Demchuk AM, Wein TH, et al. The yield of trascranial Doppler in acute ischemia. Stroke, 1999, 30(8):1604-1609.

[22] Aoyagi M, Fukai N, Matsushima Y, et al. Kinetics of 125I-PDGF binding and down-regulation of PDGF receptor in arterial smooth muscle cells derived from patients with moyamoya disease. J Cell Physiol, 1993, 154(2):281-288.

[23] Arenillas JF, Rovira A, Molina CA, et al. Prediction of early neurological deterioration using diffusion-and perfusion-weighted imaging in hyperacute middle cerebral artery ischemic stroke. Stroke, 2002, 33(9):2197-2203.

[24] Arnold M, Schroth G, Nedeltchev K, et al. Intra-Arterial Thrombolysis in 100 Patients With Acute Stroke Due to Middle Cerebral Artery Occlusion. Stroke, 2002, 33(7): 1828-1833.

[25] Barnett HJ, Taylor DW, Eliasziw M, et al. Benefit of carotid endarterectomy in patients with symptomatic moderate or severe stenosis. North American Symptomatic Carotid Endarterectomy Trial Collaborators. N Engl J Med, 1998, 339(20):1415-1425.

[26] Barnett HJ, Taylor DW, Eliasziw M, et al. Benefit of carotid endarterectomy in patients with symptomatic moderate or severe stenosis. North American Symptomatic Carotid Endarterectomy Trial Collaborators. N Engl J Med, 1998, 339(20):1415-1425.

第六章 CHAPTER 6

[27] Belayev L, Liu Y, Zhao W, et al. Human albumin therapy of acute ischemic stroke: marked neuroprotective efficacy at moderate doses and with a broad therapeutic window. Stroke, 2001, 32(2): 553-560.

[28] Blasel S, Yükzek Z, Kurre W, et al. Recanalization results after intracranial stenting of atherosclerotic stenoses. Cardiovasc Intervent Radiol, 2010, 33(5): 914-920.

[29] Bockenheimer SA, Mathias K. Percutaneous transluminal angioplasty in arteriosclerotic internal carotid artery stenosis. AJNR Am J Neuroradiol, 1983, 4(3):791-792.

[30] Bonati LH, Ederle J, McCabe DJ, et al. Long-term risk of carotid restenosis in patients randomly assigned to endovascular treatment or endarterectomy in the Carotid and Vertebral Artery Transluminal Angioplasty Study (CAVATAS): long-term follow-up of a randomised trial. Lancet Neurol, 2009, 8(10):908-917.

[31] Bose A, Hartmann M, Henkes H, et al. A novel, self-expanding, nitinol stent in medically refractory intracranial atherosclerotic stenoses: the Wingspan study. Stroke, 2007, 38(5):1531-1537.

[32] Bowens NM, Fairman RM. Carotid artery stenting: clinical trials and registry data. Semin Vasc Surg, 2010, 23(3):148-155.

[33] Brahmanandam S, Ding EL, Conte MS, et al. Clinical results of carotid artery stenting compared with carotid endarterectomy. J Vasc Surg, 2008, 47(2): 343-349.

[34] Brott TG, Brown RD Jr, Meyer FB, et al. Carotid revascularization for prevention of stroke: carotid endarterectomy and carotid artery stenting. Mayo Clin Proc, 2004, 79(9):1197-1208.

[35] Burgin WS, Malkoff M, Felberg RA, et al. Transcranial Doppler ultrasound criteria for recanalization thrombolysis for middle cerebral artery stroke. Stroke, 2000, 31(5):1128-1132.

[36] Castellanos M, Castillo J, García MM, et al. Inflammation-mediated damage in progressing lacunar infarctions: a potential therapeutic target. Stroke, 2002, 33(4):982-987.

[37] Castillo J, Dávalos A, Marrugat J, et al. Timing for fever-related brain damage in acute ischemic stroke. Stroke, 1998, 29(12): 2455-2460.

[38] Castillo J. Deteriorating stroke: diagnostic, criteria, predictors, mechanisms and treatment. Cerebrovasc Dis, 1999, 9 Suppl:1-8.

[39] Chimowitz MI, Lynn MJ, Howlett-Smith H, et al. Comparison of warfarin and aspirin for symptomatic intracranial arterial stenosis. N Engl J Med, 2005, 352(13):1305-1316.

[40] Connors JJ 3rd, Wojak JC. Percutaneous transluminal angioplasty for intracranial atherosclerotic lesions: evolution of technique and short-term results. J Neurosurg, 1999, 91(3):415-423.

[41] Craven TE, Ryu JE, Espeland MA, Kahl FR, et al. Evaluation of the associations between carotid artery atherosclerosis and coronary artery disease. Circulation, 1990, 82(4):1230-1242.

[42] Dávalos A, Blanco M, Pedraza S, et al. The clinical-DWI mismatch: a new diagnostic approach to the brain tissue at risk of infarction. Neurology, 2004, 62(12):2187-2192.

[43] Dávalos A, Castillo J. Progressing stroke: potential mechanisms of worsening. Cerebrovasc Dis, 1997, 8(Suppl 5):19-24.

[44] Dávalos A, Toni D, Iweins F, et al. Neurological deterioration in acute ischemic stroke: potential predictors and associated factors in the European cooperative acute stroke study (ECASS) I. Stroke, 1999, 30(12):2631-2636.

[45] Derdeyn CP, Chimowitz MI. Angioplasty and stenting for atherosclerotic intracranial stenosis: rationale for a randomized clinical trial. Neuroimaging Clin N Am, 2007, 17(3):355-63, viii-ix.

[46] Devuyst G, Darbellay GA, Vesin JM, et al. Automatic classification of HITS into artifacts or solid or gaseous emboli by a wavelet representation combined with dual-gate TCD. Stroke, 2001, 32(12):2803-2809.

[47] Dietrich WD, Alonso O, Busto R. Moderate hyperglycemia worsens

[48] Ecker RD, Guidot CA, Hanel RA, et al. Perforation of external carotid artery branch arteries during endoluminal carotid revascularization procedures: consequences and management. J Invasive Cardiol, 2005, 17(6):292-295.

[49] Eckstein HH, Ringleb P, Allenberg JR, et al. Results of the Stent-Protected Angioplasty versus Carotid Endarterectomy (SPACE) study to treat symptomatic stenoses at 2 years: a multinational, prospective, randomised trial. Lancet Neurol, 2008, 7(10): 893-902.

[50] Ederle J, Bonati LH, Dobson J, et al. Endovascular treatment with angioplasty or stenting versus endarterectomy in patients with carotid artery stenosis in the Carotid and Vertebral Artery Transluminal Angioplasty Study (CAVATAS): long-term follow-up of a randomised trial. Lancet Neurol, 2009, 8(10):898-907.

[51] Ederle J, Featherstone RL, Brown MM. Randomized controlled trials comparing endarterectomy and endovascular treatment for carotid artery stenosis: a Cochrane systematic review. Stroke, 2009, 40(4): 1373-1380.

[52] Endovascular versus surgical treatment in patients with carotid stenosis in the Carotid and Vertebral Artery Transluminal Angioplasty Study (CAVATAS): a randomised trial. Lancet, 2001, 357 (9270): 1729-1737.

[53] European Carotid Surgery Trialists' Collaborative Group. Randomised trial of endarterectomy forrecently symptomatic carotid stenosis final results of the MRC European Carotid Surgery Trial (ECST). Lancet, 1998, 351(9113):1379-1387.

[54] Executive Committee for the Asymptomatic Carotid Atherosclerosis Study (ACAS). Endarterctomy for asymptomatic carotid artery stenosis(ACST). JAMA, 1995, 273(18):1421-1428.

[55] Fairman R, Gray WA, Scicli AP, et al. The CAPTURE registry: analysis of strokes resulting from carotid artery stenting in the post approval setting: timing, location, severity, and type. Ann Surg, 2007, 246(4):551-556; discussion 556-558.

[56] Fanelli F, Bezzi M, Boatta E, et al. Techniques in cerebral protection. Eur J Radiol, 2006, 60(1):26-36.

[57] Felberg RA, Christou I, Demchuk AM, et al. Screening for intracranial stenosis with transcranial Doppler: the accuracy of mean flow velocity thresholds. J Neuroimaging, 2002, 12(1):9-14.

[58] Feldmann E, Wilterdink JL, Kosinski A, et al. The Stroke Outcomes and Neuroimaging of Intracranial Atherosclerosis (SONIA) trial. Neurology, 2007, 68(24):2099-2106.

[59] Ferguson GG, Eliasziw M, Barr HW, et al. The North American Symptomatic Carotid Endarterectomy Trial: surgical results in 1415 patients. Stroke, 1999, 30(9):1751-1758.

[60] Fiorella D, Levy EI, Turk AS, et al. US multicenter experience with the wingspan stent system for the treatment of intracranial atheromatous disease: periprocedural results. Stroke, 2007, 38(3): 881-887.

[61] Fisher M, Garcia JH. Evolving stroke and the ischemic penumbra. Neurology, 1996, 47(4):884-888.

[62] Fisher M, Paganini-Hill A, Martin A, et al. Carotid plaque pathology: thrombosis, ulceration, and stroke pathogenesis. Stroke, 2005, 36(2): 253-257.

[63] Fiorella D, Woo HH. Emerging endovascular therapies for symptomatic intracranial atherosclerotic disease. Stroke, 2007, 38(8):2391-2396.

[64] Forbes TL. Preliminary results of carotid revascularization endarterectomy vs stenting trial (CREST). J Vasc Surg, 2010, 51(5): 1300-1301.

[65] Frøen JF, Munkeby BH, Stray-Pedersen B, et al. Interleukin-10 reverses acute detrimental effects of endotoxin-induced inflammation on perinatal cerebral hypoxia-ischemia. Brain Res, 2002, 942(1-2):87-94.

[66] Fukui M. Guidelines for the diagnosis and treatment of spontaneous

acute blood-brain barrier injury after forebrain ischemia in rats. Stroke, 1993, 24(1):111-116.

occlusion of the circle of Willis ('moyamoya' disease). Research Committee on Spontaneous Occlusion of the Circle of Willis (Moyamoya Disease) of the Ministry of Health and Welfare, Japan. Clin Neurol Neurosurg, 1997, 99 Suppl:238-240.

[67] Furlan M, Marchal G, Viader F, et al. Spontaneous neurological recovery after stroke and the fate of the penumbra. Ann Neurol, 1996, 40(2):216-226.

[68] Futrell N. Pathophysiology of acute ischemic stroke: new concepts in cerebral embolism. Cerebrovasc Dis, 1998, 8(suppl 1):2-5.

[69] Gebel JM, Sila CA, Sloan MA, et al. Thrombolysis-Related Intracranial Hemorrhage: A Radiographic Analysis of 244 Cases From the GUSTO-1 Trial With Clinical Correlation. Stroke, 1998, 29(3):563-569.

[70] Georgilis K, Plomaritoglou A, Dafni U, et al. Aetiology of fever in patients with acute stroke . J Intern Med, 1999, 246(2):203-209.

[71] Gillum RF. The epidemiology of stroke in Native Americans. Stroke, 1995, 26(3):514-521.

[72] Ginsberg MD, Pulsinelli WA. The ischemic penumbra, injury thresholds, and the therapeutic window for acute stroke. Ann Neurol, 1994, 36(4):553-554.

[73] Golby AJ, Marks MP, Thompson RC, et al. Direct and combined revascularization in pediatric moyamoya disease. Neurosurgery, 1999, 45(1):50-58; discussion 58-60.

[74] Gönner F, Remonda L, Mattle H, et al. Local intra-arterial thrombolysis in acute ischemic stroke. Stroke, 1998, 29(9):1894-1900.

[75] Gorelick PB, Wong KS, Bae HJ, et al. Large artery intracranial occlusive disease: a large worldwide burden but a relatively neglected frontier. Stroke, 2008, 39(8):2396-2399.

[76] Gosling RG, King DH. Arterial assessment by Doppler-shift ultrasound. Proc R Soc Med, 1974, 67(6 Pt 1):447-449.

[77] Gray WA, Hopkins LN, Yadav S, et al. Protected carotid stenting in high-surgical-risk patients: the ARCHeR results. J Vasc Surg, 2006, 44(2):258-268.

[78] Gray WA, Yadav JS, Verta P, et al. The CAPTURE registry: predictors of outcomes in carotid artery stenting with embolic protection for high surgical risk patients in the early post-approval setting. Catheter Cardiovasc Interv, 2007, 70(7):1025-1033.

[79] Greer DM, Koroshetz WJ, Cullen S, et al. Magnetic resonance imaging improves detection of intracerebral hemorrhage over computed tomography after intra-arterial thrombolysis. Stroke, 2004, 35(2):491-495.

[80] Gröschel K, Schnaudigel S, Pilgram SM, et al. Systematic review on outcome after stenting for intracranial atherosclerosis. Stroke, 2009, 40(5):e340-347.

[81] Gurm HS, Yadav JS, Fayad P, et al. Long-term results of carotid stenting versus endarterectomy in high-risk patients. N Engl J Med, 2008, 358(15):1572-1579.

[82] H Ha, HD He, SH Fox, et al. Imaing Charateristie and Experimental Results. Radiology (Supplement) , 1998, 209:283.

[83] Higashida RT, Furlan AJ, Roberts H, et al. Trial Design and Reporting Standards for Intra-Arterial Cerebral Thrombolysis for Acute Ischemic Stroke. Stroke, 2003, 34(8):e109-e137.

[84] Hill MD, Rowley HA, Adler F, et al. Selection of Acute Ischemic Stroke Patients for Intra-Arterial Thrombolysis With Pro-Urokinase by Using ASPECTS. Stroke, 2003, 34(8):1925-1931.

[85] Hillis AE, Barker PB, Beauchamp NJ, et al. Restoring blood pressure reperfused Wernicke's area and improved language. Neurology, 2001, 56(5):670-672.

[86] Ho DS, Wang Y, Chui M, et al. Epileptic seizures attributed to cerebral hyperperfusion after percutaneous transluminal angioplasty and stenting of the internal carotid artery. Cerebrovasc Dis, 2000,

10(5):374-379.

[87] Holloway RG, Witter DM Jr, Lawton KB, et al. Inpatient costs of specific cerebrovascular events at five academic medical centers. Neurology,1996, 46(3):854-860.

[88] Homburg AM, Jakobsen M, Enevoldsen E. Transcranial Doppler recordings in raised intracranial pressure. Acta Neurol Scand, 1993, 87(6):488-493.

[89] Hopkins LN, Roubin GS, Chakhtoura EY, et al. The Carotid Revascularization Endarterectomy versus Stenting Trial: credentialing of interventionalists and final results of lead-in phase. J Stroke Cerebrovasc Dis, 2010, 19(2):153-162.

[90] Houkin K, Yoshimoto T, Abe H, et al. Role of basic fibroblast growth factor in the pathegenesis of moyamoya disease. Neurosurg Focus, 1998, 5(5):e2.

[91] Ikeda E. Systemic vascular changes in spontaneous occlusion of the circle of Willis. Stroke, 1991, 22(11):1358-1362.

[92] IMS Study Investigators. Combined intravenous and intra-arterial recanalization for acute ischemic stroke: the Interventional Management of Stroke Study. Stroke, 2004, 35(4):904-911.

[93] International Carotid Stenting Study investigators, Ederle J, Dobson J, et al. Carotid artery stenting compared with endarterectomy in patients with symptomatic carotid stenosis (International Carotid Stenting Study): an interim analysis of a randomised controlled trial. Lancet, 2010, 375(9719): 985-997.

[94] Jiang WJ, Xu XT, Du B, et al. Comparison of elective stenting of severe vs moderate intracranial atherosclerotic stenosis. Neurology, 2007, 68(6):420-426.

[95] Jiang WJ, Xu XT, Jin M, et al. Apollo stent for symptomatic atherosclerotic intracranial stenosis: study results. AJNR Am J Neuroradiol, 2007, 28(5):830-834.

[96] Kachel R. Results of balloon angioplasty in the carotid arteries. J Endovasc Surg, 1996, 3(1):22-30.

[97] Kasner SE, Chimowitz MI, Lynn MJ, et al. Predictors of ischemic stroke in the territory of a symptomatic intracranial arterial stenosis. Circulation, 2006, 113(4): 555-563.

[98] Kawaguchi T, Fujita S, Hosoda K, et al. Multiple burr-hole operation for adult moyamoya disease. J Neurosurg, 1996, 84(3):468-476.

[99] Kidwell CS, Saver JL, Carneado J, et al. Predictors of hemorrhagic transformation in patients receiving intra-arterial thrombolysis. Stroke, 2002, 33(3):717-724.

[100] Kinugasa K, Mandai S, Kamata I, et al. Surgical treatment of moyamoya disease: operative technique for encephalo-duro-arterio-myo-synangiosis, its follow-up, clinical results, and angiograms. Neurosurgery, 1993, 32(4):527-531.

[101] Koennecke HC, Mast H, Trocio SS Jr, et al. Microemboli in patients with vertebrobasilar ischemia: association with vertebrobasilar and cardiac lesions. Stroke, 1997, 28(3):593-596.

[102] Kuroda S, Ishikawa T, Houkin K, et al. Incidence and clinical features of disease progression in adult moyamoya disease. Stroke, 36(10):2148-2153.

[103] Kuroda S, Siesjö BK. Reperfusion damage following focal ischemia: pathophysiology and therapeutic windows. Clin Neurosci, 1997, 4(4):199-212.

[104] Kurre W, Berkefeld J, Sitzer M, et al. Treatment of symptomatic high-grade intracranial stenoses with the balloon-expandable Pharos stent: initial experience. Neuroradiology, 2008, 50(8):701-708.

[105] Leclerc X, Gauvrit JY, Pruvo JP. Usefulness of CT angiography with volume rendering after carotid angioplasty and stenting. AJR Am J Roentgenol, 2000, 174(3):820-822.

[106] Leung TW, Kwon SU, Wong KS. Management of patients with symptomatic intracranial atherosclerosis. Int J Stroke, 2006, 1(1): 20-25.

[107] Levy EI, Turk AS, Albuquerque FC, et al. Wingspan in-stent restenosis and thrombosis: incidence, clinical presentation, and management. Neurosurgery, 2007, 61(3):644-650; discussion 650-651.

[108] Mannami T, Konishi M, Baba S, et al. Prevalence of asymptomatic carotid atherosclerosis lesion detected by high-resolution ultrasonography and its relation to cardiovascular risk factors in the general population of Japanese city. Stroke, 1997, 28(3):518-525.

[109] Marcus CD, Ladam-Marcus VJ, Bigot JL, et al. Carotid arterial stenosis: evaluation at CT angiography with the volume-rendering technique. Radiology, 1999, 211(3):775-780.

[110] Marks MP, Wojak JC, Al-Ali F, et al. Angioplasty for symptomatic intracranial stenosis: clinical outcome. Stroke, 2006, 37(4):1016-1020.

[111] Martí-Vilalta JL, Arboix A. The Barcelona stroke registry. Eur Neurol, 1999, 41(3):135-142.

[112] Mas JL, Chatellier G, Beyssen B, et al. Endarterectomy versus stenting in patients with symptomatic severe carotid stenosis. N Engl J Med, 2006, 355(16):1660-1671.

[113] Mas JL, Trinquart L, Leys D, et al. Endarterectomy Versus Angioplasty in Patients with Symptomatic Severe Carotid Stenosis (EVA-3S) trial: results up to 4 years from a randomised, multicentre trial. Lancet Neurol, 2008, 7(10):885-892.

[114] Matsushima T, Fukui M, Kitamura K, et al. Encephalo-duro-arterio-synangiosis in children with moyamoya disease. Acta Neurochir (Wien), 1990, 104(3-4):96-102.

[115] Mazighi M, Yadav JS, Abou-Chebl A. Durability of endovascular therapy for symptomatic intracranial atherosclerosis. Stroke, 2008, 39(6):1766-1769.

[116] Meier P, Knapp G, Tamhane U, et al. Short term and intermediate term comparison of endarterectomy versus stenting for carotid artery stenosis: systematic review and meta-analysis of randomised controlled clinical trials. BMJ, 2010, 340:c467.

[117] Miao ZR, Feng L, Li S, et al. Treatment of symptomatic middle cerebral artery stenosis with balloon-mounted stents: long-term follow-up at a single center. Neurosurgery, 2009, 64(1):79-84; discussion 84-85.

[118] Nagata S, Matsushima T, Morioka T, et al. Unilaterally symptomatic moyamoya disease in children: long-term follow-up of 20 patients. Neurosurgery, 59(4):830-836; discussion 836-837.

[119] Nakano S, Iseda T, Yoneyama T, et al. Direct Percutaneous Transluminal Angioplasty for Acute Middle Cerebral Artery Trunk Occlusion: An Alternative Option to Intra-arterial Thrombolysis. Stroke, 2002, 33(12):2872-2876.

[120] Nedeltchev K, Arnold M, Brekenfeld C, et al. Pre-and In-hospital delays from stroke onset to intra-arterial thrombolysis. Stroke, 2003, 34(5):1230-1234.

[121] Neri E, Caramella D, Falaschi F, et al. Virtual CT intravascular endoscopy of the aorta: pierced surface and floating shape thresholding artifacts. Radiology, 1999, 212(1):276-279.

[122] North American Symptomatic Carotid Endarterectomy Trial (NASCET) Steering Committee. North American Symptomatic Carotid Endarterectomy Trial: methods, patient characteristics, and progress. Stroke, 1991, 22(6):711-720.

[123] Paciaroni M, Eliasziw M, Kappelle LJ, et al. Medical complications associated with carotid endarterectomy. North American Symptomatic Carotid Endarterectomy Trial (NASCET). Stroke, 1999, 30(9):1759-1763.

[124] Patrizio P, Diego V, Marco C, et al. Prevalence and determinants of carotid atherosclerosis in general population. Stroke, 1992, 23:1705-1711.

[125] Porsche C, Walker L, Mendelow D, et al. Evaluation of cross-sectional luminal morphology in carotid atherosclerotic disease by use of spiral CT angiography. Stroke, 2001, 32(11):2511-2515.

[126] Qureshi AI, Hussein HM, El-Gengaihy A, et al. Concurrent comparison of outcomes of primary angioplasty and of stent placement in high-risk patients with symptomatic intracranial stenosis. Neurosurgery, 2008, 62(5):1053-1060; discussion 1060-1062.

[127] Qureshi AI, Siddiqui AM, Kim SH, et al. Reocclusion of recanalized arteries during intra-arterial thrombolysis for acute ischemic stroke. Am J Neuroradiol, 2004, 25(2): 322-328.

[128] Randomised trial of endarterectomy for recently symptomatic carotid stenosis: final results of the MRC European Carotid Surgery Trial (ECST). Lancet, 1998, 351(9113):1379-1387.

[129] Reis CV, Safavi-Abbasi S, Zabramski JM, et al. The history of neurosurgical procedures for moyamoya disease. Neurosurg Focus, 2006, 20(6):E7.

[130] Reith J, Jørgensen HS, Pedersen PM, et al. Body temperature in acute stroke: relation to stroke severity, infarct size, mortality, and outcome. Lancet, 1996, 347(8999):422-425.

[131] Remonda L, Heid O, Schroth G. Carotid artery stenosis, occlusion, and pseudo-occlusion: first-pass, gadolinium-enhanced, three-dimensional MR angiography−preliminary study Radiology, 1998, 209 (1):95-102.

[132] Revilla M, Obach V, Cervera A, et al. A-174G/C polymorphism of the interleukin-6 gene in patients with lacunar infarction. Neurosci Lett, 2002, 324(1):29-32.

[133] Rosfors S, Hallerstam S, Jensen-Urstad K, et al. Relationship between intima-media thickness in the common carotid artery and atherosclerosis in the carotid bifurcation. Stroke, 1998, 29(7):1378-1382.

[134] Röther J, Schellinger PD, Gass A, et al. Effect of Intravenous Thrombolysis on MRI Parameters and Functional Outcome in Acute Stroke <6 Hours. Stroke, 2002, 33(10):2438-2445.

[135] Sacco RL, Adams R, Albers G, et al. Guidelines for prevention of stroke in patients with ischemic stroke or transient ischemic attack: a statement for healthcare professionals from the American Heart Association/American Stroke Association Council on Stroke: cosponsored by the Council on Cardiovascular Radiology and Intervention: the American Academy of Neurology affirms the value of this guideline. Stroke, 2006, 37(2):577-617.

[136] Sacco RL, Kargman DE, Gu Q, et al. Race-ethnicity and determinants of intracranial atherosclerotic cerebral infarction. The Northern Manhattan Stroke Study. Stroke, 1995, 26(1):14-20.

[137] Salonen JP, Salonen R. Ultrasonography assessed carotid atherosclerosis and risk of acute myocardial infarction. Circulation, 1991, 83:23-28.

[138] Schellinger PD, Fiebach JB, Hacke W. Imaging-Based Decision Making in Thrombolytic Therapy for Ischemic Stroke: Present Status. Stroke, 2003, 34(2):575-583.

[139] Scherer A, Siebler M, Aulich A. Virtual arterial endoscopy as a diagnostic aid in a patient with basilar artery fenestration and thromboembolic pontine infarct. AJNR Am J Neuroradiol, 2002, 23(7): 1237-1239.

[140] Serena J, Leira R, Castillo J, et al. Neurological deterioration in acute lacunar infarctions: the role of excitatory and inhibitory neurotransmitters. Stroke, 2001, 32(5):1154-1161.

[141] Siddiq F, Vazquez G, Memon MZ, et al. Comparison of primary angioplasty with stent placement for treating symptomatic intracranial atherosclerotic diseases: a multicenter study. Stroke, 2008, 39(9):2505-2510.

[142] Silvestre JS, Mallat Z, Tamarat R, et al. Regulation of matrix metalloproteinase activity in ischemic tissue by interleukin-10: role in ischemia-induced angiogenesis. Circ Res, 2001, 89(3):259-264.

[143] Sitzer M, Müller W, Siebler M, et al. Plaque ulceration and lumen thrombus are the main sources of cerebral microemboli in high-grade internal carotid artery stenosis. Stroke, 1995, 26(7):1231-1233.

参考文献

[144] Smith WS, Sung G, Saver J, et al. Mechanical thrombectomy for acute ischemic stroke: final results of the Multi MERCI trial. Stroke, 2008, 39(4):1205-1212.

[145] SPACE Collaborative Group, Ringleb PA, Allenberg J, et al. 30 day results from the SPACE trial of stent-protected angioplasty versus carotid endarterectomy in symptomatic patients: a randomised non-inferiority trial. Lancet, 2006, 368(9543):1239-1247.

[146] Spencer MP. Transcranial Doppler monitoring and cause of stroke from carotid endarterectomy. Stroke, 1997, 28(4):685-691.

[147] Suarez JI, Sunshine JL, Tarr R, et al. Predictors of clinical improvement, angiographic recanalization, and intracranial hemorrhage after intra-arterial thrombolysis for acute ischemic stroke. Stroke, 1999, 30(10):2094-2100.

[148] Sugiura S, Iwaisako K, Toyota S, et al. Simultaneous treatment with intravenous recombinant tissue plasminogen activator and endovascular therapy for acute ischemic stroke within 3 hours of onset. AJNR Am J Neuroradiol, 2008, 29(6):1061-1066.

[149] Sundt TM Jr, Smith HC, Campbell JK, et al. Transluminal angioplasty for basilar artery stenosis. Mayo Clin Proc, 1980, 55(11):673-680.

[150] Sundt TM, Sandok BA, Whisnant JP. Carotid endarterectomy. Complications and preoperative assessment of risk. Mayo Clin Proc, 1975, 50(6):301-306.

[151] Suzuki J. Moyamoya disease. Berlin:Springer-Verlag, 1986:19-21.

[152] Suzuki Y, Negoro M, Shibuya M, et al. Surgical treatment for pediatric moyamoya disease: use of the superficial temporal artery for both areas supplied by the anterior and middle cerebral arteries. Neurosurgery, 1997, 40(2):324-329; discussion 329-330.

[153] Terada T, Tsuura M, Matsumoto H, et al. Hemorrhagic complications after endovascular therapy for atherosclerotic intracranial arterial stenoses. Neurosurgery, 2006, 59(2):310-318;discussion 310-318.

[154] The SSYLVIA Study Investigators. Stenting of Symptomatic Atherosclerotic Lesions in the Vertebral or Intracranial Arteries (SSYLVIA): study results. Stroke, 2004, 35(6):1388-1392.

[155] Théron J, Raymond J, Casasco A, et al. Percutaneous angioplasty of atherosclerotic and postsurgical stenosis of carotid arteries.AJNR Am J Neuroradiol,1987, 8(3):495-500.

[156] Thijs VN, Albers GW. Symptomatic intracranial atherosclerosis: outcome of patients who fail antithrombotic therapy. Neurology, 2000, 55(4):490-497.

[157] Toni D, Fiorelli M, Bastianello S, et al. Hemorrhagic transformation of brain infarct: predictability in the first 5 hours from stroke onset and influence on clinical outcome. Neurology,1996,46(2):341-345.

[158] Trouillas P, Nighoghossian N, Derex L, et al. Thrombolysis With Intravenous rtPA in a Series of 100 Cases of Acute Carotid Territory Stroke : Determination of Etiological, Topographic, and Radiological Outcome Factors. Stroke, 1998, 29(12):2529-2540.

[159] Turk AS, Levy EI, Albuquerque FC, et al. Influence of patient age and stenosis location on wingspan in-stent restenosis. AJNR Am J Neuroradiol, 2008, 29(1):23-27.

[160] Ueda T, Sakaki S, Nochide I, et al. Angioplasty after Intra-Arterial Thrombolysis for Acute Occlusion of Intracranial Arteries. Stroke, 1998, 29(12):2568-2574.

[161] Usman AA, Tang GL, Eskandari MK. Metaanalysis of procedural stroke and death among octogenarians: carotid stenting versus carotid endarterectomy. J Am Coll Surg, 2009, 208(6):1123-1131.

[162] Veller MG, Fisher CM, Nicolaides AN, et al. Measurement of ultrasonic intima-media complex thickness in normal subjects. J Vasc Surg, 1993, 17(4):719-725.

[163] Vila N, Castillo J, Dávalos A, et al. Proinflammatory cytokines and early neurological worsening in ischemic stroke. Stroke, 2000, 31(10):2325-2329.

[164] Wakai K, Tamakoshi A, Ikezaki K, et al. Epidemilogical features of moyamoya disease in Japan: findings from a nationwide survey. Clin Neurol Neurosurg, 1997, 99 Suppl 2:1-5.

[165] Wardlaw JM, Sandercock PA, Berge E. Thrombolytic Therapy With Recombinant Tissue Plasminogen Activator for Acute Ischemic Stroke: Where Do We Go From Here? A Cumulative Meta-Analysis. Stroke, 2003, 34(6):1437-1442.

[166] Wardlaw JM, Sandercock PA, Warlow CP, et al. Trials of thrombolysis in acute ischemic stroke: does the choice of primary outcome measure really matter? Stroke, 2000, 31(5):1133-1135.

[167] Wiesmann M, Schöpf V, Jansen O, et al. Stent-protected angioplasty versus carotid endarterectomy in patients with carotid artery stenosis: meta-analysis of randomized trial data. Eur Raiol, 2008, 18 (12):2956-2966.

[168] Willig DS, Turski PA, Frayne R, et al. Contrast-enhanced 3D MR DSA of the carotid artery bifurcation: preliminary study of comparison with unenhanced 2D and 3D time-of-flight MR angiography. Radiology, 1998, 208(2):447-451.

[169] Wolfe T, Suarez JI, Tarr RW, et al. Comparison of combined venous and arterial thrombolysis with primary arterial therapy using recombinant tissue plasminogen activator in acute ischemic stroke. J Stroke Cerebrovasc Dis, 2008, 17(3):121-128.

[170] Wong LK. Global burden of intracranial atherosclerosis. Int J Stroke, 2006, 1(3):158-159.

[171] Ya Suo. Saito Multislice X-ray CT Scanner. Medical Review, 1998, 66:1.

[172] Yadav JS, Wholey MH, Kuntz RE, et al. Protected carotid-artery stenting versus endarterectomy in high-risk patients. N Engl J Med, 2004, 351(15):1493-1501.

[173] Yamada I, Matsushima Y, Suzuki S. Moyamoya disease: diagnosis with three-dimensional time-of-flight MR angiography. Radiology, 1992, 184(3):773-778.

[174] Yamamoto H, Bogousslavsky J, van Melle G. Different predictors of neurological worsening in different causes of stroke. Arch Neurol, 1998, 55(4):481-486.

[175] Yamauchi T, Tada M, Houkin K, et al. Linkage of familial moyamoya disease (spontaneous occlusion of the circle of Willis) to chromosome 17q25. Stroke, 2000, 31:930-935.

[176] Yang GY, Betz AL. Reperfusion-induced injury to the blood-brain barrier after middle cerebral artery occlusion in rats. Stroke, 1994, 25(8):1658-1664; discussion 1664-1665.

[177] Yang Z, Zingarelli B, Szabó C. Crucial role of endogenous interleukin-10 production in myocardial ischemia/reperfusion injury. Circulation, 2000, 101(9):1019-1026.

[178] Yaşargil MG, Yonekawa Y, Denton I, et al. Experimental intracranial transplantation of autogenic omentum majus. J Neurosurg, 1974, 40(2):213-217.

[179] Yilmaz H, Pereira VM, Narata AP, et al. Carotid artery stenting: rationale, technique, and current concepts. Eur J Radiol, 2010, 75(1):12-22.

[180] Zaidat OO, Klucznik R, Alexander MJ, et al. The NIH registry on use of the Wingspan stent for symptomatic 70-99% intracranial arterial stenosis. Neurology, 2008, 70(17):1518-1524.

[181] Zaidat OO, Suarez JI, Santillan C, et al. Response to Intra-Arterial and Combined Intravenous and Intra-Arterial Thrombolytic Therapy in Patients With Distal Internal Carotid Artery Occlusion. Editorial Comment. Stroke, 2002, 33(7):1821-1827.

第七章

高血压脑出血

Hypertensive Cerebral Hemorrhage

脑卒中多发生于老年人，其特点是发病快、死亡率高、恢复慢且往往恢复不完全，遗留下不同程度的神经功能障碍。随着人民生活水平的提高和医疗条件的改善，我国人口的平均寿命已有大幅度增长，老年人在总人口中所占的比例增加。我国脑卒中的发病率大约是 219/10 万人口，因脑卒中导致的死亡率已经跃升为人口总死亡原因的第一位。其中出血性脑卒中的发病率占全部卒中病人的 21%～48%，远高于西方国家的 10%～20%，其致死、致残率均居各类卒中的首位，发病后 1 个月内病死率高达 30%～50%，是缺血性卒中的 2～6 倍，存活者中超过 30% 的病人遗留神经功能障碍，严重影响病人的生存质量。因此，对脑血管疾病的积极预防和治疗已成为非常迫切的问题。

高血压脑出血又称脑溢血，是出血性卒中的最主要原因，也是自发性脑实质内出血和脑室内出血最常见的原因。随着神经影像学技术的发展和设备的普及，高血压脑出血的诊断已经不再是困扰神经内、外科医师的难题。在治疗上，由急诊科、神经内科、神经外科、放射学科等共同参与的卒中团队的逐步建立和不断完善，以及显微神经外科技术、微侵袭神经外科技术、立体定向技术等的进展和溶栓治疗等措施的广泛使用，使人们对高血压脑出血的治疗理念和手术治疗适应证等均有了进一步的深化，手术成功率也得到逐步改善。

第一节　病　　因

早在 1734 年，Wepfer 就推测脑动脉的破裂是脑卒中出血的原因。1928 年，Abercrombie 从临床和病理解剖方面进行了系统的研究，提出脑出血是在脑血管壁病变的基础上破裂出血的假说。之后通过大量临床及病理观察，认为高血压性脑出血的病理基础与高血压和高血压引起的慢性脑小动脉病变有关，但对造成出血的原理仍有所争议。

一、微动脉瘤

微动脉瘤（microaneurysm）又称粟粒状动脉瘤（miliary aneurysm），是目前公认的高血压脑出血的最可能原因。微动脉瘤是高血压造成脑的小动脉损害的结果，小动脉硬化和透明样变性，使血管壁弹性丧失，强度降低，局部薄弱的血管壁在血压作用下膨出，形成众多微动脉瘤（图 7-1）。微动脉瘤多见于灰质结构，尤其是壳核、苍白球、丘脑、脑桥和齿状核等脑区，与高血压脑出血的好发部位一致。

微动脉瘤学说最早由 Charcot 和 Bouchard 在 1868 年提出，他们对 84 例因脑内血肿死亡病人的血肿壁进行检查时发现，高血压病人的脑小动脉上存在微动脉瘤，这些动脉瘤的大小为 0.2～1.0 mm，常位于小动脉的分叉处，几乎总是多发性，肉眼能

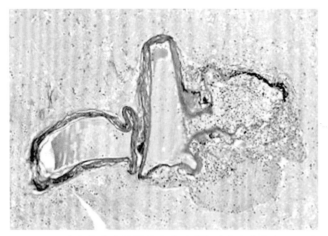

图 7-1 脑内小动脉的微动脉瘤（磷钨酸苏木素染色，×25）
高血压病人基底节区小动脉上产生微动脉瘤，瘤壁有纤维素样坏死，动脉瘤几近破裂。

够看到。在脑实质被消化并用水冲洗后，这些微动脉瘤仍然存在。显微镜下，动脉瘤壁厚 10～20 μm，载瘤动脉弹力层在动脉瘤处断裂，瘤壁中只有血管内膜和外膜与载瘤动脉相延续。Löwenfeld（1886）指出，粟粒状微动脉瘤实际上是一种假性动脉瘤。1936 年，Spatz 指出，高血压引起脑的小动脉发生透明变性，导致脑小动脉的张力丧失，局部呈纺锤状扩张，这种局部的血管扩张即 Charcot 所描述的粟粒状微动脉瘤。Russell 发现，微动脉瘤多发生在直径 100～300 μm 的穿动脉上，几乎总是见于高血压病人。后来有人又发现微动脉瘤不只见于高血压病人，也见于正常血压者。1967 年，Cole 和 Yates 检查了 200 例尸检病人的脑，其中 100 例患有高血压，100 例血压正常，对两组病人的年龄、性别和死亡原因都做了匹配。结果发现 46 例高血压病人和 7 例正常血压的病人脑内存在微动脉瘤，动脉瘤的直径为 0.05～2.0 mm。在有原发性脑内血肿的高血压病人中，85% 的病人存在微动脉瘤，动脉瘤的部位与血肿部位吻合。没有脑出血的高血压病人中，35% 的病人发现微动脉瘤。微动脉瘤的发生率与年龄有关，在高血压病人中，65～69 岁年龄段有 71% 存在微动脉瘤，而 50 岁以下年龄段中，微动脉瘤的发生率只有 10%。正常血压者，有微动脉瘤的病人年龄都在 65 岁以上。Caplan 也发现，61～69 岁的长期有高血压病人中，约有 71% 存在微动脉瘤，特别是深部小动脉的发生率更高。

Fisher 将脑微动脉瘤分成 4 型，有的显然与高血压脑出血的发生有关，有的关系尚不明确。这四种类型分别是：①粟粒状微动脉瘤：直径为 300～1100 μm，常出现在直径为 40～100 μm 的小动脉上，两侧呈对称性，瘤壁缺乏内膜层，表面被覆薄层的胶原纤维。由于这种动脉瘤常见于高血压脑出血好发区，故认为其破裂是导致脑出血的原因。②透明脂质性微动脉瘤：这种动脉瘤呈菱形或球形，直径 0.5～1.5 mm，常发生在直径 80～300 μm 的小动脉上，受累的动脉壁增厚。这种小动脉瘤多见于脑皮层，与高血压脑出血的好发部位显然不符，其与高血压性脑出血的关系目前仍未阐明。③不对称菱形微动脉瘤：多出现在直径为 150 μm 的穿动脉上，瘤壁薄，直径为 700～800 μm，瘤内常有纤维素性血栓，这种微动脉瘤可能与高血压脑出血无关。④假性微动脉瘤：直径 0.3～1 mm，由纤维素胶原包绕红细胞和血小板所形成，常位于大量出血的区域，因此也是产生高血压脑出血的原因之一。

二、小动脉壁的脂质透明变性

小动脉壁的脂质透明变性（lipohyalinosis）（图 7-2）是高血压病人最常见的脑小动脉病理改变。高血压病人的脑动脉，不论是颈内动脉还是椎 - 基底动脉系统，其动脉硬化的程度均较血压正常者常见且严重。高血压病人的动脉硬化波及范围更大，除累及近心端的大动脉，造成动脉粥样硬化外，还广泛影响脑内的小动脉，尤其是直径小于 0.2 mm 的小动脉受累更为严重。脑内的穿动脉多属此类血管，

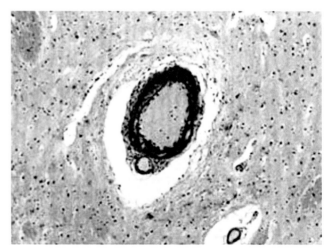

图 7-2 小动脉壁的脂质透明变性（HE 染色，×100）
高血压病人豆纹动脉的脂质透明变性，血管壁中层出现纤维素样坏死，血管周围出现淋巴细胞套。

尤其是从大脑前、大脑中动脉发出的豆纹动脉和从基底动脉发出的丘脑穿动脉，由于穿动脉是直接发自大动脉的终动脉，其所承受的跨壁压不像皮层小动脉那样逐渐衰减。在高跨壁压力作用下，小动脉早期出现痉挛性改变，到了中、晚期，小动脉壁出现退行性改变，动脉中膜肥厚，平滑肌细胞和结缔组织增生，管腔变窄。当血压超过了动脉中层的代偿能力时，小动脉即被扩张，使得血管内皮细胞的连接间隙变宽，内膜的通透性增大，血浆成分渗入血管壁内，血管壁自身产生缺氧性改变，严重时可导致血管壁的坏死。在光镜下，受累血管壁呈现脂质透明变性、纤维蛋白样坏死和节段性的动脉结构破坏。在被破坏的血管壁内存在含有脂质的吞噬细胞和泡沫细胞，并出现血管栓塞和出血性渗出。因此也有人将此种改变称为高血压纤维蛋白样坏死性血管病（hypertensive fibrinoid angiopathy）、纤维蛋白样坏死（fibrinoid necrosis）或浆液性血管坏死（plasmatic arterionecrosis）等。Zulch 认为，血管壁透明变性，血管远端狭窄或闭塞导致的近端血管内压力增加，与由于解剖因素产生的豆纹动脉高压合并一起，在某些因素的作用下，就会在动脉的最薄弱点（常在靠近豆纹动脉膝段的分叉部）发生破裂，导致出血。

三、脑淀粉样血管病

这是一种选择性发生在脑血管的病变，身体其他部位的血管很少受到影响，因血管壁沉积的淀粉样物质易与刚果红结合而被刚果红着色，故又称嗜刚果红血管病变，也称脑血管的淀粉样变性，临床上以痴呆、精神症状、反复或多发性脑叶出血为主要表现，多数为散发性，也可有家族倾向。脑淀粉样血管病（cerebral amyloid angiopathy）的发生率与年龄有关，尸体解剖发现，60～70岁者脑淀粉样血管病的发生率为5%～8%，70～80岁者为23%～43%，80～90岁者为37%～46%，超过90岁者达到58%。脑淀粉样血管病主要侵犯脑的软脑膜动脉和皮层动脉，并可波及脑实质的小动脉，淀粉样变严重的血管段可见蜘蛛状微血管瘤扩张，受累血管的中层和外膜出现淀粉样物质沉积，甚至被淀粉蛋白所取代。

现代分子生物学和遗传学研究发现，沉积在脑血管壁上的淀粉样物质系 β 淀粉样蛋白前体物质水解后的产物，即 β 淀粉样蛋白。脑淀粉样血管病致病基因表达的蛋白包括 β 淀粉样蛋白前体（β-APP）和胱蛋白 C。β-APP 是一种具有受体样结构的跨膜糖蛋白，分子量约 110～130 kDa，系由位于第 21 号染色体的一组基因所编码，与散发性病例有关。胱蛋白 C 表达异常的脑淀粉样血管病与有家族倾向的遗传性脑出血有关。淀粉样物质主要沉积在动脉肌层，使动脉的收缩成分遭受破坏，导致受累动脉失去收缩功能。淀粉样血管病还可导致动脉血管壁的透明样变性和纤维素性坏死，使血管壁的强度降低，易形成微动脉瘤。这些因素易使受累的小动脉在血流动力学改变时或创伤时发生破裂出血。由于脑淀粉样血管病多累及皮层和软脑膜动脉，因此血肿也多发生在大脑半球的周边区，最常见于枕叶、颞叶和额叶，而不累及基底节、小脑和脑干，有时形成多发性出血病灶。由于血管壁的收缩功能丧失，使得出血后的第一相止血机制发生障碍，故出血量往往较大。出血可通过皮层破入蛛网膜下腔或硬脑膜下间隙，也可破入侧脑室。一般认为，脑淀粉样血管病与高血压无明显关系，但是，由于此病可与高血压并存，尤其在高血压性脑出血发生在不典型部位时，需加以鉴别。西方文献报道的脑淀粉样血管病引起的脑出血占所有自发性脑出血的5%～10%，随着对此种病变认识的深入，国内关于因脑淀粉样血管病引起脑叶出血的报道近年来也不断增多。

四、脑软化后出血

高血压引起的小动脉痉挛和动脉粥样硬化斑块脱落导致的脑动脉栓塞，都可使脑组织发生缺血性软化，在脑梗死灶中发生继发性脑血管壁坏死，由于血管周围脑组织软化后使血管失去支持而发生出血。

（史继新）

第二节 病理及病理生理改变

一、病理变化过程

高血压脑出血多发生在脑实质内，最常见于脑深部灰质区、脑室、小脑和脑桥。出血常在 1～2h 内达到高峰。少量出血对周围脑组织不构成明显压迫。大量出血形成脑内血肿，血肿的边缘多不规则，血肿内一般不含脑组织。基底节区和丘脑的大量出血，由于血肿内张力较高，可穿破脑组织破入脑室，形成继发性脑室出血。血液流入蛛网膜下腔后，形成蛛网膜下腔出血。在急性期，出血区为大量完整的红细胞，大约 3h 后，血液开始凝固，血肿周围脑组织内毛细血管充血，并可破裂形成点状出血灶。血肿周围的脑组织受到血肿压迫，使局部灌注压下降，呈现缺血性改变，严重者出现软化坏死。出血 24h 后，血肿周围出现大量多核白细胞浸润。随着时间的推移，血肿发生液化，红细胞破溃，释放出含铁血黄素。红细胞破碎成分连同血肿周围液化坏死的脑组织，一并被由小胶质细胞和血管外膜来源的细胞所吞噬，血肿即被逐渐吸收。血肿吸收的速度因出血量的大小、病人的年龄和全身状况而相差甚大，小的出血吸收后不遗留肉眼可见的瘢痕。大的血肿吸收需要数周时间，血肿和坏死脑组织被清除后的空间由胶质细胞、胶质纤维和胶原纤维取代，形成永久性的胶质瘢痕，其中心常有一被称为"中风囊"的囊腔，囊内含有深黄色或淡黄色的液体。由于含铁血黄素的沉积，局部呈现棕黄色。

二、出血的机制

高血压脑出血最常见的原因是脑的小动脉上的微动脉瘤破裂或者小动脉的变性坏死，出血后该微动脉瘤和小动脉结构受到破坏，或形成血栓，加上机体止血机制的作用以及血肿本身的张力，故出血一旦

停止后再度出血的可能性很小。因此一般认为，高血压脑出血的血肿是血管破裂后一次性出血的结果，而不是持续性少量出血或多次出血的累积。虽然出血后临床症状常呈进行性恶化，但通常是由于出血后的继发性改变如脑水肿、缺血性脑损害、脑积水或全身性因素所致。临床实验也支持此种观点，Herbstein 和 Schaumburg 用铬标记的红细胞注入出血发生后病人的体内，对死亡的病人进行尸解检查时见不到标记的红细胞进入血肿，提示血肿一旦形成后，没有另外的新鲜红细胞进入出血区。但是，自从 CT 在临床应用后，通过对出血后症状再恶化的病人进行连续 CT 检查发现，部分病人的神经功能状态恶化是由血肿增大所致，血肿增大的原因可能是由于原出血部位的持续出血、再出血，或者是因出血推移、牵拉血肿区附近脑组织造成新的血管损伤，引发继发性新的出血。这种现象的发生率约占全部高血压脑出血病人的 0.8%～18%，有的报道甚至超过 30%，再出血的时间多在初次出血后 24h 之内，也有少数发生在数天后。Fujii 等报告一组 419 例脑出血病人，其中 14.3% 的病人出现血肿增大。Kazui 发现，83% 的血肿增大在发病后 6h 内，17% 发生在 24～48h，24h 后发生再出血的机会很少。再出血的最常见部位是丘脑和壳核，而发生于皮质下、小脑和脑桥者罕见。

三、出血对脑组织的影响

出血对脑组织的影响有以下三个方面。

1. 原发性脑损害

出血对脑组织造成的即刻损害，一是因大量出血导致的脑组织直接破坏，这是由于出血产生的直接物理效应，使神经组织和纤维的联系受到中断，受破坏的部位与出血部位一致。这种损害常见于结构紧密而容易受到损伤的灰质结构，如大脑半球深部的灰质

区、丘脑、脑桥和小脑的深部核群。局部神经结构破坏可导致严重的神经功能障碍，丘脑大量出血常使丘脑下部遭受破坏，脑桥和小脑出血可能很快危及重要生命中枢，病人可在短期内死亡。脑组织的直接破坏是造成严重临床症状的重要因素，也是导致生存病人神经功能障碍难以恢复的主要原因。

另一种损害是血肿周围神经束和脑组织受压造成的移位和变形，多见于白质，是产生临床症状的又一重要原因，由于血肿的压迫、推挤，出血区周围的白质纤维被劈裂、移位、变形。大量出血形成血肿产生的急性占位效应，使重要神经结构受挤压移位。内囊结构的移位可产生完全性偏瘫、偏盲和偏身感觉障碍，中线结构的移位可产生一系列脑干和锥体束症状，严重的可形成小脑幕切迹疝或枕骨大孔疝（图7-3）。对于逃脱出血的致命打击后病情逐渐改善的病人，神经组织移位对功能的恢复更为重要。如能早期手术清除血肿，此时血肿周围继发性缺血尚不严重，神经纤维尚未发生坏死，传导束只是被血肿劈开移位而未发生不可逆性中断，在血肿清除或吸收后，神经功能障碍有望得到改善。

2. 继发性脑损害

（1）脑水肿 高血压脑出血后的脑水肿既有血管源性脑水肿成分，也有细胞毒性脑水肿成分，出血后水肿发生时间约在出血后3h出现，并逐渐加重，持续时间很长，有时在血肿消失后仍维持一段时间。发生脑水肿的原因较为复杂，出血造成的直接损伤、血肿的占位效应、血肿周围脑组织缺血性反应、血液成分的毒性作用和出血导致的局部炎症过程等都可能参与水肿的形成。尤其是血液成分的作用是近年来研究的热点。其中凝血酶是比较公认的致水肿物质。出血后，内源性或外源性凝血过程使凝血酶原被激活裂解生成凝血酶，凝血酶可增加血管内皮细胞膜的通透性，凝血酶的量增加后，血管内皮通透性和脑组织水肿程度也随之增加。动物实验发现，脑内注入凝血酶可引起脑组织的严重水肿，但如果在注射凝血酶的同时，又注射凝血酶抑制剂水蛭素或α-NAPAP，注射区脑组织就不产生或仅有轻微的脑水肿。红细胞裂解产物血红蛋白也可能是致水肿原因。动物实验还发现，脑组织内注入裂解的红细胞后24h内注射区周围即出现脑水肿，如果单纯注射浓集红细胞后，脑水肿的出现时间往往在2～3天之后，水肿发生时间与红细胞裂解的时间过程一致，说明完整的红细胞并不是发生脑水肿的主要原因，而红细胞裂解后释放的血红蛋白则可能是出血中、晚期（24h至数天）发生脑水肿的重要原因。除此之外，出血后补体的激活和血肿周围组织的炎症反应等也可能参与出血后脑组织水肿的形成过程。

脑水肿形成后，消退过程非常缓慢，水肿消退

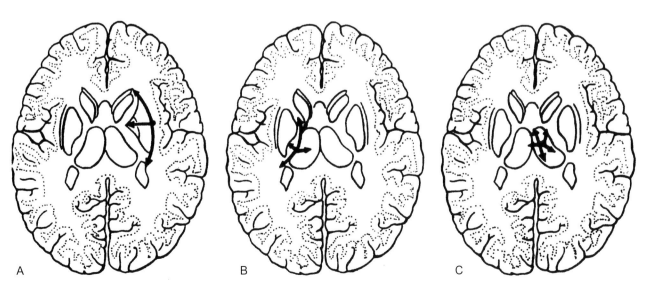

图7-3 高血压脑出血后血肿扩展示意图

A. 壳核出血多向壳核外侧（外囊）发展，也可向后上方扩延至内囊后肢，侵入侧脑室；还可沿白质纤维侵入额、颞或顶叶皮层下。 **B.** 丘脑外侧出血多向内囊扩展，并由此向下可累及大脑脚；也可向内侵入侧脑室。**C.** 丘脑内侧出血易侵入第三脑室或向丘脑下部及中脑发展。

所需时间远远超过血肿吸收所需的时间。水肿一旦发生，即使进行手术将血肿清除，也不能缩短脑水肿消退所需的时间。临床上常见到这样一种现象，有的病人在手术清除血肿后脑水肿反而更为严重，在手术后头颅 CT 检查时，甚至可见到水肿范围扩展到整个半球。这种现象可能与血肿清除后，血肿周围缺血的脑组织再灌注有关。

（2）血肿周围脑组织缺血　血肿压迫周围脑组织可引起脑组织灌注压下降，使血肿周围的脑组织出现缺血区。缺血区的脑血流（CBF）处于边缘状态，这时细胞虽然存活但失去功能，有人将血肿周围的缺血区比作脑梗死时梗死周围的缺血区，称作半暗区（penumbra）。缺血的原因主要是血肿的压迫，此外血液中的血管收缩成分和血肿溶解释放的血管收缩物质也是引起缺血的因素。血肿较大而又未得到及时处理的病人，继发性缺血可能非常严重而且广泛，缺血波及的脑组织体积常常超过出血量的数倍。同时，颅内压增高造成的全脑血流量减少，进一步加重了血肿周围脑组织的缺血性损害。动物实验证明，脑内出血后，在颅内压逐渐增高的同时，rCBF 明显降低。由于机体的代偿作用，如 CSF 向颅外排出，在一定程度上缓解了出血的占位作用造成的颅内压增高，但由于继发性脑水肿的出现，使颅内压很快又呈现增高趋势，加上血肿细胞分解释放的各种化学产物对血肿周围脑组织的作用，使脑血管收缩，rCBF 更趋于减少，持续的脑缺血又使脑水肿进一步加重，从而形成恶性循环。血肿周围脑组织的缺血性改变是导致出血后临床症状恶化的重要因素，缺血严重时，缺血区脑组织可发生液化坏死，导致神经功能障碍不可逆转。因此，建议采取积极措施，降低颅内压力，减轻脑水肿以及采取手术方式清除血肿，解除占位效应，打破这一恶性循环，对出血后的脑组织功能的恢复将产生积极作用。

但 Butcher 等人 2004 年通过 MRI 弥散成像研究的结果不支持血肿周围脑缺血的观点，他们的研究发现，血肿周围血流通过时间虽有轻度延长，但还达不到缺血范围，认为出血后随着血肿的增大，血肿周围脑组织的灌注较少，但很少达到引起缺血的程度。

（3）出血区周围脑组织细胞凋亡　出血区周围脑组织除遭受出血的直接损伤外，因出血导致的一系列病理生理过程也加速了脑组织的细胞凋亡过程。脑出血后细胞凋亡的研究仍限于动物实验，出血后被激活的某些炎症因子、细胞基质金属蛋白酶、出血后红细胞释放的高铁血红蛋白，以及局部的缺血因素等可能都是加速细胞凋亡的因素。

3. 颅内压增高

脑出血后形成的脑内血肿，血肿周围伴发的脑组织水肿，脑室内出血或血肿破入脑室后引起的脑脊液循坏障碍等因素，均可导致颅内压力上升。颅内压力增高不仅使全脑血流量减少，而且血肿产生的占位效应导致脑组织受压移位，环池闭塞，使脑脊液循环受到阻碍，进一步加重颅内压力增高，形成恶性循环，严重时可产生小脑幕切迹疝和枕骨大孔疝而危及病人生命。

（史继新）

第三节 出血部位与分型

一、出血部位与分类

高血压脑出血80%在幕上，20%在幕下。

过去将幕上出血分成内囊出血和外囊出血，但实际上内囊和外囊由白质纤维构成，病理研究发现，白质结构内血管分布较灰质稀少，也很少看到存在引起出血的微动脉瘤等异常。头颅CT广泛应用后，可见到小型出血很少累及这些白质结构，而大脑半球深部的灰质团块血管丰富，与高血压脑出血有关的微动脉瘤等病理改变最为常见。因此大脑半球深部的灰质团块才是原发出血的部位，但当血肿量增大后，无疑也会影响到血肿附近的白质结构。

高血压脑出血的分类方法有一定差异，日本学者工藤达之将幕上脑出血分为以下几类。

（1）**壳核外囊出血（82%）** ①壳核外囊局限型：局限于壳核和外囊（13%）；②壳核外囊进展型：扩展到内囊后肢或脑室（69%）。

（2）**丘脑出血（15%）** ①丘脑局限型（6%）；②丘脑扩展型：扩展到内囊后肢或脑室（9%）。

二、脑卒中的分型分期治疗（建议草案）

2000年在广州召开的全国脑血管病专题研讨会上，对脑出血的分型建议采用的分类方法，主要考虑到CT检查已比较普遍应用，根据CT表现的出血部位、血肿大小、是否破入脑室、累及中线结构的程度等进行分型。这种分类方法中有关幕上出血的分类实际上与金谷春之的分类方法大致相同。

（1）**壳核出血** 根据CT显示的血肿范围及破入脑室与否分为5型。

Ⅰ型 血肿扩展至外囊。

Ⅱ型 血肿扩展至内囊前肢。

Ⅲa型 血肿扩展至内囊后肢。

Ⅲb型 血肿扩展至内囊后肢，破入脑室。

Ⅳa型 血肿扩展至内囊前后肢。

Ⅳb型 血肿扩展至内囊前后肢，破入脑室。

Ⅴ型 血肿扩展至内囊、丘脑。

（2）**丘脑出血** 分为3型，每型再根据是否破入脑室分为两个亚型。

Ⅰ型 血肿局限于丘脑。

Ⅱ型 血肿扩展至内囊。

Ⅲ型 血肿扩展至下丘脑或中脑。

以上3型，血肿未破入脑室为a亚型，血肿破入脑室为b亚型。

（3）**脑叶（皮质下）出血**

（4）**小脑出血**

（5）**脑干出血**

除以上分类外，临床上还经常遇到脑室出血。

（史继新）

第四节　临 床 表 现

高血压脑出血的发病年龄多在 50 岁以上，60 岁以上更为多见。但近年来 50 岁以下病人有增加的趋势。虽然一年四季皆可发病，但寒冷季节发病率更高，与寒冷气候条件下血管收缩、血压易于升高及波动有关。多数发病前可能有一定诱因，如情绪激动、精神紧张、剧烈运动、咳嗽、排便等，但也可在安静的情况下如休息、睡眠时发病。文献统计的男性病人多于女性。发病前的数小时或数天内部分病人可有前驱症状，表现为头痛、头晕、呕吐、疲劳、视力模糊、精神障碍、性格改变、嗜睡、一过性的运动或感觉症状等，也可无任何先兆。

发病多急骤，表现突然发生的剧烈头痛，呕吐，偏瘫，失语，意识障碍，大小便失禁，少数病人出现抽搐。脑干和小脑出血者，可伴有严重的眩晕。相当一部分病人因出血后突然发生的意识障碍而跌倒，有可能被误认为跌倒后致头部外伤引起的出血。临床表现主要取决于出血部位、出血量和出血速度。出血程度较轻者病人意识可保持清醒，严重者可能很快出现意识障碍，甚至很快致死。

出现意识障碍的病人呼吸多深且有鼾声，脉搏慢而有力，血压升高。血肿破入脑室则伴有体温升高。有的病人在出血稳定后，可有数小时到 1～2 天的缓解，以后因出血引起的继发性脑损害又致症状恶化。出血量小者，在急性期过后可逐渐恢复。

各部位出血的临床表现分述如下。

一、壳核（基底节）出血

从脑血管的解剖来看，基底节区正处脑底动脉环两个循环系统的交汇处，一个是外周系统（软脑膜动脉），一个是中央系统（豆纹动脉），这两个系统之间没有充分的吻合。外周系统与相邻的脑动脉之间有丰富的侧支吻合，因而可以缓解增高的灌注压。中央系统都是终动脉，从大脑中动脉干直接发出，与

颈内动脉很接近，动脉的压力传导到这些动脉中无明显消退，故所承受的压力较高。为了维持两个系统的压力相等，中央系统血管床的血管张力常大于外周系统。Anderson（1958）指出，豆纹动脉从大脑中动脉的第一段发出，可分为内侧组和外侧组。内侧组向上经前穿质供应苍白球、内囊和尾状核体部；外侧组向上经前穿质供应壳核和外囊。在豆纹动脉外侧组中有 1～2 支稍微粗大些，在高血压动脉硬化的基础上极易出血，故称为大脑出血动脉（artery of cerebral hemorrhage）或称 Duret 豆纹动脉（lenticulostriate artery of Duret）。但据近年来解剖学的研究，很难从豆纹动脉中分辨出所谓的"大脑出血动脉"。基底节区灰质核团内的血管是高血压血管病变的好发部位，因而也是高血压脑出血最常见的好发部位，主要在壳核，占到高血压脑出血的半数以上。由于壳核的血供来源于豆纹动脉的外侧支，这些血管分支多，管径细小，又是终末动脉，一旦出血，出血量相对较少，而且血肿容易被外囊、屏状核和内囊包围和分割，扩散受到限制，常局限在局部区域内，很少形成很大的血肿或扩散到基底节区，临床症状一般较轻。

壳核出血后，血肿的部位位于内囊外侧，相对于位于内囊内侧的丘脑出血而言，临床上将壳核出血称为外侧型出血（图 7-4）。当出血量较小，仅局限在壳核时，临床症状常较轻，可无明显偏瘫，或仅有病变对侧肢体的轻偏瘫。出血较多时，血肿可向外侧及内侧发展，向内侧发展压迫或破坏内囊结构时，病人可出现完全性"三偏"症状，即偏瘫、偏盲和偏身感觉障碍。血肿继续增大破入脑室者，病人常有不同程度的意识障碍、脑膜刺激症状和急性脑积水的症状。

二、丘脑出血

丘脑的供血动脉主要是丘脑穿动脉。前丘脑穿

动脉从后交通动脉发出，供应丘脑的前部；后丘脑穿动脉是大脑后动脉近侧段发出的内侧中央支，通过后穿质供应丘脑的后内侧。大脑后动脉的外侧中央支称为丘脑膝状体动脉，供应丘脑的后外侧部分。丘脑出血主要是大脑后动脉的穿动脉破裂所致，丘脑膝状体动脉破裂引起丘脑外侧核出血，后丘脑穿动脉破裂引起丘脑内侧核出血，但更多见的是全丘脑出血。丘脑出血可局限于丘脑本身，也可扩展到丘脑下部、内囊或破入侧脑室和第三脑室。丘脑出血形成的血肿部位很深，位于基底节和内囊的内侧，故又称内侧型出血（图7-5）。

丘脑出血的发生率占所有高血压脑出血的15%左右。小量而局限的丘脑出血，意识障碍较轻，临床上可出现丘脑损害的定位症状。内侧丘脑局限性

出血可影响到中脑网状结构内的一些核团和内侧纵束头端的间质核而产生典型的眼部症状，表现为垂直性眼球运动障碍，眼球垂直注视麻痹，其中向上注视麻痹最为常见，也可为上下注视联合麻痹。在休息状态下双眼向下看，似乎凝视鼻尖；眼球反向偏斜（skew deviation），出血对侧的眼球向下、内侧偏斜；瞳孔缩小，常常不相等，对光反应迟钝或完全消失；眼球聚合不能以及向外侧凝视异常等。出血波及间脑的第一级交感神经细胞时可出现Horner征。外侧丘脑出血可有明显的感觉障碍，其程度比运动障碍相对更为严重。丘脑出血直接或间接累及内囊，因此丘脑出血的病人一般都存在不同程度的感觉障碍、运动障碍和同向性偏盲。出血后很快出现昏迷者提示出血严重，常导致死亡的结局。出血

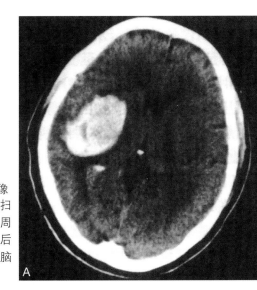
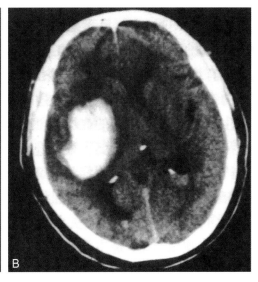

图7-4　壳核出血的CT像
A. 出血后10h，头颅CT扫描显示壳核区血肿及血肿周围的轻微脑水肿。**B.** 出血后第6天的血肿及血肿周围脑水肿情况。

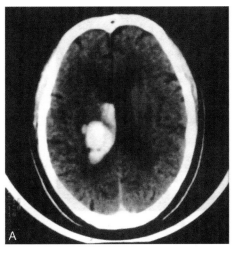
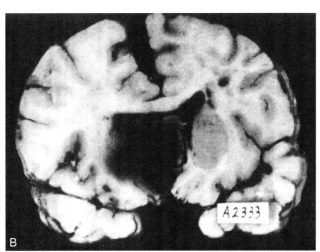

图7-5　丘脑出血破入脑室
A. 头颅CT像。
B. 尸检标本，冠状切面示丘脑出血。

第四节

SECTION 4

破入脑室者使病情加重，但有时血肿破入脑室后，可使血肿内的压力减小，实际上起到了血肿引流的作用，对周围脑组织的压迫减轻，反而临床症状出现缓解。出血侵犯丘脑下部时，可引起高热、昏迷、消化道出血、高氮质血症和高血糖等症状。

三、小脑出血

小脑出血约占高血压脑出血的 10%，好发部位是小脑的齿状核，齿状核的主要供血来源是小脑上动脉，小脑下动脉也参与该区供血。也有研究发现，小脑上动脉、小脑前下动脉和小脑后下动脉的分支在齿状核区互相吻合，形成血管网。小脑齿状核也是微动脉瘤的好发部位。

典型的小脑出血表现为突然发作的枕部头痛、眩晕、呕吐、头痛、肢体或躯干共济失调，以及眼球震颤等，出血量少未影响到锥体束时，可无肢体瘫痪症状。当出血量较大使锥体束受到压迫时，可出现肢体瘫痪。由于后颅窝容积较小，小脑出血很容易影响到脑干和 CSF 循环通路，出现脑干受压和急性梗阻性脑积水，也常因小脑扁桃体下疝导致突然死亡。典型的小脑功能障碍只见于部分病人，对发病突然，迅速出现意识障碍和急性脑干受压者，小脑体征常被掩盖。

在 CT 问世之前，小脑出血一般是作为非常危急的疾病对待，多数人主张一旦确诊为小脑出血，应考虑立即手术清除血肿。但事实上，也有一部分小脑出血病人临床上表现症状较轻，只有轻微的头晕、眩晕和呕吐等症状，而缺乏典型的小脑出血后的脑干和小脑症状，这部分病人常被误诊为椎 – 基底动脉供血不足。在 CT 问世之后，检出了许多出血量很少的小脑出血病人，经保守治疗也取得了满意的治疗效果（图 7-6）。

小脑出血有三种临床过程：①暴发型：发病后突然昏迷，迅速死亡，小脑体征来不及表现出来，往往得不到及时的诊断和治疗。②进展型：突然起病，有头痛、眩晕、恶心、呕吐等症状，有共济失调表现。症状呈进行性加重，逐渐出现昏迷和脑干受压的体征，如不能得到及时正确的治疗，多在 48 h 内死亡。③良性型：症状突然开始或逐渐起病，发病缓慢，小脑体征多较明显。自头颅 CT 问世后，此型小脑出血的误诊和漏诊率减少，因而发生率有增高趋势。

日本学者松本圭藏从治疗的角度考虑，将小脑出血分为四种类型：①轻型：病人意识清楚，或嗜睡但有好转倾向，无脑干受压症状，CT 上血肿最大径在 3 cm 以下，无脑室扩大。此型结果良好，可试行非手术治疗。②中型：病人意识清楚或嗜睡，有脑干受压症状，脑室有扩大倾向，血肿最大径超过 3 cm。此型可在密切观察下进行非手术治疗，或择期手术治疗。③重型：意识呈昏迷、浅昏迷或虽然意识障碍较轻，但有进行性加重的趋势，血肿直径多超过 3 cm。有颅内压增高和脑干受压症状，是立即手术的适应证。④极重型：发病急性期即呈昏迷状态。病情十分危急，保守治疗及手术治疗均难以奏效，因此不适宜手术。

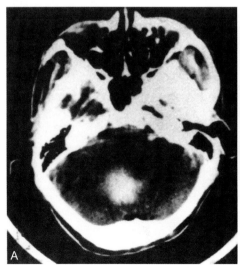
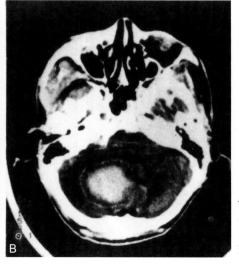

图 7-6 小脑出血 CT 像
A. 出血后第 14 天，头颅 CT 扫描显示血肿已开始吸收，血肿边缘密度减低。B. 增强后血肿周围出现一环形增强。

四、原发性脑干出血

90% 以上高血压所致的原发性脑干出血发生在脑桥，少数发生在中脑，延髓出血罕见。脑干出血一直被认为是发病急骤、死亡率很高、预后很差的疾病。因为绝大多数脑干出血发生在脑桥，故此处只叙述脑桥出血（图7-7）。

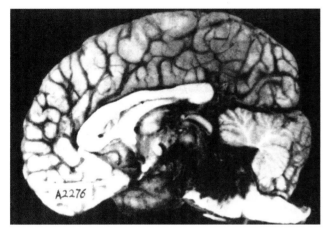

图7-7 尸检标本，矢状切面显示脑桥出血，出血破入第四脑室和蛛网膜下腔

脑桥出血主要来自基底动脉的脑桥支，这些动脉很细，从基底动脉垂直发出，所承受的压力较高，是高血压脑血管病变最常受累的部位之一，也是易发生微动脉瘤的部位。脑桥本身很小，但却是高血压脑出血的好发部位之一。在大组统计中，脑桥出血占全部脑出血的 6%～18%。

脑桥出血的临床症状取决于出血灶的部位和大小，常突然发病，可表现为剧烈头痛、恶心、呕吐、头晕或眩晕。出现一侧或双侧肢体无力，偏身或半侧面部麻木。大量出血常迅速出现深昏迷、针尖样瞳孔、四肢瘫痪和双侧锥体束征阳性、高热、头眼反射和前庭眼反射消失等。病人可出现呼吸节律的改变，表现为呼吸不规则，呼吸浅、频率快，或出现陈 – 施氏呼吸。

脑桥出血的出血量大小不一，一般将超过 10 mL 的血肿称为巨大血肿，巨大血肿累及的范围广，可影响整个脑桥甚至全脑干，或向上发展达到中脑甚至丘脑，或破入第四脑室，脑干受损严重。临床表现凶险，即使经积极治疗，死亡率也很高。少数局限性出血，尤其是局限于偏侧脑干的出血，经治疗后可逐渐好转，但常遗留不同程度的功能障碍。Chung 等根据 CT 表现，按血肿的部位和出血在脑桥内的扩展情况将脑桥出血分为四型。

（1）大量出血型 血肿占据脑桥基底和双侧被盖，出血主要来源于基底动脉的中脑桥支的破裂，在被盖和脑桥基底连接部形成最初的血肿，血肿增大后，最终形成圆形或卵圆形的血肿，并占据脑桥的大部。此型死亡率最高。

（2）双侧被盖型 血肿只占据双侧被盖部。

（3）基底 – 被盖型 血肿位于脑桥基底与双侧被盖之间的连接部。

（4）单侧被盖型 血肿仅位于一侧被盖，血肿的体积明显小于其他类型的出血。出血来源于从侧面进入被盖的穿通支、走行在脑桥背区的血管，或穿过脑桥基底的旁中央动脉的末梢破裂所致。此型出血的预后相对较好。

五、脑室出血

脑室出血分为原发性脑室出血和继发性脑室出血。原发性脑室出血是指出血来源于脑室脉络丛、脑室内和脑室壁血管，以及室管膜下 1.5 cm 以内的脑室旁区的出血，占各种原因引起颅内出血的 2.1%～3.1%，占所有脑室出血的 7.4%～18.9%。原发性脑室出血最常见原因是脉络丛血管的动脉瘤、AVM、高血压病以及闭塞性脑血管病（包括烟雾病）。其中青少年以 AVM 和动脉瘤多见，中老年病人以高血压多见。出血后含血的 CSF 可经脑室系统流入蛛网膜下腔，因此，原发性脑室出血都合并有继发性蛛网膜下腔出血。与继发性脑室出血不同的是，原发性脑室出血没有脑实质的破坏，临床表现主要是血液成分刺激引起的脑膜刺激症状和脑脊液循环梗阻引起的颅内压增高症状，血液吸收后，可以不留下任何神经功能缺失。尤其是年轻人因 AVM 和动脉瘤破裂引起的原发性脑室出血，预后常常较好，如果不发生脑积水，除非急性大量出血使深部脑结构迅速受到压迫者外，一般亦常能取得较好的治疗效果。但因高血压引起的原发性脑室出血预后仍较严重，文献报道的死亡率为 0～55.5%。其临床预后主要取决于病人发病时的年龄、意识水平、有无再出血、是否伴有急性梗阻性脑积水，以及急性梗阻性脑积水是否得到及时有效的缓解。

第四节

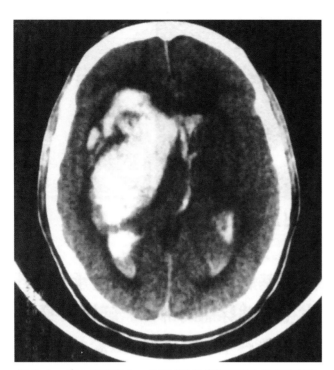

图 7-8 高血压脑出血，头颅 CT 扫描显示出血区波及基底节和丘脑，并破入脑室形成继发性脑室出血

临床上见到的脑室出血绝大多数是继发性脑室出血，继发性脑室出血是指靠近脑室周围的脑组织内发生出血后破入脑室。脑室附近脑组织内出血的原因，多数是由于高血压脑出血所致（图 7-8），其他原因有动脉瘤或 AVM 破裂以及烟雾病、外伤、脑肿瘤卒中和血液病等。虽然脑室出血后含血 CSF 可经脑室系统流入蛛网膜下腔，但蛛网膜下腔出血经第四脑室开口逆流入脑室者极其罕见。根据原发性出血的部位不同，出血可经侧脑室、第三脑室和第四脑室进入脑室系统。血液进入侧脑室的途径为穿破尾状核头部和丘脑，进入第三脑室的途径，可以是血肿先破入侧脑室，然后经室间孔进入第三脑室；也可直接穿破丘脑进入第三脑室。进入第四脑室的血液可来自侧脑室或第三脑室的出血，然后经导水管流入，也可为小脑或脑桥出血直接破入第四脑室。

继发性脑室出血的临床表现除了具有脑室内出血的临床特征外，还同时伴有原发性出血灶导致的神经功能障碍症状。继发性脑室出血后临床症状主要取决于三个因素：一是出血量，一般来说，出血量越大，局部脑组织损伤和颅内压增高症状越重。二是脑室系统是否存在梗阻，合并 CSF 循环梗阻者，临床症状多较重。出血量大，甚至产生整个脑室铸

型，严重影响到脑脊液循环时，可造成急性颅内压增高，导致急性脑疝而危及生命。有时出血量虽大，但未阻塞脑脊液循环通路，颅内压增高可能不十分严重。三是出血部位脑组织损伤的程度，由于脑室周围的神经结构功能复杂，出血压迫或破坏这些结构，常产生严重的临床表现，病人可立即出现昏迷、偏瘫和明显的脑膜刺激征。当出血经下丘脑破入脑室，病人可出现高热、昏迷和消化道出血。脑桥和小脑出血破入第四脑室者，多伴有严重的脑干受损症状，病人可在短时间内致死。因此，原发性出血部位的神经结构损伤程度和是否出现急性颅内压增高是决定病人临床表现和预后的关键因素。

继发性脑室出血的吸收时间与原发灶的出血量、是否形成脑室铸型、治疗方式以及病人的年龄和全身情况等因素有关。脑室引流合并使用血肿溶解药物能缩短血肿的吸收过程。

在 CT 应用于临床后，脑室出血的诊断并不困难。包括原发性出血部位、出血累及的范围、出血量、是否存在脑室扩大、脑脊液循环梗阻的部位等，均可明确显示。为了便于治疗和判断预后，对脑室出血曾有不同的分级和分型方法。赵卫忠等人根据 CT 检查将继发性脑室出血分为 4 种类型。

Ⅰ型 壳核及丘脑出血少于 20 mL，破入一侧侧脑室或其他脑室，但无铸型，无环池受压征象。

Ⅱ型 壳核及丘脑出血超过 20 mL，破入侧脑室或其他脑室，环池受压消失。

Ⅲ型 壳核及丘脑出血导致侧脑室或全脑室系统铸型，环池积血或环池受压消失。

Ⅳ型 脑桥或小脑出血破入第Ⅲ、Ⅳ脑室，出现梗阻性脑积水。

Graeb 和 Verma 等按照 CT 上每个脑室的出血量及有无脑室扩大进行分级（表 7-1）。近来还有人将临床情况与 CT 检查相结合进行分级，虽较复杂，但能比较客观反映病人的实际临床情况（表 7-2）。

六、脑叶出血

脑叶出血又称皮质下出血，约占所有高血压脑出血病人的 10%。由于出血后形成的血肿位于皮层下，深部重要神经组织受累较轻，加上老年人常存在不同程度的脑萎缩，颅内代偿空间较大，因而临床症状常较其他部位的出血轻。脑叶出血多见于 60

表 7-1　Graeb 和 Verma 等人对脑室出血的评分分级方法

Graeb 的分级标准			Verma 的分级标准		
脑室	CT 表现	评分	脑室	CT 表现	评分
侧脑室 （每侧侧脑 室分别计分）	有微量或少量出血 出血小于脑室的一半 出血大于脑室的一半 脑室内充满血液并扩大	1 2 3 4	侧脑室 （每侧侧脑 室分别计分）	血液占脑室一半或少于一半 血液占脑室一半以上 血液充满侧脑室并扩大	1 2 3
第三脑室	脑室内有积血大小正常 脑室内充满血液并扩大	1 2	第三脑室	脑室内有积血无扩大 脑室内有积血有扩大	1 2
第四脑室	脑室内有积血大小正常 脑室内充满血液并扩大	1 2	第四脑室	脑室内有积血无扩大 脑室内有积血有扩大	1 2
总分		12	总分		10

表 7-2　自发性脑室出血的分级方法

临床指标	内　容	评分	CT 指标	内　容	评分
年龄（岁）	<35 35~60 >60	0 1 2	原发出血部位	脑室内、脑叶、蛛网膜下腔 基底节、丘脑 小脑、脑干、多发性出血	0 1 2
入院时血压 （mmHg）	90~130/60~90 130~200/90~120 ≥200/120 或 ≤90/60	0 1 2	脑实质内血肿 量 （mL）	0（即 PIVH 或 SAH） ≤30 >30	0 1 2
入院时临床状况	仅有头痛、头晕、恶心呕吐 有脑定位体征，瞳孔正常 早期脑疝征，生命体征正常 晚期脑疝，去脑强直，生命体 征紊乱	0 1 2 3	中线结构移位 （mm）	≤10 10~15 >15	0 1 2
入院时意识水平	清醒 朦胧 浅昏迷 深昏迷	0 1 2 3	急性梗阻性脑 积水 （VCR）	无（VCR <0.15） 轻度（VCR 为 0.15~0.23） 重度（VCR >0.23）	0 1 2
			脑室内血肿部位	远离室间孔 室间孔 第三、四脑室	0 1 2

注：PIVH：原发性脑室内出血；SAH：蛛网膜下腔出血；VCR：脑室-颅腔比率。总分20分，0~5分为Ⅰ级，6~10分为Ⅱ级，11~15分为Ⅲ级，16~20分为Ⅳ级。

岁以上的病人，出血常发生于大脑半球的周边区，尤其是枕叶、颞叶和额叶，而不累及基底节、小脑和脑干，经治疗后效果优于其他部位的出血。

脑叶出血的原因可见于高血压脑出血，也可能系脑的小动静脉畸形或脑动脉淀粉样变性所致。国外文献报道的脑叶出血以淀粉样变性多见，但国内报道的脑叶出血多系小动静脉畸形和高血压病所致。这可能与国内对脑动脉的淀粉样变性研究较少，手术病例也多因未获取术中脑组织标本而缺乏病理资料有关。近年来国内文献已经逐渐注意到脑淀粉样变性疾病，由北京天坛医院牵头的国家科技部"十一五"重点支撑项目课题中，将开展对脑血管病的多中心研究，其中也包括对脑淀粉样疾病的研究，可能为揭示我国脑叶出血的病因提供客观资料。

（史继新）

第五节 检 查 方 法

一、腰椎穿刺

90%的脑出血病人有颅内压增高，约80%的病人CSF中含有红细胞。但是，出血破入脑室后，在腰池的CSF中出现红细胞可能需要数小时的时间，故怀疑有脑出血但发病数小时内进行腰穿检查CSF未见红细胞者，并不能完全排除出血的存在，如在12~24h后重复进行腰椎穿刺，CSF中的含血率可增至94%。但脑出血后多存在颅内压增高，腰穿检查有诱发脑疝的危险。在CT广泛应用后，已很少采用腰椎穿刺诊断脑出血。

二、脑血管造影

在头颅CT应用之前，脑血管造影是高血压脑出血确诊的重要手段之一，主要是根据脑血管的移位情况判断可能的出血部位。在CT等现代神经影像学技术引入临床后，单纯借助脑血管造影诊断高血压脑出血的方法早已被废弃。但对一些年龄较轻的脑内血肿病人，临床上怀疑AVM、烟雾病等存在时，或可疑有颅内动脉瘤破裂出血时，脑血管造影对排除这些可疑疾病，仍具有其他检查无法代替的价值。

三、头颅CT检查

CT扫描的问世，为脑出血的诊断和鉴别诊断提供了一种准确可靠的工具，在高清晰度的CT图像上，脑出血的诊断正确率几乎可达100%。CT检查不仅能直观地反应出血的部位、范围、周围脑组织受累的程度、脑水肿的程度以及血肿扩展的范围，而且无侵袭性，简单易行，便于重复检查，对出血后颅内病变进行动态观察，目前已成为脑出血的首选检查方法。高血压脑出血的CT表现有以下几种。

1. 血肿本身的图像

脑内血肿的X线吸收值取决于血肿内血红蛋白的含量。血液流出血管后，红细胞发生凝聚和破裂，其中血红蛋白不断释出。血红蛋白的X线吸收系数明显高于正常脑组织，正常人脑组织的CT值为25~45HU，新鲜血液的CT值是28HU，脑内新鲜出血的CT值为47~60HU。血块凝固收缩后局部红细胞压积增加，CT值可达到85~90HU，显著高于脑组织。因此急性脑内出血灶在CT扫描图像上呈现质地均匀边缘清楚的高密度肿块。一般于出血后第4天血肿的周边部分开始溶解，溶解后的血肿在CT图像上密度逐渐减低，最终完全吸收，在血肿部位出现一个低密度的腔隙，其CT值接近CSF。有人统计在CT图像上，血肿的密度一般每天减少1~2HU，血肿的直径每天约缩小0.7mm。血肿完全吸收的时间受出血量大小、病人年龄和全身状况的影响，小的血肿吸收很快，出血后数天到2周即可演变为等密度，而大的血肿完全吸收需时较长，4~6周后方能转变为等密度。另外，血肿破入脑室后可见到脑室内积血现象，双侧侧脑室内充满血块者，称为"脑室铸型"。脑室内积血的吸收速度一般比脑内积血的吸收速度快。出血经脑室流入或直接破入蛛网膜下腔后可见蛛网膜下腔积血现象。

Laster等将脑内出血后的演变过程分为6个阶段（表7-3），可供参考。

2. 血肿周围继发性水肿

血肿周围的水肿表现为血肿边缘的低密度带，一般在出血数小时后才开始出现，到出血后24h才能比较清楚地显示。以后随着水肿逐渐加重，血肿周围低密度带逐渐增宽。水肿的程度和范围因出血部位不同而有差别，幕上较大量的出血，水肿的范围一般较大，且常常在出血数天到2周后表现得最

表 7-3 在 CT 图像上脑内血肿的演变过程

分期	出血天数	CT 表现
I	1～10	高密度，边界清楚，周边有一狭窄透明带
II	3～20	血肿密度减低，边界模糊，周边透明带增宽，环状征出现，环的内缘可增强。应用激素可减轻增强效应
III	18～64	血肿变为等密度，仍有可增强的环，对激素反应敏感
IV	35～70	血肿变为低密度，仍有可增强的环，对激素有反应
V	42～84	可增强的环不再受激素影响
VI	82～240	仅遗留一透明囊腔，无增强反应

为明显，以后逐渐消失。溶解后的血肿本身也成为低密度灶，与血肿周围的水肿带混合为一体。此时，血肿区的低密度带由两部分构成：一部分是血肿周围的水肿带，另一部分是位于水肿带中央的血肿溶解区，通过增强扫描可区分出这两种成分。增强后，水肿带和血肿溶解区之间可出现一个环形影像（图 7-6B），溶解的血肿在增强的环影内，而水肿带在环影之外。血肿周围脑组织水肿消失的时间常比血肿本身消失慢得多。

3. 血肿的占位效应

由于血肿和脑水肿的占位作用，血肿周围的脑组织受压移位变形。在 CT 图像上，可见中线结构移位，脑室和脑池的受压变形，以及脑疝的直接和间接征象。例如，小脑幕切迹疝发生后，可见中线结构明显移位，尤其是第三脑室和脑干的移位更为明显，环池、脚间池和鞍上池发生移位、变形和闭塞。脑疝

时间较长时，有时可见颞枕区脑梗死导致的大片低密度区，其原因是脑疝时大脑后动脉受压闭塞所致。

4. 脑积水

脑室内积血可使 CSF 流出受阻，形成急性梗阻性脑积水。脑积水也可由于小脑或脑干的出血压迫了 CSF 循环通路引起，表现为梗阻平面以上脑室扩张。

5. 血肿量的估计

估计脑出血量对选择适当的治疗方法和判断预后有重要意义。目前的 CT 机上均附带有计算血肿量的软件，可以精确计算出头颅 CT 检查时的出血量。对临床医师来说，也可以通过一些简单公式计算血肿量，方法如下。

（1）多田计算法 1981 年多田提出以下的血肿量计算公式：血肿量＝π/6× 长 × 宽 × 层面数。上式可简化为：

$$血肿量 = \frac{1}{2} abc$$

式中，a、b 分别代表每个 CT 层面上血肿的长和宽，c 代表血肿出现的 CT 层面数（即血肿厚度）。

此种方法计算简单，便于临床医师在 CT 片上快速对血肿量作出大致估计。但由于血肿多为不规则形状的几何形状，因此血肿的平均面积就不可能等于 π/6× 长 × 宽。用此种方法测得的血肿量常常大于实际血肿量，而且血肿越大，形状越不规则，测量的误差也越大。

（2）Steiner 计算法 将血肿作为若干个圆柱体的体积之和进行计算。各层血肿的体积可用图 7-9 表示，每层面上的血肿是一个圆柱体，其体积为面积 × 高度。由于圆柱体上下面积不相等，取其平均

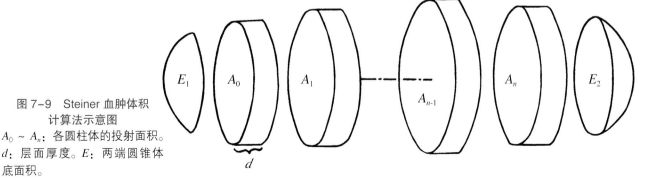

图 7-9 Steiner 血肿体积计算法示意图
A_0～A_n：各圆柱体的投射面积。d：层面厚度。E：两端圆锥体底面积。

值，则任何一段近似圆柱体的体积为：

$$\frac{A_{K\text{-}1} + A_K}{2} \times d$$

式中，A 代表圆柱体的上下面积，d 代表其高度，亦即每一层面的厚度，K 为任何一个圆柱体，$0 \leqslant K \leqslant n$，则 $K = 1，\cdots，n$ 的各个圆柱体之和为：

$$\sum_{K=1}^{n} \left(\frac{A_{K\text{-}1} + A_K}{2} d \right)$$

两端的末节体积不是圆柱体而是圆锥体，其体积为 $E_1/3 \times d$ 和 $E_2/3 \times d$，E_1 和 E_2 分别代表两末节圆锥体的底面积，故血肿的总体积（T）为：

$$T = \frac{E_1}{3} \times d + \sum_{K=1}^{n} \frac{A_{K\text{-}1} + A_K}{2} \times d + \frac{E_2}{3} \times d$$

式中的面积可用两种方法计算：①将各层面血肿的面积当成圆面积计算，只需测出半径即可以计算出面积 πr^2，这种方法误差较大。②按不规则形状的面积计算，将 CT 图像放大至真实大小，在半透明纸上描出血肿的形状，用剪刀将纸片剪下来，在精密天平上称出此纸片的重量，再称出 1mm² 大小同样纸张的重量，用 1mm² 纸片的重量除剪下的不规则纸片重量即得出剪下纸片面积（mm²），也就是血肿的面积。如此将各层面的面积一一计算出来，代入上述公式，就可求得血肿的总体积。这种方法测量的血肿量虽较为准确，但由于操作繁杂，测量一个血肿常需数小时，而且尚需要精密天平和放大设备，故在临床上的实际应用价值不大。

四、MRI

脑出血后，MRI 主要显示的是血肿和血肿周围脑组织水肿演变过程中所形成的影像，它实际上反映了出血区红细胞的溶解和血红蛋白分子的化学变化过程。在 MRI 图像上，血肿信号的强弱受红细胞铁离子的影响。出血后，红细胞内所含血红蛋白历经从氧合血红蛋白→脱氧血红蛋白→正铁血红蛋白→含铁血黄素的变化过程。血红蛋白变化过程中不同阶段的物质所含铁离子的数量和不成对电子的数量都不相同，它们在构成这些物质的分子中的分布也不相同，因而所产生的顺磁性效应也不相同。在

MRI 检查时，从理论上血红蛋白在脑组织中的改变可分为 5 个时相：即在 1 周内出现的急性期改变；1~2 周出现的亚急性早期改变；2~4 周出现的亚急性晚期改变；1~6 个月期间出现的慢性早期改变和 6 个月以后的慢性晚期改变。实际上 MRI 显示的血红蛋白变化过程与上述理论上的时相有所区别，从新鲜红细胞构成的血肿到红细胞溶解吸收后残余的含铁血黄素沉积，可以人为地划分为以下几个时期：出血后 24h 内为超急性期；第 2~7 天为急性期；第 2~4 周为亚急性期；超过 1 个月为慢性期。不同时期的 MRI 表现如下。

（1）超急性期　超急性期指脑出血后 24h 以内，此期中血肿由新鲜完整的红细胞组成，红细胞内所含血红蛋白是氧合血红蛋白，氧合血红蛋白含 2 价铁，能携带氧，但只有一个不成对电子，顺磁性效应很弱，基本属于非磁性物质。出血后短时间内，红细胞比容为 45%，相当于全血，血肿周围尚未形成脑水肿，此期血肿在 T_1 加权像表现为低信号，在 T_2 与质子加权像上呈高信号，这种状态持续 2~3h。出血后 3~12h 血肿逐渐凝结、皱缩，随着血肿内水分的吸收，蛋白浓度逐渐增加，一些水分子被吸引到带电的蛋白分子的亲水端，排列在缓慢波动的蛋白周围，形成所谓的水化层。此时血肿内的水分已不再是单纯性低蛋白溶液中的纯水，而转变为高蛋白溶液中的临界水。但由于此期血肿中水分的含量仍很高，所以在 T_1 加权像上呈高信号，在 T_2 加权像与质子密度像上呈高信号。在出血后 12~24h，血浆逐渐析出，水分减少使 T_1 和 T_2 值缩短，质子密度下降，这些参数在某一阶段可能接近脑组织，所以，在 T_1、T_2 与质子密度加权像上可能表现为等信号。

（2）急性期　急性期指出血后 2~7 天。在此期间，血肿内血红蛋白的演化经历 3 个阶段：第一阶段在出血后 2~3 天，血肿由完整的红细胞组成，红细胞内血红蛋白转变为脱氧血红蛋白，脱氧血红蛋白含 2 价铁，有 4 个不成对电子，有顺磁性。由于血浆完全析出而被吸收，血肿内细胞比容升至 90%，相当于血凝块，蛋白浓度与氢质子密度均接近于或稍低于正常脑组织，所以，血肿在 T_1 加权像上呈等信号或低信号，在 T_2 加权像上呈明显低信号。第二阶段在出血后 3~4 天，血肿内红细胞中的血红蛋白逐渐转变为正铁血红蛋白，部分正铁血红蛋白因红细胞溶解而被释放。正铁血红蛋白在 T_1 加权像上呈短 T_1 高信号，在 T_2 加权像上呈很短 T_2 明显低信号。第三阶段

在出血后5~7天，血肿开始溶解，释放出正铁血红蛋白，因此，血肿由游离的未稀释的正铁血红蛋白组成。在T_1加权像上表现高信号，在T_2加权像上为略低信号（稍短T_2），在质子密度加权像上呈等信号。

（3）亚急性期 亚急性期指出血后的第8~30天。在此期间，血肿周边部的脱氧血红蛋白先转变成正铁血红蛋白，最后整个血肿转变成正铁血红蛋白。此期可分两个阶段：①出血后8~15天：血肿由两部分组成，即血肿周边部为游离的正铁血红蛋白，而中心区仍为残存红细胞，内含脱氧血红蛋白。MRI表现为血肿周边部在T_1加权像呈高信号，T_2加权像为低信号。②出血后16~30天：红细胞溶解吸收后形成游离的正铁血红蛋白，所以在T_1、T_2加权像上均呈高信号。血肿周围出现含铁血黄素形成的低信号环。

（4）慢性期 指出血后30~60天。血肿由游离的正铁血红蛋白组成，正铁血红蛋白的MRI信号可维持长达数月甚至数年。在T_1、T_2和质子密度加权像上均呈高信号，在其外缘为含铁血黄素形成的低信号环。

（5）残腔期 指出血后2个月至数年。此期血肿内游离的正铁血红蛋白已接近完全吸收，仅留下一个在原血肿的外围含有含铁血黄素成分的残腔。在MRI上的表现为T_1和质子密度加权像上呈低信号，在T_2加权像上呈明显低信号。残腔内如有未被吸收的正铁血红蛋白，在所有序列的MRI图像上仍呈高信号改变，这种改变可持续数月至数年。

由于MRI对脑出血的诊断受血红蛋白化学变化过程的影响，而且检查费时，病人需要较长时间保持不动，这对于绝大多数的急性期脑出血病人来说，显然难以办到。而且，在出血的急性期，当临床医师急需诊断结果时，在MRI图像上可能因此时血肿与脑组织的信号相等或差别不大，而不能提供准确的诊断结果。而当血肿已经趋于吸收，病人病情逐渐改善时，在MRI图像上反而出现显著的变化，因此它对急性期脑出血的诊断和鉴别诊断的价值远不如CT，再加上费用较高，故在怀疑脑出血的病人，应首选头颅CT作为检查方法。

血肿演变过程中同一时期CT和MRI的关系见表7-4。

表7-4 各期颅内血肿的CT密度与MRI信号改变

血肿分期	出血时间	CT表现	T_1加权像	T_2加权像	血肿内容
1. 超急性期	24h内				
第一阶段	0~3h	高密度	低信号	略高信号	氧合血红蛋白
第二阶段	3~12h	高密度	略高	高	氧合血红蛋白
第三阶段	12~24h	高密度	等信号	混杂信号	氧合+脱氧
2. 急性期	第2~7天				
第一阶段	2~3天	高密度	略低	很低	脱氧血红蛋白
第二阶段	3~4天	高密度	周高中低	很低	正铁血红蛋白
第三阶段	5~7天	高密度	周高中低	低	正铁血红蛋白
3. 亚急性期	第8~30天				
第一阶段	8~15天	中高周低	周高中低	周高中低	正铁血红蛋白
第二阶段	16~30天	等-低	周高中低-高	周高中低-高	正铁血红蛋白
4. 慢性期	第30~60天	低	高+黑环	高+黑环	正铁+含铁血黄素
5. 残腔期	2个月~数年	低密度	黑腔	黑腔	含铁血黄素

（史继新）

第六节 鉴别诊断

在 CT 问世之前，出血性脑血管病和缺血性脑血管病的鉴别诊断常常困扰着神经内外科医师，因为这两种疾病的临床表现有时极易混淆，但治疗原则截然不同。随着神经影像学技术的发展，这两种情况的鉴别诊断已不再是难题。对怀疑脑出血的病人进行一次头颅 CT 检查，不仅可以明确有无出血，而且可详细显示出血部位、血肿波及的范围、出血量的多少、有无破入脑室和蛛网膜下腔、血肿周围有无继发性脑水肿等情况，甚至根据血肿的密度改变，可大致推测出出血时间。但是，高血压脑出血仍需与其他引起脑出血的疾病进行鉴别诊断。包括 AVM、颅内动脉瘤和一些少见的引起脑出血的疾病。

1. 出血性脑梗死

出血性梗死可见于脑血栓或脑栓塞，尤以脑栓塞更为多见。其原因是血管栓塞后，梗死区的血管因缺血缺氧而发生管壁损害，当栓子溶解变小而移向远端小血管时，原梗死区受损的血管在血流再通后发生血液外渗，引起出血性梗死。由于出血在脑梗死的基础上发生，因此，血液渗入到坏死而不是正常的脑组织内，与一般脑出血在 CT 图像上不同。出血性梗死的出血区内常为混杂密度，CT 值也不像脑出血那样高。

2. 动脉瘤破裂

颅内动脉瘤常见于中老年人，青少年少见。动脉瘤的出血多表现为单纯性蛛网膜下腔出血，虽然也可发生脑内血肿。一般多位于大脑中动脉瘤、前交通动脉动脉瘤以及周围支的动脉瘤。血肿的部位与动脉瘤的部位基本一致，常见于额叶、颞叶或岛叶内，很少见于高血压脑出血的好发部位，如基底节、丘脑等区域。对怀疑动脉瘤的病例，脑血管造影对诊断有决定性意义。

3. 脑动静脉畸形

AVM 由异常的供血动脉、畸形血管团和粗大的引流静脉构成，出血是 AVM 的最常见症状之一，由于病变常见于脑组织内，因此出血可位于皮质下，也可在脑实质深部或小脑内形成脑内血肿。本病多见于青少年或青壮年，MRI 检查除出血征象外，常可见到出血区内或其周围有异常血管流空现象，脑血管造影对诊断有决定性价值。

4. 海绵状血管瘤

脑内的海绵状血管瘤是由大量薄壁血管构成的异常血管团，常常缺乏像 AVM 那样的供血动脉和引流静脉，由于血管团内血流速度较慢，血管内常有血栓形成和钙化。临床上可表现为癫痫、出血和神经功能障碍。MRI 对海绵状血管瘤具有诊断价值，在 T_1 加权像上呈等信号或混杂信号，在 T_2 加权像上呈高信号，注射对比剂后有不同程度的增强。因病变常出现少量出血或渗血，病变周围常有因含铁血黄素沉积造成的低信号环。脑血管造影时病变常不显影。

5. 烟雾病

又称 moyamoya 病，本病由于脑底动脉环闭塞后形成大量侧支循环，在脑血管造影时基底节等脑区有类似烟雾状的异常血管网影。侧支循环建立不良时，可出现缺血性症状甚至脑梗死，异常血管破裂可发生脑内血肿或蛛网膜下腔出血。本病常见于儿童和青壮年。脑血管造影有特征性烟雾状异网形成。

6. 颅内肿瘤出血

部分颅内肿瘤可发生肿瘤出血，原发性肿瘤如胶质母细胞瘤、少枝胶质细胞瘤、少数星形细胞瘤、脉络丛乳头状瘤、室管膜瘤等，转移性肿瘤如绒毛膜上皮癌、黑色素瘤等。肿瘤出血可在原有症状的基础上突然加重，也可为首发症状。增强的头颅 CT 和 MRI 对肿瘤出血具有诊断价值。

（史继新）

第七节 内 科 治 疗

近年来，世界上一些国家，包括我国，都逐步建立并在实践中不断修订有关高血压脑出血诊断和治疗的操作规范，对脑出血病人的规范治疗起到推动作用，很多大型医院建立了"卒中单元"，使出血后的病人能够始终处于最佳的监护状态。但不可否认，有关高血压脑出血的治疗模式并无实质性进展，尤其是保守治疗。文献中报道的高血压脑出血治疗后疗效的改善主要归功于神经影像学技术的发展，从而使脑出血病人得到了早期诊断和早期治疗。

脑出血急性期内科治疗的主要目的在于制止继续出血和防止再出血、减轻脑水肿、降低颅内压力，改善脑缺氧以及预防和治疗各种并发症，使病人能安全渡过出血的急性期，降低死亡率和残废率。

一、一般处理

对高血压脑出血病人，有条件的应住入卒中单元或 ICU 病房，严密监护病人的各种生命指标。使病人保持安静，必要时给予镇静剂。维持病人每日的营养和水、电解质平衡。在出血后 2～3 天内，可通过静脉途径补充，然后根据病人的意识状况，尽早经口进食。减少空腹时间，对预防消化道出血有积极意义。对不能经口进食的病人，可给予鼻饲。

对脑干和小脑出血影响后组颅神经功能或昏迷的病人，保持呼吸道通畅至关重要，避免因呕吐、误吸、气道内痰液不能排出等原因造成呼吸道不畅而影响气体交换，导致或加重脑组织的缺氧性损害，必要时应早期进行预防性气管切开术。充分给氧，使动脉氧饱和度维持在 95% 以上，有助于改善脑组织缺氧。

二、脑出血急性期高血压的处理

高血压脑出血病人几乎都存在高血压，出血前的血压可能已得到控制或根本未得到治疗。在出血后的急性期，不管出血前血压是否控制，出血后的血压往往处在高水平，除本身的高血压因素外，颅内压升高引起的机体代偿性反应也是重要因素。研究证明，高血压脑出血后急性期血压与颅内压的变化相一致，在颅内压升高的阶段，血压也维持在高水平上，随着颅内压的下降，血压也随之下降，并逐渐趋于稳定。一般认为，高血压脑出血后，发病早期的血压增高主要是机体为了克服颅内压升高，保持充分脑灌注压的代偿性反应。

高血压脑出血后对高血压的降压治疗需十分慎重。过高的血压会增加脑水肿和再次出血的危险，但不适当地降压则会导致病人脑灌注不足。长期高血压的病人脑血管本身有继发性改变，其脑血管自体调节功能多不健全，即使小幅度的血压波动也可能造成脑组织的灌注不足。Fein 用 ^{133}Xe 吸入法分别测定 9 例正常血压和 6 例高血压病人的 rCBF，发现高血压病人在静止血压为 120 mmHg 时，其灰质平均血流量相当于正常血压者静止血压为 92 mmHg 时的血流量。但当正常血压的病人血压在 70～140 mmHg 波动时，其自体调节功能可维持正常的 rCBF。高血压病人由于自体调节功能障碍，当血压从 95 mmHg 下降到 80 mmHg 时，虽然血压降低的幅度很小，但 rCBF 已出现明显的下降，下降幅度可达 40%。说明高血压病人维持正常 rCBF 所需的血压下限值远高于正常血压的病人。因此，对高血压脑出血病人的血压控制，既应考虑发病后的血压增高程度，又要考虑到病人发病前的血压波动范围，同时还要考虑到出血后颅内压力增高的程度。一般来说，要降血压首先应该降低颅内压，只有降低颅内压力后血压仍明显高于发病前血压水平时，才考虑使用降压药物，使血压维持在略高于发病前的水平，避免出现因脑灌注压不足而导致脑缺氧。

2005 年制定的中国脑血管病指南认为，当高血压脑出血后血压 ≥ 200/110 mmHg 时，在降颅压的同时可慎重平稳降血压治疗，使血压维持在略高于发病前水平或 180/105 mmHg 左右；收缩压在 170～200 mmHg 或舒张压 100～110 mmHg，暂时尚可不必使用降压药，先降低颅内压，并严密观察血压情况，必要时再用降压药。

1. 常用降压药物

在使用降压药物时，应使血压较缓慢地下降，避免血压下降过快、过低。对降压药物的选择既要考虑到药物的降压效果，又要考虑到药物对脑循环的影响，对能显著扩张脑血管，使脑血流量明显增加，从而诱发颅内压明显增高的药物不应作为首选药物。常用的药物包括肾上腺能抑制剂、钙离子拮抗剂和血管平滑肌扩张剂等，这类药物很多，可根据情况选用。

（1）硝苯地平（心痛定）　是近年来研究较多且常用的降血压药物，可舌下含服或咬碎咽下或直肠给药。一次用药后能迅速奏效者达 80%，可使平均动脉压下降 25%。每次口服或口含 20 mg，不能口服或口含者可静注 1.0 mg，可持续作用 3～5 h。副作用较轻。

（2）拉贝洛尔　20～80 mg，静脉注射，5～10 min 起效，可维持 3～6 h。有急性心功能衰竭时禁用。

（3）艾司洛尔　250～500 μg/（kg·min），静脉注射，然后给予静脉维持量，50～100 μg/（kg·min）。

（4）25% 硫酸镁　10 mL（或加 2% 普鲁卡因 2 mL），肌内注射，每 6～12 h 一次。

2. 强力降压药物

血压过度升高（收缩压超过 250 mmHg）者，可能导致脑水肿加重或再次出血，使用上述降压药物仍不能有效降低血压时，可使用以下强力降压药物，但必须严密监护，不能使血压下降过快过低。

（1）硝普钠　为强力外周血管扩张剂，作用迅速，能同时扩张小动脉和小静脉，使静脉回心血量减少，降低左心室的前后负荷，对有左心衰的病人比较适用。但此药剂量不易精确掌握，需严密监护，避免使血压降得太快太低。一般用量为 30～100 mg 加入 5% 葡萄糖溶液 1000 mL 中，避光做静脉滴注，每分钟 1 mL，开始时应每 2～3 min 监测血压一次，根据血压下降程度和幅度来调节滴速和药量。由于所含亚硝基氢氰酸盐在血液中可转化为硫氰酸盐，大剂量使用后可达中毒水平。

（2）佩尔地平　属第二代新型二氢吡啶类钙拮抗剂。因使用后不易使血压降至正常以下，故又称为"生物降压药物"。能选择性抑制血管平滑肌 Ca^{2+} 内流，并能抑制环磷腺苷磷酸二酯酶，使细胞内的环磷腺苷浓度升高，直接作用于血管平滑肌使血管扩张，强度可达罂粟碱的 100 倍。该制剂不仅能扩张周围血管，对冠状动脉和脑血管也有较强的扩张作用。静脉注射后的半衰期为 50～70 min，起效快，大部分在肝脏代谢。对血压显著增高者，可静脉注射 2 mg，或使用佩尔地平 10 mg 加入 250 mL 生理盐水中静脉滴注维持。该药副作用较少，可能出现面红、头痛、头晕、嗜睡、血压低下及胃肠道症状。大剂量使用可致心动过缓及传导阻滞。

有条件时可将降压药物采用微量泵给药，开始给药时严密观察血压的变化，随时调整给药剂量，待血压稳定后，给予维持剂量给药。

三、降低颅内压

颅内压增高的原因是由于血肿的占位效应、继发性脑水肿和 CSF 循环梗阻导致的急性梗阻性脑积水。颅内压增高是高血压脑出血病人死亡的重要原因，同时也是出血后引起血压持续升高的主要原因。为了缓解颅内高压和高血压，常用的手段是脱水治疗，通过静脉注射高渗性溶液提高血浆的渗透压，达到去除脑组织中过多水分的目的。使用脱水剂要根据病人的病情具体掌握，最好在颅内压监护下进行。对出血量不多、临床症状较轻的病人，往往不需使用脱水剂治疗。出血量较大，或血肿周围脑组织水肿比较明显者，需给予脱水治疗。

（1）甘露醇　渗透性脱水药物很多，最常用且脱水效果最肯定的药物仍推 20% 甘露醇。静脉注射后，能使血浆渗透压迅速增高从而达到组织脱水的目的。甘露醇进入体内后，绝大部分经肾小球滤过，每克甘露醇可带出 100 mL 水分，其脱水作用快而强，而且较为持久，副作用也较少。成人每次每千克体重 1～2 g，在 30 min 内快速静脉滴注完毕，用药 10 min 后出现降压作用，30 min 降到最低水平，可维持 4～8 h。根据颅内压增高的程度，每日可给药 2～4 次。甘露醇与速尿或硫喷妥钠合用可增强其脱水作用。长期大量使用甘露醇对肾功能有一定影响，老年病人和肾功能障碍者需经常监测肾功能状况。

（2）**尿素** 尿素也是常用的强力渗透性脱水剂，可与甘露醇混合使用（30% 尿素和 10% 甘露醇混合液），也可单独使用。成人剂量每千克体重 1～1.5 g。脱水作用快而强烈。但尿素的副作用较明显，严重肝、肾功能障碍者应慎重使用。目前尿素已很少单独使用，常对严重颅内压增高病人或已出现脑疝的病人术前准备时作为过渡使用。

（3）**甘油** 降低颅内压的机制与甘露醇类似，通过提高血浆渗透压而除去细胞内和细胞间隙的水分。当大量使用时，不能全部被机体代谢，一部分随尿排出。由于甘油与水的亲和力较强，排出时也同时带出体内的水分。此药无毒无副作用，在体内大部分转化为葡萄糖，代谢过程不需胰岛素参与，故对糖尿病患者有对抗酮体生成作用。长期使用不容易引起水、电解质紊乱。目前临床上常用的制剂有甘油盐水和甘油果糖。甘油盐水用于口服，每次 50～60 mL，每 日 3～4 次，服 药 30～60 min 出 现 作 用，维 持 3～4 h。甘油果糖为目前常用的静脉注射制剂，成人用量每次 500 mL，缓慢静脉滴注，每日一次。

（4）**其他** 此外，也可采用胶体溶液作为辅助脱水治疗。常用的胶体溶液是白蛋白，但胶体脱水剂脱水效果有限，往往需要较大的单次剂量，可用 25% 的白蛋白溶液 40～100 mL，静脉滴注，每日或隔日一次。

对颅内压增高不太明显的急性期病人或病情持续时间较长的恢复期病人，可采用口服脱水剂、利尿剂和抑制 CSF 生成的药物。如甘油、双氢克尿塞、醋氮磺胺等制剂。

四、控制高血糖

血糖作为机体应激反应的敏感指标，脑出血后血糖多处于较高水平。高血糖对神经组织具有损害作用，对血糖很高的病人，应采取措施降低血糖，尽量保持静脉血糖水平在 8 mmol/L 以下。可根据血糖增高的程度，采用皮下或静脉给予胰岛素。对发病前本身就有高血糖病的病人，也可采用微量泵持续给药。

五、激素的应用

激素对脑水肿的防治作用仍有争论，多数文献对其脱水作用持否定态度，而且认为在脑出血后的急性期，应激反应强烈，大剂量使用激素可能会加重应激反应。但也有人认为早期给予激素治疗，对缓解脑水肿有一定效果。常用的激素制剂有地塞米松和甲强龙等。

六、止血剂的应用

目前对出血后是否应用止血剂仍存在争议，除有出血倾向的病人和并发消化道出血的病人可用止血剂外，多数病人不需常规使用止血药。

但近年来，有关使用重组活化凝血因子Ⅶ治疗早期高血压脑出血的报道不断增多。在众多凝血因子中，作为天然始动因子，Ⅶ因子能在损伤血管部位快速生成大量凝血酶，稳定纤维蛋白凝块，从而起到止血作用。一般在发病后尽可能早的时间内静脉给予重组活化凝血因子Ⅶ 40～160 μg/kg。临床应用表明，出血后早期应用重组活化凝血因子Ⅶ，可明显降低血肿再增大的发生率。但该制剂目前仍需进口，价格仍显昂贵。

（史继新）

第八节 外 科 治 疗

外科治疗的目的是：①降低颅内压力，改善脑血流；②清除血肿，解除对周围脑组织的压迫，除去引起脑水肿和脑缺血的原因，减轻后遗症；③解除急性梗阻性脑积水；④解除或防止威胁生命的脑疝。

一、手术适应证和禁忌证

虽然对脑出血已进行了大量的基础和临床研究，但对具体病人，究竟应该采取内科治疗还是进行手术治疗、如何选择最佳手术时机、采取何种治疗方式最为有利等问题仍缺乏共识。其原因在于目前尚无在理论和实践工作中均适用的，能够反映病人整体状况的统一的血肿分类标准，尚未制定出统一的手术适应证和禁忌证的标准，以及在这一标准下手术治疗和保守治疗的详细对比资料。此外，也还需要建立一套适用于内、外科治疗疗效的统一判定方法。

一般说来，手术适应证和禁忌证的选择应建立在对病人整体状况周密考虑的基础上，根据病人的意识状况、出血部位、出血量、是否存在严重的继发性损害如急性梗阻性脑积水、脑疝及出血到入院的时间等，并结合病人的全身情况进行综合考虑。过去对高血压脑出血手术适应证的掌握较为严格，因为手术一般是指开颅血肿清除术。随着手术方法的改进和多样化，尤其是血肿碎吸技术、血肿溶解技术等的开展，使一些手术操作变得简单易行，甚至在床边即可进行，对病人的创伤很小，容易耐受。由于微侵袭手术技术的引进及日益成熟，从近年来发表的文献可以看出，对高血压脑出血外科治疗的指征有放宽的趋势。对出血量属于临界状态，介于既可手术治疗又可进行保守治疗的病人，经采用简单的方法清除部分血肿后，确实能改善部分病人的临床症状，缩短恢复过程，减轻血肿周围脑组织的缺血过程。但其远期效果尚需要进一步评价。

虽然对高血压脑出血的治疗方式仍存在争论，

但有一点是公认的：即出血后病人意识清醒，神经功能障碍较轻者不需要手术，内科治疗能获得满意的疗效。而深昏迷伴有双侧瞳孔散大的病人即使进行手术也无太大帮助。争论的焦点集中在介于二者之间的那部分病人，究竟采取哪种治疗措施更为有利。Luessenhop 根据病情将病人分为三组：第一组神志清楚或轻度嗜睡，神经系统体征轻微，生命体征正常，这类病人可不经手术治愈。第三组病人神志昏迷，有原发性或继发性脑干症状，病情危重，这类病人不论手术与否预后均差，但外科治疗比内科治疗稍好。在两者之间的第二组病人，神志嗜睡到木僵，肢体有轻瘫或偏瘫，瞳孔正常，生命体征无明显变化，这类病人外科治疗比内科治疗效果好。

日本对高血压脑出血临床治疗的协作研究资料颇具代表性，因为他们收集的病例数量多（超过 10000 例），对病人的临床状况、放射学检查和预后都进行了标准化处理，根据这些综合情况制定的手术适应证不仅考虑到了出血部位和出血量，也考虑到病人的神经功能状态，具有一定的参考价值。对病人根据临床状况作出神经功能状态分级，并结合 CT 检查结果作出 CT 分型，二者结合起来制订治疗方案。以下是他们的分型标准（表 7-5，表 7-6）和处理方案（表 7-7，表 7-8）。我国 2000 年在广州召开的全国脑血管病专题研讨会上建议采用保守治疗和手术治

表 7-5 壳核出血的 CT 分型（金谷春之）

Ⅰ 型	壳核局限型（血肿位于外囊）
Ⅱ 型	内囊前肢型（血肿扩展到内囊前肢）
Ⅲ a 型	内囊后肢型（血肿扩展到内囊后肢，未穿破脑室）
Ⅲ b 型	内囊后肢型，并穿破脑室
Ⅳ a 型	内囊前后肢型（血肿扩展到内囊前后肢，未穿破脑室）
Ⅳ b 型	内囊前后肢型，并穿破脑室
Ⅴ 型	丘脑损害型（血肿扩展到丘脑或下丘脑）

表7-6　丘脑出血的 CT 分型（金谷春之）

Ⅰa 型	丘脑局限型（出血局限在丘脑）
Ⅰb 型	丘脑局限型，并破入脑室
Ⅱa 型	出血蔓延到内囊
Ⅱb 型	出血蔓延到内囊并破入脑室
Ⅲa 型	出血蔓延到中脑
Ⅲb 型	出血蔓延到丘脑下部、中脑并破入脑室

表7-8　壳核血肿量大于 30mL 的病人手术方式选择

神经功能状态	CT 分类	手术方式
2，3	Ⅳa，Ⅳb	血肿抽吸（环池受压除外）
4a	Ⅱ、Ⅲa，Ⅲb、Ⅳa，Ⅳb、Ⅴ	开颅清除血肿
4b	Ⅳ、Ⅴ	多数病人需开颅清除血肿
5		期待治疗（treat expectantly）

表7-7　根据以上分型，对壳核出血提出的治疗方案

神经功能状态	CT 分类	出血量	脑干周围脑池受压	治疗方式
1				保守治疗
2	Ⅰ～Ⅳa，	≤30 mL	无	保守治疗
	Ⅳb，Ⅴ	≥31 mL	有	手术
3	Ⅰ～Ⅲb，	≤30 mL	无	保守治疗
	Ⅳ，Ⅴ	≥31 mL	有	手术
4a	Ⅰ，Ⅱa，	≤30 mL	无	保守治疗
	Ⅱb～Ⅴ	≥31 mL	有	手术
4b	Ⅰ～Ⅲb，	≤30 mL	无	保守治疗
	Ⅳ，Ⅴ	≥31 mL	有	手术
5				保守治疗

注：神经功能状态分级：1.清醒或错乱；2.嗜睡；3.昏睡；4a.浅昏迷，无脑疝；4b.浅昏迷，有脑疝征形成；5.深昏迷。

疗的意见与之大致相同。

对丘脑出血，因其部位深，血肿位于内囊的内侧，开颅清除血肿时内囊纤维将受到破坏，手术适应证和手术方式可参考壳核出血，但应较壳核出血更为慎重。资料证明，丘脑大量出血经手术治疗的生存率显然高于非手术治疗组，但是手术治疗组的神经功能恢复情况不如非手术治疗组，这一方面反映出手术治疗确能挽救一部分病人的生命，但是，手术治疗也给病人的神经功能恢复带来不利影响。

梭藤文男根据病人的神经功能状况、CT 分型、血肿最大径和出血量将丘脑出血分为轻、中、重三型：①轻度出血：包括神经功能状况处于1、2、3级，CT 分类为Ⅰa、Ⅰb、Ⅱa；血肿最大径≤2cm，出血量≤10mL 的病人。此组病人的神经功能状况较好，出血量不多，适于内科治疗。从预后来看，内

科治疗组优于手术治疗组。②中度丘脑出血：血肿最大径 2.1～3.0cm，此组可在密切观察下采取内科治疗，也可进行外科治疗。但成活病人的功能恢复的情况，内科治疗组优于手术治疗组。③严重丘脑出血：CT 分型为Ⅲb，血肿最大径为 3.1～4.0cm，出血量≥31mL，手术治疗组死亡率明显低于保守治疗组，但手术后存活者功能预后较差，生活不能自理。

其他手术方法如血肿碎吸术，血肿腔内置管进行血肿抽吸结合血肿溶解治疗，并不增加深部结构的损伤，很多内科医师也可施行这种手术，治疗效果也很好。

总之，对幕上的脑出血，应全面考虑病人的情况。一旦做出手术的决定，则应尽快清除血肿。对选择内科治疗的病人，应密切观察病情变化，如出现病情进行性加重，或复查 CT 发现血肿增大，出现脑积水征象，或难以用内科方法控制的颅内压增高，应及时采取外科治疗。

对小脑出血的治疗一直持比较积极的态度。如 CT 显示出血量很小，通过积极内科治疗也可取得满意的疗效。对出血量少于 10mL 或血肿直径小于 20mm 的出血，尤其是靠近小脑半球外侧的出血，病人意识清楚，没有脑干受压和急性脑积水的征象者，可在严密观察下进行内科治疗。出血量在 10mL 以上，病人出现不同程度的意识障碍，或出现急性脑干受压症状或进行性脑积水的病人，应采取手术治疗。对 CT 显示血肿虽然较小，但已经出现脑积水征象者，即使病人意识仍然清醒，也应积极进行血肿清除和减压。对入院时或在手术准备期间出现呼吸骤停者，可进行快速锥颅，穿刺脑室行 CSF 引流，如呼吸能够恢复，应积极进行手术，有的病人仍能够取得较满意的疗效。对呼吸已经停止较长时间，双侧瞳孔

散大固定，病人处于深昏迷状态者，可暂缓手术。

二、手术时机

脑出血病人的手术时机直接影响手术效果。对手术时机的选择仍有不同意见。有人主张早期或超早期手术，在出血后6h内行血肿清除术，理由是出血数小时后血肿周围的脑组织即开始出现有害的组织学改变，脑水肿也逐渐加重，24h后血肿周围脑组织即可发生不可逆性的继发性损害。即使病人能够渡过出血的打击而存活，脑功能的恢复也会受到影响。如能在继发性脑组织损害之前清除血肿，神经功能可望获得较好恢复。也有人主张如病人情况允许，手术可选择在出血后4～14天进行手术，理由是此时病情已稳定，手术死亡率低。但可能有部分病人会在此期间死亡，因为脑出血死亡的病人，75%～84%是在发病后3～4天内死亡的，故延期手术不能降低总死亡率，且一部分病人可能因等待而失去治疗机会。

三、手术方法

手术应选择那些能达到前述手术目的的方法。单纯钻孔穿刺抽吸血肿不能吸出已经凝固的血块，往往达不到充分减压的目的。采用立体定向技术将导管准确置入血肿腔内，用血肿碎化器将血肿打碎后吸出，残余血肿经留置在血肿腔内的导管注入溶栓剂，将血肿溶解后引流出来。此种方法创伤小，不需麻醉，疗效也较为肯定。但对血肿很大或已出现脑疝的危重病人，开颅彻底清除血肿并行减压术仍是最佳治疗方法。显微外科技术的应用，使手术更为安全、精细，对正常脑组织的损伤小，是应该提倡的方法。

（一）开颅血肿清除术

根据血肿所在部位选择相应的开颅入路。

1. 经颞部入路清除血肿

在患侧颞部做骨瓣或颅骨切除开颅。如硬脑膜张力过高，可先在硬脑膜上切开一小口，用脑针穿刺血肿，抽出部分血液减压后再打开硬脑膜。优势半球手术可沿颞中回或颞下回切开脑皮质，避开位于颞上回后部的感觉语言区，非优势半球侧也可经颞上回入路。或根据CT所显示的血肿距皮层最表浅处切开皮层，用吸引器将血肿吸除。出血超过6～8h者，血肿周围已有明显脑水肿者，此时脑组织非常脆弱，而血肿周围的神经组织功能一般都很重要，尤其是血肿内侧与内囊邻近处的脑组织，不需要强调过分的血肿清除，清除非常彻底，以避免增加损伤。血肿清除后妥善止血，以防术后再出血。

2. 经额颞部入路清除血肿

Kaneko 经额颞骨瓣开颅，在颞上回的前部切开脑皮质，切口长约1cm，显露出岛叶，在岛叶皮质上切开同样大小的切口，避免损伤大脑中动脉，深入0.5～4cm就可达到血肿。用显微技术清除血肿，遇豆纹动脉出血时，应在其分支处电凝止血，避免阻断其主干，以免造成更广泛的区域缺血。

3. 经外侧裂入路清除血肿

Suzuki 和 Gega 等采用以外侧裂为中点的翼点开颅或额颞开颅。在显微镜下分开外侧裂，注意避免损伤位于外侧裂内的大脑中动脉及其主要分支。显露出岛叶后，在岛叶表面的大脑中动脉分支之间的无血管区，先用脑针穿刺，证实血肿后，切开岛叶皮层，切口0.5～1.0cm已经足够。用窄的脑压板分开岛叶进入血肿腔，用吸引器将血肿吸除。对已发生脑疝或颅内压增高严重者，应慎用此入路，因分开外侧裂较困难，易造成脑组织的牵拉性损伤。

4. 开颅清除血肿术中应注意的几个问题

（1）减压术　出血造成的不同程度脑组织损伤可导致同程度的脑组织水肿，即便清除了血肿，水肿仍将持续一段时间然后才能逐渐消退，对那些血肿量很大、术前昏迷程度较深，尤其是已发生脑疝的病人，或术中清除血肿后脑压仍较高的病人，一般应做减压术以保安全。星形切开硬脑膜，去除骨瓣，减压窗应足够大。对那些在很早期手术，水肿尚未发生前即已将血肿清除，或血肿量虽较大，但术前病人意识清醒，血肿清除后颅内压很低时，可以不做减压术。但术后仍必须严密观察病情，注意颅内压的变化，积极进行脱水治疗，一旦出现危象立即施行减压。

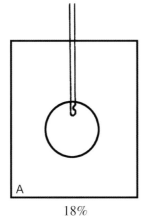
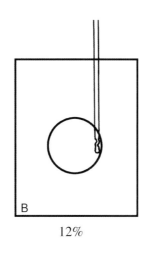
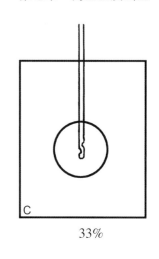

图 7-10　导管插入血肿腔后，导管头端在血肿腔内的位置与能吸出的血肿量有关
A. 导管插入血肿腔上缘，可吸出约 18% 血肿量。**B.** 导管插入血肿腔侧缘，可吸出约 12% 血肿量。**C.** 导管插入血肿腔中心，可吸出约 33% 血肿量。

18%　　　　　12%　　　　　33%

（2）**血肿腔引流**　清除血肿后在血肿腔内放置引流，引流血肿腔内的血性渗出物，24h 后拔除引流，对减轻手术后反应是有帮助的，对术后局部血肿复发也可通过该引流管注入溶栓药物后引流血肿。但应避免引流管过细，容易被血块堵塞，起不到引流作用。如血肿清除彻底，止血可靠，或小型血肿，清除血肿后其空腔已近于封闭，则可不必进行引流。

（3）**脑室引流**　血肿破入脑室者，开颅前应穿刺对侧侧脑室，放置引流管，不仅可降低颅内压力便于操作，还可经引流管进行脑室冲洗，将脑室内积存的残血和小血块通过脑室的破口从血肿腔内冲洗出来。手术后继续引流数日，可缩短疾病的恢复过程，减少交通性脑积水的发生率。对脑室铸型血块不能冲洗出来者，手术后通过此管注入溶栓剂溶解血块。对手术中因追踪清除血肿而进入脑室者，也可经脑室的破口放入引流管，手术后继续引流。

（二）锥孔或钻孔血肿引流

优点是操作简便、创伤小，不需全身麻醉，在紧急情况下可在急诊室或病房内施行，抽出血肿腔内的液体成分，解除部分占位效应，可以暂时缓解症状。缺点是难以抽出固体血块，血肿清除不彻底，不能达到有效减压的目的，且盲目穿刺和负压吸引有可能造成新的出血。

穿刺针或置管头端在血肿腔内的位置与能吸出的血肿量有关（图 7-10）。为了增加穿刺的准确性，采用 B 超或立体定向技术引导，可以更准确地穿刺到血肿的中心部分。溶栓剂的应用，使单纯钻孔引流术的血肿清除效果大为提高，在穿刺抽出部分血

肿后，通过定时向血肿腔内注入溶栓剂，使血肿块溶解吸出。它能在很小的创伤下，缓解或治愈一部分病人，尤其是年老体弱不能耐受手术的病人。对已经渡过急性期的病人，为了加速神经功能的恢复和缩短恢复过程，也可采取此种方法将血肿吸出。病情严重，或已发生脑疝的病人不宜采用此种治疗。

（三）立体定向血肿清除术

1965 年，Bense 等人首先将立体定向血肿清除术用于临床治疗脑出血，立体定向引导下的血肿清除通过 CT 定位和立体定向引导下施行，提高了穿刺的精确性，即使很深的血肿也能以最小的损伤达到目标。

但立体定向穿刺技术只解决了准确穿刺血肿的问题，依然存在类似锥孔或钻孔引流术不能充分吸出血肿的缺陷。1978 年，Backlund 设计了一种能经穿刺导管内导入的碎化血肿装置，该装置有一外径为 4mm 的金属导管，导管的尖部密封，近头端开两侧孔，末端有一侧管连接吸引器，使用时将带有阿基米德螺旋的导针置入外导管内，利用负压将血凝块吸入金属管内，再用手旋转螺旋导针将血块粉碎并吸出体外（图 7-11）。血肿吸除后，先拔除螺旋导针，将外导管留置在血肿腔内数分钟，观察有无新鲜出血。

为了防止该装置被堵塞妨碍血肿的吸出，1985 年，Kandel 将手动的螺旋导针改用马达驱动，螺旋针的直径缩小至 2mm，比外套管针短 1.5mm。改进后的装置由于螺旋针不会直接与脑组织接触，可避免脑组织损伤。马达驱动使旋转速度增加，血肿的排出效果也有所提高。还有人将此器械增加一管状气孔，便于检测和调节金属管末端的吸引负压，冲

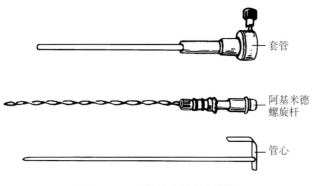

图 7-11 早期的血肿吸出装置

洗和推注对比剂。另外一种改进是加深螺旋的沟槽，利用马达带动螺杆以提高切磨能力。或用超声手术吸引器（CUSA）排出血肿，避免了血块的阻塞。为了增加血肿排出效果的另一种装置采用高压冲洗的方法，在外径 4 mm 的套管中插入一内径 0.1 mm 的冲洗管和一外径 2 mm 的吸引管，利用 5～8 kg/cm² 的冲洗压和 100～150 mmHg 的负压吸引将血块冲洗并吸出体外，效果比单纯使用阿基米德螺旋优越。还有人把经皮做腰椎间盘吸引的装置加以改进，调节其冲洗压、吸引负压和切割速度后用于脑内血肿清除术，此装置的探针直径 2 mm，一端开口，针尖圆钝，末端封闭，工作原理类似铡刀型切割器，切割与吸引同步进行，效果很好。

目前，立体定向血肿清除术已广泛用于高血压性脑出血的治疗，但缺点是需要特殊设备，操作较繁杂，因而手术时间也较长。对需要紧急处理的颅内压增高病人仍不适用。

（四）内窥镜下血肿清除术

内窥镜具有冲洗、吸引以及可以直视下操作等优点，与内窥镜配套的止血技术，包括激光技术，对血肿清除后的止血提供了方便。内窥镜可徒手导入血肿腔内，也可在超声引导下导入。即使血肿清除不完全，也可通过在血肿腔内留置引流管、注入溶栓制剂等措施使残余血肿溶解后引出。

（五）血肿腔置管血块溶解术

血块是由纤维蛋白原转变成纤维蛋白形成的支架中充填红细胞、白细胞和血小板而形成的。血块中含有大量的纤维蛋白溶解酶原（plasminogen），溶栓剂可激活血块内的纤维蛋白溶解酶原，使之变成纤溶酶（plasmin）将血块溶解。血肿的溶解治疗可作为自发性脑内血肿穿刺抽吸后的辅助治疗，由于创伤小，使用较为安全，血肿溶解的效果比较可靠，已显示出其优越性。目前已广泛用于血肿穿刺抽吸术后残余血肿的溶解，但对危及生命的血肿，仍应行开颅血肿清除术。

目前所使用的纤溶药物已发展到第三代，第一代为尿激酶和链激酶；第二代为组织型纤溶酶原激活剂（t-PA）、重组单链尿激酶型纤溶酶原激活剂（rscu-PA）、乙酰纤溶酶原 – 链激酶复合物（APSAC）；第三代溶栓剂尚未在临床上正式推出，主要代表制剂如将 t-PA 和 rscu-PA 二级结构基因嵌合所得的嵌合型溶栓剂和从南美叶口蝙蝠唾液中分离出的纤溶酶原激活剂等。

1. 尿激酶

尿激酶是由人尿或人肾培养物制成的一种蛋白酶，是一种非选择性纤溶酶原激活剂，能快速消耗血肿内的纤维蛋白原以溶解血肿。动物实验发现，尿激酶用于脑内血肿的治疗是安全有效的。

（1）尿激酶的使用方法 先经导管将血肿的液态成分抽出，然后将尿激酶 6000～20000 IU 溶于 2 mL 盐水中注入血肿腔，夹管 1～2 h，然后开放引流。由于尿激酶的半衰期只有 14 min 左右，因此需反复给药，直到血肿被完全溶解排出。

（2）临床效果 早在 1980 年，Itakura 等即使用尿激酶治疗自发性脑内血肿，每次向血肿腔内注入 6000 IU，然后抽吸溶解的血肿，每日 2 次。使用尿激酶后，抽出的血肿量从 66% 增加到 85%。Niizuma 用尿激酶治疗 97 例脑内血肿病人，有 58% 的病人血肿被吸出 50%，30% 的病人血块被吸出 30%～49%，只有 12% 的病人血块吸出不到 29%。Hondo 用尿激酶治疗 51 例脑内血肿的病人，他将病人分为三组：①急性组：血肿形成时间在 3 天之内；②亚急性组：血肿形成在 4～14 天；③慢性组：血肿形成时间超过 15 天。治疗采用尿激酶 6000 IU，每 6～12 h 注入血肿腔 1 次，发现治疗距血肿形成的时间越长，血凝块越易于完全吸出，所需的尿激酶量也越少，该组出血后 3 天内治疗者，36% 的血凝块能被吸出，4～14 天治疗者，43% 的血凝块能被吸出，超过 15 天治疗的病人，血肿被吸出的量达到 51%。治疗所需的尿激酶总量在以上 3 组分别是

第七章 CHAPTER 7

40167 IU、30000 IU 和 28200 IU。

（3）副作用　使用大剂量尿激酶溶解血管内血栓时，可发生继发性脑内出血。但由于尿激酶直接注入血肿腔内，而且定时开放引流，吸收到血液中的有效成分不多，因此即使大剂量使用（每次10000～20000 IU），也较为安全。

2. 链激酶

由 β 溶血性链球菌产生，链激酶也是非选择性溶栓制剂，但它首先需与无活性的血浆酶原结合形成复合物，然后才能将血浆酶原转化为有活性的血浆酶。过去链激酶是从溶血性链球菌中直接提取，纯化度低，临床使用后容易出现寒战、高热等过敏反应，部分病人可出现出血倾向，因此使用得较少。近年来，通过基因重组技术生产的基因重组链激酶已用于临床，其纯度有了明显的提高。

链激酶用于溶解脑内血肿的使用方法同尿激酶，一般用量为链激酶 5mg，溶于少量生理盐水中，通过置入血肿腔内的导管注入，夹管 2～4h，然后开放引流。每日 1～2 次。直到血肿溶解排出。

3. 组织型纤溶酶原激活剂

组织型纤溶酶原激活剂是一种内生型的纤溶酶原激活剂。正常人血浆中纤溶酶原激活物按照免疫特性分为两类：一类与尿激酶（UK）抗原性相似，称为 UK 型纤溶酶原激活剂，另一类与心脏、子宫和肺等组织中的纤溶酶原激活物相似，称为组织型纤溶酶原激活物（tissue plasminogen activator，t-PA）。t-PA 主要在人体血管内皮细胞合成，半衰期很短，循环中 t-PA 的浓度也很低（$4.0 \pm 1.8 \mu g/L$），但这样的浓度已足够维持正常的纤溶活性。组织或血管受到损伤后，受损血管内形成血栓，血栓内吸附有大量的纤溶酶原，血栓形成处的血管内皮细胞受刺激后释放出 t-PA。t-PA 与纤维蛋白聚合物有很强的亲和力，能选择性地激活与纤维蛋白结合的纤溶酶原形成纤溶酶，使纤维蛋白裂解而使血栓溶解。外源性纤溶酶原激活剂是促使纤溶酶原迅速被激活转变为纤溶酶，以加速血栓的溶解过程，从而达到治疗的目的。目前用于临床的是用重组核糖核酸技术合成的重组 t-PA（recombinant tissue plasminogen activator，rt-PA）。rt-PA 的血浆半衰期为 3.6～4.6min，极限半衰期为 39～53min，主要在肝脏灭活。

临床上，t-PA 首先被用于急性心肌梗死的溶栓治疗，以后扩大应用于全身各种栓塞性疾病。1980 年后用于治疗脑缺血性卒中。在神经外科，最早用于治疗动脉瘤破裂后的 SAH，在动脉瘤夹闭术中，关颅前在基底池内注入 t-PA 或通过放置在脑池和蛛网膜下腔的引流管注入 t-PA，以溶解蛛网膜下腔的残余积血。1993 年，Findlay 和 Mayfrank 将 rt-PA 注射到脑室用于治疗脑室出血。之后，Schaller 等（1995）将 rt-PA 直接注入血肿腔内，用于溶解高血压所致的脑内血肿。该组的治疗标准是：70 岁以下的病人，意识水平下降，没有脑疝，血肿的最小直径是 3cm，出血时间不超过 72h，经 DSA 检查排除了动脉瘤和 AVM，没有全身性出血性疾病或其他严重内科疾病。他们治疗的 14 例病人中，血肿大小在 $3cm \times 3cm \times 4cm$ 到 $7cm \times 7cm \times 4cm$ 之间，方法是采用立体定向技术将一导管置入血肿腔内，先抽出能够抽出的血肿成分，然后经导管注入 rt-PA，使用的剂量按血肿的最大径计算：直径 1cm 的血肿用量为 1mg。如血肿最大径为 5cm，用量为 5mg。注入 rt-PA 后夹管 2h，然后开放导管引流溶解的血肿，不加负压抽吸。用药次数为 1～4 次，所需 rt-PA 的总剂量为 5～16mg，平均为 9.9mg。除 1 例外，其余病人的血肿在 5 天内完全溶解排出，未出现全身性并发症。

t-PA 被称为第二代纤维蛋白溶解剂，它与纤溶酶原的结合具有特异性，除非剂量过大，一般不会出现全身性的纤维蛋白溶解作用。另外，由于 t-PA 是人体内生型酶，缺乏抗原性，不存在免疫反应问题。因此其作用优于尿激酶，但其价格目前仍较昂贵，使用受到限制。t-PA 在治疗血管内血栓时，由于将药物直接注入血管内，剂量大时会出现全身性纤溶反应而导致颅内出血。但在脑内血肿治疗时，是将药物注入血肿腔内，而且定时引流，因此，药物的吸收有限，全身性纤溶反应较之全身性用药要轻得多，但文献也有 4% 再出血率的报道。

四、影响手术效果的因素

1. 出血量

出血量的多少与颅内压、血肿周围脑组织的继发性损害程度等有密切关系。出血量愈大，病情发展愈快，手术疗效愈差。动物（狗）实验发现，脑内血肿量达到颅腔内容量的 8% 时为动物的致死量。在脑室内出血时，血肿量达到 16% 时才是致死量出血。而在人脑内血肿量达到颅内容量的 6%～7% 时可引起昏睡和昏迷，达到 9%～10% 时即可出现脑死亡。一般说来，20 mL 以下的血肿量生存率很高，50 mL 以下的血肿很少引起严重的意识障碍，超过 60 mL 的血肿死亡率大大增加，超过 85 mL 的血肿由于原发性脑损害和继发性脑干损害，生存机会非常渺茫，即使病人能够存活，生存质量也很差，多呈植物生存或者严重残废。

2. 出血部位

出血部位较之出血量对预后的影响更大。脑叶出血，因深部神经结构遭受破坏的机会较少，死亡率低于其他部位出血，文献报道脑叶血肿的死亡率为 11.5%～32%，即使出血量较大，只要在脑疝前手术清除血肿，预后一般较好，存活病人神经功能的恢复也优于深部血肿。壳核出血，尤其是血肿限于内囊后肢外侧，未影响到丘脑，血肿清除前病人神经功能障碍程度不十分严重者，一般预后较好。由于壳核血肿位于内囊的外侧，内囊受到损害的机会较少，因此手术后如果病人能够生存，则神经功能障碍恢复的机会大于丘脑出血。丘脑出血由于部位较深，出血可能导致深部结构如丘脑和丘脑下部核团以及内囊结构的损害，而且血肿易破入第三脑室，导致急性梗阻性脑积水，使颅内压进一步增高，死亡率高于皮质下出血和壳核出血。由于血肿位于内囊的内侧，经颞部入路进行血肿清除术时，不可避免地会损伤到内囊的纤维，手术后神经功能的恢复也会较皮质下出血和壳核出血差。脑干出血造成重要神经组织损害更为严重，因此预后最差。

3. 病人的神经功能状况

入院时病人的神经功能状况是病情轻重的体现。尤其是意识水平，更能反映病情的严重程度。意识清醒者往往病情较轻，而深昏迷的病人则可能已临近死亡。在 Luessenhop 病组中，神志清楚或嗜睡者，内科和外科治疗均无死亡；嗜睡至木僵的病人手术死亡率为 8%，内科治疗死亡率为 12%；而昏迷的病人手术死亡率达 77%，内科治疗的死亡率为 100%。

4. 手术距离出血的时间

出血距手术的时间一方面反映了医师对血肿处理的积极态度，另一方面也反映了疾病的严重程度。病情严重，出血量大的病人，一旦被神经外科医师接诊，可能立即作出手术的决定。而等待时间较长后再行手术治疗的病人，往往是入院时病情较轻，或在观察期间病情仍在进展的病人。在 Imielinski 等经手术治疗的病组中，24 h 以内手术的病人死亡率达到 64.7%（22/34），第 2～3 天手术的病人死亡率是 45.5%（15/33），第 4～7 天手术的病人死亡率为 46.2%（12/26），而第 8 天以后手术的病人死亡率为 29.4%（5/17）。

5. 其他因素

病人发病时的年龄、有无严重的心血管疾病和严重的代谢型疾病、是否合并有严重的并发症如消化道出血等，均对手术疗效有一定影响。

（史继新）

第九节　常见并发症的预防和治疗

高血压脑出血病人往往年龄较大，高血压病程较长，常伴有不同程度的其他全身性疾患，加上出血发病急骤，病情危重，全身应激反应多较严重，因此高血压脑出血病人常出现各种严重的并发症。并发症的出现不仅增加处理的复杂性，也是加重病情或导致死亡的重要原因。常见的并发症有消化道出血、肺部感染和肺水肿。

一、消化道出血

消化道出血是高血压脑出血最常见的并发症之一。消化道出血是疾病严重、预后不良的征象。严重的消化道出血表现为大量呕血、便血，但也有些病人只出现不引人注意的黑便。消化道出血可在发病后数小时内，但多数发生在脑出血后 5~7 天甚至更长的时间。

中枢神经系统病变导致的消化道出血最早由 Cushing 报道，他发现脑肿瘤病人手术后有的病人发生了胃肠道溃疡、穿孔和出血。这些病人术前并不存在胃肠道病变，手术后发生的消化道溃疡与手术所致的应激反应有关，因而将这种应激性溃疡命名为 Cushing 溃疡。此后，所有颅内疾病引起的胃肠道急性溃疡都被称为 Cushing 溃疡。严重脑出血的病人，在发病后数小时内即可见到胃黏膜病变，其中一部分病人发展为具有临床意义的消化道出血。文献报道脑出血病人导致消化道出血的死亡率高达 47%~87.9%。

目前对消化道出血的病因和病理生理尚未完全阐明。脑出血后消化道出血的主要原因是应激反应和特殊部位的神经结构损伤引起的胃黏膜弥漫性糜烂和溃疡所致。引起胃黏膜病变的原因可能是多方面的。但是正常胃黏膜的保护因子和破坏因子之间的平衡失调是构成胃黏膜病变的重要因素。

正常胃黏膜具有对抗黏膜损伤的保护机制，胃黏膜有丰富的血液供应，胃黏膜表面还有黏液 - 碳酸氢钠保护层和 H^+ 屏障。此外，胃黏膜上皮细胞的更新速度和影响胃黏膜血流量的前列环素含量等也有重要作用。在抗黏膜损伤的机制中，位于第一线的是黏膜表面一薄层类胶状物质，由碳酸氢钠糖蛋白基质组成，具有能阻挡胃蛋白酶和氢离子反流的屏障作用。黏膜缺血可使此黏膜层中断，导致黏膜渗透性增加，继之氢离子反流，引起胃黏膜的直接破坏。破坏黏膜糖蛋白层的因素还有持续的空腹状态和使用皮质激素。在应激状态下，胃黏膜的血管呈收缩状态，血流减少，黏膜上皮细胞内的以三磷酸腺苷形式的能量储备迅速耗竭，脱氧核糖核酸的合成减少，从而导致黏膜上皮细胞的更新率降低。

胃腔内可导致出血的因素包括胃酸和胃蛋白酶的浓度增加、胆汁反流以及黏膜缺血。颅内疾病的病人易产生胃酸过多，中枢神经损伤后 3~5 天，胃酸和胃蛋白酶的分泌达到高峰。在胃黏膜受到缺血和胃酸损害的情况下，胃蛋白酶内所含的几种蛋白溶解酶可使已受到损害的黏膜进一步损害；危重病人常见的胆汁反流，也会破坏胃黏膜的屏障作用。应激状态下，在胃黏膜保护机制受到破坏和胃酸、胃蛋白酶分泌增加以及胆汁反流等因素的共同作用下，黏膜可出现广泛性的糜烂和溃疡，是应激性溃疡和出血的病理学基础。

除应激性因素外，脑内特殊区域损害也是造成消化道出血的原因。实验和临床观察发现，间脑、尤其是丘脑下部的损伤很容易发生消化道出血，与调节丘脑下部功能有关的脑区如边缘系统、额叶眶面和海马等区的损害发生消化道出血的机会也高于其他脑区。这些脑区损伤后自主神经功能出现严重紊乱，使胃黏膜血管发生痉挛，导致广泛性胃黏膜缺血，最终出现胃黏膜的糜烂和溃疡。

1. 预防

预防脑出血后消化道出血，首先应从治疗原发病变着手，同时采取措施避免此种并发症或减轻其严重性。预防的措施主要是对抗胃酸分泌或中和已分泌的胃酸，提高胃内的 pH 值，保护胃黏膜免遭进一步的损伤。清醒病人应尽早经口进食，避免长期处于空腹状态。昏迷病人也应尽早采用鼻饲饮食。

2. 治疗

（1）抗酸治疗　抗酸治疗是预防消化道出血的主要方法。将胃内 pH 升高到 3.5，可降低胃出血的发生率，pH 上升到 4.5 可使胃蛋白酶失活，提高到 5 以上则能够中和 99.9% 的胃酸。用于中和胃酸的药物很多，其中氢氧化镁的作用更快，作用比铝或镁 – 铝混合制剂更有效。但是大剂量给药，可能会产生诸如腹泻、便秘、电解质紊乱、代谢型碱中毒等副作用。

（2）胃黏膜保护剂　常用的药物如下：①硫糖铝（ulcerlmin）：蔗糖磷酸酯的碱式铝盐，在酸性环境下，有些分子的氢氧化铝根可离子化而与硫酸蔗糖复合离子分离，后者可聚合成不溶性带负电的胶体，与胃黏膜的黏蛋白结合，形成一层保护膜，有利于胃黏膜的再生。在溃疡形成后，与溃疡面带正电的蛋白质渗出物结合，形成一层保护膜覆盖溃疡面，促进溃疡愈合。硫糖铝还能与胃蛋白酶结合，抑制其分解蛋白的活性。因不吸收，很少有副作用。最好应用粉剂，以便更好地与胃黏膜接触。②前列腺素 E（prostaglandin E）：正常胃黏膜内含有高浓度的前列腺素 E，它可干扰壁细胞制造 cAMP，减少基础胃酸的分泌；使胃黏膜的血管扩张，增加胃黏膜血流量和黏膜的抵抗力，有利于胃黏膜的再生和创面的愈合。

（3）组织胺受体拮抗剂　常用制剂有西咪替丁（cimetidine）、雷尼替丁（ranitidine）和法莫替丁（famotidine），这些药物能够可逆性抑制胃黏膜中壁细胞的 H_2 受体，从而减少胃酸的分泌。用药后 30 min 发生作用，维持胃内 pH 升高的时间 3～4 h。清醒病人可口服给药，昏迷病人需静脉给药。持续静脉给药的作用优于分次口服给药，因为持续给药可消除胃酸的分泌高峰。但也有人发现，虽然持续静脉应用 H_2 受体拮抗剂对其他原因引起的应激性出血有较好的预防作用，但持续输注雷尼替丁控制中枢神经系统损伤病人胃酸分泌的作用较差。Rapp 等报道使用 6.25～18.75 mg/h 的剂量持续静脉滴

注，不能使胃内 pH 维持在高于 4 的水平。Lu 等人最近在 12 例颅脑损伤病人使用西咪替丁静脉滴注（50～150 mg/h）也发现了类似的现象。

少数病人在应用西咪替丁后可出现剂量依赖性的中枢神经系统毒性症状，尤其是有肝肾功能障碍者和老年病人易于发生。西咪替丁和雷尼替丁都可通过血 – 脑屏障，血清浓度大于 1.25 µg/mL 时可出现激动、定向障碍、幻视等症状。血清浓度大于 2.0 µg/mL 时，少数人可能出现肌肉颤搐、癫痫发作和呼吸暂停等。

（4）质子泵抑制剂　构成胃酸主要成分的 H^+ 最终由胃黏膜壁细胞的 H^+、K^+-ATP 酶（质子泵）以主动转运的方式从细胞内分泌到胃腔内，质子泵抑制剂可与该酶结合使其失去活性，达到抑制 H^+ 分泌的作用。目前国内常用的质子泵制剂为奥美拉唑，可口服或静脉给药。脑出血病人多采用静脉给药。一般每次 40 mg，每日 1～2 次。临用前先用 10 mL 专用溶剂溶解，溶解后立即加入 100 mL 生理盐水或 5% 葡萄糖注射液中静脉滴入，静滴时间不少于 20 min。

（5）其他治疗　应指出的是，大量使用抗酸制剂和抑制胃酸分泌的药物也可有副作用。因为应激性出血病人多是危重病人，胃黏膜的弥漫性损害多与胃黏膜的血液供应减少有关，大量使用抑制胃酸分泌的药物不仅不能改善胃黏膜血供，而且可能由于胃内酸度降低，对胃内细菌的杀伤力降低，在胃肠道屏障功能减退的情况下，可能促使肠道菌群的易位。发生消化道出血后，除给予上述药物外，可采取下列处理措施：①冰盐水胃内灌洗：有报道可使 80% 的病人出血停止。但也有人认为冰盐水可进一步减少胃黏膜的血液供应，冲洗掉胃壁上已经形成的血栓，破坏止血机制而不利于止血。②血管加压素：血管加压素是治疗消化道出血的一种方法，但对高血压性脑出血病人使用应非常慎重。③内窥镜：内窥镜可发现大量胃出血病人的出血来源，并可利于热凝和激光等方法止血。但对其实际作用仍有争议。④血管内栓塞：经腹腔动脉造影证实出血部位，然后采用栓塞治疗能快速而安全地达到止血目的。但栓塞治疗有发生胃、脾等脏器坏死的可能。⑤手术：在各种措施均不能控制出血，而病人情况允许的条件下，可进行手术探查，找到出血来源并予以消除。

二、肺部感染

此种并发症在脑出血病人较为常见，由于病人多属高龄，长期患有心血管疾病和代谢性疾病等，全身抵抗力差，遭出血打击后，身体抵抗力进一步下降，而且出血后常伴有不同程度的意识障碍和神经功能障碍，以及颅内压增高引起的呕吐物误吸和病人的排痰能力减弱等因素，很易引发吸入性和坠积性肺炎。

肺部感染应立足于预防，做好精心的护理工作。对昏迷时间较长，排痰困难者，可及时进行气管切开术，以利于吸痰。如果痰液黏稠，可定时向气管内滴入溶解和稀释痰液的药液。对卧床时间较长的病人，应加强护理，注意口腔卫生，经常翻身捶背，鼓励病人咳嗽排痰或定时吸除口咽腔和呼吸道分泌物。一旦出现肺部感染，应给予抗生素治疗。

三、急性肺水肿

脑出血后急性肺水肿较消化道出血少见，临床表现为呼吸困难，两肺布满湿性啰音和大量泡沫痰。由于肺水肿时气体交换受到限制，病人有低氧血症的表现。脑出血后并发的急性肺水肿多为神经源性肺水肿，其发生机理尚不完全清楚，与特殊脑区受到原发性或继发性损伤有关。输液过量引起的左心衰竭所致的急性肺水肿少见。

急性肺水肿是一种急症，必须及时诊断，迅速抢救。主要的治疗方法有吸氧、吗啡镇痛（对神志不清、呼吸抑制的病人慎用吗啡）、快速利尿、扩血管和强心治疗。待急性症状缓解后，应仔细寻找病因进行治疗。

（史继新）

第十节　恢复期治疗

一、急性期康复治疗

脑出血后接受神经外科处理的患者大多是出血量大、颅内压高，如不及时进行手术清除血肿或开颅减压就会危及生命或严重影响功能后果，因此多属于疑难、重症或复杂的病例。其处理原则根据不同的具体情况而不同。康复医师在这个阶段的任务是与神经外科医师密切合作：①将患者的所有与疾病相关问题的诊断（包括基础疾患、原发疾患、合并症和并发症等）了解清楚；②处理好医疗方面的问题，包括稳定住病情和提高患者的体力水平等，为患者能够进行逐渐强化的康复训练创造良好和安全的条件；③对患者所有的功能状态（如感觉、运动、言语－交流、认知、情感－心理－精神、交感－副交感神经功能、吞咽、二便控制、性功能、个体活动能力、社会参与能力等）进行定性和定量的评估；④制订出全面完整的康复计划和实施细则，并估计患者的长期预后；⑤康复医师率领整个康复医疗小组（包括康复医师、康复护士、物理治疗师、作业治疗师、言语治疗师、矫形支具师、心理治疗师等）实施和修改康复治疗方案。采用一切措施，提高患者的功能后果。

康复医疗的目的是：①预防、认识和处理脑血管病的各种神经功能缺失和合并症、并发症，避免"废用综合征"和"误用综合征"；②使患者最大程度地独立生活，提高患者的活动水平；③使患者和家庭成员在心理上获得最大程度的适应；④通过社会的参与（如回到家里和家人一起生活，青少年患者能去上学，中壮年患者能参与娱乐活动和职业性活动等），预防继发性残疾；⑤尽可能地提高患者的生活质量；⑥预防脑出血的再发。

在早期，康复医师必须密切配合神经外科医师的临床处理，一切以临床的医学处理为中心，直到患者术后所有病情稳定并转到康复病房后，再全面地考虑患者的康复问题。

（一）昏迷患者的康复治疗

无论是术前或术后即处于昏迷状态的脑出血患者，术后的康复性处理原则主要有两条：一是促醒，二是残疾的二级预防。

1. 促醒

在一般药物促醒的基础上，康复性促醒是利用或通过加大外周感觉输入的方式以刺激大脑皮层的活动。刺激的方式可以是视觉的、听觉的、皮肤感觉的（如痛觉、触觉、温度觉等）、本体感觉的（如肌肉、关节、运动觉等）；意识恢复以前，刺激的方法当然是被动性的，直到意识恢复后即改为主动性的刺激。康复医师应当根据患者的具体情况，制订出康复处理计划和开出可以操作的康复处方。例如当患者听觉诱发电位尚可时，鼓励患者家属或亲朋好友经常在患者耳边呼唤或利用录音机不断地播放；利用针灸和按摩进行较强的刺激；利用低、中频电刺激相关的肢体肌肉；利用床边被动踏车进行本体感觉的刺激等。康复处方应当将刺激的方式、刺激的剂量、刺激持续的时间和频度、可能产生的副作用及其处理方式一一交代清楚。并且利用神经生理学指标（如诱发电位、多导脑电图和非线性脑电图等）、功能影像学指标（PET、fMRI 等），密切结合临床指标（如低位中枢反射活动的敏感程度、皮层活动的出现程度等）判断患者目前皮层活动的改善程度，并推断预后。

2. 残疾的二级预防

昏迷患者长期卧床，可能迅速产生一系列的问题。例如，吸入性或坠积性肺炎、泌尿系感染、褥疮、下肢深静脉血栓形成、心肺功能减退、神经－肌肉功能减退等。尤其是肌肉会迅速萎缩、抗重力肌会出现痉挛、关节会很快僵硬挛缩。所有这些都应该进行预防。例如，在咳嗽和吞咽反射存在的情况下，要准确地判断是否会产生误吸，有误吸的危险时，应及时放置胃管或行胃－空肠造瘘术以预防吸入性肺炎；又如要经常翻身预防褥疮；下肢穿上弹力袜和适当进行下肢的被动活动以预防下肢深静脉血栓形成；尤其是应当进行正确的体位摆放（对抗可能发生的挛缩），要进行正常关节活动度范围以内的被动性肢体活动和电刺激、按摩等预防肌肉萎缩和关节挛缩。如果临床估计患者意识可能恢复，那么，残疾二级预防的作用要比在出现一系列并发症和"废用综合征"后再进行"康复医疗"明显得多。因此，康复医生必须把残疾二级预防的内容清楚地写进康复计划之中。

（二）清醒患者的康复治疗

对手术后清醒或不久就意识恢复的患者，一旦病情稳定（包括基础疾患、原发疾患、合并症和并发症）3～5 天后，即可开始正规的主动性、康复性训练，并在实际运作过程中尽快进入到强化性康复程序中去。

1. 早期的床上康复训练

对于偏瘫患者来讲，早期的床上康复训练是指躯干肌的训练。事实上，偏瘫患者的患侧躯干肌大多不瘫或轻瘫，通过正确的康复性训练，大多在 2～4 周内可能恢复躯干肌的支配关系。首先是在软瘫期通过积极的被动活动、自助性训练、针灸、按摩、电刺激等方法，尽快恢复瘫痪侧肢体的肌张力，然后是在神经生理学理论指导下，利用联合反应、共同运动、姿势反射性活动等和促通技术，由简单到复杂地逐步训练躯干肌。躯干肌恢复功能的标志是患者能自行从平卧位向患侧翻身并最终能从患侧起坐，且保持住坐位平衡。为此，康复治疗师应当通过系统的躯干肌训练（如夹腿、摆髋、摆肩、双桥运动、翻身、起坐等），尽快使患者能够开始进行坐位的床边训练。应当尽可能地鼓励患者在床上进行力所能及的生活自理活动（如自己擦脸、刷牙、进食等）。如有认知功能障碍、言语功能障碍、情感－心理－精神障碍、吞咽功能障碍、二便功能障碍等，康复医师都应当做出通盘的考虑。

2. 床边的训练

偏瘫患者的床边训练，是指患者经过训练后能够从床边的坐位独立完成起立的动作。为此，必须训练患腿的持重能力（达到患腿能持重1/2体重）和站立位的平衡能力。通常应用双手交叉握住，做重心前倾的训练。此时，一定要避免身体向健侧歪依靠健腿站的动作。否则会引发患腿伸肌的痉挛，严重的会造成踝震挛，这就会极大地影响下肢功能的恢复。同时，还应当进行屈膝和屈踝的训练，以防下肢伸肌痉挛形成挎篮画圈的"偏瘫步态"。床边训练完成的标志是患者能独立地在患腿持重达体重1/2的情况下由床边坐位转变为站立位。一般讲，上肢的恢复落后于下肢，因此在这个阶段，还需要加强上肢的相关康复性训练。同样，这时也必须进行其他方面功能障碍的康复性训练。

3. 站立位的训练

患者从床边站起时患腿所支持的重量不过是体重的1/2。而如果要想走路，患腿必须能在单腿支持体重达到体重的100%，才能允许健腿腾空摆动出去。所以站立位的训练是由患腿支持体重50%到100%的训练。为了直观地量化支持体重能力，可先在体重计上测得患者的体重，然后将患腿踩在体重计上而健腿踩在一个与体重计等高的台子上，令患者尽可能提高患腿的支持体重的力量直到稳定不住为止，这个千克数就是当时患腿的持重数。然后，在安全保护下指挥患者在站立位不断将重心左右或前后移动，使患腿的持重缓慢稳定地上升，直至达到体重的100%。同时进行站立位的平衡能力训练及患腿后伸髋下的屈膝和屈踝训练。这样就为正确的步行打下了坚实的基础。同样，在这个阶段，还需要加强上肢和其他方面功能障碍的康复性训练。

4. 步行和实用步行的训练

在上述训练达标后，患者一般就可以训练步行了。由于患腿持重已经达到100%，因此不会出现"踮步"或"长短步"。但如果患腿在向后伸髋时不能很好地屈膝和屈踝（即直腿尖足），则仍然可能出现向健侧侧身、患侧提髋，甚至向外画圈的步态。也有相当数量的患者会由于膝关节的交互抑制障碍，患者行走时会产生"膝反张"（膝过伸）。这些都需要在康复医师和康复治疗师的正确指导下进行纠正。在患者能够开始以接近正常的步态行走之后，如果一味进行肌肉力量的训练，要求走的时间长、距离

远，在产生疲劳之后，仍然会发生偏瘫侧抗重力肌的痉挛。所以，最好多进行灵活、技巧、协调、精细、平衡和反应速度的训练。待随意运动进一步恢复之后，再进行肌力的训练就要好得多了。因此实用步行（上下楼梯、走长距离等）的训练不宜过早开始。这样的偏瘫训练看起来花费了"许多时间"，似乎很慢，但确保了质量，不用"返工"再去纠正"难看的姿势"，其实是"快了"。因为一旦形成严重的偏瘫步态，几乎就不能完全纠正过来了。因为在大脑皮层中已经形成了"错误的激活区"，很难用简单、快速的方法将它去除。

偏瘫患者的上肢康复训练要复杂得多。现在学术界正在利用脑的可塑性理论和大脑功能重组的方法（如运动想象疗法、肌电生物反馈疗法、强迫性训练等）进行深入的研究，上肢功能恢复的后果正在改善之中。

目前，康复医疗及地介入神经内科（如在卒中单元中）和神经外科（如在神经外科重症监护病房中）的工作中去，已经引起广泛的关注。现在，通过早期正确的临床和康复处理，6个月内偏瘫患者约有60%可以独立行走，30%可在辅助下行走，真正必须卧床的患者不过10%左右。而上肢目前能够达到使用程度的不过40%左右。应该特别指出：运动功能的恢复是受众多因素影响的。例如，内囊后肢的损伤、出血量大、老年、合并有较严重的认知功能和言语功能障碍、有严重的合并症和并发症等的偏瘫患者，其运动功能的恢复要困难得多。所以脑血管病的康复工作是一个全面的、系统的工程。当我们处理一个问题的时候，一定要将众多的相关因素统一考虑，否则就不可能取得意想中的效果。而现在看来，偏瘫反倒是个比较"简单"、容易比较"快速"解决的问题，而认知功能、言语功能、情感－心理－精神功能、吞咽功能、二便功能等的恢复问题，则是一些更为困难和复杂的问题，很难在几个月内使功能恢复得很好。但是尽早开始的康复性训练已经被循证医学证实是必要的。

二、恢复期康复治疗

所谓"恢复期"是一个相对的时间概念。一般指发病3～6个月后。如前所述：认知功能、言语功

能、情感 – 心理 – 精神功能、吞咽功能、二便功能等的功能恢复，都是需要较长时间才能看到效果的。此外，在手术后还有一些问题常常需要较长时间的康复处理。

1. 感染

只有极少数的患者在手术后（血肿清除、去骨瓣减压术、脑室 – 腹腔分流术、颅骨修补术等）发生颅内的感染。但由于大多数抗菌药物难于通过血 – 脑屏障，因此一旦发生颅内感染，常常是经久不愈，十分棘手。在这种情况下，康复性训练大多被迫停止，对患者各种功能的恢复极为不利。

2. 癫痫

由于手术或出血本身都有可能形成瘢痕组织，因而术后部分患者会有癫痫的发作。当使用某些药物或康复训练强度过量时，更容易诱发出来。而反复发作的癫痫会严重地影响功能的恢复。因此，及时的控制（必要时根据血药浓度监测结果调整抗癫痫药物的剂量）十分重要。但一般说来，癫痫发作被控制后，适当的康复训练仍然是应当和可以继续进行的。

3. 废用、误用和过用

对于大多数不了解康复医学的医师、患者和家属来说，常常担心患者的活动会再次引发脑出血，因而过于强调长时间的卧床休息和静养，结果肌肉萎缩、骨质疏松、神经功能和心肺功能退化、营养状态恶化，甚至频频发生吸入性或坠积性肺炎、泌尿系感染、皮肤褥疮、下肢深静脉血栓形成和关节挛缩畸形等，这就是废用综合征。长时间的二级预防是十分重要的。而一旦发生废用综合征再进行康复治疗往往事倍功半。譬如卧床 2 周，一般肢体肌肉的横截面积就会出现两个标准差，而要想重新恢复肌容积，不仅需要补充足量的优质蛋白质，而且可能需要使用同化激素、肌肉电刺激，加上被动性肌肉收缩（如按摩、关节活动度范围内的被动活动）和尽可能多的主动性肢体康复训练。其花费的时间、代价都很大而效果却很难满意。

同样，担心长期卧床会产生废用性萎缩，早早就让患者训练上肢的拉力、握力，下肢的踢腿或架着"下地走"等，甚至常常批评患者"不刻苦"，鼓励患者"竭尽全力"，规定患者必须训练多长时间或

"走"多长距离，结果是所有的抗重力肌（一般指上肢的屈肌和下肢的伸肌）痉挛，形成"上肢挎篮，下肢画圈"的偏瘫步态，这就是误用综合征。产生了严重的误用综合征再想通过康复训练来治疗，几乎是不可能的。因为长时间的错误训练，已经在大脑皮层形成了不正常的运动激活区，想在短时间内去除它并重新建立正常的运动激活区，是不大可能的。不幸的是，目前对现代康复理论和技术有深入了解的医务人员和患者、家属比较少，已经形成或正在形成误用综合征的患者仍然很多。同样，二级预防在这里十分重要。早期避免单纯训练抗重力肌，克服抗重力肌的痉挛，强调抗重力肌与其拮抗肌肌张力和随意运动能力的平衡发展，基本上就可以阻止误用综合征的强化。而早期处理痉挛，也至少比产生严重的痉挛甚至挛缩后再进行康复处理容易得多。恰当地应用抗痉挛药物、神经干阻滞、肉毒毒素注射、肌肉 – 肌腱松解术、物理治疗师和作业治疗师的手法处理、矫形支具的装配等都是解除肌肉痉挛的有效方法，交叉、联合地应用这些方法可能会取得一定的效果。但对于严重的痉挛和挛缩，往往很难取得理想的效果。

还有少部分患者，由于不正确地过度训练，会造成某些肌肉或关节的损伤，如健侧膝关节肿痛甚至积液、肌肉拉伤等，这就是过用综合征。所以，康复医师需要有扎实的理论和丰富的实践经验，才能制订出良好的康复计划和领导整个康复医疗小组实施康复计划并取得良好的功能后果。而在临床工作中，这些问题往往是在疾病的急性期或恢复早期还来不及考虑的。

4. 脑积水

由于脑出血、脑水肿、大量出血破入脑室等原因，少数患者会在病情稳定后出现脑积水。无论是硬膜下的积液还是脑室积水，都会对脑组织产生压迫，而其中脑室积水比较常见。通常，当患者术后恢复不太理想时，应及时在术后 3 个月复查 CT 片或进行经颅超声测量脑室的大小。一旦发现脑室有积水，应在 3～6 个月内及时实施脑室腹腔分流术。术后应监测分流管的通畅程度。普通虹吸式分流管在术后约有 1/4 的病例会因大网膜的包裹而引流不畅，必须通过超声检查或造影检查确认阻塞的部位并及时处理，否则长时间的、逐步加重的脑积水会使受

压的脑组织失去功能恢复的机会。

5. 颅骨修补

有相当一部分脑出血手术后的患者在 6 个月左右需要进行颅骨的修补。大部分颅骨修补术后患者功能恢复不受影响，但也有少数患者在术后功能会有退步。因为患者的功能恢复常常需要很长的时间，甚至是终生性的，所以确保患者整个身体情况的稳定和安全是十分重要的。遇有术后功能退步的情况时，康复医师应及时与神经外科医师联系，共同商讨解决问题的办法。

6. 认知功能和语言 - 交流功能的康复问题

虽然在神经康复工作中一直进行着认知功能和言语功能的康复工作，但是直到目前为止，单独康复处理对改善相应功能后果的作用还缺少循证医学的确切证据。由于认知功能和语言 - 交流功能的恢复涉及十分复杂的大脑皮层的功能，目前的研究手段很难获得对大脑皮层瞬间的功能变化进行可以直接观察到的客观数据。像 PET、fMRI 等功能影像学手段，其时间和空间的分辨率远远达不到要求，而多导脑电图、脑磁图、事件相关电位等方法的时间分辨率可以达到毫秒级，但空间分辨率却很差（厘米级）。因此，目前的相关研究还只能以临床性观察为主。然而由于临床表现千差万别，几乎没有两个患者的临床情况是相同或非常接近的，而且需要很长时间的观察，所以要想进行随机、对照、双盲的研究也是十分困难的。但目前大样本、多中心的长时间、自身对照性研究，还是普遍认为康复训练对认知功能和语言 - 交流功能的恢复是有一定效果的。具体的方法需要参考言语病理学家、言语治疗师和认知 - 心理学家、作业治疗师的专著。在临床神经康复中，则由康复医学科中的言语治疗师和作业治疗师承担具体的康复训练工作。由于其内容过于专业，这里不予详述。

（王茂斌）

参考文献

[1]　刘承基. 脑血管病的外科治疗. 江苏: 科学技术出版社, 1987.

[2]　孟家眉. 神经内科临床新进展. 北京: 北京出版社, 1994.

[3]　王忠诚. 脑血管病及其外科治疗. 北京: 北京出版社, 1994.

[4]　赵明伦. 脑血管病的抢救与康复. 北京: 人民卫生出版社, 1995.

[5]　赵卫忠, 张文科. 继发性脑室出血的治疗. 中华神经外科杂志, 1995, 11(1):51–52.

[6]　Broderick J, Connolly S, Feldmann E, et al. Guidelines for the management of spontaneous intracerebral hemorrhage in adults: 2007 update: a guideline from the American Heart Association/American Stroke Association Stroke Council, High Blood Pressure Research Council, and the Quality of Care and Outcomes in Research Interdisciplinary Working Group. Stroke, 2007, 38(6)：2001-2023.

[7]　Butcher K, Laidlaw J. Current intracerebral haemorrhage management. J Clin Nrurosci, 2003, 10(2):158-167.

[8]　Cahill DW, Ducker TB. Spontaneous intracerebral hemorrhage. Clinical Neurosurgery, 1982, 29:722-779.

[9]　Cole FM, Yates PO. The occurrence and significance of intracerebral micro-aneurysms. J Pathol Bacteriol, 1967, 93(2):393-411.

[10]　Drake CG, Vinters HV. Intracerebral hemorrhage. In: Cerebrovascular Diseases. Plum F, Pulsinelli W, ed. New York: Raven Press, 1985, 49-51.

[11]　Fayad PB, Awad IA. Surgery for intracerebral hemorrhage. Neurology, 1998, 51(3 Suppl 3):S69-73.

[12]　Fein JM. Hypertension and the central nervous system. Clinical Neurosurgery, 1982, 29:666-721.

[13]　Imielinski BL, Kloc W. Spontaneous Intracerebral hematomas: Clinical appraisal of surgical and conservative treatment. Advances in Neurosurgery, 1993, 21:5.

[14]　Itoh Y, Yamada M. Cerebral amyloid angiopathy in the elderly: the clinicopathological features, pathogenesis, and risk factors. J Med Dent Sci, 1997, 44(1):11-19.

[15]　Jørgensen HS, Nakayama H, Raaschou HO, et al. Intracerebral hemorrhage versus infarction: stroke severity, risk factors, and prognosis. Ann Neurol, 1995, 38(1):45-50.

[16]　Krone A, Glaser M, Pfeuffer-Hess D, et al. Prognostic factors and surgical indications in spontaneous lobar and putaminal hematomas. Advances in Neurosurgery, 1993, 21:12.

[17]　Kumral E, Kocaer T, Ertübey NO, et al. Thalamic hemorrhage. A prospective study of 100 patients. Stroke, 1995, 26(6):964-970.

[18]　Leblanc R, Preul M, Robitaille Y, et al. Surgical considerations in cerebral amyloid angiopathy. Neurosurgery, 1991, 29(5):712-718.

[19]　Longo M, Fiumara F, Pandolfo I, et al. CT observation of an ongoing intracerebral hemorrhage. J Comput Assist Tomogr, 1983,7(2): 362-363.

[20]　Maira G, Anile C, Colosimo C, et al. Surgical treatment of primary supratentorial intracerebral hemorrhage in stuporous and comatose patients. Neurol Res, 2002, 24(1):54-60.

[21]　Matsumoto K, Hondo H. CT-guided stereotaxic evacuation of hypertensive intracerebral hematomas. J Neurosurg, 1984, 61(3):440-448.

[22]　Mayer SA, Lignelli A, Fink ME, et al. Perilesional blood flow and edema formation in acute intracerebral hemorrhage: a SPECT study. Stroke, 1998, 29(9):1791-1798.

[23]　Mendelow AD. Mechanisms of ischemic brain damage with intracerebral hemorrhage. Stroke, 1993, 24(12 suppl):l115-117; discussion

参考文献 REFERENCES

l118-119.

[24] Siddique MS, Mendelow AD. Surgical treatment of intracerebral haemorrhage. Br Med Bull, 2000, 56(2):444-456.

[25] Sobel DF, Baker E, Anderson B, et al. Cerebral amyloid angiopathy associated with massive intracerebral hemorrhage. Neuroradiology, 1985, 27(4):318-321.

[26] Sterzi R, Vidale S. Treatment of intracerebral hemorrhage: the clinical evidences. Neurol Sci, 2004, 25 Sppul 1:S12.

[27] Thrift AG, McNeil JJ, Forbes A, et al. Three important subgroups of

hypertensive persons at greater risk of intracerebral hemorrhage. Melbourne Risk Factor Study Group. Hypertension, 1998, 31(6):1223-1229.

[28] Wakai S, Kumakura N, Nagai M. Lobar intracerebral hemorrhage. A clinical, radiographic, and pathological study of 29 consecutive operated cases with negative angiography. J Neurosurg, 1992, 76(2):231-238.

[29] Zulch KJ. Stroke, a special lecture. In: Spontaneous intracerebral hematomas: Advances in diagnosis and therapy. Pia HW, Langmaid C, Zierski J, eds. Berlin: Springer-Verlag, 1980, 1-12.

第七章

CHAPTER 7

第八章

颈动脉－海绵窦瘘
Carotid-Cavernous Fistulas

第一节　海绵窦区的外科解剖

一、海绵窦段颈内动脉及其分支

颈内动脉在颞骨尖部、后床突的外侧出颈动脉管，然后转向前进入海绵窦。在海绵窦内的内下方间隙内向前走行，至前床突内侧转向上，穿出海绵窦的顶。该段颈内动脉呈 S 形弯曲，称为颈内动脉虹吸段。颈内动脉在破裂孔处位于海绵窦的近侧、三叉神经的下方。在海绵窦内，颈内动脉被一些小梁所固定。

颈内动脉在海绵窦段的主要分支包括脑膜垂体干、下外侧干，少部分人在下外侧干的稍远侧还发出被囊动脉。

脑膜垂体干发自颈内动脉进入海绵窦后的第一个弯曲的背侧壁，在海绵窦顶处分成了三支：小脑幕动脉、脑膜背侧动脉和垂体下动脉。小脑幕动脉发出以后沿小脑幕游离缘走行，至切迹尖与对侧同名动脉及眼动脉脑膜支吻合。除供应硬脑膜之外，还供应邻近的动眼神经和滑车神经。该动脉有时直接起源于颈内动脉，有时也起自眼动脉。脑膜背侧动脉发出后向后内侧走行，与对侧同名动脉吻合，供应鞍背、斜坡的硬脑膜和邻近的外展神经。垂体下动脉发出后向前内侧走行，至垂体窝的底部，发出分支供应垂体后叶、蝶鞍及邻近海绵窦的硬膜。

下外侧干相当于胚胎时期背侧眼动脉的近侧段，自颈内动脉的外下壁发出，然后越过外展神经，分支供应相应的硬脑膜和颅神经。下外侧干末端发出几个分支，其中一个分支走向圆孔，供应圆孔周围的硬脑膜，并与颌内动脉的同名血管分支相吻合，并供应相应的上颌神经。此外还发出分支供应卵圆孔周围硬脑膜，并与脑膜副动脉的相应分支吻合，同时供应下颌神经。有时小脑幕支亦可以发自下外侧干，这时下外侧干则比较发达。另外下外侧干在中颅窝底与眼动脉、脑膜中动脉等的脑膜分支有丰富的吻合。

被囊动脉自发出下外侧干后的颈内动脉的内侧壁发出，分支供应鞍前壁和蝶鞍底的硬脑膜，并与对侧同名动脉分支相吻合。

二、海绵窦的静脉通路

海绵窦呈前后狭长的不规则形状，位于蝶鞍的两旁，其前方达眶上裂的内侧部，后方至颞骨岩部尖。海绵窦是硬脑膜两层间的不规则腔隙，内有诸多小梁将其分割成大小不同的小腔。海绵窦与周围相邻静脉有广泛的联系。海绵窦前部接受眼静脉和蝶顶窦的静脉血，后部经岩上窦与横窦交通，后下方经岩下窦与颈内静脉交通。在中颅窝底，海绵窦还与翼丛相交通。两侧海绵窦间亦存在广泛的联系，根据与垂体的关系，分为前海绵间窦、后海绵间窦和下海绵间窦。另外在海绵窦的后内下方，即鞍背和斜坡的位置，常有一粗大的间窦将两侧的海绵窦连接起来，称为基底窦。另外，该基底窦还于基底静脉丛相连接。通常情况下，海绵窦的血是从前向后，从上向下流动，但在某些变异和病理状态下，则可以出现反流，并引起临床症状，如海绵窦区出现动静脉瘘时，海绵窦内的静脉血可以向眼静脉逆流，而引起眼球突出，结膜充血、水肿等。

三、海绵窦与颅神经

海绵窦壁的外侧壁内有动眼神经、滑车神经和三叉神经的眼支和上颌支，其腔内有颈内动脉和展神经穿过。

第二节　病因及发病率

一、自发性颈动脉－海绵窦瘘

自发性颈动脉－海绵窦瘘是指除去外伤因素以外的原因引起的颈动脉－海绵窦瘘。其中主要包括两种情况：一类是病因不清、瘘口小而多，主要由颈外和颈内动脉的硬膜分支供血的颈动脉－海绵窦瘘，确切的名称为海绵窦区硬脑膜动静脉瘘。海绵窦区硬脑膜动静脉瘘的直接病因尚不清楚。据文献报道，常与筛窦、蝶窦的炎症所引起的海绵窦炎有

关。有些患者还有外伤史、口服避孕药、流产史等。硬脑膜动静脉瘘约占所有颅内血管畸形的15%，海绵窦区是硬脑膜动静脉瘘的最常见受累部位，而且女性发病率高于男性。

另外一类自发性颈动脉－海绵窦瘘的临床症状、临床表现及治疗方法与常见的外伤性颈动脉－海绵窦瘘（TCCF）相似。该类患者的动静脉瘘常常是由于颈内动脉海绵窦段的动脉瘤自发破裂所引起（图8-1）。瘘口位于颈内动脉壁上，直接瘘入海绵窦。

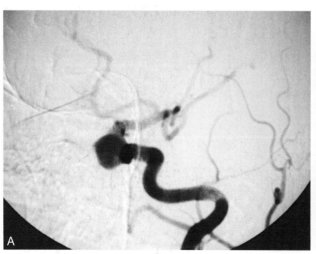
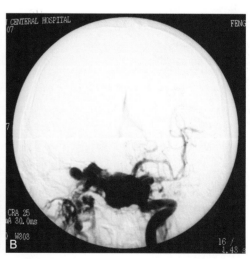

图 8-1　自发性颈动脉 - 海绵窦瘘

A. 患者 65 岁，突发突眼半个月，半年前因左眼眶不适血管造影发现颈内动脉海绵窦段动脉瘤。B. 发病后造影，发现在动脉瘤位置发生了颈动脉－海绵窦瘘。

二、外伤性颈动脉－海绵窦瘘

顾名思义，外伤性颈动脉－海绵窦瘘就是由于头颅外伤所引起。颈内动脉海绵窦段在入海绵窦处和出海绵窦处均被硬膜所固定，在海绵窦内则由纤维小梁固定。所以当头颅受到外伤以后，颅底的任何外力均可以引起颈内动脉壁的撕裂，颈内动脉的

动脉血直接进入包绕动脉的海绵窦内，从而引起动静脉瘘。另外眼部外伤时，锐器可以刺入眼眶并经眶上裂或视神经管进入海绵窦内，如果刺中颈内动脉，亦可以引起外伤性颈动脉－海绵窦瘘。在一些手术治疗中，如海绵窦区附近的外科手术，或血管内治疗器械通过海绵窦段操作粗暴时，可以引起医源性的颈动脉损伤，从而造成外伤性颈动脉－海绵窦瘘，称为医源性外伤性颈动脉－海绵窦瘘。

第三节　临床表现

一、眼部症状和体征

颈动脉－海绵窦瘘的临床表现与静脉引流的途径密切相关。颈动脉－海绵窦瘘发生以后，颈动脉内的动脉血经瘘口进入海绵窦内，从而引起海绵窦内压力升高，使得在生理状态下向海绵窦回流的静脉出现反流，而引流海绵窦血的静脉则流速加快。颈动脉－海绵窦瘘最常见的引流静脉是眼静脉。在生理状态下眼静脉通常向后引流进入海绵窦内，当动静脉瘘发生以后，由于压力的变化，眼静脉则可以出现反流，即瘘入海绵窦内的动脉血从海绵窦内反流入眼静脉，经眼上静脉和（或）眼下静脉向面部静脉回流。

这种反流引起眶内静脉压的升高，出现眶内组织的充血、水肿。所以，患者表现为眼球突出，结膜充血、水肿，眼球运动受限，视力下降等（图8-2）。这些症状的严重程度与瘘口大小、海绵窦回流途径的多少及眼静脉的回流是否通畅等相关。

二、杂音

当海绵窦通过岩下窦和（或）岩上窦引流时，由于血流速度的加快，在侧窦和颈静脉球处形成涡流，患者常主诉患侧能听到吹风样、与脉搏一致的杂音。有些患者虽不经以上静脉窦引流，但由于部分供血动

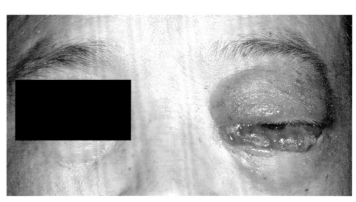

图8-2　外伤性颈动脉－海绵窦瘘的眼部症状表现为眼球突出，结膜明显充血、水肿。

脉行经耳部，供血动脉内血流速度加快，管径增加，亦可有相同的杂音主诉。对于外伤性颈动脉－海绵窦瘘以及第二类自发性颈动脉－海绵窦瘘患者，由于瘘口较大，听诊时常在眼眶周围、耳后等部位听到吹风样杂音。杂音的大小及性质与瘘口大小有密切关系。当瘘口很大时，由于动静脉间的压差减小而涡流减轻，杂音较小；当瘘口较小时，由于分流血量少，杂音亦小，通常呈收缩期杂音，而非连续性杂音。对于海绵窦区硬脑膜动静脉瘘患者，由于瘘口较小，血流速度慢等，听诊常无阳性发现。

三、神经功能障碍

当发生颈动脉－海绵窦瘘、颈内动脉发生偷流

以后，如果颅内动脉代偿不良，则可以引起脑缺血，从而引起脑梗死。患者出现偏瘫、失语，甚至意识障碍。当颈动脉－海绵窦瘘出现蝶顶窦－大脑中浅静脉等皮层静脉引流时，可以引起脑水肿，甚至静脉性脑梗死及出血。此时，患者除出现局部神经功能障碍以外，还有头痛、恶心、呕吐等颅高压的症状和体征。

四、鼻衄

当发生颈动脉－海绵窦瘘，并伴有海绵窦内侧壁骨折、硬膜破裂时，患者可以发生鼻出血。这时出血量常比较大，容易导致患者出现失血性休克，甚至死亡。

第四节　检查和诊断

一、眼眶部听诊

外伤性颈动脉－海绵窦瘘在眼眶部可以听到与心脏搏动一致的吹风样杂音。在眼眶部、患侧的颞部、耳后、颈部等都可以听到，以眼眶部最强。

二、血管影像学

由于颈动脉－海绵窦瘘（carotid cavernous fistula, CCF）的供血动脉比较复杂而多变，所以拟诊为颈动脉－海绵窦瘘患者的血管造影应包括双侧颈内动脉、颈外动脉和椎动脉的正、侧位（图8-3）。

颈动脉－海绵窦瘘的主要影像学表现是在血管造影的动脉期出现海绵窦的显影，即海绵窦早显。显影的海绵窦可以经眼静脉、蝶顶窦－大脑中浅静脉、岩上窦、岩下窦等静脉引流。对于外伤性颈动脉－海绵窦瘘以及第二类自发性颈动脉－海绵窦瘘

的患者，由于颈内动脉直接与海绵窦相通，瘘口较大，颈内动脉分流量大，所以海绵窦显影常比较早而饱满。而瘘口远端的颈内动脉显影则比较淡，有时管腔变细，甚至出现全偷流而不显影。这时，患侧颈内动脉造影常不能清晰显示瘘口位置，需要在压迫患侧颈内动脉的同时，行椎动脉侧位和对侧颈内动脉正位造影。造影可以显示前后交通动脉的开放代偿程度，为选择治疗方法和评价治疗风险提供影像学依据。同时还常可以通过反流而清楚显示瘘口位置。除颈内动脉供血以外，有些患者还伴有颈外动脉分支的供血，所以在治疗前及治疗后应做颈外动脉造影。

海绵窦区的硬脑膜动静脉瘘是一种瘘口发生在硬膜上的自发性动静脉瘘。造影的特点包括瘘口常多而小；所有海绵窦区硬膜的供血动脉均可参与供血，所以供血动脉常来自颈外动脉和颈内动脉的硬膜支，且细而多；由于瘘口小、血流量少，所以与外伤性颈动脉－海绵窦瘘相比，海绵窦及引流静脉的显影较慢而欠饱满（图8-4）。造影时要注意静脉

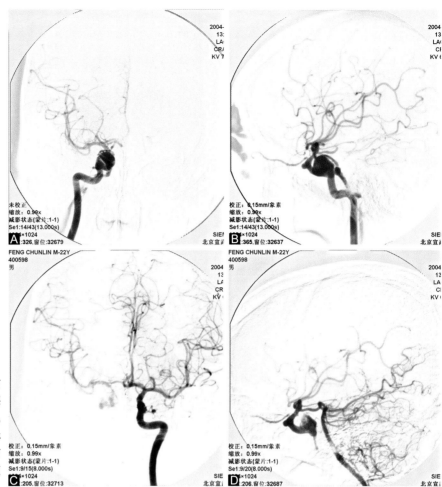

图 8-3　CCF 血管造影检查

患者男，22 岁，车祸外伤后半月出现右侧耳鸣。A.造影显示右侧颈内动脉-海绵窦瘘。B.右侧颈内动脉造影（侧位）。C.压迫右侧颈动脉同时行左侧颈内动脉造影，显示前交通开放良好。D.压迫右侧颈动脉同时行椎动脉造影，显示后交通动脉开放良好。

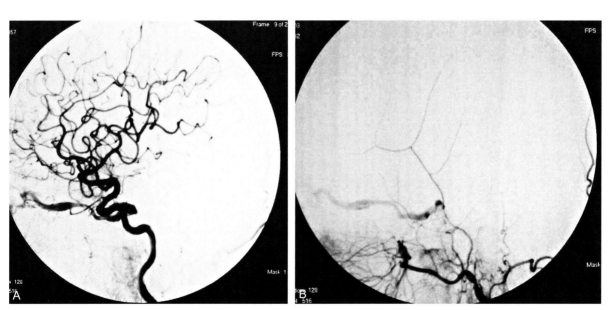

图 8-4　海绵窦区的硬脑膜动静脉瘘血管造影检查

患者女，63 岁，右侧视物重影 3 个月，查体右眼外展麻痹，结膜轻度充血。A.右侧颈内动脉造影，显示海绵窦早显，由硬脑膜分支参与供血。B.右侧颈外动脉造影，显示海绵窦早显，颈外动脉分支参与供血。

第四节

SECTION 4

晚期图像，观察海绵窦在静脉期是否还显影，是否仍有正常引流功能。

三、CT扫描

CT扫描能显示一些间接征象。当颈动脉－海绵窦瘘经眼静脉引流时，轴位和冠状位CT扫描可见患侧眼球突出，在上直肌上方的眼上静脉增粗，眶内组织水肿，肌肉增粗、边缘欠清。患侧海绵窦较对侧增宽，密度增高。有些患者还可发现颅底骨折、颅内血肿等（图8-5）。

四、磁共振检查

磁共振扫描可见受累侧眼球突出，眶内组织水肿，肌肉组织边缘欠清，眶内可见血管影增粗、增多。眼上静脉增粗明显，尤其是外伤性颈动脉－海绵窦瘘患者。受累侧海绵窦扩张，呈不均匀信号。如

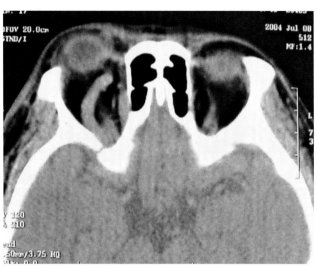

图8-5 CCF的CT扫描影像
患者男，41岁，外伤后出现右眼结膜充血水肿，眼球轻度突出。CT扫描显示右侧眼上静脉明显增粗。

果伴有皮层静脉引流，可见脑组织的水肿，及皮层表面血管影扩张、增多。另外，还可见颅内血肿等。

第五节 治 疗

一、经动脉途径球囊栓塞治疗

经动脉途径球囊栓塞治疗主要适用于颈内动脉与海绵窦直接相通的患者，主要包括外伤性颈动脉－海绵窦瘘及第二型自发性颈动脉－海绵窦瘘患者。血管内栓塞是这类疾病的首选治疗方法。

球囊栓塞的治疗理念是将未充盈的球囊经瘘口送入海绵窦内，然后用等渗造影剂充盈球囊，填充海绵窦，同时充盈的球囊可以将颈内动脉的瘘口闭塞，而保持颈内动脉的通畅。这时将球囊解脱，球囊开口被橡皮塞封住，并保持原位不动。随着时间的推移，充盈球囊的造影剂将逐渐释放，球囊变瘪，海绵窦将逐渐血栓而永久闭塞。有时海绵窦容积较

大，需要多个球囊才能填充（图8-6）。

当颈内动脉瘘口较大，用球囊常常不能在闭塞瘘口的同时而保持颈内动脉通畅。如果前后交通动脉代偿良好，则可以用球囊闭塞颈内动脉。闭塞时常将第一个球囊放置在瘘口的位置或越过瘘口的颈内动脉内。在颈内动脉的近端颈动脉球的上方放置一个保护球囊，以防止上一个球囊松动后进一步向颅内移动。判断颈内动脉是否可以闭塞，可以采用三种检查方法进行判断。首先通过球囊的闭塞试验。用球囊闭塞颈内动脉而解脱以前，行对侧颈内动脉和椎动脉造影，以检查前后交通动脉是否存在以及其代偿情况。血管造影显示闭塞侧颅内动脉主干及分支显影清晰、实质期组织染色均匀、皮层静脉出现的时间较未闭塞血管供血区晚不超过1 s。在闭塞

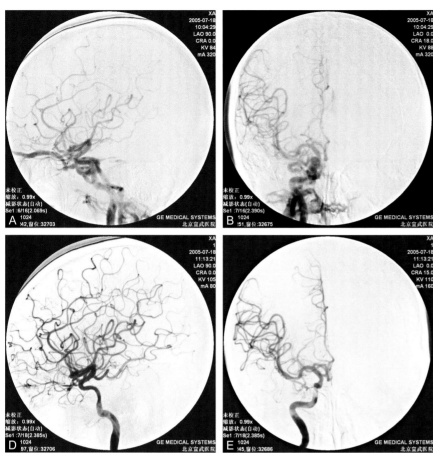
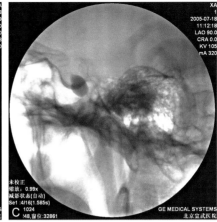

图 8-6 CCF 经动脉途径球囊栓塞治疗
患者男，48 岁，外伤后出现右侧结膜充
血、水肿，伴有右侧耳鸣。A. 右侧颈内动
脉造影正位像，显示海绵窦早显。B. 右
侧颈内动脉造影侧位像，显示海绵窦及其
引流静脉早显。C. 同一患者球囊栓塞后，
侧位显示充盈的球囊。D. 栓塞后颈内动
脉造影侧位像，显示瘘口消失。E. 栓塞后
颈内动脉造影的正位像。

的同时，每间隔 10 min 检查患者有无不适和临床症状和体征出现。闭塞的时间至少要维持 30 min。另外，对于阴性的患者，还需要做球囊闭塞加强试验，即在球囊闭塞中，用降压药降低患者的血压，比正常血压降低 20～30 mmHg，维持至少 30 min。如果患者无明显的不适和临床症状和体征，则颈内动脉是可以闭塞的。上述方法显示代偿充分的患者中，仍有 10%～20% 出现迟发性脑梗死。随着脑血流及脑功能影像学的发展，现在还可以采用单光子发射断层扫描（SPECT）辅助判断颈内动脉闭塞以后，脑血流的代偿情况。方法是在球囊闭塞 10～15 min 以后，通过动脉注射 ^{99}Tc，然后行 SPECT 检查，通过对比双侧的染色情况，辅助判断代偿是否充分。SPECT 是采取半定量的方法进行判断。目前，可以采用更加准确的方法即氙 CT 对颈内动脉闭塞后脑组织的血流进行定量测量，从而更加准确地判断闭塞的可行性。通过该种方法可以直接测量颈内动脉闭塞以后的脑组织血流，使闭塞变得更加安全。但该方法的缺点是操作比较麻烦。检查时需要在球囊闭

塞的过程中，将患者转移至 CT 室内进行吸入氙气的 CT 扫描（图 8-7）。

二、经动脉途径弹簧圈栓塞治疗

当外伤性颈动脉-海绵窦瘘瘘口较小、球囊难以到位而又需要保持颈内动脉通畅时，经动脉途径弹簧圈栓塞成为可选择的治疗方法之一。弹簧圈一般选择可控性弹簧圈，以防止弹簧圈进入动脉内而造成脑梗死。现在由于带膜支架的应用，该种治疗方法已很少采用。目前主要用于带膜支架不能到位或颈内动脉管腔较粗、没有合适支架可供选择的情况下。

三、经静脉途径弹簧圈栓塞治疗

当外伤性颈动脉-海绵窦瘘用经动脉球囊不能闭塞瘘口或有瘘口残留时，可以选择经静脉途径栓

第五节

SECTION 5

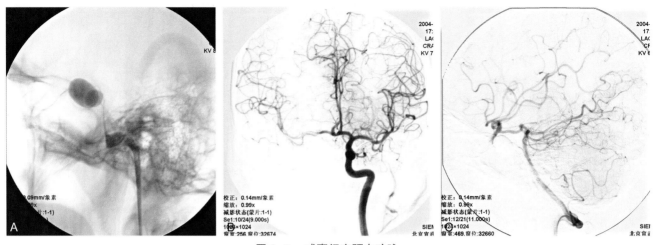

图 8-7 球囊闭塞颈内动脉

同图 8-3 患者。**A.** 侧位像显示充盈的球囊。**B.** 闭塞右侧颈内动脉后，左侧颈内动脉造影显示前交通动脉开放代偿良好。**C.** 闭塞后椎动脉造影显示后交通动脉开放代偿良好。

塞治疗。选择的路径常为岩下窦或岩上窦。开始选择的弹簧圈常为可控性弹簧圈，以防止弹簧圈经瘘口进入颈内动脉和脑内的血管内，而造成脑梗死。编筐后可以选择游离纤毛弹簧圈。

经静脉途径栓塞是海绵窦区硬脑膜动静脉瘘的主要治疗方法。静脉途径的选择包括经岩下窦、岩上窦和眼静脉等。岩下窦是最常选择的静脉入路。当硬脑膜动静脉瘘不经岩下窦引流、脑血管造影岩下窦未显影时，绝大多数患者仍可以探到岩下窦，并经此进入海绵窦内进行栓塞治疗。当岩上窦显影时，也可经此进入海绵窦进行栓塞治疗。眼静脉是海绵窦区硬脑膜动静脉瘘最常见的引流静脉。经眼静脉栓塞是重要的治疗方法之一。进入眼静脉的途径主要是根据其引流状况而定。当眼静脉经面静脉引流时，可以经股静脉→下腔静脉→上腔静脉→颈内静脉（或颈外静脉）→面静脉→眼静脉途径而进入；当通过眶上静脉→面横静脉引流时，可以直接穿刺或解剖面横静脉而进入。具备条件的医院还可以直接切开上睑解剖眼静脉，在直视下直接穿刺眼静脉。还有报道直接经上睑内侧穿刺眼静脉或海绵窦而进行栓塞，但由于并发症多、危险性大而临床应用较少。

在进行海绵窦填塞时，应尽量先填塞远端，并努力把不规则的海绵窦腔填塞完全，否则可能会残留瘘口或使引流方式改变，从而增加治疗难度，甚

至完全丧失了治愈的机会。

经静脉途径栓塞所选用的栓塞材料主要是可控或游离弹簧圈及液体栓塞材料。我们所应用最多的是游离纤毛弹簧圈（图 8-8）。当血流速度明显降低以后，可以在海绵窦内注射液体栓塞剂，如 NBCA 或 Onyx。

四、带膜支架在CCF中的应用

带膜支架是在裸支架表面附以一层涤纶膜或其他生物膜。使用带膜支架可以将瘘口封住，从而治愈该病。所选用带膜支架的直径应等于或略大于颈动脉的管径。带膜支架的应用可以降低过去必须经动脉或静脉用弹簧圈栓塞才能治愈的患者的医疗费用。但由于带膜支架的硬度较大，当血管走行迂曲时，支架难以到位。另外，支架还不能用于破裂口位于动脉弯曲处的患者。

五、经动脉用液体栓塞材料栓塞颈动脉-海绵窦瘘

主要用于只有硬膜支参与供血的外伤性颈动脉-海绵窦瘘或海绵窦区硬脑膜动静脉瘘。所选用的液体栓塞材料主要是 Onyx 等。

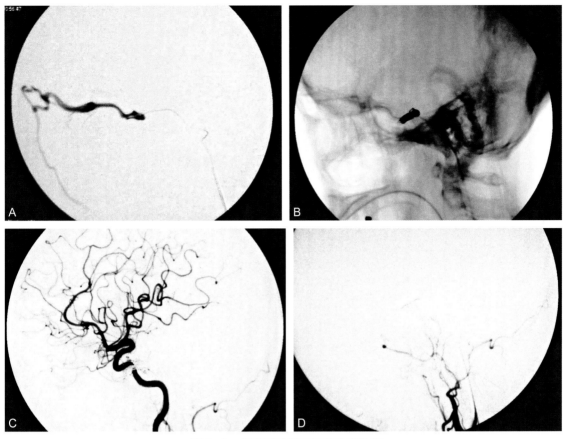

图 8-8   经静脉途径弹簧圈栓塞治疗

患者同图 8-4。**A.** 显示微导管经未显影岩下窦进入海绵窦内，超选造影显示的图像与颈动脉造影显示的海绵窦相同。**B.** 侧位像显示用纤毛游离弹簧圈填塞海绵窦。**C.** 栓塞后颈内动脉造影侧位像显示海绵窦无早显。**D.** 栓塞后颈外动脉造影侧位像显示海绵窦无早显。

六、CCF的并发症及其处理

创伤性颈内动脉－海绵窦瘘（TCCF）用球囊闭塞颈内动脉，由于球囊的早脱或早泻，而导致颈内动脉瘘口近端闭塞，而瘘口远端通畅，这时前后交通动脉的代偿血仍可以反流入瘘口。这时经同侧颈内动脉进行栓塞已不可能，所能采取的栓塞方法主要有：①经前后交通动脉用微导管超选瘘口附近的颈内动脉，通常用弹簧圈将邻近瘘口的颈内动脉闭塞；②经静脉途径将海绵窦填塞。

DAVF 经动脉用液体材料进行栓塞时，可以引起该动脉所伴行并供应的颅神经缺血而出现症状。主要有三叉神经支配区的麻木、烧灼样疼痛和听力的下降等。出现以后的治疗方法主要包括扩张血管、神经营养药及激素等。另外由于在该区域存在丰富

的危险吻合，如供血支与眼动脉的吻合，所以有的患者出现患侧眼睛的视力下降甚至失明。而出现这些症状以后，患者的预后较差，恢复的可能性很小，常成为永久性的后遗症。

经静脉途径用弹簧圈或液体栓塞剂填塞海绵窦时，可引起海绵窦附近的颅神经功能障碍，最常见的是动眼神经或外展神经的麻痹。出现以后可给予扩张血管、营养神经药及激素治疗。通常情况下术后 1～2 个月完全恢复。

经静脉途径栓塞颈动脉－海绵窦瘘尤其是海绵窦区硬脑膜动静脉瘘时，可能会因海绵窦填塞不全而导致引流残留或引流方式的改变。较为常见的眼静脉残留而临床症状不缓解；出现蝶顶窦的引流而向皮层静脉反流，有些患者可以出现脑出血。当出现以上情况后，应继续通过动脉或静脉进行栓塞治疗，尤其是皮层静脉引流加重或出现新的皮层静脉引流时。

第六节 手术处理

一、颈动脉结扎术

颈动脉结扎术是早期治疗颈动脉－海绵窦瘘的外科手术方法之一。首先做颈动脉的压迫试验，检查其代偿情况。如果呈阴性，则在颈部解剖颈内动脉并将其结扎。由于该方法只是将颈内动脉的近端结扎，而不能解决前、后交通动脉代偿对瘘口的逆流供血，所以并不能治愈该病，目前已完全放弃此种治疗方法。

二、孤立术

孤立术是在行颈动脉结扎术的基础上，然后经翼点开颅将颈内动脉在出海绵窦处结扎，这样可以阻断经前、后交通动脉的代偿逆流供血，所以能够治愈该病。由于孤立术需要进行开颅，对患者的创伤较大，并且有其他微侵袭的治疗方法可以采用，所以在临床上已基本放弃。

三、开颅海绵窦直接栓塞术

开颅海绵窦直接栓塞术是治疗颈动脉－海绵窦瘘的有效方法之一。它是在开颅直接暴露海绵窦以后，穿刺海绵窦，用肌肉条、明胶海绵或弹簧圈等填塞海绵窦，从而治愈该病。该方法适用于前、后交通动脉代偿不良而需要保持颈内动脉通畅的患者。在海绵窦区硬脑膜动静脉瘘时，如果经动脉栓塞不能治愈，而经静脉途径又不能到达引流瘘口的海绵窦分隔内时，该种治疗方法尤为适用。在开颅手术中可以直接穿刺海绵窦，在透视辅助下，用弹簧圈进行填塞受累海绵窦。

第七节 颈外动脉－海绵窦瘘

颈外动脉－海绵窦瘘是指单纯由颈外动脉分支参与供血的海绵窦瘘。可以由外伤所引起，或是只有颈外动脉分支参与供血的海绵窦区硬脑膜动静脉瘘。临床表现及辅助检查与颈动脉－海绵窦瘘相同，两者间无法通过临床表现或辅助检查区别开来。由外伤引起的瘘口常较大，并由单支供血。治疗通常采取经动脉用微导管超选瘘口处，直接注射高浓度液体栓塞剂栓塞；当血流速度很快时，可以用弹簧圈填塞，或先用弹簧圈填塞减缓血流以后，再用液体栓塞剂栓塞。如果是海绵窦区的硬脑膜动静脉瘘，治疗方法与其他硬脑膜动静脉瘘相同。有时临床上偶尔可以遇到由单支供血的海绵窦区硬脑膜动静脉瘘，这时常用微导管直接超选供血动脉，到达邻近瘘口处，用液体栓塞剂进行栓塞。手术中，不但将供血动脉闭塞，同时要将引流静脉近端栓塞，以防其他未显影的潜在供血动脉向瘘口供血。

（张鹏）

参考文献

[1] 张鹏, 李萌, 宋庆斌, 等. 大鼠静脉窦高压致硬膜血管变化的研究. 中国脑血管病杂志, 2006, 3(2):71-73.

[2] Asakawa H, Yanaka K, Fujita K, et al. Intracranial dural arteriovenous fistula showing diffuse MR enhancement of the spinal cord: case report and review of the literature. Surg Neurol, 2002, 58(3-4):251-257.

[3] Blanc R, Maia Barros AD, Brugieres P, et al. Cavernous sinus dural arteriovenous fistula complicated by edematous cerebral lesions from venous etiology. J Neuroradiol, 2004, 31(3):220-224.

[4] Caragine LP, Halbach VV, Dowd CF, et al. Parallel venous channel as the recipient pouch in transverse/sigmoid sinus dural fistulae. Neurosurgery, 2003, 53(6):1261-1266; discussion 1266-1267.

[5] Cheng KM, Chan CM, Cheung YL. Transvenous embolisation of dural carotid-cavernous fistulas by multiple venous routes: a series of 27 cases. Acta Neurochir (Wien), 2003, 145(1):17-29.

[6] Cognard C, Gobin YP, Pierot L, et al. Cerebral dural arteriovenous fistulas: clinical and angiographic correlation with a revised classification of venous drainage. Radiology, 1995, 194(3):671-680.

[7] de Keizer R. Carotid-cavernous and orbital arteriovenous fistulas: ocular features, diagnostic and hemodynamic considerations in relation to visual impairment and morbidity. Orbit, 2003, 22(2):121-142.

[8] Harrer JU, Popescu O, Henkes HH, et al. Assessment of dural arteriovenous fistulae by transcranial color-coded duplex sonography. Stroke, 2005, 36(5):976-979.

[9] Kai Y, Hamada J, Morioka M, et al. Arteriovenous fistulas at the cervicomedullary junction presenting with subarachnoid hemorrhage: six case reports with special reference to the angiographic pattern of venous drainage. AJNR Am J Neuroradiol, 2005, 26(8):1949-1954.

[10] Kawaguchi S, Sakaki T, Morimoto T, et al. Surgery for dural arteriovenous fistula in superior sagittal sinus and transverse sigmoid sinus. J Clin Neurosci, 2000, 7(Suppl 1):47-49.

[11] Kiliç T, Elmaci I, Bayri Y, et al. Value of transcranial Doppler ultrasonography in the diagnosis and follow-up of carotid-cavernous fistulae. Acta Neurochir (Wien) , 2001, 143(12):1257-1264; discussion 1264-1265.

[12] Kirsch M, Henkes H, Liebig T, et al. Endovascular management of dural carotid-cavernous sinus fistulas in 141 patients. Neuroradiology, 2006, 48(7):486-490.

[13] Klisch J, Huppertz HJ, Spetzger U, et al. Transvenous treatment of carotid cavernous and dural arteriovenous fistulae: results for 31 patients and review of the literature. Neurosurgery, 2003, 53(4):836-856; discussion 856-857.

[14] Koebbe CJ, Singhal D, Sheehan J, et al. Radiosurgery for dural arteriovenous fistulas. Surg Neurol, 2005, 64(5):392-398; discussion 398-399.

[15] Kuwayama N, Kubo M, Tsumura K, et al. Hemodynamic status and treatment of aggressive dural arteriovenous fistulas. Acta Neurochir Suppl, 2005, 94:123-126 .

[16] Kwon BJ, Han MH, Kang HS, et al. MR imaging findings of intracranial dural arteriovenous fistulas: relations with venous drainage patterns. AJNR Am J Neuroradiol, 2005, 26(10):2500-2507.

[17] Levrier O, Métellus P, Fuentes S, et al. Use of a self-expanding stent with balloon angioplasty in the treatment of dural arteriovenous fistulas involving the transverse and/or sigmoid sinus: functional and neuroimaging-based outcome in 10 patients. J Neurosurg, 2006, 104(2):254-263.

[18] Liu HM, Wang YH, Chen YF, et al. Long-term clinical outcome of spontaneous carotid cavernous sinus fistulae supplied by dural branches of the internal carotid artery. Neuroradiology, 2001, 43(11):1007-1014.

[19] Magot A, Desal H, Wiertlewski S, et al. Dural arteriovenous fistula. A rare cause of treatable dementia. Rev Neurol (Paris), 2004, 160 (4 Pt 1):425-433.

[20] Ng PP, Higashida RT, Cullen S, et al. Endovascular strategies for carotid cavernous and intracerebral dural arteriovenous fistulas. Neurosurg Focus, 2003, 15(4):ECP1.

[21] O'Leary S, Hodgson TJ, Coley SC, et al. Intracranial dural arteriovenous malformations: results of stereotactic radiosurgery in 17 patients. Clin Oncol (R Coll Radiol), 2002, 14(2):97-102.

[22] Pan DH, Chung WY, Guo WY, et al. Stereotactic radiosurgery for the treatment of dural arteriovenous fistulas involving the transverse-sigmoid sinus. J Neurosurg, 2002, 96(5):823-829.

[23] Pulido Rivas P, Villoria Medina F, Fortea Gil F, et al. Dural fistula in the craniocervical junction. A case report and review of the literature. Rev Neurol, 2004, 38(5):438-442.

[24] Tomak PR, Cloft HJ, Kaga A, et al. Evolution of the management of tentorial dural arteriovenous malformations. Neurosurgery, 2003, 52 (4):750-760; discussion 760-762.

[25] Ushikoshi S, Houkin K, Kuroda S, et al. Surgical treatment of intracranial dural arteriovenous fistulas. Surg Neurol, 2002, 57(4):253-261.

[26] Vougioukas V I, Coulin CJ, Shah M, et al. Benefits and limitations of image guidance in the surgical treatment of intracranial dural arteriovenous fistulas. Acta Neurochir (Wien), 2006, 148(2):145-153; discussion 153.

参考文献 REFERENCES

第二部
脊髄血管外科学
SPINAL VASCULAR SURGERY

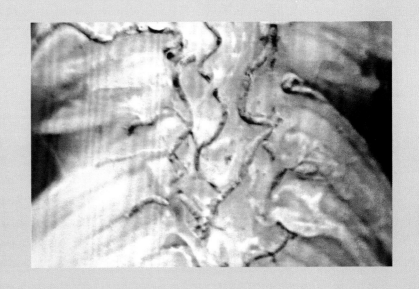

第九章

脊柱脊髓血管的应用解剖学
Applied Anatomy of Spinal Vessels

脊柱脊髓血管的解剖学研究已有长达一百多年的历史，Durel 在 1873 年首先描述了脊髓血管，Adamkiewicz 在 1881 年较全面地描述了脊髓的血管系统。20 世纪 50 年代，随着主动脉和脊柱手术的广泛开展，有部分患者术后出现了严重的脊髓功能障碍，促使人们对脊髓血管解剖进行更为深入的研究。Djindjian、Di Chiro 和 Doppmann 等在 20 世纪 60 年代开展了脊髓血管造影，使人们对脊髓血管的功能解剖和脊髓血管性疾患有了深入的认识，而且提供了新的动态研究工具。目前，对脊髓动脉系统的研究较为详尽，但对脊髓静脉的解剖研究还有所欠缺。

第一节　脊髓血管的命名

脊髓血管的命名至今尚未统一，根据本组[①]的解剖研究，并综合文献，采用如下命名方法（图 9-1）。

1. 动脉系统　　　节段动脉 — 椎体支
　　　　　　　　　　神经根支
　　　　　　　　　　硬脊膜支
　　　　　　　　　　根髓支 — 前根髓支 — 脊髓前动脉 — 前正中裂动脉
　　　　　　　　　　　　　　　　　　　　　　　　　　　　— 周围动脉
　　　　　　　　　　　　　　后根髓支 — 脊髓后动脉 — 周围动脉

2. 静脉系统　　　髓内静脉 — 前正中裂静脉 — 脊髓前静脉 — 前根髓静脉
　　　　　　　　　　　　　　　　　　　　　　　　　　硬脊膜静脉
　　　　　　　　　　　　　　　　　　　　　　　　　　神经根静脉 — 椎管内外静脉丛
　　　　　　　　　　　　　　　　　　　　　　　　　　椎体静脉
　　　　　　　　　　周围静脉 — 髓周静脉 — 后根髓静脉

---

① 本组为凌锋教授带领的该专业团队，自 1986 年以来一直致力于脊柱脊髓血管畸形的研究。

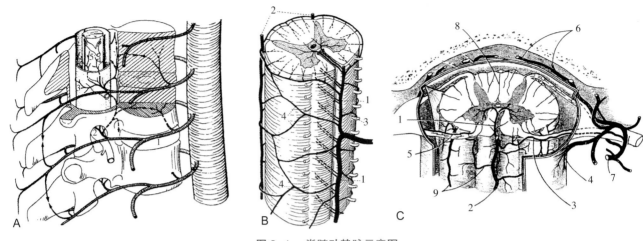

图 9-1　脊髓动静脉示意图

A. 胸段脊髓脊柱血供。1. 节段动脉；2. 神经根支；3. 硬脊膜支；4. 前根髓支；5. 后根髓支。**B.** 1. 脊髓前动脉；2. 脊髓后动脉；3. 前正中裂动脉；4. 周围动脉。**C.** 1. 前正中裂静脉；2. 脊髓前静脉；3. 前根髓静脉；4. 硬脊膜静脉；5. 神经根静脉；6. 椎管内静脉丛；7. 椎管外静脉丛；8. 周围静脉；9. 髓周静脉。

第二节　动脉系统

一、椎管外动脉系统

　　椎体、椎旁软组织和椎管内结构的供血来源于椎动脉、颈升动脉、颈深动脉、肋间动脉、肋下动脉、腰动脉、髂内动脉和骶正中动脉等。这些动脉在胚胎早期与体节相对应，呈节段性分布。随着机体的发育，颈段、上胸段和骶段逐渐失去了节段性的表现，而在中、下胸段和腰段还保留着比较明显的节段性。我们将绕行在椎体旁的动脉称为节段动脉，共 31 对。

　　胚胎期颈段的动脉相互融合，形成两条通道，即椎动脉，再由椎动脉发出与每个椎体相对应的节段动脉。甲状颈干的颈升动脉和肋颈干的颈深动脉也发出分支参与供血。颈胸交界部位，即下颈段和上胸段的节段动脉来自椎动脉向下发出的肋椎动脉、锁骨下动脉发出的肋上动脉或主动脉在胸 3、4 水平发出多支共干的肋间动脉。

　　胸段和腰段的节段动脉来自由主动脉和骶正中动脉发出的胸 3～11 肋间动脉，胸 12 肋下动脉，腰 1～4 腰动脉和腰 5 髂腰动脉，有时会出现上下或左右共干的现象。骶 1～5 的供血大部分来自骶外侧动脉，也有来自骶正中动脉或闭孔动脉，骶外侧动脉在椎体前方有丰富的吻合。

　　节段动脉在走行过程中，或多或少地向所经过的结构发出分支供血，如椎体和椎旁组织，并在椎间孔处发出向椎管内结构供血的分支。在胚胎早期，所有的节段动脉都是均匀对称的，但随着胚胎结构的分化，不同部位的节段动脉的供血也出现各有侧重的分化或退化。有的以向脊髓前、后动脉供血为主，有的只供应椎体、神经根、硬脊膜等结构。在某些脊柱脊髓血管畸形或富血性肿瘤病变中，某些分支变得异常突出，例如，在发生椎体血管瘤时，从节段动脉向椎体发出的分支就变得非常明显；向脊髓动静脉畸形供血的节段动脉可以发出粗大的脊髓前或脊髓后动脉，而其他分支则相对细小。

二、椎管内动脉系统

椎管内结构包括神经根、硬脊膜和脊髓。它们的血供来自31对节段动脉，每一条动脉在椎间孔处均发出椎体支、神经根支和硬脊膜支，神经根支则分为前根支和后根支，分别供应相应的结构。少数节段动脉发出根髓支，其中6～8条发出前根髓支，较粗大，参与脊髓前动脉系统供血，10～23条发出后根髓支，参与脊髓后动脉系统供血。前后根髓支在或不在同一椎间孔发出，二者之间没有相互补偿的作用（图9-2）。

根据终末供血的区域，可将节段动脉进入椎间孔的分支分为2种：神经根支和硬脊膜支（只参与神经根和硬脊膜的供血），脊髓支（主要通过脊髓前、后动脉向脊髓内供血）。

由于脊髓前动脉的供血对于脊髓非常重要，根据前根髓动脉的来源，将脊髓的血供分为三个区域。①颈胸段（包括颈髓和第1～3胸髓）：上颈段由椎动脉颅内段发出的脊髓前动脉供血（有时为一条或两条均缺如），此动脉极少超过颈4水平；中颈段主要由2～3条发自椎动脉横突内段的脊髓支供血；下颈段主要由发自颈深动脉和颈升动脉的脊髓支供血，有时胸1～2肋间动脉（一般由发自锁骨下动脉的肋上动脉或椎动脉根部的肋椎动脉发出）也参与供血。②中胸段（第4～8胸髓）：多单独由位于胸7水平左右的一条脊髓支供血。③胸腰段（第9胸髓至腰髓和圆锥）：主要由来自下胸段或上腰段的根髓大动脉（Adamkiewicz动脉）供血。来自左侧的根髓动脉数目多于来自右侧的。

后根动脉的数目和发出的位置与前根动脉无关，如果它们位于同一水平和同一侧，则在神经根袖套部位形成共干。

1. 神经根和硬脊膜的血供

31对节段动脉在椎间孔都发出向神经根供血的分支，分为前后两支，大部分根动脉供应相应的神经根，背根动脉发出神经节支，然后在神经根中消失，一部分发出分支参与软脊膜血管丛。前、后根髓动脉在与神经根伴行的过程中，也经常发出小支供应神经根（图9-3），根髓支在到达脊髓表面之

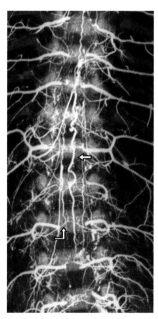

图9-2 26周胎儿标本（铅丹灌注，软X线片）
脊髓前动脉（直箭头）由前根髓动脉发出，走行在椎管正中。脊髓后动脉（弯箭头）由后根髓动脉发出，走行在椎管旁侧。

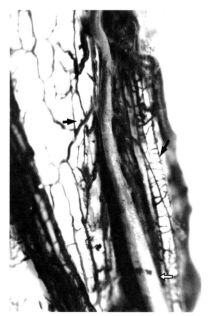

图9-3 27周胎儿标本（墨汁灌注）
⇦ 为前根髓动脉。➡ 为前根髓动脉发出的周围动脉。
➡ 为前根髓动脉发出的根动脉。

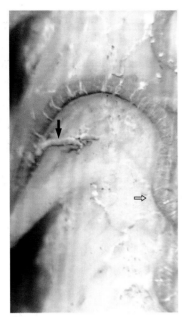

图 9-4　24 周胎儿标本（铅丹灌注）
前根髓动脉在到达脊髓前动脉之前，发出分支参与冠状动脉丛。➡️示由前根髓动脉上发出的分支。⇨示脊髓前动脉。

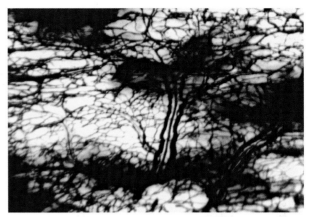

图 9-6　硬脊膜的血供及吻合
15 周胎儿硬脊膜，墨汁灌注，快速透明法处理标本。显示丰富的血管吻合。一条动脉由两条静脉伴行。

硬脊膜的血供来自根动脉，呈节段性，后方的血供较前方丰富。上下左右吻合丰富，动静脉相互伴行（图 9-6）。

2. 脊髓表面及髓内动脉

脊髓表面动脉以脊髓前、后动脉为纵轴，形成一个各部位疏密不同的动脉网。脊髓前动脉是贯穿于脊髓前方的纵轴，两条椎动脉在融合成基底动脉之前，各发出一条脊髓前动脉，在延髓和颈髓交界处融合为一条主轴，也有的延伸到颈 5 椎体水平才融合。脊髓前动脉在向下走行的过程中，不断接受前根髓动脉的供血。脊髓前动脉的直径在各节段有所不同，为 400～1250 μm，在颈髓段约 450 μm，至胸段逐渐变细，在腰膨大处再增粗，约为 1250 μm，到脊髓圆锥处发出"十"字吻合后，突然变细。脊髓前动脉与椎体后缘的距离，平均为 0.3 cm（0.1～0.9 cm）。在根髓大动脉和脊髓前动脉的交界处，血管内平滑肌增厚呈约肌样，据推测具有收缩功能，以调节腰段脊髓纵轴和髓内血流的分布。脊髓后动脉实际上是后根进入脊髓处的血管丛的纵行通道。脊髓后动脉发自椎动脉、小脑后下动脉或后根髓动脉，在不同节段接受后根髓动脉的供血。在腰膨大处常有一条相对较大的后根髓动脉。

脊髓前、后动脉为连续的纵轴血管，中间没有中断处（图 9-7）。脊髓表面的冠状动脉丛是由根髓支和脊髓前、后动脉发出的分支共同构成（图 9-8）。

脊髓表面动脉位于软脊膜下，软脊膜结缔组织

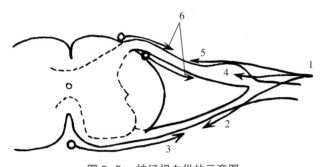

图 9-5　神经根血供的示意图
1. 根动脉；2. 根动脉的前根支；3. 脊髓前动脉向前根发出的分支；4. 根动脉的神经节支；5. 根动脉的后根支；6. 脊髓后动脉向后根发出的分支。

前，偶尔发出 1～2 条小分支供应神经根的近端，在到达脊髓前、后动脉之前，发出分支参与脊髓表面周围动脉丛，最终大部分血液进入脊髓前后动脉系统（图 9-4）。脊髓前、后动脉也发出分支参与神经根的供血。骶部前后根动脉随马尾神经根上行，一般只供应神经根，不加入脊髓前、后动脉。

所以，神经根的血供有两个方向的来源：①节段动脉的神经根支，供血方向朝向脊髓；②根髓支在近脊髓侧发出的分支以及脊髓前、后动脉发出的分支，供血方向背离脊髓（图 9-5），来自内、外侧的动脉在神经根的中部逐渐变细，相互连接。

在前正中裂处明显增厚，并伴脊髓血管深入到脊髓实质（图9-9）。

通过对老年人尸体标本的观察，发现脊髓表面动脉成环状和迂曲现象较常见，但未见动脉粥样硬化狭窄。

髓内动脉的分布较固定，分为周围支和中央支。

中央支由脊髓前动脉在前正中裂发出，称为前正中裂动脉，供应灰质的前角和中部，以及灰质周边的网状结构。如脊髓前动脉为双干时，各条发出的前正中裂动脉仅供应同侧的脊髓；如为共干时，只发出一条主干，再分出两条前正中裂动脉，各供应一侧。周围支位于脊髓的周边部分，垂直发出向心性分支，供应白质。二者之间没有明确的界限，是逐渐过渡（图9-10）。

前正中裂动脉的密度在各节段不同：颈段3～8条/厘米，胸段2～6条/厘米，腰段5～12条/厘米，骶段5～11条/厘米。前正中裂动脉之间的距离：胸段＞颈腰段。髓内动脉的大小、前正中裂动脉的多少与灰质中细胞的多少密切相关，胸段的前正中裂动脉较少，但足以供应其较少的细胞。

前正中裂动脉与脊髓前动脉之间的夹角：腰段＞颈胸段（腰段接近直角）。前正中裂动脉的长度基本一致，为3.3～5.9mm。前正中裂动脉的直径：颈段为0.21±0.05mm，胸段为0.14±0.04mm，腰段为0.23±0.06mm，骶段为0.20±0.05mm。前正中裂动脉分支的纵向供血范围：颈段为0.4～1.9cm，胸段为0.6～3.0cm，腰段为0.3～1.7cm，骶段为0.2～1.1cm。在横截面上，颈髓周围支和中央支的供血范围大小相近，胸髓周围支大而中央支小，腰骶髓周围支小而中央支大。在整个脊髓中，同一个传导束或灰质中同一组细胞团均由同一动脉系统供血。

髓内动脉是终动脉，仅在毛细血管水平有吻合，

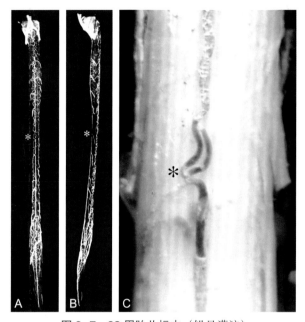

图9-7　22周胎儿标本（铅丹灌注）
显示脊髓前、后动脉为连续纵轴血管。星号所显示的脊髓前动脉的"中断"，实际是造影剂未充盈所致。A. 正位像。B. 侧位像。C. 胸段脊髓前动脉，中断部分是铅丹未充盈所致。

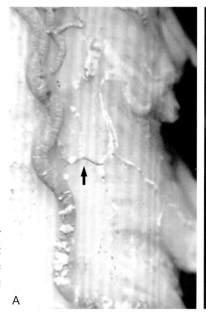
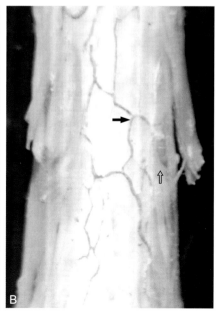

图9-8　24周胎儿标本（铅丹灌注）
A. 脊髓前表面。脊髓前动脉发出分支参与脊髓冠状动脉丛（实箭头所示）。B. 脊髓后表面。脊髓后动脉（空箭头所示）发出分支参与脊髓表面动脉网（实箭头所示），脊髓后动脉位于后根的前方。

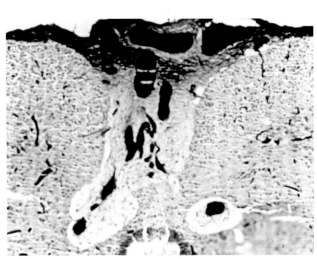

图 9-9　12 周胎儿胸段脊髓（墨汁灌注）
轴位切片，厚度 7μm，HE 染色，×100 倍。结缔组织伴脊髓血管进入前正中裂，并深入脊髓实质（黑色为血管内的墨汁）。

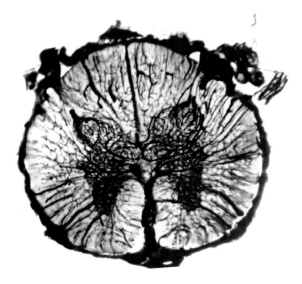

图 9-10　27 周胎儿脊髓胸腰段（墨汁灌注）
轴位切片，厚度 510μm，×20 倍。显示髓内两种形态的血管网络。中心的血管网大致勾勒出灰质的形态。

前正中裂动脉之间有重叠，软脊膜动脉的分支垂直穿入白质，在后根部位穿支密度较高，前正中裂两边的白质血供来自前正中裂动脉的小分支。中央与周围动脉之间有重叠，重叠区域不确定。

　　灰质的范围可被毛细血管网勾画出来，灰质中供血最薄弱的地方为后脚的基底和中部。白质中毛细血管沿神经纤维分布。灰质中毛细血管围绕细胞体，白质中毛细血管供应支持细胞。灰质与白质的毛细血管网形态截然不同，前角内的毛细血管网上下融合，白质中的毛细血管网纵行随神经束有吻合，并互有重叠。后根穿入处血管较多，但不是来自后根动脉，而是来自后根旁的冠状动脉丛。髓内动脉的分水岭区有供血的重叠，而不是吻合。

三、脊髓的动脉吻合

　　脊髓的供血代偿途径可分为椎管外和椎管内两个部分：①椎管外代偿途径。上颈部：枕下动脉交叉、椎动脉、颈升动脉、颈深动脉、枕动脉均向颈髓供血。一侧椎动脉发育不良，主要由对侧椎动脉代偿。一侧椎动脉闭塞，另一侧狭窄，由锁骨下动脉及颈外动脉分支参与代偿。颈部不同来源的根动脉有时进入同一个神经孔，这些动脉之间互有吻合。中胸段：椎体内、相邻椎体间、椎体后和肌肉间均存在吻

合。胸腰段：上腰段有腰动脉与肠系膜上、下动脉吻合，下腰段与髂腰动脉及其他盆腔动脉吻合。当 Adamkiewicz 动脉闭塞时，腰动脉、髂腰动脉、骶中动脉及骶外侧动脉发出的马尾神经根上的动脉通过圆锥的"十"字吻合向脊髓供血。②椎管内脊髓上的动脉吻合可分为横向和纵向吻合。横向吻合指的是脊髓髓内吻合、侧方表面冠状动脉丛的前后吻合、双干脊髓前动脉之间的吻合以及脊髓后动脉之间的动脉连接。纵向吻合包括脊髓前、后动脉在脊髓的前方和后方形成连续的长轴以及髓内的纵行吻合。

　　脊髓表面血管形成一个以脊髓前、后动脉为纵行主干的相互沟通的网络，但不同节段的吻合血管密度有所不同。脊髓前、后动脉之间的动脉吻合网位于脊髓侧方的齿状韧带和软脊膜下，胸、腰段较颈段更丰富（图 9-11）。其中以圆锥部的篮状吻合最为显著（图 9-12）。

　　脊髓后动脉之间有口径较粗的动脉网相互吻合，颈段和腰骶段吻合血管的密度较大（图 9-13）。

　　颈部的双干脊髓前动脉之间也常有动脉桥相互连接（图 9-14）。

　　脊髓实质内在毛细血管水平均有横向、纵向的丰富吻合（图 9-15），但未见管径在 7μm 以上的动脉吻合。

　　脊髓前动脉和脊髓后动脉是两个相对独立的系统，除了圆锥部位的篮状吻合外，两者之间的表面

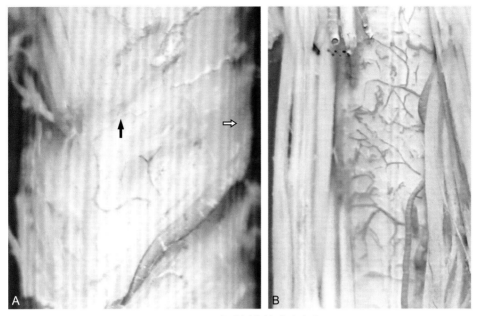

图 9-11　脊髓侧方的动脉吻合

22 周胎儿脊髓，铅丹灌注。**A.** 颈髓侧方。脊髓前、后动脉之间有吻合（实箭头显示吻合，空箭头显示脊髓前动脉）。**B.** 腰髓侧方。脊髓前、后动脉之间的吻合丰富。

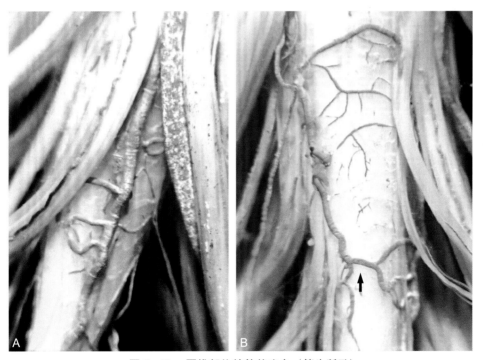

图 9-12　圆锥部位的篮状吻合（箭头所示）

22 周胎儿脊髓，铅丹灌注。**A.** 正位。脊髓前动脉发出较粗的分支，水平向后走行。**B.** 侧位。分支与脊髓后动脉连接，构成篮状吻合。

吻合较小，无实际的代偿作用。髓内动脉是终动脉，仅在毛细血管水平有吻合，前正中裂动脉之间有重叠，软脊膜动脉的分支垂直穿入白质。中央与周围动脉之间有重叠，但重叠区域不确定。髓内中央动脉和周围动脉两个系统之间或两个系统的单支动脉之间没有吻合。

第二节

SECTION 2

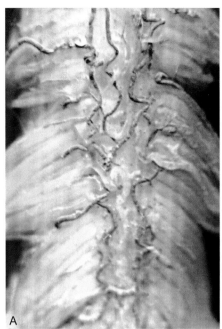
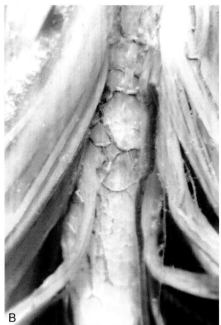

图 9-13　脊髓后动脉之间的吻合
22 周胎儿脊髓，铅丹灌注。**A.** 颈髓背侧（脊髓后动脉位于后根的前方，未显露）。动脉吻合丰富，通常在背根后方形成第二对纵轴。**B.** 腰骶部背侧。吻合丰富。

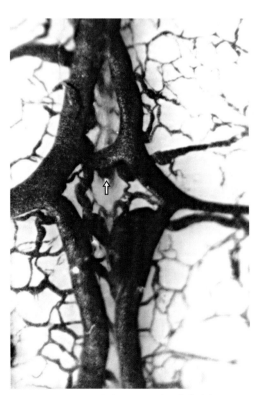

图 9-14　9 周胎儿颈髓（墨汁灌注）
双干脊髓前动脉之间有桥样的吻合（箭头所示）。

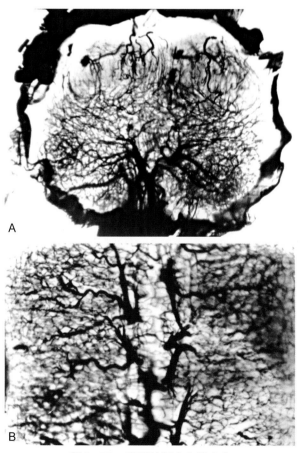

图 9-15　脊髓的髓内血管吻合
19 周胎儿脊髓，墨汁灌注。**A.** 腰膨大（轴位切片，厚度 510 μm）。同一节段的毛细血管吻合。**B.** 腰段（矢状位切片，厚度 510 μm）。相邻节段之间有丰富的血管吻合。

第三节 静脉系统

一、髓内静脉

髓内静脉分为前正中组和周围组，前正中组包括前正中裂静脉和脊髓前静脉。前正中裂静脉收集灰质的前角和中部，以及前正中裂两侧白质的静脉血，汇入脊髓前静脉。周围组收集灰质周边和白质的静脉血，汇入软脊膜下冠状静脉丛。髓内静脉未见毛细血管水平以上的吻合（图 9-16）。

1. 脊髓表面静脉

与表面动脉无伴行关系。在背面主要表现为较密而弯曲的静脉团，两条纵向走行的血管在不同部位引流入根静脉。脊髓的前方为一条连续的脊髓前正中静脉，位于脊髓前动脉的下方，在腰骶部直径最大，延续为终静脉，沿终丝走行，可认作是尾神经根静脉。有时一条骶神经根静脉也较粗大，代替其功能。最重

要的是后正中静脉，直径可达 1.5mm。在腰段较大，不一定在正中走行，一般呈极度迂曲。前外侧静脉有时可代偿脊髓前静脉的部分功能，表面有横行的静脉连接纵行的长轴，在圆锥部有前、后吻合环，但不像动脉吻合那么恒定。

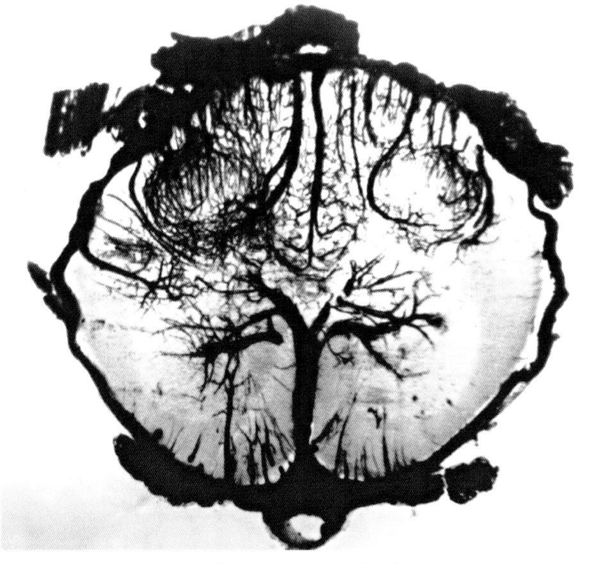

在脊髓表面形成由脊髓前静脉和脊髓后静脉为主干，具有丰富侧方吻合的静脉网络。以背方引流为主，部分前方的静脉经侧方的吻合汇入背方引流。根据分布区域可分为三段，即颈段、胸段和腰骶段。

（1）颈段 背方静脉在后正中和后根入口处各有一条纵轴静脉，二者之间有交通，构成呈粗格的网状。汇聚成 2～3 条后根髓静脉。脊髓前静脉多呈双干，有脊髓前动脉伴行，汇聚成 1～2 条前根髓静脉。颈髓前、后静脉在枕大孔处入颅。颈段的侧方吻合较少。

（2）胸段 整个脊髓背侧的静脉较细且迂曲。汇成 2～3 条根髓静脉，分布在上、中、下胸髓，这些根髓静脉通常为双干，在到达硬脊膜前融合为一根（图 9-17），中胸部的根髓静脉最粗大。脊髓前静脉在脊髓的前正中裂中走行，与脊髓前动脉伴行，接受前根静脉和前正中裂静脉，发出 1～2 条较细的根髓静脉。

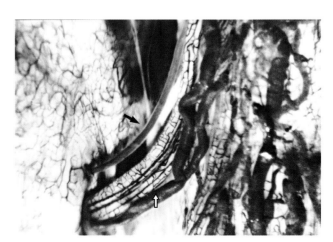

图 9-16　髓内静脉
27 周胎儿胸段脊髓，墨汁灌注，轴位切片，厚度 510μm，髓内静脉呈残根状。

图 9-17　两条根静脉在穿出硬膜之前联合为一条静脉
（⇧所示，➡ 示根髓动脉）

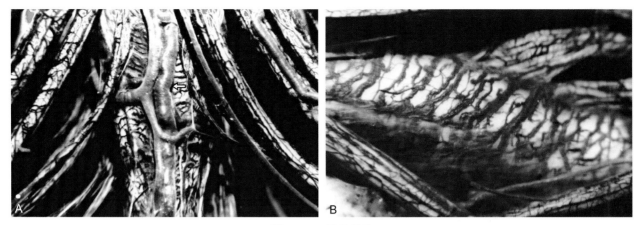

图 9-18 脊髓静脉

27 周胎儿脊髓，墨汁灌注。**A.** 圆锥前方的正中静脉，由下向上走行，与脊髓动脉伴行（⇦）。**B.** 腰骶部脊髓侧方，显示丰富的静脉吻合。

（3）腰段 脊髓背侧有一条最大的根髓静脉，一般称作胸腰髓后静脉，其部位和形态恒定，不与动脉伴行。接受下胸段以下的脊髓背侧、马尾、腰段和下胸段神经根的静脉回流，从腰膨大及圆锥前方通过侧方齿状韧带下吻合的静脉回流。在圆锥背侧向上迂曲走行，到达下胸段，呈倒"U"形走向左斜下，随腰神经根穿出硬脊膜。常发出 1～2 条分支，呈发卡样结构向下在骶段穿出硬脊膜。腰髓前静脉较直，与轻度弯曲的脊髓前动脉伴行，接受马尾前根、腰段和下胸段脊髓的静脉回流，由终丝向上走行，在下胸段发出前根髓静脉，折向下走行出硬脊膜（图 9-18）。圆锥侧方的前、后静脉吻合非常丰富，引流入胸腰髓后静脉。

2. 根髓静脉

根髓静脉的部位、数目和形态较为恒定，直径大于或等于它们所引流的脊髓静脉，腰段根髓静脉的管径为 1～2 mm，胸段为 0.2～1 mm，颈段为 0.5～0.7 mm。除了腰段，上下两条静脉多融合成一条穿出硬脊膜。不一定与神经根和根髓动脉伴行，数量较少，腰段有 2～3 条，胸段有 4～5 条，颈段有 2～4 条。根髓静脉在穿过硬脊膜处呈明显的狭窄并呈曲折状（图 9-19）。

3. 神经根的静脉

每一条神经根上都有 1～3 条根静脉，中间部分较细，向两侧逐渐增粗，在神经根的根部，有较密的血管网，流入髓周静脉，再经根髓静脉汇入椎旁

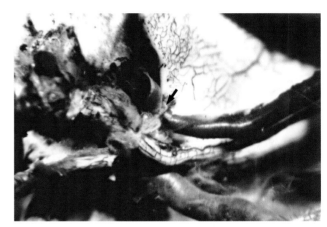

图 9-19 根髓静脉穿过硬脊膜处明显狭窄（箭头所示）
27 周胎儿脊髓，墨汁灌注。

静脉丛（图 9-20）。

二、硬脊膜的静脉

硬脊膜静脉形成丰富的吻合网，汇入根髓静脉的硬脊膜外段或直接汇入椎旁静脉丛（图 9-21）。

三、静脉吻合

静脉吻合在胸段和腰段很丰富，颈段很少。有三种类型：①近髓吻合：位于齿状韧带下方，在圆锥和胸腰段多见，中胸段较少，而颈段则很少；②近硬脊

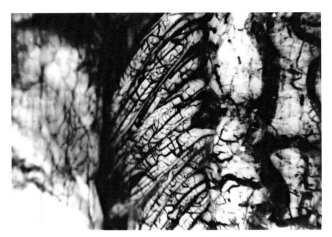

图 9-20　背根及其根部的静脉
27 周胎儿脊髓，墨汁灌注。

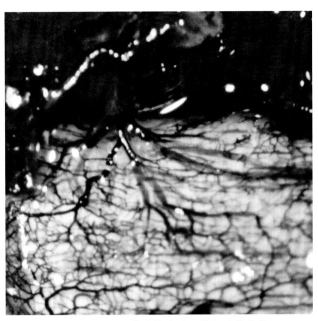

图 9-21　硬脊膜的静脉流入椎间孔静脉丛
27 周胎儿，墨汁灌注。

膜吻合：少数前、后根髓静脉在穿过硬脊膜之前，互相吻合，或在硬脊膜中走行 1～2 个节段，然后互相融合；③硬脊膜脊髓吻合：发自硬脊膜的静脉汇入脊髓表面静脉。髓内丰富的毛细血管网有潜在的侧支代偿功能，但能力有限。

四、防反流机制

根髓静脉在穿过硬脊膜处狭窄及呈曲折状。硬脊膜内有小球样隆起。经周围静脉灌注时，灌注液不能到达硬脊膜内。在压腹的情况下做腰静脉造影，脊髓表面静脉有时可显影。硬脊膜动静脉瘘的腰静脉造影，脊髓表面静脉可很快显影。

在椎间孔内，前、后髓静脉，根静脉，硬脊膜外静脉丛及椎旁静脉丛的吻合支共同形成围绕脊神经的静脉丛。

椎旁静脉丛在每个节段与腔静脉、奇静脉、半奇静脉、硬脑膜窦、脑静脉、盆丛相连接，连接处无瓣膜。

（凌锋　张鸿祺）

参考文献

[1]　金保纯，李金库，王景德. 脊髓动脉及其配布形式. 解剖学报, 1985, 16:21-27.

[2]　凌锋，李铁林，刘树山. 介入神经放射学. 北京:人民卫生出版社, 1991.

[3]　凌锋，李铁林. 介入神经放射影像学(Imaging of interventinal neuroradiology). 北京:人民卫生出版社, 1998.

[4]　孙其志，任先军. 根动脉的解剖特点与脊髓缺血的关系. 中国脊柱脊髓杂志, 2005(9).

[5]　张恩潭，夏家骝. 国人延髓动脉的观察. 解剖学报, 1986, 17:237-243.

[6]　张鸿祺，凌锋. 脊髓血管胚胎发生发育的解剖学研究. 中国临床解剖学杂志, 2002, 20(6) .

[7]　周怀伟，张文苹. 脊髓动脉的临床解剖学研究. 解剖学通报, 1984, 7 (3).

[8]　Adams Herbert D, Geertruyden Herman H Van. Neurologic complications of aortic surgery. Annals of surgery, 1956, 114:574-610.

[9]　Barson AJ. The vertebral level of termination of the spinal cord during normal and abnormal development. J Anat, 1970, 106:489-497.

[10]　Bassett G, Johnson C, Stanley P. Comparison of preoperative selective spinal angiography and somatosensory-evoked potential monitoring with temporary occlusion of segmental vessels during anterior spinal surgery. Spine, 1996, 21:1996-2000.

[11]　Batson OV. The vertebral vein system. Am J Roentgenology, 1957, 78:195-212.

[12]　Bell JE.Central nervous system defects in early human abortuses. Develop. Med. Child Neurol, 1979, 21:321-332.

[13]　Berenstein A, Lasjaunias P. Surgical neuroangiography 5 Endovascular treatment of spine and spinal cord lesions. Springer-Verlag, 1992.

参考文献 REFERENCES

[14] Bloom W, Faweett DW. A textbook of histology. W. B. Saunder company,1975.

[15] Boll DT, Bulow H, Blackham KA, Aschoff AJ, Schmitz BL. MDCT angiography of the spinal vasculature and the artery of Adamkiewicz. AJR, 2006, 187:1054-1060.

[16] Bowen BC, Pattany PM. Vascular anatomy and disorders of the lumbar spine and spinal cord. Magnetic Resonance Imaging Clinics of North America, 1999, 7(3):555-571.

[17] Burguet JL, Dietemann JL, Wackenheim A, Kehr P, Buchheit F. Sacral miningeal arteriovenous fistula fed by branches of the hypogastric arteries and drained through medullary veins. Neuroradiology, 1985, 27:232-237.

[18] Chen G, Wang Q, Tian Y, Gu Y, Xu B, Leng B, Song D. Dural arteriovenous fistulae at the craniocervical junction: the relation between clinical symptom and pattern of venous drainage. Acta Neurochir Suppl, 2011, 110(Pt 2):99-104.

[19] Chiras J, Launay M, Gaston A, Bories J. Thoracic vertebral artery .An anomaly of the vertebral artery . Neuroradiology, 1982, 24:67-70.

[20] Clavier E, Tadie M, Thiebot J, Presles O, Benozio M. Common origin of the arterial blood flow for an arteriovenous medullar fistula and the anterior spinal artery:a case report. Neurosurgery, 1986, 18:660-663.

[21] Clavier E, Guimaraems L, Chiras J, Merland JJ, Vasquez J. Isolated dorsospinal artery supplying anterior spinal artery. Neuroradiology, 1987, 29:213.

[22] Crock HV. The arterial supply and venous drainage of the vertebral column of the dog. J Anat, 1960, 94:88-99.

[23] Decker RE, Stein HL, Epstein JA. Complete embolization of artery of adamkiewicz to obliterate an intramedullary arteriovenous aneurysm. (case report). J Neurosurg, 1975, 43:486-489.

[24] Di Chiro G, Doppman J, Ommaya A. Selective arteriography of arteriovenous aneurysms of spinal cord. Radiology, 1967, 88:1065-1077.

[25] Di Chiro G, Doppman JL.Endocranial drainage of spinal cord veins. Radiology, 1970, 95:555-560.

[26] Di Chiro G, Fried LC, Doppman JL. Experimental spinal cord angiography. Br J Radiol, 1970, 43:19-30.

[27] Di Chiro G. Development of spinal cord angiography. Acta radiol (diagn), 1972, 13:767-770.

[28] Di Chiro G, et al. Angiography of the spinal cord. A review of contemporary techniques and applications. J Neurosurg, 1973, 39:1-29.

[29] Di Chiro G, Harrington T, Fried LC. Microangiography of human fetal spinal cord. Am J Roentgenol, 1973, 118:193-199.

[30] Dimakakos P, Arapoglou B, Katsenis K, Vlahos L, Papadimitriou J. Ischemia of spinal cord following elective operative procedures of the infrarenal abdominal aorta. J Cardiovasc surg, 1996, 37: 243-247.

[31] Djindjian R, Dumesnil M, Faure C, Tavernier C. Angiome medullaire dorsal (Etude clinique et arteriographique). Rev neurol, 1963, 108:432-434.

[32] Doppman GJ, Allen WE. Microcirculation of traumatized spinal cord. A correlation of microangiography and blood flow patterns in transitory and permanent paraplegia. J Trauma, 1975, 15(11): 1003-1013.

[33] Doppman JL, Girton M. Absence of vasospastic response of the anterior spinal artery to subarachnoid blood. J Neurosurg, 1977, 47: 64-67.

[34] Doppman JL, et al. Acute occlusion of the posterior spinal vein. Experimental study in monkeys. J Neurosurg , 1979, 51:201-205.

[35] Fairholm DJ, et al. Microangiographic study of experimental spinal cord injuries. J Neurosurg, 1971, 35:277-286.

[36] Fried LC, Doppman JL, Di Chiro G. Direction of blood flow in the primate cervical spinal cord. J Neurosurg, 1970, 33: 325-330.

[37] Fried LC, Doppman JL, Di Chiro G. Venous phase in spinal cord angiography. Acta radiol, 1971,11: 393-401.

[38] Fried LC, Aparicio O. Experimental ischemia of the spinal cord. Histologic studies after anterior spinal artery occlusion. Neurology, 1973, 23: 289-293.

[39] Gabrielsen TO, Seeeger JF, Crane JD.Veins of the upper cervical spinal cord in vertebral angiography. Acta radiol, 1972, 13: 801-807.

[40] Garcin R, Avant-propos.Rapports-Pathologie vasculaire de la moelle. Rev neurol, 1962, 106: 531-645.

[41] Garland H, Greenberg J, Harriman DGF. Infarction of the spinal cord. Brain, 1966, 89: 645-662.

[42] Gillilan LA. The arterial blood supply of the human spinal cord. J Comp Neurol, 1958, 110:75-103.

[43] Gillilan LA. The arterial and venous blood supplies to the forebrain (including the internal capsule) of primates. Neurology, 1968, 18: 653-670.

[44] Gillilan LA. Vein of the spinal cord. Neurology, 1970, 20:860-868.

[45] Gillilan LA. Veins of the spinal cord: Anatomic details; suggested clinical applications. Neurology, 1970, 20 (9):860-868.

[46] Hassler O. Blood Supply to human spinal cord A microangiographic study. Arch Neurol, 1966, 15:302-307.

[47] Herrath E Van. Über die arterien der pars caudalis des menschlichen rückenmarkes und das vorkommen arterio-venöser anastomosen im stromgebiet der A. Radicularis magna. Gegenbauers Morph Jb, 1958, 99: 425-454.

[48] Hilal SK, Keim HA. Selective spinal angiography in adolescent scoliosis. Radiology, 1972, 102: 349-359.

[49] Hogan EL, Romanul FCA. Spinal cord infarction occurring during insertion of aortic graft. Neurology (minneap), 1966,16: 67-74.

[50] Houdart R, Djindjian R, Julian H, Hurth M. Donnees nouvelles sur la vascuralisation de la moelle dorso-lombaire (Appplication radiologique et interet chirurgical) . Rev neurol, 1965, 112: 472-477.

[51] Hughes JT.Venous infarction of the spinal cord. Neurology, 1971, 21:794-801.

[52] Jellinger K.Vascular malformations of the central nervous system: a morphological overviem. Neurisurg Rev,1986:177-216.

[53] Kaufman HH, Ommaya AK, Di Chiro G, Doppman JL, Bethesda. Copression vs "Steal" : The pathogenesis of symptoms in arteriovenous malformations of the spinal cord. Arch neurol, 1970, 23(2): 173-178.

[54] Kendall BE, Logue V. Spinal epidural angiomatous malformations draining into intrathecal veins. Neuroradiology, 1977,13: 181-189.

[55] Kim RC, Smith HR, Henbest ML, Choi BH. Nonhemorrhagic venous infarction of the spinal cord. Ann neurol, 1984, 15:379-385.

[56] Kulenkampff C, Matheis H. Zur problematik der spinalen gefa bprozesse.Spinale thrombophlebitis. Acta neurochir(wien), (suppl), 1961, 7:379-385.

[57] Launay M, Chiras J, Bories J. Angiography of the spinal cord: venous phase. Normal features. Pathological application. J Neuroradiology, 1979, 6: 287-315.

[58] Lasjaunias P, et al. The lateral artery of the upper cervical spinal cord. Anatomy, normal variation, and angiographic aspects. J Neurosurg, 1985, 63:35-241.

[59] Lasjaunias P, Berenstein A. Surgical neuroangiography 3 Functional vascular anatomy of brain, spinal cord and spine. Springer-Verlag, 1992.

[60] Lasjaunias P. Vascular diseases in neonates, infants and children. Interventional neuroradiology management. Springer-Verlag Berlin Heidelberg, 1997.

[61] Lazorthes G, Poulhes J, Bastide G, Roulleau J, Chancholle AR. La vascularosation arterielle de la moelle recherches anatomiques et applications a la pathologie medullaire et a la pathologie aortique. Neuro-chirurgie, 1958, 4: 3-19.

[62] Lazorthes G, Poulhes J, Bastide G, Chancholle AR, Zaden O. La vascularisation de la moelle epiniere (etude anatomique et physiologique). Rev Neurol, 1962, 106:55-557.

[63] Lazorthes G, Gouaze A, Bastide G, Soutoul JH, Zadeh O, Santini JJ. La vascularisation arterielle du renflement lombaire etude des variations et des suppleances. Rev neurologique (Paris), 1966, 114: 109-122.

[64] Lazorthes G, et al. Arterial vascularization of the spinal cord. Recent studies of the anastomotic substitution pathways. J Neurosurg, 1971, 35:262.

[65] Manelfe C, Djindjian R. Exploration angiographique des angiomes certebraux. Acta radiol, 1972, 13:818-828.

[66] Manelfe C, Lazorthes G, Roulleau J. Arteres de la dure-mere rachidienne chez l' homme. Acta radiol,1972, 13: 829-841.

[67] Mamelak AN,Cogen PH,Barkovich AJ.The "filum intermedium" sign: focal in utero spinal cord infarct and extraspinal thecal sac. (case report) . J Neurosurg, 1994, 81: 941-946.

[68] Mannen T. Vascular lesions in the spinal cord in the aged. Geriatrics, 1966, 21: 151-160.

[69] Meder JF,Chiras J,Barth MO, N'Diaye M, Bories J.Veines medullaires normales: aspects myelographiques. Myelographic features of the normal external spinal veins. J Neuroradiology, 1984, 11:315-325.

[70] Merland JJ, Riche MC, Chiras J. Les fisules arterio-veineuses intracanalaires, extra-medullaires a drainage veineux medullaire. Intraspinal extramedullary arteriovenous fistulae draining into the medullary veins. J Neuroradiology, 1980, 7: 271-320.

[71] Nakao T, Ishizawa A, Ogawa R. Observations of vascularization in the spinal cord of mouse embryos, with special reference to development of boundary membranes and perivascular spaces.Anat rec,1988, 221(2):663-677.

[72] Nicholas DS, Weller RO. The fine anatomy of the human spinal meninges. A light and scanning electron microscopy study. J Neurosrug, 1988, 69: 276-282.

[73] Noeske K. Über die arterielle versorgung des menschilchen rüekenmarkes . Gegenbauers Morph Jb, 1958, 99: 455-497.

[74] OuYang H, Ding Z. Research of thoracolumbar spine lateral vascular anatomy and imaging. Folia Morphol (Warsz), 2010 Aug, 69(3):128-133.

[75] Pang D. Split cord malformation: Part II: Clinical syndrome. Neurosurgery, 1992, 31: 481-500.

[76] Pang D, Dias MS, Ahab-barmada M. Split cord malformation: part I: A unified theory of embryogenesis for double spinal cord malformations. Neurosurgery, 1992, 31: 451-480.

[77] Parke WW, Whalen JL, Bunger PC, Settles HE. Intimal musculature of the lower anterior spinal artery. Spine, 1995, 20: 2073-2079.

[78] Perese DM, et al. Anatomical considerations in surgery of the spinal cord. A study of vessels and measurements of the cord. 314-325.

[79] Perier O, Demanet JC, Henneaux J, Vincente AN. Existe -T-IL Un syndrome des arteres spinales posterieures. A propos de deux observations anatomo-cliniques. Rev neurolo, 1960, 103: 396-409.

[80] Ramesh V, Gardner-medwin D, Gibson M, Colquhoun I. Severe segmental narrowing of the spinal cord: an unusual finding in congenital spastic paraparesis. Deveolpmental medicine and child neurology, 1989, 31: 675-678.

[81] Ramsey R, Doppman JL. The effects of epidural masses on spinal cord blood flow. (An experimental study in monkeys). Radiology, 1973, 107: 99-103.

[82] Robbert J Nijenhuis, Walter H Backes. Inlet Arteries or Outlet Veins of the Spinal Cord? AJR, 2007, 189.

[83] Rovira M, Torrent O, Ruscalleda J.Some aspects of the spinal cord circulation in cervical myelopathy.Neuroradiology, 1975, 9: 209-214.

[84] Sandler AN, Tator CH. Regional spinal cord blood flow in primates. J Neurosurg, 1976, 45: 647-659.

[85] Schechter MM, Zingesser LH. The anterior spinal artery. Acta radiol, 1965, 3: 489-496.

[86] Shimomura Y, Hukuda S, Mizuno S. Experimental study of ischemic damage to the cervical spinal cord. J Neurosurg, 1968, 28: 565-581.

[87] Sturrock RR. A quantitative and morphological study of vascularisation of the developing mouse spinal cord. J Anat, 1981, 132(pt2): 203-221.

[88] Sturrock RR. A quantitative study of vascularization of the prenatal rabbit spinal cord. J Ana, 1982, 135 (Pt 1): 89-96.

[89] Symon L, Kuyama H, Kendall B. Dural arteriovenous malformations of the spine. Clinical features and surgical results in 55 cases. J Neurosurg, 1984, 60:238-247.

[90] Tadie M, Hemet J, Aaron C, Bianco C, Creissard P, Huard P. Le dispositif protecteur anti-reflux des veines de la moelle. Neurochirurgic, 1979, 25: 28-30.

[91] Tadie M, Hemet J, Freger P, Clavier E, Creissard P. Anatomie morphologique et circulatoire des veines de la moelle. Morphological and functional anatomy of spinal cord veins. J Neuroradiology, 1985, 12:3-20.

[92] Thron AK. Vascular anatomy of the spinal cord-Neuroradiological investigations and clinical syndroms. Springer-Verlag Wein. 1988.

[93] Tomlinson JWD: Extra-dural vertebral venous systems in mammals. J Anat, 1956, 90: 575.

[94] Turnbull IM, Brieg A, Hassler O. Blood supply of cervical spinal cord in man. A microangiographic cadaver study. J Neurosurg, 1966, 24: 951-965.

[95] Tveten L. Spinal cord vascularity I . Extraspinal sources of spinal cord arteries in man. Acta radiologica, 1976, 17:1-16.

[96] Tveten L. Spinal cord vascularity II . Extraspinal sources of spinal cord arteries in the rat. Acta radiologica, 1976, 17:167-179.

[97] Tveten L. Spinal cord vascularity III . The spinal cord arteries in man. Acta radioligica, 1976, 17:257-273.

[98] Tveten L. Spinal cord vascularity. IV . The spinal cord arteries in the rat. Acta radiologica, 1976, 17: 385-398.

[99] Ulm AJ, Quiroga M, Russo A, Russo VM, Graziano F, Velasquez A, Albanese E. Normal anatomical variations of the V_3 segment of the vertebral artery: surgical implications. J Neurosurg Spine, 2010 Oct, 13(4):451-460.

[100] Wadouh F. New surgical techniques for the prevention of paraplegia during aortic surgery. Thorac Cardiovasc Surgeon, 1992, 40: 26-32.

[101] Weingrad DN, Doppman JL, Chretien PB, Di Chiro G. Paraplegia due to posttraumatic pelvic arteriovenous fistula treated by surgery and embolization .(case report). J Neurosurg, 1979, 50:805-810.

[102] Willinsky R, Lasjaunias P, Terbrugge K, Hurth M. Angiography in the investigation of spinal dural arteriovenous fistula. A protocol with application of the venous phase. Neuroradiology, 1990, 32: 114-116.

[103] Woodard JS, Freeman LW. Ischemia of the spinal cord. An experimental study. J Neurosurg, 1956,13: 63-72.

[104] Yashida Y, Yamada M, Wakabayashi K, Oyanagi K, Ikuta F. Early development of cerebral blood vessels: on the relationship between cerebral histogenesis and internal vascularization.No To Shinkei,1988 Jul, 40(7):657-664.

[105] Zulch KJ, Behrend RC, Finkemeyer H. The "early filling vein" :is "early venous filling" in an angiogram really a reliable sign of malignancy? Neuroradiology, 1973, 5: 111-113.

参考文献 REFERENCES

第十章

脊柱脊髓血管畸形
Spinal Vascular Malformations

脊柱脊髓血管畸形是一种少见病。在临床上由于误诊和漏诊，给人的印象是更为少见。早在1885年Heboldt就曾提出脊髓血管畸形可以引起蛛网膜下腔出血，但直到20世纪60年代脊髓血管造影术出现以后，人们对这种疾病的认识才开始不断地深入。在脊髓血管造影术和磁共振成像技术应用以前，临床上仅能靠椎管造影对部分血管畸形作出初步诊断；有的脊髓血管畸形在很长时间内不表现明显症状，或者症状很轻，临床医生认为没有必要进行磁共振成像或脊髓血管造影检查。目前还缺乏大宗脊髓尸检材料的报告，因此尚无脊髓血管畸形的人群发病率的准确数据。文献中报道占椎管内占位病变的2%～11.5%，Lasjaunias和Berenstein认为脊髓血管畸形的发病率与脑血管畸形发病率相比有如脊髓与脑的体积之比，为1∶4～1∶8。

脊髓血管畸形的危害性很大。Aminoff和Logue对60例未经治疗的脊髓血管畸形患者进行随访，发现19%的患者在出现不适后的6个月内，迅速出现运动障碍。50%的患者在3年内逐渐出现运动障碍。在平均8年的随访中，1/3的患者死亡，其中85%死于疾病本身或并发症。尽管当时作者对于脊髓血管畸形的各种分型还没有认识，无法分开描述，但也足以说明脊髓血管畸形的危害性，因此及早治疗非常必要。

20世纪80年代以来，医学影像学有了飞速发展，越来越多的脊髓血管畸形被检出，原来被误诊为脊髓变性疾病或炎症等的一些疾患，通过核磁共振和脊髓血管造影检查，被确诊为脊髓血管畸形。随着介入神经放射学和显微神经外科学的进步，对脊髓血管畸形的病理解剖和病理生理的认识不断深入，治疗手段不断进步，治疗效果越来越好。

第一节　分　类

自20世纪60年代，人们就开始对脊柱脊髓血管畸形进行定义和分类。虽然不断地进行补充和改进，但是直到现在，还没有得到统一，给临床工作造成了一定程度的混乱。

一、历史上的各种分类

Wyburn和Mason在1943年最早提出脊髓血管畸形分为两个主要的类型：一是静脉型，根据其描述，

应该是脊髓海绵状血管瘤；二是动静脉型，应该是目前通常所指的脊髓动静脉畸形和髓周动静脉瘘。

自20世纪60年代末至70年代初，由于选择性脊髓血管造影技术的应用和诊治患者例数的增加，认识到脊髓血管畸形的结构基础是动静脉之间的短路，根据供血动脉和动静脉瘘的多少和大小分为不同的表型。Aminoff和Logue对60例脊髓血管病的临床特征进行回顾性分析，发现脊髓血管畸形有两种不同的表现（突发型和缓慢进展型），Djindjian发现不同部位的脊髓血管畸形有不同的临床表现。

1977 年 Kendall 和 Logue 报告 10 例位于硬脊膜上的动静脉畸形，首次将硬脊膜内、外病变区分开。1980 年 Merland 详细报道了椎管内硬脊膜外动静脉瘘向脊髓静脉引流，进一步将硬脊膜动静脉瘘和脊髓血管畸形区分开。从此，硬脊膜动静脉瘘成为脊髓血管畸形中最先独立分出的一个类型，自此以后的大部分文献中不再将硬脊膜动静脉瘘与其他类型的血管病变混在一起进行分析。

1987 年 Rosenblum 基于病理发生学、病理生理学和脊髓血管造影，将动静脉瘘（AVF）和动静脉畸形（AVM）分开，但是仅包括硬脊膜和硬脊膜下部分血管畸形。

随着不同类型的脊柱脊髓血管畸形越来越多地被诊断和治疗，在 1992 年出现了两大派的分类：一个是以 Merland、Berenstein 和 Lasjaunias 为代表的偏重于脊髓血管影像和血管内治疗的分类方法。另一个是以 Anson 和 Spetzler 为代表的偏重于手术治疗的分类方法。

1992 年 Merland 分类方法的基础包括畸形血管构筑学特征和解剖部位（图 10-1）。以后遵循此分类所发表的论文，多分开讨论髓内动静脉畸形、髓周动静脉瘘和硬脊膜动静脉瘘。但是，其分类中提到的"髓内动静脉瘘"未再见到报道，而且将髓内和髓周病变截然分开，与手术所见不相符合。

1992 年 Berenstein 和 Lasjaunias 的分类（图 10-2）将所有血管病变分为脊柱（spinal）和脊髓病变（spinal cord）两部分，并且将海绵状血管瘤列入脊髓病变的范畴，但是在分类中将 Cobb 综合征这种累

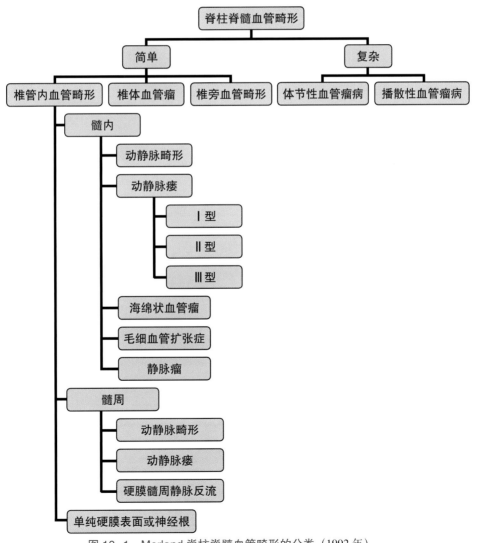

图 10-1　Merland 脊柱脊髓血管畸形的分类（1992 年）

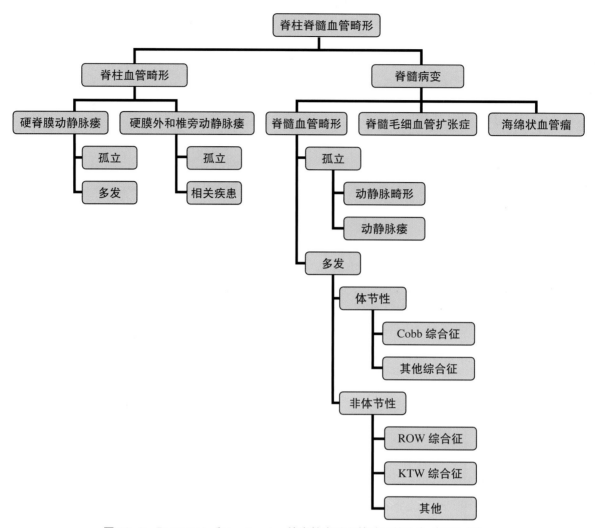

图 10-2 Berenstein 和 Lasjaunias 的脊柱脊髓血管畸形的分类（1992 年）

及多部位的病变仅列入脊髓病变中，不能完整地反映病变特征，而且分类之间有重叠。

　　凌锋等在上述基础上，结合当时的手术经验，将脊髓病变分为髓内动静脉畸形和髓周动静脉瘘，其中髓内动静脉畸形分为团块型和弥散型，将 Cobb 综合征列为单独的一类。但认为脊髓病变中动静脉畸形都位于髓内，动静脉瘘都位于髓周，在以后的栓塞和手术中，发现并不全面。此外，弥散型和团块型动静脉畸形的界定也是相对的。

　　1992 年 Anson 和 Spetzler 在 Heros（1986）的基础上提出了四型的分类（表 10-1）。这一分类法没有涵盖累及脊柱和椎旁的血管畸形，仅能作为硬脊膜和硬脊膜下血管畸形的分类；是以手术解剖部位为基础，虽然结合了畸形血管构筑学的特征，但

表 10-1　Anson-Spetzler 脊髓血管畸形分类（1992 年）

Ⅰ 型	是最多见的一种脊髓血管畸形，几乎都表现为位于下胸段至圆锥的单根迂曲静脉
Ⅱ 型	有真正的致密的血管团，可有多条供血动脉，向髓周静脉丛引流
Ⅲ 型	幼稚型血管畸形，多位于髓内，累及多个节段，甚至累及髓外结构
Ⅳ 型	动静脉之间直接短路。分为以下亚型： Ⅳa　单支供血的简单的动静脉瘘 Ⅳb　多支扩张动脉供血的中等大小的动静脉瘘 Ⅳc　多支扩张动脉供血的巨大的动静脉瘘

是对不同病种之间的实质区别造成了混淆。例如：Ⅰ型中绝大部分为其他分类中的硬脊膜动静脉瘘，

少部分是Ⅰ型的髓周动静脉瘘；Ⅱ型和Ⅲ型同是动静脉畸形，只是大小和致密程度的不同，不应该分为两个病种；Ⅳ型与Merland分类中的髓周动静脉瘘类似；椎旁血管畸形没有被纳入。而且以Ⅰ～Ⅳ的代码作为标记，增加了命名的繁琐性。

2002年Spetzler组放弃了以前的四型分类法，又提出了新的分类系统（表10-2），认为新的分类"基于病理生理、神经影像学特征、手术中所见和神经解剖。有以下优点：①包括外科医生遇到的所有累及脊髓的病变；②将病变按照部位和病理生理特征进行分类，有益于指导治疗；③减少以往文献中的混乱。"

首先按照病理特征将脊髓血管畸形分为三组：即肿瘤性血管病变、动脉瘤和动静脉病变，其中肿瘤性血管病变包括血管母细胞瘤和海绵状血管瘤。动静脉病变包括动静脉瘘和动静脉畸形，再按照病变部位分为不同的亚型。但是在病理上，海绵状血管瘤不含肿瘤细胞，不能划为肿瘤范畴，而血管母细胞瘤是明确的肿瘤，不是血管畸形。另外，为了便于选择手术入路，将硬脊膜内的动静脉瘘分为背侧和腹侧，下一级，又再有不同的分型，这样给同一病种的命名造成了很大的混乱。此外，圆锥部位的动静脉畸形确实有其特殊性，但与髓内和髓内外不是一个命名体系，不应该并列在同一分类水平上。

Lasjaunias组试图解释各种脊柱脊髓血管畸形的发生发展，不是单纯从畸形的表征上来进行区分，结合目前脊髓血管解剖、生物学和遗传学的观点探究脊髓血管畸形的起源，并以此推测进行分类，将1981—1999年期间155例连续治疗的病例提出了以生物学为基础的分类（图10-3）。该分类有待于临床实践的检验，可能对制订合理的治疗目的和治疗的最终后果，有较高的指导意义。但是对目前的治疗没有直接的指导意义。

尽管各分类中，在命名和定义上有差别，但是基本都包括了能在血管造影上显影的动静脉病变。在造影阴性的脊髓血管病变中，以脊髓海绵状血管瘤最为多见，在目前的分类中，已经普遍将它归入脊柱脊髓血管畸形中。另外还有一些散在报道，认为血栓性动静脉畸形或结构不清的血管病变，也应属于血管造影阴性的脊髓血管畸形。

椎管内硬脊膜外动静脉畸形并不少见，但是因

表10-2 Spetzler脊柱脊髓血管畸形的分类（2002年）

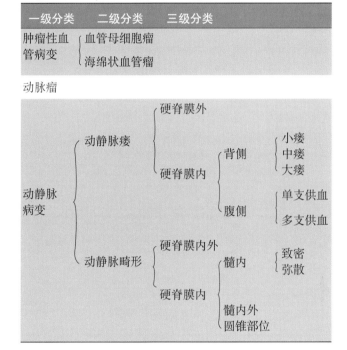

图10-3 Rodesch脊柱脊髓血管畸形分类（2002年）

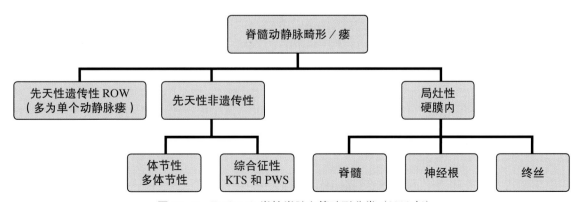

第一节 SECTION 1

为绝大部分都是以硬脊膜外血肿急性起病，并且治疗方式为急诊手术清除血肿和椎管减压，术前很少有机会行造影检查。目前的任何一个分类方案中都没有将它纳入。只有散在的报道经术前血管造影证实的椎管内硬脊膜外动静脉畸形出血造成硬脊膜外血肿的病例。

在以往的分类中，只着重描述向髓周静脉引流的椎旁动静脉畸形和动静脉瘘，随着报告的病例逐渐增多，使人们认识到不仅向髓周静脉引流的椎旁血管畸形可造成脊髓功能障碍，而且不向髓周引流的血管畸形也可以通过占位效应和静脉血液的竞争性引流引起脊髓症状。

早在 1915 年，Cobb 就曾描述过一种累及同一体节脊髓、脊柱、肌肉和皮肤的血管瘤，作为一种特殊类型的脊柱脊髓血管畸形现已得到公认。另外还有一些伴有脊髓血管畸形的先天性综合征也越来越引起人们的注意。1900 年，Klipple 和 Trenaunay 报告一例先天性中胚层异常，具有三联症：①静脉扩张；②斑点样血管痣；③躯干或受累肢体肥大。1918 年，Parkes Weber 认为动静脉瘘应作为综合征的一部分。Mullins 提出把这两种综合征合称为 Klipple-Trenaunay-Weber（KTW）综合征，因为在造影中有时很难明确地将动静脉瘘和静脉曲张区分开，而且有一些典型的 Klipple-Trenaunay 综合征病例中也有动静脉瘘存在。KTW 综合征伴有的脊髓血管畸形多为动静脉瘘。

Rendu-Osler-Weber 综合征是一种常染色体显性遗传疾患（染色体 9q33-q34，ROW1），表现为多发的皮肤及脏器的毛细血管扩张，在 3% ～ 8% 的患者有中枢神经系统血管畸形存在，表现为单发或多发的单个动静脉瘘，在 28% 多发中枢神经系统血管畸形的患者中有 ROW 综合征。

脊髓动静脉畸形可以合并有先天性淋巴系统发育异常，这种异常影响下肢者被称作 Robertson 巨肢综合征。

这些伴有脊柱脊髓血管畸形的综合征较为罕见，但是通过对它们的研究，有可能为揭示脊柱脊髓血管畸形的发生和发育提供线索。

综上所述，随着诊治越来越多的脊柱脊髓血管畸形，对其病理结构和病理生理基础的了解也越来越深入，要求提出的分类系统不仅要求全面，而且

要逐渐接近病变的本质性区别，用于指导治疗和逐步修正和完善治疗方案。目前的分类上尚未统一，而且都存在一些缺陷，需要进一步改进。

二、作者组的分类标准

本组 1986 年至 2003 年 3 月期间共收治了脊柱脊髓血管畸形共 549 例，根据影像学资料、临床资料，病变的解剖部位、血管构筑和病理生理特点，并结合文献中各种分类的优缺点，提出新的分类标准（表 10-3）。为便于治疗，根据瘘的大小、长度、供血动脉与引流静脉的数量将髓周动静脉瘘分成三型：Ⅰ型，多为圆锥或马尾处的小型动静脉瘘，由

表 10-3　脊柱脊髓血管畸形的分类标准

脊柱脊髓血管畸形的分类
一、硬脊膜内病变
1. 脊髓海绵状血管瘤
2. 脊髓动静脉畸形（SCAVM）
髓内型
髓周型
髓内 – 髓周型
3. 髓周动静脉瘘（SMAVF）
Ⅰ型
Ⅱ型
Ⅲ型
4. 脊髓动脉瘤
二、硬脊膜动静脉瘘（SDAVF）
三、椎管内硬脊膜外病变
1. 椎管内硬脊膜外海绵状血管瘤
2. 椎管内硬脊膜外动静脉畸形
四、椎管外病变（包括向髓周静脉、硬脊膜外静脉和椎旁静脉引流的几个亚型）
1. 椎旁动静脉畸形（PVAVM）
2. 椎旁动静脉瘘（PVAVF）
五、椎体血管瘤
六、体节性脊柱脊髓血管畸形（Cobb 综合征）
七、伴有脊髓血管畸形的综合征
1. Klipple-Trenaunay-Weber（KTW）综合征
2. Rendo-Osler-Weber（ROW）综合征
3. Robertson 巨肢综合征

细长的脊髓前动脉供血；Ⅱ型，多为位于软膜后外侧或前外侧的较大的动静脉瘘，有多个分散的吻合口组成，由扩张的脊髓前动脉或脊髓后动脉供血；Ⅲ型，单个巨大型或多个动静脉瘘，由多条明显扩展的脊髓前动脉或脊髓后动脉供血。

在本组的 549 例脊柱脊髓血管畸形中，男性 382 例（69.6%），女性 167 例（30.4%），男女比例为 2.3∶1。各病种的病例数及所占比例见图 10-4。其中，作为单一病种，以脊髓动静脉畸形最多见（36.2%），硬脊膜动静脉瘘次之（28.4%）。

脊柱脊髓血管畸形的发病年龄多为青壮年，平均发病时年龄为 28 岁，年龄最小者在出生后即发现，最大 66 岁。总体来看，脊柱脊髓血管畸形的发病年龄有两个高峰，20 岁左右是最高峰，40 岁左右是第二高峰（图 10-5）。各病种的发病年龄曲线各有特点，最具特点的是脊髓动静脉畸形和硬脊膜动静脉瘘，前者的发病高峰是在青年早期（20 岁左右），后者的发病高峰是在中年后期和老年早期（55 岁左右）。

脊柱脊髓血管畸形患者最为多见的发病和病情发展类型是缓慢起病和进行性加重，占 58.8%，突然起病的占 25.4%，反复发作的占 15.8%。

患者的发病症状有：运动功能障碍，排尿和排便障碍，感觉障碍，头、颈项、胸背、腰及肢体疼痛等，其他症状有偶然发现肢体萎缩或背部血管瘤。在各型脊柱脊髓血管畸形中，以运动障碍最为多见。

本组所收治的脊柱脊髓血管畸形病例，从枕骨大孔到尾骨节段上均有分布，其中以胸、腰交界部位最为多见（图 10-6）。各种类型都有其特点，脊髓动静脉畸形在颈膨大和腰膨大这两个部位有两个好发的高峰；髓周动静脉瘘多发生在圆锥部位；硬脊膜动静脉瘘以胸段最多见，骶段次之。

从定义上，脊柱脊髓血管畸形不仅累及脊髓，还累及脊髓周围的解剖结构，如椎体和椎旁的软组织，并且大部分可以造成脊髓功能障碍，所以不应仅称为脊髓血管畸形，而应称为脊柱脊髓血管畸形。

中枢神经系统的血管畸形分为动静脉病变（包括动静脉畸形和动静脉瘘）、静脉畸形、海绵状血管瘤和毛细血管扩张症。但是在本组的 549 例中和文献中，没有见到明确的脊髓静脉畸形和毛细血管扩

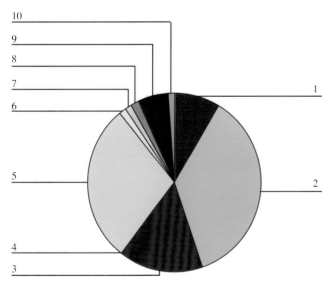

图 10-4　各种脊柱脊髓血管畸形所占的比例
1. 脊髓海绵状血管瘤；2. 脊髓动静脉畸形（SCAVM）；3. 髓周动静脉瘘（SMAVF）；4. 脊髓动脉瘤；5. 硬脊膜动静脉瘘（SDAVF）；6. 椎管内硬脊膜外血管畸形（椎管内硬脊膜外海绵状血管瘤和椎管内硬脊膜外动静脉畸形）；7. 椎旁血管畸形（椎旁动静脉畸形和椎旁动静脉瘘）；8. 椎体血管瘤；9.Cobb 综合征；10. 伴有 KTW 综合征、ROW 综合征和 Robertson 巨肢综合征的脊髓血管畸形。

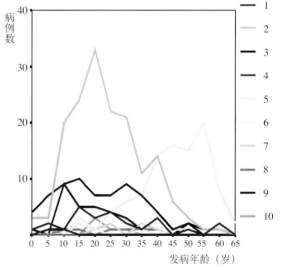

图 10-5　各种脊柱脊髓血管畸形患者的发病年龄曲线
1. 脊髓海绵状血管瘤；2. 脊髓动静脉畸形（SCAVM）；3. 髓周动静脉瘘（SMAVF）；4. 脊髓动脉瘤；5. 硬脊膜动静脉瘘（SDAVF）；6. 椎管内硬脊膜外血管畸形（椎管内硬脊膜外海绵状血管瘤和椎管内硬脊膜外动静脉畸形）；7. 椎旁血管畸形（椎旁动静脉畸形和椎旁动静脉瘘）；8. 椎体血管瘤；9.Cobb 综合征；10. 伴有 KTW 综合征、ROW 综合征和 Robertson 巨肢综合征的脊髓血管畸形。

张症。所以在本分类中没有静脉畸形和毛细血管扩张症。

海绵状血管瘤是最常见的脊髓血管造影阴性的血管畸形，在病理上动静脉畸形与海绵状血管瘤很容易区分，脊髓核磁共振影像是临床上诊断海绵状血管瘤的主要依据（图10-7）。海绵状血管瘤与毛细血管扩张症和动静脉畸形之间是否存在移行关系，尚存在争论。

随着手术切除的病例越来越多，发现有许多脊髓动静脉畸形完全位于软膜外，但也有一些病例的畸形团部分位于软膜下，部分在软膜外，而仅有少部分完全位于软膜下。虽然这些解剖部位不同，但目前从术前的影像学（包括脊髓核磁共振和血管造影）很难明确地判断出来，术前很难准确地作出各种亚型的判断。本组不再将脊髓动静脉畸形称作髓内动静脉畸形，而是建议将脊髓动静脉畸形分成髓内型、髓周型和髓内 - 髓周型三个亚型（图10-8～图10-10），目的是能真实地反映客观事实，这样对于术中的判断、总结手术技术和评价手术难度有很重要的意义。

我们发现脊髓动静脉瘘一般都位于髓周，所以直接将这一类型称作髓周动静脉瘘，它与脊髓动静脉畸形的最主要区别是有无畸形血管团，二者是一个相对的概念。本组仍然遵循以往的分类，按照供血动脉的数目、瘘口的大小和引流静脉的形态结构将髓周动静脉瘘分为三个亚型。在一些典型的病例中，通过脊髓血管造影很容易将二者区分开（图10-11）。

虽然在脊髓血管畸形的病例中经常遇到与畸形伴发的动脉瘤和引流静脉的瘤样扩张，但是单纯脊髓动脉瘤非常少见，往往是继发于血管结构不良和

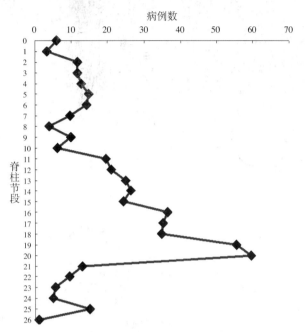

图10-6　549例脊柱脊髓血管畸形在脊柱节段上的分布

纵坐标 0 为枕大孔区，1～7 为颈 1～7 椎体水平，8～19 为胸 1～12 椎体水平，20～24 为腰 1～5 椎体水平，25 为骶段，26 为尾段。

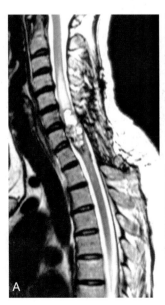
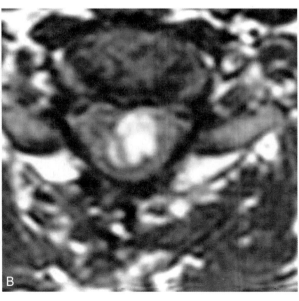

图10-7　典型脊髓海绵状血管瘤的MRI表现

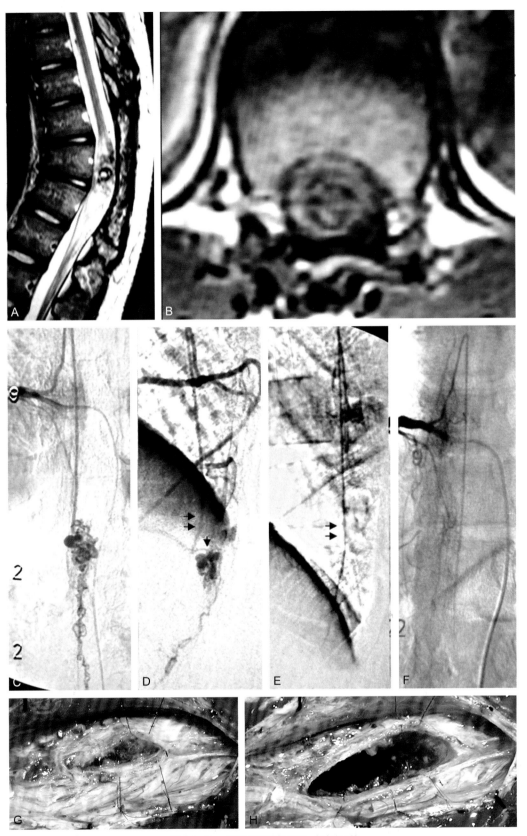

图 10-8 脊髓动静脉畸形（髓内型）

患者，男，15 岁。突发截瘫后部分恢复。**A-B.** MRI 显示髓内动静脉畸形和血肿。**C-D.** 脊髓血管造影显示由脊髓前动脉（双箭头）发出的前正中沟动脉（单箭头）向畸形团供血。**E-F.** 手术切除畸形血管团，术后造影复查，畸形团消失，脊髓前动脉保持通畅。**G-H.** 手术中经后正中沟切开脊髓背侧，将髓内畸形血管团切除。患者术后无症状加重，一个月后基本恢复正常。

第
一
节

SECTION 1

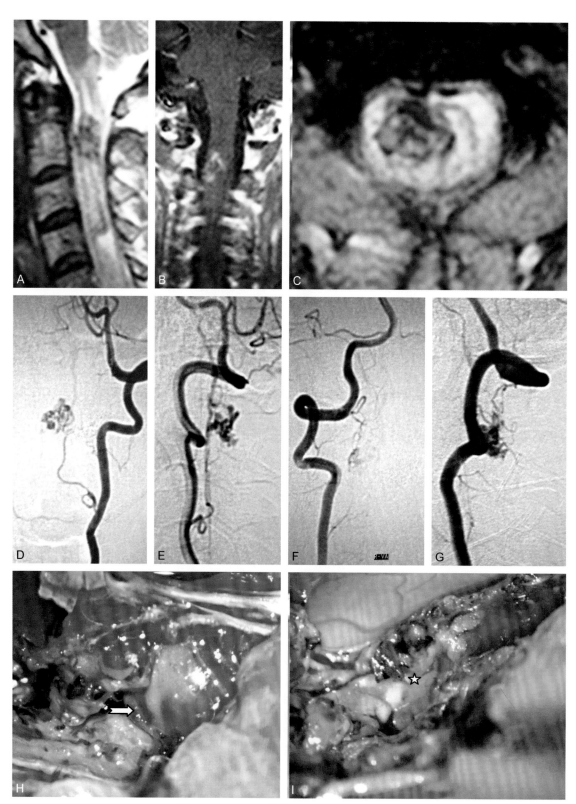

图 10-9　脊髓动静脉畸形（髓内-髓周型）

患者，女，39 岁。突发四肢不完全性瘫痪 3 天。A–C. MRI 示 $C_{1~2}$ 脊髓血管畸形，部分位于髓内，部分突出在髓外。D–G. 左右椎动脉造影正侧位示脊髓动静脉畸形。H. 术中见部分位于髓周（箭头所示）。I. 部分畸形血管团从脊髓实质中"剥出"（星号示畸形血管团从脊髓实质内切除的部位）。

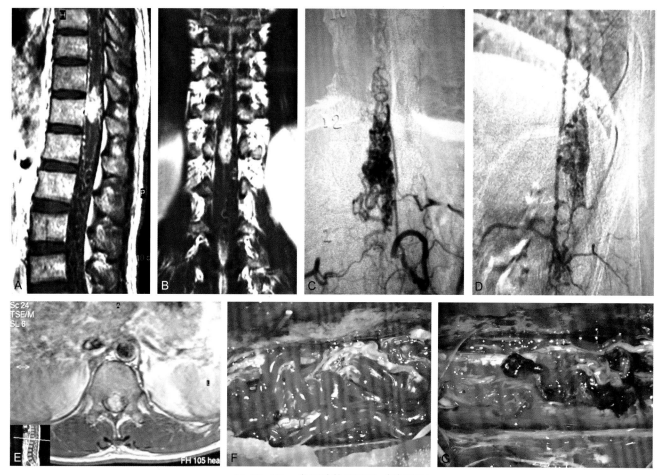

图 10-10　脊髓动静脉畸形（髓周型）

MRI 增强像：**A.** 矢状位。**B.** 冠状位。**E.** 轴位。脊髓血管造影：**C.** 正位。**D.** 侧位。显示畸形团"嵌入"脊髓并将脊髓向右侧推挤。**F.** 切开硬脊膜。**G.** 畸形团切除后，软膜完整显露。手术中显示畸形团实际上是弧状包绕在脊髓周围，没有穿透软脊膜。

血流动力学原因。在本组的 549 例患者中曾发现过 2 例（图 10-12）。

　　硬脊膜动静脉瘘在超选造影中，不同病例的硬脊膜上的瘘口大小和多少有所不同，甚至有一些是畸形团的表现，但是它们都是汇入一条根髓静脉向髓周静脉引流，造成淤血性脊髓功能障碍，而且一般认为其发生机制都是一致的（图 10-13），所以为了简化分类系统我们将这种疾患统一称作硬脊膜动静脉瘘。

　　本组病例中发现有 8 例椎管内硬脊膜外血管畸形，其中 2 例海绵状血管瘤在前面已经讨论过。6 例椎管内硬脊膜外动静脉畸形都是以突发的硬脊膜外血肿起病，3 例在术前造影中发现位于椎管内硬脊膜外的动静脉畸形（图 10-14），另外 3 例是经病理证实的。虽然文献中报道并不少见，自发性硬脊膜外血肿病例的 4%～6.5% 是由椎管内硬脊膜外动静脉畸形出血造成，但是椎管内硬脊膜外血管畸形在以往的脊柱脊髓血管畸形的分类中没有这一项。我们将它纳入，不仅补充了分类内容，而且对于它的治疗起到指导意义。

　　椎体血管瘤在正常人群中很多见，但引起脊髓功能症状的却很少见，它不是一种肿瘤，而是椎体上的薄壁血管组成的多发静脉窦或动静脉畸形。在许多分类方法中，没有把椎体血管瘤纳入脊柱脊髓血管畸形中，其原因主要是认为椎体疾患一般应属于脊柱外科，而不是神经血管外科的治疗范畴，但我们不应该以治疗学科的划分来干扰对疾病的分类。因为累及脊柱脊髓的血管畸形虽然不是真性的肿瘤，

第一节

SECTION 1

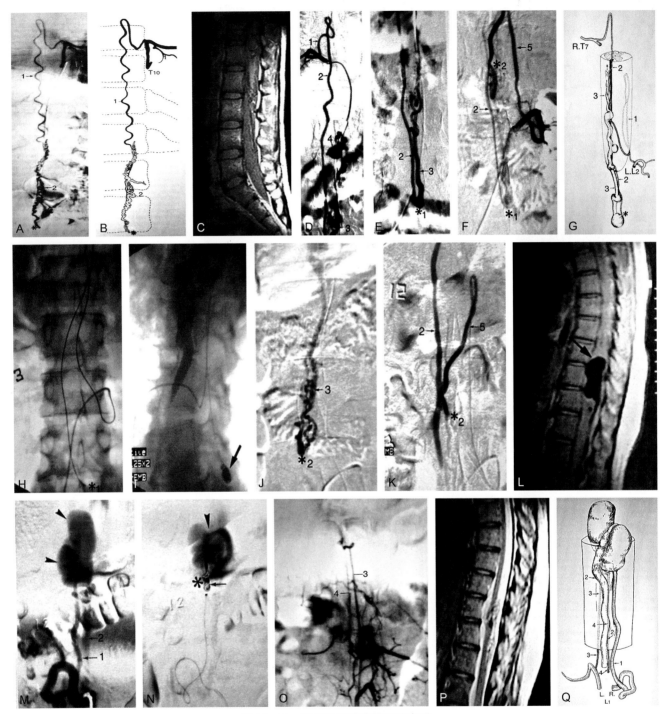

图 10–11　髓周动静脉瘘的三种类型

A–B. Ⅰ型：有单一小瘘口，供血动脉（1）和引流静脉（2）较细，治疗的方法是手术切断瘘口。**C–K.** Ⅱ型：有一个或多个瘘口，动脉（1，2）和静脉（3，4）稍粗。本例为脊髓前动脉供应的单一瘘口，瘘口处有一个小的动脉瘤，用弹簧圈栓塞瘘口，造影复查，瘘口消失。**L–Q.** Ⅲ型：有多个瘘口，多支动脉供血（1，3，4），静脉（2）粗大，有巨大的静脉球（箭头），用弹簧圈和球囊栓塞瘘口，一年后造影复查（**P**），瘘口和静脉球消失。患者恢复到正常。图中星号代表瘘口。

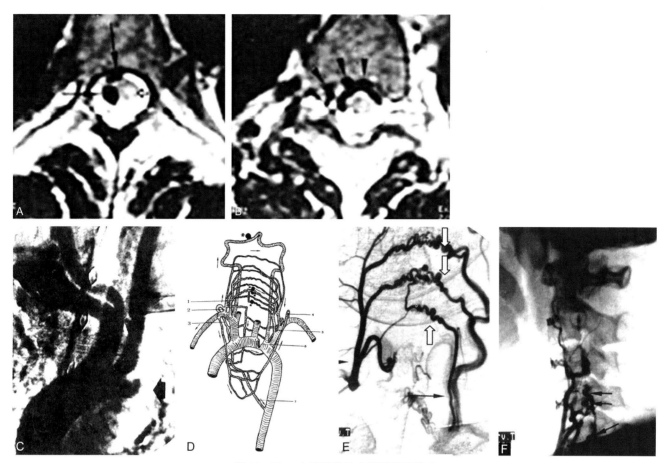

图 10-12 主动脉弓缩窄伴脊髓动脉瘤

患儿，男，12 岁。表现为脊髓功能障碍和反复发作的蛛网膜下腔出血。**A-B.** MRI 显示硬脊膜下多发动脉瘤（箭头）。**C.** 主动脉弓造影发现主动脉弓缩窄（箭头）。**D.** 降主动脉的循环代偿途径。**E.** 右侧甲状颈干造影显示椎管内动脉瘤（空箭头示多发动脉瘤，大箭头：甲状颈干及其分支）。**F.** 右侧甲状颈干造影侧位相显示动脉瘤位于椎体后方（箭头）。[摘自 LING F. Myelopathy and Multiple Aneurysms Associated with Aortic Interruption. Neurosurgery, 1994, 35(2):1.]

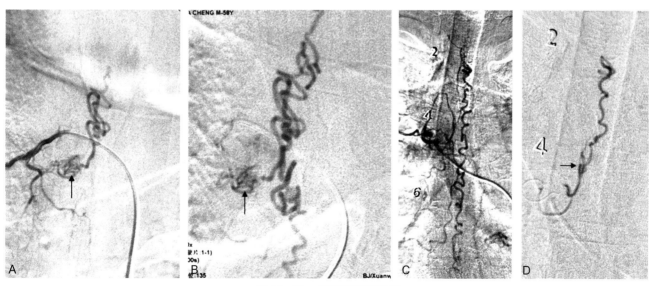

图 10-13 硬脊膜动静脉瘘

例 1，R-T$_{10}$ 肋间动脉造影（**A**）和超选择性血管造影（**B**），显示供血动脉及畸形团，显示神经根袖套处呈畸形团样表现。例 2，R-T$_4$ 肋间动脉造影（**C**）和超选择性血管造影（**D**），显示畸形团，显示神经根袖套处呈动静脉短路表现。箭头为瘘口处。

第
一
节

SECTION 1

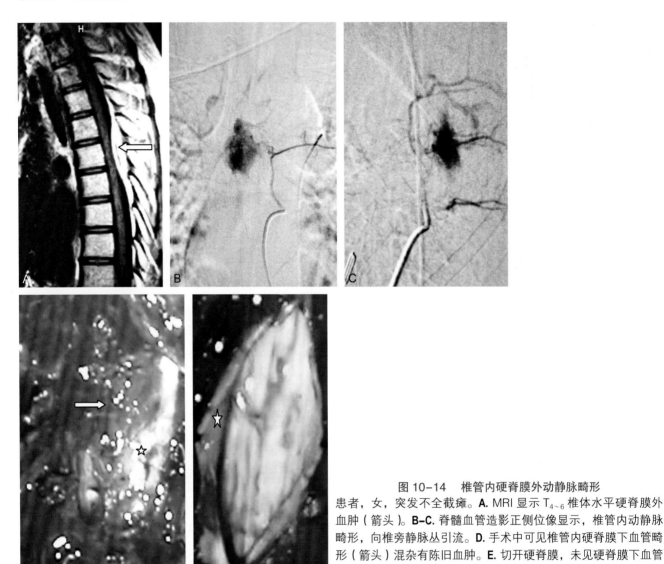

图 10-14 椎管内硬脊膜外动静脉畸形

患者，女，突发不全截瘫。**A.** MRI 显示 $T_{4\sim6}$ 椎体水平硬脊膜外血肿（箭头）。**B-C.** 脊髓血管造影正侧位像显示，椎管内动静脉畸形，向椎旁静脉丛引流。**D.** 手术中可见椎管内硬脊膜下血管畸形（箭头）混杂有陈旧血肿。**E.** 切开硬脊膜，未见硬脊膜下血管畸形。星号为硬脊膜。

但由于其浸润性生长，会引起压迫、压缩性骨折和椎体不稳等。

我们将椎旁血管畸形作为单独的分类，包括动静脉畸形和动静脉瘘，如果不引起脊髓功能障碍或皮肤表现时很难被发现。在文献报道和我们的病例中，发现向椎旁静脉丛引流的椎旁血管畸形也可以导致脊髓功能障碍。椎旁动静脉畸形一般既不可能也没必要对其进行解剖学治愈，但是要明确静脉引流的途径，这对于确定治疗方法有重要意义。向髓周静脉引流的病例，可通过栓塞或手术阻断向硬脊膜内的引流来解决脊髓静脉高压，即可改善症状；向椎旁静脉引流而引起脊髓功能障碍的病例，需要减少动静脉瘘，或者经

静脉途径闭塞瘘口，以减少或消除对正常脊髓静脉引流的竞争。所以我们根据静脉引流的途径分为向髓周静脉引流、向椎旁静脉引流以及向二者都有静脉引流的三个亚型（图 10-15）。

体节性脊柱脊髓血管畸形（Cobb 综合征）是一种特殊类型的血管畸形，在本组分类法和其他作者的分类法中都已经明确划分。因为病变累及体节上许多结构，治疗时也是按照不同部位的病变确定治疗方案，所以有时在统计治疗时，将它归于其他类型中。但在分类标准上，应属独立的一类（图 10-16）。

在本组和文献报道的病例中，发现 KTW 综合征、ROW 综合征和 Robertson 巨肢综合征都可伴有

图 10-15 椎旁动静脉瘘向椎旁和髓周静脉引流

患者，女，22 岁。不全性尿失禁。**A.** 脊髓血管造影显示 L₅ 段腰动脉供应一个粗大的椎旁动静脉瘘，箭头为瘘口部位，主要向腰升静脉（1）引流。**B.** 向椎管内也有少部分引流（箭头为根髓静脉）。**C.** 用一个球囊栓塞瘘口后（星号为球囊闭塞处），得以治愈。

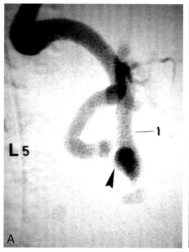
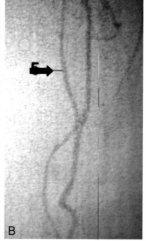
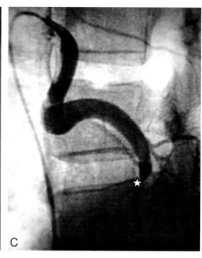

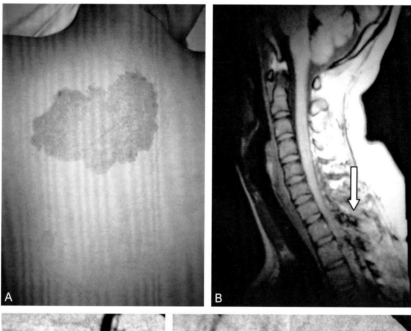

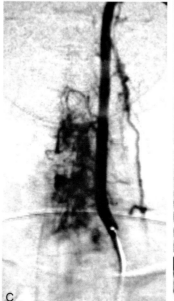
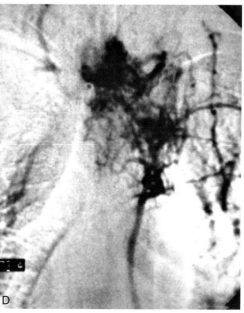

图 10-16 Cobb 综合征

A. 颈胸交界处的背部皮肤上可见血管瘤。**B.** MRI 显示颈胸交界处的椎旁软组织、椎体附件和脊髓都有血管畸形（箭头）。**C.** 左椎动脉造影。**D.** 左胸 3、4 肋间动脉造影显示椎旁及脊髓动静脉畸形。

第
一
节

SECTION 1

脊髓血管畸形，而且以髓周动静脉瘘为主。它们在发生上有密切的关联，作为治疗和研究脊髓血管畸形的发生发展上有重要的意义，所以将其作为单独的一类。但在单纯统计治疗时，往往按照脊髓上病变的类型归在相应的分类中（图10-17）。

本组收治了世界上最大宗的一组病例，所以遇到的情况比较多样和全面，并且将手术和栓塞治疗结合在一起，发现了一些用单一手段无法发现的结构特征，从不同的角度认识病变的实质和确定治疗目标。并对以往的分类进行补充和改进，然后提出新的分类系统，这样能够反映出不同病变的实质和病情发展规律，正确地指导治疗，成为评定治疗效果的根据，以期更有效地提高脊柱脊髓血管畸形的治愈率。

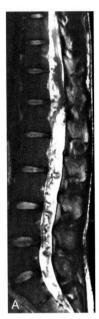
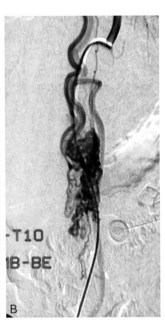
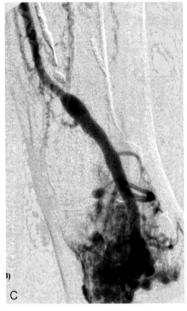

图 10-17　Klipple-Trenaunay-Weber 综合征伴有脊髓动静脉畸形
A. MRI 显示圆锥马尾处血管畸形。B. 脊髓血管造影显示圆锥部动静脉畸形，主要由脊髓前动脉供血。C. 股动脉造影显示下肢多发性动静脉瘘。

第二节　致病机理

脊髓血管畸形的致病机理比较复杂，有时为单一因素起作用，有时由多个因素共同起作用，也有的在整个病程的不同时期中，由不同因素起作用。

一、出血

有蛛网膜下腔出血或脊髓内血肿。蛛网膜下腔出血多表现为颈胸疼痛，逐渐出现头痛。伴有或不伴有脊髓功能障碍或局部神经根刺激症状。有的患者因病情进展迅速，甚至会出现意识障碍，临床上往往忽略了较轻的脊髓功能障碍，首先诊断为自发的颅内蛛网膜下腔出血。头颅 CT 一般显示为第四脑室出血，也可向上布满整个蛛网膜下腔。有的病例头颅 CT 未显示明显的出血，而腰穿证实为蛛网膜下腔出血。脊髓内血肿都会造成严重的脊髓功能障碍，通过查体和核磁共振的检查，一般都可以得到定位和定性诊断。

二、动脉偷流

在有较大或较多动静脉瘘的脊髓血管畸形中，脊髓正常的血供因向动静脉短路偷流，造成脊髓灌注减少，引起进行性脊髓功能障碍。

三、占位效应

有的血管畸形团对脊髓造成直接压迫，有的血管畸形内存在逐渐扩大的动脉瘤，有的血管畸形的引流静脉有瘤样扩张，均可以形成占位效应压迫脊髓引起症状。

四、脊髓静脉高压

正常的脊髓静脉直接接受来自血管畸形的动脉血，造成静脉压力增高，而且部分病例中，向椎管外的静脉引流出路明显减少，造成脊髓静脉压进一步升高，引起脊髓淤血性水肿。

第三节　治　疗

由于受到设备、材料、条件等的限制，以前的治疗往往是姑息性的，譬如切除椎板减压、供血动脉近端的栓塞等。随着介入神经放射学和显微神经外科的飞速发展，目前大部分脊柱脊髓血管畸形可以通过手术和（或）栓塞手段进行根治。基本的治疗原则是，去除或者闭塞瘘口及畸形团，不损伤供血动脉和引流静脉。而且对脊髓组织的损伤要减少到最小。

一、不同类型的脊髓血管畸形的诊治原则

1. 脊髓动静脉畸形

治疗原则是尽早去除导致出血的因素，在最大限度保全脊髓功能的前提下，尽可能地完全消除畸形团。治疗的方法有栓塞治疗、手术治疗以及二者的结合。理想的栓塞治疗是用液体栓塞剂（γ-氰基丙烯酸正丁酯，NBCA）栓塞，关键点在于将微导管超选择地导入畸形团内，确定没有向脊髓供血的侧支存在，脊髓血管一般细而长，栓塞时需要选择细而柔软的微导管和微导丝。栓塞剂的浓度要适当，而且注入要精确。以出血起病的畸形中，如果发现有明确的动脉瘤或假性动脉瘤，应将它作为主要的栓塞目标。如果动脉瘤位于畸形团内或者是引流静脉近端，导管可以达到目标部位，则使用 NBCA 进行栓塞。NBCA的致凝性很强，较少量的胶就可以达到闭塞动脉瘤的目的，注入过多反而会引起脊髓内占位效应。导管无法到达目标部位者，可以在供血动脉中注入 PVA 颗粒，颗粒随血流漂入畸形团和动脉瘤内。如无法避开正常脊髓的供血动脉，可采用可控式弹簧圈栓塞动脉瘤。如果出血原因是位于畸形供血动脉主干上的动脉瘤破裂，应选用可控式弹簧圈进行栓塞，但是不仅要保证载瘤动脉的通畅，还要防止由于畸形团消灭后血管收缩引起的载瘤动脉闭塞。

如果微导管无法到位，而且手术较为困难，可以用线段、颗粒等固体栓塞物进行术前栓塞，以降低手术切除时血管的张力，减少出血。

有的畸形团比较弥散，手术切除较为困难。有的动静脉畸形完全位于脊髓前方，手术入路需要切除椎体，较为困难。位于脊髓背面、侧方、侧前方，甚至脊髓实质内的动静脉畸形，均可以手术切除。手术的关键是在高倍手术显微镜下，结合脊髓血管造影和部分栓塞的畸形血管，辨别供血动脉和引流静脉的来龙去脉，分辨畸形团与正常脊髓的结缔组织界限，用精细的显微手术器械仔细将畸形团分离并切除。有的血

管畸形需要切开脊髓才能显露，应选择脊髓背面最薄的部位将脊髓切开，然后切除畸形血管。

2. 髓周动静脉瘘

无论何种类型的髓周动静脉瘘，其治疗的原则都是消灭瘘口。治疗的方法有手术和栓塞，或者单纯栓塞。理想的治疗是闭塞或者切除瘘口和引流静脉近端。Ⅰ型髓周动静脉瘘的供血动脉段细，瘘口很小，目前只能靠手术切除瘘口。Ⅱ型和Ⅲ型髓周动静脉瘘，可通过粗大的供血动脉进行栓塞，无法栓塞的瘘口，可以手术切除。栓塞材料可以用球囊、弹簧圈或者液体栓塞剂。如果引流静脉长而迂曲，栓塞和手术后需要行抗凝治疗，以防止血栓过度形成，使脊髓的正常引流静脉发生闭塞。

3. 硬脊膜动静脉瘘

治疗原则是阻断引流静脉的近端。治疗方法有手术或者栓塞，手术的方法是切断硬脊膜内引流静脉近端。栓塞只能选用液体栓塞剂通过瘘口弥散到引流静脉近端。使用固体栓塞物栓塞硬脊膜动静脉瘘的复发率很高，因而是不正确的。用液体栓塞剂栓塞前必须确认该节段和相邻节段没有正常脊髓动脉发出。

4. 椎管外动静脉瘘向脊髓表面引流

这种瘘口一般较大，多采用栓塞瘘口的方式进行治疗，栓塞材料多采用可脱式球囊。对于无法栓塞者，可以行手术切断硬脊膜内引流静脉的近端。

5. 体节性脊髓血管畸形

如 Cobb 综合征，这类血管畸形累及发生于同一体节的脊髓、椎体、肌肉和皮肤。造成脊髓功能障碍的原因可以有出血、占位压迫、动脉偷流和静脉高压等。目前这种疾患不可能达到解剖治愈，但是可以通过栓塞减少偷流、减少出血危险和减轻椎管内静脉高压等方面达到改善症状的目的。以出血或者压迫脊髓起病者，可以在栓塞的基础上，手术切除椎管内畸形部分。

6. 椎体血管瘤

对这种血管瘤传统的治疗方法有放射治疗和椎体置换手术。近来文献中有报道用介入治疗方法经皮注射无水酒精或者经皮注射骨水泥行椎体成形术。对于占位效应明显的椎体血管瘤，笔者采用经皮穿刺注射无水酒精以消除占位效应，同时注射骨水泥椎体成形术以增加脊柱的稳定性；对于占位效应不明显，仅有部分压缩骨折和椎体不稳的椎体血管瘤，采用经皮穿刺注射骨水泥的椎体成形术。

7. 脊髓海绵状血管瘤

目前对这种疾病的治疗方法只有手术切除。

总之，脊柱脊髓血管畸形是一种少见病，但是早期恰当的诊断和治疗对于提高疗效是至关重要的。正确的分类有助于治疗策略的制订和实施。通过精细的显微神经外科手术和细致的血管内介入栓塞的有机结合，可以达到改善神经功能和解剖治愈的效果。

二、脊髓血管畸形的介入治疗

（一）介入治疗的作用及疗效

通过近20多年来对脊髓血管畸形的流行病学、病理生理和解剖构筑的了解，能够根据不同的生物学特征将它们分类。目前诊断技术和治疗手段能达到早期发现、准确的解剖定义和成功的治疗。

成功的治疗和避免神经功能损伤主要取决于病变的类型和治疗时间。硬脊膜动静脉瘘是最常见的类型，也是最需要治疗的。根髓静脉位于硬脊膜畸形血管团和冠状静脉丛之间，通过栓塞或手术的方法阻断蛛网膜下腔内的根髓静脉能够治疗静脉淤血和由它导致的脊髓损害。

根治硬脊膜内的脊髓动静脉畸形比硬脊膜动静脉瘘更为困难。硬脊膜内动静脉畸形由于出血、静脉淤血、静脉瘤压迫和盗血导致的缺血引起脊髓功能损害。不能手术的胸腰段髓内动静脉畸形可以通过颗粒栓塞得到很好的治疗。虽没有肯定的研究证实，一些小的和位于颈段软膜上的动静脉畸形最好进行手术治疗，髓内动静脉瘘多数可以通过手术、栓塞或二者联合得到有效的治疗。

多数症状性海绵状血管瘤利用 MRI 很容易诊断，手术切除是安全和有效的。

硬脊膜动静脉瘘、硬脊膜内动静脉畸形、髓周动静脉瘘和海绵状血管瘤的治疗结果不仅取决于血管畸形的类型和部位，还取决于患者术前的神经功能状况，术前能行走的患者术后多能行走。早期诊断和治疗是取得良好疗效的条件。

介入栓塞治疗在治疗脊髓血管畸形中有重要的作用，根据本组的经验，其治疗效果有以下几种：①完全治愈动静脉畸形或动静脉瘘；②有的血管畸形不能达到解剖学的治愈，但可以通过栓塞得到部分治疗，包括栓塞动脉瘤或动脉瘤样病变，以减少出血的危险，减少动静脉偷流，以改善脊髓供血；③大部分血管畸形，尤其是脊髓动静脉畸形，术前的栓塞可以降低手术的难度，减少对脊髓的损伤。术前栓塞可减少来自脊髓前动脉的供血，降低畸形团的血管张力，减少出血的危险。

由于各医疗单位治疗经验的差别，血管畸形类型不同，治疗方法不统一，有的单位是采用手术和栓塞联合治疗，所以很难评价单纯介入治疗的效果。

1. 硬脊膜动静脉瘘

虽然能够通过栓塞来治疗硬脊膜动静脉瘘，但栓塞的持久性和神经功能改善仍值得怀疑。另外，如果所栓塞的动脉同时供应动静脉瘘和脊髓，则栓塞很不安全。

用颗粒来栓塞硬脊膜动静脉瘘，可能会再通，致病变复发，因此症状的改善常是暂时的。有的治疗中心使用液态栓塞剂（NBCA 或 Onyx）来栓塞畸形团作为治疗硬脊膜动静脉瘘的首选治疗方法。液态栓塞剂能够到达供血动脉、畸形血管团和引流静脉，从而永久闭塞硬脊膜动静脉瘘，但是目前发现用这种栓塞材料很难将瘘口完全闭塞。有的经栓塞后的病例在临床或动脉造影随访中，发现动静脉瘘的再通率很高，需要再次治疗的病例很多。Merland 等报道 45 例用 IBCA 栓塞的患者中，有 14 例由于栓塞后仍有血流通过动静脉瘘，需要行手术治疗。Niimi 等报道了 47 例硬脊膜动静脉瘘患者栓塞治疗后的结果，其中 8 例栓塞不完全，原因是栓塞剂未能到达动静脉瘘口，或者脊髓前、后动脉从同一节段发出。其中有 5 例患者需要再次治疗。栓塞后随访时间越长，发现栓塞不全的病例越多，随访时间超过 1 个月的患者中有 26 例不完全治疗或动静脉瘘复发。因此，短时间的随访不能够证明已经获得永久性治愈。

无论采取何种治疗方法，多数患者会残存一些神经功能障碍，因此，患者常会担心病变复发，需要进行长期的影像学随访。

有人报道使用 NBCA 栓塞后出现出血和迟发性瘫痪。这可能是静脉血栓蔓延到冠状静脉丛，或栓塞材料经过动静脉瘘进入冠状静脉丛的结果，这种情况会加重静脉高压，导致出血或静脉梗塞。

Foix-Alajouanine 综合征、早期静脉血栓和脊髓梗塞的患者比较适合栓塞治疗。未治疗或症状迅速加重的硬脊膜动静脉瘘患者有危险性很高的静脉高压，有静脉血栓、脊髓不可逆损伤的风险。这些患者在有效的手术之前通过栓塞可以使静脉淤血立即得到改善。

因而，目前大部分患者最理想的治疗是阻断硬脊膜内的引流静脉，消除静脉高压，同时不影响脊髓的正常血供，这样的治疗是持久而有效的。但是如果能够将硬脊膜内的引流静脉完全闭塞，又不过多地影响脊髓表面的静脉，栓塞近段仍然是一种有效的微侵袭治疗手段。

2. 硬脊膜内血管畸形

由于诊断技术的明显进步，通过 MRI 检查、数字减影成像技术等对血管畸形的分型和解剖，在术前可以有清晰的认识。超选择性动脉造影、介入放射技术和手术设备的进步，使得早期文献所报道的治疗结果的数据已经不能反映现状。而且，某些病变适合手术治疗，有些则适合栓塞治疗，也有的病例需要二者的结合才可以得到了更好的结果。因而，直接比较手术和栓塞是没有意义的。

大部分硬脊膜内血管畸形的患者一旦诊断明确后，都需要治疗。如果造影显示动静脉畸形或动静脉瘘可以切除，而手术风险较小时，应考虑手术治疗或栓塞后再行手术。如果手术中切除的风险太高，则应考虑栓塞治疗。

硬脊膜内血管畸形的理想治疗结果是畸形团被完全、永久性闭塞并保全脊髓的血供。如果畸形团较大，位于胸、腰段，累及脊髓的腹侧或脊髓前动脉发出多条供血支等情况，不管采用何种治疗方法，为了保护神经功能、避免医源性残疾的发生，都可能无法根治。

脊髓动静脉畸形的栓塞治疗是选择性脊髓动脉造影发明和发展后的自然结果。对于某些硬脊膜内动静脉畸形，仅需要栓塞治疗。由于复发率和栓塞不全率很高，栓塞多用于部分治疗，或者作为术前的辅助措施，用以降低手术风险。

栓塞治疗需要仔细地了解畸形团的解剖结构，包括供血动脉的大小和病变的位置。成功治疗的标准是畸形血管团被闭塞，同时又不阻断供应脊髓的血管。由于供血动脉常是根髓动脉或脊髓前动脉，不当的栓塞有可能中断脊髓的血供，相对脑血管畸形的栓塞来说较为危险。

髓周动静脉瘘的治疗目标是准确地阻断动脉与静脉间的异常连接。可以通过手术或栓塞方法达到治疗目标。Ⅰ型髓周动静脉瘘仅有一条细长的脊髓前动脉供血，栓塞是不安全的，但手术却是安全和有效的。Ⅱ型的动静脉瘘栓塞后能够降低动静脉瘘的血流量，但是仅靠栓塞常不能治愈，原因是有多个动静脉瘘口。因而，位于后方和后外侧的髓周动静脉瘘或栓塞有危险时常选择手术治疗。位于脊髓腹侧正中部由脊髓前动脉供血的动静脉瘘可以通过经椎体前方入路或后外侧入路将脊髓牵转进行手术治疗。Ⅲ型髓周动静脉瘘有巨大的单个瘘口，通过可脱式球囊（解脱前进行闭塞试验）、弹簧圈栓塞，手术阻断，或者栓塞和手术相结合予以阻断。与其他类型的血管畸形一样，在髓周动静脉瘘患者出现严重的神经功能障碍之前就得到诊断和治疗，其效果良好。

（二）介入治疗的方法和材料选择

由于脊髓血管纤细，脊髓功能结构密集，相对于脑血管畸形来说，脊髓血管畸形的介入治疗需要选择更精密的器械和材料，对栓塞的技术要求也较高。总的治疗原则就是将动静脉瘘和畸形团完全闭塞，保留正常动脉和静脉的通畅。下面就不同类型的病变，介绍本组的治疗经验。

1. 脊髓动静脉畸形

脊髓动静脉畸形的治疗原则是尽早去除出血危险，在最大限度保证脊髓功能的前提下，尽可能完全消灭畸形团，目前本组主要使用液态栓塞剂（NBCA）进行永久栓塞。无论是脊髓前动脉，还是脊髓后动脉，都要保持主干及重要分支的完整性。

脊髓前动脉通常垂直发出冠状支供应畸形血管团，本组的方法是用导丝导引微导管或血流导向微导管的头端弯成很短的直角弯，超选择地送入畸形团内，小心地注入 NBCA - 超液化碘油的悬混液，其浓度根据血流速度和瘘口大小来决定。用液态栓塞剂栓塞的优点在于 X 线下的可视性和栓塞的永久性，但需要有很好的控制注胶的能力和对血流动力学的判断经验（图 10-18）。

在有的脊髓动静脉畸形中，脊髓前动脉发出多支供血动脉，有的供血动脉微导管无法到达。由于这些供血动脉位于脊髓的前方或前侧方，手术很难显露，目前一般仅作为术前栓塞。小心地注入球形颗粒，使颗粒随血流进入畸形团内，用颗粒栓塞的缺点在于不可控性和易复发性。畸形团内有大小不等的多个瘘口，颗粒栓塞是靠单个或多个颗粒堵住与颗粒直径相

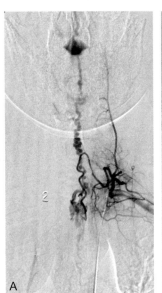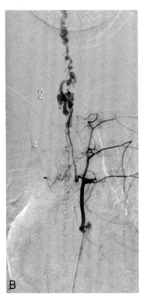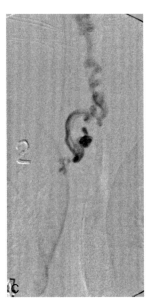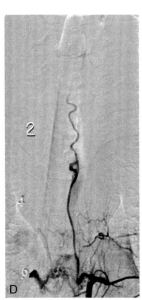

图 10-18 颈胸交界区的动静脉畸形
A. 左侧肋颈干发出的前根髓动脉通过脊髓前动脉的降支供应脊髓血管畸形。**B.** 左侧胸 5 肋间动脉发出的前根髓动脉通过脊髓前动脉的上升支供应血管畸形。**C.** 用微导管通过脊髓前动脉的升支进入冠状分支，超选造影显示导管头已到达畸形团。**D.** 精确注入少量胶，闭塞血管畸形，脊髓前动脉的主干保持通畅。

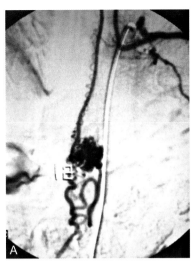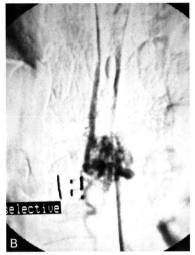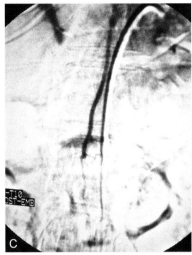

图 10-19　圆锥部动静脉畸形

A. 左侧胸 10 肋间动脉发出的前根髓动脉通过脊髓前动脉的降支供应脊髓血管畸形。**B.** 用微导管超选进入脊髓前动脉的降支，缓慢注入少许 300~500 μm 颗粒。**C.** 血管畸形消失，脊髓前动脉的主干及其远端的延续支保持通畅。

仿或大于颗粒直径的动静脉瘘。其中会有许多颗粒进入静脉，如果静脉出路有狭窄的病变，会影响静脉的回流，造成脊髓功能障碍。本组病例中就曾出现过用颗粒将畸形团完全闭塞后，患者出现迟发性脊髓神经功能障碍。在脊髓前动脉的颗粒栓塞中，为防止颗粒进入正常的前正中裂动脉，采用直径大于 100 μm 的颗粒，最常用的是直径为 300~500 μm 球形颗粒。为解决颗粒的可视性问题，曾用包裹钽粉的颗粒，但这种颗粒的直径较大（图 10-19）。

本组很少使用丝线作为栓塞材料，原因在于线段不如球形颗粒随血流的滚动性好，往往会停留在供血动脉的转弯处，造成供血动脉主干的闭塞。

2. 髓周动静脉瘘

髓周动静脉瘘的治疗原则是消灭瘘口。Ⅰ型的髓周动静脉瘘一般只能靠手术切除瘘口。Ⅱ型和Ⅲ型的髓周动静脉瘘，可通过其粗大的供血动脉进行栓塞。

有的巨大型动静脉瘘，其供血动脉异常粗大，而且流速极快，需要用球囊或弹簧圈闭塞瘘口。但在适合的情况下，与脊髓动静脉畸形一样，尽可能用胶进行栓塞。

3. 硬脊膜动静脉瘘

硬脊膜动静脉瘘的治疗原则是阻断引流静脉的近端。目前栓塞硬脊膜动静脉瘘的有效材料只有液

态栓塞剂，我们在某些微导管无法到达预定部位的病例中，有时用线段或弹簧圈闭塞供血动脉主干，目的是暂时闭塞异常血流，防止造影后在等待手术的过程中症状加重。

硬脊膜动静脉瘘的一个重要的病理基础是脊髓静脉引流不畅，在用 NBCA 栓塞动静脉瘘的过程中，要尽量减少胶粒漂入引流静脉中。固体栓塞物无法准确地停留在引流静脉的近端，如果只闭塞动脉端，相邻动脉经过硬脊膜吻合支可使动静脉瘘复发。在瘘口稍大的动静脉瘘中，在堵住瘘口和供血动脉前会有许多颗粒漂入引流静脉，导致静脉引流障碍进一步加重，作者曾经遇到过一例在他院用颗粒栓塞的硬脊膜动静脉瘘病例，栓后患者症状持续缓慢加重，复查血管造影，未见动静脉瘘的残留和复发，主要原因是颗粒进入静脉中造成静脉引流障碍的进一步加重。所以，固体栓塞物不能用于硬脊膜动静脉瘘的栓塞。

4. 其他类型的介入治疗

向脊髓表面静脉引流的椎管外动静脉瘘的瘘口一般较大，多采用球囊栓塞位于硬脊膜上的瘘口或引流静脉近端。

椎旁血管畸形和体节性脊髓血管畸形的椎旁部分一般用液态栓塞剂进行栓塞，以减轻对脊髓的压迫和降低静脉张力，或者作为手术切除椎管内部分的准备。尽管椎旁的动脉不像脊髓动脉那么重要，

但是在注胶的过程中，一定要注意防止胶经过椎旁及硬脊膜上的吻合支进入根髓动脉，以致造成误栓。由于肌肉内的吻合支非常丰富，应用固体栓塞物无异于"饮鸩止渴"，大的供血动脉的闭塞会导致无数小吻合支的开放，不但对病情无益，而且给进一步治疗造成困难。

对于浸润生长的症状性椎体血管瘤，本组尝试使用直接穿刺病变注射无水酒精消融与注射骨水泥行椎体成形术的联合治疗方法，既可以减少病变的占位效应，又可以恢复椎体的稳定性，经过一年以上的长期随访，效果显著。

（三）介入治疗的并发症

选择性插管和栓塞有以下的风险：脊髓前动脉闭塞造成瘫痪、硬脊膜内血管穿孔造成蛛网膜下腔

或髓内出血、栓子经过动静脉畸形进入静脉系统导致出血或静脉梗塞或者进入远端的主干动脉（如通过椎动脉栓塞时，栓塞物进入基底动脉）。

在动静脉畸形完全栓塞或大部分栓塞后，有少数患者栓塞后会出现新的神经功能障碍。这可能是因为扩张的冠状静脉丛中有血栓延伸，而这些静脉同时又是脊髓的引流通道，从而造成引流不畅。为避免这种并发症，术后可使用肝素抗凝。

介入治疗是脊髓血管畸形治疗的一个重要手段，要得到长期的疗效，需完全充填闭塞畸形团和瘘口本身。经过多年的临床实践，目前胶是最确实有效的栓塞材料，但胶的使用需要经过长期的训练，术者对微导管的操纵技术、胶的性能和血流动力学要有充分的掌握和理解，更重要的是对脊髓血管正常功能解剖和脊髓血管畸形的病理解剖要有充分的认识。

第四节　预　　后

一、脊柱脊髓血管畸形的脊髓功能及疗效的评价标准

在脊髓的功能中，下肢运动和括约肌功能对患者的生活影响最大，我们将这两种功能进行量化，作为脊髓功能评分的要素。为了便于统计和比较，可采用改良的 Aminoff-Logue 评分标准对患者术前、术后和随访的脊髓功能进行评分（表 10-4）。

在评分的基础上对患者脊髓功能状况和治疗效果做出评价，分级标准见表 10-5～表 10-7。

其中病变消失程度的影像结果判定：本组中指的是用胶栓塞后即刻的脊髓血管造影显示、手术后造影或三个月后脊髓核磁共振证实血管畸形消失的情况。非胶栓塞（如颗粒、线段、弹簧圈、球囊等）后三个月以上的脊髓血管造影或脊髓核磁共振显示的畸形的消失情况。共分为病变 100% 消失、消失＞95%，消失＜95% 三种情况。

表 10-4　改良的 Aminoff-Logue 评分标准

步态	评分
步态及下肢力量正常	0
下肢力弱，但行走不受限	1
运动耐力受限	2
行走时需要一根拐杖或一些支持	3
行走时需要双拐	4
不能站立，卧床或需要轮椅	5

排尿	评分
正常	0
尿急，尿频，尿迟	1
偶尔失禁或潴留	2
持续失禁或潴留	3

排便	评分
正常	0
轻度便秘，对通便药物反应好	1
偶尔失禁或持续严重便秘	2
持续失禁	3

表 10-5　脊髓的功能状况分级

优	正常或基本正常，总分≤2 分
良	轻度功能障碍，三项相加总分＜6 分
中	中度功能障碍，总分 6～8 分
差	重度功能障碍，总分 9～11 分

表 10-6　脊柱脊髓血管畸形功能疗效的分级

优	脊髓功能为优
改善	评分较治疗前减少，但尚未达到优的标准
无变化	评分与治疗前无变化，脊髓功能为优者除外
恶化	评分增加

表 10-7　脊柱脊髓血管畸形综合疗效的分级

治愈	病变完全消失或≥95%，脊髓功能状况为优
改善	1）评分较术前减少，但脊髓功能状况尚未达到优的标准 2）随访功能状况为优，但残余病变＞5%
无变化	治疗前、后或随访过程中评分无变化，脊髓功能为优者除外
恶化	评分增加

表 10-8　549 例脊柱脊髓血管畸形的病种分类情况

部位	病种	病例数	%
硬脊膜内	脊髓海绵状血管瘤	47	8.6
	脊髓动静脉畸形（SCAVM）	199	36.2
	髓周动静脉瘘（SMAVF）	85	15.5
	脊髓动脉瘤	2	0.4
硬脊膜	硬脊膜动静脉瘘（SDAVF）	156	28.4
椎管内硬脊膜外	椎管内硬脊膜外海绵状血管瘤	2	1.5
	椎管内硬脊膜外动静脉畸形	6	
椎管外	椎旁动静脉畸形（PVAVM）	4	1.3
	椎旁动静脉瘘（PVAVF）	3	
椎体	椎体血管瘤	8	1.5
体节性	Cobb 综合征	31	5.6
伴有脊髓血管畸形的综合征	KTW 综合征	3	1.1
	ROW 综合征	1	
	Robertson 巨肢综合征	2	
合　计		549	100

（最小的出生后即发现，最大的 62 岁），发病的高峰位于青春期和青年早期。平均就诊年龄为 29.58 岁（最小 3 岁，最大 68 岁）。平均病程为 14 个月。突发起病的病例占 33.5%，缓慢起病的占 44.4%，反复发作的占 22.1%。下胸段和上腰段最为常见，颈膨大处其次。首发症状以下肢运动障碍最多，占 72.2%，疼痛成为第二位常见的首发症状，占 38.2%。

二、结　果

脊髓血管畸形的治疗方式包括单纯栓塞（占 45.8%），单纯手术（占 26.6%），栓塞和手术联合（占 25.7%），1.9% 的患者未经栓塞或手术治疗。治疗周期平均 5.24 个月，最短为 1 次（治疗周期记为 0），最长 133 个月，61.3% 的患者经过 1 次治疗。2000 年以后，总的治疗方案倾向于早期解剖治愈。栓塞着重使用 NBCA 进行畸形的病灶内栓塞。手术在尽量减少对脊髓损伤的前提下，尽可能地全切病变，对于手术入路、器械和技巧进行不断的改进。部分病例应用血管内超选择性功能试验、术中体感和运动诱发电位监测，来提高治疗的安全性。对于手术病例，重视对脊柱稳定性的保持，采用精确切口、椎板复位、内固定和脊柱支具。所有病例治疗

1986 年至 2003 年 3 月，本组共收治了脊柱脊髓血管畸形 549 例，男 382 例（占 69.6%），女 167 例（占 30.4%），男女比例为 2.3∶1。各病种的病例数及所占比例见表 10-8。

因为脊髓动静脉畸形、髓周动静脉瘘、脊髓动脉瘤、Cobb 综合征和伴有 KTW 综合征、ROW 综合征、Robertson 综合征的脊髓动静脉畸形和髓周动静脉瘘，都有硬脊膜下病变部分，有时脊髓上的血管病变单纯从术前 MRI 和脊髓血管造影上进行详细的分类有一定困难，而且临床表现和治疗上有一定的相似性，在文献中较大组病例的报道将它们合在一起，所以将上述五种亚型合在一起进行分析，称为脊髓血管畸形。

1986 年至 2003 年 3 月作者单位共收治脊髓血管畸形 323 例，占所有病例的 58.8%。男 212 例，女 111 例，男∶女＝1.91∶1。平均发病年龄为 25 岁

第四节

SECTION 4

后都争取规范的早期功能康复治疗和锻炼。

317 例接受治疗的患者中，43.0% 病变完全消失，19.6% 病变消失大于 95%，37.3% 残余大于 5%（表 10-9）。接受治疗的患者（317 例）中有 168 例（占 53.0%）患者有详细的长期功能随访资料，平均随访时间为 26 个月。治疗前、出院时和随访时的功能评分逐步降低（表 10-10）。综合疗效中早期治愈和好转的占 54.4%，长期治愈和好转的占 82.2%（表 10-11）。

按照主要治疗手段的不同可以分为单纯栓塞组、单纯手术组以及栓塞和手术联合组。单纯栓塞组以 Merland 组、Lasjaunias-Berenstain 组为代表，其中 Merland 组以颗粒栓塞为主要手段，Lasjaunias-Berenstain 组以 NBCA 栓塞为主。单纯手术组以 Spetzler 组为代表。栓塞和手术联合组主要是本组。

文献中报道的主要的大宗病例组的治疗结果列于表 10-12。总体上，本组的治疗结果优于其他组。

表 10-9　脊髓血管畸形治疗的影像结果
（以接受治疗的 317 例统计）

病变消失程度的影像结果			合计
100%	>95%	<5%	
136 (43.0%)	62 (19.6%)	118 (37.3%)	316 (100%)

注：1 例影像资料不详。

表 10-10　脊髓血管畸形治疗前、出院时和随访的平均功能评分

平均功能评分		
治疗前	出院时	随访时
6.00	5.00	3.67

表 10-11　脊髓血管畸形的综合疗效

	综合疗效	
	短期	长期
治愈	35 (13.8%)	33 (19.6%)
改善	103 (40.6%)	105 (62.6%)
无变化	79 (31.1%)	15 (8.9%)
恶化	37 (14.6%)	15 (8.9%)
合计	254 (100%)	168 (100%)

表 10-12　各组脊柱脊髓血管畸形治疗结果的比较

组别	作者	报告年份	病例数	改善率（%）	解剖治愈率（%）	加重率（%）
单纯手术	Yaşargil	1984	41	48	—	19.5
	Spetzler	2002	43	55.8	—	8.9
单纯栓塞	Biondi Merland	1990	35	63	—	20
	Berenstein（未发表数据）	2000	113	—	56	9
栓塞手术	Mourier	1993	35	62.9	77.1	—
	本组	2003	317	82.2	62.6	8.9

注：本组改善率 82.2% 和加重率 8.9% 来自表 10-6，指的是 317 例治疗患者中 168 例有长期临床和影像随访的综合疗效；解剖治愈率指的是病变消失大于 95%，结果来自表 10-7。

（凌锋　张鸿祺）

参考文献

[1] 戴琳孙, 凌锋. 脊柱节段性血管瘤病的影像特点及治疗. 中华神经外科杂志, 1996, 12(5):270-273.

[2] 凌锋, 李铁林, 刘树山. 介入神经放射学, 第一版. 北京:人民卫生出版社, 1991.

[3] 凌锋, 李铁林. 介入神经放射影像诊断学, 第一版. 北京:人民卫生出版社, 1998.

[4] 凌锋. 节段性脊髓血管瘤病:附6例报告. 中国医学影像学杂志, 1994, 2(4):199.

[5] 凌锋, Merland JJ. 椎管内静脉高压引起的脊髓病变. 中华神经外科杂志, 1985, 1(3):139.

[6] 凌锋, 赵保钢. 脊髓血管畸形的分类与治疗. 中华外科杂志, 1993, 31(1):13-16.

[7] 凌锋. 硬脊膜动静脉瘘/脊髓血管畸形中的新类型. 中华神经外科杂志, 1993.

[8] 缪中荣, 凌锋, 等. 64例髓内血管畸形的血管结构与出血关系的探讨. 中华放射学杂志, 1998, 10(32):29-31.

[9] 谭可. 脊髓血管畸形的外科治疗效果及随访研究. 北京大学医学部硕士毕业论文. 导师: 凌锋.

[10] 徐东方, 凌锋, 谢培, 等. 25例髓周动静脉瘘的分型和治疗. 中国侵袭神经外科杂志, 1997, 2(3):163.

[11] 张鸿祺, 凌锋, 李萌, 等. 脊髓血管胚胎发育的研究对脊髓血管畸形治疗的指导. 中华神经外科杂志, 2002, 18(3):153-156.

[12] 赵振伟, 凌锋, 戴琳孙, 等. 硬脊膜动静脉瘘的影像学特点及治疗. 中华放射学杂志, 1996, (30)9:603.

[13] Afshar JK, Doppman JL, Oldfield EH. Surgical interruption of intradural draining vein as curative treatment of spinal dural arteriovenous fistulas. J Neurosurg, 1995, 82(2):196-200.

[14] Aminoff MJ, Logue V. The prognosis of patients with spinal vascular malformations. Brain, 1974, 97(1):211-218.

[15] Aminoff MJ. Spinal Angiomas. Oxford: Blackwell Scientific Publications, 1976.

[16] Anson JA, Spetzler RF. Classification of spinal arteriovenous malformations and complications for treatment. Neurol Inst Q, 1992, 8:2-8.

[17] Bao YH, Ling F. Classification and therapeutic modalities of spinal vascular malformations in 80 patients. Neurosurgery, 1997, 40(1):75-81.

[18] Behrens S, Thron A. Long-term follow-up and outcome in patients treated for spinal dural arteriovenous fistula. J Neurol, 1999, 246(3):181-185.

[19] Berenstein A, Lasjaunias P. Surgical Neuroangiography 5 Endovascular Treatment of Spinal and Spinal cord lesions. Springer-Verlag Berlin Heidelberg, 1992.

[20] Biondi A, Merland JJ, Hodes JE, et al. Aneurysms of spinal arteries associated with intramedullary arteriovenous malformations. I. Angiographic and clinical aspects. AJNR Am J Neuroradiol, 1992, 13(3):913-922 .

[21] Biondi A, Merland JJ, Reizine D, et al. Embolization with particles in thoracic intramedullary arteriovenous malformations: long-term angiographic and clinical results. Radiology, 1990, 177(3):651-658.

[22] Biondi A, Merland JJ, Reizine D, et al. Embolization with particles in thoracic intramedullary arteriovenous malformations: long-term angiographic and clinical results. Radiology, 1990,177(3):651-658.

[23] Cahan LD, Higashida RT, Halbach VV, et al. Variants of radiculomeningeal vascular malformations of the spine. J Neurosurg, 1987, 66(3):333-337.

[24] Chen CJ, Huang CC, Hsu YY, et al. Small isolated paraspinal arteriovenous fistula. AJNR Am J Neuroradiol, 1997, 18(2):359-361.

[25] Cobb S. Haemangioma of the spinal cord: associated with skin naevi of the same metamere. Ann Surg, 1915, 62(6):641-649.

[26] Cognard C, Semaan H, Bakchine S, et al. Paraspinal arteriovenous fistula with perimedullary venous drainage. AJNR Am J Neuroradiol, 1995, 16(10):2044-2048 .

[27] Connolly ES Jr, Zubay GP, McCormick PC, et al. The posterior approach to a series of glomus (Type II) intramedullary spinal cord arteriovenous malformations. Neurosurgery,1998, 42(4): 785-786.

[28] Cristante L, Hermann HD. Radical excision of intramedullary cavernous angiomas. Neurosurgery, 1998, 43(3):424-430; discussion 430-431.

[29] Di Chiro G, Doppman J, Ommaya AK. Selective arteriography of arteriovenous aneurysms of spinal cord. Radiology, 1967, 88(6): 1065-1077.

[30] Djingjian. Angiography of the spinal cord. Masson & C Editeurs, Paris, 1970.

[31] Do HM, Jensen ME, Cloft HJ, et al. Dural arteriovenous fistula of the cervical spine presenting with subarachnoid hemorrhage. AJNR Am J Neuroradiol, 1999, 20(2):348-350.

[32] Doppman JL, Di Chiro G, Ommaya AK. Percutaneous embolization of spinal cord arteriovenous malformations. J Neurosurg, 1971, 34(1):48-55.

[33] Eskandar EN, Borges LF, Budzik RF Jr, et al. Spinal dural arteriov-

[34] Furuya K, Sasaki T, Suzuki I, et al. Intramedullary angiographically occult vascular malformations of the spinal cord. Neurosurgery, 1996, 39(6):1123-1130; discussion 1131-1132.

[35] Goyal M, Willinsky R, Montanera W, et al. Paravertebral arteriovenous malformations with epidural drainage: clinical spectrum, imaging features, and results of treatment. AJNR Am J Neuroradiol, 1999, 20(5):749-755.

[36] Groen RJ, Ponssen H. The spontaneous spinal epidural hematoma: A study of the etiology. J Neurol Sci, 1990, 98(2-3):121-138.

[37] Gueguen B, Merland JJ, Riche MC, et al. Vascular malformations of the spinal cord: intrathecal perimedullary arteriovenous fistulas fed by medullary arteries. Neurology, 1987, 37(6):969-979.

[38] Halbach VV, Higashida RT, Dowd CF, et al. Treatment of giant intradural (perimedullary) arteriovenous fistulas. Neurosurgery, 1993, 33(6):972-979; discussion 979-980.

[39] Hall WA, Oldfield EH, Doppman JL. Recanalization of spinal arteriovenous malformations following embolization. J Neurosurg, 1989, 70(5):714-720.

[40] Hashimoto H, Iida J, Shin Y, et al. Spinal dural arteriovenous fistula with perimesencephalic subarachnoid haemorrhage. J Clin Neurosci, 2000, 7(1):64-66.

[41] Hemphill JC 3rd, Smith WS, Halbach VV. Neurologic manifestations of spinal epidural arteriovenous malformations. Neurology, 1998, 50(3):817-819.

[42] Heros RC, Debrun GM, Ojemann RG, et al. Direct spinal arteriovenous fistula: a new type of spinal AVM. Case Report. J Neurosurg, 1986, 64(1):134-139.

[43] Hida K, Iwasaki Y, Goto K, et al. Results of the surgical treatment of perimedullary arteriovenous fistulas with special reference to embolization. J Neurosurg, 1999, 90(2 Suppl):198-205.

[44] Huffmann BC, Spetzger U, Reinges M, et al. Treatment strategies and results in spinal vascular malformations. Neurol Med Chir (Tokyo), 1998, 38 Suppl:231-237.

[45] Hurst RW, Bagley LJ, Marcotte P, et al. Spinal cord arteriovenous fistulas involving the conus medullaris: presentation, management, and embryologic considerations. Surg Neurol, 1999, 52(1):95-99.

[46] Hurst RW, Kenyon LC, Lavi E, et al. Spinal dural arteriovenous fistula: the pathology of venous hypertensive myelopathy. Neurology, 1995, 45(7):1309-1313 .

[47] Hurth M, Houdart R, Djindjian R. Arteriovenous malformation of the spinal cord. Prog Neurol Surg, 1978, 9:238-266.

[48] Ikeda K, Iwasaki Y, Kinoshita M. Arteriovenous malformation of the cervical cord. Neurology,1999, 53(4):812.

[49] Jessen RT, Thompson S, Smith EB. Cobb syndrome. Arch Dermatol, 1977, 113(11):1587-1590.

[50] Kadoya C, Momota Y, Ikegami Y, et al. Central nervous system arteriovenous malformations with hereditary hemorrhagic telangiectasia: report of a family with three cases. Surg Neurol, 1994, 42(3):234-239.

[51] Kataoka H, Miyamoto S, Nagata I, et al. Venous congestion is a major cause of neurological deterioration in spinal arteriovenous malformations. Neurosurgery, 2001, 48(6):1224-1229; discussion 1229-1230.

[52] Katsuta T, Morioka T, Hasuo K, et al. Discrepancy between provocative test and clinical results following endovascular obliteration of spinal arteriovenous malformation. Surg Neurol, 1993, 40(2):142-145.

[53] Kawamura S, Yoshida T, Nonoyama Y, et al. Ruptured anterior spinal artery aneurysm: a case report. Surg Neurol, 1999, 51(6):608-612.

[54] Kendall BE, Logue V. Spinal epidural angiomatous malformations

draining into intrathecal Veins. Neuroradiology, 1977, 13(4): 181-189.

[55] Konan AV, Raymond J, Roy D. Transarterial embolization of aneurysms associated with spinal cord arteriovenous malformations. Report of four cases. J Neurosurg, 1999, 90(1 Suppl):148-154.

[56] Kothbauer KF, Deletis V, Epstein FJ. Motor-evoked potential monitoring for intramedullary spinal cord tumor surgery: correlation of clinical and neurophysiological data in a series of 100 consecutive procedures. Neurosurg Focus, 1998, 4(5):e1.

[57] Kraus GE, Bucholz RD, Weber TR. Spinal cord arteriovenous malformation with an associated lymphatic anomaly. Case report. J Neurosurg, 1990, 73(5):768-773.

[58] Kuker W, Thiex R, Friese S, et al. Spinal subdural and epidural haematomas: diagnostic and therapeutic aspects in acute and subacute cases. Acta Neurochir (Wien) , 2000, 142(7):777-785.

[59] Lasjaunias P. Vascular diseases in neonates, infants and children. Springer-Verlag, Berlin, Heidelberg, 1997, 501-530, 531-554.

[60] Lee JH, Chung CK, Choe G, et al. Combined anomaly of intramedullary arteriovenous malformation and lipomyelomeningocele. AJNR Am J Neuroradiol, 2000, 21(3):595-600.

[61] Lee KS, Spetzler RF. Spinal cord cavernous malformation in a patient with familial intracranial cavernous malformations. Neurosurgery, 1990, 26(5):877-880.

[62] Lee TT, Gromelski EB, Bowen BC, et al. Diagnostic and surgical management of spinal dural arteriovenous fistulas. Neurosurgery, 1998, 43(2):242-246.

[63] Ling F, Bao YH. Myelopathy and multiple aneurysms associated with aortic arch interruption: case report. Neurosurgery, 1994, 35(2):310-313; discussion 313.

[64] Lonjon MM, Paquis P, Chanalet S, et al. Nontraumatic spinal epidural hematoma: report of four cases and review of the literature. Neurosurgery, 1997, 41(2):483-486; discussion 486-487.

[65] Lundqvist C, Berthelsen B, Sullivan M, et al. Spinal arteriovenous malformations: neurological aspects and results of embolization. Acta Neurol Scand, 1990, 82(1):51-58.

[66] Maraire JN, Abdulrauf SI, Berger S, et al. De novo development of a cavernous malformation of the spinal cord following spinal axis radiation. Case report. J Neurosurg, 1999, 90(2 Suppl):234-238.

[67] Markert JM, Chandler WF, Deveikis JP, et al. Use of the extreme lateral approach in the surgical treatment of an intradural ventral cervical spinal cord vascular malformation: technical case report. Neurosurgery, 1996, 38(2):412-415.

[68] Marsh WR. Vascular lesions of the spinal cord: history and classification. Neurosurg Clin N Am, 1999, 10(1):1-8.

[69] McCutcheon IE, Doppman JL, Oldfield EH. Microvascular anatomy of dural arteriovenous abnormalities of the spine: a microangiographic study. J Neurosurg, 1996, 84(2):215-220.

[70] McDonald JE, Miller FJ, Hallam SE, et al. Clinical manifestations in a large hereditary hemorrhagic telangiectasia (HHT) type 2 kindred. Am J Med Genet, 2000, 93(4):320-327.

[71] Merland JJ, Reizine D, Laurent A, et al. Embolization of spinal cord vascular lesions. // Viñuela F, Halbach VV, Dion JE, eds. Interventional Neuroradiology: Endovascular Therapy of the Central Nervous System New York: Raven Press, 1992.

[72] Merland JJ, Riche MC, Chiras J. Intraspinal extramedullary arteriovenous fistulae draining into the medullary veins. J Neuroradiol, 1980, 7:271-320.

[73] Miyagi Y, Miyazono M, Kamikaseda K. Spinal epidural vascular malformation presenting in association with a spontaneously resolved acute epidural hematoma. Case report. J Neurosurg, 1998, 88(5):909-911.

[74] Morgan MK, Marsh WR. Management of spinal dural arteriovenous malformations. J Neurosurg, 1989, 70(6):832-836.

[75] Morgan MK. Outcome from treatment for spinal arteriovenous malformation. Neurosurg Clin N Am, 1999, 10(1):113-119.

[76] Mourier KL, Gelbert F, Rey A, et al. Spinal dural arteriovenous malformations with primedullary drainage. Indications and results of surgery in 30 cases. Acta Neurochir (Wien), 1989, 100(3-4):136-141.

[77] Mourier KL, Gobin YP, George B, et al. Intradural perimedullary arteriovenous fistulae: results of surgical and endovascular treatment in a series of 35 cases. Neurosurgery, 1993, 32(6):885-891; discussion 891.

[78] Müller H, Schramm J, Roggendorf W, et al. Vascular malformation as a cause of spontaneous spinal epidural haematoma. Acta Neurochir (Wien), 1982, 62(3-4):297-305.

[79] Nagashima C, Miyoshi A, Nagashima R, et al. Spinal giant intradural perimedullary arteriovenous fistula: clinical and neuroradiological study in one case with review of literature. Surg Neurol, 1996, 45(6):524-531; discussion 531-532.

[80] Niimi Y, Berenstein A, Setton A, et al. Embolization of spinal dural arteriovenous fistulae: results and follow-up. Neurosurgery, 1997, 40(4):675-682; discussion 682-683.

[81] Niimi Y, Setton A, Berenstein A. Spinal dural arteriovenous fistulae draining to the anterior spinal vein: angiographic diagnosis. Neurosurgery, 1999, 44(5):999-1003; discussion 1003-1004.

[82] Ohata K, Takami T, El-Naggar A, et al. Posterior approach for cervical intramedullary arteriovenous malformation with diffuse-type nidus. Report of three cases. J Neurosurg, 1999, 91(1Suppl): 105-111.

[83] Oldfield EH, Di Chiro G, Quindlen EA, et al. Successful treatment of a group of spinal cord arteriovenous malformations by interruption of dural fistula. J Neurosurg, 1983, 59(6):1019-1030.

[84] Olivero WC, Hanigan WC, McCluney KW. Angiographic demonstration of a spinal epidural arteriovenous malformation. Case report. J Neurosurg, 1993, 79(1):119-120.

[85] Padolecchia R, Acerbi G, Puglioli M, et al. Epidural spinal cavernous hemangioma. Spine (Phila Pa 1976), 1998, 23(10):1136-1140.

[86] Pastushyn AI, Slin'ko EI, Mirzoyeva GM. Vertebral hemangiomas: diagnosis, management, natural history and clinicopathological correlates in 86 patients. Surg Neurol, 1998, 50(6):535-547.

[87] Rengachary SS, Duke DA, Tsai FY, et al. Spinal arterial aneurysm: case report. Neurosurgery, 1993, 33(1):125-129; discussion 129-130.

[88] Riché MC, Melki JP, Merland JJ. Embolization of spinal cord vascular malformations via the anterior spinal artery. AJNR Am J Neuroradiol, 1983, 4(3):378-381.

[89] Riche MC, Reizine D, Melki JP, et al. Classification of spinal cord vascular malformations. Radiat Med, 1985, 3(1):17-24.

[90] Ricolfi F, Gobin PY, Aymard A, et al. Giant perimedullary arteriovenous fistulas of the spine: clinical and radiologic features and endovascular treatment. AJNR Am J Neuroradiol, 1997, 18(4): 677-687.

[91] Rodesch G, Hurth M, Alvarez H, et al. Classification of spinal cord arteriovenous shunts: proposal for a reappraisal--the Bicêtre experience with 155 consecutive patients treated between 1981 and 1999. Neurosurgery, 2002, 51(2):374-379; discussion 379-380.

[92] Rodesch G, Lasjaunias P. Multiple arteriovenous fistulae in the Klippel-Trenaunay-Weber syndrome (KTW). Neuroradiology, 1993, 35(7):561-562.

[93] Rodesch G, Pongpech S, Alvarez H, et al. Spinal cord arteriovenous malformations in a pediatric population children below 15 years of age the place of endovascular management. Interv Neuroradiol, 1995, 1(1):29-42.

[94] Rosenblum B, Oldfield EH, Doppman JL, et al. Spinal arteriovenous malformations: a comparison of dural arteriovenous fistulas and intradural AVM's in 81 patients. J Neurosurg, 1987, 67(6):795-802.

[95] Russell DS, Rubinstein LJ. Vascular hamartomas, in pathology of Tumors of the Nervous System, 5 ed. London: Edward Arnold, 1989: 727-746.

[96] Sala F, Niimi Y, Krzan MJ, et al. Embolization of a spinal arteriovenous malformation: correlation between motor evoked potentials and angiographic findings: technical case report. Neurosurgery, 1999, 45(4):932-937; discussion 937-938.

[97] Schievink WI, Vishteh AG, McDougall CG, et al. Intraoperative spinal angiography. J Neurosurg, 1999, 90(1 Suppl):48-51.

[98] Shephard RH. Spinal arteriovenous malformations and subarachnoid haemorrhage. Br J Neurosurg, 1992, 6(1):5-12.

[99] Spetzler RF, Detwiler PW, Riina HA, et al. Modified classification of spinal cord vascular lesions. J Neurosurg, 2002, 96(2 Suppl): 145-156.

[100] Stein J, Myers SJ. Spinal cord arteriovenous malformation in a person with congenital lymphatic abnormalities. Am J Phys Med Rehabil, 1992, 71(6):349-351.

[101] Symon L, Kuyama H, Kendall B. Dural arteriovenous malformations of the spine. Clinical features and surgical results in 55 cases. J Neurosurg, 1984, 60(2):238-247.

[102] Symon L. Foix-Alajouanine syndrome. Neurosurgery, 1990, 27 (1):168-169.

[103] Tacconi L, Lopez Izquierdo BC, Symon L. Outcome and prognostic factors in the surgical treatment of spinal dural arteriovenous fistulas. A long-term study. Br J Neurosurg, 1997, 11(4):298-305.

[104] Ushikoshi S, Hida K, Kikuchi Y, et al. Functional prognosis after treatment of spinal dural arteriovenous fistulas. Neurol Med Chir (Tokyo), 1999, 39(3):206-212; discussion 212-213.

[105] Van Dijk JM, TerBrugge KG, Willinsky RA, et al. Multidisciplinary management of spinal dural arteriovenous fistulas: clinical presentation and long-term follow-up in 49 patients. Stroke, 2002, 33(6):1578-1583.

[106] Vishteh AG, Zabramski JM, Spetzler RF. Patients with spinal cord cavernous malformations are at an increased risk for multiple neuraxis cavernous malformations. Neurosurgery, 1999, 45(1):30-32; discussion 33.

[107] Wada M, Takahashi H, Matsubara S, et al. Occult vascular malformations of the spinal cord: report of four cases not detected by angiography. Acta Neurol Scand, 2000, 101(2):140-143.

[108] Watson JC, Oldfield EH. The surgical management of spinal dural vascular malformations. Neurosurg Clin N Am, 1999, 10(1):73-87.

[109] Westphal M, Koch C. Management of spinal dural arteriovenous fistulae using an interdisciplinary neuroradiological/neurosurgical approach:experience with 47 cases. Neurosurgery, 1999, 45(3): 451-457.

[110] Yaşargil MG, Symon L, Teddy PJ. Arteriovenous malformation of the spinal cord. Adv Tech Stand Neurosurg, 1984, 11:61-102.

参考文献 REFERENCES

索 引
Index

英文索引

图题索引

神经外科精品图书

引进版经典专著

书　名	作　者	定价（元）
显微神经外科学Ⅰ		220
显微神经外科学Ⅱ		190
显微神经外科学ⅢA	［瑞士］M.G.亚萨吉尔　著	190
显微神经外科学ⅢB	凌锋　主译	200
显微神经外科学ⅣA		190
显微神经外科学ⅣB		230
颅底外科学	［德］M. Samii　W. Drag　著　　凌锋　等　主译	230
Rhoton·颅脑解剖与手术入路	［美］Albert L. Rhoton Jr.　著　　刘庆良　主译	320

国内原创专著

书　名	作　者	定价（元）
脑干肿物及其治疗	王忠诚　等著	190
实用显微脑解剖	王忠诚　刘庆良　著	100
颅脑显微外科解剖图谱	石祥恩　孙炜　著	160
显微神经外科解剖与手术技术要点	石祥恩　等著	200
实用颅底显微解剖	刘庆良　编著	198
脑卒中的康复医疗	王茂斌　主编	75
简明神经外科学	石祥恩　主编	52
神经外科手术入路解剖与临床	刘庆良　主编　　王忠诚　主审	200
实用颅底显微外科	陈立华　主编	168
显微神经血管吻合技术训练	石祥恩　钱海　著	52